JN176505

臨床てんかん学

編集

兼本 浩祐 愛知医科大学精神・神経病態部門・教授
丸 栄一 前 日本医科大学千葉北総病院脳神経外科・准教授
小国 弘量 東京女子医科大学小児科・教授
池田 昭夫 京都大学大学院てんかん・運動異常生理学講座・教授
川合 謙介 NTT東日本関東病院脳神経外科・部長

CLINICAL EPILEPTOLOGY

医学書院

臨床てんかん学
発　行　2015年11月1日　第1版第1刷©
編　集　兼本浩祐(かねもとこうすけ)・丸　栄一(まるえいいち)・小国弘量(おぐにひろかず)
池田昭夫(いけだあきお)・川合謙介(かわいけんすけ)
発行者　株式会社　医学書院
代表取締役　金原　優
〒113-8719　東京都文京区本郷1-28-23
電話　03-3817-5600(社内案内)
印刷・製本　大日本法令印刷

ISBN978-4-260-02119-7

執筆者一覧（五十音順）

赤松　直樹　国際医療福祉大学福岡保健医療学部・教授
秋山　倫之　岡山大学病院小児神経科・講師
阿部　裕一　埼玉医科大学小児科・講師
新井　信隆　東京都医学総合研究所・副所長
有田　和徳　鹿児島大学大学院脳神経外科学・教授
飯島　正文　昭和大学名誉教授
飯田　幸治　広島大学病院・てんかんセンター長/脳神経外科・診療准教授
五十嵐修一　新潟市民病院脳神経内科・部長
池田　昭夫　京都大学大学院てんかん・運動異常生理学講座・教授
池田　　仁　国立病院機構静岡てんかん・神経医療センター神経内科・医長
池田　浩子　国立病院機構静岡てんかん・神経医療センター生理・薬理研究室長
石井　敦士　福岡大学医学部小児科・助手
石田紗恵子　フランス脳脊髄研究所
市川　宏伸　東京都立小児総合医療センター・顧問
伊藤　　進　東京女子医科大学小児科・助教
伊藤　哲哉　藤田保健衛生大学小児科・教授
伊藤ますみ　上善神経医院・院長
伊藤　　康　東京女子医科大学小児科・講師
井上　拓志　岡山大学病院小児神経科
井上　岳司　京都大学大学院医学研究科臨床神経学
井上　登生　医療法人井上小児科医院・院長/福岡大学臨床教授（小児科学）
井上　有史　国立病院機構静岡てんかん・神経医療センター・院長
井内　盛遠　京都大学大学院呼吸管理睡眠制御学・特定助教
今井　克美　国立病院機構静岡てんかん・神経医療センター・臨床研究部長
岩佐　博人　きさらづてんかんセンター・センター長
岩崎　真樹　東北大学大学院神経外科学分野・講師
岩谷　祥子　大阪大学大学院連合小児発達学研究科・特任助教
植嶋　利文　近畿大学医学部附属病院救急医学教室・講師
宇川　義一　福島県立医科大学神経内科・教授
宇佐美清英　洛和会音羽病院神経内科・医長
臼井　桂子　札幌医科大学神経科学講座・講師
臼井　直敬　国立病院機構静岡てんかん・神経医療センター脳神経外科・医長
内山　　真　日本大学精神医学系・教授
浦　　裕之　日本医科大学千葉北総病院薬剤部
大石　　實　伊豆東部総合病院内科
大島　智弘　愛知医科大学精神神経科・准教授
太田真紀子　京都大学大学院医学研究科臨床神経学
大塚　頌子　旭川荘療育・医療センター・顧問/岡山大学名誉教授
大槻　泰介　国立精神・神経医療研究センター・てんかんセンター長
大沼　　歩　広南会広南病院・診療部長
大野　行弘　大阪薬科大学薬品作用解析学・教授
大星　大観　国立病院機構静岡てんかん・神経医療センター
岡　　　明　東京大学大学院小児科学・教授
岡田　元宏　三重大学大学院医学系研究科精神神経科学分野・教授
緒方　　明　荒尾こころの郷病院・副院長
荻原　朋美　信州大学精神医学教室・助教
小国　弘量　東京女子医科大学小児科・教授
奥村　彰久　愛知医科大学小児科・教授
小畑　　馨　Cleveland Clinic Neurological Institute Epilepsy Center
加我　牧子　東京都立東部療育センター・院長
柿坂　庸介　東北大学病院てんかん科・講師
柿田　明美　新潟大学脳研究所・教授
加藤　天美　近畿大学脳神経外科・教授
加藤　悦史　愛知医科大学医学部精神科学講座・助教
加藤　昌明　むさしの国分寺クリニック・院長
加藤　光広　昭和大学小児科学・講師
金澤　恭子　国立精神・神経医療研究センター病院神経内科
兼子　　直　湊病院北東北てんかんセンター・センター長
兼本　浩祐　愛知医科大学精神・神経病態部門・教授
川合　謙介　NTT 東日本関東病院脳神経外科・部長

河合　真　Clinical Instructor Department of Psychiatry and Behavioral Sciences, Division of Sleep Medicine Stanford University
川本　進也　獨協医科大学越谷病院腎臓内科・准教授
城所　博之　名古屋大学医学部附属病院小児科・助教
木下真幸子　国立病院機構宇多野病院神経内科・医長
木村　利美　東京女子医科大学医学部附属病院薬剤部・薬剤部長
工藤　智子　弘前愛成会病院相談室
國井　尚人　東京大学脳神経外科・助教
國枝　武治　京都大学大学院脳神経外科学・講師
久保田英幹　国立病院機構静岡てんかん・神経医療センター・統括診療部長
熊田　知浩　滋賀県立小児保健医療センター小児科・医長
倉橋　宏和　愛知医科大学小児科・助教
栗田　隆志　近畿大学医学部附属病院心臓血管センター・教授
小林　勝弘　岡山大学病院小児神経科・講師
小林　勝哉　京都大学大学院医学研究科臨床神経学
小張　昌宏　静岡赤十字病院神経内科・副院長
小森　隆司　東京都立神経病院検査科・部長
小山　隆太　東京大学大学院薬学系研究科・准教授
近藤　慎二　山陰労災病院脳神経外科・部長
金野　倫子　日本大学精神医学系精神医学分野・診療准教授
齋藤　伸治　名古屋市立大学大学院新生児・小児医学分野・教授
坂内　優子　東京女子医科大学小児科・非常勤講師
笹　征史　渚クリニック・院長
佐藤　和明　京都大学大学院医学研究科臨床神経学
澤井　康子　国立病院機構奈良医療センター小児神経科・医長
重藤　寛史　福岡山王病院てんかん・すいみんセンター長
芝田　純也　京都大学大学院脳神経外科学
下竹　昭寛　京都大学大学院医学研究科臨床神経学・特定病院助教
下野九理子　大阪大学大学院連合小児発達学研究科・講師
白石　秀明　北海道大学病院小児科・てんかんセンター・講師
神　一敬　東北大学大学院てんかん学分野・准教授
神出誠一郎　東京大学医学部附属病院精神神経科・講師
須貝　研司　国立精神・神経医療研究センター病院小児神経科・主任医長
菅野　秀宣　順天堂大学脳神経外科学・准教授
菅谷　佑樹　東京大学大学院医学系研究科神経生理学・助教
鈴木　匡子　山形大学大学院高次脳機能障害学・教授
仙波　純一　さいたま市立病院精神科・部長
高橋　章夫　国立精神・神経医療研究センター病院脳神経外科・医長
髙橋　剛夫　八乙女クリニック・理事長
高橋　幸利　国立病院機構静岡てんかん・神経医療センター・副院長
竹谷　健　島根大学医学部附属病院輸血部・講師
田所ゆかり　愛知医科大学病院精神神経科・助教
棚橋　俊介　三重大学大学院医学系研究科精神神経科学分野
辻　貞俊　国際医療福祉大学福岡保健医療学部・学部長
寺田　清人　国立病院機構静岡てんかん・神経医療センター神経内科・医長
十川　純平　京都大学大学院医学研究科臨床神経学
戸田　啓介　国立病院機構長崎医療センター脳神経外科・医長
飛松　省三　九州大学大学院臨床神経生理学分野・教授
永井利三郎　プール学院大学・教授/大阪大学名誉教授
永井　洋子　Brighton and Sussex Medical School, University of Sussex, Wellcome Trust Reserch Fellow
中尾　紘一　潤和会記念病院神経内科・医長
長尾　秀夫　愛媛大学名誉教授
中岡健太郎　国立病院機構静岡てんかん・神経医療センター
中里　信和　東北大学大学院てんかん学分野・教授
中島　葉子　藤田保健衛生大学小児科・助教
中野　直樹　近畿大学脳神経外科・講師
中野　美佐　市立豊中病院神経内科・部長
夏目　淳　名古屋大学大学院障害児(者)医療学寄付講座・教授
青天目　信　大阪大学大学院小児科学・助教
難波　栄二　生命機能研究支援センター・教授/センター長
西川　典子　愛媛大学大学院薬物療法・神経内科・准教授
西田　拓司　国立病院機構静岡てんかん・神経医療センター精神科・医長
萩原　綱一　九州大学大学院脳研臨床神経生理・助教
橋口　公章　九州大学病院脳神経外科

橋本　邦生　長崎大学大学院医歯薬学総合研究科小児科学
花谷　亮典　鹿児島大学病院・てんかんセンター長
馬場　好一　社団法人第一駿府病院
浜野晋一郎　埼玉県立小児医療センター神経科・部長
林　紀子　氷室クリニック・副院長
林　雅晴　東京都医学総合研究所脳発達・神経再生研究分野・分野長
林　昌洋　虎の門病院薬剤部・部長
原　仁　社会福祉法人青い鳥小児療育相談センター神経小児科
日暮　憲道　東京慈恵会医科大学小児科学・助教
人見　健文　京都大学医学部附属病院検査部・助教
日吉　俊雄　国立病院機構静岡てんかん・神経医療センター精神科・医長
平野　嘉子　東京女子医科大学小児科・助教
平野　慶治　日本てんかん協会・副会長
廣實　真弓　帝京平成大学言語聴覚学科・教授
廣瀬　伸一　福岡大学医学部小児科・教授
深尾憲二朗　帝塚山学院大学人間科学部心理学科・教授
布川　知史　近畿大学脳神経外科・講師
福田　敦夫　浜松医科大学神経生理学・教授
福山　孝治　三重大学大学院医学系研究科精神神経科学分野
藤井　正美　山口県周南健康福祉センター・所長
藤川　真由　東北大学病院てんかん科・助教
藤原　建樹　国立病院機構静岡てんかん・神経医療センター名誉院長/郡山女子大学・教授
麓　直浩　国立病院機構南岡山医療センター神経内科
星田　徹　国立病院機構奈良医療センター・院長
前川　敏彦　九州大学大学院臨床神経生理学・助教
前原　健寿　東京医科歯科大学脳神経外科・教授
増田　浩　国立病院機構西新潟中央病院機能脳神経外科・医長
松浦　雅人　田崎病院・副院長/東京医科歯科大学名誉教授
松岡　洋夫　東北大学大学院精神神経学分野・教授
松平　敬史　国立病院機構静岡てんかん・神経医療センター
松本　英之　日本赤十字社医療センター神経内科
松本　理器　京都大学大学院てんかん・運動異常生理学講座・准教授
真柳　佳昭　東京警察病院・顧問
丸　栄一　前 日本医科大学千葉北総病院脳神経外科・准教授
三國　信啓　札幌医科大学医学部脳神経外科・教授
水口　雅　東京大学大学院発達医科学・教授
美根　潤　島根大学小児科・助教
宮島　祐　東京家政大学子ども学部子ども支援学科・教授
宮田　元　秋田県立脳血管研究センター脳神経病理学研究部・部長
宮本　晶恵　北海道立旭川肢体不自由児総合療育センター・医療課長
向田　壮一　国立病院機構宇多野病院小児科
村井　智彦　京都大学大学院医学研究科臨床神経学
村田　佳子　国立精神・神経医療研究センター病院精神科
最上友紀子　大阪府立母子保健総合医療センター小児神経科・副部長
茂木　太一　湊病院北東北てんかんセンター精神科
本岡　大道　久留米大学神経精神医学講座・准教授
森岡　隆人　福岡市立こども病院脳神経外科・科長
森野　道晴　東京都立神経病院てんかん総合医療センター・センター長
森本　清　仁和会ももの里病院・院長
八木　和一　国立病院機構静岡てんかん・神経医療センター名誉院長/医療法人社団高草会焼津病院・院長
矢澤　省吾　札幌医科大学神経科学講座・講師
安元　眞吾　久留米大学神経精神医学講座・講師
山内　俊雄　埼玉医科大学名誉学長
山川　和弘　理化学研究所脳科学総合研究センター神経遺伝研究チーム・シニアチームリーダー
山口　解冬　国立病院機構静岡てんかん・神経医療センター
山野　光彦　東海大学医学部内科学系神経内科学・講師
山内　秀雄　埼玉医科大学小児科・教授
山本　仁　聖マリアンナ医科大学小児科学・教授
吉岡　伸一　鳥取大学地域・精神看護学講座・教授
吉永　治美　岡山大学大学院発達神経病態学(小児神経科)・准教授
渡辺　陽和　大阪大学大学院小児科学
渡辺　雅子　新宿神経クリニック・院長/国立精神・神経医療研究センター病院精神科
渡辺　裕貴　国立精神・神経医療研究センター病院精神科・医長

序

てんかん学はどうしてこんなにおもしろいのか．本書はてんかんに対して，基礎の立場からであれ臨床の立場からであれ，汲めども尽きぬ興味をもつ諸先生に執筆をお願いしたその集大成である．

てんかん学が魅惑的なのにはいくつかの理由があると思われるが，誰もが出会いうる数の多い疾患であることに加えて，適切な投薬でほぼ7割の人が発作のコントロールができるという点がまずは大きいであろう．臨床医にとって自分の処方した薬剤で，それまで困っていた人たちを助けることができたというのは何にも代えがたい喜びだからである．

他方で，千差万別の症状が出現するてんかんの多様さは，確かに診断において一定の修練を要求するし，抗てんかん薬の作用点の多さは，その使い方を複雑にし，結果としてはてんかんの治療に参入するに際しての敷居を高くするところがある．しかし，この多様さと複雑さは，てんかん学のおもしろさと表裏一体の関係にある．たとえば心臓という臓器と脳という臓器はともに電気的に駆動されるという点では共通しているが，心臓が同期することによって機能するのに対して，脳は同期してしまうと機能を基本的には停止するという正反対の位置取りをしている．脳は部分部分が同期をせずに多様に機能するところに臓器としての特徴があり，てんかんという疾患の多様さは，てんかんが脳の機能を活写する生きた鏡のような疾患であるからこそではないかと思えるのである．

本書に収載された膨大な知識とさらにそれが日進月歩に進んでいく様子を眼前にすると，人ひとりが後百年，二百年と勉強してもとても修得することはできない巨大な山岳のような知識がてんかん学というものにあって，自分が触れることができるのはそのごく一部だけなのではないかという思いに捉われる．他方で母国語でこれだけの本を編纂できる国はそれほど多くはないだろうということも強く思い起こされ，多くのわが国の先達がこれまで踏み固めてきた道があるからこそ，われわれは母国語で高い水準の知識に触れることができるのであり，そのことへの感謝の念を新たにするところがあった．

てんかんという病は，新生児から老年期まであらゆる年齢層でさまざまの重篤度とさまざまの形をとって現われ，その山をどこから見上げるかで全く風景を変える山脈のようでもある．小児科，神経内科，脳神経外科，精神科といった臨床の諸領域でその見え方が大きく違うだけではなくて，基礎科学であればそれとはまた全く違った水準の見え方があり，また，本書の企画に関しては患者･家族の立場からの提言も受け，暮らしの中から見えるてんかんという視点も加わった．もちろんひとりの人間がこの広大な山脈のすべてを綿密に踏破することは叶うべくもないが，自分の立ち位置から少し離れてこの山脈を時に遠望するだけで，自身の立ち位置から見えるてんかん学への新たなインスピレーションが湧いてくるということもあるように思う．

てんかん学はどこまで分け入っていっても切りがないほど深く高い山である一方で，それよりももっと広いなだらかな平原が麓にはあって，必要なわずかな知識をきちんと修得しさえすれば，7割の患者・家族の役に立てる効率の良い臨床領域でもある．どこまで分け入っても所詮踏破はできない深く高い山である．麓近くで多くの人達を手助けしようとする一般医も，頂上を目指してロッククライミングをする専門医も同じ道を志すという意味では同好の士であることは変わりない．本書が，てんかんに携わるすべての人達にとって少しでも役立つことを編集者一同を代表して祈念するものである．

2015年9月

編者を代表して
兼本　浩祐

目次

第5章 てんかんの遺伝学 100

第6章 徴候・訴えから考える鑑別診断 115

第7章 てんかん発作の症候学 132

第8章 器質的・構造的病因など 176

第9章 精神・行動随伴症状 220

第10章 検査 240

第11章 てんかんおよびてんかん類似症候群 329

第12章 薬物療法 453

第13章 てんかん外科手術 546

第14章 その他の治療法 585

第15章 ライフステージによる課題とその対処法 603

第16章 医療連携 630

第17章 ガイドラインの特徴と使い方 645

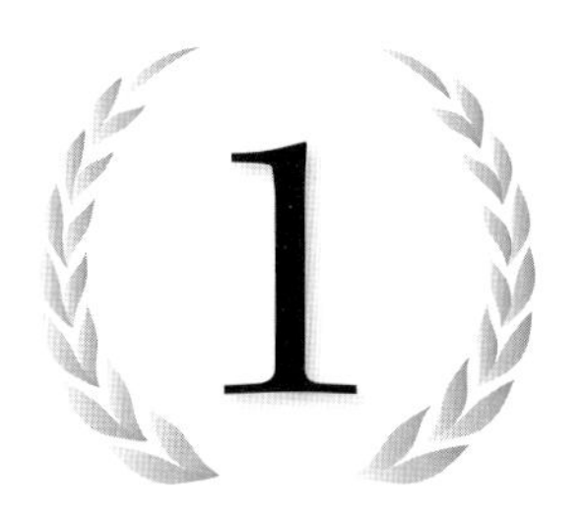

1 歴史的展望

A 欧米におけるてんかんの歴史

(1) はじめに—なぜ，てんかんの歴史か？

欧米，特にヨーロッパにおけるてんかんの歴史を展望しようとするとき，まず念頭に浮かぶのはTemkinの“The Falling Sickness”であろう[1]．この本は古代から現代の神経学，精神医学の発展に至るてんかんの歴史を記述した名著であるが，400ページを超える大部な本であり，古代の記述にはギリシャ語も多数引用されており，難解なのが難点であった．幸い，和田豊治が日本語に翻訳し[2]，しかもその簡約版[3]も出たおかげで，われわれは日本語でも読めるようになった．

ところで，てんかんの歴史をひもとくことによって，われわれは，てんかんという疾患が歴史的にどのような取り扱いを受け，人々はどのようにてんかんとかかわり合ってきたかを俯瞰することができる．この点に関し，Temkinは，「できるだけ過去の人たちが何を見，考え，そして述べたかを，よく知ってもらいたい」[2]と述べているが，それだけにとどまらず，てんかんの歴史から，これからのてんかん学・医療の進むべき方向性を学ぶことも大切である．

(2) 歴史にみるてんかん—中世までのてんかん

a．人類の発祥とともに認識されていたてんかん発作

紀元前2800年，古代バビロニアのアッカド人の記録には，手足を引きつり，目をむき，泡をふき，意識を失う発作に関する記述があるという[1]．また，よく知られているように，聖書のなかに，てんかんの記述をみることができる．

例えば「ルカによる福音書」第9章39節には「“霊(spirit)”が彼をひきつけさせて，あわをふかせる」とあり，「マルコによる福音書」第9章17節では，“おしの霊(dumb spirit)”と表現されており，父親の願いに対し，イエスは“けがれた霊(unclean spirit)”“おしとつんぼの霊(dumb and deaf spirit)”と述べている．ちなみに「マタイによる福音書」第17章15節では父親は，わたしの子は「てんかんで苦しんでおります．何度も何度も，火の中や水の中に倒れるのです」とてんかん(epileptic)という言葉を用いて述べており，ここでもイエスは子どもから“悪霊(demon)”を追い出し，癒している．

b．てんかんはどうよばれていたか？

巷間で，てんかん・てんかん発作がどのようによばれていたかをみることは，社会がてんかんをどう受け止めていたかを知る手掛かりとなる[4]．

例えばローマ時代には，morbus comitialis〔(ラ)集会病〕とよばれ，集会で集まった人のなかに発作を起こしたものがいると，それは不吉であるということから，集会を解散したという．また，morbus insputatus〔(ラ)唾棄病〕は，てんかん患者に出会うと不吉な状況を除くために唾を吐く，あるいは感染しないように唾を吐くという習慣があり[1]，この風習は中世に至って，てんかんが感染症であるとの考えに結び付いていったという[4]．

また，発作やてんかんの原因を含むよび方として morbus sideratus〔(ラ)星の運行の影響〕，morbus asteralis〔(ラ)aster：星〕，morbus lunaticus〔(ラ)月に影響された病〕などがある．これらは繰り返し起こる発作症状を自然界に原因を求めたものである．また，fallendes übel〔(独)厄介なたおれ病〕，fallende siechlage〔(独)長わずらいのたおれ病〕，morbus scelestus〔(ラ)けがれた病〕，morbus sonticus〔(ラ)深刻な病〕などとよばれ，また巷間でも，das Unglück〔(独)不幸，禍〕，das jammer〔(独)悲惨〕，der böse fehl〔(独)不幸な間違い〕，die leidige sucht〔(独)厭うべき病〕など，いずれもネガティブな表現でよばれ，忌み嫌い，避けられていたことがわかる[4]．

c．神聖病

このような受け止め方がされている時代に，ヒポクラテスがてんかんを「神聖病」sacred disease[5]とよんだことの意味するところは何であろうか．この点について，Temkin は次のように述べている[1]．

「これは紀元前400年頃からの医学文書のコレクションであるヒポクラテス全集の中に記されている．ちなみに，この本はてんかんに関する最初の専門書であるばかりでなく，現存する最も重要な文書でもある．(略)この本は医師が書いているが，その読者対象は一般大衆に向けられている．これはその当時に一般的であった迷信に対する，そしててんかんを“神聖な”病とよんでいた魔術師，魔法使い，にせ医師に対する攻撃でもあった．(略)

発作に関係する要因は寒冷，太陽，そして風であり，これらは脳がもつ恒常的性状を変える．著者はこれらの宇宙的な現象を神的なものとみなすのである．(略)このようにてんかんの歴史は，その病気の座が脳にあるという基本的な声明をもって始まった．そしてその著者はさらに，脳が正常も異常もふくむ精神過程すべての器官であり，またてんかんだけではなくて，すべての精神病も同様に脳の障害で説明できるという」(和田訳)[2]．

『神聖病について』の著書には「わたしの考えるところでは，この疾病は他にくらべてなんら神業ではなく，ほかのものと同様に自然的原因を持っている，すなわち各々よっておこる理由をそなえているのである．……(略)，この原因は他の疾病と同じく遺伝的である」．「実はこの兆候の原因は脳であって，」と述べている[5]．

いずれにしても，当時は，祈禱師，妖術師，魔術師などは，処置に窮したのをごまかそうとして，この徴候を神業であり，神聖なものとみなして，「神聖病」とすることが少なくなかったが，一番通俗的な病名として「神聖病」はおそらくあいまいに使用されていたと思われる．それにもかかわらず医師たちがやがててんかんとよぶことになる病気へと集約されていくのであるということのようであり[1]，それだけに大変厄介な，神がかり的病気であったといえよう．

d．てんかんという言葉について

すでに述べたように，聖書のなかではすでに使われている，てんかんあるいはてんかん性という言葉 epilepsy はギリシャ語の動詞 ἐπιλαμβάνω (epilambano)が起源で，てんかんは“捕われ seizure”を，てんかん性は“捕われている seized”状態を意味しているという．Temkin は次のように述べている[1]．「この用語の源は，よりいっそう古い魔術的な概念にまでさかのぼる．すなわちバビロン医学の文書で実証されるように，すべての病気は神又は悪魔による『襲撃』であり，捕縛であると信じられていた．てんかんは特に悪霊的な病気なので，この用語はしだいに特殊な意味を持つようになり，そしててんかん発作を指すようになった」（和田訳）[2]．

e．当時の治療法

てんかんに対するこのような考えは治療にも反映され，紀元前4世紀以降に行われていた，さまざまな治療法の多くは迷信であったり，時には偶発的に効果が認められたかにみえるものであったという．ところで，古代の薬物学の最も有名な著者 Dioscorides の『薬物誌』（マテリア・メディカ）にはてんかんのための全部で45の物質が記載されているが，そのうちの18の物質は魔術と関係がなく，現代薬物学に照らしても薬効のあるものがあるという[1]．

f．中世まで続いた古代の考え方

聖書の記述にみられるようなてんかんに対する考え方が，中世まで続いていたことは，当時の絵画から，うかがい知ることができる．例えば，バチカン美術館にある，ラファエルの描いた「キリストの変容 Transfiguration」では聖書の記述がそのまま，絵画として描かれている[6,7]．さらにまた，少年の口から，“悪霊（spirit）”が出ている絵[8]も Temkin の著書[1]のなかに引用されている．これらの絵にみるように，聖書に描かれたてんかん・てんかん発作に対する受け止め方は，中世に至るまで変わらず続いていたことがうかがわれる．

g．てんかんの守護神　St. Valentine

中世期に至るまで，てんかんの病因や病態に関しては，めざましい進歩もそして効果的な治療法もなく，患者は当てのない治療法を求めるほかない状況が続いていた．そこでは人々は聖者，遺宝，護符に助けを求めるようになった．そのために，ヨーロッパ各地にてんかんの守護神（パトロン）が存在していたという[9,10]．

これらてんかんのパトロンのなかで，最もよく知られているのが，イタリアの聖人バレンタイン，St. Valentine（ラテン語では Valentinus，英語では Valentine，ドイツ語，フランス語では Valentin）である．この聖バレンタインがてんかんの守護神であることを表す有名な木版画がある（**図 1-1**）[11]．

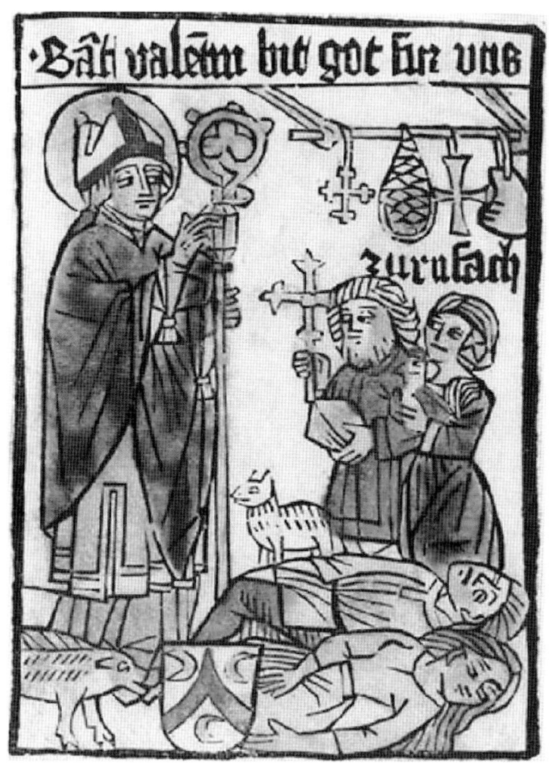

図 1-1　てんかんの守護神　St. Valentine 聖人像

そこには僧正の服をまとった聖バレンタインが描かれており，彼の足元にはおそらくてんかん患者とおぼしき若い男と女が横たわっている．また，その後方には夫妻とおぼしき男女が十字架と供物のパン（thanksgiving）をたずさえて，バレンタイン聖人を訪ねており，その足元には動物（ブタ？）がおり，これは悪魔の象徴だとされている（木彫）[11]．

なお図[11]は白黒であるが，米国の National Gallery of Art にある Rosenwald Collection は色つきである．

中世紀に，てんかん患者に大変人気があった巡礼地は，ライン河上流のフランス北東部エルザス（Ober-Elsas）にあるベネディクト修道院であったというが，そこにはてんかんの守護神として評判高きバレンタイン聖人がまつられていた．そして，発作をもった人たちは2月14日の聖バレンタインの日にこの霊場を詣でたという．また，そこに多くのてんかん患者が集まり，患者の介護が行われたと記載されている[10]．

(3) てんかんが誤解や偏見の歴史を背負った理由

ここまでみてきたように，てんかんは，「悪霊などの憑きもの」や「超自然的」，「神的」なものとみなされ，多くの誤解や偏見のもとに忌避され，時には隔離されてきたのはなぜであろうか．そのことを考えてみたい．

a．症状の突発性と激越性

てんかん発作は，いつ出現するか予測が立ちがたく，それまで，ごく普通にしていた人が突然常軌を逸するということが多い．それは周囲の人に予測しがたい意外性とともに，恐怖を抱かせる．特に，それまで，同じ世界にいて，疎通性を保っていたのに，急に世界を異にする発作を目の当たりにする衝撃は大きい．しかも出現する症状，特にけいれん性の発作の場合は激しく声を上げ，転倒し，意識を失うという激越性とおどろおどろしさをもたらす．また，単なる意識減損の発作であっても，突然，疎通性が失われ，世界を異にする驚きを周囲の人は味わうことになる．

b．原因のわからないこと

どうしてそのような激しい症状を突然起こすのか，その原因がわからないまま，「悪霊」や「神がかり」とされ，時には伝染するものとして，また，家系的，遺伝的なものとして，周囲から忌避され，てんかん患者やその家族までもが遠ざけられることになる．

c．治療法がなく，進行性に荒廃していく

治療法がわからないまま，迷信や民間の治療法がはびこり，信仰に救いを求めるよりほかない状況におかれ，発作を繰り返すことによって，精神機能の荒廃に陥ることが少なくない．そのことがいっそう，てんかんに対する恐れや偏見，隔離を助長した．そして時には，ほかの精神疾患からも隔離されたのである[1]．

このようにして，てんかんは，偏見の目でみられ，恐れられ，避けられ，隔離される歴史を歩んできたのである．

(4) てんかんに明るい光がさすとき

それではてんかんの歴史のなかで，燭光はどのようにして訪れたのであろうか？

てんかんは脳の疾患である．したがって，当然のことながら，脳の科学の進歩に伴って，てんかん学・医療が飛躍的に進歩発展してきた[12-14]．

a．新しいてんかん学への道筋

新しいてんかん学への幕が開くにあたって，その道筋ともいえる基礎的な学問の進歩があったことはいうまでもない．

その主なものとして以下のような研究の進歩を挙げることができよう．

●神経細胞の構造の解明

17 世紀に，レーウェンフック(Antonie van Leeuwenhoek, 1632-1723)によって顕微鏡が発明され，神経の細胞体と神経線維が一体のものとして捉えられるようになったのは，1836 年エーレンベルグ(Christian Gottfried Ehrenberg, 1795-1876)によるとされている．その後，次第に脳の神経細胞の解剖や神経の接続の様子(シナプス)が明らかになったことは，新たなてんかん学への曙として大きな意義があったといえよう[15]．

●神経細胞の機能の解明

このようにして，脳を構成している神経細胞の構造が次第に明らかになるにつれ，神経系の機能の解明が進んできたことは当然の帰結である．

神経興奮を電気現象として捉えたヘルムホルツ(von Helmholtz HLF, 1821-1894)以降，研究が進み，ホジキン(Hodgkin AL, 1914-1998)とハックスレイ(Huxley AF, 1917-2012)らによって神経の興奮によって活動電位が生ずること，その際に Na などのイオンの出入りによって脱分極，過分極が起こり神経伝達が行われることが明らかになり(イオン説)[16]，神経の興奮と抑制の機序や膜電位という考え方が発展した．

また，シナプスにおける情報伝達の機序の解明

は，微小電極による電位の導出という手法が導入されてから，飛躍的な発展を遂げエックルス（Eccles JC, 1903-1997）を中心とする研究で花開いたといえよう[17]．

●神経系の働き方に関する理解の進歩

このような基本的な構造と機能をもつ神経系がどのように生体で働いているかを明らかにしたのが，反射学である．その集大成として神経系の機能を包括的に描き出した人として，シェリントン（Sir Charles Scott Sherrington, 1857-1952）[18]の偉大な業績を挙げるべきであろう．

●脳の構造と機能の解明

このようにして，神経系の基礎的な構造と機能についての理解が進むにつれて，脳の構造についても次第に明らかになってきた．

1861年にブローカ（Broca P, 1824-1880）の運動性失語症の研究，1870年にはヒッチッヒ（Hitzig E, 1838-1907）とフリッツ（Fritsch G, 1838-1891）が動物脳の電気刺激により，大脳皮質の局在性を明らかにした．また，マイネルト（Meynert TH, 1833-1892）による大脳皮質の5層区分と灰白質，白質の区分が大脳の理解を推進する大きな力となった．その結果が，ブロードマン（Brodmann K, 1868-1918）の脳半球を52の部位に分けてそれぞれの局在を示す研究に結びついた．

b．てんかん学の新しい一歩

●ジャクソン

近代てんかん学はジャクソン（John Hughlings Jackson, 1835-1911）に始まるといっても過言ではない．彼の業績をまとめた論文集にはてんかんの症例に関する数多くの論文が載っている[19]．

このような多くの症例研究から生まれたのが，「てんかんとは，機会的，突然，過剰，急激，かつ局所的な灰白質の発射を意味する名称である．Epilepsy is the name for occasional, sudden, excessive, rapid, and local discharges of grey matter」[20]という，現代てんかん学の第一歩となる定義が示されたのである．

このようにして，てんかん発作が脳の神経細胞に起因することを明確に位置づけた意味は大きい．

●ペンフィールド

ジャクソンのてんかんの定義の正しさをヒトの脳で証明し，さまざまなてんかん発作の発作型が出現することを脳機能との関係で明確に示したのが，ペンフィールド（Wilder Penfield, 1891-1976）とその共同研究者である．その成果は名著『Epilepsy and the Functional Anatomy of the Human Brain』に集大成されている[21, 22]．

このようにして，てんかん発作に対する科学は結実したのである．

c．新しいてんかん学の成立

以上のようなてんかん発作に関する基本的な考えが確立されて以降，本格的な科学的てんかん学が成立することになったといえよう．てんかん学の最初の仕事は，さまざまな症状を呈するてんかん発作を記述し，その発作型分類を定めることに精力が使われた．例えば，Gowers WR（1845-1915）[23]から始まって，Lennox WG（1884-1960）[24]に至る多くの研究者が症状の記述と分類を試み，新しいてんかん学の確立に力を注ぎ，現代のてんかん学への道筋をつけてきた．

もちろん，その陰には，例えばハンス・ベルガー（Berger H, 1873-1941）のヒトの脳波の発見[25]に始まり，Gibbs FA と Gibbs EL のてんかんの脳波に関する膨大な仕事[26]のような，多くの努力の積み重ねのうえに，現在のてんかん学の発展があるといえよう．

(5) おわりに

古い歴史をもつてんかんという病気のたどった道をみると，最初に述べたように，症状の意外性と激越性と相まって，原因のわからないこと，治療法のないこと，予後の悪いことが，多くの差別と偏見，疎外，誤解を生んできたことがわかる．長いことそのような状況に置かれたてんかんは，19世紀後半からの，神経科学の進歩発展によって，ようやくてんかん発作の病態が明らかになり，てんかんが，脳の神経細胞に起因する病気であることが理解されるようになった．そして，それに見合った治療法も開発されつつある．そのようななかから，てんかんの学問的位置は確固なものとなり，今後も一層の発展が期待される．

しかし，てんかん医療という面から考えると，てんかん学に比べて遅れていることは否めない．てんかんを病む人は，てんかん発作だけではなく，さまざまな困難を抱えている．今後はてんかん者のQOLを高めるための包括的な医療を目指すことが重要であり，そのためには，てんかん学とてんかん医療が両輪となって進むことが必要である[27]．これからのてんかんの歴史が，てんかんを病む人たちのQOLを目指すものになることを願っている．

文献

1）Temkin O: The Falling Sickness A History of Epilepsy from the Greeks to the Beginnings of Modern Neurology. Second Edition, Revised. The Johns Hopkins Press, Baltimore and London, 1971
2）O・テムキン(著)，和田豊治(訳)：てんかんの歴史 1, 2. 中央洋書出版部，1988
3）Temkin O(著)，和田豊治(訳)：テムキン てんかん病医史抄．医学書院，2001
4）Mechler A: Zur eponymik der epilepsie. Die Medizinische Welt 10: 535-538, 1963
5）ヒポクラテス：神聖病について(小川正恭訳：古い医術について)．pp38-58，岩波書店，1963
6）山内俊雄：ラファエロの「キリストの変容」とてんかん．埼玉医科大学雑誌 15：321-324，1988
7）Janz D: Epilepsy, viewed metaphysically: an interpretation of the biblical story of the epileptic boy and of Raphael's transfiguration. Epilepsia 27: 316-322, 1986
8）Rosenthal O: Wunderheilungen und ärztliche Schutzpatrone in der bildenden Kunst. Leipzig, F. C. W. Vogel, 1925
9）Lebrun Y: The language of epilepsy. Seizure 1: 207-212, 1992
10）Doose H: Aus der Geschichte der Epilepsie. Münchener Medizinische Wochenschrift 107: 189-196, 1965
11）Sudhoff K:Ein spätmittelalterliches Epileptikerheim (Isolier-und Pflegespital für Fallsüchtige) zu Rufach im Oberelsass. Arch Gesch Med 6: 449-455, 1913
12）Reynolds EH: Milestones in epilepsy. Epilepsia 50: 338-342, 2009
13）Shorvon S: The Beginning or the End of the Falling Sickness; Epilepsy and its treatment in London 1860-1910, Burleigh Portishead LTD, Bristol, 2012
14）Goldensohn ES, et al: The American Epilepsy Society: An historic perspective on 50 years of advances in research. Epilepsia 38: 124-150, 1997
15）萬年甫訳(編)：神経学の源流　2　カハールとともに―．東京大学出版会，1969
16）Hodgkin AL, et al: A quantitative description of membrane current and its application to conduction and excitation in nerve. J Physiol 117: 500-544, 1952
17）Eccles JC: The Physiology of Synapses. Springer-Verlag, 1964（シナプスの生理学　東京大学生理学ダイン講座訳，医学書院，1965）
18）Sir Sherrington C: The Integrative Action of the Nervous System. second edition. Yale University Press, New Haven, 1947
19）Taylor J: Selected Writings of John Hughlings Jackson. Vol. 1, 2. Hodder and Stoughton LTD. London, 1931
20）秋元波留夫：ジャクソン　神経系の進化と解体．創造出版，2000
21）Penfield W, et al: Epilepsy and the Functional Anatomy of the Human Brain. Little, Brown and Company, Boston, 1954
22）Penfield W: No Man Alone, A Neurosurgeon's Life. Copyright by Feindel W, et al. Little Brown Co. Boston, 1977
23）Gowers WR: Epilepsy and Other Chronic Convulsive Diseases; Their Causes, Symptoms & Treatment. Dover Publications, INC, New York, 1881
24）Lennox WG: Epilepsy and Related Disorders vol. 1, 2. Little, Brown and Company, Boston, Toronto, 1960
25）Berger H: Über das Elektrenkephalogramm des Menschen. Archiv für Psychiatrie und Nervenkrankheiten 87: 527-570, 1929
26）Gibbs FA, et al: Atlas of Electroencephalography, Vol. 2. Epilepsy. Addison-Wesley, Cambridge, Mass, 1952
27）山内俊雄：日本におけるてんかん学・てんかん医療はどうあるべきか．てんかん研究　26：393-402，2009

（山内俊雄）

B　日本におけるてんかんの歴史

日本の医学は，江戸中期，正確にいうと解体新書が前野良沢，杉田玄白らにより翻訳(1774)され，蘭方医学が導入されるまでは漢方医学が主体である．小川鼎三の『医学の歴史』によると「神経」という語は，玄白により初めて作られ「神気」の神と「経脈」の経からとって作ったとされている[1)]．その後を考えると，日本の医学史は，蘭学導入以前と以後に分けられる．日本のてんかんの歴史もそうである．

(1) 日本におけるてんかん—蘭学導入以前

明治維新(1868)以前のてんかんの歴史については秋元[2)]，酒井[3)]，和田[4)]，岡本[5)]らの記載があり，中田[6)]は，『癲癇 2000 年—てんかんに関する史的雑記』(1984)に，西洋と東洋医学を比較し詳細に述べている．

てんかんという病気について，大発作はすでに平安末期か鎌倉時代に書かれた「病の草子」に描写されている(土佐光長作．大英博物館所蔵)．また癲癇という言葉で，江戸期の川柳に表現され，一般庶民にも認識されている．しかしてんかん発作はけいれんだけではないので，その多彩な発作症状がどのように表現されたか明らかではない．同じ型の発作を繰り返すから，医師はさまざまな発作に気づいていたはずである．漢方医学のもとに日本でてんかんといわれるまでには歴史的変遷がある．

和名では大昔から「くつち」，「くつちかき」，「たふるやまい」などというのがてんかんの大和言葉であった．古く奈良朝時代から使われている．一方「癲」と「癇」という字は，『黄帝内経霊枢』(以下，霊枢)という最も古い中国の医書にみられる[6)]．黄帝は，紀元前二千数百年頃の人で，岐伯ら 6 人の医師と問答した記録が「内経」とよばれ，6 世紀前半，陶弘景が整理して書き変えたものが後世に伝わった．漢方第一の古典とされ，楊上善が唐時代に注釈を加えた『黄帝内経太素』(以下，太素)が京都仁和寺に国宝として残っている[1)]．酒井[3)]によると「霊枢」の癲狂編にあたる項がその巻 30 にあり，「癲疾」と「驚狂」の 2 項目を立て，癲と狂を明確に区別しているという．「太秦」では癲疾について[3)]「黄帝問うて曰く，人，生まれて癲疾を病む者はどこでこの病を得たのかと．岐伯答えて曰く，母の腹中にあるときこれを得る……」．すでに岐伯は癲疾が先天的にも起こることを知っていた．さらに癲疾の症状について，「てんかんの発作が始まると，まず気分が悪くなり，頭が重く，目が上向きにすわり，赤くなる．発作が極まると煩心して苦しむ．……癲疾の発作が始まって口がひきつり，啼呼し，喘悸する者，……癲疾の発作が始まって，強く反り返り，背の痛む者……」．この記載から癲疾がてんかんを指すことはほぼ確実と酒井[3)]はいう．しかし「癇」という言葉はここまでは出てこず，隋時代に巣元方(そうげんぼう)らが勅命によって『病源候論』50 巻を作った(610)．この原文に近い一部が日本最古の医書『医心方』(982)として残っている[1)]．そのなかでてんかんを風癲とよび，巻 2 の風病に分類されている．『黄帝内経』と同様に妊娠中の母親が驚愕することが子どものてんかんの原因になるとか，血の気が虚になるために邪が陰経に入り，それが癲疾を発病させ，一方狂は陽経に邪が入るために起こり，癲と狂が根本的に異なることを明言しているという[3)]．さらに小児雑病論に「癇」の字がみられ，「癲」と「癇」について次のように記載されている．すなわち「癇者小児病也．十歳已上為癲．十歳巳下為癇」と．癲と癇は年齢で分けられていた．『病源候論』のなかでは風癲は，さらに陽癲，陰癲，風癲，湿癲，馬癲の 5 つに分けられている．酒井[3)]によると，陽癲は死人のようになり，失禁をするが，しばらくすると元に戻る．陰癲は乳幼児期に発病するが，数洗浴(お湯をそそいで洗うこと)をすることが誘因になる．風癲は眼をひきつけ，反り返り，羊の鳴き声に似た声を出すが，しばらくすると元に戻る．その原因に熱で発汗したときに風に当たるとか，過度の房事，飲酒で心悸亢進することを挙げている．湿癲は眉間の頭痛や，身重で座っていること，洗髪後に湿気が残ること，脳沸が止まないことで起こる．馬癲はいわゆる大発作の症状を示すものである．一方癇は，風癇，驚癇，食癇の 3 種に分けられている．その原因も症状も異なる．「癇」の症状を「口眼相引．而目晴上揺．或手足掣縦．或背脊強直．或頸項反折」と記載され，目をひきつけ，手足をけいれんさせ，強直し，頸項が半折するという症状自体は風癲に似ている．しかし，多種多様な症状を示すてんかんを1つの疾患と考えることができなかった．そのための混同が続いた．中田[6]によれば，著者の年代順，中国と日本との解釈の差，医家各自の学殖の相違，主観の差により風癲，風癇，狂，風邪，癲狂，癲疾，癇疾等々，数え上げれば香川修庵(1683-1755)の指摘したように120種の字の組み合わせによる病症の異名ができた．しかし『医心方』の知識が広まってからは次第に「癇」の字が大発作を主とする“てんかん”表現に適するという見方が優位を保ったようである．また富士川游博士，『日本医学史』（初版明治38年，決定版昭和16年）中に出てくる桃山から江戸時代への移行期の名医岡本一抱(1686-1754)は，癲癇を狂より峻別し，癲と癇は一症であるとし，はっきり癲癇という熟語を掲げ，狂より分離している．これは日本で最終的に“てんかん”を癲の一字を以てせず，癇も加えて病名とした最初の人と中田[6]は述べ，また吉益東洞(1702-1773)は『建殊録』で，てんかん症を癲癇と記載しているという．

一方てんかんの原因については，安土桃山時代の名医曲直瀬道三(1507-1595)の『師語録』から，酒井[3]は，五臓のうちの心，肺，脾と六腑の胃に原因があるとして，脳は全く考えられていなかったとし，注目に値すると述べている．中田[6]も神気とか精神という言葉も観念もありながら脳，神経などという知識のないままに，血が不足するとか痰が経脈や心を塞ぐとか，痰が心隔膜を塗り隠すとか，経験上血行不全が精神とか神気に影響するという解釈になったと述べている．漢方医学に学んだ日本のてんかんについての知識は蘭学の導入までそれ以上の発展がなかった．

(2) 日本のてんかん―蘭学導入以後

漢方医学と蘭方医学を学び，両方の知識をつないだのは，本間玄調(棗軒と号す，1804-1872)であった．本間は華岡青洲の門人で，さらにシーボルトにオランダ医学を学び，旧医論に新しい思考をし，また自身の臨床的観察を加えて『内科秘録』(1864)を著した[6]．その癲癇篇には「癲は病卒然として発し，顚仆(てんぼく)するところをとって名付けたるものなり．癇は史記酷使伝に，癇截目のなかに小児癲病也という記載がありそこから癇と名付けられたのだろう．また癇は脳病にして，精神に関係すれば憂悶，思慮，恐怖，驚駭など過度に至るときは亦之を発するものなり．また頭脳は精神の舎る所にして官能の尤も多き処なれば癇の証候多諸々にして千態万状変化無極に至る．故に五癇，八癇，十二癇，廿五癇等の目あり．皆病状に本づき名付けたるなり，これを統るに陽癇陰癇の二証に過ぎず」と述べている．てんかん発作が初めて脳由来であることを記載している．発作についてよく知っていた証拠に，「一旦醒めて複発し幾回も発する者あり．一旦癒えても必ず再発全治することなし．一月に二三度，年に一二度，瘭発するものは其証軽く稀に発するものは証重し」などてんかんのことが詳細に，発作重積することも記載されている．本間棗軒の記述からみるかぎり，発作症状自体を別々の項に分けて分類し，癲癇という病気についてはかなり知っていたことになる．

しかし，さらにてんかんの病態が明らかになるには，日本でも，西洋でも19世紀後半のH. Jackson(1835-1911)の症例の詳細な研究，G. Fritsch & F. Hitzig(1870)のイヌでの脳皮質電気刺激実験，さらにH. Berger(1873-1941)の脳波の発見などがなされ，日本にその知識が伝えられてからである．

日本では東北大学生理学教室で動物の脳波研究が初めて行われ(1937)，臨床脳波の研究班が第2次大戦末期(1943)に組織されている．てんかんについての研究成果の報告が，昭和27(1952)年第49回日本精神神経学会総会で内村祐之司会のもと，各専門分科にわたる研究者が参加して行われた．このシンポジウムでは『癲癇の研究』となって出版された[7]．てんかん発作の分類，成因，予後，治療に重点を置き，精神医学，外科学，生理学，内科学，その他の専門分科から約600人の参加者があり熱心な，活発な討論がなされた[7]．

私が思うに，これが日本の現代てんかん学の幕開けである．その後の日本のてんかん学をリードした秋元波留夫，島薗安雄，和田豊治，和田淳(J. A. Wada)などがシンポジストとして名をつらねている．この後，第1次文部省総合研究「てんかんの研究」班が内村祐之代表，佐野圭司，島薗安雄幹事にして臨床家だけでなく林髞（たかし），吉井直三郎などの基礎医学者を含む学際的な13人の班員で組織され，1953～1955年まで3年間続いた[8]．第2次文部省総合研究「てんかんの成因と治療」研究班が代表笠松章のもとに11人で組織され，1962～1964年まで続いた．一方，てんかん外科は伊藤隼三が1902年第1回日本聯合医学会(現，日本医学会)の特別講演でてんかんの開頭手術例20数例を発表したのが最初であろうと中田[6]は述べている．1952年のシンポジウム，文部省研究班に多くの脳外科医が参加していたため，その後の展開はすばらしいものであった．小児科領域における発展は1961年に小児臨床神経学研究会が福山らにより発足して一気に花開いている．

これらの動きとともにもう1つのエポックは，てんかんに関心をもつ研究者による学際的てんかん研究会が1966年に発足したことである．第1回てんかん研究会(黒沢良介会長)が1967年に行われ，第2回から日本てんかん研究会(稲永和豊会長)となり，第12回まで日本てんかん研究会と称し，第13回から日本てんかん学会(高橋良会長)へと発展している．

重要なことは，1966年日本精神神経学会で秋元波留夫会長が分科会に当時国際抗てんかん連盟(International League Against Epilepsy；ILAE)副会長であったH. Landoltを招待講演者としてよんだことである．日本は1953年にILAEに加盟しているが，正式にILAE日本支部として活動しているのは1970年からである．1973年原俊夫，福山幸夫が総会に参加して，国際的活動が活発になり，1978年カナダ，日本，米国による国際てんかん学会を共催し，1981年国際てんかん学会を秋元波留夫会長のもとに主催した．現在はILAEの重要なメンバーとして活動している．日本のてんかんの歴史は，日本てんかん学会の発展とともにグローバル化したのである．

文献

1）小川鼎三：医学の歴史(中公新書39)．中央公論社，1964
2）秋元波留夫，他：てんかんをどう考えるか―その本態をめぐる歴史的考察．神経進歩12；572-585，1968
3）酒井シヅ：てんかんの歴史．秋元波留夫，他編：てんかん学，pp17-28，岩崎学術出版，1984
4）和田豊治：てんかん学，てんかんの源．pp1-8，金原出版，1972
5）岡本重一：てんかん概念の変遷．原俊夫，他編：てんかんの臨床と理論，pp1-6，医学書院，1974
6）中田瑞穂：癲癇2000年―てんかんに関する史的雑記．日本てんかん協会，1984
7）内村祐之編：癲癇の研究．医学書院，1952
8）日本てんかん学会編：日本てんかん学会の事績．pp108-120，日本てんかん学会名簿，1997

(八木和一)

C てんかん分類の歴史

(1) 古代[1]

てんかんはきわめて古くから認知されていた病気である．古代バビロニアのアッカド人の記録に，手足を引きつり，目をむき，口から泡を出し，意識を失った人に関する記載がある．紀元前400年頃には，てんかんは神や魔術師がもたらす症状と考えられていた．しかし，ヒポクラテスは最古のてんかん書『On the Sacred Disease(神聖病について)』において自然病説の立場をとり，てんかんは神的なものではなく，症状の主座は脳にあると考えた．てんかんには良性の経過をたどるものもあるが，罹病期間が長期に及ぶと難治性になると考えられた．紀元前200年頃，Galen[1]はてんかん発作が脳から一次的(直接的)に起こる場合と，他器官から二次的(間接的)に起こる場合があると考え，てんかんを①脳の特発性疾患によ

表 1-1　てんかん分類の歴史的変遷

著者	てんかんの分類		
Galen (175)	特発性	心臓起源	交感性
Esquirol (1838)	特発性	交感性	症候性
Delasiauve (1854)	特発性	症候性	交感性
Jackson (1874)	本態性てんかん	てんかん様	
Jackson (1890)	最高位	中間位	最下位
Gowers (1881)	機能性	器質性	
Penfield & Jasper (1954)	中心脳性	焦点性	脳性
McNaughton (1952)	中心脳性	焦点性	非焦点性
Symond (1954)	中心	部分	
Gastaut (1954)	全般	部分	
	特発性 症候性		
ILAE (1970)	全般	部分	
	特発性 続発性		
ILAE (1985)	全般性	局在関連性	
	特発性	症候性	
ILAE (1989)	全般性	局在関連性	
	特発性	潜因性	症候性

(秋元波留夫，他：てんかん学の進歩 No.2．p24，岩崎学術出版社，1991 より改変引用)

るもの，②心臓に起源をもつ脳の交感性障害によるもの，③身体のほかの部分に起源をもつ脳の交感性障害によるものに分類した．さらに，特発性疾患は脳の悪液質が原因とみなした．このようなてんかんの体系的分類は Galen に始まると考えられる．てんかんの歴史的変遷について**表 1-1** にまとめた．一方，民衆には，てんかんは憑依(ものつき)，月病い，たおれ病いなどとさまざまな名称でよばれ，神や悪魔などの超自然的な現象と認識されていた．

(2) 中世

中世におけるてんかんの分類は基本的に Galen の提唱した「てんかん 3 型」が踏襲されていた．中世後期になると，医師たちはてんかんの遺伝についてさらに着目し始めるようになった．古代～ルネサンス時代，てんかんの病因としては脳の悪質液・粘液や黒胆汁による脳室の閉塞，脳を障害する毒性揮発体などが考えられた[1]．17～18 世紀になると，化学的・物理学的医学や解剖学の進歩がみられ，てんかんの病因や分類にも大きな変化がみられるようになった．当時，てんかんは，①特発性てんかん，②症候性てんかん，③交感性てんかんに分類された[2]．特発性てんかんは明らかな脳損傷のない神経障害てんかん，症候性てんかんは脳損傷群に属し，けいれん性痙縮を症状とするもの，交感性てんかんは脳以外の身体に病巣をもち発症するものとされていた．

(3) 近代(19 世紀)：Jackson の登場[1,3,4]

1824 年に Calmeil は身体症状を欠いて一過性に生じる精神混乱を主とする小型発作に欠神発作という用語をあてた．1822 年に Prichard は部分発作起始について詳しく記載し，前兆がそれまで考えられていたような知覚症状だけではなく種々の様態を用いうることを示した[2]．その後，John Hughlings Jackson の登場によって，てんかん学は大きな転換期を迎える．彼は一側のてんかんの臨床分析からけいれんの起始と広がりに解剖学的な一定の順序があることに気づいた．意識の保たれたままで一側から始まるけいれん例で，けいれんの広がり方を確認し，また剖検で対側大脳半球に病変をしばしば認めることを報告した(のちに Jacksonian seizure/march とよばれる)[5]．病巣から異常発射が生じると異常なけいれん拡延が起こると考え，脳外科医 Horsley とともに，サルの脳を刺激して得られた運動症状と患者の運動症状とを詳細に比較し，病変部位を推定して手術を行った．1870 年に Fritsch と Hitzig が出版した『大脳の電気興奮について』において，イヌの大脳への電気刺激によりけいれんが発生することが記されている．これによって Jackson の見解が実験的に証明された[1,3]．Jackson はてんかん分類については，臨床的には経験的な分類が実践的に役立つと考え，本態性てんかんとてんかん様けいれんの 2 分類法を用いた．てんかん様けいれんとは身体の一部に限局した発作で大発作や小発作のような本態性てんかんと区別して用いた．Jackson はてんかんの主座を大脳皮質にあると考えて

表 1-2　Féré, Binswanger の分類

A

部分発作(primarily partial paroxysms)	
全般発作(primarily generalized paroxysms)	1：完全発作(the complete attack) 2：不完全発作(the incomplete attack) 3：異常発作(abnormal attacks) 4：孤発症状(isolated symptoms)

B

大発作(epilepsia gravior)	典型的な古典的発作(the typical classic seizure) 非典型的な発作(the atypical attacks)
小発作(rudimentary fit)	
不完全発作(abortive attacks)	
精神てんかん等価症(psychical epileptic equivalents)	

A：Féré(1890)の分類，B：Binswanger(1899)の分類．
(Shorvon S, et al: International League Against. Epilepsy: 1909-2009. A Centenary History. Chapter 4, Development of the nosology and classification of epilepsy: 1909-2009. p132, Wiley-Blackwell, 2009 より改変引用)

表 1-3　Penfield と Jasper の発作分類，脳波パターン

A

皮質焦点性発作	a. 運動発作　b. 感覚発作　c. 自律神経発作 d. 精神発作　e. 意識消失発作　f. 自動症
中心脳発作	a. 小発作　b. ミオクロニー小発作　c. 大発作 d. 発作性自動症　e. 精神運動発作自動症
脳性発作(非局在性)	現時点では分類不能なもの，あるいは脳以外の原因によるもの

B

a. 小発作	3 Hz 棘徐波複合，主に前頭部優位
b. ミオクロニー小発作	両側性多棘徐波
c. 大発作	両側性速波律動
d. 発作性自動症	3 Hz 棘徐波複合，主に前頭部優位
e. 精神運動発作自動症	4~6 Hz, 主に両側側頭葉もしくは前頭部優位

A：発作分類，B：中心脳発作での脳波パターン．
(Penfield W, et al: Epilepsy and the Functional Anatomy of the Human Brain. pp20-40, Little Brown & Co, 1985 より改変引用)

いたが，後年には主座が橋や延髄にも存在することを認め[4]，最下位発作(lowest level fits)とよんだ．意識が保たれ一側のけいれんで始まる発作は中間位発作(middle level fits)で，主座を前頭葉運動領域に求めた．従来の本態性てんかん，すなわち最初から意識がなくなってしまう発作は最高位発作(highest level fits)とよび，前頭葉前野を中心とした灰白質に起源をもつと考えた[6]．1890年に Féré(**表 1-2A**)が，1899年に Binswanger(**表 1-2B**)がさらなる分類を試みている[7]．

(4) 20 世紀：脳波の誕生[8, 9]

Jackson はてんかんの本質を「発作の起源が大脳灰白質の機能的な異常」によってもたらされると考えたが，当時，この説に対する直接的な生理学的・神経病理学的な証拠は見つかっていなかった．1929 年，Hans Berger が脳波を用いて人間の頭皮上から脳の電気活動を視覚的に検出することを可能にした[8]．これにより，てんかんの電気生理学的・脳波学的な知見が進んだ．1935 年に Gibbs，Lennox，Davis らにより，脳波で 3 Hz spike and wave complex が小発作(欠神発作)に対応することが見つけられ，けいれん時の脳波と異なることが指摘された．1936 年には，Jasper が局在関連性てんかんにおいて局所に棘波を認めることを指摘した．小発作，大発作，精神運動発作に対応する特徴的な脳波所見が抽出され，知見が積み重ねられて臨床脳波学的なてんかん分類が提唱された．Gibbs，Lennox らは現象的な分類を行ったが，Penfield と Jasper[10, 11]は脳波学的・解剖学的な分類を行い(**表 1-3A，B**)，中心脳性(centrencephalon)，焦点性，焦点が決められない脳性の 3 分類を行った．中心脳性とは両側大脳半球の皮質が脳幹と視床に機能統合し，皮質と皮質下が相互に関係するもので，原発全般てんかんのモデルとなり，脳波上で両側同期化する発作の機序を説明するために用いられた．

てんかん分類は上記のように，それぞれが優れた特徴をもっていたが，多種類が存在し，相互間での不一致もみられていたため，1964 年に Gastaut らが国際分類の作成に取り組んだ．Gastaut は Penfield の中心脳系の概念を取り入れ，脳波で両側に同期する発作をもつものを全般てん

表 1-4　てんかん発作型国際分類(1981 年)

部分発作(焦点性，局在性発作)	全般発作
A. 単純部分発作(意識減損はない) 1. 運動徴候を呈するもの 2. 体性感覚または特殊感覚症状を呈するもの 3. 自律神経症状あるいは徴候を呈するもの 4. 精神症状を呈するもの (多くは“複雑部分発作”として経験される) B. 複雑部分発作 1. 単純部分発作で始まり意識減損に移行するもの a. 単純部分発作で始まるもの b. 自動症を伴うもの 2. 意識減損で始まるもの	A. 1. 欠神発作 a. 意識減損のみのもの b. 軽度の間代要素を伴うもの c. 脱力要素を伴うもの d. 強直要素を伴うもの e. 自動症を伴うもの f. 自律神経要素を伴うもの (b〜f は単独でも組み合わせでもあり得る) 2. 非定型欠神発作 a. 筋緊張の変化は A. 1. よりも明瞭 b. 発作の起始/終末は急激ではない
C. 二次的に全般化する部分発作 1. 単純部分発作(A)が全般発作に進展するもの 2. 複雑部分発作(B)が全般発作に進展するもの 3. 単純部分発作から複雑部分発作を経て全般発作に進展するもの	B. ミオクロニー発作 C. 間代発作 D. 強直発作 E. 強直間代発作 F. 脱力(失立)発作
未分類てんかん発作	
不適切あるいは不完全なデータのため分類できないものや上記のカテゴリーに分類できないすべてのものを含む.	

(Commission on Classification and Terminology of the International League Against Epilepsy: Proposal for revised clinical and electroencephalographic classification of epileptic seizures. Epilepsia 22: 489-501, 1981 より改変引用)

かんとし，脳の一部分から始まるものを部分てんかんとして分類し，脳波と発作症状とを相関づけた．さらに，病因から特発性と症候性を分類した．1969 年に国際抗てんかん連盟(International League Against Epilepsy；ILAE)からてんかん発作の臨床的・脳波学的な分類が提案された[12]．この分類では，主に臨床症状と脳波所見に基づき，Ⅰ：部分発作または局所起始発作，Ⅱ：全般発作，両側対称性発作または局所起始をもたぬ発作，Ⅲ：一側または一側優位発作，Ⅳ：未分類発作に分類された．しかしながら，この分類では発作があまりに並列され細分化されていることや実践的には複雑すぎたため，国際的に汎用されるには至らなかった．

(5) 現代：ILAE 分類

1969 年の分類のあとも ILAE において分類と用語に関する検討が続けて行われた．ILAE の分類用語委員会は，1981 年にてんかんの発作分類(**表 1-4**)を発表し[13]，1985 年にはてんかん症候群の定義と分類を提案し[14]，1989 年にその改定案(**表 1-5**)を発表した[15]．この分類は発作型分類と原因分類を組み合わせる方式であった．

すなわち，部分発作は一側大脳半球起源を示す発作症状とそれに対応する脳波所見を有し，意識障害の有無で単純部分発作と複雑部分発作に大別，さらにそれらの二次性全般化の 3 種類に分類された．

全般発作は，発作起始から意識消失を伴い，運動症状は原則的に両側性であり，脳波所見は両側半球の巻き込みを示す両側性異常を呈するとされた．部分発作を示すものが局在関連性てんかん，全般発作を示すものが全般てんかんである．さらに原因に基づいて特発性，症候性，潜因性に分類された．この 1981 年のてんかん発作分類と 1989 年のてんかん症候群分類は，国際的に現在でも臨

表 1-5　てんかん，てんかん症候群および関連発作性疾患の分類（1989 年）

1. 局在関連性（焦点性，局所性，部分性）てんかんおよび症候群

1.1 特発性（年齢に関連して発症する）
- 中心・側頭部に棘波をもつ小児てんかん
- 後頭部に突発波をもつ小児てんかん
- 原発性読書てんかん

1.2 症候性
- 小児の慢性進行性持続性部分てんかん
- 特異な発作誘発様態をもつてんかん
- 側頭葉てんかん
- 前頭葉てんかん
- 頭頂葉てんかん
- 後頭葉てんかん

1.3 潜因性

2. 全般てんかんおよび症候群

2.1 特発性
（年齢に関連して発症するもので年齢順に記載）
- 良性家族性新生児けいれん
- 良性新生児けいれん
- 乳児良性ミオクロニーてんかん
- 小児欠神てんかん（ピクノレプシー）
- 若年欠神てんかん
- 若年ミオクロニーてんかん（衝撃小発作）
- 覚醒時大発作てんかん
- 上記以外の特発性全般てんかん
- 特異な発作誘発様態をもつてんかん

2.2 潜因性あるいは症候性（年齢順）
- West 症候群（乳児けいれん，電撃・点頭・礼拝けいれん）
- Lennox-Gastaut 症候群
- ミオクロニー失立発作てんかん
- ミオクロニー欠神てんかん

2.3 症候性

2.3.1 非特異病因
- 早期ミオクロニー脳症
- サプレッション・バーストを伴う早期乳児てんかん性脳症
- 上記以外の症候性全般てんかん

2.3.2 特異症候群

3. 焦点性か全般性か決定できないてんかんおよび症候群

3.1 全般発作と焦点発作を併有するてんかん
- 新生児発作
- 乳児重症ミオクロニーてんかん
- 徐波睡眠時に持続性棘徐波を示すてんかん
- 獲得性てんかん性失語（Landau-Kleffner 症候群）
- 上記以外の未決定てんかん

3.2 明確な全般性あるいは焦点性のいずれかの特徴をも欠くてんかん
- 新生児発作

4. 特殊症候群

4.1 状況関連発作（機会発作）
- 熱性けいれん
- 孤発発作，あるいは孤発のてんかん重積状態
- アルコール，薬物，子癇，非ケトン性高血糖症等による急性の代謝障害や急性アルコール中毒にみられる発作

（Commission on Classification and Terminology of the International League Against Epilepsy: Proposal for revised classification of epilepsies and epileptic syndromes. Epilepsia 30: 389-399, 1989 より改変引用）

床・研究などにおいて幅広く用いられている．

ILAE の分類用語委員会は新たな発作・症候群の分類試案[16]を 2001 年に，その修正版を 2006 年に発表した[17]．これらは多軸診断から成り立っており，軸 1：発作現象の具体的記述，軸 2：てんかん発作型分類，軸 3：てんかん症候群と関連病態の分類，軸 4：基礎的原因疾患の分類，軸 5：機能障害の評価を行う．2006 年の提言では，新分類案は暫定案であり，今後も理想的な分類の確立に向けて作業が継続されるとし，1981 年・1989 年分類も使用可能であるとされた．2010 年にも ILAE より『てんかん発作およびてんかんを体系化するための用語と概念の改訂』が発表されている[18]．

1981 年からの ILAE の分類の経緯は本書 7 章で概説されている．

(6) おわりに

現在も ILAE 分類用語委員会の検討は続いている．臨床的には多くの場面で 1981 年・1989 年分類が用いられているのが現状である．しかし 1981 年・1989 年分類の時代に比べ，画像検査，遺伝子検査など近年のてんかん研究の進歩に伴い病因の特定が格段に増加しており，改訂は必須である．時代にマッチした合理的な分類であるとともに，臨床現場での使用に耐える簡素な分類が求められる．しかし分類の社会的な影響は大きく，新分類の導入には慎重な配慮が必要である．

文献

1）Temkin O（和田豊治訳）：テムキン　てんかん病医史抄　古代より現代神経学の夜明けまで．医学書院，2001
2）秋元波留夫，他：てんかん学．岩崎学術出版社，1984
3）Engel J Jr, et al: EPILEPSY A Comprehensive Text book, Second Edition. p21-23, Lippincott Williams & Wilkins, Wolters Kluwer Business, 2008
4）秋元波留夫，他：てんかん学の進歩 No. 3．岩崎学術出版社，1996
5）Taylor J: Selected Writings of John Hughlings Jackson. Vol. 1, pp8-36, Hodder and Stoughton, 1931
6）秋元波留夫，他：てんかん学の進歩 No. 2．pp23-26，岩崎学術出版社，1991
7）Shorvon SD, et al: International League Against Epilepsy: 1909-2009. A Centenary History. Chapter 4, Development of the nosology and classification of epilepsy: 1909-2009. pp131-142, Wiley-Blackwell, 2009
8）Millett D: Hans Berger: from psychic energy to the EEG, Perspectives in Biology and Medicine. pp522-542, The Johns Hopkins University Press, 2001
9）Engel J Jr, et al: EPILEPSY A Comprehensive Text book, Second Edition. pp27-31, Lippincott Williams & Wilkins, A Wolters Kluwer Business, 2008
10）Penfield W, et al: Epilepsy and the Functional Anatomy of the Human Brain. Little Brown & Co, 1985
11）Jeffrey L, et al: Jasper's Basic Mechanisms of the Epilepsies (Contemporary Neurology Series). pp12-23, Oxford University Press, 2012
12）Merlis JK: Proposal for an international classification of the epilepsies. Epilepsia 11: 114-119, 1970
13）Commission on Classification and Terminology of the International League Against Epilepsy: Proposal for revised clinical and electroencephalographic classification of epileptic seizures. Epilepsia 22: 489-501, 1981
14）Commission on Classification and Terminology of the International League Against Epilepsy: Proposal for classification of epilepsies and epileptic syndromes. Epilepsia 26: 268-278, 1985
15）Commission on Classification and Terminology of the International League Against Epilepsy: Proposal for revised classification of epilepsies and epileptic syndromes. Epilepsia 30: 389-399, 1989
16）Engel J Jr: ILAE commission report: A proposed diagnostic scheme for people with epileptic seizures and with epilepsy; report of the ILAE task force on classification and terminology. Epilepsia 42: 796-803, 2001
17）Engel J Jr: Special article: report of the ILAE classification core group. Epilepsia 47: 1558-1568, 2006
18）Berg AT, et al: Revised terminology and concepts for organization of seizures and epilepsies: Report of the ILAE Commission on Classification and Terminology, 2005-2009. Epilepsia 51: 676-685, 2010

（松平敬史・井上有史）

D てんかん外科の歴史

(1) 世界初のてんかん外科

最初の近代的てんかん手術は，1886年5月25日，ロンドンのQueen Square病院でVictor Horsleyによって行われた[1]．患者は22歳男性で，7歳時に馬車に轢かれて生じた左頭頂部の開放性陥没骨折が原因で，右下肢から右上肢と顔面に進展する強直発作が頻発していた．主治医のHughlings Jacksonが開頭手術を提案し，弱冠29歳の新任外科医Horsleyが今日で言う「皮質てんかん焦点切除術」に見事成功した．Horsleyはこの症例を含む3手術例を，同年8月British Medical Associationで発表し，10月に"Brain-Surgery"と題する論文を出版した．この論文のDiscussionの部分を見ると，パリからJean M. Charcotが来ていて，その発表を直ちに絶賛したことがわかる．恐らくCharcotの影響力によるものと思われるが，この新しいてんかんの治療法はヨーロッパ各地に急速に広まった．

(2) 明治大正時代のてんかん外科

日本における最初のてんかん外科の発表は1902年，Horsley手術のわずか16年後であった．伊藤隼三は1889年東京帝国大学卒業，1896年から3年間スイスのベルン大学に留学し，Theodore Kocherに師事した．伊藤の研究主題は頭蓋内圧の変動に関するもので，いわゆるCushing現象についても詳細なデータを残している．ヨーロッパでは，急激な頭蓋内圧の上昇が，てんかん発作を誘発するという仮説があり，予防的にTrepanationによる減圧を行うことが多く，伊藤もこれを学んで帰国し，京都帝国大学の初代外科教授に就任した．そして，1902年の第1回日本医学聯合総会の特別講演で39例のてんかんを含む46例の脳外科手術の報告をしている[2]．伊藤は生涯てんかん外科に関心を持ち続け，後には皮質焦点切除術なども多く行い，1924年の定年までに手術は182例に達した．その後，東北大学の山形仲芸，九州大学の三宅速，名古屋大学の斉藤真などを中心に，てんかん外科の全国的な展開が始まった．

中田瑞穂は新潟大学教授となり，立派な付属神経研究所を設立した．ヨーロッパ旅行の帰途に立ち寄った米国で，Harvey Cushing と Walter Dandy の脳手術に感動し，帰国後に日本の若き脳神経外科医たちに対して，日米関係の悪化する最中でも，早急な米国留学を勧めた．その中から，荒木千里，清水健太郎，田中憲二，桂重次など，次世代のリーダーが輩出し，戦後の日本の脳神経外科の飛躍的発展に寄与した．

(3) 戦後のてんかん外科

斉藤と中田は，1948年に日本脳神経外科学会を設立し，戦後の急速な発展の基礎を作った．戦後初のてんかん外科の論文は，1945年8月に出版された「中田瑞穂ほか：外傷性てんかんの手術成績」である[3]．硬膜が破損して大脳皮質に瘢痕を形成している11症例の手術で，全治3例・軽快4例と報告されている．敗戦の色濃い空襲下の新潟で，中田先生はこの論文を書いておられたのかと感慨深いものがある．

戦後には優れた業績が多いが，佐野圭司のアンモン核硬化に関する論文が，現代のてんかん外科に最も大きい影響を与えた[4]．佐野はガリオア基金による第1回留学生としてサンフランシスコ大学に留学し，Naffziger・Boldrey 両教授に学んだが，そこに膨大な剖検脳の標本があることから，その一人ひとりの病歴を，市内の病院を訪ねて調べて分析した．その結果，剖検脳の側頭葉に海馬硬化がある症例に，てんかん特に精神運動発作の既往が多いことを指摘した．この論文は，Falconer が Anterior temporal lobectomy (en bloc resection) を開発する契機となり，今日の「(内側側頭葉てんかん症候群(MTLE)」という概念の確立にも，大きく貢献した．

その頃，第49回日本精神神経学会総会(長中脩三会長，九州大学1952年)において，大きなてんかんシンポジウムが開かれた．司会担当の内村祐史東京大学教授の提案で，てんかんに関する32演題を全部採択してシンポジウムを組んだもので，後に「癲癇の研究」として出版された[5]．その序文に「この研究会には，精神医学・外科学・生理学・内科学その他の専門分野から5〜6百名に上る会衆が参加し，討論も極めて熱心，活発に行われた．まさにわが国における癲癇研究を一堂に集中した感があり…」と内村が記しているとおり，これは日本における「てんかん包括治療」の萌芽と考えてよいであろう．32題中，外科関係が7題を占めていて，若き秋元波留夫も，錐体外路系手術の理論的根拠を厳しく追及している．このようなシンポジウムが継続されなかったのは残念である．内村には「海馬の動脈分布と海馬硬化の発生機序」に関する優れた研究があり，Yasargil はこれを称えて，海馬動脈に"Uchimura's artery"という名称を提案している．

当時，日本では開頭によるてんかん手術と並んで，てんかんの定位脳手術が盛んであった．主として錐体外路系による発作の伝播を遮断する目的で，実験研究が行われ臨床に応用された．Thalamotomy[6]，Putaminotomy[7]，Forel H-tomy[8] などである．Amygdalotomy[9] と Posteromedial hypothalamotomy[10] は，元来情動障害に対する手術として開発されたものであるが，術後の追跡調査によると，てんかん発作に対しても一定の効果が認められた．てんかんの定位脳手術は現在低迷しているが，脳深部刺激法(DBS)の形で復活する可能性があり，そのときにはこれらの経験が生かされるであろう．

このような状況下で，突然，大学紛争が起こった．1960年代にパリで始まった大学の組織改革を求める学生運動が発端で，これが世界中に広がったもので，日本では東京大学安田講堂の攻防戦が象徴的に扱われている．これは，Frontal

Lobotomyのような精神外科に対する反対運動であったが，てんかん外科も一種の精神外科であると主張する人も多く，脳神経外科全般への影響を回避するため，てんかん外科を中断せざるを得なかった．

(4) 脳神経外科特別問題懇話会

その頃「脳神経外科特別問題懇話会」という現在の脳神経外科コングレスの前身に当たる会があり，荒木千里会長の下，毎年1つのテーマをめぐるシンポジウムが開かれていた．てんかん外科が困難になりつつある第6回(1973年)では，岡山大学の西本詮教授の世話人で「てんかん」が取り上げられた．この講演録は当時の日本のてんかん外科の集大成と思われ，当日の熱気が伝わってくる[11]．

(5) ペンフィールド記念懇話会(日本てんかん外科学会)

大学紛争の影響でてんかん外科が行えないという異常な状況は，日本に世界に類を見ない，てんかん外科に特化した学会を生むことになった．1978年の日本脳神経外科学会の最終日の夜，有志で近くの温泉に泊まり，徹夜でてんかん外科について語り合おうという趣旨で始まった．次第に演題数が増し，第20回(大阪，1997年)より日本てんかん外科研究会に，第23回(福岡，2000年)より日本てんかん外科学会に発展し，毎年100題以上の演題があり，活況を呈している．

文献

1）Horsley V: Brain surgery. Br Med J 2: 670-675, 1886
2）伊藤隼三：特別講演．第1回日本医学聯合雑誌：99, 1902
3）中田瑞穂，他：外傷性てんかんの手術成績．治療 27：75，1945
4）Sano K, et al: Clinical significance of sclerosis of the cornu Ammonis: Ictal psychic phenomena. Arch Neurol Psychiatr 70: 40-53, 1953
5）内村祐史：癲癇の研究．医学書院，1952
6）和田豊治：癲癇治療としての視床切離術．癲癇の研究．pp192-200，1952
7）Hori Y, et al: The effect of stereotaxic putamenectomy for epileptic seizures. Neurol Med Chir 10: 321-323, 1968
8）Jinnai D, et al: Stereotaxic destruction of Forel H for treatment 1970 of epilepsy. Neurochirurgia 6: 164-176, 1963
9）Narabayashi H, et al: Stereeotacic amygdalotomy for behavior disorders. Arch Neurol 9: 1-16, 1963
10）Sano K, et al: Results of stimulation and destruction of the posterior hypothalamus in man. J Neurosurge 33: 689-707, 1970
11）西本　詮：第6回脳神経外科特別問題講演録「てんかん」，1973

(真柳佳昭)

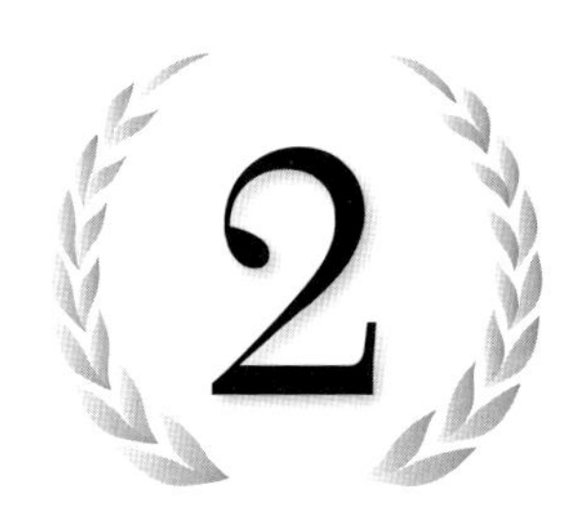

2 てんかんの疫学

てんかんの疫学的知見は早期発見，治療，予防のための情報を提供し，社会啓発と福祉サービスの必要性を明らかにする．そのため，医療・福祉行政の施策の立案，実施に不可欠な情報であるだけでなく，臨床研究，基礎研究を問わず，すべてのてんかん研究の基盤となり，日常診療においても有用である．

1 てんかんにおける疫学調査の方法

てんかんは症状，経過，原因が多様であるため，症例把握が容易でない．また，最近では個人情報保護の見地から疫学調査に関する制限が世界的に厳しくなったため，個々の患者に関する詳細な情報を得ることが困難になっている．

情報収集の方法[1]には，地域調査(population-based survey)として，1つは戸別訪問などで直接情報を集める方法がある．多くの場合この情報をさらに調査して症例を確定する．もう1つは既存の情報を利用する調査である．福祉制度，特に国民皆保険制度の確立している国ではコード化された情報を利用する疫学調査も可能である．また，診療録を調べる病院調査(hospital-based survey)もこれに属する．一般人口や一定の年齢人口におけるてんかんの比率や分布を明らかにするためには地域調査が適している．しかし，戸別訪問などの方法では，個々の症例の病像，治療成績などの詳しい情報を得ることには限界がある．その点は病院調査が適しているが，特定の病院だけの調査であれば，対象が限られるためのバイアスがかかる．

国際抗てんかん連盟(International League Against Epilepsy；ILAE)によるてんかんの国際分類では，臨床症状と脳波所見，さらに原因検索のための画像検査などを駆使して，個々の症例を分類する．そこで，てんかんの診断にはかなり専門的な診療が必要とされる．

以上の点から，医療の進歩した先進国での疫学調査には，対象地域のすべての病院，診療所の診療録を用いる悉皆調査が最も適している．この方法による地域調査を可能にする対象地域の条件は，①適当な人口，年齢構成，人口の変動が少ない，②中心的な医療機関が存在し，その他の医療機関との連携のシステムが整備され，すべての患者が地域内で適切に診断，治療され得る，③医療についての住民の関心が高く，行政の取り組みも十分で，医療機関への速やかな受診がすべての住民に可能である，などである．このような条件を備えた地域は必ずしも多くないが，そのような形で実施された調査は，米国のミネソタ州ロチェスターでの調査[2]やわが国では岡山県の小児てんかん[3]の調査がある．

2 疫学調査成績

(1) 有病率 prevalence rate

ある時点での対象人口中の患者の割合で，有病割合ともいう．調査日における対象人口1,000人あたりの患者数で示される．てんかんは慢性疾患なので，治療継続中または最終発作から5年未満の患者を活動性てんかん(active epilepsy)とみなして調査する．一般的なてんかんの定義では少なくとも1回のてんかん発作(誘因のない発作)の存在が条件であるが，疫学調査では急性症候性発作などてんかん以外の発作性疾患をできるだけ除くために，誘因のない発作が2回以上(24時間以上の間隔をおいて)存在することを条件にすることが多い．世界中のデータの比較のために疫学調査におけるてんかんの定義を統一することの必要性が強調されている[1]．しかし，この疫学調査の診断基準を厳密に適応すると，てんかんの有病率を低く見積もることになりかねない点は考慮すべきである[3]．

てんかんの有病率の調査は多数あるが，地域が異なるだけでなく，調査方法，対象年齢などが異なる点に注意を要する．また，地域によって年齢構成が異なるので，全年齢を対象とする有病率の比較には，米国などの年齢構成に合わせて調整した値を算出することが多い．全年齢を対象とする戸別訪問による地域調査では，中央アメリカ・南アメリカやアフリカでは人口1,000人あたり10以上や40以上の値の報告があるが，診療録に基づいた成人てんかんの調査だけをとり上げると，前述の米国の調査では1980年の調査では7.1，欧州では3.0〜7.7，中央アメリカ・南アメリカ(チリ)で17.6，アジア(タイ)で7.1であり，チリを除いて3.0〜7.7の範囲である[4]．さまざまな調査方法による欧州の成人てんかんの調査では5.3〜6.3である[5]．

表2-1に1990年以降に報告された諸外国の代表的な地域調査[2,3,6-14]によるてんかんの有病率を示した．**表2-1**に挙げた研究は比較的医療レベルが高い地域の研究が多く，脳波検査や神経画像検査などの検査もある程度行われている．このなかで小児の有病率に限ると，岡山県の有病率(小児人口1,000人あたり8.8)は比較的高い．この調査は岡山県のすべての病院の診療記録の調査に基づく悉皆調査で，ほとんどの患者で脳波検査が施行されている．そこで，たとえ1回だけの発作であっても，また発作が発熱時に限られていても，脳波所見などを考慮して，てんかんの診断が確定した症例が含まれるが，疫学調査のてんかんの定義に基づいて有病率を算出し直すと，有病率は5.3となる[3]．**表2-1**のなかで有病率が特に高いホンジュラスでの調査[9]を除き，また比較のために岡山県の調査成績も低いほうの値を採用すると，有病率は小児(13歳，15歳，16歳，19または20歳未満などの基準)では3.4〜6.6，成人(15〜64歳，19〜65歳，20〜59歳の基準)では4.9〜16.2，高齢者(60，65歳または66歳以上)は4.4〜12.1であった．このように小児より成人以降のほうで有病率が高い．

わが国では全年齢層を対象とする調査がないため，正確な患者数はわからない．しかし，全年齢の調査があり，医療レベルが比較的似ている米国[2]とアイスランド[8]の有病率に基づいてわが国の患者数を算定すると，915,969人と635,222人となる[15]．わが国の小児の有病率は5.3の値を採用しても米国，アイスランドの比較可能な小児年齢の有病率の1.73倍と1.42倍である．このことを考慮し，ほかの年齢でも日本人の有病率が高いと仮定すると，上記の推定値よりさらに多くなる[15]．従来わが国の患者数は小児てんかんの疫学調査に基づき，約100万人と推定されてきたが，これはかなり真実に近い数字と推測される．

(2) 年間発生率 annual incidence rate

発生率は一定の時間単位で病気が発生する率を表す．通常は単位を1年とする年間発生率を求める．有病率は疾病の実態調査に適しているが，発生率はそれ以外に，要因とアウトカムの関係，治療・予防法の効果を調べる研究に用いられる．

発生率は本来てんかん(最初のてんかん発作)の発症年月日を基準に決定すべきであるが，真の発

表 2-1 地域調査によるてんかんの有病率(1990 年以降の論文による)

著者	報告年	国	患者数	対象年齢	有病率(/1,000)
Hauser ら	1991	USA	383	全年齢	6.79
				0〜14 歳	3.92
				15〜64 歳	7.12
				65 歳以上	10.61
Maremmani ら	1991	Italy	51	全年齢層	5.1
				0〜19 歳	6.3
				20〜59 歳	4.9
				60 歳以上	4.5
Rwiza ら	1992	Tanzania	185	全年齢	10.2
				0〜19 歳	6.6
				20〜59 歳	16.2
				60 歳以上	12.1
Olafsson ら	1999	Iceland	428	全年齢	4.8
				0〜14 歳	3.4
				15〜64 歳	5.0
				65 歳以上	6.5
Medina ら	2005	Honduras	100	全年齢	15.4
				0〜19 歳	13.7
				20〜59 歳	19.0
				60 歳以上	9.5
Bielen ら	2007	Croatia	1,022	全年齢	4.8
				0〜18 歳	4.9
				19〜65 歳	4.9
				66 歳以上	4.4
Endziniene ら	1997	Lithuania	378	0〜15 歳	4.25
Beilmann ら	1999	Estonia	560	1 か月〜19 歳	3.6
Waaler ら	2000	Norway	198	6〜12 歳	5.1
Larsson ら	2006	Sweden	205	1 か月〜15 歳	3.4
岡ら	2006	日本	2,220(1,337*)	0〜12 歳	8.8(5.3*)

*単発または発熱時の発作を除いた値．網掛けは小児のデータ．有病率は年齢調整なしのデータを示した．

症年月日を定めることは必ずしも容易ではない．また，一定の地域の集団を前方視的に追跡調査して，発生数を調べるコホート研究が理論的にはよいが，実施上の困難が多い．そこで，年間発生率として，ある年度に新たにてんかんと診断された患者数を調査し，人口 10 万人あたりの数で示すことが多い．**表 2-2** には 1990 年以降発表された調査[5, 16-19]のうち全年齢層を含む研究を示した．年齢別にみると，乳児期(1 歳未満)には 10 万人あたり 56.8〜153，小児期(1〜9 歳)では 56〜87，成人(20〜64 歳)では 26.7〜58.8，60 または 65 歳以上の高齢者では 70〜391.6 である．発症率は乳児期・小児期と高齢期に 2 つのピークがあり，後者がより高い．わが国は世界有数の高齢化社会であり，高齢者のてんかんに関しては，発生率並びに実態調査が喫緊の課題である．

(3) てんかん病型別の出現頻度

疫学調査によりてんかんおよびてんかん症候群の分布や出現頻度を検討することは，てんかん全体におけるそれぞれの病型の位置づけを考えるうえで重要である．全年齢のてんかんを対象とした

表 2-2　年間発生率(人口 10 万人あたりの人数)

著者 国(論文報告年)	Hauser ら USA(1993)	Forsgren, Sidenvall ら Sweden(1993, 1996)*	Jallon ら Switzerland(1997)	Zarrelli ら USA(1999)	Olafsson ら Iceland(2005)**
～1 歳	86	153		56.8	130.2
1～9 歳	56	(0～9 歳)87	(0～9 歳)70.8	74.3, 58.5	60.6
10～24 歳	40	(10～19 歳)46	(10～19 歳)66.6	56.0, 39.5	66.3
25～44 歳	28	(20～39 歳)31	(20～39 歳)55.7	31.4, 31.2	34.0
45～64 歳	31	(40～59 歳)43	(40～59 歳)56.3	26.7, 58.8	39.8
65 歳～	101	(60 歳～)70, 159	(60 歳～)96, 106.4, 207.7	85.8, 155.0, 391.6	110.5
計	44(44#)	73(≦15 歳), 56(≧17 歳)	71(69.4#)	52.3#	56.8(55.2#)

*同じグループの 2 つの研究データをまとめた(Forsgren L, et al: The epidemiology of epilepsy in Europe-a systematic review. Eur J Neurol 12: 245-253, 2005 より引用改変)

**熱性けいれんを除く最初の誘因のない発作の発生率を示した．2 回以上の誘因のない発作をもつ例のみをてんかんとすると，合計のてんかんの発生率は 33.3 であった．

年齢群内の複数の数値は年齢の若い順に発生率を示した．#は年齢調整したデータ．

調査結果を部分発作，全般発作，分類不能に分けると，部分発作の割合が多いとする結果と全般発作の割合が多いとする結果が半々であり，分類不能の割合は 19% までであった[4]．このように結果が一定しない理由は，診療録の調査でなければ正確な発作型分類は困難なためと考えられる．

岡山県の小児てんかんの調査結果[3]のうち疫学の基準に合致する 1,337 例を取り上げ ILAE の国際分類(1989)に従って分類すると，情報不足などによる分類不能例は全体で 10.5% であったが，残りの患者では部分てんかんおよび症候群が 75.8 %，全般てんかんおよび症候群が 22.4%，未決定てんかんが 1.8% であった．また，圧倒的多数はこれらのてんかん分類の下位項目の特定の症候群に属さない細分類不能例であった．

小児てんかんでは難治で発達の退行を示すきわめて難治なてんかん群(いわゆる破局てんかん)が存在する．岡山県の調査では 6 歳未満にてんかんを発症した小児は 1,817 人であったが，そのうち 2 年間の治療で発作を抑制できない最重症のてんかんは 95 例(有病率 0.38/1,000，6 歳未満発症てんかんの 5.2%)であった．病型としては年齢依存性てんかん性脳症，症候性局在関連性てんかん，Dravet 症候群などが含まれていた[20]．

表 2-3　小児てんかんの推定原因(岡山県の調査)

推定原因	例数(%)
けいれんまたはてんかんの家族歴	254*(19.5)
周生期異常**	137(10.5)
脳炎，脳症，髄膜炎	48(3.7)
染色体異常，奇形	38(2.9)
脳形成異常	34(2.6)
遺伝性疾患	27(2.1)
脳血管障害	18(1.4)
頭部外傷	9(0.7)
脳腫瘍	4(0.3)
その他	5(0.4)
原因不明	745(57.2)
小計	1,303(97.5)
情報不足	34(2.5)
総計	1,337

*うち 16 例は他の外因と重複している．

**早産，低出生体重児，仮死，異常分娩を含む．

(4) 推定原因および基礎疾患

地域調査による原因，基礎疾患に関する知見はてんかん発症の予防対策にかかわる有用な情報を提供する．また，治療上も重要である．**表 2-3, 4** に岡山県の小児てんかんの疫学調査で得られた推定原因と基礎疾患を示した[3]．原因，基礎疾患は当然年齢によって異なるが，Hauser らの成績[2]によると 0～14 歳の小児と 15～34 歳では知能障

表 2-4 小児てんかんの基礎疾患(岡山県の調査)

基礎疾患	例数(%)
てんかんのみ	916(68.6)
脳性麻痺	138(10.3)
知能障害	123(9.2)
脳炎・脳症後遺状態	35(2.6)
脳形成異常	28(2.1)
染色体異常	20(1.5)
神経皮膚症候群	13(1.0)
脳血管障害後遺状態	10(0.8)
髄膜瘤・二分脊椎	9(0.7)
水頭症	9(0.7)
奇形	8(0.6)
代謝・変性疾患	6(0.4)
頭部外傷後遺状態	7(0.5)
その他	15(1.1)
総計	1,337

害，脳性麻痺または両者の合併が最も高率で，前者でその傾向がより強い．一方，35～64 歳と 65 歳以上では脳血管障害が最も高率で，後者でその傾向がより強い．その他，頭部外傷，感染，脳腫瘍などが原因として挙げられている．

(5) てんかんに関する縦断的コホート研究

代表的な縦断的コホート研究である英国の National General Practice Study は，1983 年に開始された前方視的追跡研究である[21]．全国の general practitioner により新たに診断され，登録された多数のてんかん患者の詳細な情報に基づく前方的調査である．その他，方法は異なるが北欧の前方視的長期追跡研究や米国，日本などの研究もある．このような縦断的研究により，予後，長期経過，治療に対する反応，寛解率，死亡率などてんかんのあらゆる側面について多くの有用な情報が得られた．

3 疫学調査の今後の方向性

わが国では小児てんかんを除いて有病率の調査は行われていない．成人期以降の有病率について，現在福岡県久山町で調査が行われている．また，年間発生率に関する調査はどの年齢層でも厳密な意味では行われていない．今後これらの課題に取り組む必要があるが，成人のてんかんの診療にはさまざまな診療科が関与し，かつ専門医が少ない現状があり，疫学調査の前に克服すべき問題点が山積している．

今後のてんかんの臨床研究には疫学的観点が必須であることはいうまでもない．以前はてんかん患者の大半が専門施設に集中していたが，最近では一線の病院で多くの患者の診断，治療が行われ，難治例だけが専門施設に紹介されるようになった．そこで，個別の専門施設やいくつかの専門施設の共同研究のみでは，てんかん全体の病像を把握するための適切な情報が得られにくくなった．そこで，各地域の専門施設を中心とし，病院，診療所などの有機的な連携によるてんかんの診療体制のシステムを構築し，そのシステムを用いて疫学的知見が集約され，分析されることを保障する疫学研究体制の整備が必要と考えられる．

文献

1) Thurman DJ, et al: Standards for epidemiologic studies and surveillance of epilepsy. Epilepsia 52 (Suppl. 7): 2-26, 2011
2) Hauser WA, et al: Prevalence of epilepsy in Rochester, Minnesota: 1940-1980. Epilepsia 32: 429-445, 1991
3) Oka E, et al: Prevalence of childhood epilepsy and distribution of epileptic syndromes; a population-based survey in Okayama, Japan. Epilepsia 47: 626-630, 2006
4) Banerjee PN, et al: The descriptive epidemiology of epilepsy-a review. Epilepsy Res 85: 31-45, 2009
5) Forsgren L, et al: The epidemiology of epilepsy in Europe-a systematic review. Eur J Neurol 12: 245-253, 2005
6) Maremmani C, et al: Descriptive epidemiologic study of epilepsy syndromes in a district of Northwest Tuscany, Italy. Epilepsia 32: 294-298, 1991
7) Rwiza HT, et al: Prevalence and incidence of epilepsy in Ulanga, a rural Tanzanian district: a community-based study. Epilepsia 33: 1051-1056, 1992
8) Olafsson E, et al: Prevalence of epilepsy in rural Iceland: a population-based study. Epilepsia 40: 1529-1534, 1999
9) Medina MT, et al: Prevalence, incidence, and etiology of epilepsies in rural Honduras: the Salamá Study. Epilepsia 46: 124-131, 2005
10) Bielen I, et al: Prevalence of epilepsy in Croatia: a

population-based survey. Acta Neurol Scand 116: 361-367, 2007
11）Endziniene M, et al: Prevalence of childhood epilepsy in Kaunas, Lithuania. Brain Dev 19: 379-387, 1997
12）Beilmann A, et al: Prevalence of childhood epilepsy in Estonia. Epilepsia 40: 1011-1019, 1999
13）Waaler PE, et al: Prevalence, classification, and severity of epilepsy in children in Western Norway. Epilepsia 41: 802-810, 2000
14）Larsson K, et al: A population based study of epilepsy in children from a Swedish county. Eur J Paediatr Neurol 10: 107-113, 2006
15）日本てんかん学会てんかん実態調査検討委員会（大塚頌子，他）：日本におけるてんかんの実態　日本のてんかん患者数の推定．てんかん研究 27：408-411, 2010
16）Hauser WA, et al: Incidence of epilepsy and unprovoked seizures in Rochester, Minnesota: 1935-1984. Epilepsia 34: 453-468, 1993
17）Jallon P, et al: Incidence of first epileptic seizures in the Canton of Geneva, Switzerland. Epilepsia 38: 547-552, 1997
18）Zarrelli MM, et al: Incidence of epileptic syndromes in Rochester, Minnesota: 1980-1984. Epilepsia 40: 1708-1714, 1999
19）Olafsson E, et al: Incidence of unprovoked seizures and epilepsy in Iceland and assessment of the epilepsy syndrome classification: a prospective study. Lancet Neurol 4: 627-634, 2005
20）小林勝弘：破局てんかんの疫学調査・長期予後．厚生労働省科学研究費「乳幼児破局てんかんの実態と診療指針に関する研究」平成 21 年度総括・分担研究報告書．pp5-9, 2010
21）Shorvon SD, et al: Longitudinal cohort studies of the prognosis of epilepsy: contribution of the National General Practice Study of Epilepsy and other studies. Brain 136: 3497-3510, 2013

（大塚頌子）

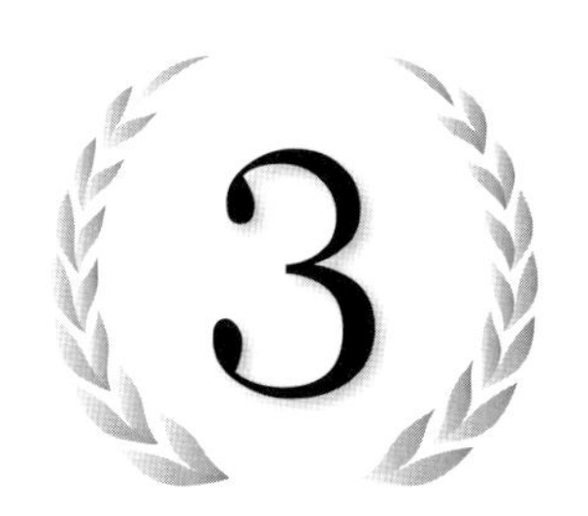

てんかんの病理学

A 海馬硬化

(1) はじめに

難治てんかん患者に対する外科治療において，海馬硬化(症)(hippocampal sclerosis；HS)は最も頻度の高い病変の1つである．HSは，比較的均一な臨床像を示す症候群である内側側頭葉てんかん(mesial temporal lobe epilepsy；mTLE)と高い関連性を示す．ただし，他のてんかん症候群に関連した病変として剖検脳に認められることもある．

HSは，実際には，アンモン角硬化(症)(Ammon's horn sclerosis；AHS)と同義と考えられる．海馬体(hippocampal formation)は，歯状回(dentate gyrus)と固有海馬(hippocampus proper)および海馬支脚(subiculum)をさす．アンモン角はこの固有海馬とほぼ同義とみられ，AHSは歯状回を外し厳密にCA1〜4領域のみを評価対象とした概念と考えられる．固有海馬が標本化されている場合には，通常，歯状回も観察可能であることから，これも評価対象とすることに無理はない．またHSは，実際のところ，内側側頭葉硬化(症)(mesial temporal sclerosis)とも同義である．この用語は，扁桃体や嗅内野を含む側頭葉内側部に，画像上あるいは切除組織標本において，病変が認められる場合に使用される概念である．しかしながら，通常，HSと区別して使用する意義は薄い．

HSは海馬体における病理組織所見，すなわちCA各領域の選択的神経細胞脱落とグリオーシスのパターンとして規定される．最近，国際抗てんかん連盟(International League Against Epilepsy；ILAE)からHSの組織分類[1]が提唱された．

なお，認知症に関連する病巣として"HS"が使用される場合があるが，本項ではこれには言及しない．

HSを組織病理学的観点から論じた最近の優れた総説[2-4]が参考となる．

(2) HS ILAE 分類

外科的に切除された海馬組織から，通常の工程により4 μm厚の切片を作製し，標準的な組織染色(HE染色，Luxol fast blue/cresyl violet＝KB染色，NeuN免疫染色，GFAP免疫染色)を行い，組織病変を評価するものである．古典的所見を示す亜型(type 1)と非定型的所見を示す亜型(type 2およびtype 3)，およびグリオーシスのみを示す群，すなわち3亜型とこれらに該当しない群に

表 3-1　HS ILAE 分類と従来の分類との比較

HS ILAE 2013[1]	Blümcke et al., 2007[6]	Watson et al., 1996[5]
Gliosis only, no-HS	No mesial temporal sclerosis (MTS): no or within 10% neuronal loss	Grade 0: normal Grade Ⅰ: gliosis with slight(<10%) or no neuronal loss in CA1, CA3 and/or CA4
HS ILAE type 1	N/A	Grade Ⅱ: gliosis with 10-50% neuronal loss in CA1 and/or CA3CA4
HS ILAE type 3	MTS type 3	Variant 1: end-folium sclerosis
HS ILAE type 2	MTS type 2	Variant 2: CA1 sclerosis
HS ILAE type 1	MTS type 1a	Grade Ⅲ: gliosis with>50% neuronal loss in CA1 and 10-50% neuronal loss in CA3/CA4, with sparing of CA2
		Grade Ⅳ: gliosis with>50% neuronal loss in CA1, CA3 and CA4, with sparing of CA2
	MTS type 1b	Grade Ⅴ: gliosis with>50% neuronal loss in CA1-CA4; dentate gyrus, subiculum, and parahippocampal gyrus may also be involved

(Blümcke I, et al: International consensus classification of hippocampal sclerosis in temporal lobe epilepsy: a Task Force report from the ILAE Commission on Diagnostic Methods. Epilepsia 54: 1315-1329, 2013, Watson C, et al: Pathological grading system for hippocampal sclerosis: correlation with magnetic resonance image-based volume measurements of the hippocampus. J Epilepsy 9: 56-64, 1996, Blümcke I, et al: A new clinicopathological classification system for mesial temporal sclerosis. Acta Neuropathol 113: 235-244, 2007 より)

分類している．

HS ILAE 分類に準拠した組織学的評価を行うためにも，海馬が"en block"に採取されすべての領域が標本化されることが望ましい．しかしながら臨床の現場では，必ずしもそのような術式が可能な場合ばかりではない．断片的な組織として採取せざるを得ない場合，CA1 および CA4 領域が観察可能であればおよその評価は可能と考えられる．

表 3-1 に，ILAE 分類[1]と従来の分類：Watson 分類[5]，Blümcke分類[6]とのおよその対応を記す．

a．HS ILAE type 1（図 3-1A）

mTLE 患者の切除海馬に最も高頻度(60～80%)にみられる亜型である．CA1 領域では 80% 以上の錐体神経細胞が脱落を示し(**図 3-1E**)，同時に他の領域においてもさまざまな程度(CA2：30～50%，CA3：30～90%，CA4：40～90%)に神経細胞脱落が認められる．また GFAP 免疫染色で標識されるグリオーシスを伴っている．従来から指摘されてきたように，CA1 領域の神経細胞脱落が最も顕著に見られ，CA2 領域の神経細胞が比較的残存する傾向にあることに変わりはない．顆粒細胞も 50～60% 程度にまで，場合によってはそれ以上に高度に脱落する．この顆粒細胞層においては，顆粒細胞分散(後述)がしばしば観察される．残存した神経細胞，特に CA4 領域のそれにおいては，neurofilaments や heat shock protein が蓄積し著明に腫大する[7]．側頭葉前方切除術では，海馬頭部から 3 cm 程度の海馬体が切除される．個々の患者で見る海馬硬化のパターンは，その長軸に沿って均一な傾向を示すが，冠状断切片ごとに神経細胞脱落の程度や分布には強弱が見られる．

ILAE 分類の策定途中では，type 1a と type 1b が区別されていた．すなわち，type 1a は古典的海馬硬化(classic hippocampal sclerosis)に相当する神経細胞の脱落パターン(CA1/CA4：高度，CA3：軽度から中等度，CA2/subiculum：保たれる)を示す例が分類され，一方，type 1b は高度/全海馬硬化(severe/total hippocampal sclerosis)に該当する例，すなわち，すべての領域に高度の神経細胞脱落が認められる例が分類されていた．しかしながら，type 1a と type 1b の判断基準は必ずしも厳密ではないこともあり，検証を重ねた結果，判断の再現性が十分担保されないこと

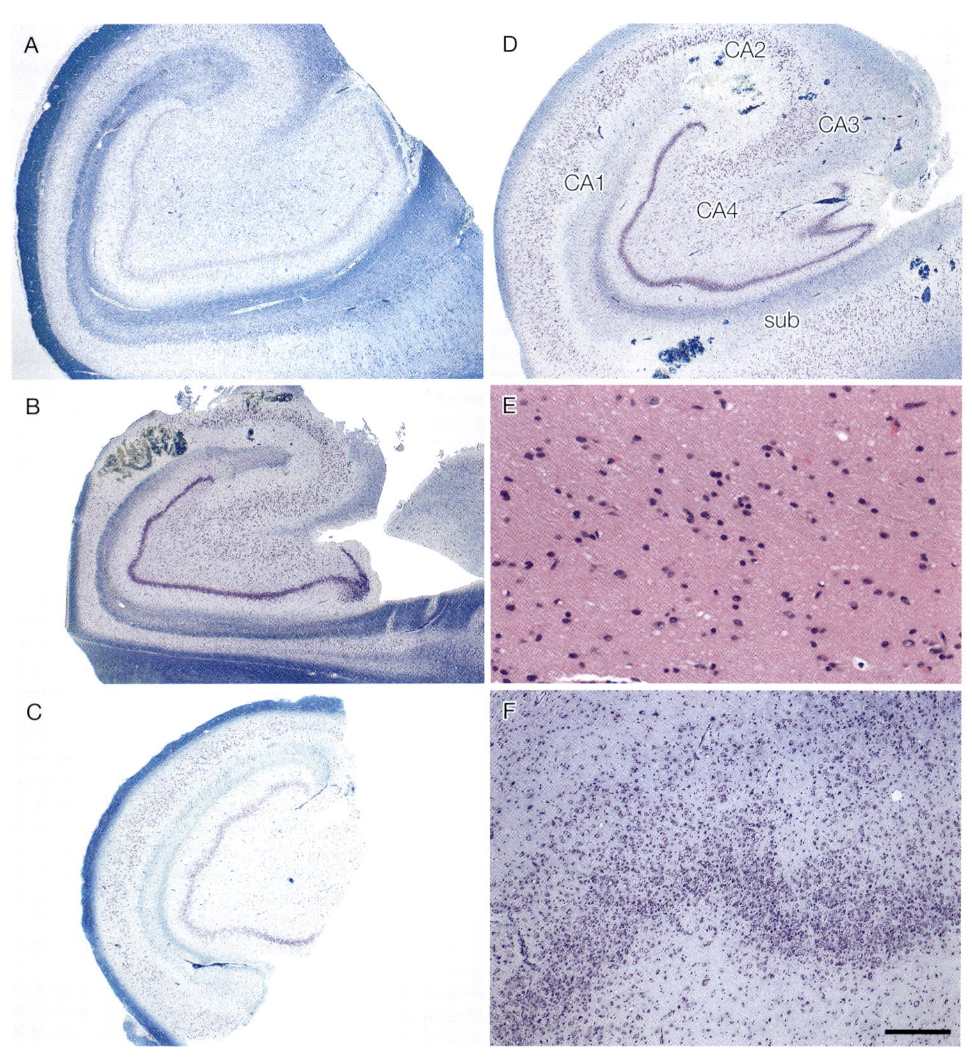

図 3-1　海馬硬化の組織所見

A：HS ILAE type 1. CA1-4, subiculum に神経細胞脱落が認められる．B：HS ILAE type 2. CA1-subiculum に高度の神経細胞脱落が認められる．CA2-4 と顆粒細胞は良く保たれている．C：HS ILAE type 3. CA1 の神経細胞密度は比較的良く保たれているものの，CA4 の細胞脱落は高度．D：Gliosis, no-HS. CA1-4, subiculum および顆粒細胞は良く保たれている．各 CA 領域（CA1～4）と subiculum（sub）のおよその位置を示す．E：CA1 における神経細胞脱落とグリオーシス．F：顆粒細胞分散．顆粒細胞が分子層（上方）にも広く分布している．

A～D, and F：KB 染色．E：HE 染色．

Bar＝1 mm for A～D, 50 μm for E, and 200 μm for F.

がわかった．そこで，公表された ILAE 分類[1]ではこれらを区別せず，いずれも同じ亜型：type 1 に分類することとなった．

HS に対するこれまでの組織分類[5,8]では，CA 各領域の脱落の程度を勘案し grade 分類したものもあった．ILAE 分類では，こうした grade に区別することなく，以下に示す 2 つの非定型的亜型以外の症例はおおむねこの type 1 に分類されることとなった．簡便かつ実効性の高いものとなった．今後，この分類をすることの臨床病理学的意義について，検証が進められることと思われる．

HSにおけるグリア細胞の役割についてはあまりよくわかっていない．CA1領域では古い線維性グリオーシスが認められる．一方，CA4領域におけるGFAP陽性突起については，これを病的意味合いで捉えられるかどうかは慎重に判断しなければならない．同領域は神経細胞脱落がなくとも，通常，そのような所見を呈する部位だからである．限局性皮質異形成（focal cortical dysplasia；FCD）で認められる"balloon cell"様のアストロサイトが，HSの顆粒細胞下層に認められた症例が報告されている[9]．この患者は非ヘルペス性急性辺縁系脳炎の既往を有していた[9]．HSは病因論的に多彩であることを示しているのかもしれない．

b．HS ILAE type 2（図3-1B）

mTLE患者の5〜10%にのみ見られるまれな亜型である．CA1領域には80%以上の顕著な神経細胞脱落が見られるものの，他のCA領域においては25%未満の軽い脱落にとどまることから，通常の標本観察では明らかな脱落を指摘できない症例が該当する．CA1領域のグリオーシスは明らかである．通常，顕著な顆粒細胞分散は見られない．この亜型はCA1 sclerosisとよばれてきた．

c．HS ILAE type 3（図3-1C）

mTLE患者の4〜7%にのみ見られるこれもまれな亜型である．CA4領域には50%以上の神経細胞脱落が見られ，顆粒細胞も30%以上の脱落を示す．CA4領域以外の固有海馬における細胞脱落は軽度にとどまる．特に，通常は最も脆弱なCA1領域の神経細胞が保たれているにもかかわらず，対照的にCA4領域が強く障害されている点が特徴である．この亜型はend-folium sclerosisとよばれてきた．

これまでのところ，上記の非定型的所見を示す2つの亜型についても，発作予後などとの関連性について一定の見解が得られていない．

d．Gliosis only, no-HS（図3-1D）

mTLE患者の20%程度の切除海馬組織においては，反応性グリオーシスはみられるものの有意な神経細胞脱落は指摘できない症例群がある．ILAE分類[1]では，こうした症例群については標記の名称を当てている．Wyler分類[8]およびWatson分類[5]では，10%未満程度のわずかな細胞脱落がみられる場合をgrade 1としていた．こうした症例はILAE分類ではこの群に入る．

(3) 顆粒細胞分散 granule cell dispersion；GCD

GCDは，歯状回顆粒細胞が分子層に広く分布する現象（図3-1F），あるいは顆粒細胞層が2層に分離する現象を指し，HS症例の半数以上に観察される．ただし，その厳密な基準は定義されていない．個々の症例においても，前後軸や場所によってその程度は異なる．GCDは，固有海馬，特にCA4領域の神経細胞脱落が見られる場合に観察される．そのため，けいれん発作に関連して惹起される後天的な組織変化と捉えられている．この現象は，以前から，幼児期（4歳未満）からのてんかん発作や熱性けいれん，あるいは発作期間の長さとの関連性が指摘されてきた．GCDが存在する患者が，術後に良性の経過をたどるかどうかについて，一定の見解が得られていない．

動物モデルにおいては，GCDの形成機序に関連する多くの知見が得られている[4]．けいれん発作は顆粒細胞の新生を促進すること，またこの新生細胞は異常な位置にまで移動し，その後，既存の神経回路網に組み込まれることが指摘されている．一方，新生細胞ではなく，分化した顆粒細胞がその胞体の位置を変える"somatic translocation"により，GCDが形成されるとの見方もある．これら動物モデルの多くは，薬剤投与などにより惹起された急性病変である．一方，mTLE患者においては，GCDはおそらく年余にわたる作用機序により形成されたものと想定される．両形成機序の相同性と相違点について，さらに検証が必要と思われる．

(4) 苔状線維発芽 mossy fiber sprouting；MFS

苔状線維は歯状回顆粒細胞の軸索であり，通常，CA4/CA3の神経細胞に投射する．HSにおいてこれらの神経細胞が脱落すると，苔状線維は投射先を失うこととなりその線維は変性する．その際，苔状線維は歯状回分子層に向けた異常発芽をきたし，自身の樹状突起にシナプス結合し反響回路を形成する．こうした現象がMFSである．その結果，顆粒細胞の同期発火を引き起こし得ることとなり，HSにおける発作反復に関与していることが知られている．MFSは，組織学的にはTimm染色や抗zinc transporter 3抗体や抗dynorphin A抗体を用いた免疫組織化学染色で標識される[4]．

(5) HSと皮質病変

HSの患者では，海馬以外の側頭葉などにも病変が認められる場合がある．限局性皮質異形成(focal cortical dysplasia；FCD)についてのILAE分類[10]では，HSに加え，切除された側頭葉皮質にFCD type Ⅰ(本章次節参照)が認められた場合，これをFCD type Ⅲaと分類することが提唱された．自験例150余例のHSにおいては，幼児期発症例あるいは思春期/成人発症例のHSのいずれも45％程度をFCD type Ⅲaと診断した[11]．

FCD ILAE分類[10]では，HSに加え，病因論的に別の病変(腫瘍，血管奇形，グリア瘢痕，辺縁系/Rasmussen脳炎，大脳皮質形成異常)が，同側側頭葉あるいはこれを越えて認められる場合，これを“dual pathology”とよぶことが提唱された．注意すべきは，HSに関連した側頭葉皮質の細胞配列異常(FCD type Ⅰ)が認められる症例については，これをdual pathologyとはせず，上記のとおりFCD type Ⅲaとすることであろう．“type Ⅲa”はあくまでFCD分類からみた亜分類であり，HS分類ではない．HSのみと診断された症例群とFCD type Ⅲa群との間に，臨床病理学的に明らかな差異は指摘されていない．

(6) おわりに

HSの発症には古くから，initial precipitating injury(IPI)とよばれる乳幼児期までの既往症との関連が指摘されてきた．しかしながら，多くのHSはこれらIPIと病因論的に関連性があるとは言えない，とする見方もまたなされている．最近，両側性HSの発症リスクとしてApoEε4遺伝子型が関連するとする報告や，*SCA1A*遺伝子多形が熱性けいれんやHSのリスクとなり得ることが指摘されている[4]．

HSにおいては，反復するけいれん発火が神経細胞を傷害し神経細胞脱落をきたす．固有海馬や歯状回の神経細胞が高度に脱落しているにもかかわらず，なぜ発作は繰り返されるのか．HSに内在する異常回路網と病態形成機序はいまだよくわかっていない．

文献

1) Blümcke I, et al: International consensus classification of hippocampal sclerosis in temporal lobe epilepsy: a Task Force report from the ILAE Commission on Diagnostic Methods. Epilepsia 54: 1315-1329, 2013
2) Cendes F, et al: Epilepsies associated with hippocampal sclerosis. Acta Neuropathol 128: 21-37, 2014
3) Miyata H, et al: Surgical pathology of epilepsy-associated non-neoplastic cerebral lesions: a brief introduction with special reference to hippocampal sclerosis and focal cortical dysplasia. Neuropathology 33: 442-458, 2013
4) Thom M: Hippocampal sclerosis in epilepsy: a neuropathology review. Neuropathol Appl Neurobiol 40: 520-543, 2014
5) Watson C, et al: Pathological grading system for hippocampal sclerosis: correlation with magnetic resonance image-based volume measurements of the hippocampus. J Epilepsy 9: 56-64, 1996
6) Blümcke I, et al: A new clinicopathological classification system for mesial temporal sclerosis. Acta Neuropathol 113: 235-244, 2007
7) Ryufuku M, et al: Hypertrophy of hippocampal end folium neurons in patients with mesial temporal lobe epilepsy. Neuropathology 31: 476-485, 2011
8) Wyler AR, et al: A grading system for mesial temporal pathology (hippocampal sclerosis) form anterior temporal lobectomy. J Epilepsy 5: 220-225, 1992
9) Miyahara H, et al: Balloon cells in the dentate gyrus in hippocampal sclerosis associated with non-herpetic acute limbic encephalitis. Seizure 20: 87-89,

2011
10) Blümcke I, et al: The clinicopathologic spectrum of focal cortical dysplasias: a consensus classification proposed by an ad hoc task force of the ILAE diagnostic methods commissions. Epilepsia 52: 158-174, 2011
11) Kakita A: Surgical pathologic features of cerebral cortical lesions taken from 600 patients with intractable epilepsy. Brain Dev 35: 793-801, 2013

（柿田明美）

B 大脳異形成

(1) はじめに

てんかんを惹起する脳形成異常には，発生初期の段階で惹起されると思われる粗大かつ広汎な形成異常から，顕微鏡で観察して初めて診断することができる微細な神経細胞移動障害までさまざまである．それらを網羅的に解説するため，はじめに脳発生の過程[1]を概説しておく必要がある．

(2) 脳発生の過程

神経管(neural tube)が閉鎖し，脳胞(brain vesicle)が形成されたのち，脳室帯(ventricular zone)の神経前駆細胞は分裂を繰り返し，その後，細胞周期を離脱して神経細胞に分化・増殖し，アストロサイトである放射状グリア(radial glia)の突起をガイドにして，脳室下帯(subventricular zone)を垂直方向に移動していく．この新生したばかりの神経細胞は，脳室下帯を通りサブプレート(subplate)に到達するまでは多極性であるが，サブプレートを越えると双極性となり，将来の大脳皮質である皮質板(cortical plate)の内部に垂直方向(柱状)に移動し，辺縁帯(marginal zone)に存在しているカハール・レチウス(Cajal-Retzius)細胞に導かれるように皮質板内を上昇し定着する．その際，あとから移動してきた神経細胞は，先に移動した神経細胞を追い越し定着する．その後，皮質板内で水平方向に移動して6層構造を構築することになる．

以上のプロセスに何らかの障害がある場合，神経管閉鎖障害(neural tube defects)，前脳胞形成障害(brain vesicle disorders, defects of mediobasal prosencephalon)，分化・増殖障害(differentiation and/or proliferation disorders)，神経細胞移動障害(neuronal migration disorders)などに分類される[2]．ただし，これらの分類は必ずしも明確に区別できないオーバーラップ病変が存在することは念頭に置いておく必要がある．

(3) 神経管閉鎖障害

神経管閉鎖障害は脳脊髄の形成の比較的早期において神経管が形成されない状態であり，部位と程度などによりさまざまな臨床病理学的な表現型がある．神経管欠損症ともいわれる．無脳症(anencephaly)，髄膜瘤(meningocele)，髄膜脊髄瘤(meningomyelocele)，二分脊椎(spina bifida)，アールノド・キアリ奇形(Arnold-Chiari malformation)，ダンディー・ウォーカー症候群(Dandy-Walker syndrome)などがあるが，臨床的にはかなり重篤である．てんかんに対する治療が前面に出ることは少ないので，本項では詳述は略す．

(4) 前脳胞形成異常

胎生第4週頃に形成された一次脳胞(primary brain vesicle)は，前脳(prosencephalon)，中脳(mesencephalon)，後脳(hindbrain)という3つの脳胞からできており，その後，前脳が終脳(telencephalon)と間脳(diencephalon)になり，また，後脳が後脳と髄脳(myelencephalon)になることにより，5つの脳胞が形成され，大脳，小脳，延髄などが形成されてくる．

これらのさまざまな段階での脳形成異常の表現型として，無前脳胞症(aprosencephaly)，無終脳症(atelencephaly)，全前脳胞症(holoprosencephaly)，脳梁欠損症(agenesis of corpus callosum)，無嗅脳症(arrhinencephaly)などがあるが，これらも神経管閉鎖障害と同様に臨床的にはかなり重篤であり，本項では省略する．

(5) 分化・増殖障害

神経細胞およびグリア細胞の分化・増殖の障害による病理学的な表現型は多種多様である．

a．小脳髄症 micrencephaly

小脳髄症は脳神経系の形成が小さい状態で，頭部が小さい小頭蓋症(microcrania)とは異なる．脳奇形を伴う場合と，形態学的に脳の形態はほぼ正常である場合がある．

b．小脳低形成/無形成 cerebellar hypoplasia or aplasia

小脳が低形成/無形成を示す状態であり，小脳半球が低形成である場合と，小脳虫部が低形成である場合がある．多くは遺伝性であるが，胎生期におけるウイルス感染，あるいは，中毒性物質の曝露によっても惹起される．多発嚢胞腎，網膜色素変性，視神経萎縮，慢性肝障害を合併する有馬症候群(Arima syndrome)，発作性の呼吸障害，眼球運動障害，筋緊張低下，精神発達遅滞，腎障害などを合併するジュベール症候群(Joubert syndrome)，運動失調，網膜脈絡膜欠損，肝線維症，眼球運動障害，顔面奇形，腎障害などを合併するコーチ(cerebellar vermis hypo or aplasia, oligophrenia, congenital non progressive ataxia, coloboma, hepatic fibrosis；COACH)症候群などがある．

c．巨脳症 megalencephaly

脳の実質の全体，あるいは一部が大きくなっている状態を巨脳症という．遺伝性で予後が良好なもの，代謝疾患を基礎にもつものがある．

ほとんど臨床的には障害のない遺伝性の良性家族性巨脳症(benign familial megalencephaly)，代謝性疾患を基礎とするものであるとしてはカナバン病(Canavan disease)，アレキサンダー病(Alexander disease)，GM2ガングリオシドーシス(GM2-gangliosidosis)，また，視床下部の障害を伴うソトス症候群(Sotos syndrome)などがある．

d．片側巨脳症 hemimegalencephaly

片側大脳のみが大きくなる片側巨脳症は難治性てんかんの外科手術の適応となる場合が多い．片側大脳における白質容量の増大，皮質における神経細胞の異型，および髄鞘の過形成が病理的な特徴である．異型神経細胞は楕円形で比較的小さいものであり，後述する限局性皮質異形成のものとはやや異なる．髄鞘の過形成は錯綜構造という病理型を呈する．神経皮膚症候群に伴う顔面の白斑は伊藤白斑(hypomelanosis of Ito)という．

e．限局性皮質異形成 focal cortical dysplasia；FCD

FCDは大脳皮質に異型神経細胞，異型グリア細胞が出現する脳形成異常であり，病変は限局性である．これら異型細胞は，これまで前者はgiant neuron, dysplastic neuron, immature neuron, dysmorphic neuronなど，多岐にわたる名称で記載されてきた(**図3-2**)．後者はbizarre glial cell, grotesque cell, balloon cellなどで呼称されてきた(**図3-3**)．積極的なてんかん外科治

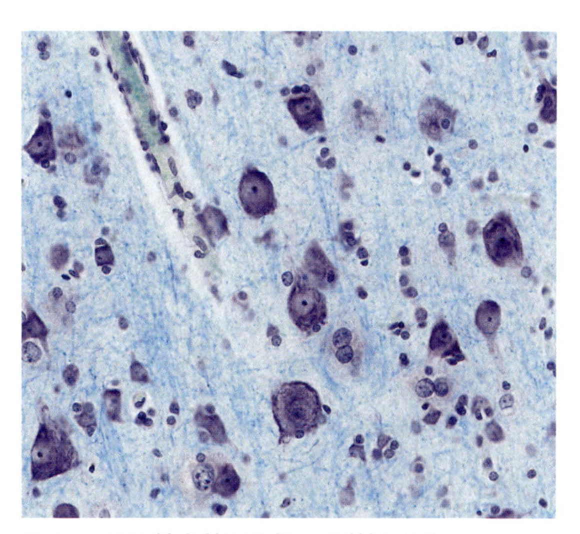

図3-2　限局性皮質異形成の異型神経細胞
大脳皮質に大型の異型神経細胞を認める．KB染色で青く染まるニッスル(Nissl)小体(粗面小胞体)が豊富である．

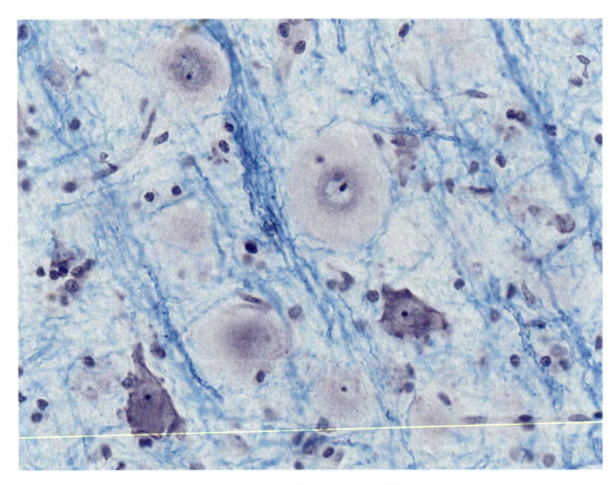

図 3-3　限局性皮質異形成の風船様細胞
風船様に腫大した細胞を認める．KB 染色では細胞質はほとんど染まらず，ニッスル(Nissl)小体(粗面小胞体)も認めない．

療の対象となる．病理分類については，国際抗てんかん連盟(International League Against Epilepsy；ILAE)から提唱されている分類があるが，若干改良の余地はある．本項の後半で解説を加える．

f．レルミット・デュクロス症候群 Lhermitte-Duclos syndrome

腫大したプルキンエ(Purkinje)細胞が多数形成される小脳皮質のびまん性過形成であり，脳腫瘍との鑑別が必要となることが多い．

g．結節性硬化症 tuberous sclerosis

外胚葉に由来する皮膚，神経系，その他の全身のいくつかの臓器に先天性の発生異常を基盤とする過誤腫が発生するものを神経皮膚症候群(neurocutaneous syndrome)といい，その代表的疾患の 1 つが結節性硬化症である．臨床的な特徴は，顔面の血管線維腫(facial angiofibroma)，てんかん，精神発達遅滞の 3 徴候であるが，3 つが必ずしも揃わない不全型もある．病理学的には，側脳室内に突出するような形で形成される巨細胞性神経膠腫(giant cell astrocytoma)，大脳や小脳に形成される皮質結節(cortical tuber)の形成が特徴である．皮質結節にはグリオーシスを伴い，側脳室壁のほうに伸びる傾向がある．

難治性てんかんの外科治療の適応となる場合が多く，皮質結節の切除術や脳梁離断術を施行する場合が多い．

(6) 神経細胞移動障害

a．1 型滑脳症 lissencephaly type 1

大脳の脳溝がほとんどなく大脳皮質が厚い．皮質では正常で観察される 6 層構造は形成されておらず，4 層構造あるいは無構造の場合もある．無脳回症(agyria)ともいう．脳溝がある程度形成されている場合は，脳回そのものが厚くなるので厚脳回症(pachygyria)という．1 型滑脳症にはさまざまな表現型があり，17 番染色体 17p13.3 に微細な欠失を認め，血小板活性因子アセチルヒドロラーゼ(platelet-activating factor acetylhydrolase)の 45K サブユニットをコードする LIS-1 遺伝子の対立遺伝子の機能喪失による孤発性滑脳症シークエンス(isolated lissencephaly sequence)や，遺伝子座が Xq22.3-23 で，遺伝子産物はダブルコルチン(doublecortin)である X 連鎖滑脳症・2 層皮質症候群(X-linked lissencephaly and double cortex syndrome)などがある．後者の場合，女性では 2 層皮質(double cortex)あるいは皮質下帯状ヘテロトピア(subcortical laminar heterotopia)が生じ，男性では 1 型滑脳症を惹起する．

b．2 型滑脳症 lissencephaly type 2

滑脳症ではあるが，大脳表面に細かな結節を多数認め，その結果，敷石様外観(cobblestone appearance)を呈するものを 2 型滑脳症という．大脳皮質の組織学的な特徴は，多小脳回(polymicrogyria)である．2 型滑脳症を呈する代表的疾患は福山型先天性筋ジストロフィー(Fukuyama-type congenital muscular dystrophy)である．

c．多小脳回

大脳皮質の最表層である分子層(第 1 層)が皮質の深い部分に陥入することにより，大脳皮質の層構造が不整になっている状態で(**図 3-4**)，ほとんど層構造が形成されない場合と，4 層構造くらいには層構造が形成される場合がある．前述した 2

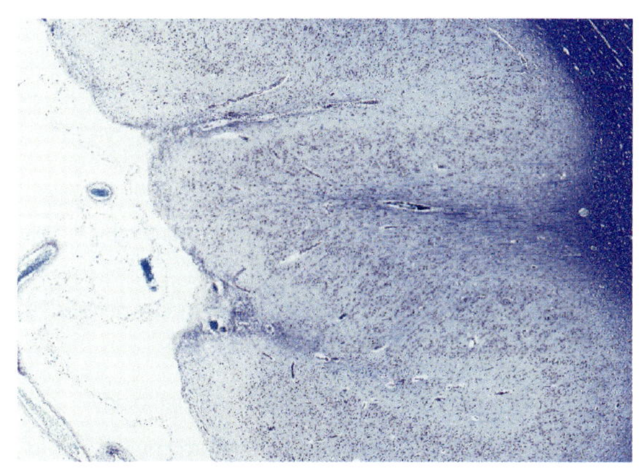

図 3-4 多小脳回
大脳皮質の表層(分子層)が白質のほうに陥入している所見を認める．それにより大脳皮質の層構造が著しく乱れている．

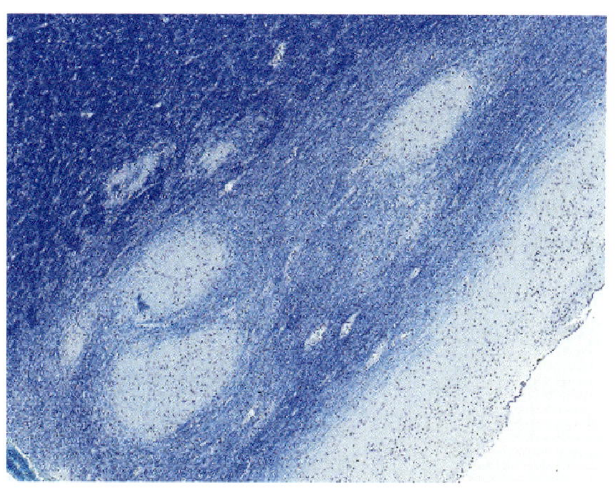

図 3-5 結節性ヘテロトピア
大脳白質内に多数の神経細胞と神経網で構成される結節性の灰白質を認める．KB 染色

型滑脳症の病理的表現型としてだけでなく，比較的限局性に形成される症例もあり，そのような場合は，てんかん外科治療の対象となることが多い．

多小脳回が脳に広汎に形成される症候群には，前述した福山型先天性筋ジストロフィーがある．また，両側のシルビウス裂(sylvian fissure)にほぼ対称性に多小脳回が形成される両側シルビウス裂周囲多小脳回(bilateral perisylvian polymicrogyria)，別名，先天性両側シルビウス周囲症候群(congenital bilateral perisylvian syndrome)，あるいは発達性フォア・シャバニ・マリー症候群(developmental Foix-Chavany-Marie syndrome)ともいう．

一方，胎児期における中枢神経系へのサイトメガロウイルス(cytomegalovirus)，トキソプラズマ(*toxoplasma gondii*)などの感染や，循環障害によっても多小脳回が惹起されることがある．

d．結節性ヘテロトピア nodular heterotopia

境界明瞭な結節状の灰白質が大脳白質に形成される結節性ヘテロトピアも神経細胞移動障害の病理表現型である(**図 3-5**)．単独で形成される場合と，2 型滑脳症に伴って形成される場合がある．前者の場合，しばしばてんかん外科治療の適応となる．

e．単一神経細胞ヘテロトピア single neuronal heterotopia

結節性の灰白質が形成される結節性ヘテロトピアとは異なり，比較的大きな錐体形の神経細胞が白質に散在性に観察される状態を単一神経細胞ヘテロトピアといい，そのような神経細胞を白質神経細胞(white matter neuron)という．微小形成不全(microdysgenesis)の病理表現型の 1 つであり，てんかん外科治療において焦点切除された脳検体の病理検査で偶発的に観察されることがある．

白質神経細胞の密度とてんかん原性との関連においては古くから検証されているが，有意であるとする研究報告がある一方で，正常範囲内であるとする報告もある．

f．軟膜神経グリアヘテロトピア leptomeningeal neuroglial heterotopia

神経細胞やグリア細胞で構成される小集簇組織が軟膜下腔に小結節性に突出している状態である．

g．脳室周囲結節性ヘテロトピア periventricular nodular heterotopia

側脳室の周囲に小形の結節性ヘテロトピアが，両側性あるいは片側性に数多く出現する状態であり，遺伝子座は Xq28 に存在する．てんかんが主たる臨床症状である．

h．皮質下帯状ヘテロトピア

大脳皮質下の白質にあたかももう 1 層の皮質があるように帯状の灰白質（皮質組織）が存在する状態である．てんかん，精神発達遅滞を呈することが多い．

遺伝子は Xq22.3-23 であり，遺伝子産物はダブルコルチンである．この遺伝子に異常があると，女性は本症になり，男性の場合は 1 型滑脳症になる．

i．福山型先天性筋ジストロフィー

筋ジストロフィーに加え，粗大な脳形成異常を伴う．胎生期の神経細胞の移動の制御に乱れが生じ，多小脳回や結節性ヘテロトピアが大脳，小脳に広汎に形成され，2 型滑脳症の様相を呈する．常染色体劣性遺伝であり，遺伝子座は 9q31 で，遺伝子産物はフクチン（fukutin）である．

j．ウォーカー・ワークブルク症候群 Walker-Warburg syndrome

福山型先天性筋ジストロフィーに類似し，筋ジストロフィーに加えて 2 型滑脳症を呈する．また，網膜異常，眼球突出，脳室拡大などを伴う．常染色体劣性遺伝形式である．

フィンランドの一部の地域に発生する筋・眼・脳病（muscle-eye-brain disease）は類縁疾患である．

k．孔脳症 porencephaly

大脳表面から脳室まで裂溝（cleft）が形成されている状態である．大脳表面が完全に離開している場合を交通性孔脳症（open porencephaly），完全には離開せずに大脳組織で塞がれている場合を非交通性孔脳症（closed porencephaly）という．胎生期における脳の循環障害によると考えられている．

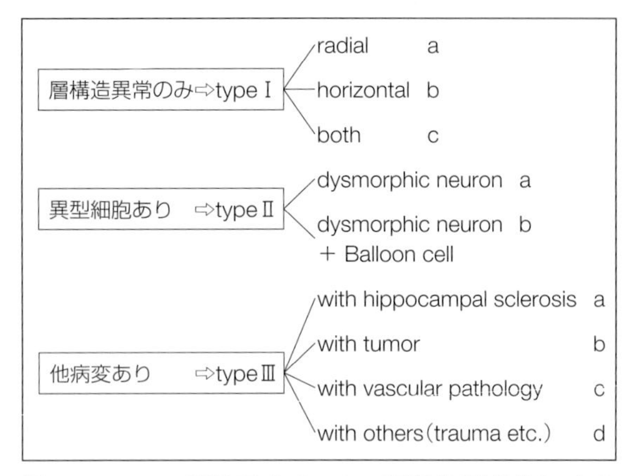

図 3-6　ILAE が提唱する FCD 病理分類案（2011）の要約

(7) ILAE が提唱する FCD 病理分類案（2011）

ILAE の神経病理作業部会は 2011 年に FCD の病理分類案を提唱した（**図 3-6**）[3]．

a．ILAE-FCD Type Ⅰ

大脳皮質の神経細胞の配列異常を呈し，かつ，異型細胞がないものを Type Ⅰとし，そのうち，大脳皮質表面に対して垂直方向性に神経細胞が並ぶ異常をⅠa，また，接線方向性（水平方向性）の配列の異常を呈するものをⅠb，さらには，両者が共存する異常をⅠc と分類している．これらの所見を評価するには，神経細胞マーカーである抗 NeuN 抗体の免疫染色を行う．

Ⅰa は微小形成不全の 1 つの病理表現型である，皮質神経細胞の柱状構造の遺残（persistent columnar structure）とも言い換えることができる．

b．ILAE-FCD Type Ⅱ

Dysmorphic neuron あるいは balloon cell の出現するものが type Ⅱであり，前者だけが出現する場合が type Ⅱa，後者も共存する場合が type Ⅱb と定義されている．

c．ILAE-FCD Type Ⅲ

皮質の層構造異常に，その他の器質的な病変を伴うケースを Type Ⅲとしている．後者が，海馬硬化であるものをⅢa，近接するグリア系腫瘍，あるいはグリア・神経細胞系脳腫瘍であるものを

Ⅲb，近接する血管病変であるものをⅢc，外傷・虚血・脳炎などの後遺症などであるものをⅢd，そして，このような器質的な病変が臨床的・神経画像的に捉えられていても，病理検索が行われなかったものをⅢ(not otherwise specified；NOS)としている．

d．診断一致度の検証

このILAE-FCDの病理分類は診断一致度の検証がなされている[4]．その結果では，Ⅰa，Ⅰb，Ⅰcの診断一致度は低い．一方，Ⅱa，Ⅱbはともに高い一致率を示しており，特にⅡbでは0.7以上であるが，これは，balloon cellが際立って異常な形状をしているので判別しやすいことによる．TypeⅢでは，ⅢaとⅢcで比較的一致度が高い一方で，ⅢbとⅢdでは低い．これらから，ILAE-FCD分類案のサブタイプのうち，診断として信頼度が高いのはtypeⅡであり，それ以外は，診断医によりばらつきが多いと思われる．

しかし，注意しなければいけないことは，typeⅡと診断された症例のなかには，Taylorの原著例[5]と相同のFCD，結節性硬化症，片側巨脳症が混在している．臨床像，画像診断，詳細な病理像の解析などを考慮することにより[6]，臨床病理学的な診断を確定させる必要がある．

(8) 微小形成不全 microdysgenesis；MD

微小形成不全は，神経画像検査でも肉眼所見としても，明らかな(粗大な)病変として捉えることができないものの，顕微鏡検査で初めて確認される微小な形成異常を総称している[7]．MDの組織学的な要素としては，①大脳皮質表層における神経細胞の密度の増加，②軟膜神経グリアヘテロトピア，③表層性髄鞘過形成，④皮質神経細胞の柱状構造の遺残，⑤皮質神経細胞の塊状集合，⑥皮質神経細胞とグリア細胞の塊状集合(ハマルチア)，⑦グリア細胞の衛星現象を伴う白質神経細胞，⑧グリア細胞の衛星現象を伴う蛇行する異常血管，などが挙げられる．これらのうち，④はILAE-FCD typeⅠaに位置づけられる．また筆者の検証では，⑦と⑧が共存する場合，生理的な範疇を超えて病的な意義がある[8]．

(9) mild Malformation of Cortical Development(mMCD)

前述した微小形成不全の病理表現型は，mMCDという名称で呼称されることもある[9]．mMCDは読んで字のごとく，大脳皮質の発達がマイルドに障害されたものを意味しており，typeⅠ，typeⅡが定義されている．mMCD TypeⅠは大脳皮質第1層における過剰な数の異所性神経細胞と定義されており，前述した微小形成不全の①の状態を意味している．また，mMCD TypeⅡは大脳白質深層における異型のない過剰な数の神経細胞(1 m^2 あたり30個以上)と定義されており，微小形成不全の⑦と相同である．

文献

1）新井信隆：脳神経系の発生．神経病理インデックス，pp92-96，医学書院，2005
2）新井信隆：脳形成異常．神経病理インデックス，pp98-109，医学書院，2005
3）Blümcke I, et al: The clinicopathologic spectrum of focal cortical dysplasias: A consensus classification proposed by an ad hoc Task Force of the ILAE diagnostic methods commission. Epilepsia 52: 158-174, 2011
4）Coras R, et al: Good interobserver and intraobserver agreement in the evaluation of the new ILAE classification of focal cortical dysplasias. Epilepsia 53: 1341-1348, 2012
5）Taylor DC, et al: Focal dysplasia of the cerebral cortex in epilepsy. J Neurol Neurosurg Psychiatry 34: 369-387, 1971
6）新井信隆：大脳皮質形成障害．柳下章，他(編)：難治性てんかんの画像と病理，pp93-108，秀潤社，2007
7）田邉豊，他：てんかん焦点部における微小形成不全の形態と機能．神経進歩 49：779-789，2005
8）Arai N, et al: Peculiar form of cerebral microdysgenesis characterized by white matter neurons with perineuronal and perivascular glial satellitosis: a study using a variety of human autopsied brains. Pathol International 53: 345-352, 2003
9）Barkovich AJ, et al: A developmental and genetic classification for malformations of cortical development. Neurology 65: 1873-1887, 2005

(新井信隆)

C てんかん原性脳腫瘍

1 てんかん原性脳腫瘍の定義と分類

一般に脳腫瘍の約1/3は意識消失発作やけいれん発作などで初発するとされ，大脳皮質を圧排または占拠するいかなる腫瘍，例えば髄膜腫などでもてんかんで初発することはまれではない．しかしながら，てんかん原性脳腫瘍という用語は一般に難治性てんかんの原因となる緩徐に増大する良性あるいは低悪性度の神経上皮性腫瘍を指す．難治性てんかんの原因となり得る神経上皮性腫瘍は多岐にわたるため，本項では代表的な腫瘍型の概要について述べるにとどめる．各腫瘍の病理組織所見の詳細については成書を参照されたい[1-3]．

神経組織は外胚葉由来であり，中枢神経系は神経管の内腔に存在する神経上皮細胞から，また，後根神経節や副腎髄質細胞などの末梢系の神経組織は神経管の両側に形成された神経堤細胞から発生する．中枢神経系の実質から発生する腫瘍を神経上皮性腫瘍と総称する．神経上皮性腫瘍は一般に切除のみで治癒可能な限局性腫瘍と本質的には悪性腫瘍である浸潤性腫瘍に大別される．限局性腫瘍のうちてんかん原性脳腫瘍に該当するものは限局性星細胞腫と神経細胞系腫瘍であり，浸潤性腫瘍では低悪性度の乏突起膠腫のみである（**表3-2**）．

てんかん原性腫瘍の頻度は施設により著しく異なる．これは個々の腫瘍の頻度が低く，施設間のばらつきが生じることに加えて，てんかん原性腫瘍の組織所見は多彩で，各腫瘍の定義自体が確立されていないことも要因として考えられる．特に胚芽異形成性神経上皮腫瘍ではnon-specific form

表3-2　代表的なてんかん原性脳腫瘍（WHO 2007）

腫瘍型	WHO grade
限局性星細胞腫	
毛様細胞性星細胞腫 pilocytic astrocytoma	I
多形黄色星細胞腫 pleomorphic xanthoastrocytoma	II
乏突起膠細胞系腫瘍	
乏突起膠腫 oligodendroglioma	II
乏突起星細胞腫 oligoastrocytoma	II
その他の神経上皮性腫瘍	
星芽腫 astroblastoma	*
血管中心性膠腫 angiocentric glioma	I
神経細胞系および混合神経細胞・膠細胞系腫瘍	
神経節細胞・膠腫 gangliocytoma/ganglioglioma	I
線維形成性乳児星細胞腫・神経節膠腫 desmoplastic infantile astrocytoma/ganglioglioma	I
脳室外神経細胞腫 extraventricular neurocytoma	II
乳頭状グリア神経細胞性腫瘍 papillary glioneuronal tumor	I
胚芽異形成性神経上皮腫瘍 dysembryoplastic neuroepithelial tumor	I

＊WHO gradeは付与されていない．

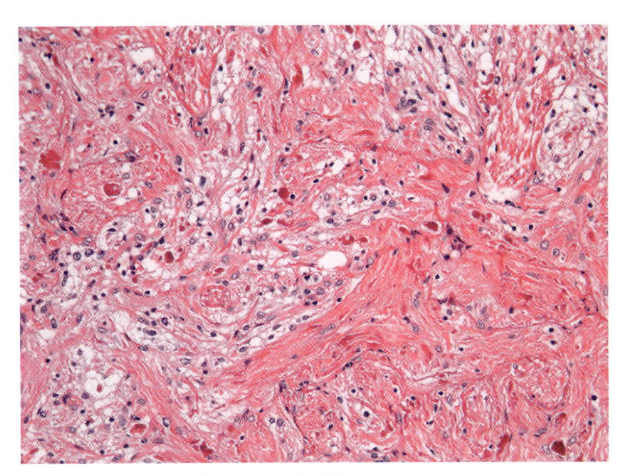

図 3-7　毛様細胞性星細胞腫
毛髪様の細長い突起をもつ双極性細胞が束状に増生する充実性部分と微小嚢胞性基質に小型円形核をもった腫瘍細胞が疎に配列する海綿状部分が混在する二相性組織構築を示す．充実性部分には赤色の硝子化封入体(ローゼンタール線維)が多数みられる(HE 染色).

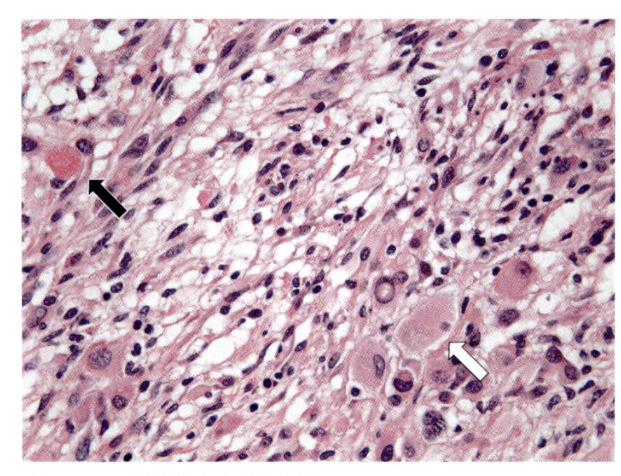

図 3-8　多形黄色星細胞腫
紡錘形細胞の束状の配列を背景に，大型の異型細胞が顕著で，一部にはスリガラス状の細胞質を有する細胞(黒矢印)や好酸性の顆粒状封入体(白矢印)がみられる(HE 染色).

という亜型を認めている施設があり[1)]，施設間の差異の要因となっている．

2　てんかん原性腫瘍の病理組織像

(1) 限局性星細胞腫

a．毛様細胞性星細胞腫 pilocytic astrocytoma

主に小児や若年成人の小脳，視床下部，脳幹などに発生する予後良好な限局性星細胞腫である．組織学的には毛髪様の細長い突起をもつ双極性細胞が束状に増生する充実性部分と微小嚢胞性基質に星芒状の腫瘍細胞が疎に配列する海綿状部分からなる二相性組織構築が特徴的である(**図 3-7**)．前者には好酸性の無機質の構造物であるローゼンタール(Rosenthal)線維が，後者には微細顆粒が充満した好酸性顆粒小体がみられる．神経膠原線維酸性蛋白 Glial fibrillary acidic protein(GFAP)は通常充実性部分に強く発現している．大脳皮質に発生するものは成人に多く，再発がやや多い．組織学的には充実性部分が優位な腫瘍で lobar type とよばれる．近年，*KIAA1549* と *BRAF* の癒合遺伝子が典型的な組織像を示す小児例で高頻度に発現していることが判明したが，大脳皮質の症例では癒合遺伝子の頻度が低い[4)]．成人の lobar type は遺伝学的に異なる腫瘍である可能性がある．

b．多形性黄色星細胞腫 pleomorphic xanthoastrocytoma；PXA

主に小児や若年成人の大脳表面に発生する比較的予後が良好な限局性星細胞腫である．組織学的には紡錘形細胞の密な増勢が主体で，GFAP 陽性の大型で脂肪滴を有する多形性腫瘍細胞が特徴的である(**図 3-8**)．腫瘍細胞をとり巻く好銀線維網を背景に血管周囲のリンパ球浸潤や好酸性顆粒小体を伴う．腫瘍の名称にもある脂肪滴を有する多形性腫瘍細胞は目立たないことも少なくない．腫瘍細胞の一部が神経細胞マーカーを発現していることはしばしば観察される．細胞密度は比較的高いが，細胞の多形性に比較して分裂像は乏しく，ki-67 標識率は低く，壊死はみられない．最近，甲状腺乳頭癌や大腸癌で観察される $BRAF^{V600E}$ 変異が約 2/3 の症例に見出された[5)]．毛様細胞性星細胞腫と同様に，成人の浸潤性膠腫に高頻度にみられるイソクエン酸デヒドロゲナーゼ isocitrate dehydrogenase(*IDH*)を欠くことから，小児の脳腫瘍では遺伝子変異経路が異なる可能性が考えられる．

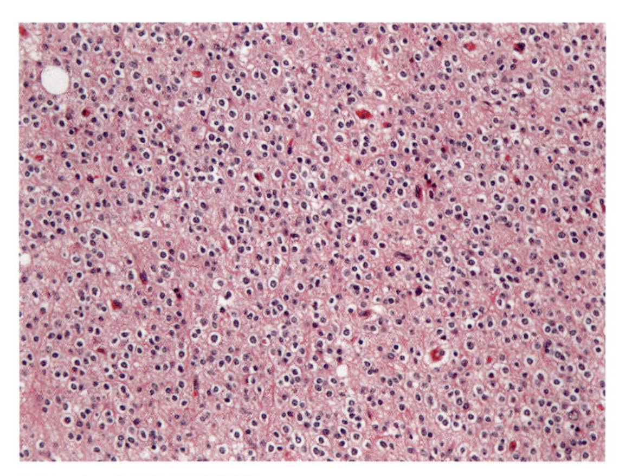

図 3-9　乏突起膠細胞
樹枝状の微細血管網を背景に，中心性の類円形核と核周囲ハローを有する均一な小型円形細胞がびまん性に増殖した古典的組織像がみられる（HE 染色）．

(2) 乏突起膠細胞系腫瘍

a．乏突起膠腫 oligodendroglioma

乏突起膠腫は正常の乏突起膠細胞に形態が似ていることから命名された腫瘍であるが，髄鞘関連の遺伝子や蛋白の発現が不明瞭で，形態学的にも腫瘍細胞が髄鞘を形成している所見は得られておらず，現在もその起源は不明である．乏突起膠細胞は成人の腫瘍で，小児には少ない．前頭葉，次いで側頭葉に多く，小脳脳幹はきわめてまれである．組織学的には微細血管網を背景に核周囲ハローを有するよく揃った明るい小型円形細胞がびまん性に浸潤する（**図 3-9**）．充実性小結節をつくる傾向がある．軟膜下浸潤，髄膜浸潤と合わせて特徴的な所見である．ハローは組織の固定に伴う人工産物である．細胞境界が際立っている場合には，目玉焼き像とよばれる．微細血管網は分岐と吻合を示し，鳥小屋の金網状（chicken wire pattern）と表現される．神経細胞周囲に腫瘍細胞が集簇する像（satellitosis）は特徴的ではあるが，グリオーマに共通する 2 次構築である．石灰化は重要な副所見である．腫瘍細胞は S-100 蛋白，Olig2 に高頻度に陽性で GFAP 陰性である．

乏突起膠腫には 1 番染色体短腕 1p と 19 番長腕 19q の共欠失（1p/19q co-deletion）が高頻度で認められ，かつ，同欠失を有する症例は化学療法に対する感受性が高く，生命予後が良好である．古典的な組織像を呈する乏突起膠腫では 90% 以上に共欠失が存在し，さらに共欠失を有する乏突起膠腫ではほぼ全例に *IDH* 変異がほぼ同等の頻度で存在する[6]．小児例では共欠失と *IDH* 変異を欠く．

b．乏突起星細胞腫 oligoastrocytoma

乏突起膠腫と星細胞腫によく似た腫瘍細胞からなる浸潤性膠腫である．両者が混在する型（混在型）と別の領域に分かれている型（二相型）がある．乏突起膠腫成分とも星細胞腫成分とも決めがたい腫瘍細胞も多く，WHO2007 分類では各成分の割合を明記していない[1]．乏突起膠腫の領域と星細胞腫の領域では遺伝学的な異常が共通で，両者は単一のクローン由来と考えられる．混在型の大部分は非古典的な組織像を示すとともに，遺伝学的には 1p/19q 共欠失を欠く．共欠失を有する古典的な乏突起膠腫のうち 5% 程度が乏突起星細胞腫であり，これらは二相型である．共欠失を有する乏突起膠腫は遺伝学的あるいは臨床病理学的に均質な像を呈する腫瘍であり，乏突起膠細胞系腫瘍のなかでも独立して腫瘍型と見なすことができよう．一方，共欠失をもたない乏突起膠腫は病理形態学的・遺伝学的に不均一である可能性が高い．

(3) その他の神経上皮腫瘍

a．星芽腫 astroblastoma

成人の大脳半球に腫瘍細胞が血管周囲偽ロゼットをつくって増殖する腫瘍で，周囲脳との境界が明瞭であることが特徴である[1]．背景に膠原線維の沈着が目立つことがある．腫瘍細胞は単極性の太い突起を血管周囲に向かって伸ばす（astroblastic rosettes）．血管周囲偽ロゼットは上衣腫やびまん性星細胞腫においてもみられる組織像であるので，鑑別が難しいことも少なくない．組織像や悪性度には幅があり，WHO grade は付与されていない．おおむね grade Ⅱ から Ⅲ 相当と考えられる．腫瘍の発生母地は不明であるが，一部に上衣性の分化を示す．

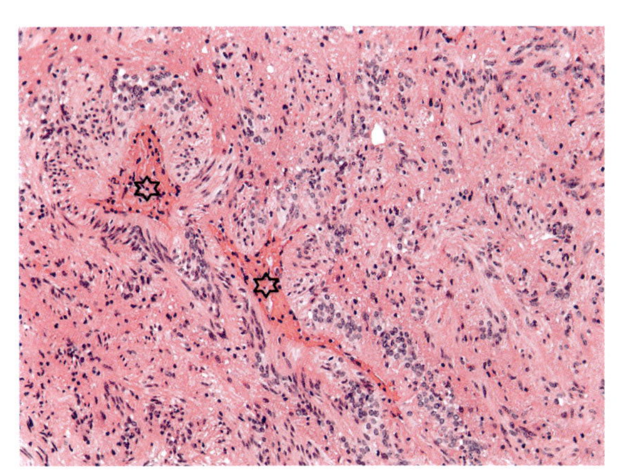

図 3-10　血管中心性膠腫
紡錘形細胞が血管（星印）を軸として放射状あるいは平行に配列する特徴的な構造がみられる（HE 染色）．

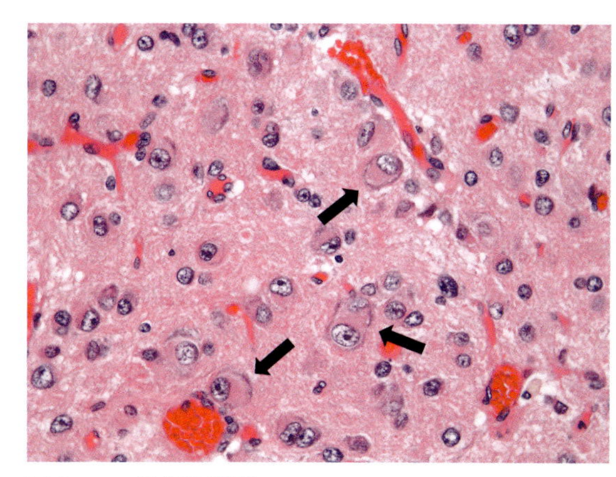

図 3-11　神経節膠腫
線維性の基質を背景に，核が偏在し，腫大した細胞質の辺縁にニッスル顆粒を伴った神経節細胞（矢印）が増勢している．背景の小型で細胞質が乏しい長円形の核をもった細胞は膠細胞である（HE 染色）．

b．血管中心性膠腫 angiocentric glioma

主として 20 歳以下の若年者に発症する良性腫瘍で，前頭側頭葉に好発する[7]．病理学的には束状に増勢する双極性の紡錘形細胞から構成され，血管周囲の渦巻き状配列が特徴的である（**図 3-10**）．比較的境界明瞭だが，辺縁では腫瘍細胞は明瞭な浸潤を示す．腫瘍細胞はびまん性に GFAP 陽性で，星細胞の形質を示す．一部に上衣細胞分化を示し，epithelial membrane antigen（EMA）に陽性の細胞内の好酸性顆粒がみられる．細胞密度は高いものの，分裂像は乏しい．

(4) 神経細胞系および混合神経細胞・膠細胞腫瘍

混合神経細胞・膠細胞腫瘍は腫瘍性の分化した神経細胞と膠細胞からなる中枢神経系の混合性腫瘍と定義される．神経系細胞のみからなる神経細胞系腫瘍も限局性の膠細胞成分を伴うことが多く，通常は一括して glioneuronal tumor または単に神経細胞系腫瘍と総称される．本腫瘍はてんかん原性腫瘍の中核をなし，時に形成異常を合併する．分化型の腫瘍性神経細胞には少なくとも小型の神経細胞（neurocyte）と大型の神経節細胞（ganglion cell）が存在する．また，乏突起膠細胞に似た類円形の中心核と淡明な細胞質からなる oligodendroglia-like cell（OLC）が混在することも少なくない．これまでのところ，びまん性星細胞腫で高頻度に認められる *IDH* 変異や *TP53* 変異は認められておらず，*BRAF* 変異も頻度が低い．以下に述べる乳頭状グリア神経細胞性腫瘍における癒合遺伝子以外には特異的な遺伝学的異常は認められていない．

a．神経節細胞腫 gangliocytoma，神経節膠腫 ganglioglioma

細胞異型をもった大型の神経節細胞から構成される．混在する膠細胞の密度が低く非腫瘍性と考えられる場合には神経節細胞腫，膠細胞の密度が高く異型性がある場合には神経節膠腫と診断される[1]．前頭側頭葉に好発する．2 つの腫瘍を合わせて ganglion cell tumor とよぶこともある．神経節細胞はニッスル（Nissl）顆粒や明瞭な核小体と豊富な細胞質を有する（**図 3-11**）．2 核の細胞に加え，配列の異常，極性の消失，細胞質の腫脹，巨大化，核の偏在などの細胞異型を示す．神経節膠腫の膠細胞要素は星細胞で，毛様細胞性星細胞腫の組織像を呈することがある．まれに乏突起膠細胞の報告もある．血管周囲のリンパ球浸潤，星状膠細胞のエオジン好性顆粒（eosinophilic granular body）は特徴的である．免疫組織化学では chromogranin A と neurofilament protein とが神経節細胞の同定に最も有用である．星細胞は GFAP や S-100 蛋白が陽性となる．

b．線維形成性乳児星細胞腫・神経節膠腫 desmoplastic infantile astrocytoma；DIA/ganglioglioma；DIG

乳幼児の大脳半球表層に発生する大型嚢胞性で線維形成性の著しい神経節膠腫である．予後は一般に良好とされる．DIA と DIG[8]は独立に報告されたが，神経節細胞の有無を除くと臨床画像所見が一致することから同一の疾患単位とみなされている[1]．発生年齢は2歳以下と強い年齢依存性がある．まれに非幼児の報告例もある．組織学的には紡錘形の星細胞と線維芽細胞とが束状あるいは花筵状に配列し，一見間葉系腫瘍を思わせる．神経細胞は明瞭な神経節細胞から小型で同定が難しいものまで幅があり，確定には免疫組織化学が必要である．

c．脳室外神経細胞腫 extraventricular neurocytoma

中枢性神経細胞腫はモンロー(Monro)孔付近に好発し側脳室内に発育する腫瘍で，充実性の小型神経細胞から構成される．類似の腫瘍が脳幹・脊髄を含めた脳室外のさまざまな中枢神経組織に発生することがあり，脳室外神経細胞腫と総称される．若年成人にやや多いが，本腫瘍の頻度は低い．画像上は神経節膠腫に類似した壁在結節を伴う嚢胞の体裁をとることが多く，結節や嚢胞壁は造影される．脳室外のものは大小の神経節細胞や星細胞が高頻度に混在する[9]．核分裂像は乏しく，Ki-67 標識率は低いものの，再発することはまれではない．

d．乳頭状グリア神経細胞性腫瘍 papillary glioneuronal tumor；PGNT

WHO 2007 年分類で新たに採択されたまれな腫瘍である．主に小児や若年成人の大脳半球に発生する．星細胞に被覆された偽乳頭状血管と偽乳頭間に増勢する小型から大型の神経細胞から構成される特徴的な組織像を呈する[10]．本腫瘍も増殖の主体は小型神経細胞であるが，特徴的な組織構築に加え，発生部位がほぼ大脳半球に限られる．偽乳頭間には神経マーカー陽性の小型から中型の神経細胞がシート状に増勢する．大多数の症例で再発は認められず，部分切除でも予後良好である．最近，*SLC44A1-PRKCA* 癒合遺伝子が同定され[11]，遺伝学的にも独立した疾患単位であることが確認された．

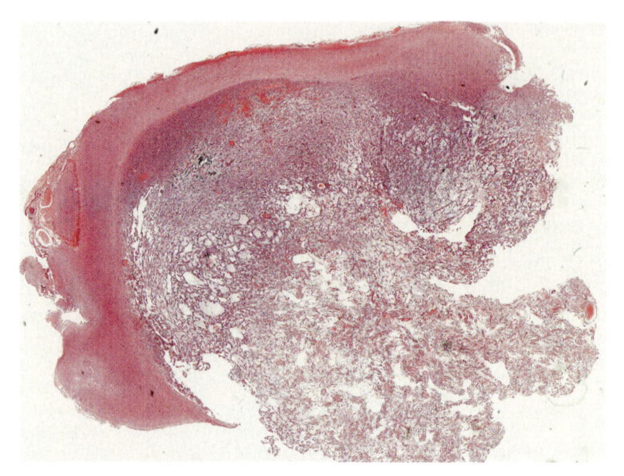

図 3-12　胚芽異形成性神経上皮腫瘍
大脳皮質から皮質下白質に突出する結節性病変．内部は特徴的な微小嚢胞状あるいは肺胞状を呈している(HE 染色)．

e．胚芽異形成性神経上皮腫瘍 dysembryoplastic neuroepithelial tumor；DNT

小児や若年成人の大脳皮質内の結節性構築を特徴とする OLC から構成される神経上皮性腫瘍で，約 1/3 の症例に皮質形成異常を合併するとされる[12]．典型的な DNT は大脳皮質内に限局した 1 ないし数個の結節状ないし斑状の病変から形成され，周囲の皮質形成異常とともに病的に拡張した皮質を形成する(**図 3-12**)．組織学的には粘液を入れた微小嚢胞状あるいは肺胞状の基質に OLC が毛細血管や神経突起に沿って配列し，粘液様基質のなかには浮かぶような神経細胞が混在する「specific glioneuronal element」が特徴的とされる．浮遊神経細胞の細胞面積は周囲の既存神経細胞と同等で，白質に突出した腫瘍内にはきわめて少ないことなどから，腫瘍内に巻き込まれた既存の神経細胞である可能性も指摘されている[13]．遺伝学的な異常は認められていない．

文献

1）Louis DN, et al: WHO Classification of Tumours of the Central Nervous System. 4 th ed. IARC Press, Lyon, 2007
2）日本脳神経外科学会・日本病理学会(編)：脳腫瘍取扱い規約　臨床と病理カラーアトラス第3版．金原出版，2010
3）中里洋一(編)：癌診療指針のための病理診断プラクティス　脳腫瘍．中山書店，2012
4）Jones DT, et al: Tandem duplication producing a novel oncogenic BRAF fusion gene defines the majority of pilocytic astrocytomas. Cancer Res 68: 8673-8677, 2008
5）Dias-Santagata D, et al: BRAF V600E mutations are common in pleomorphic xanthoastrocytoma: diagnostic and therapeutic implications. LoS ONE 6: e17948, 2011
6）Ichimura K: Molecular pathogenesis of IDH mutations in gliomas. Brain Tumor Pathol 29: 131-139, 2012
7）Wang M, et al: Monomorphous angiocentric glioma: a distinctive epileptogenic neoplasm with features of infiltrating astrocytoma and ependymoma. J Neuropathol Exp Neurol 64: 875-881, 2005
8）VandenBerg SR, et al: Desmoplastic supratentorial neuroepithelial tumors of infancy with divergent differentiation potential (“desmoplastic infantile gangliogliomas”). Report on 11 cases of a distinctive embryonal tumor with favorable prognosis. J Neurosurg 66: 58-71, 1987
9）Giangaspero F, et al: Extraventricular neoplasms with neurocytoma features. A clinicopathological study of 11 cases. Am J Surg Pathol 21: 206-212, 1997
10）Komori T, et al: Papillary glioneuronal tumor: a new variant of mixed neuronal-glial neoplasm. Am J Surg Pathol 22: 1171-1183, 1998
11）Bridge JA, et al: Identification of a novel, recurrent SLC44A1-PRKCA fusion in papillary glioneuronal tumor. Brain Pathol 23: 121-128, 2013
12）Daumas-Duport C, et al: Dysembryoplastic neuroepithelial tumor: a surgically curable tumor of young patients with intractable partial seizures. Report of thirty-nine cases. Neurosurgery 23: 545-556, 1988
13）Komori T, et al: Dysembryoplastic neuroepithelial tumor, a pure glial tumor? Immunohistochemical and morphometric studies. Neuropathology 33: 459-468, 2013

（小森隆司）

D 周産期脳障害，頭部外傷，脳血管障害

てんかんの発症数は乳幼児期(1歳以下)と高齢者(65～75歳以上)に多い[1)]．原因として乳幼児期では遺伝子異常，染色体異常，先天性代謝異常症，大脳皮質形成異常，周産期脳障害などが多いのに対して，若年成人や高齢者では頭部外傷や脳血管障害が多い．

(1) 周産期脳障害

妊娠22週～生後7日未満にかけて生じる周産期脳障害には虚血性病変，低酸素性虚血性脳症，頭蓋内出血，発達期脳破壊性病変などがあり，多くは発達期脳に何らかの外的要因が関与した結果生じる破壊性変化と組織反応である．

外的要因には母体の異常，胎盤や臍帯の異常，子宮内感染症，分娩時外傷などさまざまな状況があり得るが，実際に個々の症例で外的要因や障害が発生した時期を具体的に特定することは困難である．以下に症候性てんかんの原因となる代表的な病理を概説する．

a．瘢痕脳回 ulegyria(図3-13)

胎児期後期に生じる虚血性もしくは低酸素性虚血性病変の慢性期である．マッシュルーム様脳回(mushroom-shaped gyri)を呈し，組織学的に皮質巣状壊死を含む嚢胞性変化と著明なグリオーシスを呈す[2)]．

b．孔脳症 porencephaly

脳表から脳室に達する限局性組織欠損である．シルビウス裂近傍や中心溝付近に好発する．一側性のことも両側性のこともある．病理学的に組織欠損部の境界は平滑でグリア瘢痕はなく，隣接する大脳皮質は破壊性病変に伴う二次的変化として多小脳回やその他の脳回形成異常を示すことがあ

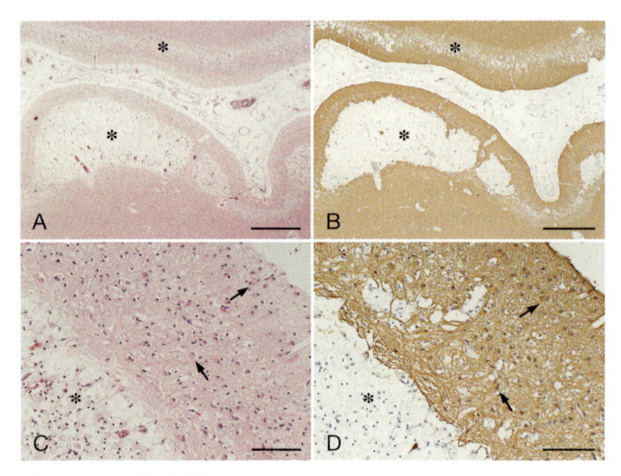

図 3-13　瘢痕脳回

大脳皮質の第 2〜3 層以下が層状壊死を呈している（A＊，B＊）．壊死巣はおおむね空洞化している部やマクロファージが残存している部からなり（C＊，D＊），壊死周囲の皮質表層（分子層から第 2 層表層にかけて）や白質では反応性アストロサイトの増生が見られ（C 矢印，D 矢印），広範囲に著明なグリオーシスを呈している．特に壊死巣に隣接する脳実質は細胞成分に乏しい著明な線維性グリオーシスすなわちグリア瘢痕となっている．液化・吸収期を過ぎて慢性期に移行しつつある皮質層状壊死（脳梗塞）の像であり，脳萎縮に伴い脳回が丸みを帯びマッシュルームのような形を呈している．A, C：HE 染色；B, D：GFAP 免疫組織化学；scale bars for A, B＝1,000 μm；bars for C, D＝100 μm

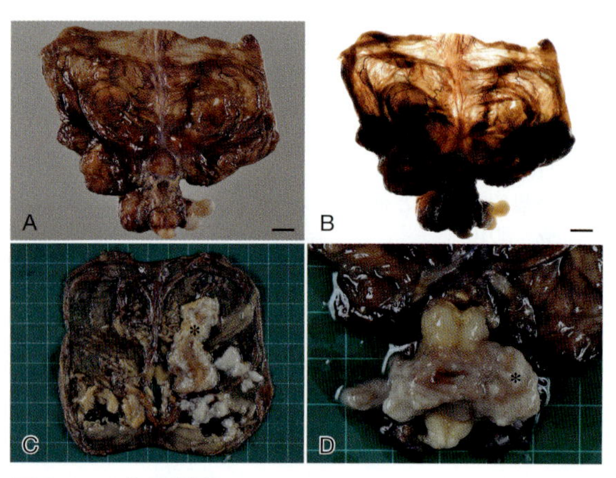

図 3-14　水無脳症

外表奇形のない死産児．頭囲正常．頭蓋骨，硬膜，くも膜は形成されているが，大脳（外套，基底核，視床，視床下部）の広範囲が欠損し，キサントクロミーを呈する液体成分に置き換わっていた．脳底部の外表所見ではくも膜全体がキサントクロミーを伴い不透明である（A）．背面から光線を当てることにより大脳の大部分が欠損していることがより明瞭になる（B）．大脳では側頭葉底部の一部のみが残存している（C＊）．脳幹や小脳は形成されているが，小脳の広範囲が自己融解に陥っている（D＊）．scale bars in A, B＝1 cm

る[3]．病因として胎生 20〜24 週以降の脳循環障害や出血，炎症，サイトメガロウイルス感染などが示唆されている[4]．周産期脳出血を伴う孔脳症ではコラーゲン type Ⅳα1（COL4A1）の遺伝子変異が見出されている[5]．

c．水無脳症 hydranencephaly（図 3-14）

終脳の大部分が消失し，頭蓋内が脳脊髄液（時に血性）で置き替わった状態である．病因として胎児期（22〜27 週）の脳循環障害が示唆されている[4]．通常は致死的である．脳の欠損部は内頸動脈灌流域に一致することが多く，下側頭回や後頭葉皮質は残存する．残存脳組織にはグリオーシスとともに神経細胞の配列異常や層構築異常がみられる．難治性てんかんを生じる機序の詳細は不明である．

d．basket brain

両側大脳半球が広範囲に欠損し，帯状回とその周囲組織の遺残物からなる細い組織が前頭葉と後頭葉を弓状に連絡し，籠のようにみえる．孔脳症と水無脳症の中間型である．

e．多嚢胞性脳軟化 multicystic encephalomalacia

大脳皮質および白質の広範囲な多嚢胞性病変で，組織学的には亜急性期〜慢性期脳梗塞の像を呈し，マクロファージやヘモジデリンを含む．嚢胞壁は著明なグリオーシスを示す．胎生末期から新生児期の破壊性機序が原因と考えられている[4]．

(2) 頭部外傷

頭部外傷は局在性てんかんの原因のうち 4〜6% を占める[6]．外傷後けいれん発作の発症頻度は 2.1% と報告されているが，年齢，地域，職業といった社会的背景因子によって異なり，外傷の重症度が高いほど，そして受傷後経過年数が長いほど外傷後けいれんを発症する危険度が高い[7]．

発作型では部分発作が50～60%を占めるが，貫通性損傷では前頭葉や頭頂葉起源の発作症候が多く，鈍的損傷では側頭葉起源の発作症候が多い[8]．直接損傷を受けた新皮質の瘢痕組織がてんかん原性に深く関与すると考えられているが，海馬硬化症が合併することもある(dual pathology)[9]．

外傷性瘢痕の周囲皮質では神経細胞の配列異常や層構築異常を伴うことがある(FCD type Ⅲd)[10]．

(3) 脳血管障害 cerebrovascular disorder

a．脳卒中 stroke

成人発症けいれん発作の原因のうち脳卒中は30%を占め最も多く，特に61歳以上では原因の45%を占める[11]．てんかん発作の既往のない初発脳卒中患者が症候性てんかんを発症する頻度は全体の3.2～6.4%で，病型別にはくも膜下出血(11.1%)，脳内出血(8.1%)，脳梗塞(6.1%)の順に高い[12]．出血性脳卒中では亜急性期から脳実質にヘモジデリンが沈着し，慢性期になると反応性アストロサイトにもヘモジデリン顆粒が取り込まれる(ジデローシス)．特に皮質における鉄沈着はてんかん原性外傷性瘢痕や血管奇形の周囲組織と共通する特徴であり，てんかん原性に深く関与すると考えられる．脳梗塞では慢性期の瘢痕化した組織がてんかん原性に関与すると考えられる．

b．血管奇形 vascular malformation

血管奇形は胎生3～8週にかけて生じる中胚葉の分化異常に由来する先天性脳血管形成異常の総称である．病理学的に次の5つに分類される．①脳動静脈奇形，②静脈奇形または静脈性血管腫，③海綿状血管腫，④毛細血管拡張症，⑤混合型血管奇形

これらの血管奇形に大脳皮質神経細胞の配列異常や層構築異常を伴うことがあり，FCD type Ⅲc と分類される[10]．

●**脳動静脈奇形 arteriovenous malformation；AVM(図3-15)**

動脈血が流入動脈から毛細血管を経ることなく奇形血管の集簇からなる血管腫瘤部(nidus)に流入し，流出静脈に出ていく．組織学的には不完全な弾力板構造や中膜平滑筋層の低形成や無形成を示す異常血管を特徴とし，個々の血管の間には慢性虚血性変化を示す脳実質が介在する．病変の内外にヘモジデリンの沈着を伴う．症候性AVMの頻度は20歳代と50歳代の二峰性を示す．初回けいれん発作後5年間で症候性てんかんに移行する確率は58%である[13]．

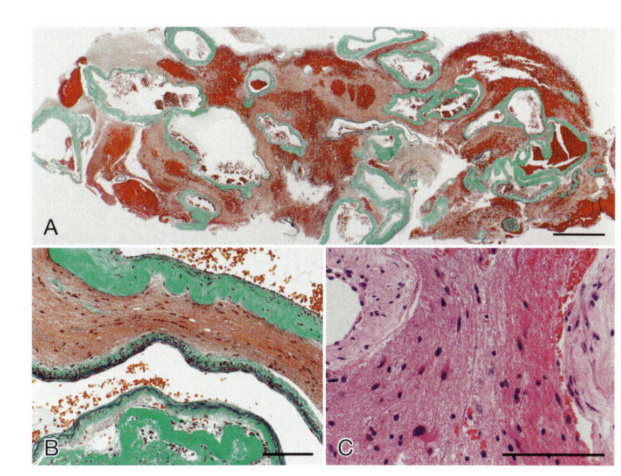

図3-15　脳動静脈奇形
壁厚不整な拡張した血管が集簇している(**A**)．個々の血管は中膜平滑筋層の低形成ないし無形成を特徴とする奇形血管である(**B**)．個々の奇形血管の間にはグリオーシスをきたした脳組織が介在している(**C**)．**A**, **B**：elastica-Masson染色；**C**：HE染色；scale bars in **A**～**C** = 100 μm

●**静脈奇形 venous malformation**

病理学的には拡張した静脈性血管の集簇からなる(venous angioma)．血管壁は硝子様肥厚を示し，個々の血管の間に正常脳実質が介在する．developmental venous anomaly ともいわれる[14]．海綿状血管腫や潜在性血管奇形を合併することがある(13～40%)[15]．静脈奇形は血管奇形のなかでは最も頻度が高く，通常は無症候性で，画像診断や剖検で偶然発見されることが多い．てんかん原性を示すこともある(約5%)[16]．

●**海綿状血管腫 cavernous angioma, cavernoma, cerebral cavernous malformation；CCM(図3-16)**

洞様に拡張した静脈性血管が集簇した病変で，個々の血管の間に脳実質は介在しない．軽微な出血を繰り返し，病変全体として徐々に増大するこ

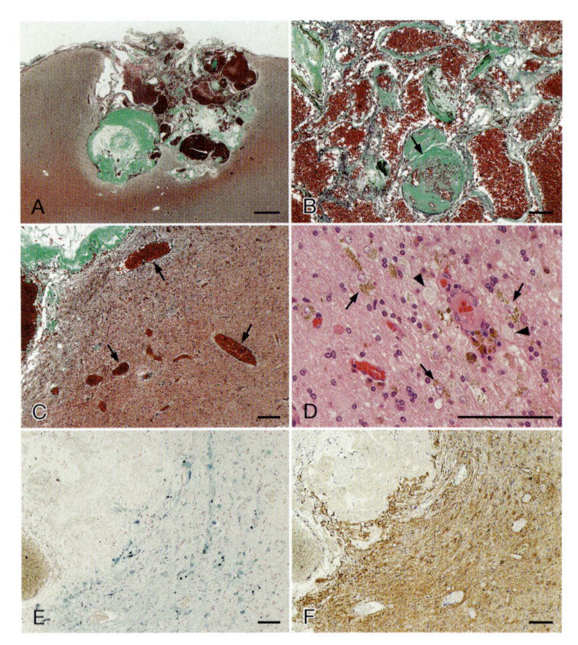

図 3-16　海綿状血管腫
大脳皮質を中心に大小さまざまな静脈性血管が集簇している(**A**, **B**)．個々の血管には新鮮な赤血球が充満しているが，血栓性閉塞と器質化を示す血管も認められる(**B** 矢印)．個々の血管の間に脳組織は介在しない．血管腫周囲の脳実質にはしばしば拡張した静脈や毛細血管が散見される(**C** 矢印)．ヘモジデリンの沈着を伴い，アストロサイトによるヘモジデリンの取り込み像(ジデローシス，**D** 矢印)や foamy spheroid body(**D** 矢頭)も見られる．血管腫周囲の鉄沈着はベルリンブルー染色で明瞭に検出され(**E**)，同部には著明なグリオーシスを伴っている(**F**)．**A**～**C**：elastica-Masson 染色；**D**：HE 染色；**E**：ベルリンブルー染色；**F**：GFAP 免疫染色；scale bar in **A** = 1,000 μm, scale bars in **B**～**F** = 100 μm

とがある．周囲には著明なグリオーシスとジデローシスを伴う．静脈奇形が共存することがある[17]．家族性海綿状血管腫の原因遺伝子として *CCM1*，*CCM2*，*CCM3* が同定されている[18]．海綿状血管腫は後天的に発生することもあり，放射線誘発性海綿状血管腫が知られている[19]．初回けいれん発作後 5 年間で症候性てんかんに移行する確率は 94% である[13]．

●毛細血管拡張症 capillary telangiectasia

拡張した毛細血管の集簇からなり，個々の血管の間に正常脳実質が介在する．通常は無症状であるが，ごく少数例で症候性てんかんを生じる[20]．

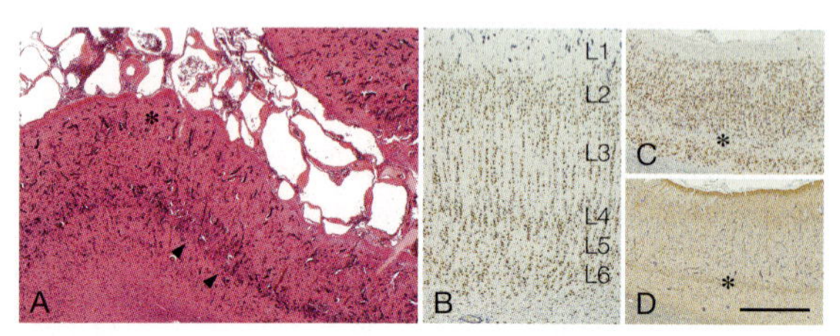

図 3-17　スタージ・ウェーバー症候群
後頭葉切除組織．くも膜下腔に静脈を主体とする著明に拡張した血管が集簇している(髄膜血腫症)(**A**)．直下の大脳皮質では表層(**A**＊)と深層(**A** 矢頭)に線状石灰化が認められる．周囲の大脳皮質は Brodmann area 19 の特徴を示す神経細胞の配列と 6 層構築を示しているが(**B**)，一部で皮質の菲薄化が認められ，神経細胞の層構築が不明瞭である(**C**)．同部では皮質深層に神経細胞脱落(**C**＊)と層状グリオーシス(**D**＊)が見られるが，dysmorphic neuron や balloon cell は認められない．いわゆる血管奇形と共存するこのような皮質層構築異常は FCD type Ⅲc と診断される．**A**：LFB-HE 染色；**B**, **C**：NeuN 免疫染色；**D**：GFAP 免疫染色；scale bar for **A**～**D** = 500 μm

●混合型血管奇形 mixed or combined vascular malformations

上記血管奇形のうち複数の病変が同一病変内に共存するものである．海綿状血管腫とその他の血管奇形との組み合わせが多い[15, 17]．

c．スタージ・ウェーバー症候群 Sturge-Weber Syndrome(図 3-17)

三叉神経第 1 枝領域を含む顔面の毛細血管腫(port wine stain)，てんかん，半身麻痺，精神発達遅滞などを特徴とする孤発性，先天性疾患である．てんかんは本症のほぼ全例に認められ，髄膜血管腫症(leptomeningeal angiomatosis)との関連が強い．病変は後頭葉に好発し，直下の大脳皮質には特徴的な二重の線状石灰化(tram-track pattern)や神経細胞脱落およびグリオーシスがみられる[2]．病変形成機序として，静脈性血管腫による静脈還流障害が組織の低酸素状態を惹起することによると考えられている．GNAQ 遺伝子(9p21)の体細胞突然変異が見出されている[21]．

症候性てんかんの原因としての周産期脳障害，頭部外傷，脳血管障害の病理を概説した．てんかん原性に関する病理学的機序の詳細はいまだ不明な点が多く，今後明らかにされるべき課題である．

文献

1）Olafsson E, et al: Incidence of unprovoked seizures and epilepsy in Iceland and assessment of the epilepsy syndrome classification: a prospective study. Lancet Neurol 4: 627-634, 2005
2）Miyata H, et al: Pathology of childhood epilepsies. In: Wallace SJ, et al, eds: Epilepsy in children, 2nd ed. pp81-94, Edward Arnold, London, 2004
3）堀　映：脳形成異常の形態学：分類から統合にむけて．Neurol Surg 27：969-985，1999
4）Gray F, et al, eds: Escourolle & Poirier Manual of Basic Neuropathology. Butterworth-Heinemann, Philadelphia, 2004
5）Gould DB, et al: Mutations in Col4a1 cause perinatal cerebral hemorrhage and porencephaly. Science 308: 1167-1171, 2005
6）Annegers JF: The epidemiology of epilepsy. In: Wyllie E, ed: The treatment of epilepsy: principles and practice. pp165-172, Williams and Wilkins, Baltimore, 1996
7）Annegers JF, et al: A population-based study of seizures after traumatic brain injuries. N Engl J Med 338: 20-24, 1998
8）Kazemi H, et al: Intractable epilepsy and craniocerebral trauma: analysis of 163 patients with blunt and penetrating head injuries sustained in war. Injury 43: 2132-2135, 2012
9）Swartz BE, et al: Hippocampal cell loss in posttraumatic human epilepsy. Epilepsia 47: 1373-1382, 2006
10）Blümcke I, et al: The clinicopathologic spectrum of focal cortical dysplasias: a consensus classification proposed by an ad hoc Task Force of the ILAE Diagnostic Methods Commission. Epilepsia 52: 158-174, 2011
11）Forsgren L, et al: Incidence and clinical characterization of unprovoked seizures in adults: a prospective population-based study. Epilepsia 37: 224-229, 1996
12）Graham NS, et al: Incidence and associations of poststroke epilepsy: the prospective South London Stroke Register. Stroke 44: 605-611, 2013
13）Josephson CB, et al: Seizure risk from cavernous or arteriovenous malformations: prospective population-based study. Neurology 76: 1548-1554, 2011
14）Lasjaunias P, et al: Developmental venous anomalies（DVA）: the so-called venous angioma. Neurosurg Rev 9: 233-242, 1986
15）San Millán Ruíz D, et al: Parenchymal abnormalities associated with developmental venous anomalies. Neuroradiology 49: 987-995, 2007
16）McLaughlin MR, et al: The prospective natural history of cerebral venous malformations. Neurosurgery 43: 195-200; discussion 200-201, 1998
17）Petersen TA, et al: Familial versus sporadic cavernous malformations: differences in developmental venous anomaly association and lesion phenotype. Am J Neuroradiol 31: 377-382, 2010
18）Rosenow F, et al: Cavernoma-related epilepsy: review and recommendations for management--report of the Surgical Task Force of the ILAE Commission on Therapeutic Strategies. Epilepsia 54: 2025-2035, 2013
19）Vinchon M, et al: Radiation-induced tumors in children irradiated for brain tumor: a longitudinal study. Childs Nerv Syst 27: 445-453, 2011
20）Sayama CM, et al: Capillary telangiectasias: clinical, radiographic, and histopathological features. Clinical article. J Neurosurg 113: 709-714, 2010
21）Shirley MD, et al: Sturge-Weber syndrome and port-wine stains caused by somatic mutation in GNAQ. N Engl J Med 368: 1971-1979, 2013

（宮田　元）

E その他

(1) はじめに

てんかんを惹起する病変には，脳腫瘍，海馬硬化，脳形成異常のほか，循環障害の後遺症である瘢痕脳回，外傷後遺症などがある．本項では，てんかんを生じることのある，その他の疾患を概説し，明らかな器質的病変を呈示する．

(2) ラスムッセン脳炎 Rasmussen encephalitis

ラスムッセン脳炎あるいはラスムッセン症候群といわれる病態は，1958 年，Rasmussen らが報告した慢性かつ限局性の脳炎に起因するてんかん原性疾病である[1]．難治性てんかんが惹起され片麻痺・精神発達遅滞・高次脳機能障害が起こる小児の慢性進行性持続性部分てんかんであり，てん

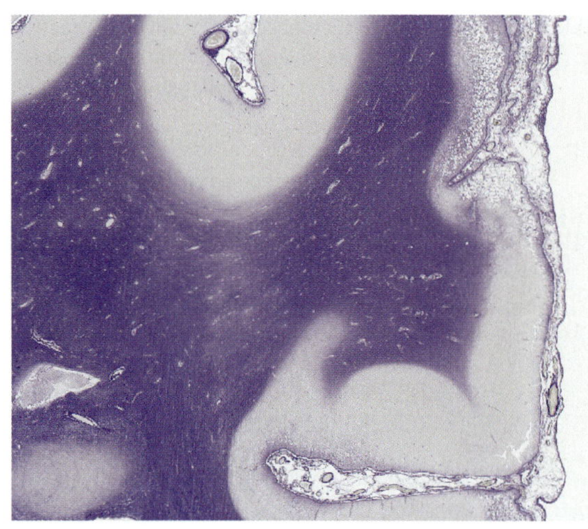

図 3-18　ラスムッセン脳炎の終末病変
大脳皮質は高度に破壊され海綿状に陥り，また，大脳白質は強いグリオーシスが形成されている．ホルツァー(Holzer)染色．

かん外科治療の対象となる．

本症の病理所見は基本的にはリンパ球浸潤，特に細胞傷害性 T 細胞の増殖に特徴づけられる慢性脳炎であり[2]，病期などによりさまざまな所見を呈する．4 つの指標(microglial nodules, perivascular lymphocytes, subarachnoid inflammation, neuronal loss and gliosis)と罹患の長さに関連して 4 つのタイプがある．タイプ 1(active disease)は罹病期間の短い早期型であり，多数のミクログリア結節を伴う．神経食現象，血管周囲の円形細胞浸潤，グリオーシスの存在はランダムである．タイプ 2(active and remote disease)では多数のミクログリア結節，血管周囲の円形細胞浸潤，脳回の完全な壊死を認める．タイプ 3(remote disease)は神経細胞脱落，グリオーシスがさらに強くなっている症例で，タイプ 4(non-specific changes)では円形細胞浸潤やミクログリア結節はほとんど消失しており，強いグリオーシスのみが観察される病理像である(**図 3-18**)．

本症の円形細胞浸潤はほとんど T リンパ球のみである．そして，これらの炎症性反応変化(T リンパ球浸潤，ミクログリア結節，アストロサイト増生)の強さは，病期の長さと逆の相関があると指摘されている．

本症では画像検査やてんかん焦点切除術によって，慢性炎症性病変に加えて脳腫瘍，皮質形成異常，結節性硬化症，陳旧性脳虚血病変を伴うことが報告されており[3]，dual pathology あるいは double pathology といわれる．

(3) 代謝異常 metabolic disorders など

a．GM1-ガングリオシドーシス GM1-gangliosidosis

スフィンゴリピドーシス(sphingolipidosis)の一種であり，GM1-ガングリオシド-β-ガラクトシダーゼの欠損により脳神経系に GM1-ガングリオシドが蓄積する．遺伝子座は 3p21.33 であり，常染色体劣性遺伝形式である．乳児型，若年型，成人型があるが，若年型ではてんかんを生じることがある．

病理学的には神経細胞内に上記の脂質が蓄積して腫大する．

b．テイ・サックス病 Tay-Sachs disease

β-ヘキソサミニダーゼ A の α サブユニットの遺伝子異常によって β-ヘキソサミニダーゼ A が欠損し，GM2-ガングリオシドが蓄積する．スフィンゴリピドーシスの一種である．遺伝子座は 15q23-24 であり，常染色体劣性遺伝形式である．乳児型，若年型，成人型があるが，若年型ではてんかんを生じることがある．

病理学的には上記の脂質が神経細胞内に蓄積して腫大する．

c．ゴーシェ病 Gaucher disease

グルコセレブロシダーゼの欠損によりグルコセレブロシドが蓄積するスフィンゴリピドーシスの一種である．遺伝座は 1q21 であり，常染色体劣性遺伝する．神経細胞への蓄積は少ないが若年型ではてんかんを伴うことがある．

d．シアリドーシス sialidosis

シアリダーゼの欠損により糖蛋白が蓄積する糖蛋白異常症(glycoprotein disorder)．遺伝子座は 6p21.3 であり，乳幼児期から思春期に発症してて

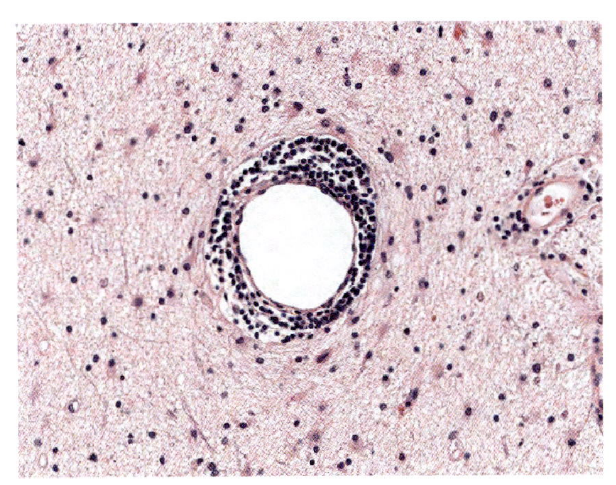

図 3-19 副腎白質ジストロフィーの大脳白質
大脳白質では高度に髄鞘が破壊され肥胖型アストロサイトが増生するが，血管周囲のリンパ球浸潤が特徴的である．HE 染色．

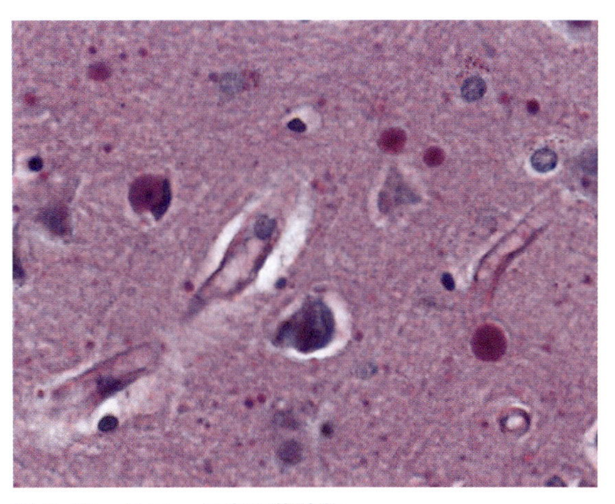

図 3-20 ラフォラ病の蓄積物
ポリグルコサン重合体が神経細胞内，突起内に蓄積して，大小の赤い球状物を認める．大きなものをラフォラ小体という．過ヨウ素酸シッフ(Schiff)染色．

んかんを伴う．

e．神経セロイドリポフスチン沈着症 neuronal ceroid-lipofuscinosis

神経細胞内に自家蛍光を有するセロイドリポフスチンが蓄積する常染色体劣性遺伝疾患である．乳児期発症，幼児期発症，若年発症，成人期発症のタイプがあり，責任遺伝子も多く明らかにさせている[4]．成人型以外でてんかんを伴う．亜型で北方てんかん(northern epilepsy)もある．

f．副腎白質ジストロフィー adrenoleukodystrophy

小児期に知能低下，視力低下，麻痺などで発症し，脳波検査でてんかん波を検出することがある．ペルオキシソームの膜蛋白の1つである adrenoleukodystrophy protein の遺伝子異常による X 連鎖性劣性遺伝形式をとる．遺伝子座は Xq28 である．

神経系では大脳白質が高度に脱落する[5]．血管周囲のリンパ球浸潤が特徴で(**図 3-19**)，肥胖型アストロサイトをも認める．脳回の谷部の U 線維が保たれる所見が白質ジストロフィーの病理像のもう1つの特徴であり本症でも同様である．

g．ラフォラ病 Lafora disease

青年期に発症する進行性てんかんで，認知症も伴う．ポリグルコサンで構成されるでんぷん様グルコース重合体が神経細胞や神経突起に蓄積する(**図 3-20**)．これをラフォラ小体(Lafora body)という．染色体 6q24 上の EPM2 遺伝子の突然変異が原因である．

h．ウンフェルリヒト・ルンドボルグ病 Unverricht-Lundborg disease

シスタチン B の遺伝子異常により常染色体劣性遺伝である．ヨーロッパの特定地域(フィンランドなど)に多い傾向があり，日本例はきわめて少ない．思春期から青年期に発症し，歩行障害や小脳失調に加えててんかん発作を伴う．

(4) ミトコンドリア病 mitochondrial disorders

a．マーフ myoclonus epilepsy associated with ragged-red fibers；MERRF

ミトコンドリア DNA の点変異(8344A → G，8356T → C など)により，ミオクローヌス，小脳失調，てんかんを生じる．筋力低下も伴い，ゴモリトリクローム染色で筋内に赤色ぼろ線維(ragged-red fiber)を観察する．

神経系では淡蒼球，視床下核，小脳歯状核，橋被蓋，脊髄などで変性を認める[6)].

b．メラス mitochondrial myopathy, encephalopathy, lactic acidosis and stroke-like episodes；MELAS

ミトコンドリア DNA の点変異(3243A → G，3271T → C など)により，脳卒中様発作が反復し，筋症，高乳酸血症，易疲労症，嘔吐などに加えて，てんかんを生じることがある．

神経系には脳梗塞病変を多発性に認める．血管支配によらない病変が多発し，大脳では後頭葉が障害されやすい[6)].

(5) 神経変性疾患 neurodegenerative diseases

a．歯状核赤核淡蒼球ルイ体萎縮症 dentato-rubro-pallido-luysian atrophy

本症は文字どおり，歯状核，赤核，淡蒼球，ルイ体が変性する変性疾患であり，トリプレットリピート病の範疇に入る．トリプレットリピート病とは，遺伝子の塩基配列のうち CAG などの三塩基単位(トリプレット)が連続して繰り返す塩基配列が過剰に伸張する病態の総称であり，本症のほか，マシャド・ジョセフ病(Machado-Joseph disease)，各種の脊髄小脳失調症(spinocerebellar ataxia)などがある．

本症の臨床症状は，小脳性運動失調，多彩な不随意運動のほか，ミオクローヌスてんかんなどを生じる．遺伝子座は 12p-12-ter であり，遺伝子産物はアトロピンである．

病理学的には疾病名にも記されている脳の部位が変性し，神経細胞の脱落，グリオーシスを呈する．歯状核の変性は小脳遠心系の変性の病理表現形であり，グルモース変性という特異な病理像を呈する．淡蒼球は内節より外節が優位に変性しグリオーシスも強い．これは類縁疾患であるマシャド・ジョセフ病と反対のパターンを呈する．

(6) 髄鞘障害性疾患 myelin-related disorders

a．アレキサンダー病 Alexander disease

乳幼児期に精神発達遅滞，痙性麻痺に加えててんかん発作を呈する進行性，かつ遺伝性の疾患である．大脳は萎縮し，特に白質は軟化する．組織学的には，アストロサイトの足(foot)にグリア線維が蓄積し，ローゼンタール線維(Rosenthal fiber)とよばれ，アストロサイトに由来するグリア線維性酸性蛋白(glial fibrillary acidic protein)で構成されている(**図 3-21**)．ローゼンタール線維は，血管周囲や軟膜に接した部分に多数観察することができる．

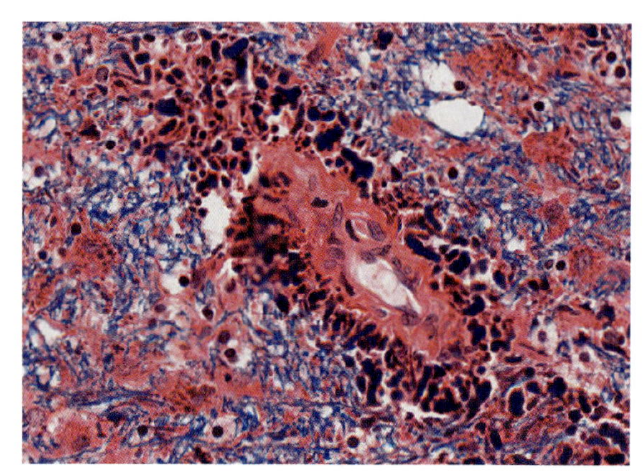

図 3-21　アレキサンダー病のローゼンタール線維
血管周囲に濃い蒼色に染まっている塊状のものが，ローゼンタール線維である．HE 染色と KB 染色の二重染色．

b．那須・ハコラ病 Nasu-Hakola disease

骨やその他の臓器に脂肪組織が蓄積され，病的骨折を繰り返す疾病であるが，大脳白質も冒され，性格変化，精神症状のほか，てんかん発作も生じる．*DAP12*(*TYROBP*)遺伝子，あるいは，*TREM2* 遺伝子の変異を伴う常染色体劣性遺伝性疾患である．

中枢神経系では大脳白質の髄鞘が破壊され，また，軸索腫大(スフェロイド)が多数形成される．

c．カナバン病 Canavan disease

本症は aspartoacylase(ASPA)の欠損によって N-acetyl-aspartate(NAA)が蓄積することにより進行性の白質変性症を生じるものである．乳幼児期に発症し痙性麻痺，てんかん，眼球運動障害などを引き起こす．

病理学的には大脳の海綿状変性を呈するため，海綿状変性症(spongy degeneration)ともいわれる．

文献

1) Rasmussen T, et al: Focal seizures due to chronic localized encephalitis. Neurology 8: 435-445, 1958
2) Bien CG, et al: Destruction of neurons by cytotoxic T cells: a new pathogenic mechanism in Rasmussen's encephalitis. Ann Neurol 51: 311-318, 2002
3) Palmer CA, et al: Rasmussen's encephalitis with concomitant cortical dysplasia: the role of GluR3. Epilepsia 40: 242-247, 1999
4) Goebel HH, et al: Current state of clinical and morphological features in human NCL. Brain Pathology 62: 1-13, 2004
5) Powers JM, et al: Peroxisomal disorders: Genotype, phenotype, major neuropathologic lesions, and pathogenesis. Brain Pathology 8: 101-120, 1988
6) Oldfors A, et al: Mitochondrial encephalomyopathies. J Neuropathol Exp Neurol 62: 217-227, 2003

（新井信隆）

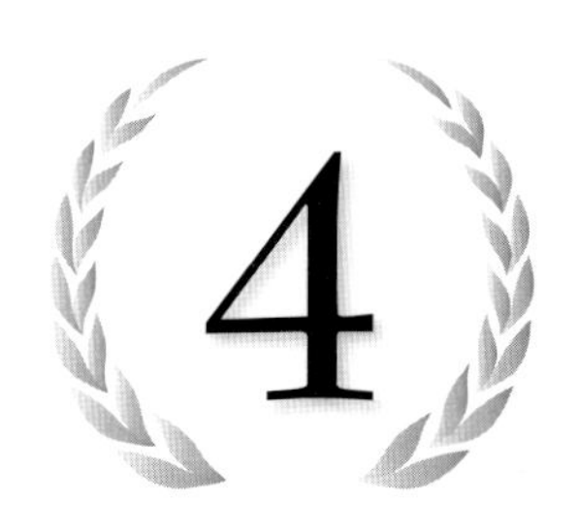

てんかんの生理学

A てんかん原性とは何か

1 総論

頭部外傷や脳腫瘍，脳卒中，けいれん重積などさまざまな脳損傷(brain insults)の後，数週間〜数年の潜伏期間(latent period)を経ててんかんが高率に発生する．大規模かつ詳細な疫学調査がなされている外傷性てんかん(post-traumatic epilepsy)を例に，その発症過程を見てみよう．

通常，外傷性てんかんとは，頭部外傷から1週間以内の外傷により直接誘発される早期発作を除いて，1週間以降に明らかな誘因のない状態で起こった晩期発作を指す．ミネソタ州オルムステッド郡地区の頭部外傷患者4,541人を対象に30年以上にわたって調査したAnnegersらの報告によれば，重症頭部外傷患者の累積発症率は受傷後5年間では10.0%，受傷後10年間では13.5%，さらに受傷後30年間では16.7%とかなり長い潜伏期間を挟んでてんかんの発症が続いている[1]．晩期発作が一度起きると，その後2年以内に86%の患者が繰り返し発作を引き起こす[2]．

一般に，明らかな誘因もなくてんかん発作を繰り返し引き起こす異常な神経回路すなわちてんかん焦点の特性を「てんかん原性(epileptogenesis)」といい，その異常な神経回路の特性が獲得される過程を「てんかん原性の獲得過程」，または「てんかん焦点の形成過程」という．脳損傷後からてんかんの「臨床症状」が現れるまでの期間を潜伏期間と呼んだが，局所的な脳波的発作は臨床症状が認められるかなり以前より繰り返して発生している．ラットにカイニン酸を投与してけいれん発作重積を引き起こすと，その約3〜4週間以降に硬直間代性けいれんを主とする臨床症状が繰り返し観察される．しかし，カイニン酸発作重積の約1週間後からすでに皮質脳波と海馬脳波には散発的なスパイクと持続数秒〜数十秒の発作波が出現し始め，徐々にその出現頻度が増すとともに持続時間が延長する[3]．さらに，てんかん原性が獲得されて自発けいれんが繰り返し発生するようになってからも，発作脳波とけいれん発作はさらに発生頻度が増して激化する．

その仮説の当否はいまだに議論の的であるが，100年以上前にGowersは「発作は次なる発作を引き起こす(seizures beget seizures)」と主張した[4]．この仮説の厳密な検証は非常に難しいが，けいれん発作重積後にみられる発作脳波の進展過

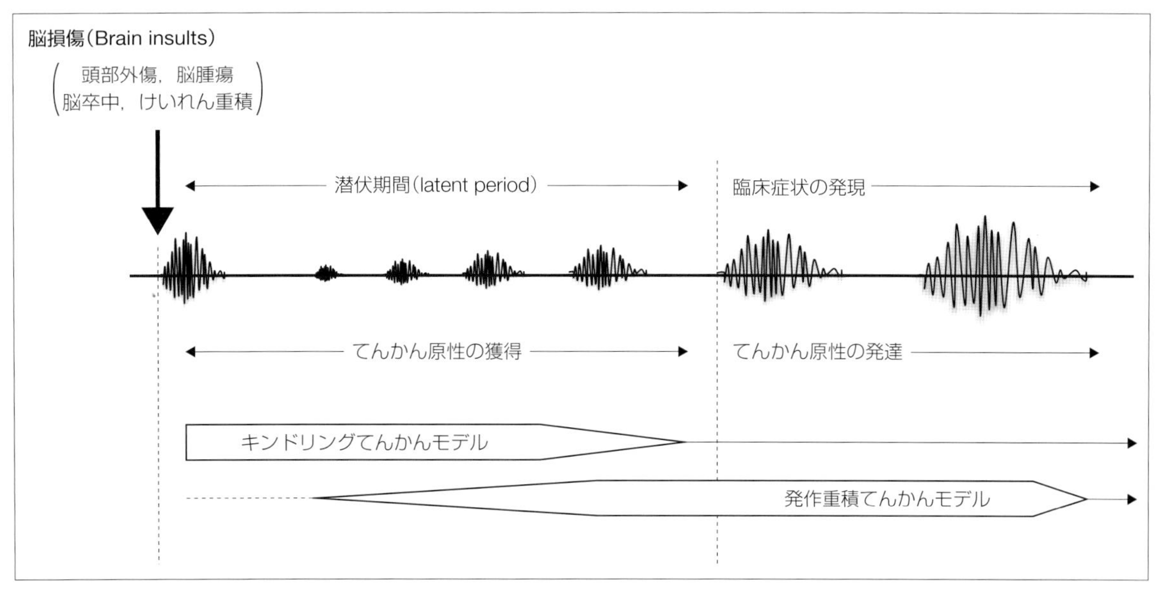

図 4-1　てんかん原性の獲得と発達

程は Gowers の仮説を支持しているようにみえる．Gowers の主張を少し変えて「発作は次なる発作を悪化させる(seizures aggravate seizures)」とすると，次節のキンドリング現象はまさにこの仮説を実験的に明証しているといえる．

すなわち，キンドリング現象は正確な実験条件下で，てんかん原性獲得の初期の段階を再現することができる(**図 4-1**)．てんかん原性獲得の初期過程に続いて，上で紹介した発作重積後てんかんモデルはてんかん原性が獲得されてからアンモン角硬化などの組織変性に至るまでの病理過程を再現できるモデルとして位置づけられる(**図 4-1**)．てんかん原性獲得過程を的確に再現できる実験てんかんモデルの研究により，脳損傷後の潜伏期間に長期間を要する何らかの機能的かつ形態的な異常神経可塑性が徐々に進行しててんかん発症に至るものと推測されている．しかし，残念ながらその異常神経可塑性の実体はいまだ明らかにされていない．第 5 節「部分てんかんの神経機序」において，てんかん原性獲得に関する主要な仮説をとり上げてその妥当性を詳細に検討する．

文献

1）Annegers JF, et al: A population-based study of seizures after traumatic brain injuries. N Engl J Med 338: 20-24, 1998
2）Haltiner AM, et al: Risk of seizure recurrence after the first late posttraumatic seizure. Arch Phys Med Rehabil 78: 835-840, 1997
3）Williams PA, et al: Development of spontaneous recurrent seizures after kainate-induced status epilepticus. J Neurosci 29: 2103-2112, 2009
4）Gowers WR, et al: Epilepsies and other chronic convulsive disorders: their causes, symptoms and treatment. J & A Churchill, London, 1881

（丸　栄一）

2　キンドリングによるてんかん原性の獲得

(1) キンドリングとは

キンドリング(kindling)とは，実験動物の大脳辺縁系やその関係脳部位に慢性深部電極を挿入手術し，一定の微弱な電気刺激を 1 日 1 回反復することによって，発作反応を進行性に増強させ，最終的には各回安定した二次性全般化発作が出現する現象である．同時に後発射の持続時間の延長，波形の高頻度化や複雑化，遠隔脳部位への伝播が脳波上みられ，刺激局所の発作誘発閾値も低下する．このような実験手続きによる発作反応の増強は，1 年間以上という長期に及ぶことが知られ，

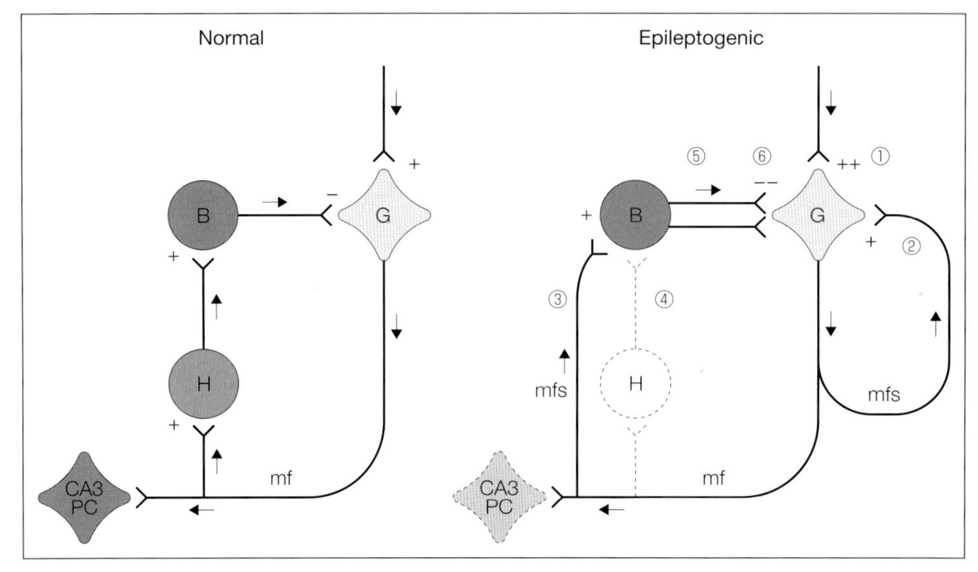

図 4-2　キンドリングによるてんかん原性海馬において想定される神経回路の再構成

興奮系再構成：①シナプス伝達効率の長期増強，②苔状線維発芽

抑制系再構成：③苔状線維発芽，④苔状細胞脱落とバスケット細胞休眠，⑤GABA/ニューロペプチド Y 細胞の軸索発芽，⑥GABA/ベンゾジアゼピン受容体の蛋白組成変化

B：バスケット細胞(basket cell)，G：歯状回顆粒細胞(dentate granule cell)，H：歯状回門細胞(dentate hilar cell)，PC：錐体細胞(pyramidal cell)，mf：苔状線維(mossy fiber)，mfs：苔状線維発芽(mossy fiber sprouting)

(Morimoto K, et al: Kindling and status epilepticus models of epilepsy: rewiring the brain. Prog Neurobiol 73: 1-60, 2004 を改変引用)

永続的かつ非可逆的と考えられる．

キンドリングは 1967 年にカナダの実験心理学者である Graham V Goddard 教授によって発見され[1]，その後，数多くの追認研究によって優れた実験てんかんモデルとしての地位が確立された．日本には 1975 年に佐藤光源教授によって初めて紹介され[2]，以来わが国でも世界をリードする先駆的研究が活発に進められてきた歴史がある．

(2) てんかんモデルとしての特徴と意義

キンドリングは粗大な組織学的傷害を伴わない特徴から，機能的てんかんモデルといわれ，カイニン酸投与による辺縁系発作重積モデルとは対照的である(前節参照)．キンドリングはげっ歯類から霊長類まで普遍的に観察されるが，一般に高等動物になるに従って形成速度は遅くなる．キンドリングの刺激部位を扁桃核や海馬に置くと，初期反応として口部自動症や無動凝視など，ヒトの内側側頭葉てんかんに酷似した部分発作症状が誘発される．さらに，キンドリング完成後に電気刺激を続けていくと，刺激誘発性の発作と同一の自発発作が起こることが確認されている．

以上のような事実から，キンドリングは正常動物の大脳が慢性のてんかん原性を獲得する過程であり，その生物基盤には神経可塑性が関与するものと考えられてきた[3,4]．

キンドリングの発見は，実験てんかん研究の歴史上，画期的な出来事であったといえる．それ以前の研究が，化学物質投与や電気刺激によって急性けいれん発作を引き起こすような，「急性モデル」を用いたものが中心であったのに対し，長期間持続する発作準備性(すなわちてんかん原性)を備える「慢性モデル」としてのキンドリングの登場は，その後の研究概念を一変させたといっても過言でない．

(3) てんかん原性の本態

a．二次性全般化の神経機構

キンドリングを用いた初期の研究では，大脳神経回路の経シナプス的変化に着目した結果が多く報告されている[2]．例えば，①キンドリングの進展に伴い，非焦点の二次脳部位において一次焦点脳部位とは独立した自己維持性放電や発作間欠期放電が出現する，②キンドリング後に二次脳部位(例えば反対側同名部位)における発作誘発閾値が低下し，かつキンドリングが著明に促進される(転移現象)，③転移現象は一次脳部位を破壊しても認められることから，経シナプス的に二次てんかん原性が独立して獲得されると解釈される．

さらに，一次脳部位のキンドリング形成に随伴して，二次脳部位におけるシナプス伝達効率が著しく増大する現象(kindling-induced synaptic potentiation)が，大脳の広汎な標的部位で確認された[3]．これらは，辺縁系部分発作の伝播と二次性全般化，二次てんかん原性の獲得などの神経生理メカニズムに関与すると考えられている．

b．てんかん原性の神経機構

さらに最近の神経科学研究の進歩により，キンドリングのてんかん原性の神経機構として，シナプスの組み替えによる神経回路の再構成が引き起こされていることが明らかにされた．上述のようにキンドリングの成立には，電気刺激による発作発射の反復が必要条件である．この発作発射はシナプスを脱分極性賦活し，グルタミン酸過剰放出やカルシウム細胞内流入を介して，神経の異常な可塑的変化や細胞死をもたらせる[3,4]．

実際，キンドリング発作後には最初期遺伝子群に続いて，数百種類の遺伝子がニューロンに発現するといわれ，それらはストレス関連蛋白をはじめ，受容体蛋白，神経栄養因子，シナプス成長や神経細胞新生にかかわる因子など，非常に多様である[4]．

また，海馬顆粒細胞の新生や軸索発芽に代表される，神経系の微細な形態学的変化も報告されており，てんかん性の過興奮の原因となる異常な細胞特性や神経回路形成に関与する可能性がある[4]．

図 4-2 にキンドリングで想定される神経回路の再構成を例示する[4]．興奮系の再構成としては，グルタミン酸シナプスの神経伝達増強とともに，軸索発芽によるフィードバック型の新たな興奮性神経回路が形成されることが知られる．再構成は抑制系にも及ぶが，それらは軸索発芽，入力系の細胞脱落，受容体の蛋白組成変化など，代償性の抑制系増強を含む，非常に複雑な変化である．このような再構成回路は興奮系と抑制系の不均衡状態をまねき，てんかん発作発現の神経基盤になりうると考えられる．

(4) キンドリングの臨床的意義

キンドリングの発見以来，その臨床的意義が問われ続けてきた．ヒトでキンドリング現象が成立するのかという疑問は，倫理的制約から永遠に未解決の問題であろうが，霊長類でキンドリングが観察された事実からは十分に成立可能と推測される．実際，Sramka ら[5]は疼痛を除去する目的で視床を反復電気刺激していた患者に，てんかん性異常の増強したことを 1 例報告し，ヒトのキンドリング現象として捉えている．

むしろ臨床的には，てんかんが難治化するプロセスに，キンドリングがより深く関係するのかもしれない．例えば治療抵抗性の側頭葉てんかんの場合，熱性けいれん重積や腫瘍などによる器質的病変が最初のてんかん焦点となり，年余にわたって自発発作を繰り返す過程でキンドリングが形成され，より強固で難治なてんかん原性へと変容していくとも考えられる．

最後に，キンドリング脳にはてんかん原性のみならず，精神病症状の発現に関係した神経機構が報告されており[6]，これらを解明するモデルとしても興味がもたれる．

文献

1）Goddard GV: Development of epileptic seizures through brain stimulation at low intensity. Nature 214: 1020-1021, 1967
2）佐藤光源，他：新しい実験てんかんモデルとしての

"Kindling" preparation：展望．脳神経 27：257-273, 1975
3）森本清，他：キンドリング(Kindling)：最近の動向と展望．精神薬理 9：461-491，1987
4）Morimoto K, et al: Kindling and status epilepticus models of epilepsy: rewiring the brain. Prog Neurobiol 73: 1-60, 2004
5）Sramka M, et al: Observation of kindling phenomenon in treatment of pain by stimulation of thalamus. In: Sweet WH, ed: Neurological Treatment in Psychiatry, Pain, and Epilepsy. pp651-654, University Park Press, Baltimore, 1977
6）森本清：機能性精神病の進行過程に関する試論―病的感作現象と精神可塑性．精神医学 46：423-433，2004

（森本　清）

B　てんかんにかかわるイオンチャネル

1　主要な膜電位依存性チャネルの機能

(1) 細胞膜とイオンチャネル

細胞の内外を隔てる形質膜は脂質二重構造のため，酸素や二酸化炭素は容易に通過しても，イオンや電荷をもつ分子が自由に通過することは困難である．そのため形質膜には特定のイオンや糖類などを選択的に通過させるイオンチャネルやトランスポータが多数存在し，細胞の生命活動を支えている．本節では，てんかんに関わる代表的なプラスイオンチャネルとして，K^+チャネルとNa^+チャネル，Ca^{2+}チャネルをとり上げて，ニューロンの興奮性調節におけるそれらの役割を明らかにする．

(2) 静止膜電位とK^+チャネル

ニューロンの細胞外液にはNa^+とCl^-が多く，細胞内液にはK^+とマイナス有機イオンが多い(**表 4-1**)．細胞外液ではNa^+を主とするプラスイオン(約 147 mM)とCl^-(約 147 mM)が電気的中性を保ち，細胞内でも平均電荷－1.12 mV のマイナス有機イオン(約 125 mM)とK^+(約 140 mM)が電気的に均衡を保っている[1]．いま細胞膜にイオンチャネルが存在しないと仮定して，**表 4-1** に示す濃度で細胞内外のイオンを分布させると，細胞内外の電位差(膜電位)は 0 である(**図 4-3a**)．この膜に，リークK^+チャネル(leak K^+ channel)と呼ばれるK^+だけを通すチャネルを設けると，K^+は濃度勾配にしたがって細胞内から細胞外に流出し，その流出分だけ細胞内は細胞外に比べてマイナスとなる(**図 4-3b**)．細胞内のマイナス電位が大きくなるとK^+を細胞内に引き留める電気的引力が増大して，K^+の細胞外流出は見かけ上停止する．この平衡状態における膜電位をK^+の平衡電位といい，**表 4-1** のイオン分布では温度 20℃のときに－84～－90 mV の値が観察される．膜にリークNa^+チャネルを設けて同様の測定をするとNa^+の平衡電位は＋58～＋60 mV となる[1]．実際のニューロン膜では，リークK^+チャネルとリークNa^+チャネルの両方が存在しているものの，Na^+の膜透過率はK^+の膜透過率の 4% に過ぎないため，膜電位はK^+平衡電位に近い値(約－84 mV)をとる．このときの膜電位を静止膜電位(resting membrane potential)という(**図 4-3c**)．しかし，わずかであってもリークNa^+チャネルがあるので，長い時間が経つと細胞内のNa^+濃度が上昇し，静止膜電位は次第に低下する．しかし，細胞内Na^+濃度が上昇すると，Na^+/K^+交換ポンプ(Na^+/K^+ ATP アーゼ)が細胞内のNa^+3

表 4-1　哺乳類ニューロンにおける細胞内外の主要イオン組成[1]

	Na^+	K^+	Cl^-	Ca^{2+}	Z.P
細胞外	140	5	147	1	0
細胞内	14	140	14	$<10^{-4}$	125

Z.P はマイナス有機イオンを示す．単位は mM である．Z.P の平均電荷は－1.12 mV とする．この細胞内外のイオン濃度では，このニューロンの静止膜電位は－60 mV となる．

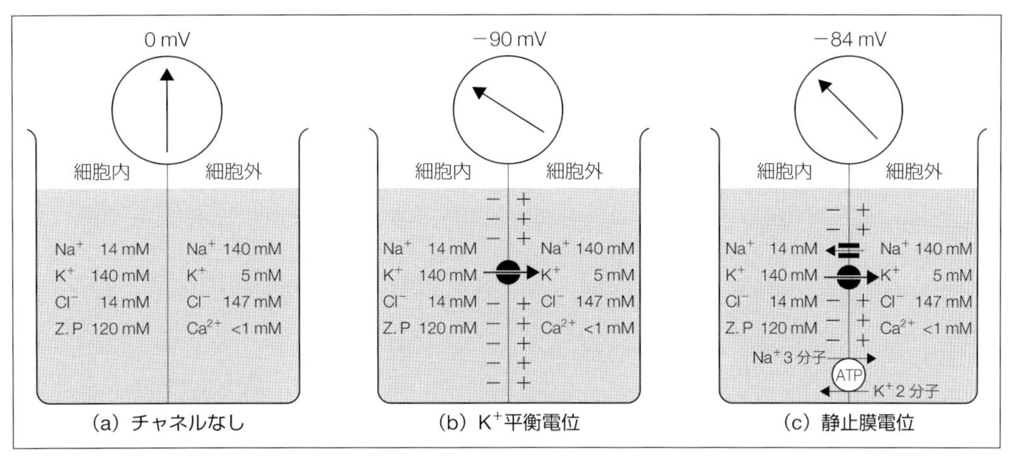

図 4-3 静止膜電位の成立

(a)細胞膜にチャネルが存在しない状態で細胞の内外に主要イオンを分布させる．細胞内外とも 0 mV，膜電位差もほぼ 0 mV である．(b)細胞膜にリーク K^+チャネルが存在する場合を示す．膜電位差は K^+のごくわずかな流出により，電位差は 90 mV となる．(c)細胞膜にリーク K^+チャネルとリーク Na^+チャネルおよび Na^+/K^+交換ポンプが存在する場合．−84 mV の静止膜電位となる．(a)，(b)，(c)とも細胞内外のイオン分布に大きな差はない．

分子を細胞外に汲み出すと同時に細胞外の K^+2 分子を細胞内にとり込んで，静止膜電位を能動的に維持している．したがって，静止膜電位が安定して維持されるには，①膜を通過できない細胞内マイナス有機イオンと②静止状態で開口している K^+チャネルおよび，③ Na^+/K^+交換ポンプの 3 つの要因が必要である．

それでは，濃度勾配による K^+の細胞外流出により**表 4-1** に示された細胞内外のイオン濃度はどの程度変化したであろうか．実は，細胞外に流出する K^+は，細胞内に存在する K^+50,000 個当たり 1 個というきわめてわずかな量であるため，細胞内外のイオン濃度は**表 4-1** に示した値とほとんど変わらない．それにもかかわらず−84 mV という大きな膜電位はどのようにして生じるのであろうか．リーク K^+チャネルは定常的に開口していると述べると，いつでも K^+電流が膜を容易に通過できるものと誤解されるが，実際に静止状態の膜の電気抵抗を測定すると百数十 MΩ という高い抵抗値が観察される．これは静止状態でリーク K^+チャネルが開口していても，多くの K^+が自由に細胞膜を通過しているわけではないことを示している．

すなわち，細胞内 K^+にはつねに細胞外に流出しようとする駆動力が働いている．リーク K^+チャネルを通って細胞外に流出した K^+は，厚さ約 50 Å というきわめて薄い細胞膜(絶縁膜)を介して，細胞内のマイナスイオンを細胞膜の内側に強力な電気力で引きつけ，−84 mV という高い細胞内外電位差を生む．すなわち，−84 mV を充電したコンデンサーを形成する．この細胞膜を挟んで高い電位差が生じている領域は細胞膜の両側 10 Å 以内というきわめて狭い範囲であり，細胞内でも細胞外でも膜から離れたところではプラスイオンとマイナスイオンが均等に混じり合って電気的中性の原理が保たれている．一般に，コンデンサーは絶縁膜の厚さが薄く抵抗が高いほど高い密度の電荷を蓄えられる．したがって，ニューロンの膜はきわめて小さな高性能コンデンサーで，このコンデンサーが充電されている状態が静止膜電位であるといえる．

(3) 活動電位の発生と電圧依存性イオンチャネル

膜電位が静止膜電位よりプラス側に変化することを脱分極(depolarization)，マイナス側に変化することを過分極(hyperpolarization)という．電位依存性 Na^+チャネル(voltage-gated Na^+channel)には，イオン通過孔に存在する活性化ゲート

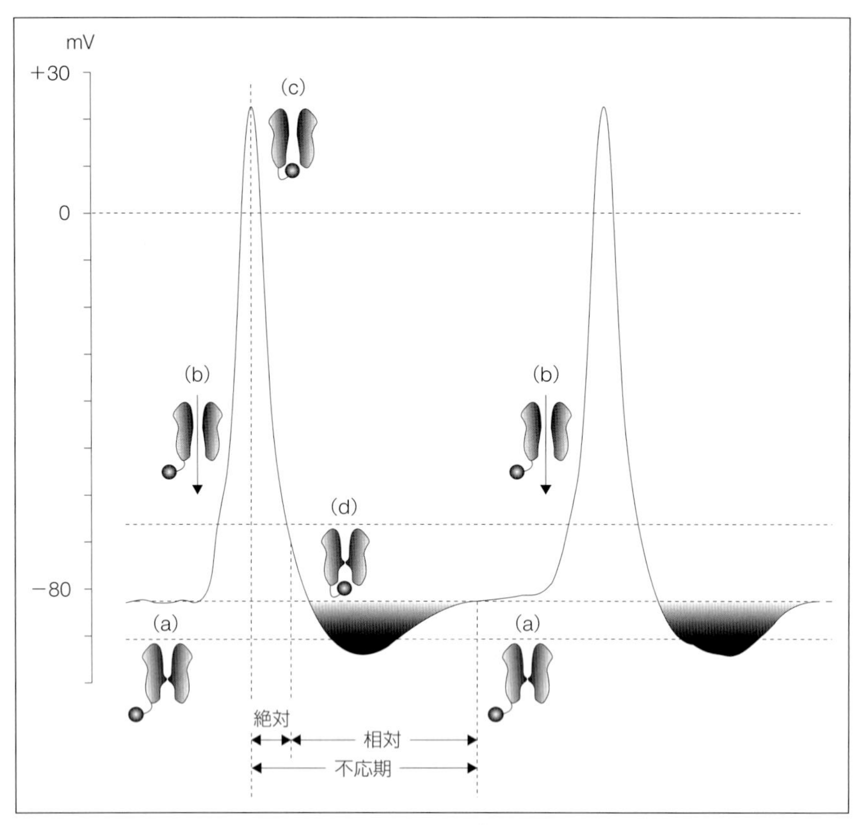

図 4-4　活動電位の発生に伴う電位依存性 Na^+チャネルのゲート開閉機序

(a)は活性化ゲートが閉まり不活性化ゲートが開いている静止膜電位の状態を示す．b：膜電位が活動電位の発生閾値(上の点線)を越えたため，活性化ゲートと不活性化ゲートの両方が開いた活動電位の上昇相を示す．(c)は活性化ゲートは開いているが不活性化ゲートが閉まったために Na^+の細胞内流入が止まった状態を示す．電位依存性 K^+チャネルの開口により K^+が細胞外流出するため，膜電位は低下する．膜電位が発生閾値以下になると活性化ゲートと不活性化ゲートの両方が閉まる．d：膜電位がさらに低下して，後過分極の状態がある程度続く(下の点線)と電位依存性 Na^+チャネルの不活性化ゲート閉鎖が解除されて(a)の状態に戻る．

(activation gate)とチャネルの細胞内部分にある不活性化ゲート(inactivation gate)と呼ばれる 2 つのゲートが備わっている．膜電位が十数 mV 脱分極すると膜に存在する電位依存性 Na^+チャネルの活性化ゲートが開口し始める．少数の電位依存性 Na^+チャネルが開口してわずかに脱分極すると，活性化ゲートの開口確率はさらに高まり，脱分極と開口確率の上昇が互いに促進し合って，膜電位の上昇が急激に進む．この Hodgkin サイクルと呼ばれるポジティブ・フィードバックにより，活性化ゲートの開口する電位依存性 Na^+チャネルの数が急激に増加し始める膜電位を「活動電位の発生閾値」という．いったん活動電位の発生閾値を超えると，膜電位は Na^+平衡電位(約 +60 mV)を目指して指数関数的に上昇するが，1 ミリ秒以内に不活性化ゲートが閉じて Na^+の細胞内流入が阻まれる．一方，電位依存性 Na^+チャネルの活性化よりもわずかに遅れて膜電位依存性 K^+チャネル(voltage-gated K^+channel)が開口し始め，細胞内 K^+の細胞外流出により膜電位は低下する．この電位依存性 Na^+チャネルの不活性化と膜電位依存性 K^+チャネルの活性化により，膜電位は +30 mV 付近をピークに急速に低下する．すなわち，活動電位は Na^+の細胞内流入による上昇相(または脱分極相)とK^+の細胞外流出による下降相(または再分極相)から形成される(**図4-4**)．ここで注意を要するのは，細胞内に流入するNa^+の量も細胞外に流出するK^+の量もきわめてわずかで細胞内外のイオン分布はほとんど変化しないことである．したがって，細胞の同じ部位では常に発生閾値はほぼ一定で，同じ振幅の活動電位が発生する．これを「全か無(all or none)の法則」という．

活動電位の再分極相が活動電位発生閾値レベルに下降すると，膜電位依存性K^+チャネルの不活性化ゲートが徐々に閉まり始める．しかし，多くの中枢神経系ニューロンでは，膜電位が静止膜電位以下になってもK^+の細胞外流出が続くために，膜電位は数ミリ秒間持続する後過分極(after-hyperpolarization)相に入る．この後過分極はいったん閉じた電位依存性Na^+チャネルの不活性化ゲートを解除するうえで重要な役割を果たしている．活動電位のピークから発生閾値まで膜電位が低下する過程では，電位依存性Na^+チャネルの不活性化ゲートの閉鎖と膜電位依存性K^+チャネルの活性化ゲートの開口のために，どんなに強い脱分極刺激を与えても2発目の活動電位が発生しない．そのため，この期間を絶対不応期(absolute refractory period)とよぶ．これに続いて，膜電位が発生閾値まで低下して電位依存性Na^+チャネルの活性化ゲートが再び閉鎖すると，閉鎖している不活性ゲートが徐々に開き始める．さらに再分極して後過分極相に入ると，電位依存性Na^+チャネルの不活性化ゲートの閉鎖はほぼ完全に解除される．この数ミリ秒の期間では，非常に強い脱分極刺激を与えると振幅の小さな活動電位が発生する．この期間を相対不応期(relative refractory period)とよぶ．1発の活動電位の持続時間は約1ミリ秒で，数ミリ秒の不応期がそれに続くために，活動電位の発射頻度は数百Hzを超えることはない．このように，不活性化ゲートが閉鎖している不応期の存在は，ニューロンの過剰発射を抑制するうえで重要な役割を果たしている．また，不応期は活動電位が軸索上を一方向のみに伝導するうえでも必須の役割を果たしている．

この不応期の期間はK^+の流出により細胞膜の外側に接している領域ではK^+濃度が急激に上昇する．軸索上を1発の活動電位が通過すると，膜の外側近接領域ではK^+濃度が1 mM上昇すると報告されている[2)]．さらに，高頻度発射に伴ってK^+濃度は10～12 mMまで上昇する．活動電位に伴うK^+濃度の上昇はニューロンの静止膜電位を脱分極させるとともに，活動電位発生閾値を低下させて過剰興奮を引き起こしかねない．一般に，このK^+濃度の上昇はNa^+/K^+交換ポンプにより速やかに回復すると考えられがちであるが，ATP分解をエネルギー源とするNa^+/K^+交換ポンプの働きは緩徐で，高頻度発射に伴うK^+濃度の上昇を迅速に回復させるには不十分である．このNa^+/K^+交換ポンプの欠点を補って，ニューロン群を取り囲むように張り巡らされたアストロサイト網は空間的K^+緩衝とよばれる機能により，局所的なK^+濃度の上昇を効率的に回復させている(第4章D.1項「グリア細胞の機能」参照)．

(4) イオンチャネルの種類と分子機構

これまで静止膜電位と活動電位発生にかかわる主要なイオンチャネルについて述べたが，ここでK^+チャネルとNa^+チャネル，Ca^{2+}チャネルの種類をまとめ，各チャネルの基本的な分子機構について概説する．イオンチャネルは，イオン通過孔(ポア：pore)形成の主体であるαサブユニットとイオンの通過やチャネル蛋白質の発現を調節するβサブユニットにより構成されるが，本節ではαサブユニットを中心に各チャネルの構造と機能の関連を見てみたい．現在，てんかんにかかわるチャネル遺伝子変異の研究が精力的に進められ，イオンチャネルに対するわれわれの理解を深めてくれている．これらてんかんにかかわるイオンチャネルの遺伝研究については第5章「てんかんの遺伝学」を参照されたい．

最も古い起源をもつイオンチャネルはK^+チャネルで，少なくとも21億年以上前から存在するバクテリアなどの原核細胞にもその基本構造が認

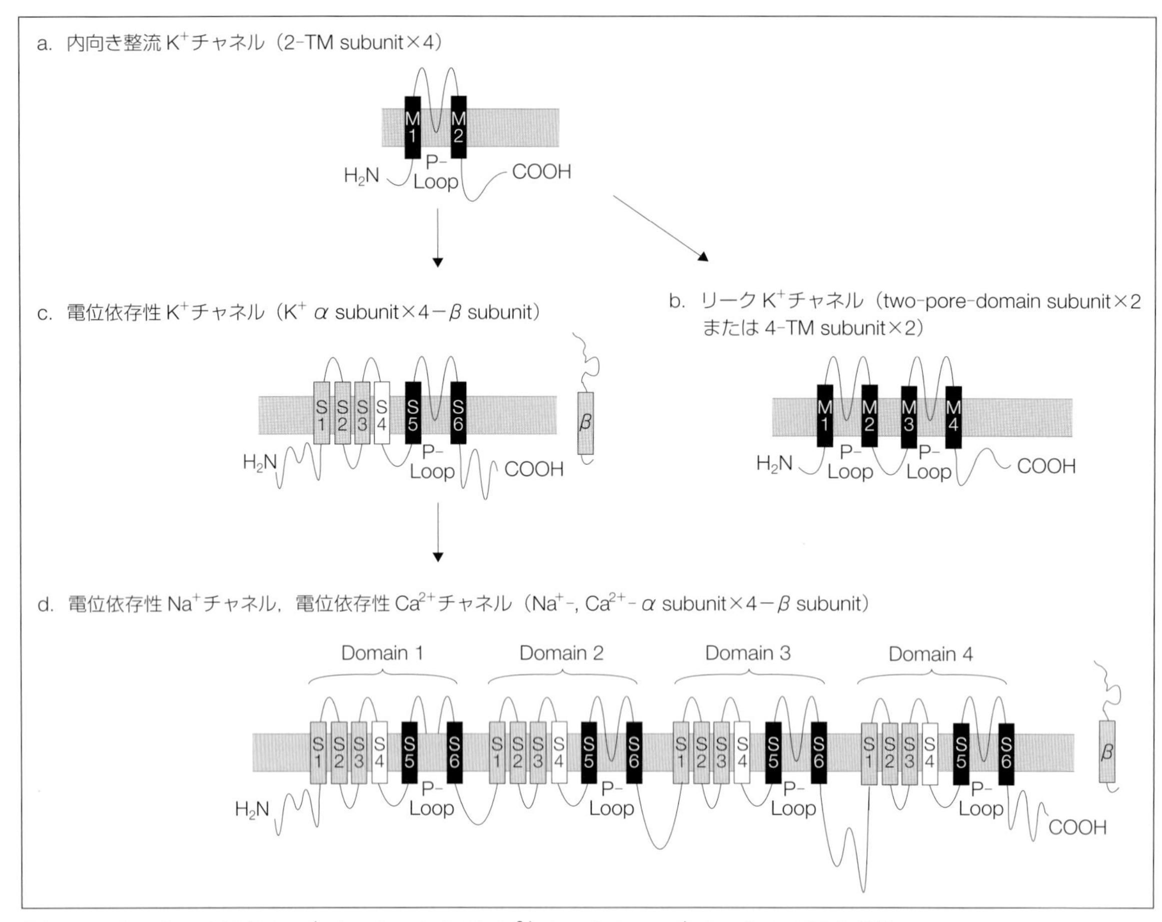

図 4-5　チャネルの進化と K^+チャネルおよび Ca^{2+}チャネル，Na^+チャネルの基本構造
M1～4 と S1～6 は膜貫通セグメントを示す．

められる．その後，K^+チャネルの進化した形から Ca^{2+}チャネルが，さらに Ca^{2+}チャネルから Na^+チャネルへと進化してきたものと考えられている．イオンチャネルの分子進化に関しては，ほかに優れた総説[3]が公刊されているので，詳細はそちらを参照されたい．

a．K^+チャネル

主要なイオンチャネルのなかで最も単純な構造をもつものは，膜2回貫通型(two transmembrane；2-TM)サブユニットが4量体としてポアを形成する内向き整流 K^+チャネル(inward rectifier K^+channel)である[4](**図 4-5a**)．内向き整流 K^+チャネルは，そのサブタイプ間で整流性に差があるものの，基本的には K^+を優先的に細胞内に流入させるポアをもつ．また，内向き整流 K^+チャネルは一般的に電位依存性 K^+チャネルに分類されるが[5]，2-TMサブユニットには通常の電位センサーが存在しない．しかし，膜電位が K^+平衡電位よりも脱分極した状態では，細胞内の Mg^{2+}とスペルミンなどのポリアミンがポアを内側から塞いでしまうという特殊な構造をもつ[6]．これにより，内向き整流 K^+チャネルは，膜電位が K^+平衡電位以下に過分極したときに K^+を細胞内流入させるという内向きの整流特性を獲得している．先に述べたアストロサイト網の空間的 K^+緩衝機能において，内向き整流 K^+チャネルは過剰な細胞外 K^+をアストロサイト内にとり込んで，ニューロンの過剰興奮を防いでいる．

内向き整流 K^+チャネルの2-TMサブユニット

が2つつながって膜4回貫通型(four transmembrane：4-TM)となった分子は，ポアの構成単位(ドメイン)が2つ存在するという意味で，2ポアドメイン・サブユニットとよばれる．この4-TMサブユニット2つの両端がつながってポアを形成し，静止膜電位の成立に重要なリークK^+チャネルを構成する(**図4-5b**)．これまでリークK^+チャネルを単なるK^+専用の孔のように述べてきたが，実際には，このチャネルの開閉様式は細胞内外のpH，温度，細胞膜への機械的圧力，アラキドン酸などの不飽和脂肪酸，揮発性全身麻酔薬など多くの要因によって調節され，生体の多彩な機能を支えている．ヒトのリークK^+チャネルは6つの主要なグループに分類されるが，中枢神経系では主にTREK (TWIK-related K^+channel)とTASK (TWIK-related acid-sensitive K^+channel)とよばれるリークK^+チャネルの発現が認められる．これら2つのリークK^+チャネルの賦活は，K^+の細胞外流出による過分極を引き起こして，細胞興奮性を抑制する．特に，TREK-1は，TREK-1ノックアウト・マウスがカイニン酸てんかん発作を起こしやすいことやTREK-1活動の増強がピロカルピン重積発作を強く抑制することから，重要なてんかん発作防御機序として，また神経保護機序として注目されている．

2-TMサブユニットと類似のポア形成領域(S5-6：Segment 5-6)に，膜電位変化に応じる膜電位感知領域(S1-4)が加わって，電位依存性K^+チャネルのαサブユニットが形成される(**図4-5c**)．このαサブユニット4つがポアを中心に集合して電位依存性K^+チャネルを構成している．その代表的なチャネルは遅延整流K^+チャネル(delayed rectifier K^+channel)とよばれ，上述の活動電位の再分極相で重要な役割を果たしている．電位依存性K^+チャネルの活性化と不活性化の機序は，電位依存性Na^+チャネルと電位依存性Ca^{2+}チャネルのそれと酷似している[7]．したがって，電位依存性チャネルの活性化と不活性化の基本的な機序に関しては次節の電位依存性Na^+チャネルで解説する．

b．電位依存性Na^+チャネル

電位依存性Na^+チャネルのαサブユニットは電位依存性K^+チャネルのαサブユニットと類似のものが4つつながって1つの蛋白分子となったもので，電位依存性K^+チャネルのαサブユニットと相同の各領域をドメイン1〜4とよぶ[8](**図4-5d**)．電位依存性Na^+チャネルの本体はこのαサブユニット1つで構成され，各ドメインのS5-6細胞外ループ(P領域)は内側を向いて細胞膜内に折り込まれる形でポアを構成する．通過可能なイオンの選択性は各ドメインのP領域に存在する合計4個のアミノ酸によって決定される．さらに，電位依存性Na^+チャネルのポア内面に位置するドメイン3とドメイン4のS6は，局所麻酔薬や抗不整脈薬，さらにフェニトインなどの抗てんかん薬の結合領域として重要である(第12章D.1項「ナトリウムチャネル阻害」参照)．細胞膜を貫通しているS4領域にはアルギニンなどのプラス電荷をもつアミノ酸残基が3つおきに配置され，全体としてプラスに帯電している．そのため，細胞内がマイナスに強く過分極しているときには細胞内側に引き込まれ，逆に細胞内のマイナス電位が弱まると捻れるように細胞外方向に向かって回転移動する．このS4の膜電位変化に応じる動きが膜電位センサーの分子的実態である．静止膜電位の状態では，S4-5リンカーとよばれるS4-5の短い細胞内ループがポアの内側に寄ってポアを狭めている．しかし，脱分極によるS4の動きはS4-5リンカーを移動させてポア内のNa^+通過を可能にする．前節では，この脱分極に伴う一連の分子運動を「活性化ゲートが開口する」と表現した．この活性化ゲート開口の基本的な分子機序は電位依存性K^+チャネルと電位依存性Ca^{2+}チャネルでも共通して認められる．

電位依存性Na^+チャネルには，脱分極後数ミリ秒以内に起こる速い不活性化と数百ミリ秒後に姿を現す遅い不活性化が認められる．遅い不活性化機序については不明な点が多いものの，速い不活性化の分子機構は比較的詳細に明らかにされている．電位依存性Na^+チャネルの速い不活性化は，ドメイン3とドメイン4を細胞内でつなぐループ

が蝶番の付いた蓋のように細胞内からポアを塞いでしまうことによる．この不活性化ゲートで最も重要な部分は，ドメイン3〜4ループ内のプラスに帯電した3連疎水性アミノ酸残基，イソロイシン(I)-フェニルアラニン(F)-メチオニン(M)で，ドメイン3とドメイン4のS4〜5リンカーに結合してポアを閉塞すると考えられている．また，β1サブユニットはこの速い不活性化を促進しており，そのためβ1サブユニットの機能不全はニューロンの過剰興奮を招く．

ここで話は電位依存性K^+チャネルに戻るが，活動電位の再分極を促進する遅延整流K^+チャネルの不活性化は緩徐でほんのわずかである．一方，活動電位発生閾値以下で開口する電位依存性A型K^+チャネルでは素早い不活性化が観察される．このA型K^+チャネルの活性化による過分極と不活性化による脱分極は活動電位発射の頻度を制御している．この不活性化ゲートは，電位依存性Na^+チャネルの速い不活性化機序と似て，S1に続くN端末がボール状に集まり，細胞内側からポアを塞ぐ．この不活性ゲートを電位依存性K^+チャネルのN型不活性化という．

上で述べたように通常の電位依存性Na^+チャネルでは，活性化ゲートの開口から数ミリ秒以内に迅速で強力な不活性化が起こっていったん過分極に入る．しかし，活動電位の発生後も数百ミリ秒〜数秒間にわたってチャネルが閉じたり開いたりを繰り返す持続性Na^+電流(persistent Na^+current)とよばれる現象が観察されている．遅い不活性化の1つである持続性Na^+電流は，本来，律動的な興奮やシナプス伝達を促進する正常な適応的神経活動であろうと考えられるが，同時に，てんかん発作の発生を促進するきわめて危険な現象でもある．持続性Na^+電流を引き起こすNa^+チャネルは，通常の電位依存性Na^+チャネルとは別種のチャネルであろうとの見解もあるが，通常の電位依存性Na^+チャネルにおける不活性ゲートが特異的な開閉モードになっているとする考えが有力である．この見解と一致して，てんかん焦点の形成に伴って持続性Na^+電流が増大すると報告されている．ピロカルピンによる重積発作2か月以降に自発発作が間欠的に発生するが，このとき嗅内皮質ニューロンの持続性Na^+電流は著しく増大していた．類似の持続性Na^+電流の増大は，難治側頭葉てんかん患者から摘除された海馬支脚のニューロンでも認められている．さらに，フェニトインなどの抗てんかん薬は通常の活動電位よりも持続性Na^+電流をより強く抑制すると報告されている．このように持続性Na^+電流はてんかん発作の発生に密接に関与していることから，新しい抗てんかん薬の有望な標的として期待されている[9)]．

c．電位依存性Ca^{2+}チャネル

電位依存性Ca^{2+}チャネルはその電気生理学的特性により高閾値活性化型(high voltage activated；HVA)と低閾値活性化型(low voltage activated；LVA)の2群に大別される．高閾値活性化型Ca^{2+}チャネルは，さらに，ほとんどあるいは全く不活性化を示さないL型と，比較的ゆっくりと不活性化するP/Q型，N型，R型Ca^{2+}チャネルに分類される．電位依存性Ca^{2+}チャネルは，電位依存性Na^+チャネルや電位依存性K^+チャネルの構造と機能に類似したαサブユニットと，チャネルの開閉や発現を調節する副次的なサブユニット群(β型，γ型，α2/δ型)の組み合わせによって構成され，それぞれ特徴的な電気的性質をもつ．L型Ca^{2+}チャネルは骨格筋や心筋に高密度に発現して筋の興奮収縮連関を担うとともに，神経系における視覚や聴覚の興奮伝導や分泌細胞における興奮分泌連関に寄与している．また，P/Q，N，R型Ca^{2+}チャネルはシナプス前膜のアクティブゾーンに局在し，神経伝達物質の開口放出において必須の役割を果たす[10)](第4章C.1項「神経伝達物質の放出機構」参照)．一方，低閾値活性型であるT(transient current)型Ca^{2+}チャネルは心臓，腎臓，脳，特に視床と小脳などに特異的に発現し，静止膜電位付近ではほとんどのチャネルが不活性化しているというきわめて特異な不活性化機序をもつ．T型Ca^{2+}チャネルはわずかな脱分極で活性化され，不活性化が速いうえにいったん不活性化されると不活性化からの回

復がきわめて遅い．そのため，自発的かつ間欠的なバースト発射が発生しやすく，ニューロンの興奮性維持や運動調節さらに睡眠覚醒調節において重要な機能を果たしている．また，T型 Ca^{2+} チャネルノックアウトマウスは薬物による欠神発作の誘発に対して強い抵抗性を示す．逆に，視床におけるT型 Ca^{2+} チャネルの過剰賦活は，棘徐波複合(spike and wave)脳波を発生させて欠神てんかん発作を誘発することが知られている(第4章F「欠神てんかんの神経機序」参照)．

文献

1）Tritsch D, et al(編)，御子柴克彦(監訳)：ニューロンの生理学，京都大学学術出版会，2009
2）Adelman WJ, et al: Solutions of the Hodgkin-Huxley equations modified for potassium accumulation in a periaxonal space. Fed Proc 34: 1322-1329, 1975
3）Anderson PA, et al: Phylogeny of ion channels: clues to structure and function. Comp Biochem Physiol B Biochem Mol Biol 129: 17-28, 2001
4）Kubo Y, et al: Primary structure and functional expression of a mouse inward rectifier potassium channel. Nature 362: 127-133, 1993
5）東田陽博，他：カリウムチャネルについて．蛋白質核酸酵素 40：2275-2279，1995
6）久保義弘：内向き整流性カリウムチャネルの構造と機能．蛋白質核酸酵素 40：2288-2296，1995
7）Hille B: Ion channels of excitable membranes (3rd ed). pp23-168, Sinauer Associates, Inc., Sunderland, 2001
8）丸　栄一：抗てんかん薬と薬剤抵抗性．小児科 53：1813-1822，2012
9）Stafstrom CE: Persistent sodium current and its role in epilepsy. Epilepsy Currents 7: 15-22, 2007
10）赤羽悟美，他：高閾値不活化型電位依存性 Ca^{2+} チャネル-L，P/Q，N，R型 Ca^{2+} チャネル．倉智嘉久(編)：別冊・医学のあゆみ「イオンチャネル最前線 update」，pp49-63，医歯薬出版，2005

(丸　栄一)

C　てんかんにかかわるシナプス伝達物質と受容体

1　シナプス伝達物質の放出機構

後シナプスに対応する前シナプスを構成する神経末端内には，神経伝達物質に満たされた直径約40 nmのシナプス小胞が存在する．このシナプス小胞は一神経末端あたり，数100個存在する．活動電位がこの神経末端に到達すると，神経末端が脱分極することにより，Ca^{2+} チャネルが開口し，Ca^{2+} が神経末端内に流入する．この Ca^{2+} 流入がトリガーとなって伝達物質の放出が開始される．すなわち，流入した Ca^{2+} によりシナプス小胞は前シナプス神経末端に移動し，エクソサイトーシス(exocytosis，開口放出)により神経伝達物質の放出が起こる．この過程は1ミリ秒以内に過ぎない．シナプス間隙に放出された神経伝達物質は後シナプス膜の受容体に結合し，その後トランスポーターを介して前シナプス内へ取り込まれる．合成されたり，取り込まれた神経伝達物質はシナプス小胞のトランスポーターを介してこの小胞内に取り込まれ貯蔵される．

(1) 前シナプス神経末端内の構成構造物[1-4]

迅速にシナプス小胞のエクソサイトーシスを起こさせるために，前シナプス神経末端内には多くの蛋白が関与し，きわめて複雑である．シナプス小胞は貯蔵プールにアクチンフィラメントに結合したシナプシンを介して結合している(**図4-6**)．前シナプス神経末端の後シナプスに対面する部位には活性部位(active zone)とよばれる特定の部位がある．活性部位にはBassoon，Piccolo/Aczoninといった蛋白がこの部位と連関した細胞マトリックスを形成し，またRab3-interacting分子(RIMs)，RIM-BP，Munc13，Liprin-α，ELKS/CASTなどの蛋白が互いに結合した形で存在している．またこの活性部位には電位依存性 Ca^{2+} チャネル(P/Q，NおよびT型チャネル)が存在する(**図4-6，7a**)．

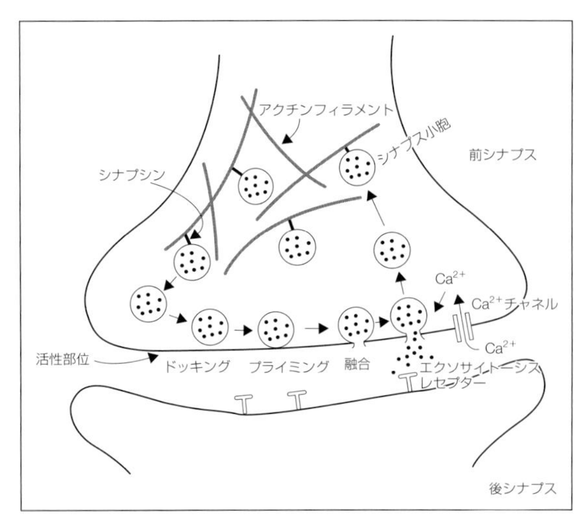

図 4-6　神経伝達物質の移動からエクトサイトーシス（開口放出）に至るプロセスとレクルート

一方，シナプス小胞に結合して存在する蛋白としては，膜を 1 回貫通する型の Ca^{2+} センサーであるシナプトタグミン-1，GTP と結合している Rab3，シナプトブレビン/VAMP（ボツリヌストキシン B/D/F/G により解離する）がある．また前シナプス膜にはシンタキシンがあり，細胞質内には SNAP25（可溶性 NSF 結合蛋白，ボツリヌストキシン A/E により解離），NSF（N-エチルマレイミド感受性因子：シナプス小胞がシナプス前膜に融合するときに必要な ATPase），SNAPs，Munc18-1，Complexin がある．エクソサイトーシスが起こるに際してシナプス小胞と前シナプス膜の間に SNARE（可溶性 N-エチルマレイミド感受性因子接着蛋白受容体）複合体が形成され融合（fusion）が起こる（**図 4-7b**）．この場合シナプトブレビン-1，シンタキシン-1，SNAP25 の 3 者が主要な役割を演じている．

(2) エクソサイトーシスの過程[2-4]（図 4-6，7b）

この過程はシナプス小胞の①移動，②ドッキング，③プライミング，④融合，⑤エクソサイトーシスのステップをとる．エクソサイトーシスの後は⑥エンドサイトーシスにより，シナプス小胞は活性部位を離れ，リサイクルに向かう．

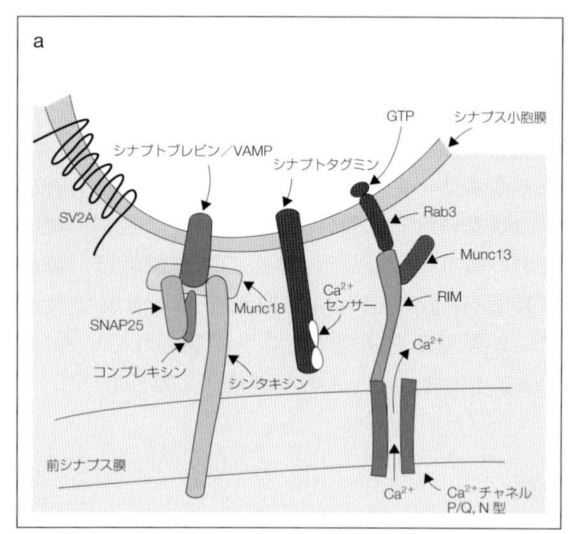

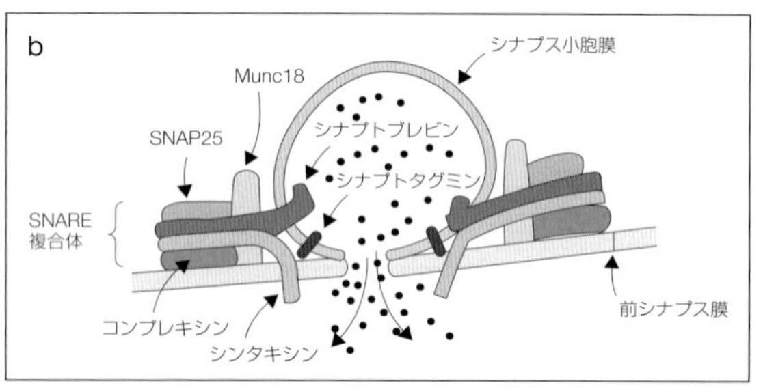

図 4-7　前シナプスからの神経伝達物質の放出機構モデル

a：エクトサイトーシス（開口放出）にかかわる各種蛋白の存在部位と様式.

b：シナプス小胞の融合とエクトサイトーシス（開口放出）.

SNARE 複合体：シナプトレビン/VAMP-SNAP25-Munc18-シンタキシン

活性部位蛋白：RIM，Munc13，RIM-BP，Ca^{2+}チャネル

a．シナプス小胞の移動

神経末端に活動電位が到達すると前シナプスが脱分極することにより，Ca^{2+} チャネルが開口し，Ca^{2+} が流入する．この Ca^{2+} が貯蔵プールのシナプス小胞をアクチンから離脱させ，前シナプス膜の活性部位に向けて移動させる．Ca^{2+} チャネルには P/Q，N，T および L 型があり，活動電位による大きな脱分極により開口するのは P/Q および N 型であり，神経刺激による神経伝達物質の放出に関与する．T 型は主に同期しない mEPSC（微小興奮性後シナプス電流）および mIPSC（微小抑制性後シナプス電流）など自発発火に伴って開口する．

b．ドッキング

シナプス小胞は活性部位においてドッキングする．この活性部位はRIMs, ELKS/CAST, Bassoon, Piccolo/Aczonin, Munc13およびLiprin-αが土台として活性部位複合を形成している．このうちRIMが中核ハブとなっており，シナプス小胞に結合しているRab3にRIMがMunc13とともに結合することにより，シナプス小胞と活性部位のドッキングが形成される．

c．プライミング(融合準備)

シナプス小胞にはシナプトブレビン/VAMPが結合している．活性部位にはシンタキシンが結合して存在する．この蛋白は膜を1回貫通し，細胞外へ短いドメインを，細胞内には長いドメインをもつ．このシンタキシンには細胞質内に存在するSNAP25が結合し，さらにこれにシナプトブレビン/VAMPが結合し，これらはSNARE複合体としてシナプス小胞を活性部位に結合し，融合の準備段階が整えられる．SNARE複合体はシナプス小胞と前シナプス膜とのブリッジ役をしている．ただしこのSNARE複合体は一過性の集合体である(*trans*-SNARE complex)．さらにこのSNARE複合体にコンプレキシンが結合するとシナプトタグミンの作用を活性化し，この結果プライミング増強される．コンプレキシンはシナプトタグミンのプライミング作用のコファクターと考えられている．なおシンタキシンの一部にはMunc18が結合しており，Munc18はエクトサイトーシスには必須とも考えられている．なお，BassoonおよびPiccoloは，前シナプスの細胞構築を形成していると考えられている．

d．フュージョン(融合)

活動電位が神経末端に到達し，開口したCa^{2+}チャネルから流入したCa^{2+}は，シナプス小胞に結合しているシナプトタグミンのCa^{2+}結合部位に結合することにより，シナプトタグミンはシナプス前膜に結合する．それと同時に流入したCa^{2+}がトリガーとなりSNARE複合体は安定した集合体(*cis*-SNARE complex)となり，融合が完成する．

e．エクソサイトーシス(開口放出)

エクソサイトーシスはシナプトタグミンによって開始する．すなわち，Ca^{2+}がシナプトタグミンに結合することにより，SNARE複合体と相互作用をきたし，融合孔を形成し開口する．さらにSNARE複合体にNSFとSNAPが結合することにより融合孔はさらに拡大し，神経伝達物質の放出が起こる．融合孔はシナプス小胞内と細胞外が交通し，小胞内の神経伝達物質が放出されるにあたり，融合孔がどのようにして形成されるのかについてはなお不明である．シナプス小胞膜を4回貫通するシナプトフィジンがシナプス前膜にあるフィゾフィリンと結合することによりチャネルが形成されるのではないかと考えられている．

f．エンドサイトーシス

いったん融合孔が開口し神経伝達物質の放出が起こると，引き続きNSF/SNAP ATPaseによりSNARE複合体としての集合体が解体され，次の放出に向けてリサイクルされる．

(3) SV2A(シナプス小胞蛋白2A)の役割[5-7]

SV2Aはシナプス小胞膜を12回貫通する糖蛋白である．シナプス小胞蛋白(SV)はA，BおよびCの3種があり，SV2Aは神経細胞と内分泌細胞に存在する．SV2Aはトランスポーターと構造的に類似しているため，シナプス小胞においてトランスポーターとして働くのではないかと考えられてきた．SV2Aをノックアウトすると，Ca^{2+}センサーであるシナプトタグミンの発現が抑制され(その量を減少し)，そのインターナリゼーションを抑制することが報告されている．SV2Aはシナプス小胞の膜活性部へのドッキング後からSNARE複合体の形成までの間のプロセス，すなわちプライミングの過程に働くことにより，シナプス小胞の融合を誘導するCa^{2+}の作用を調節し，神経伝達物質の放出を調節していると考えられている．SV2Aを欠くマウスでは興奮性および抑制性神経の両者において小胞の融合が抑制され，

Ca^{2+}誘発の神経伝達が抑制されることが明らかにされている．このようなことからSV2Aは神経伝達物質の放出を亢進させる方向に働いていると考えられる．

(4) レベチラセタム(LEV)のSV2Aに対する作用と抗てんかん作用[8-12]

LEVは神経末端内に移行し，小胞上存在するSV2Aに結合し神経伝達物質の放出を調節することにより抗てんかん作用を示すとされている．この場合LEVはSV2Aのプライミング過程への関与を抑制することにより，神経伝達物質の放出に対し抑制的に働くと考えられている．しかしLEVは興奮性および抑制性ニューロンの両者の神経末端に存在するSV2Aに結合する．実験的にはLEVは正常動物(ラット)の興奮性シナプス伝達(EPSP)および抑制性シナプス伝達(IPSP)の両者を共に抑制する．しかし遺伝性のてんかんモデル動物(SER)を用いた研究では海馬CA3細胞において苔状線維刺激により得られる脱分極シフトと頻回発射はLEVの低濃度により抑制され，かつ第1番目の活動電位は抑制されないことからてんかん原性が完成された回路においては過剰な興奮性伝達がより少量のLEVにより抑制されるものと考えられる．またLEVの抗てんかん作用にはそのほか，てんかん原性の完成された動物のL型Ca^{2+}チャネルの抑制[13]，N型Ca^{2+}チャネルの抑制，細胞内貯蔵部からのCa^{2+}の遊離抑制など多様な作用も関与していると考えられている．

文献

1）Doussau F, et al: The actin cytoskeleton and neurotransmitter release: An overview. Biochimie 82: 353-363, 2000
2）Chua JJE: macromolecular complex at active zones: integrated nano-machineries for neurotransmitter release. Cell Mol Life Sci published online 10 June 2014
3）Südhof TC: Neurotransmitter release: The last millisecond in the life of a synaptic vesicle. Neuron 80: 675-690, 2013
4）Südhof TC, et al: synaptic vesicle exocytosis. Cold Spring Harb Perspect Biol 3: a005637, 2011
5）Bragina L, et al: Analysis of synaptotagmin, SV2, and Rab3 expression in cortical glutamatergic and GABAergic axon terminals. Front Cell Neurosci 5: 1-9, 2012
6）Nowack A, et al: SV2 regulates neurotransmitter release via multiple mechanisms. Am J Physiol Cell Physiol 299: C960-C967, 2010
7）Yao J, et al: Co-trafficking of SV2 and synaptotagmin at the synapse. J Neurosci 30: 5569-5578, 2010
8）Kaminski RM, et al: Proepileptic phenotype of SV2A-deficient mice is associated with reduced anticonvulsant efficacy of levetiracetam. Epilepsia 50: 1729-1740, 2009
9）Lynch BA, et al: The synaptic vesicle protein SV2A is binding site for the antiepileptic drug levetiracetam. Proc Natl Acad USA 101: 9861-9866, 2000
10）Meehan AL, et al: A new mechanism for antiepileptic drug action: vesicular entry may mediate the effects of levetiracetam. J Neurophysiol 106: 1227-1239, 2011
11）Meehan AL, et al: levetiracetam has an activity-dependent effect on inhibitory transmission. Epilepsia 53: 469-476, 2012
12）笹　征史：Levetiracetamの薬理作用—そしててんかん原性抑制への期待．臨床精神薬理 13：1671-1683, 2010
13）Hanaya R, et al: Modulation of abnormal synaptic transmission in hippocampal CA3 neurons of spontaneously epileptic rats (SERs) by levetiracetam. Brain Res Bull 86: 334-339, 2011

（笹　征史）

2　グルタミン酸とその受容体

グルタミン酸(glutamic acid)は脳内における主要な興奮性の神経伝達物質の1つであり，抑制性の神経伝達物質であるGABAと並び，中枢神経系の幅広い機能に深くかかわっている．グルタミン酸は神経細胞内で合成され，シナプス末端から放出されたのち，後述する特徴的な多種にわたるグルタミン酸受容体を介して，神経発達や長期増強・長期抑制に代表されるシナプス可塑性，記憶学習といった重要な神経活動を制御する．一方でグルタミン酸は神経毒性を示すことでも注目されており，神経変性疾患やてんかんのような神経学的異常にも大きな役割を担っていることが知られている．

本項では，グルタミン酸とその受容体の分類や機能について，また特にNMDA(N-メチル-D-

表 4-2 イオンチャネル型グルタミン酸受容体の IUPHAR 分類

	IUPHAR サブユニット分類	HUGO 遺伝子名	既知の名称
AMPA	GluA1	*GRIA1*	GLU_{A1}, GluR1, GluRA, GluR-A, GluR-K1, HBGR1
	GluA2	*GRIA2*	GLU_{A2}, GluR2, GluRB, GluR-B, GluR-K2, HBGR2
	GluA3	*GRIA3*	GLU_{A3}, GluR3, GluRC, GluR-C, GluR-K3
	GluA4	*GRIA4*	GLU_{A4}, GluR4, GluRD, GluR-D
Kainate	GluK1	*GRIK1*	GLU_{K5}, GluR5, GluR-5, EAA3
	GluK2	*GRIK2*	GLU_{K6}, GluR6, GluR-6, EAA4
	GluK3	*GRIK3*	GLU_{K7}, GluR7, GluR-7, EAA5
	GluK4	*GRIK4*	GLU_{K1}, KA1, KA-1, EAA1
	GluK5	*GRIK5*	GLU_{K2}, KA2, KA-2, EAA2
NMDA	GluN1	*GRIN1*	GLU_{N1}, NMDA-R1, NR1, GluRξ1
	GluN2A	*GRIN2A*	GLU_{N2A}, NMDA-R2A, NR2A, GluRε1
	GluN2B	*GRIN2B*	GLU_{N2B}, NMDA-R2B, NR2B, hNR3, GluRε2
	GluN2C	*GRIN2C*	GLU_{N2C}, NMDA-R2C, NR2C, GluRε3
	GluN2D	*GRIN2D*	GLU_{N2D}, NMDA-R2D, NR2D, GluRε4
	GluN3A	*GRIN3A*	GLU_{N3A}, NMDA-R3A, NMDAR-L, chi-1
	GluN3B	*GRIN3B*	GLU_{N3B}, NMDA-R3B
Delta	GluD1	*GRID1*	GluRδ1
	GluD2	*GRID2*	GluRδ2

(Collingridge GL, et al: A nomenclature for ligand-gated ion channels. Neuropharmacology 56: 2-5, 2009 より改変引用)

アスパラギン酸：N-methyl-D-aspartic acid）型受容体を中心にてんかんとの関連を中心に述べる．

(1) グルタミン酸受容体の分類

グルタミン酸の受容体はイオンチャネル型と代謝型の 2 つがあり，イオンチャネル型は 16 種類のサブユニットによる 3 種類，代謝型は 8 種類のサブユニットによる 3 種類にそれぞれ分類される．特にイオンチャネル型はもともと薬理学的に発見されたそれぞれの受容体アゴニスト名をもとに命名され，それが慣例として周知されてきた経緯がある．しかし実際には同じ受容体でも発見した動物種やクローニングした各研究者などによって異なって名づけられたものもあり，混乱を呈していたことも事実である．現在は国際薬理学連合（International Union of Basic and Clinical Pharmacology；IUPHAR）により**表 4-2** のような分類が推奨され，徐々に周知されてきている[1)]．

(2) 各受容体の機能

イオンチャネル型の各受容体について，AMPA（α-アミノ-3-ヒドロキシ-5-メソオキサゾール-4-プロピオン酸：α-amino-3-hydroxy-5-methyl-4-isoxazolepropionic acid）型と KA（カイニン酸：kainate）型受容体はグルタミン酸の結合により Na^+ を透過させることで速い伝達を行うのに対し，NMDA 型は通常 Mg^{2+} によりチャネルがブロックされておりほとんど働かない．しかし AMPA 型受容体などの持続的な活性化によりシナプス後膜に強い脱分極が生じた際に，この Mg のブロックが外れ，大量の Ca^{2+} が流入する．この細胞内 Ca^{2+} の増加をきっかけとして，シナプス可塑性やてんかん様発射，神経細胞死といった神経細胞の性質の変化が生じるといわれている．

代謝型グルタミン酸受容体はG蛋白質共役型受容体(G protein-coupled receptor；GPCR)であり，グルタミン酸の結合によりG蛋白を介して細胞内シグナル伝達が行われる.

イオンチャネル型受容体はいずれも4つのサブユニットからなる4量体で，例えばNMDA型では2つのNR1と2つのNR2(あるいはNR3)の組み合わせからなり，主にNR1/NR2A，NR1/NR2Bで構成される．NR1受容体サブユニットは胎生期から出生後にかけて脳内で広く発現しているのに対して，NR2は発達に伴い脳内の分布が変わることが知られている．胎生期には脳内でNR2Bが広範に発現しているが，出生後は次第にNR2Bの発現は減少して皮質や海馬などいわゆる前脳中心に限局し，代わりにNR2Aが脳内で広範に発現してくることが特徴である[2]．またNMDA型受容体は，構成しているNR2受容体サブユニットの違いによって，後述のてんかん以外にも生理機能が異なっていることが明らかにされるなど[3]，中枢神経系での発現の違いだけでなくNR2AとNR2Bによる受容体機能の違いに関心が寄せられている.

(3) てんかんとの関連

てんかん患者の切除脳標本を用いた研究や，あるいは動物モデルによるキンドリング実験や各受容体アゴニスト・アンタゴニストを用いた薬理学的研究などから，てんかん発作とグルタミン酸受容体が密接に関連していることが明らかにされた[4]．なかでも特にAMPA型とNMDA型受容体が興奮性シナプスで重要な役割を担っている．各受容体のアンタゴニストを用いた*in vitro*研究により，AMPA型はてんかん様発射の生成に関与し，一方NMDA型は発射時間の延長に関与していることが示唆されている[5,6]．患者脳標本を用いた研究ではNMDA型受容体の発現変化について報告されているが，脳内の部位の違いや海馬硬化の有無によって発現に差があり，またキンドリングやピロカルピン投与といった動物モデルについても多くの報告があるものの，現在まで一致した見解は得られていない[6]．しかしながら，同じモデルでもNR2AとNR2Bでは異なる変化を呈した報告が多く，両者の機能の違いを反映していると考えられる.

近年，神経細胞に対するグルタミン酸の神経毒性にシナプス外NMDA型受容体が強く関連していることが注目されている．特にNR2受容体サブユニットについてはNR2Aが主にシナプス部位に発現し，NR2Bがシナプス外に発現が多いことが特徴で，シナプス外NR2Bの作用についての研究が進められている．シナプス外NMDA型受容体はシナプス部位で放出されたグルタミン酸が漏れ出た，いわゆるスピルオーバーやアストロサイトから放出されたグルタミン酸による非シナプス性伝達の主要な経路であり，またシナプス部位によるNMDA型受容体機能とは異なり，神経保護的なERK1/2経路を抑制することなどによって細胞死を促進することが示唆されていることから[7]，今後は，てんかん発作後の細胞死に及ぼすシナプス外NR2Bサブタイプの影響について解明されることが期待されている.

文献

1) Collingridge GL, et al: A nomenclature for ligand-gated ion channels. Neuropharmacology 56: 2-5, 2009
2) Monyer H, et al: Developmental and regional expression in the rat brain and functional properties of four NMDA receptors. Neuron 12: 529-540, 1994
3) Liu L, et al: Role of NMDA receptor subtypes in governing the direction of hippocampal synaptic plasticity. Science 304: 1021-1024, 2004
4) Dingledine R, et al: Excitatory amino acid receptors in epilepsy. Trends Pharmacol Sci 11: 334-338, 1990
5) Rogawski MA: AMPA receptors as a molecular target in epilepsy therapy. Acta Neurol Scand Suppl 197: 9-18, 2013
6) Ghasemi M, et al: The NMDA receptor complex as a therapeutic target in epilepsy: a review. Epilepsy Behav 22: 617-640, 2011
7) Hardingham GE, et al: Synaptic versus extrasynaptic NMDA receptor signalling: implications for neurodegenerative disorders. Nat Rev Neurosci 11: 682-696, 2010

(神出誠一郎)

3 てんかん発作を促進するその他の伝達物質と受容体

脳内の神経伝達物質の調節は複雑な相互作用のもとで行われており，ある神経伝達物質が細胞の興奮性を変化させるだけでなく，別の神経伝達物質の濃度を増加させたり減少させたりすることで，適切な活動を保っている．したがって，ある物質がてんかん発作を促進するという場合にも直接細胞の特性を変化させる場合と，ほかの物質を介して二次的に変化させる場合とがある．直接作用する場合，神経伝達物質は受容体に結合することで神経細胞内のイオン濃度を変化させたり，G蛋白を活性化させることでさまざまな酵素活性を変化させたりする．ここでは主にグルタミン酸以外の伝達物質が発作を促進する場合について解説する．

(1) アセチルコリン acetylcholine[1)]

アセチルコリンは低分子量伝達物質であり，アセチルコリンを放出する神経細胞は神経筋接合部や自律神経系以外にも脳内で大脳皮質や海馬を含む広範な領域に投射している．アセチルコリンはイオンチャネル型受容体であるニコチン性アセチルコリン受容体とG蛋白共役型受容体であるムスカリン性アセチルコリン受容体に結合する．

ムスカリン性アセチルコリン受容体の作動薬であるピロカルピンをげっ歯類に投与すると即座に発作の発生が認められることから，ムスカリン性アセチルコリン受容体を介したシグナルは発作を促進していると考えられている．興奮性を上昇させる細胞内メカニズムとして，G蛋白($G_{q/11}$)の働きを介した電位依存性のカリウムチャネルの閉鎖と，それに伴う細胞の脱分極が考えられている．

ニコチン性アセチルコリン受容体はナトリウムイオンやカリウムイオン，カルシウムイオンなどの陽イオンを通過させるが，この受容体遺伝子の変異(*CHRNA4*，*CHRNB2*，*CHRNA2*)が多くの常染色体優性夜間前頭葉てんかん患者で認められている．これらの変異の機能解析では，アセチルコリンへの感受性の増大が報告されていることから，ニコチン性アセチルコリン受容体を介したシグナルも発作を促進する方向に働いていると考えられる．

(2) ヒスタミン histamine[2)]

ヒスタミンは後述(第4章C5項「てんかん発作を抑制するその他の伝達物質とその受容体」参照)するように多くの場合において，てんかん発作を抑制する作用をもつと考えられている．しかし，G蛋白共役型受容体($G_{i/o}$)であるH3受容体の選択的な阻害薬は発作を抑制することから，H3受容体の活性化は発作を促進すると考えられる．H3受容体はシナプス前終末に存在し，活性化によってGABAやドーパミン，ヒスタミンなどのさまざまな神経伝達物質の放出を抑制することから，H3受容体の活性化はこれらの伝達物質の放出を抑制し，てんかん発作を促進するのではないかと考えられている．

(3) サブスタンスP substance P[3)]

サブスタンスPはタキキニンファミリーに属する11のアミノ酸よりなるペプチドであり，神経組織においては痛覚や炎症に関連している．サブスタンスPがニューロキニン1(NK1)受容体に結合すると，G蛋白の働きを介してカリウム電流を抑制したり，興奮性アミノ酸への感受性を高めることで神経細胞を脱分極させる作用をもつ．サブスタンスPの発現は電気刺激による発作の重積時に増加しており，NK1受容体の阻害薬を投与すると電気刺激による発作重積の開始を遅延させ，発作重責状態を緩和することができる．したがって，サブスタンスPは発作を促進する物質であると考えられる．抗てんかん薬のガバペンチンやプレガバリンはP/Qタイプの電位依存性カルシウムチャネルを阻害し，サブスタンスPの放出を抑制することが報告されている．

(4) インターロイキン1β interleukin 1β(IL1β)および6(IL6)[4)]

IL1βやIL6は炎症反応に関係する炎症性サイトカインの一種で，受容体はそれぞれIL1受容体およびIL6受容体である．

海馬硬化を伴う側頭葉てんかん患者の海馬切除標本ではIL1βとその受容体の発現が増強しており，動物実験では，IL1βの海馬内投与によって発作が増悪することから，IL1βはてんかん発作を促進する物質と考えられている．IL1β遺伝子の変異は熱性けいれんにも関連している．IL1βがてんかん発作を促進するメカニズムとしては，グリア細胞を介したメカニズム，NO産生の増強，GABA受容体の阻害，NMDA型受容体の機能増強，カリウムイオンの細胞外流出の阻害などが報告されている．

IL6も発作を促進する可能性が指摘されている．IL6を過剰発現するように遺伝子改変されたマウスでは自発発作が観察される．また，成体ラットの鼻腔内にIL6を投与することでペンチレンテトラゾールにより誘発される発作が増悪する．しかし，発達期のラットでは高体温による発作がIL6の投与により軽減されるという報告や，IL6のノックアウトマウスではカイニン酸による発作が増悪するという報告もあり，決定的な役割やその機序は明らかになっていない．強直間代発作を呈した患者の脳脊髄液や血清ではIL6の増加が認められている．

(5) 脳由来神経栄養因子 brain-derived neurotrophic factor (BDNF)[1]

BDNFは神経栄養因子であり，神経細胞の生存と分化を制御しているペプチドである．さらにBDNFは神経細胞の興奮性や可塑性を直接制御する神経修飾因子としての機能ももつ．BDNFの受容体はTrkBというレセプター型チロシンキナーゼであり，BDNFの結合によりさまざまなリン酸化酵素を活性化させる．BDNFは細胞の障害に対して保護的に働く一方で回路の興奮性を上げ可塑性を促進する．発作閾値に対するBDNFの影響を検討した研究では，げっ歯類の海馬にBDNFを投与することで発作が誘発されることが報告されている．またBDNFの過剰発現は発作閾値を低下させる．したがって総合的には発作を促進する方向に働くと考えられる．BDNF mRNAの発現は側頭葉てんかん患者の海馬の切除標本において増加している．

文献

1) Engel Jr, et al: Epilepsy: A Comprehensive Textbook. Second ed. Lippincott Williams & Wilkins, Philadelphia, 2007
2) Haas HL, et al: Histamine in the nervous system. Physiol Rev 88: 1183-1241, 2008
3) Kovac S, et al: Neuropeptides in epilepsy. Neuropeptides 47: 467-475, 2013
4) Li G, et al: Cytokines and epilepsy. Seizure 20: 249-256, 2011

（菅谷佑樹）

4　GABAとその受容体

てんかん発作の発生は，興奮性神経伝達と抑制性神経伝達のアンバランスによる神経細胞の同期的活動が基本となり，神経回路間の同期による神経活動の集団的発振が起こることによる．本項ではGABA作動性抑制性神経伝達についての生理学的基礎とてんかんとのかかわりについて述べる．

(1) GABA受容体の種類と分布

最も主要な抑制性神経伝達物質であるGABA (γ-aminobutyric acid)はシナプス後膜に過分極を惹起し神経活動を抑制する．GABA受容体はリガンド作動型Cl^-チャネルである$GABA_A$受容体とG蛋白質共役型でK^+チャネルを開口する$GABA_B$受容体に大別される．

a．$GABA_A$受容体

$GABA_A$受容体はα1-6，β1-3，γ1-3，ρ1-3，ε，δ，θ，πの全部で19種類のサブユニットが知られ，ほとんどはαサブユニット2つ，βサブユニット2つ，γ，δ，ε，πのうち1つで構成されるヘテロ5量体であり（ρサブユニットは特殊でρサブユニット同士でオリゴマー化する），いずれもリガンド作動型Cl^-チャネルを形成する[1-3]．GABA結合部位はαサブユニットとβサブユニットの境界に存在し，ベンゾジアゼピン系薬物はαサブユニットとγサブユニットの境界部分に，バルビツール系薬物はβサブユニットに結合する．$\alpha1$，$\beta2$，$\gamma2$が各々のサブユニットサブタイプのなかで最も多く過半数を占める．したがって，最も一般的なサブユニット構成は$\alpha1\beta2\gamma2$のヘテロ5量体であり，中枢神経系にほぼ一様に存在するが，$\beta1$と$\beta3$も比較的豊富に存在し，$\alpha2$と$\alpha3$は$\alpha1$と似た分布を示すが量は少ない[3]．大脳皮質ではα1-5，β1-3，γ1-3，δの発現が確認されている．海馬においては大脳新皮質と異なり，$\alpha2>\alpha1$，$\beta1>\beta2$，3である[3]．歯状回でもこれと同様の発現パターンであるが，大きな違いは$\alpha4$の発現が特徴的にみられることである．視床においても$\alpha1\beta2\gamma2$が主要なサブユニット構成であるが，特徴として，$\alpha4$，δなどが腹側基底核群や外側膝状体などの中継核にみられる[3]．一方，視床の投射ニューロンへのフィードバック抑制にかかわる網様核のGABAニューロンでは$\alpha3\beta3\gamma2$が主役である[3]．

通常$GABA_A$受容体は細胞内でゲフィリン(gephyrin)と結合してシナプス後膜に集合して存在し，速い一過性の抑制にかかわるが，シナプス外にも存在し，シナプスから漏出したGABAによって持続的(tonic)に活性化される(トニック抑制)[1]．後者では感受性が高くかつ脱感作がきわめて弱いという特性があり，δサブユニットは$\alpha4$や$\alpha6$(小脳顆粒細胞にのみ存在)とヘテロ5量体を構成し，小脳顆粒細胞のほか，歯状回顆粒細胞，大脳皮質Ⅱ/Ⅲ層の錐体細胞，大脳皮質や海馬の介在ニューロン，視床腹側基底核群や外側膝状体などの中継核，線条体，脊髄後角などに存在してトニック抑制にかかわっている．この$\alpha4$や$\alpha6$含有受容体はベンゾジアゼピン系薬剤の感受性が低いという特徴ももっている．$\alpha5$サブユニットもトニック抑制に関係することが知られており，海馬錐体細胞や大脳皮質V層の錐体細胞のシナプス外に存在している[1-3]．これら$GABA_A$受容体のサブユニット構成は多くはげっ歯類で調べられたものであるが，ヒトでもほぼ同様の報告がなされている[4,5]．例外としては，ヒト海馬では，CA1でラットにほとんど発現のない$\alpha3$が豊富であったり，CA3で$\alpha1$の発現がなく，歯状回門領域の苔状細胞でげっ歯類ではみられないα1，2が豊富に発現することなどが知られている[4]．

b．$GABA_B$受容体

一方，$GABA_B$受容体はB1($GABA_B$R1，GB1，GBR1)とB2($GABA_B$R2，GB2，GBR2)があり，B1はさらにB1aとB1bが同定されている．B1サブユニットとB2サブユニットがヘテロ2量体を形成する．G蛋白質共役型の受容体で主に$G_i\alpha$や$G_o\alpha$タイプと共役し，$G\beta\gamma$を介して，K^+チャネルを開口し電気化学勾配に従ったK^+流出による過分極を惹起し，また，電位依存性Ca^{2+}チャネルの開口を抑制してCa^{2+}流入を減少させる．$GABA_B$受容体はシナプス後とシナプス前の両方に存在し，前者のメカニズムでシナプス後細胞を抑制し(遅い抑制)，後者のメカニズムでシナプス前抑制として伝達物質の放出量を減少させる[6]．中枢神経系に広く分布し，特に海馬錐体細胞，歯状回顆粒細胞，大脳皮質錐体細胞，視床，さらにこれらの部位の介在ニューロンに強く発現している．介在ニューロンのものはシナプス外にも存在しオートレセプターとして働くと考えられている[6]．小脳における発現も強いが，脊髄での発現は弱い．B1/B2ヘテロ2量体を形成することから，B1サブユニットとB2サブユニットの局在に大きな差はないが，B1aとB1bについては例えば小脳などで細胞種による発現の差があることが知られている[6]．

(2) GABA受容体の発達による変化

$GABA_A$受容体は発達過程でサブユニット構成が変化する．げっ歯類でよく調べられており，胎生期ではαサブユニットはα2，3，4，5が主要である．$\alpha1$は出生後もまだ発現が弱く，生後1週目頃から増え始めるのに伴い，$\alpha2$が減り始める．$\alpha5$は胎生期から発現はあるが，量的には発達とともに減る傾向がある．一方βサブユニットではβ2，3は胎生期から豊富に発現している．

γ サブユニットは胎生期には γ1-3 が発現しているが，全体的には発達に伴い γ1，3 が減少し，次第に γ2 が主体となる[2]．ヒトでの研究は少ないが，α1 と γ2 が発達とともに増加して，成長後は主要となる点はげっ歯類と同様であると思われる[5]．各脳部位での発達変化についてげっ歯類での報告を以下に示す[2]．胎生期の大脳皮質では，α2-5，β2，3，γ1，2 が主要である．α2，3，5，が皮質全層にあるのに対し，脳室帯の神経幹細胞には $\alpha4\beta1\gamma1$ サブユニットが特異的に発現しており，神経発生とのかかわりが示唆されている．α1 は生後に発現が増加するのに対し，α2，3，5 は生後減少し，特に α2 は V 層など深層での発現が低下する．β3 の発現は生後減少していき，γ3 と δ は生後増加する．海馬では，α2，α5，γ2 は胎生期から発現が認められ生後まで増加傾向が続く．β3 は胎生期にも発現が観察されるが，β2 と δ は主に生後から発現が認められる．視床では胎生期から生後数週にかけて α2，3，5 の発現が多いがやがてこれらは減少し，替わって α1，4，β2 や δ が増加してくる[2]．

$GABA_B$ 受容体サブユニットは胎生期からすでに B1 も B2 も一定の発現を示している．B1 では B1a が胎生期から生後発達期にかけて主要であるが，成熟すると B1b が主要となる[6]．$GABA_A$ 受容体も $GABA_B$ 受容体も胎生期のシナプス形成前から発現しているものは，非シナプス性に傍分泌される GABA やタウリンをアゴニストとして，神経発生や細胞移動にかかわっている[1,2]．

(3) 細胞内 Cl^- 濃度に依存する $GABA_A$ 受容体作用の動的変化（過分極か脱分極か）

$GABA_A$ 受容体は Cl^- チャネルを構成し，GABA が結合しチャネルが開口すると Cl^- は電気化学勾配に従い（Cl^- の平衡電位に向かって），受動的に細胞の外から内に流入し膜電位を過分極する．その過分極によって，シナプス後細胞の興奮を抑制する．ただし，静止膜電位によって細胞内がマイナスにチャージしているので，陰イオンである Cl^- は常に反発力を受けている．すなわち，Cl^- は濃度勾配に従って細胞内に流れようとするが，電気的に反発されて細胞外に押し戻されようとしているので，電気勾配と濃度勾配のバランスで Cl^- の流れの向き（電気化学勾配）が変わる[7]．通常 Cl^- は細胞外に多く細胞内に少ないので Cl^- の濃度勾配が十分大きく，Cl^- は反発する電気勾配に打ち勝って流入し膜電位を過分極する．ところが，もし細胞内 Cl^- 濃度（$[Cl^-]_i$）が高く，濃度勾配が小さくなると，Cl^- はもはや反発する電気勾配に勝てず，電気化学勾配は逆転し，Cl^- は細胞内から細胞外へ流出して膜電位を脱分極する．したがって神経細胞にとって Cl^- ホメオスタシスの動的変化（Cl^- ホメオダイナミクス）はきわめて重要で，これを制御しているのが神経細胞膜の Cl^- トランスポーターであり，細胞内から細胞外へ Cl^- を運ぶ排出型の K^+-Cl^- cotransporter（KCC2）と，逆に細胞外から細胞内に Cl^- を運ぶ取込み型の Na^+，K^+-$2Cl^-$ cotransporter（NKCC1）が主な役割を担っている（**図 4-8**）[7]．

成熟脳では KCC2 が NKCC1 より優位に働き KCC2 による Cl^- 排出で $[Cl^-]_i$ は通常 10 mM 以下であるが，発達初期の神経細胞では NKCC1 が KCC2 より優位に働き，NKCC1 による Cl^- 蓄積によって $[Cl^-]_i$ が高く維持され数十 mM にも達する．そのため，未熟な神経細胞における $GABA_A$ 受容体反応は過分極ではなく脱分極である[7]．さらに，GABA の作用はシナプス構造の発達などに伴って非シナプス（傍分泌）性あるいはシナプス性，持続性（tonic）あるいは一過性（phasic），興奮性あるいは抑制性と多様な変化を示し，その生理的役割も神経系発達の基盤である神経発生，細胞移動，突起伸長，シナプス形成から，傷害後に起こる軸索再生・シナプス再生への働きまで，クラシカルな「抑制性神経伝達物質」の概念ではとても収まらない実に多彩なものである（マルチモーダル GABA）[1,2,7]．

(4) てんかん発作発生にかかわる Cl^- ホメオダイナミクス

GABA はフィードフォワードあるいはフィードバック性に興奮性シナプス伝達を抑制するので，通常であればてんかん発作の発生を防ぐ．し

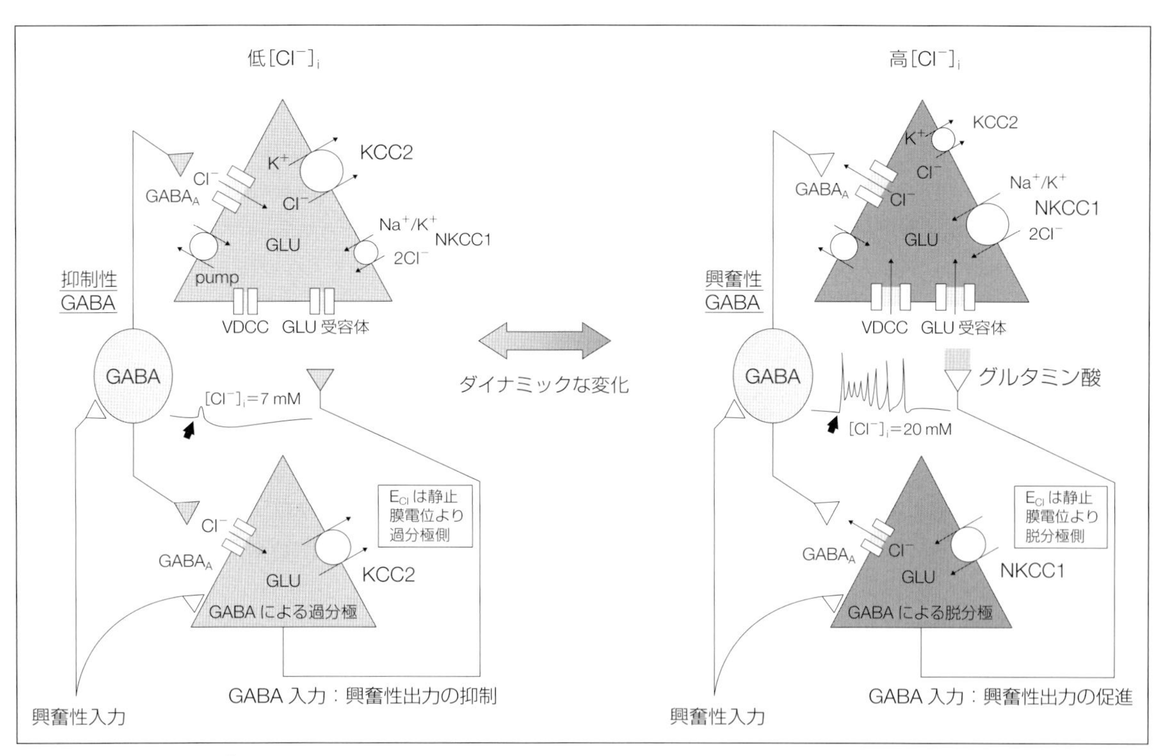

図 4-8 Cl⁻ホメオダイナミクス

KCC2 の活動減少あるいは NKCC1 の活動増加により Cl⁻の排出/取り込みのバランスが変わると，静止的な$[Cl^-]_i$が上昇し，Cl⁻濃度勾配(内向き)が減少して膜を挟んだ Cl⁻の電気化学勾配が逆転する．そのため，GABA により開口した $GABA_A$ 受容体-Cl⁻チャネルを透過して，もともとは流入(左図)していた Cl⁻は流出(右図)するようになる．すなわち GABA 作動性過分極は脱分極性となり，抑制-興奮の逆転が起こる．結果として，フィードフォワード抑制(左図)が興奮(右図)になり，錐体細胞からの興奮性神経伝達物質グルタミン酸の放出が促進される．

GLU：グルタミン酸，VDCC：電位依存性 Ca^{2+} チャネル

(Fukuda A, et al: Changes in intracellular Ca^{2+} induced by $GABA_A$ receptor activation and reduction in Cl⁻ gradient in neonatal rat neocortex. J Neurophysiol 79: 439-446, 1998 より改変引用)

たがって GABA 細胞の組織的脱落などがてんかん原性につながることは容易に説明がつく．しかし，てんかん発作間欠期から発作への移行と回復といったダイナミックな変化は GABA 細胞の脱落のみでは説明しにくい．ところが，上で述べた Cl⁻ホメオダイナミクスでこれを説明できる．すなわち，$[Cl^-]_i$ の一過性上昇が，Cl⁻透過の方向を逆転させることで GABA 作用の抑制から興奮へのダイナミックな逆転を起こし，神経細胞の発振と細胞間の同期を誘発し，さらに多くの回路を巻き込む発振の空間的リクルートメント(発作)を起こすと考えることができる(**図 4-8**)．

実際に，入力線維が高頻度に興奮すると，介在 GABA ニューロンによる錐体細胞の $GABA_A$ 受容体の過剰刺激が Cl⁻流入による$[Cl^-]_i$の上昇を起こし，GABA 作用が抑制性から興奮性に逆転する．その結果，錐体細胞と GABA ニューロンとの同期的かつ周期的発火を起こして，発作波様後発射の引き金になることが動物実験で示されている[7]．さらに内側側頭葉てんかん患者の海馬台組織から記録された発作間欠期脳波様の発火でも，$[Cl^-]_i$ 上昇に伴って GABA は興奮性に作用しており[8]，KCC2 の低下と NKCC1 の上昇もみられる[7]．また，ヒトてんかん原性限局性皮質異形成組織でも，KCC2 が減少し[7]，GABA 作用が抑制性から興奮性に逆転して，発作波の発生に関与していた[9]．このように GABA が興奮性に作用してけいれん誘発に働くことは，てんかん原性

視床下部過誤腫などでも報告されている[7]．こうしたことから，難治性けいれんにおけるKCC2遺伝子異常の存在は以前から疑われていたが，最近ようやく熱性けいれん家系ではじめて同定された(KCC2-R952H)[10]．

一方で，成熟脳と異なり$GABA_A$受容体反応が脱分極性である幼若脳では神経回路の同期的興奮が起こりやすく，フェノバールなどの$GABA_A$受容体作用増強薬がけいれん抑制に無効なばかりか，かえって増悪させる可能性もある[7]．これに対して利尿薬のブメタニド(NKCC1の阻害薬)で$[Cl^-]_i$を低下させると，GABA作用の興奮性が減弱し，同期的興奮も減弱する[11]．ヒトでも同様と考えられ，ブメタニドを用いた難治症例の治療もすでに行われているが，ブメタニドは血液脳関門をとおりにくいとの見解もある[7]．

(5) てんかん発作発生にかかわるGABA受容体変化

てんかん原性組織におけるGABA受容体の変化は多くの症例で報告されている．遺伝子変異が原因と考えられるものとしては，若年性ミオクロニーてんかんにおける$\alpha 1$サブユニットの変異(A322D)，小児欠神てんかんでの$\alpha 1$や$\beta 3$サブユニットの変異のほか，$\gamma 2$サブユニットの変異が数多く報告されている[2]．これは，γサブユニットの温度感受性が高く，受容体の膜移行が温度の影響を受けやすいことが関係していると思われる[12]．例えば，小児欠神てんかん(R43Q)，熱性けいれん(R43Q，R139G)，全般てんかん熱性けいれんプラス(K289M，Q351X，IVS6＋2T→G)，乳児重症ミオクロニーてんかん(Q1X)などである．δサブユニットの変異は，若年性ミオクロニーてんかんと全般てんかん熱性けいれんプラスで報告されている(R220H，E177A)[12]．一方で$GABA_B$受容体遺伝子変異に関する報告は少ないが，B1遺伝子異常(G1465A)と内側側頭葉てんかん発症率，薬剤抵抗性との相関が報告されている[6]．また，薬物抵抗性けいれん発作の反復や重積発作を特徴とする脳炎患者の血清や脳脊髄液から$\alpha 1/\beta 3$サブユニットに対する自己抗体が同定され$GABA_A$受容体減少を伴い[13]，同様に辺縁系脳炎患者からも抗B1自己抗体が同定されている[14]．

動物モデルでは，ラットてんかんモデル(海馬キンドリングと電撃けいれん重積)で，主な$GABA_A$受容体サブユニット(α1，2，4，5，β1-3，γ2，δ)と$GABA_B$受容体サブユニット(B1a，B1b，B2)の発現の変化を網羅的に調べた研究がある[15]．歯状回顆粒細胞で$\alpha 5$とδサブユニットの持続的減少と，CA3錐体細胞での$\alpha 2$とβ1-3の持続的減少が顕著に認められ，代償的に歯状回で$\alpha 4$，β1-3，$\gamma 2$とB2の増加が認められた[15]．その他にも，欠神てんかんの動物モデルにおいて$GABA_B$受容体の関与が数多く報告されている[6]．

(6) 内側側頭葉てんかん・アンモン角硬化におけるGABA受容体構成の変化

アンモン角硬化を伴う内側側頭葉てんかんの症例では多くのGABA受容体構成の変化が報告されている[4]．これらの組織では細胞消失が特徴的で，CA1領域で特に強く，CA3や歯状回門領域がそれに続くが，CA2や歯状回では比較的保存されている．したがって，CA1，CA3や歯状回門では細胞消失に伴ってすべての$GABA_A$受容体サブユニット(α1-3，β2-3，γ2)が減少していた．これに対して，細胞が残存しているCA2や歯状回ではαサブユニットサブタイプに発現の変化がみられた．CA2の錐体細胞層では，$\alpha 1$と$\alpha 3$が減少し，$\alpha 2$は逆に増加していた．β2-3，$\gamma 2$に変化がないことから$GABA_A$受容体数は変わらず，$\alpha 1$，$\alpha 3$→$\alpha 2$へとαサブユニットの構成が変化したと考えられる．また，CA2やCA3で$\alpha 1$を発現するGABA介在ニューロン数が，放線層でも錐体細胞層でも減少していた．一方で歯状回顆粒細胞層や分子層では，$\alpha 2$はβ2-3，$\gamma 2$とともに増加していたことから，$GABA_A$受容体数そのものも増加していると考えられる．これに対し，顆粒細胞下層ではα1-3，β2-3，γ2のすべてが減少しており，$GABA_A$受容体数の減少が示唆されている．なお歯状回では$\alpha 1$発現GABA介在ニューロン数の変化はなかった．

$GABA_A$ 受容体に比べると $GABA_B$ 受容体に関する報告ははるかに少ない．バインディングアッセイでは細胞消失と一致してCA1〜3，歯状回，歯状回門で減少していたが，残存細胞あたりで補正するとCA1ではむしろ増加していた[16]．また，免疫組織化学法で錐体細胞あたりのB1を定量し，電気生理学的に錐体細胞からシナプス後電位を記録して解析した結果では，$GABA_B$ 受容体は量的にも機能的にも，シナプス前およびシナプス後で低下していた[17]．

文献

1）Egawa K, et al: Pathophysiological power of improper tonic $GABA_A$ conductances in mature and immature models. Front Neural Circuits 7: 170, 2013
2）Fukuda A, et al: Multimodal $GABA_A$ receptor functions on cell development. In: Rubenstein JLR, et al, eds: Comprehensive Developmental Neuroscience: Cellular Migration and Formation of Neuronal Connections. pp921-939, Academic Press, Amsterdam, 2013
3）Sieghart W, et al: Subunit composition, distribution and function of $GABA_A$ receptor subtypes. Curr Topic Med Chem 2: 795-816, 2002
4）Loup F, et al: Selective alterations in $GABA_A$ receptor subtypes in human temporal lobe epilepsy. J Neurosci 20: 5401-5419, 2000
5）Kanaumi T, et al: Developmental changes in the expression of $GABA_A$ receptor alpha 1 and gamma 2 subunits in human temporal lobe, hippocampus and basal ganglia: an implication for consideration on age-related epilepsy. Epilepsy Res 71: 47-53, 2006
6）Bettler B, et al: Molecular structure and physiological functions of $GABA_B$ receptors. Physiol Rev 84: 835-867, 2004
7）Fukuda A: Chloride homeodynamics underlying pathogenic modal shifts of GABA actions. In: Rubenstein JLR, et al, eds: Comprehensive Developmental Neuroscience: Cellular Migration and Formation of Neuronal Connections. pp857-878, Academic Press, Amsterdam, 2013
8）Cohen I, et al: On the origin of interictal activity in human temporal lobe epilepsy *in vitro*. Science 298: 1418-1421, 2002
9）D'Antuono M, et al: $GABA_A$ receptor-dependent synchronization leads to ictogenesis in the human dysplastic cortex. Brain 127: 1626-1640, 2004
10）Puskarjov M, et al: A variant of KCC2 from patients with febrile seizures impairs neuronal Cl^- extrusion and dendritic spine formation. EMBO Rep 15: 723-729, 2014
11）Dzhala VI, et al: NKCC1 transporter facilitates seizures in the developing brain. Nat Med 11: 1205-1213, 2005
12）Macdonald RL, et al: $GABA_A$ -receptor mutations associated with idiopathic generalized epilepsies and febrile seizures. In: Enna S, et al, eds: The GABA Receptors, 3rd edition. pp111-142, Humana Press, Totowa, 2007
13）Petit-Pedrol M, et al: Encephalitis with refractory seizures, status epilepticus, and antibodies to the $GABA_A$ receptor: a case series, characterisation of the antigen, and analysis of the effects of antibodies. Lancet Neurol 13: 276-286, 2014
14）Lancaster E, et al: Antibodies to the $GABA_B$ receptor in limbic encephalitis with seizures: case series and characterisation of the antigen. Lancet Neurol 9: 67-76, 2010
15）Nishimura T, et al: Altered expression of $GABA_A$ and $GABA_B$ receptor subunit mRNAs in the hippocampus after kindling and electrically induced status epilepticus. Neuroscience 134: 691-704, 2005
16）Billinton A, et al: $GABA_B$ receptor autoradiography in hippocampal sclerosis associated with human temporal lobe epilepsy. Br J Pharmacol 132: 475-480, 2001
17）Teichgräber LA, et al: Impaired function of $GABA_B$ receptors in tissues from pharmacoresistant epilepsy patients. Epilepsia 50: 1697-1716, 2009

（福田敦夫）

5 てんかん発作を抑制する神経伝達物質と受容体

ここでは主にGABA以外の神経伝達物質が発作を抑制する場合について解説する．

(1) グリシン glycine[1]

グリシンはGABAとともに生体における重要な抑制性神経伝達物質である．グリシン受容体はイオンチャネル型受容体であり，グリシンの結合に伴って主に塩素イオンを通過させ，細胞を負に分極させる．グリシン受容体は主に脳幹や脊髄で発現が認められる．グリシン受容体のグリシンへの感受性が高まることによって，シナプス外に存在するグリシンやタウリンでも抑制性の電流を引き起こすようになる．

(2) セロトニン serotonin[2]

セロトニン受容体は $5\text{-}HT_{1\sim7}$ に分類される．

このうち5-HT_3受容体のみがイオンチャネル型受容体であり，カルシウムイオンを含む陽イオンを通過させる．この受容体は主に抑制性介在細胞に発現しており，活性化によって回路内での抑制が増強する．ほかのセロトニン受容体はG蛋白共役型受容体であり，さまざまな作用をもつが，セロトニンシグナル全体では発作を抑制する作用をもつ．最も広く発現する5-HT_{1A}受容体はG蛋白を介してカリウムイオンの流出を増強することで細胞を抑制する．シナプス前細胞に存在するものとシナプス後細胞に存在するものがあり，シナプス前細胞の受容体はセロトニン細胞に存在しオートレセプターとして働くことでセロトニンの放出を抑制する．シナプス後細胞に存在する受容体はセロトニンによるシナプス伝達を引き起こし，細胞の活動を抑制する．5-HT_{1A}受容体や5-HT_{2C}受容体のノックアウトマウスではカイニン酸や音刺激によって誘発される発作が増悪する．

(3) ノルアドレナリン noradrenaline[3]

β1アドレナリン受容体はG蛋白の働きを介してcAMPの産生を促進し，過分極電流を抑制することで細胞の興奮性を増加させる．α2受容体の活性化は他の神経伝達物質の放出を抑制して群発発射を止める．しかし，ノルアドレナリン作動性の青斑核の破壊は発作閾値を低下させ，逆に青斑核の刺激は発作閾値を上昇させることから全体ではノルアドレナリンはてんかん発作を抑制すると考えられる．さらにノルアドレナリンはキンドリングモデルにおいててんかんの焦点形成を抑制することから，てんかん焦点形成に伴う何らかの過程を抑制していると考えられる．動物実験では迷走神経刺激(VNS)によって青斑核の活動が高まり，青斑核を破壊するとVNSの発作抑制効果が認められなくなることからVNSの作用機序の一部はノルアドレナリンを介していると考えられる．

(4) ヒスタミン histamine[4]

ヒスタミン神経系の活性化は動物実験において薬物誘発発作の発作閾値を高める．しかし作用機序は複雑であり，受容体のサブタイプによっては活性化によって発作が促進される場合もある．G蛋白共役型受容体($G_{q/11}$)であるH1受容体の活性化を介して細胞内カルシウム濃度を高めることでさまざまな経路を活性化するが，海馬の神経細胞においては受容体の活性化が細胞の発火を抑制する場合もあることが報告されている．G蛋白共役型($G_{i/o}$)のH3受容体を介してヒスタミンやGABA，ドーパミン，セロトニンなどの神経伝達物質の放出を抑制する働きもありH3の選択的な不活性化によって発作閾値が高まることも報告されている．

(5) ニューロペプチドY neuropeptide Y；NPY[5]

NPYは36のアミノ酸からなるペプチドで，主に抑制性の介在細胞から放出される．NPYはシナプス後細胞に存在するG蛋白共役型受容体のY1受容体とY5受容体に作用し，抑制性シナプス伝達を強める方向に働いている．また，Y2受容体は興奮性シナプス部のシナプス前膜に存在し，グルタミン酸の放出を抑制していると考えられている．NPYの脳内投与によって発作が抑制されたとの報告から，NPYは発作を抑制する作用があると考えられている．また，NPYは側頭葉てんかん患者の海馬切除標本やてんかんモデル動物の脳で上昇しており，てんかん発作を起こしている動物の脳では発作に対する代償性の増加が起きていると考えられる．

(6) 内因性カンナビノイド endocannabinoid[6]

内因性カンナビノイドとはカンナビノイドCB_1，CB_2受容体に作用して受容体を活性化させる内因性物質の総称である．中枢神経系における内因性カンナビノイドはグルタミン酸刺激や脱分極刺激によってシナプス後細胞で産生され，シナプス前終末に存在するCB_1受容体に逆行性に作用することで神経伝達物質の放出を抑制する働きをもつ．CB_1受容体は脳内に広く分布するが，特に海馬，小脳などに多く発現している．また，海馬や前頭葉の神経細胞ではシナプス後細胞に存在

する CB_2 受容体を介して神経細胞の興奮性を直接抑制する働きも確認されている．

内因性カンナビノイドはシナプス後細胞が過剰な興奮性入力を受けている際にシナプス前細胞からのグルタミン酸の放出を抑制したり，細胞の興奮性を抑制したりすることでてんかん発作を抑制すると考えられている．抑制性神経細胞の軸索末端にも CB_1 受容体は発現しており，内因性カンナビノイドはGABAの放出も抑制しうるが，全脳における CB_1 受容体のノックアウトマウスではカイニン酸発作に対する閾値が低下しているため，全体では内因性カンナビノイドは発作を抑制する方向に働いているものと考えられている．側頭葉てんかん患者の海馬の切除標本では海馬全体，おそらく抑制性細胞軸索末端での CB_1 受容体の増加，および海馬歯状回の興奮性抑制性軸索末端での CB_1 受容体の低下が報告されている．

(7) アデノシン adenosine[7]

アデノシンはATPが分解されて産生される神経伝達物質であり，シナプスに存在するアデノシンA1受容体に作用することでグルタミン酸の放出を抑制する．グルタミン酸の放出抑制に関係する受容体はシナプス前終末に存在している受容体であるが，アデノシンA1受容体はシナプス後部にもシナプス外にも存在する．シナプス前終末のアデノシンA1受容体はNタイプカルシウムチャネルに対する抑制作用と小胞の放出確率の低下作用によってグルタミン酸の放出を抑制する．したがってA1受容体の活性化は発作を抑制する．逆にアミノフィリン（aminophylline）などのA1受容体拮抗薬は発作を誘発する．アデノシンA2A受容体もシナプスに存在するが，A1受容体とは逆の作用をもつと考えられており，A2A受容体の阻害で発作によって起こる神経細胞死などを抑制できることが報告されている．

(8) ガラニン galanin[8]

ガラニンはアミノ酸29個からなるペプチドであり，海馬では青斑核からのノルアドレナリン神経や中隔からのコリン神経に発現が認められる．ガラニンは興奮性シナプス前部に存在するG蛋白共役型受容体であるGalR1，GalR2およびGalR3に作用して抑制作用を及ぼす．GalR1は $G_{i/o}$ によるcAMPの合成抑制，ATP依存性カリウムチャネルの開口などを介してグルタミン酸の放出を抑制すると考えられている．GalR2は $G_{q/11}$ を介してPKCを活性化する．また，ガラニンが直接L型およびN型電位依存性カルシウムチャネルを閉じる作用をもつことも報告されている．ガラニンは抑制性のシナプス伝達には影響を与えない．また，GalR1ノックアウトマウスでは自発発作が認められる．

(9) ソマトスタチン somatostatin[9]

ソマトスタチンはアミノ酸14個または28個からなるペプチドホルモンであり，シナプス前部にあるG蛋白共役型受容体であるSST1～5受容体を活性化し G_i を介して神経伝達物質の放出を抑制したり，シナプス後部にも存在するSST2受容体を介して細胞を過分極させたりする．ソマトスタチンを脳室内や脳内に投与することによって発作を軽減できることから，ソマトスタチンは発作を抑制する物質であると考えられる．側頭葉てんかん患者の海馬の切除標本では歯状回のソマトスタチン陽性介在細胞数の減少が認められ，代償的にソマトスタチン結合部位の増加が認められる．

文献

1）Engel Jr, et al: Epilepsy: A Comprehensive Textbook. second ed. Lippincott Williams & Wilkins, Philadelphia, 2007
2）Bagdy G, et al: Serotonin and epilepsy. J Neurochem 100: 857-873, 2007
3）Giorgi FS, et al: The role of norepinephrine in epilepsy: from the bench to the bedside. Neurosci Biobehav Rev 28: 507-524, 2004
4）Haas HL, et al: Histamine in the nervous system. Physiol Rev 88: 1183-1241, 2008
5）Kovac S, et al: Neuropeptides in epilepsy. Neuropeptides 47: 467-475, 2013
6）Kano M, et al: Endocannabinoid-mediated control of synaptic transmission. Physiol Rev 89: 309-380, 2009
7）Gomes CV, et al: Adenosine receptors and brain diseases: neuroprotection and neurodegeneration. Biochim Biophys Acta 1808: 1380-1399, 2011

8）Mazarati AM: Galanin and galanin receptors in epilepsy. Neuropeptides 38: 331-343, 2004
9）Tallent MK, et al: Somatostatin: an endogenous antiepileptic. Mol Cell Endocrinol 286: 96-103, 2008

（菅谷佑樹）

6　電気的シナプス（ギャップ・ジャンクション）の機能

(1) ギャップ・ジャンクションの種類と分布

隣接する細胞膜間に電気的抵抗の著しく低い部位があることから，細胞膜間に直接電流の通る電気的シナプスが存在するだろうと古くから予想されてきた．その後，電子顕微鏡によりその存在が証明されてからも，電気的シナプスはザリガニの巨大神経など例外的な細胞間連絡構造とみなされる傾向にあった．しかし，近年，脳の細胞間においても電気的シナプス，すなわちギャップ・ジャンクション（gap junction；GJ）チャネルが高密に存在し，ニューロン群の興奮性を調節するうえできわめて重要な機能を担っていることが明らかになった．

GJ チャネルを構成するサブユニットはコネキシン（connexin；Cx）とよばれ，脊椎動物では骨格筋，赤血球，精子を除くすべての細胞で 20 種以上（ヒトでは 21 種）が認められている．GJ はラットでは胎生期～生後 2 週間頃までさまざまな組織で優勢に発現するが，発達に伴ってその発現量は徐々に低下し，成体では特異的な組織と細胞に限って持続的な発現が認められる．成体の神経系では，ニューロンでの Cx36 とアストロサイトでの Cx43，Cx30，Cx26，さらにオリゴデンドロサイトでの Cx32，Cx29，Cx47 の発現が確認されている．Cx の後に付いている数字は各 Cx サブタイプの分子量（kDa）を表す．Cx 以外に，無脊椎動物の GJ 蛋白イネキシン（innexin）と類縁のパネキシン（pannexin；Px）3 種が知られているが，Px については後ほど項を改めて触れたい．

(2) GJ の構造とチャネル開閉機序

Cx は膜 4 回貫通型（M1-4）の蛋白分子で，6 分子が環状に集合して 6 量体のコネクソン（connexon）とよばれるヘミチャネル（hemichannel）を構成している（**図 4-9a**）．隣り合った細胞のヘミチャネル同士が互いに向き合い，2～3 nm に狭まった細胞間隙（gap）を橋渡しするように結合して GJ チャネルをつくる．最近，X 線結晶構造解析により Cx26 からなる GJ ヘミチャネルの正確な 3 次元構造が決定され，GJ チャネルを開閉する仕組みが明らかとなった[1,2]．

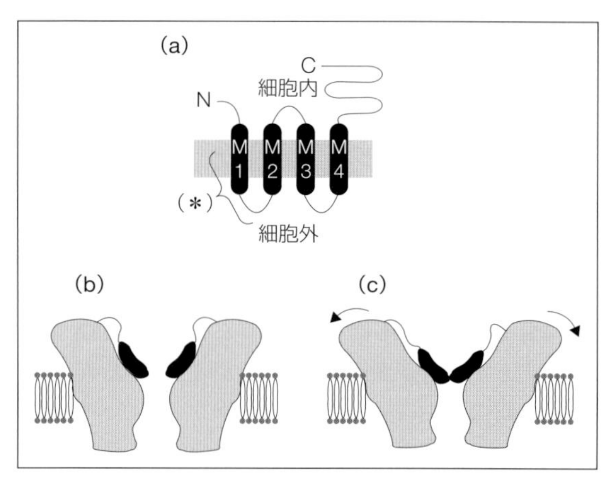

図 4-9　Cx26・GP ヘミチャネルの基本構造とその開閉

a：Cx26 の基本構造．このサブユニット 6 分子が集合して Cx26・GP ヘミチャネルを構成する．M1～4 は膜貫通領域を，N と C はそれぞれ蛋白分子の N 端末と C 端末を示す．
b：Cx26・GP ヘミチャネルが開いている状態の横断面を示す．
c：Cx26・GP ヘミチャネルが閉じている状態を示す．
(*)は TM1/EL1 transition

GJ チャネルは隣り合った細胞間をつなぐ単純な“トンネル”ではない．GJ チャネルでは，2 つの細胞内電位の差や細胞内 pH，Ca^{2+} 濃度，Cx 蛋白のリン酸化など多様な環境要因の影響を受けて，複数のゲートの開閉が巧妙な仕組みで調節されている．ニューロンに発現している Cx36・GJ チャネルのポア径は 16～20 Å であろうと推測されているが，分子量の最も小さい Cx26・GJ ヘミチャネルのポア径は，ゲートが開いている状態でおよそ 15 Å，閉じた状態の最狭部が 6 Å ほどである．したがって，GJ ヘミチャネル両方のゲートが開いている状態では，細胞内液に溶けている各種イオンや代謝産物，細胞内情報伝達物質（ATP，cAMP，イノシトール三リン酸）など分子量1,000以下の水溶性物質は容易に細胞間を移動できる．しかし，ポア径が6Åに狭まった状態ではイオンでさえも水和したままでは通過できない．現在，Cx26のGJチャネルには2つの主要なチャネル開閉ゲートがあると推定されている．1つは開閉作動が比較的速いゲートである．ゲートが開いている状態では，6個のCxの細胞内N末端はポア内面に張り付いてポア中央を開けているが，細胞内電位が過分極方向に大きく変化したり，pHの低下やCa^{2+}濃度の上昇が起こると，6本のN末端は絡まり合って栓(plug)状となり細胞内からポアを塞ぐ(**図4-9b，c**)．ほかの1つは，ループ・ゲーティングとよばれる遅い作動(<10 ms)のゲートであるが，その分子機構の詳細はいまだ不明である．ループ・ゲーティングでは，6個のM1から細胞外ループ1につながる部分(TM1/EL1 transition，**図4-9a＊印**)が互いに近づいて，ポアの出口を狭めるものと推測されている．また，Cx43とCx40のGJチャネルでは，M4に連なる長い細胞内C末端がボールのように絡まり，細胞内からポアを塞ぐゲートが考えられている．これらのGJチャネル・ゲートは，虚血などにより細胞内pHの低下やCa^{2+}濃度の上昇が起こると直ちに閉鎖して，隣接する細胞への損傷拡大を防ぐ神経保護の機能を果たしている．

(3) ニューロン間のGJチャネルとてんかん発作

ラットの海馬CA1領域での主なGABA介在ニューロンはバスケット・ニューロンとシャンデリア・ニューロンであるが，1つのバスケット・ニューロンは約950個の錐体細胞と，また1つのシャンデリア・ニューロンは約1,200個の錐体細胞とシナプス結合している[3,4]．この神経結合により，1つのGABA介在ニューロンが興奮すると約1,000個の錐体細胞で同期した過分極とそれに続く群発発射が誘発される．また，隣り合ったGABA介在ニューロンの樹状突起同士はCx36・GJチャネルを介してつながり，多くの錐体細胞を取り囲むように広範なGABA介在ニューロン網が形成されている．したがって，GABA介在ニューロンの樹状突起に強い入力が入ると，GJチャネルでつながった多数のGABA介在ニューロン群がこの入力を共有して同期した興奮を引き起こす．さらに，このGABA介在ニューロン群からの強いシナプス入力を受けた多数の錐体細胞は，強く同期した過分極と反跳性脱分極を引き起こす．このようにGJチャネルを介したGABA介在ニューロン群の興奮は，活動電位の発射タイミングの調節や興奮-抑制リズムの形成に重要な役割を果たしている．同様のGJチャネルを介したGABA介在ニューロン網の存在は大脳新皮質や視床においても認められている．

特に，視床網様核のGABA介在ニューロン間GJチャネルは睡眠・覚醒レベルを調節する機序において必須の要因であると同時に，その増強により欠神発作が誘発される(第4章F.2項「視床・皮質神経回路の異常による欠神発作の発生」参照)．

Cx36ノックアウトマウスでは，γ律動波(30～80 Hz)のパワー低下や，GABA介在ニューロン間の同期発射が著しく低下し，4-アミノピリジン(4-AP)によって誘発される発作の強さも有意に軽減されたという[5]．また，興奮性細胞が過興奮に陥り細胞外K^+濃度が著しく上昇した状態では，GABAシナプス電位は，抑制性から興奮性に転じることが知られている．このGABA性興奮の状態においてGABA介在ニューロン間GJチャネルは興奮性ニューロン群に強い同期性群発発射を誘発してしまう．これらの現象は，本来抑制を増強するはずのGABA介在ニューロン間GJチャネルが発作の誘発を促進してしまう可能性を示している．

新皮質や海馬の主細胞である錐体細胞間にはGJチャネルは存在しないとされていたが，海馬錐体細胞の軸索同士がGJチャネルによってつながっていることが確認された．この軸索-軸索間GJチャネルは非常に周波数の高い律動波(very fast neuronal oscillations；VFOs, 140～200 Hz)を引き起こし，発作電気活動をトリガーするものとして注目されている．このGJチャネルを構成している蛋白はCx36とする報告もあるが，現在のところ確実には確認されていない．しかし，電気生理学的研究や色素注入実験により新皮質ニューロン間や海馬歯状回顆粒細胞間にGJチャネルが機能していることに疑いはなく，Cxサブタイプの同定が待たれる．したがって，GABA介在ニューロン間のGJチャネルと興奮性ニューロン間のGJチャネルはともに，ニューロン群の同期性を高め発作の発生を促進しうる機能をもつといえる．

(4) アストロサイト間のGJチャネルとてんかん発作

アストロサイトの重要な働きの1つは，ニューロンの高頻度発射に伴って増加した細胞外K^+を取り込み，GJチャネルでつながったアストロサイト網を介して，遠く離れた細胞外K^+濃度の低い場所に排出する空間的K^+緩衝機能である．この空間的K^+緩衝機能が障害されて細胞外K^+濃度が異常に高くなると，高振幅で持続時間の長い脱分極が発生して脳内を2～4 mm/分の速度でゆっくりと広がっていく．これを拡延性抑制（または拡延性脱分極：spreading depressionまたはspreading depolarization；SD）とよぶ．

SDの拡延は，興奮性シナプス伝達を介するものではなく，異常な細胞外K^+濃度の上昇が脳内に広がっていく様を示している．マウスが成長した段階で，アストロサイトの代表的なCxであるCx43の遺伝子を不活性化すると，SDの拡延速度が有意に促進されていた[6]．この結果はGJチャネルがアストロサイトの機能を維持するうえで必須の役割を果たしていることを示している．したがって，アストロサイトのGJチャネルは，ニューロンのGJチャネルとは逆に，てんかん発作の発生を阻止する抗てんかん機能をもつものと考えられる．また，実験てんかん動物や難治てんかん患者のてんかん焦点部位では，Cx43の発現が有意に増加していることが確認されている．このアストロサイト間GJチャネルの発現増加は，てんかん脳での過剰興奮に対抗する防御機序を示しているのであろう[7]．

(5) ヘミチャネルからの物質放出とてんかん

ある細胞のCxヘミチャネルが，隣り合った細胞とGJチャネルをつくらずに，単独で開口して細胞外にATPなどの情報伝達物質を放出するとの主張がある．細胞膜に直径十数Åもの細孔が開くということは細胞の生命活動を脅かすことから，Cxからなるヘミチャネルが細胞外に向かって開口するか否かに関しては結論が出ていない．しかし，若いラットの新皮質や海馬のアストロサイトとニューロンに発現しているPx1ヘミチャネルはCxヘミチャネルと事情を異にする．Px1ヘミチャネルはその細胞外表面に糖鎖修飾されている部分がありCxのように向き合ったヘミチャネルと接合してJGチャネルをつくれない．細胞興奮性が正常範囲内で上昇する場合には，Px1ヘミチャネルは細胞外にATPを放出し，$P2X_7$受容体の賦活を介して，興奮性神経伝達物質の放出を抑制する．しかし，カイニン酸発作重積のような激しい発作が続くとPx1ヘミチャネルの開口は細胞外にさまざまな物質を排出して厳しい神経損傷を招く．このような発作重積や虚血の状況で，Px1ヘミチャネルの発現を遺伝子操作により抑制するか薬物によって阻害すると，発作の持続時間を有意に短くすると同時に，その後の神経変性を軽減したという[8]．Px1ヘミチャネルの抑制は新しい神経保護療法の開発につながものとして注目されている．

文献

1）Oshima A, et al: Three-dimensional structure of a human connexin26 gap junction channel reveals a plug in the vestibule. Proc Natl Acad Sci USA 104: 10034-10039, 2007
2）Oshima A, et al: Asymmetric configurations and N-terminal rearrangements in connexin26 gap junction channels. J Mol Biol 405: 724-735, 2011
3）Bezaire MJ, et al: Quantitative assessment of CA1 local circuits: knowledge base for interneuron-pyramidal cell connectivity. Hippocampus 23: 751-785, 2013
4）Li XG, et al: Axonal and dendritic arborization of an intracellularly labeled chandelier cell in the CA1 region of rat hippocampus. Exp Brain Res 90: 519-525, 1992

5）Maier N, et al: Reduction of high-frequency network oscillations (ripples) and pathological network discharges in hippocampal slices from connexin 36-deficient mice. J Physiol 541: 521-528, 2002
6）Theis M, et al: Accelerated hippocampal spreading depression and enhanced locomotory activity in mice with astrocyte-directed inactivation of connexin43. J Neurosci 23: 766-776, 2003
7）丸栄一，萱谷佑樹：てんかんテキスト―てんかんとgap junction．宇川義一，他(編)：pp33-41，中山書店，2012
8）Santiago MF, et al: Targeting pannexin1 improves seizure outcome. PLoS One 6: e25178, 2011 www. plosone.org

（丸　栄一・萱谷佑樹）

D 脳内環境のホメオスターシス

1 グリア細胞の機能

(1) グリア細胞の種類と発生・分化

脳には100億を超える神経細胞(ニューロン)が存在し，生体のシステム機能を統合している．グリア細胞は，これら神経細胞を支え，脳内環境の恒常性を維持する支持組織として古くから考えられてきた．しかし，近年では，「神経細胞-グリア間のクロストーク」ともよばれる相互作用を介して，より直接的に神経細胞の活動を調節していることが明らかになっている．脳内のグリア細胞数は神経細胞数の10倍以上に及び，その主なものにはアストロサイト(アストログリア)，マイクログリア(ミクログリア)，オリゴデンドログリアがある(**図4-10**)．

アストロサイトおよびオリゴデンドログリアは，神経細胞と同じく神経幹細胞(neural stem

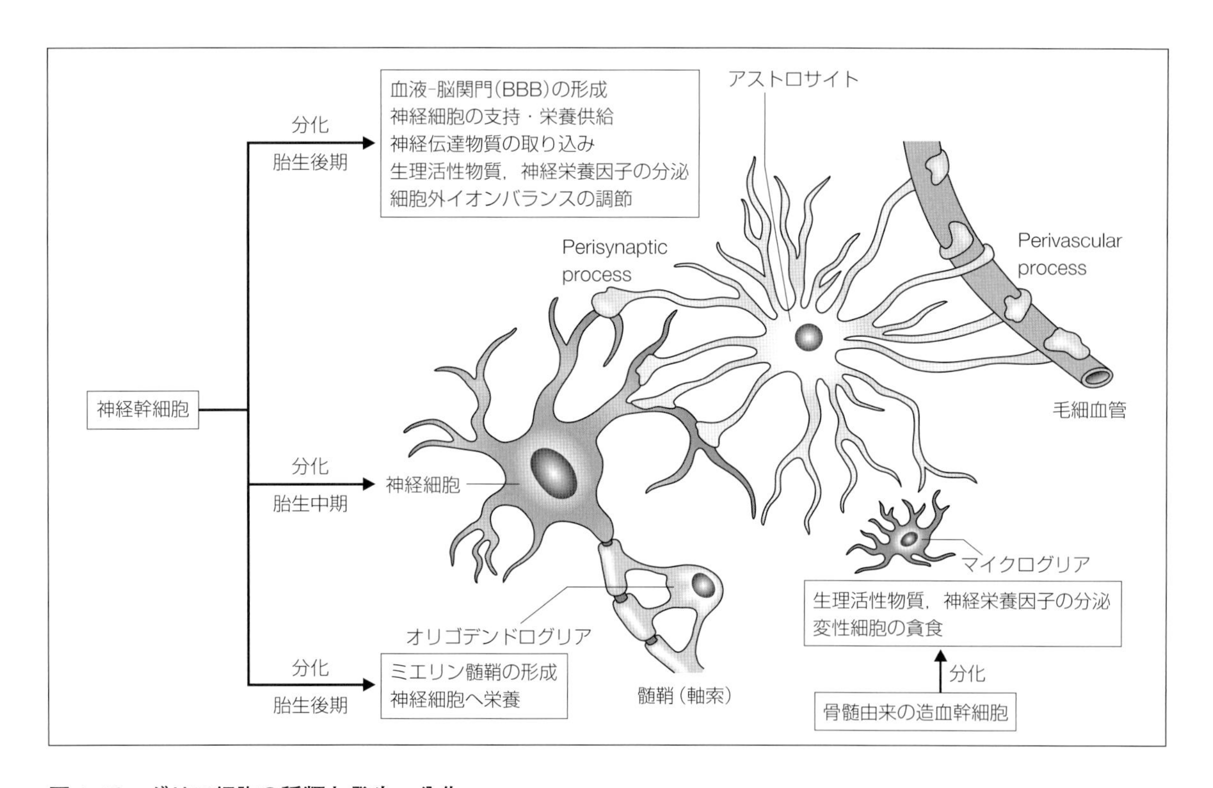

図4-10　グリア細胞の種類と発生・分化

cell)から分化，産生される．神経幹細胞は，胎生初期においては自己増殖を繰り返しているが，胎生中期になると神経細胞への分化能を獲得し，まず神経細胞が産生されていく．その後，胎生後期になって，グリア細胞への分化能を獲得し，神経幹細胞はアストロサイトおよびオリゴデンドログリアに分化誘導される(**図 4-10**)[1]．これら神経細胞あるいはグリア細胞への分化は，それぞれ特異的な因子(転写因子やサイトカインなど)によって制御されている．例えば，神経幹細胞からアストロサイトへの分化誘導には，毛様体神経因子(ciliary neurotrophic factor；CNTF)などIL-6ファミリーのサイトカイン類，骨誘導因子(bone morphogenetic protein；BMP)ファミリーのサイトカイン類，さらに，好酸球増加症候群(HES)ファミリーなど，塩基性ヘリックス・ループ・ヘリックス(basic helix-loop-helix；bHLH)転写因子群が促進的に作用することが知られている[1]．一方，マイクログリアはグリア細胞の一種ではあるものの，ほかのグリア細胞と異なり中胚葉に由来し，骨髄の造血幹細胞が発生初期に脳内へ移行し，成熟したものと考えられている．

(2) グリア細胞の性質と機能

a．アストロサイト

脳の主要な構成成分であるアストロサイトは，星状の形態を示すことから「星状グリア」ともよばれる．一般に，1個のアストロサイトは数百の神経樹状突起と連絡し，約10万のシナプスと接合しているといわれており[2]，多数の突起を神経細胞の周囲および脳内の毛細血管壁周囲へ伸ばしている．アストロサイトの突起終末部の微細な構造を足プロセス(foot process)とよび，特に，神経細胞のシナプス周囲部(細胞体，樹状突起，前シナプス神経終末)のプロセスはperisynaptic process，毛細血管周囲のプロセスはperivascular processと呼ばれる．一方，アストロサイト同士は互いにギャップ・ジャンクション(GJ)で結ばれており，複数のアストロサイトが"syncytium"(合胞体)を形成して分布している．

アストロサイトの機能としては，①神経系の構造維持，②神経細胞へのエネルギーの供給，③血液-脳関門の構築による脳内環境の維持が古くから知られてきた．一方，最近では"tripartite synapse(三者間シナプス)"の概念が定着しており，シナプス前神経終末，シナプス後神経細胞およびアストロサイトの足プロセスの三者が互いに密接してシナプスを構築すると考えられている[2,3]．このtripartite synapseにおいて，アストロサイトは神経伝達物質の取り込みと分泌，イオン環境の恒常性維持，神経栄養因子(neurotrophic factors)やサイトカインの分泌をはじめとする多彩な機能を示し，神経細胞の興奮性や可塑性の調節に重要な役割を果たしている(**図 4-11**)．特に，アストロサイトは神経細胞から分泌されるグルタミン酸やGABAなどの伝達物質を取り込み，これらをシナプス間隙から除去する機能を担っている．

また，アストロサイトは，その膜に局在する内向き整流性カリウム(K^+)チャネル(Kirチャネル)を介して，シナプス周囲の細胞外K^+濃度を一定に保つ緩衝機能をもつ．さらに，アストロサイト自身も細胞表面のmGlu受容体の活性化などを介して興奮し，細胞内Ca^{2+}シグナル伝達系を介してグルタミン酸，D-Serine，ATPなどをシナプス間隙に放出して，神経細胞の興奮性を調節すると考えられている[2,3]．その他，アストロサイトはグリア由来神経栄養因子(Glia-derived neurotrophic factor；GDNF)，脳由来神経栄養因子(BDNF)，IL-6などの神経栄養因子やサイトカインを分泌し，神経細胞の発育，突起伸展，生存維持を調節する(**図 4-11**)．

b．マイクログリア

アストロサイトやオリゴデンドログリアが外胚葉由来であるのに対し，マイクログリアは中胚葉由来であり，中枢神経系の免疫担当細胞としての役割を演ずる(**図 4-10**)．すなわち，神経組織が炎症や変性などの傷害を受けると，マイクログリアは活性化して神経成長因子やサイトカイン類を分泌する．また，マイクログリアはマクロファー

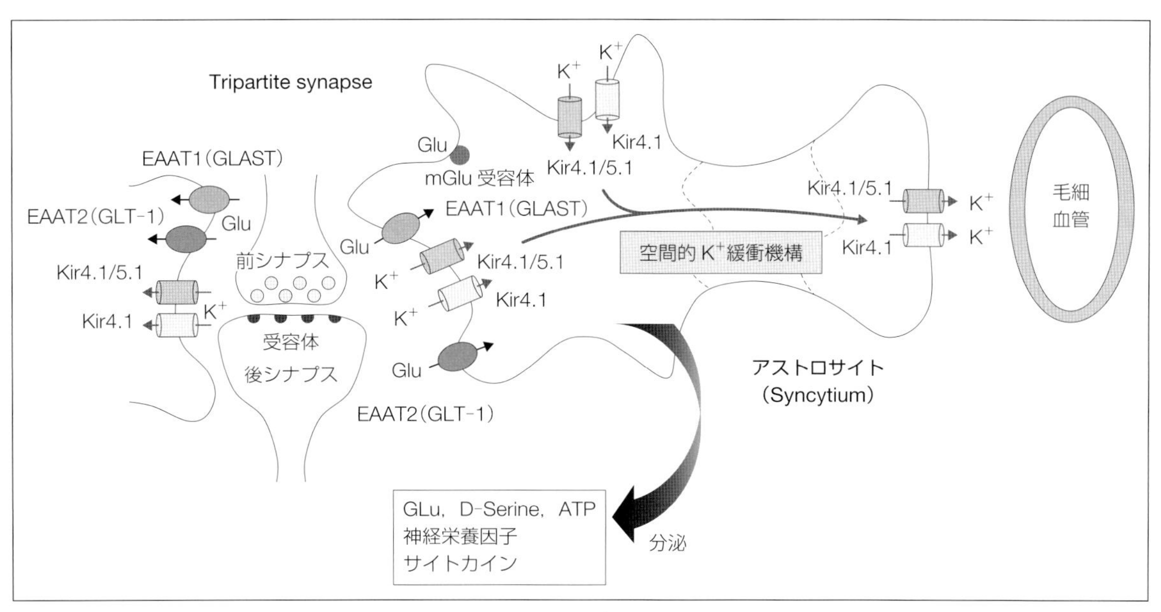

図 4-11　Tripartite シナプスとアストロサイトの空間的 K^+ 緩衝機構

ジ様の貪食機能を有しており，死んでしまった神経細胞や病原菌を貪食して，脳内病変を修復する機能をもつ．

マイクログリアの活性化には ATP が重要な役割をもち，損傷を受けた細胞から放出される過剰な ATP が，マイクログリア上の ATP 受容体 ($P2X_4$ 受容体) を刺激してマイクログリアを活性化，増殖させる．また，損傷の激しい細胞からは UDP が分泌され，これが ATP 受容体 ($P2Y_6$ 受容体) を活性化してマイクログリアの貪食機能を促進し，損傷部位の修復が行われる．しかし，ある種の病態では，マイクログリアが暴走し，正常な神経細胞を死滅させたり，異常な神経回路網の形成を促す場合もあり，パーキンソン (Parkinson) 病，アルツハイマー (Alzheimer) 病，神経障害性疼痛，てんかんの発症に関与することが示唆されている．

c．オリゴデンドログリア

小型で比較的突起の少ないグリア細胞で，ミエリン髄鞘の形成や神経細胞へ栄養を補給する役割をもつ (**図 4-10**)．末梢におけるシュワン (Schwann) 細胞に相当し，神経細胞の軸索周囲に巻き付き，ミエリン髄鞘を形成する．オリゴデンドログリアの傷害により，神経伝導速度の異常や神経細胞の栄養障害，変性が惹起される．オリゴデンドログリアは，多発性硬化症などの脱髄性疾患やウイルス感染，薬物中毒 (アルコール中毒など) による神経傷害の発症に関与する．

(3) グリア細胞とてんかん病態

a．空間的カリウム緩衝機構とてんかん病態

てんかん発症との関連が知られているグリア細胞の機能に，アストロサイトによる“空間的 K^+ 緩衝機構 (spatial K^+ buffering)” がある (4 章 B「てんかんにかかわるイオンチャネル」参照)．神経細胞は活動電位の発生に伴い，再分極時に多量の K^+ を細胞外に放出する．このため，局所的な K^+ 濃度は単一の活動電位当たり約 1 mM 上昇するといわれている[4]．空間的 K^+ 緩衝機構は，この神経活動に伴いシナプス周囲に蓄積された細胞外 K^+ イオンを，毛細血管腔などの細胞外 K^+ 濃度の低い遠位部位へ運搬する K^+ のクリアランス機構であり，これにより細胞外 K^+ 濃度は正常レベルに保たれている[4-6]．一方，ある種の病態では K^+ 緩衝機構は破綻し，シナプス周囲の細胞外 K^+ 濃度が上昇して，発作性スパイク発射などの異常な神経興奮が惹起される．さらに，アストロ

表 4-3　アストロサイトの Kir4.1 チャネル変異による EAST あるいは SeSAME 症候群

	EAST 症候群	SeSAME 症候群
症例数	5 例	5 例
KCNJ10 の変異	R65P，G77R	R65P，R199Stop C140R，T164I， A167V，R297C
Kir4.1 チャネル機能	機能欠失	機能欠失
発作型	全般性強直-間代発作	全般性強直-間代発作
発作発症時期	3～5 か月齢	3～4 か月齢
治療薬	バルプロ酸 Na フェノバルビタール ラモトリギン	フェノバルビタール フェニトイン
その他の症状	運動失調，振戦 発達遅延 聴覚消失 電解質代謝異常 (K^+排泄上昇)	運動失調，振戦 発達遅延 聴覚消失 電解質代謝異常 (K^+排泄上昇， 低 K^+血症)

サイトの K^+緩衝機構はグルタミン酸取り込み機構と共役することが知られており，空間的 K^+緩衝機構の障害はアストロサイトへのグルタミン酸の取り込みを低下させ，細胞外グルタミン酸濃度の上昇と神経興奮を誘発する[5]．

アストロサイトによる K^+緩衝機構は，主としてアストロサイトに局在する Kir4.1 チャネル(Kir4.1 サブユニットのホモ 4 量体)および Kir4.1/Kir5.1 チャネル(Kir4.1 および Kir5.1 サブユニットのヘテロ 4 量体)により仲介される[5,6]．これまでの研究から，Kir4.1 サブユニットを欠失したノックアウト動物では，けいれんを含む顕著な運動障害が起こることが知られ，アストロサイトのカリウム緩衝機構とてんかん病態との関連が注目されてきた[5,6]．さらに最近になって，ヒトで Kir4.1 をコードする遺伝子 *KCNJ10* のミスセンス変異が，強直-間代性けいれん，運動失調，難聴，電解質の排泄異常を主徴とする EAST (Epilepsy, Ataxia, Sensorineural deafness, and Tubulopathy)症候群あるいは SeSAME(Seizures, Sensorineural deafness, Ataxia, Mental retardation, and Electrolyte imbalance)症候群を誘発することが示された(**表 4-3**)[7,8]．これら EAST (SeSAME)症候群患者にみられる Kir4.1 サブユニット変異は，Kir4.1 チャネルおよび Kir4.1/Kir5.1 チャネル両者の機能を著しく低下させることから，Kir4.1 サブユニットの機能欠失がアストロサイトの空間的 K^+緩衝機構を障害し，シナプス周囲の細胞外 K^+濃度とグルタミン酸濃度を上昇させ，強直-間代発作を誘発すると考えられている．EAST(SeSAME)症候群患者におけるてんかん発作は生後数か月頃から高頻度に出現するが，バルプロ酸やフェノバルビタールなど既存の抗てんかん薬により抑制される(**表 4-3**)[7,8]．さらに，側頭葉てんかん患者やてんかんモデル動物においても，大脳辺縁系の Kir4.1 発現が低下していることが知られている．

b．グルタミン酸取り込み機構とてんかん病態

グルタミン酸は脳内の主要な興奮性神経伝達物質であり，神経細胞の活動性維持ならびに記憶・学習などの認知機能に重要な役割を果たしている．一方，グルタミン酸による過剰な神経興奮は，異常脳波を伴うけいれん発作や神経細胞死を惹起する．アストロサイトの主要な機能の 1 つにグルタミン酸の取り込み機構があり，神経細胞が分泌したグルタミン酸をアストロサイトが細胞内に取り込むことにより，グルタミン酸を介する神経伝達を終結させ，脳の異常興奮や細胞死を防いでいる[2,3]．

グルタミン酸の取り込みを仲介するトランスポーターには Excitatory Amino Acid Transporter 1～5(EAAT1～5)の 5 種が存在する．いずれの EAAT も Na^+依存性トランスポーターであり，グルタミン酸 1 分子の取り込みに連動して，2～3 個の Na^+と 1 個の H^+を細胞内に取り込み，1 個の K^+の細胞外へ流出する．アストロサイトにはグリア型トランスポーターの EAAT1 (別名 GLAST)および EAAT2(別名 GLT-1)が分布している．これまでの研究から，EAAT2 をノックアウトした EAAT2 欠損マウスにおいて，

自発性のけいれん発作が出現すること，pentylenetetrazole 誘発けいれんに対する動物の感受性が亢進すること，海馬 CA1 領域の神経細胞死が起こることなどが報告されており[9]，グリア細胞によるグルタミン酸の取り込み機構はてんかん病態と深くかかわっていると考えられている．

c．神経栄養因子とてんかん病態

脳由来神経栄養因子(BDNF)は，神経細胞のみでなくアストロサイトやマイクログリアなどにおいても産生され，てんかん原性の獲得と深くかかわることが知られている[10,11]．また，主に神経細胞で合成される神経成長因子(NGF)も，グリア増殖時(グリオーシス)にはアストロサイトやマイクログリアでも合成されると考えられており，てんかん原性の獲得に関与する[12]．特に，側頭葉てんかんなどの部分発作においては，低酸素，脳損傷，てんかん重積状態(status epilepticus)などが原因となり，一定期間(数か月～数年)を経て自発性の発作が現れてくる．この際，原因部位においては脳傷害によってアストロサイトおよびマイクログリアが活性化されており，BDNF や NGF など神経栄養因子の産生が上昇すると考えられている．実際に，BDNF や NGF が活性化するシグナル伝達系を阻害することによって，重積発作後のてんかんの発症は抑制される．てんかん原性獲得における BDNF の機能メカニズムについては未知の点も多いが，けいれん重積発作後の早期においては，BDNF が JAK/STAT シグナル系を介して $GABA_A$ 受容体の α_1 サブユニットを発現低下させ，これによってけいれん抑制能をもつ $\alpha_1\beta\gamma_2GABA_A$ 受容体の密度が減少することが示されている[10]．慢性的には，海馬，扁桃核などにおける神経の可塑性を促進し，神経突起の伸展，神経発芽(sprouting)，シナプス形成，GABA 神経の障害作用など，神経回路網の再構築に異常を起こすことにより，てんかん原性が獲得されると考えられている[11,12]．

d．免疫応答とてんかん病態

先述のとおり，側頭葉てんかんなどでは，てんかん発作の反復により神経組織が傷害される．このため，原因病巣ではアストロサイトおよびマイクログリアが活性化され，グリオーシスや血液-脳関門の機能破綻を伴う場合も多い．この際，活性化されたマイクログリアやアストロサイトからはさまざまな炎症性サイトカインが分泌され，脳内の免疫機能は慢性的な亢進状態にあると考えられている．これら免疫応答は本来脳修復のための反応ではあるが，同時に，神経細胞の興奮性やけいれん発現に対する感受性を高めることが知られており，特に，IL-1/Toll-like receptor シグナル系，シクロオキシゲナーゼ/プロスタグランジン系，TNF-α 系の亢進がてんかん原性獲得の一因であろうと考えられている[13]．ただし，脳内の炎症反応に関与するサイトカインの由来については，グリア細胞における産生のみでなく，末梢由来のサイトカインの関与も大きい．

文献

1) Kageyama R, et al: Roles of bHLH genes in neural stem cell differentiation. Exp Cell Res 306: 343-348, 2005
2) Fellin T: Communication between neurons and astrocytes: relevance to the modulation of synaptic and network activity. J Neurochem 108: 533-544, 2009
3) Araque A, et al: Tripartite synapses: glia, the unacknowledged partner. Trend Neurosci 22: 208-215, 1999
4) Walz W: Role of astrocytes in the clearance of excess extracellular potassium. Neurochem Int 36: 291-300, 2000
5) Olsen ML, et al: Functional implications for Kir4.1 channels in glial biology: from K^+ buffering to cell differentiation. J Neurochem 107: 589-601, 2008
6) 大野行弘：空間的カリウム緩衝機構．日本薬理学雑誌 132：127-129, 2008
7) Bockenhauer D, et al: Epilepsy, ataxia, sensorineural deafness, tubulopathy, and *KCNJ10* mutations. N Engl J Med 360: 1960-1970, 2009
8) Scholl UI, et al: Seizures, sensorineural deafness, ataxia, mental retardation, and electrolyte imbalance (SeSAME syndrome) caused by mutations in KCNJ10. Proc Natl Acad Sci USA 106: 5842-5847, 2009
9) Tanaka K, et al: Epilepsy and exacerbation of brain injury in mice lacking the glutamate transporter GLT-1. Science 276: 1699-1702, 1997

10) Grabenstatter HL, et al: Molecular pathways controlling inhibitory receptor expression. Epilepsia 53 (Suppl 9): 71-78, 2012
11) Liu G, et al: Transient inhibition of TrkB kinase after status epilepticus prevents development of temporal lobe epilepsy. Neuron 79: 31-38, 2013
12) Rashid K, et al: A nerve growth factor peptide retards seizure development and inhibits neuronal sprouting in a rat model of epilepsy. Proc Natl Acad Sci USA 92: 9495-9499, 1995
13) Xu D, et al: Immune mechanisms in epileptogenesis. Front Cell Neurosci 7: 195, 2013

（大野行弘）

2 血液-脳関門の機能

(1) 血液-脳関門の構造

脳内毛細血管は末梢毛細血管と同様に，内皮細胞(endothelial cells)，基底膜(basement membrane)，周皮細胞(pericytes)から構成されるが，その本体は内皮細胞1層の管状構造である．しかし，脳内毛細血管は，安定した脳内環境を維持するために，脳室周囲の数か所を除いて血液脳関門(blood-brain barrier；BBB)とよばれる特殊な構造を備え，末梢毛細血管よりも物質の通過を厳しく制限している．BBBの構造を概観すると，内皮細胞からなる薄く細い脈管を保護するように基底膜が取り巻いており，その基底膜内に埋まるように存在する周皮細胞は脳内毛細血管表面の約80%を覆い尽くす．さらに，基底膜外側面の90%ほどをアストロサイトの足プロセス(foot process)が覆っているといわれる[1]（**図4-12a**）．

BBBは，O_2やCO_2などのガス成分と分子量の小さな分子を除いて物質が内皮細胞間の隙間を通過するのを物理的に遮断するため，グルコースなど多くの物質は内皮細胞の血管側と脳実質側の2枚の細胞膜を通過せざるを得ない．すなわち，物質がBBBを通過する経路は，物質が内皮細胞間を通過する細胞間隙経路(the paracellular pathway)と内皮細胞膜を通過する細胞横断経路(the transcellular pathway)の2つに分けられる．

また，これまでBBBは単なる血液と脳実質の間の関所あるいは障壁であるというあまりに単純化し過ぎたイメージでとらえられるきらいがあった．これを避けるために，従来のBBBに新たにニューロン群を含めた神経血管ユニット(neurovascular unit；NUV)という動的システムとしてとらえ直すことが提案され，これによりBBBの病態生理学的理解が大きく進んだ[2]．したがって，以下，①「細胞間隙経路」，②「細胞横断経路」，③「BBBからNUVへ」の順で詳しくみてみたい．

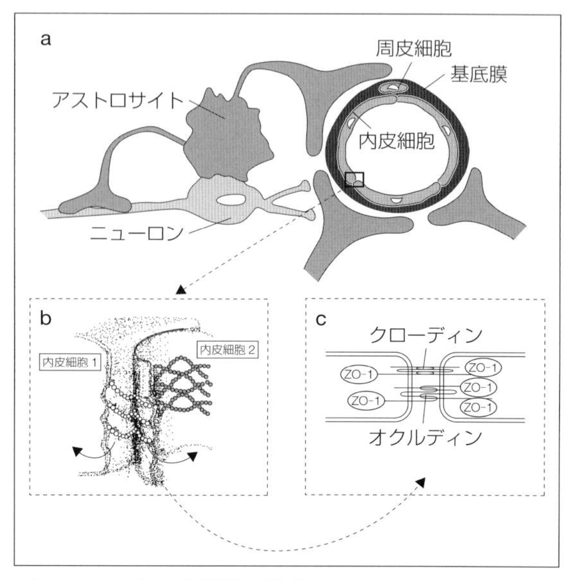

図4-12　血液-脳関門の構造
a：血液-脳関門の基本構造．血液-脳関門はTJを構成する内皮細胞，基底膜，周皮細胞，アストロサイト，ニューロンにより構成される．
b：TJストランドの模式図．TJ蛋白であるクローディンは内皮細胞膜を縫いながら互いに重合して，内皮細胞膜側面に網目状の連なり(TJストランド)を形成する．
c：TJの基本構造．TJ蛋白であるクローディンとオクルディンはZO-1などの膜裏打ち蛋白を介して細胞骨格蛋白のアクチンと結合することでTJ構造を強化している．

(2) BBBの細胞間隙経路

BBBの高い通過抵抗性は主に内皮細胞同士を強く接着するタイトジャンクション(tight junction；TJ)によって生まれるが，それ以外に接着結合(adherens junctions；AJ)分子や接合部接着分子(junctional adhesion molecules；JAM)によっても補強されている．TJの基本構成要素は膜4回貫通型のクローディン(claudin)分子で，内皮細胞膜を縫いながらいくつかのクローディン分子が互いに重合して，内皮細胞膜側面にTJストランド（TJ strand）とよばれる網目状の連なりを形成する（**図 4-12b**）．このクローディンの細胞外ドメインは隣り合った内皮細胞膜上のクローディン細胞外ドメインと密着してTJの基本構造をつくる[3]（**図 4-12c**）．さらに，クローディンと同じ膜4回貫通型のオクルディン（occludin）がクローディン分子に寄り添うように重合してTJストランドに組み込まれており，オクルディンのリン酸化機構はTJの透過性を調節するうえで重要な役割を果たしている[4]．また，クローディンとオクルディンの細胞内C末端は，ZO-1（-2，-3）などの膜裏打ち蛋白を介して細胞骨格蛋白のアクチンと結合し，内皮細胞全体でTJ構造を強化している．

脳毛細血管TJを構成するクローディン・ファミリーのなかで大部分を占めるクローディン-5をノックアウトしても，電子顕微鏡レベルでは一見正常なTJストランドが形成されているようにみえる．しかし，興味深いことに，クローディン5を欠いたTJは，アルブミンなどの大きな分子の通過は阻止できても，分子量500 Da程度の小さな分子は容易に通過させてしまうという[5]．したがって，正常な脳のTJでは，幾種類かのクローディンの発現量と接合しあうクローディンの組み合わせによって，通過しうる物質のサイズが微妙に調節されている可能性がある．このようなクローディンの調節機構に加えて，オクルディンの発現・リン酸化とAJ，JAMの発現数，さらにイオンチャネルや水チャネルの発現などが総体的に細胞間隙経路での物質の通過を調節しているものと考えられる．

(3) BBBの細胞横断経路

細胞間隙経路の高い抵抗性により通過できない血中成分はいくつかの細胞横断経路によりBBBを通過する．なかでもトランスポーターを介した内皮細胞膜の通過は，BBBにおける物質交換を考えるうえで重要である（**図 4-13**，12章H「薬剤抵抗性の機序」参照）．

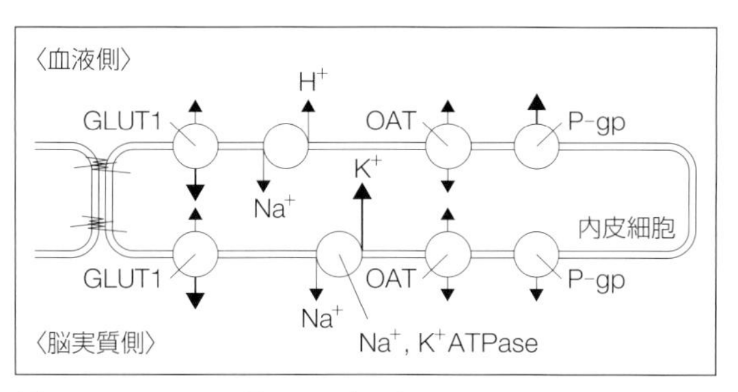

図 4-13　BBBトランスポーター
BBBの主要な構成成分である毛細血管内皮細胞の血液側および脳実質側の膜上にはさまざまなトランスポーターが発現し，BBBにおける物質交換を可能にしている．

内皮細胞膜に存在するイオンポンプは脳内細胞外イオン濃度を一定に保持するうえで重要なトランスポーターである．Na^+-K^+-ATPaseはATPの分解エネルギーを利用し，イオン勾配に逆らって細胞内外でのNa^+とK^+の交換を行う．Na^+-K^+-ATPaseは内皮細胞の脳実質側に局在しており，Na^+を内皮細胞内から脳実質側へ排出させK^+を内皮細胞内に，すなわち血液方向へ輸送する．これにより，脳内の細胞外K^+濃度は末梢組織の細胞外K^+濃度よりも低く保たれている．一方，Na^+-K^+-$2Cl^-$共輸送体は内皮細胞の血液側の膜上に局在し，血液中からNa^+，K^+をそれぞれ1個とCl^- 2個を内皮細胞内に取り込む．さらにBBBにはNa^+とH^+を交換するNa^+/H^+交換輸送体やCl^-とHCO_3^-を交換するCl^-/HCO_3^-交換輸送体が存在する．これらのトランスポーターは内皮細胞内のpH調節を介して脳の細胞外液pHを調節している．

Na^+やCl^-などの無機イオン同様に，有機イオンにも特定のトランスポーターによる輸送系が存在している．β-ラクタム系抗菌薬[6]のような有機陰イオンは有機陰イオントランスポーター（organic anion transporter；OAT）により輸送される．また，ノルアドレナリンやセロトニンなどの有機陽イオン性の神経伝達物質[7]は有機陽イオントランスポーター（organic cation transporter；OCT）によって輸送される．さらに，負電荷と正電荷の両方をもつ有機イオンを運ぶトランスポーターとしてOCTN（novel organic cation transporter)やカルニチントランスポーター(carnitine transporter；CT)などが同定されている[8].

BBBのトランスポーターによる輸送の方向はトランスポーター自体の輸送方向と内皮細胞の血液側と脳実質側の形質膜にどのように分布しているかにより決定される．グルコースは親水性の物質であり，そのままでは内皮細胞膜を通過できない．しかし，グルコーストランスポーター1(glucose transporter 1；GLUT1)[9]が内皮細胞膜の血液側と脳実質側のいずれにも発現し濃度勾配に従って輸送することで，血液から脳実質へのグルコースのスムーズな移行を可能にしている．

一方，BBBにおけるアミノ酸の輸送はアミノ酸トランスポーターにより行われる．L型アミノ酸トランスポーター1(L-type amino acid transporter 1；LAT1)[10]はGLUT1と同様に内皮細胞膜の血液側と脳実質側のいずれにも発現し，血中および脳実質におけるアミノ酸濃度調節の役割を担っている．

これまでグルコースなどのエネルギー代謝に必要な物質やイオンのBBB細胞横断経路について述べてきたが，BBBにおける異物・薬物の輸送ではATP-binding cassette(ABC)トランスポーターが重要な役割を果たしている．ABCトランスポーターはATPが産生するエネルギーに依存して異物や薬物を細胞外へ排出する．P糖蛋白(permeability-glycoprotein；P-gp)はABCトランスポーターのなかで最も研究が進んでいる蛋白の1つである．P-gpはこれまで血液側の内皮細胞膜に局在することで脳内から薬物を排出していると考えられてきた．しかし，近年の形態学的研究によりP-gpは血液側よりも脳実質側の内皮細胞膜に多く存在していることが明らかになった[11]．さらに，P-gpは内皮細胞膜上のみならず内皮細胞内に存在する小胞や周皮細胞あるいはアストロサイトにも存在する．これらのP-gpの分布がどのような排出メカニズムを構成しているかは現在のところ不明である．しかし，P-gpのノックアウトマウスあるいはP-gp阻害薬投与動物では薬物の脳内移行が促進されることから，P-gpが脳内から血液中へ薬物を排出する中心的役割を担っていることは明らかである．

(4) BBBから神経血管ユニット(NUV)へ

胎児の脳内で内皮細胞が毛細血管をつくり始めると，最初に周皮細胞を遊走させて内皮細胞自らの周囲に集める．周皮細胞は内皮細胞を刺激してその分化を促進するとともに，内皮細胞にクローディンやオクルディン，ZO-1などの産生を促してTJを形成させる[12]．さらに，周皮細胞は細胞外マトリックス成分を分泌し，基底膜を形成する[13]．基底膜は内皮細胞膜上のβ1-インテグリン(β1-integrin)を介して内皮細胞と接着しているが，この基底膜とβ1-インテグリンとの接着を阻害すると，内皮細胞におけるクローディン5の発現が低下しBBBが崩壊する[14]．すなわち，基底膜と内皮細胞膜との接着はBBBの正常機能を維持するうえできわめて重要な役割を果たしている[15]．

BBBの形成においてアストロサイトは主導的な役割を果たしているものと考えられてきたが，アストロサイトが神経幹細胞から分化してくるラットの胎生後期にはすでにBBBの基本形はでき上がっている．しかし，この時点でのBBBは高分子の通過を阻止できても，低分子やイオンは容易に通過させてしまう不完全な状態にある．アストロサイトはソニック・ヘッジホッグ(Sonic-Hedgehog)信号伝達系を介して内皮細胞でのクローディン5やオクルディンなどの発現を促進し，BBBの発達と維持を助ける[16]．アストロサイトの最も大きな役割は，BBBからニューロン群へグルコースなどのエネルギー源と酸素を供給すると同時に，ニューロン活動によって生じた老廃物や過剰なK^+をBBB周囲に廃棄して脳内環境を整えることである．このアストロサイトの働きは従来考えられてきた受動的なものではなく，アストロサイトはニューロンの必要に応じて血流量を調節しながら，ニューロン活動とBBB透過性の両方を制御するという力動的で統合的なシステムを構成している．このNVUという動的システムでは，上で述べたBBBの構成要因のすべてが巧みに影響し合いながら，BBBの維持と保護に当たっている．脳内血液循環とニューロン活動というこれまで別々に取り扱われてきた枠組みを取り払って，1つの統合的な機能体としてとらえるNVUという概念は，BBBの基本的な機能とその病態を理解するうえできわめて重要である．

文献

1) ElAli A, et al: The role of pericytes in neurovascular unit remodeling in brain disorders. Int J Mol Sci 15: 6453-6474, 2014
2) Report of the NINDS Stroke Progress Review Group. (National Institute of neurological Disorders and Stroke, Maryland) 2002: 1-116
3) 月田承一郎，他：タイトジャンクションを構成する4回膜貫通型蛋白質オクルディンとクローディンの発見：Paracellular Pathwayの新しい生理学へ向けて．生化学 72：155-162，2000
4) Dörfel MJ, et al: Modulation of tight junction structure and function by kinases and phosphatases targeting occludin. J Biomed Biotechnol, 2012
5) Nitta T, et al: Size-selective loosening of the blood-brain barrier in claudin-5-deficient mice. J Cell Biol 161: 653-660, 2003
6) Jariyawat S, et al: The interaction and transport of beta-lactam antibiotics with the cloned rat renal organic anion transporter 1. J Pharmacol Exp Ther 290: 672-677, 1999
7) Busch AE, et al: Human neurons express the poly-specific cation transporter hOCT2, which translocates monoamine neurotransmitters, amantadine, and memantine. Mol Pharmacol 54: 342-352, 1998
8) 遠藤仁，他：有機イオントランスポーターファミリー．蛋白質核酸酵素 46：604-611，2001
9) McEwen BS, et al: Glucose transporter expression in the central nervous system: relationship to synaptic function. Eur J Pharmacol 490: 13-24, 2004
10) del Amo EM, et al: Pharmacokinetic role of L-type amino acid transporters LAT1 and LAT2. Eur J Pharm Sci 35: 161-174, 2008
11) Bendayan R, et al: In situ localization of P-glycoprotein (ABCB1) in human and rat brain. J Histochem Cytochem 54: 1159-1167, 2006
12) 吾郷哲朗：血液脳関門/Neurovascular unitの形成・維持における脳ペリサイトの重要性．細胞工学 32：940-945，2013
13) Quaegebeur A, et al: The Neurovascular link in health and disease: molecular mechanisms and therapeutic implications. Neuron 71: 406-424, 2011
14) Osada T, et al: Interendothelial claudin-5 expression depends on cerebral endothelial cell-matrix adhesion by β1-integrins. J Cereb Blood Flow Metab 31: 1972-1985, 2011
15) 長田高志：脳血管内皮細胞と細胞外マトリックスの相互作用が脳血液関門に与える影響．脳循環代謝 23：154-159，2012
16) Alvarez JI, et al: The Hedgehog pathway promotes blood-brain barrier integrity and CNS immune quiescence. Science 334: 1727-1731, 2011

（丸　栄一・浦　裕之）

E 焦点性てんかんの神経機序

1 てんかん原性獲得に関する仮説(1)

てんかん発作を繰り返し発生する脳組織の特性をてんかん原性といい，この特性をもつようになる過程，すなわちてんかん焦点が形成される過程をてんかん原性の獲得過程という(4章A.1項「てんかん原性とは何か　1総論」参照)．てんかんの科学的な研究が開始されて以来，てんかん原性の獲得メカニズムを解明することはてんかんの基礎研究のなかで常に最重要課題とされ，いくつかの重要な仮説が提唱されてきた．

本項では，その代表的なものとして，「長期シナプス増強仮説」，「血液-脳関門破綻仮説」，「GABA抑制低下仮説」の3つの仮説を取り上げた．さらに次項では，これら3仮説に加えて「苔状線維の異常発芽仮説」と「異所性顆粒細胞仮説」が解説される．これらの仮説で提起されたてんかん原性獲得メカニズムはどれも決定的に重要な要因にみえながら，どれも必須な要因ではないという不可解な検討結果が報告されている．「個々の要因の解析ではてんかん原性の獲得過程を理解できない可能性がある」という脳研究につきまとう危険性を頭の隅に留め置きつつ，これらてんかん焦点形成に関する仮説を再検討する．

(1) 長期シナプス伝達増強仮説

海馬歯状回への入力線維(貫通路線維)を20 Hz以上の高頻度パルスで電気刺激すると顆粒細胞の興奮性シナプス伝達は1時間以上にわたって増強する．高頻度電気刺激によって発作波が誘発されない場合のシナプス伝達増強を長期増強(long-term potentiation；LTP)といい，発作波の誘発を目的とするキンドリング刺激の場合をキンドリング誘発性シナプス増強(kindling-induced synaptic potentiation；KIP)という[1)]．発見当初，これら2つの長期シナプス伝達増強は同一メカニズムによるものと考えられたが，その後LTPとKIPはいくつかの点で異なった現象であることが明らかとなった．記憶の神経モデルとされるLTPの誘発にはNMDA型グルタミン酸受容体の賦活が必須であるが，長期的な可塑性を示す受容体はAMPA型グルタミン酸受容体でNMDA受容体を介する電流はほとんど増強しない．これに対し，KIPではAMPA受容体に加えてNMDA受容体も長期的に増強され，増強されるシナプス電流の多くはNMDA受容体を介する電流，すなわちCa^{2+}電流が占める[2)]．また，KIPはキンドリング刺激の繰り返しに伴って累積的に増強され，キンドリング手続きを停止しても1か月以上にわたり有意な増強レベルが保たれる．さらに，電気刺激によるキンドリングばかりでなく，発作誘発薬(ペンチレンテトラゾール)によるキンドリングでもKIPの誘発が観察されている．したがって，KIPは高頻度電気刺激によって誘発されるばかりでなく，興奮性シナプス部での発作波の通過によっても誘発されるものと考えられる．同様に，キンドリング刺激部位から第1番目のシナプス部でKIPが誘発されるのにやや遅れて，第2，第3番目のシナプス部でもKIPが誘発され，キンドリング手続きに伴って発達する．すなわち，てんかん発作波が拡延する多シナプス経路の個々のシナプス部でもKIPが独立に誘発されている．したがって，多シナプス経路でのKIP(またはLTP)の連鎖こそがてんかん発作波の脳内拡延を促進する要因であろうと推測され，いくつかのグループから「長期シナプス伝達増強仮説」が提唱された[3,4)]．

この仮説に基づいて繰り返しLTPを誘発することにより，てんかん原性が獲得されるか否か検討されたが，毎日1回，20日間LTPを誘発してもてんかん原性(キンドリングてんかん焦点)は獲得されなかった[5)]．しかし，あらかじめ十分にLTPを誘発しておくと，それに続くキンドリングてんかん焦点の形成は有意に促進された．すなわち，LTPの誘発はてんかん原性の獲得過程を促進するものであっても，てんかん原性の獲得に必須ではないといえる．また，キンドリング刺激間隔5分の急性貫通路キンドリング(rapid perforant-path kindling)を行うと，歯状回興奮性シナプス部でのKIPの誘発は強く抑制されるにもかかわらず，発作持続時間の累積的な延長(キンドリング効果)が観察される．この現象はてんかん原性の獲得過程におけるLTPの役割だけでなくKIPの役割についても疑問を投げかけるものである．さらに，KIPは発作間欠期のみに観察される．KIPの増強分がいかに大きくとも，発作移行期にニューロンが持続的に脱分極し始めると，増強したシナプス電位の振幅は急激に低下して消退してしまう[1)]．したがってKIPとLTPは，少なくとも発作移行期と発作中にはその効力を発揮する余地がないと判断される．

以上を総合すると，長期シナプス伝達増強がてんかん原性の獲得を促進するものであっても，長期シナプス伝達増強そのものがてんかん原性獲得過程の主要な要因であるとは考えにくい．

(2) 血液-脳関門(blood-brain barrier；BBB)破綻仮説

激しいけいれん重積後の患者や病歴の長い難治側頭葉てんかん患者の脳でBBBが破綻していることは古くから知られていたが，それがてんかん発作の原因なのか結果なのかは不明のままであった．しかし，最近の研究によりBBBの破綻はてんかん発作の結果でもあり，また原因でもあり得ることが明らかにされ，てんかん原性獲得の重要な要因の1つとして注目を集めている．

けいれん重積やてんかん発作の反復はBBBの

慢性的な破綻を引き起こす．実験的研究ではBBBの細胞横断経路のみが障害される場合と，細胞横断経路に加えてタイトジャンクション(tight junction；TJ)すなわち細胞間経路も障害される結果が報告されている(第4章D.2項「血液脳関門の機能」参照)．同様に，難治側頭葉てんかん患者の海馬でもTJを支えるZO-1構造の著しい崩壊が観察される[6,7]．したがって，発作の反復は少なくともBBBの細胞間経路を障害させて，脳内への血液成分の漏出を引き起こすものと考えられる．

BBBの破綻により漏出した血漿蛋白のトロンビンは直接ニューロンの細胞興奮性を上昇させててんかん発作を引き起こす[8]．また，血漿蛋白で最も多いアルブミンの漏出は浮腫を引き起こすばかりでなく，興味深い機序によって発作を誘発する．漏出したアルブミンはトランスフォーミング増殖因子β1(transforming growth factor β1；TGF-β1)の活性を介してアストロサイトに取り込まれる[9]．アストロサイトの重要な機能の1つは，ニューロンの活動電位発生に伴う細胞外K^+濃度の上昇を抑制すること(K^+緩衝機能)である(4章D.1項「グリア細胞の機能」参照)．アストロサイトに流入した高濃度のK^+はアストロサイト同士をつなぐギャップ・ジャンクションを通ってK^+濃度の低い血管周囲領域に排出される(4章C.5項「てんかん発作を抑制するその他の伝達物質と受容体」参照)．しかし，アストロサイトに取り込まれたアルブミンはこのギャップ・ジャンクションを塞いでK^+の移動(K^+緩衝機能)を阻害するために，ニューロン群近傍の細胞外K^+濃度は異常に上昇する．細胞外K^+濃度の上昇は必然的に広い範囲のニューロン群を脱分極させ，拡延性抑制または拡延性脱分極(spreading depression または spreading depolarization；SD)とよばれるシナプス伝達に依存しない激しいてんかん発作を誘発する．アルブミンの漏出を契機とするこの細胞外K^+濃度の上昇は近隣にゆっくりと広がるため，SDもそれに伴って2～4 mm/分という速度でシナプス伝達を経ずに脳内に拡延する．

このようにBBBの透過性増大による発作の発生は再びBBBの破綻を招き，アルブミンやトロンビンなど血液成分の脳内への漏出によるニューロン群の過剰興奮を引き起こす．BBBの破綻仮説はてんかん発作とBBBの破綻を巡るこのような悪循環によりてんかん原性が獲得されると仮定している(**図4-14**)．この仮説は頭部外傷の急性期など発作が頻発し得る期間の発作原性(ictogenesis)を説明するにはきわめて説得力のある仮説である．

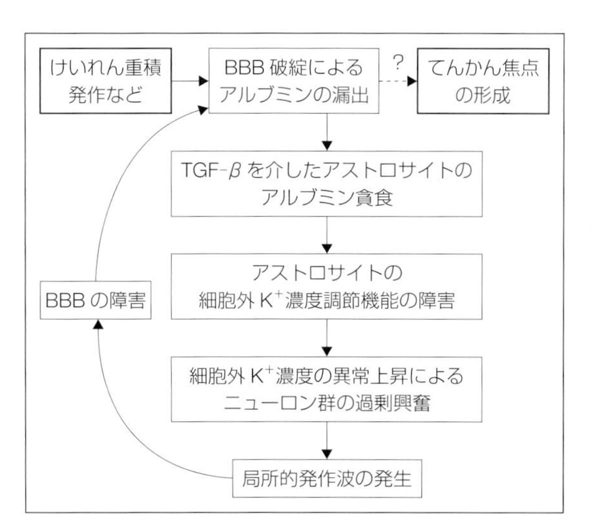

図4-14　てんかん原性の獲得過程に関するBBB破綻仮説

しかし，急性期発作が消退したあと，数週間～数か月あるいは数年間の潜伏期間を経て外傷後てんかんが発症する．潜伏期間の間はBBBを障害するような発作が起こらないので，BBBの破綻と発作の悪循環は絶たれているはずであるが，てんかん原性の獲得は着実に進行している．したがって，BBBの破綻仮説で想定されている「発作発生-アルブミンの漏出-アストロサイトの機能障害-細胞外K^+濃度の異常上昇-発作再発」(**図4-14**)という悪循環以外に，てんかん原性の獲得過程にはBBBの破綻を契機とする未知の病態メカニズムが重要な役割を果たしているものと推測される．

(3) GABA(gamma〈γ〉-aminobutyric acid)抑制低下仮説

$GABA_A$受容体の阻害薬が容易に発作を誘発し

うることから，てんかん焦点での過剰興奮はシナプス抑制，特にGABA抑制の低下によるものであろうと古くから推測されてきた．これを脱抑制仮説，あるいはGABA抑制低下仮説という．しかし，実験てんかん動物や側頭葉てんかん患者のてんかん焦点およびその近傍において，発作間欠期にGABA抑制が低下しているという決定的な結果は得られていない[10]．

けいれん重積後てんかんモデルでは，海馬CA1錐体細胞の$GABA_A$受容体を介した抑制($GABA_A$抑制)が発作間欠期に有意に低下したのに対し，歯状回顆粒細胞の$GABA_A$抑制は著しく増強された[11]．このようにてんかん脳での$GABA_A$抑制の変化が脳領域別に異なるのは，異なる脳領域に投射するGABA性介在細胞の種類によって発作に対する脆弱性が異なるためであろうと考えられる．キンドリングてんかんモデルでも，発作間欠期において歯状回の海馬交連性$GABA_A$抑制と反回性$GABA_A$抑制の両方が累積的に増強し[12]，キンドリング手続きを停止しても，その増強レベルは1か月以上にわたって維持された．この発作間欠期における$GABA_A$抑制の長期増強は，シナプス後膜の$GABA_A$受容体数の増加によることが明らかにされている[13]．

側頭葉てんかん患者から摘除された海馬組織の$GABA_A$抑制を調べた初期の電気生理学的研究では，$GABA_A$抑制の低下を報じているものもあるが，いまだ明確な結論を得るには至っていない．むしろ，てんかん焦点摘除手術中に行われた電気生理学的研究は，発作間欠期における海馬の反回性$GABA_A$抑制の強度を示す二連パルス抑制$GABA_A$抑制が持続的に増強されていることを示している[14]．さらに，難治側頭葉てんかん患者を対象にPETやSPECTを用いた研究では，発作間欠期にてんかん焦点とその近傍の脳局所血流量と糖代謝が有意に低下していることが明らかにされた[15]．この血流量と糖代謝量の低下した皮質領域は発作時には局所血流量と糖代謝が上昇することから，てんかん焦点を中心とする皮質領域では発作間欠期にニューロン群の活動が強く抑制されているものと推測される．

$GABA_A$受容体には，シナプス伝達にかかわるシナプス後膜上のシナプス性$GABA_A$受容体(synaptic $GABA_A$ receptors)以外にも，非シナプス性$GABA_A$受容体(extrasynaptic $GABA_A$ receptors)とよばれる$GABA_A$受容体がシナプス周辺部や軸索に存在する．シナプス前膜からシナプス間隙に放出されたGABAはGABAトランスポーター(GAT1/GAT3)によって軸索終末やアストロサイトに急速に取り込まれるが，わずかな量のGABAが細胞外液に拡散する．非シナプス性$GABA_A$受容体は，シナプス性$GABA_A$受容体よりもGABAに対する感受性が非常に高く，この低濃度の細胞外GABAに反応して定常的に持続性GABA抑制(tonic GABAergic inhibition)を引き起こしている(4章C.3項「てんかん発作を促進するその他の伝達物質と受容体」参照)．側頭葉てんかん患者やけいれん重積後てんかんモデルの海馬組織では，このGABAトランスポーターの量が著しく低下しており，それに起因する細胞外GABA濃度の上昇により，持続性GABA抑制が有意に増強される．したがって，海馬歯状回などGABA介在細胞が健在なてんかん焦点およびその近傍では，シナプス性$GABA_A$抑制と非シナプス$GABA_A$抑制の両方が発作間欠期に強く増強されていると考えられる．すなわち，単純な$GABA_A$抑制低下仮説では，てんかん脳における発作の発生閾値の低下は説明できない．

それでは，てんかん脳ではなぜ発作が起きやすいのであろうか．海馬錐体細胞に単発の興奮性入力を与えると，興奮性シナプス後電位(excitatory postsynaptic potential；EPSP)と活動電位発生に続いて反回性の$GABA_A$抑制性シナプス後電位(inhibitory postsynaptic potential；IPSP)が発生する．この興奮性入力の頻度を3～10 Hz程度に上げて数十秒間与え続けると膜電位の上昇に伴って$GABA_A$電流は次第に低下する．さらに，刺激頻度を10 Hz以上に上げると$GABA_A$電流は急速に低下し，遂には完全に消失して発作が発生する．この高頻度で持続的な興奮性入力による$GABA_A$電流の低下は抑制減退(inhibition failure)または$GABA_A$-current run-down現象とよばれる．抑制減退現象の主な原因は錐体細胞の持続的な興奮による細胞外 K^+ 濃度の上昇と，それによる細胞内 Cl^- 濃度の上昇であろうと考えられる．側頭葉てんかん患者では海馬ニューロンの Cl^- 排出トランスポーター（KCC2）が減少し，Cl^- 取り込みトランスポーター（NKCC1）が増加している（4章C.3項「てんかん発作を促進するその他の伝達物質と受容体」参照）．そのため，側頭葉てんかん患者やけいれん重積後てんかんモデルでは，この抑制減退現象が著しく促進されている[16]．言い換えると，発作間欠期にてんかん脳でいかに $GABA_A$ 抑制が増強されていても，ニューロンが持続的な過剰興奮に遭遇するとてんかん焦点の $GABA_A$ 抑制はより急速に消退してしまう．この抑制減退現象の促進はてんかん原性の獲得過程においてきわめて重要な役割を果たしている可能性が大きい．

さらに発作が激しくなると，細胞内 Cl^- 濃度の異常な上昇は，抑制減退現象の原因となるばかりでなく，Cl^- の細胞外流出による $GABA_A$ 興奮を引き起こす（4章C.3項「てんかん発作を促進するその他の伝達物質と受容体」参照）．$GABA_A$ 抑制が $GABA_A$ 興奮に逆転することは苔状線維発芽などてんかん神経回路網の機能に甚大な影響を及ぼす．したがって，従来の $GABA_A$ 抑制低下仮説はこの抑制減退現象の促進という知見に基づいて再考されなければならない．

文献

1）丸栄一：キンドリングとシナプス伝達増強．佐藤光源，他（編）：てんかん―けいれん準備性と発作発現の神経機構．pp51-64，学会出版センター，1995
2）Mody I, et al: NMDA receptors of dentate gyrus granule cells participate in synaptic transmission following kindling. Nature 326: 701-704, 1987
3）Sutula T, et al: Quantitative analysis of synaptic potentiation during kindling of the perforant path. J Neurophysiol 56: 732-746, 1986
4）Maru E, et al: Alteration in dentate neuronal activities associated with perforant path kindling. I. Long-term potentiation of excitatory synaptic transmission. Exp Neurol 96: 19-32, 1987
5）Sutula T, et al: Facilitation of kindling by prior induction of long-term potentiation in the perforant path. Brain Res 420: 109-117, 1987
6）Bednarczyk J, et al: Tight junctions in neurological diseases. Acta Neurobiol Exp 71: 393-408, 2011
7）Rigau V, et al: Angiogenesis is associated with blood-brain barrier permeability in temporal lobe epilepsy. Brain 130: 1942-1956, 2007
8）Lee KR, et al: Seizure induced by intracerebral injection of thrombin: a model of intracerebral hemorrhage. J Neurosurg 87: 73-78, 1997
9）Heinemann U, et al: Blood-brain barrier dysfunction, TGFb signaling, and astrocyte dysfunction in epilepsy. Glia 60: 1251-1257, 2012
10）Sperk G, et al: GABA and its receptors in epilepsy. In: Binder DK, et al, ed. Recent advances in epilepsy research. pp92-103, Eurekah.com and Kluwer Academic/Plenum Publishers, New York, 2004
11）Gibbs Ⅲ JW, et al: Differential epilepsy-associated alterations in postsynaptic $GABA_A$ receptor function in dentate granule and CA1 neurons. J Neurophysiol 77: 1924-1938, 1997
12）Maru E, et al: Alteration in dentate neuronal activities associated with perforant path kindling. Ⅲ. Enhancement of synaptic inhibition. Exp Neurol 96: 46-60, 1987
13）Nusser Z, et al: Increased number of synaptic GABAA receptors underlies potentiation at hippocampal inhibitory synapses. Nature 395: 172-177, 1998
14）Engel J Jr, et al: Evidence for enhanced synaptic inhibition in epilepsy. In: Nistico G, et al, eds: Neurotransmitters, Seizures and Epilepsy Ⅲ. pp1-13, Raven Press, New York, 1986
15）Engel J Jr, et al: Epileptic activation of antagonistic systems may explain paradoxical features of experimental and human epilepsy: A review and hypothesis. In: Wada JA, ed: Kindling 2. pp193-217, Raven Press, New York, 1981
16）Palma E, et al: $GABA_A$-current rundown of temporal lobe epilepsy is associated with repetitive activation of $GABA_A$ "phasic" receptors. PNAS 104: 20944-20948, 2007

（丸　栄一）

2　てんかん原性獲得に関する仮説（2）

てんかん脳における異常神経回路は，神経細胞群の同期した過剰発火を誘導し得る．よって，異常神経回路の形成機構の解明は，てんかん原性獲得過程の理解と阻止につながると期待される．本項では側頭葉てんかん患者およびそのモデル動物の歯状回で確認される異常神経回路として，「海馬苔状線維の異常発芽」と歯状回門領域における「異所性顆粒細胞」によって形成される神経回路

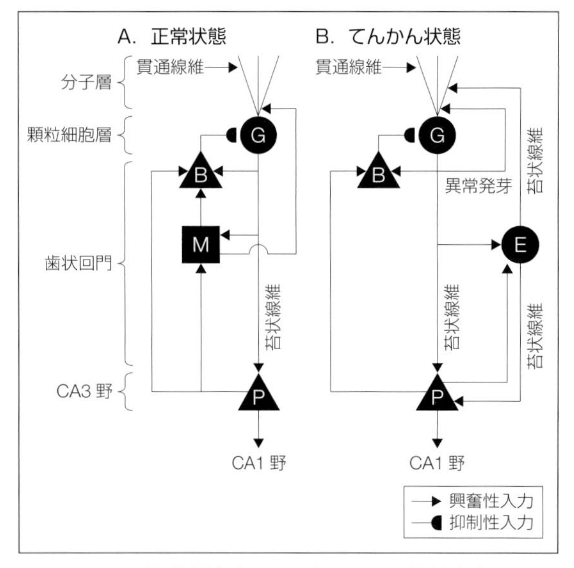

図 4-15　正常状態(A)およびてんかん状態(B)における歯状回神経回路の模式図

正常状態(A)およびてんかん状態(B)における歯状回の代表的な神経回路を示す(ただし，この模式図は各状態における神経回路を強調したものである点には注意されたい．例えば，てんかん状態でも一部の苔状細胞は生存することや，通常状態でも少数ながら異所性顆粒細胞が存在することが報告されている)．てんかん状態では，苔状細胞が細胞死を起こしてその数が減少し，異常発芽した苔状線維や異所性顆粒細胞由来の苔状線維が顆粒細胞に興奮性シナプスを形成する．また，正常状態の苔状線維も，異常発芽した苔状線維も錐体バスケット細胞に興奮性シナプスを形成する．なお，異所性顆粒細胞は正常な(顆粒細胞層内の)顆粒細胞やCA3 錐体細胞と相互にループ状の興奮性入力を行い，歯状回および海馬の興奮性上昇に関与すると推察されている．G：顆粒細胞，B：錐体バスケット細胞，M：苔状細胞，P：CA3 野錐体細胞，E：異所性顆粒細胞．

について概説する．特筆しない限り，本項で紹介するデータは主にげっ歯類のてんかんモデル動物を用いて得られた研究結果に基づいている．

(1) 歯状回の神経回路とてんかん原性獲得

歯状回の異常神経回路について理解するために，まず，歯状回の構造について簡潔に述べる．なお，歯状回の構造の詳細についてはAmaralらの総説を参照されたい[1]．歯状回は，記憶・学習に関与する脳領域である海馬とともに，海馬体の一部を構成する辺縁葉の原皮質である．歯状回は中隔側頭軸(septotemporal 軸)において類似した構造をとり，一般的に小領域に分けられない．しかし，異常神経回路の種類によってはseptotemporal 軸方向において出現頻度が異なるという報告もあり，研究の際には注意を要する．septotemporal 軸に対して垂直な面(transverse 面)を観察すると，歯状回は分子層，顆粒細胞を含む顆粒細胞層，そして歯状回門(または多形細胞層)の3 層からなる．歯状回の比較神経解剖学については割愛するが，基本的な3 層構造は研究されているすべての種において共通している．

歯状回の正常な神経回路を**図 4-15A** に簡潔に模式化した．まず，比較的に細胞が少ない分子層は，顆粒細胞の樹状突起で埋め尽くされ，これに嗅内皮質由来の貫通線維が興奮性シナプスを形成する．次に，顆粒細胞層は，その大部分は密に詰め込まれた顆粒細胞によって構成される．顆粒細胞の軸索である海馬苔状線維は，歯状回門において側枝を伸ばし，後述の錐体バスケット細胞を含む，多くの抑制性介在神経細胞に興奮性シナプスを形成する．歯状回門を出てCA3 野に入った苔状線維はほとんど側枝を出さず，CA3 野錐体細胞に興奮性シナプスを形成することで，嗅内皮質から海馬への情報伝達を担う．重要なことに，CA3 野錐体細胞はCA1 野錐体細胞に興奮性シナプスを形成するだけでなく，歯状回門の各種介在神経細胞に興奮性シナプスを形成する．また，抑制性介在神経細胞である錐体バスケット細胞が顆粒細胞層と歯状回門の境界に存在し，顆粒細胞に抑制性シナプスを形成する．最後に，歯状回門は，多種多様な介在性神経細胞が数多く存在する領域であるが，ここでは興奮性介在神経細胞の苔状細胞を紹介する．苔状細胞は，顆粒細胞から苔状線維側枝を介した興奮性入力を受ける一方，顆粒細胞と錐体バスケット細胞に興奮性シナプスを形成する．よって，苔状細胞から錐体バスケット細胞への興奮性入力は，最終的には顆粒細胞から顆粒細胞へのフィードバック抑制性入力を媒介することになる．

歯状回は，特に海馬が発作起始部となる側頭葉てんかんにおいて，てんかん原性獲得に深く関与すると推察されている．これは，てんかん状態では，以下に述べる歯状回「関門」の機能破損が生じる可能性があるためである．すなわち，顆粒細胞は内在的に発火閾値が高く，同期発火を起こしにくい性質を有することに加え，錐体バスケット細胞からフィードバック抑制性入力を受ける．これにより，顆粒細胞層を有する歯状回は，嗅内皮質から海馬へてんかん性神経活動が伝播することを防ぐ関門として機能すると推察されている．よって，歯状回において異常神経回路が形成される側頭葉てんかんでは，歯状回が本来の関門としての機能を果たせず，むしろ，てんかん状態下で付加された反回性の興奮性回路によって，神経活動を増幅することで，てんかん原性獲得に寄与すると考えられてきた．しかし，てんかん原性獲得を最初の自発発作が生じるまでの過程と捉えて，てんかんの慢性化や悪化の過程と区別して考えたとき，歯状回の異常神経回路が自発発作発症に先行するか否かを正確に検証する必要がある．

(2)「海馬苔状線維の異常発芽」仮説

苔状線維の側枝は正常な条件下でも顆粒細胞層に侵入することがあるが，分子層に侵入することはほとんどない．しかし，側頭葉てんかん患者およびそのモデル動物の歯状回では，苔状線維は歯状回門で過剰な側枝を形成し，これらが分子層に侵入して主に顆粒細胞に興奮性シナプスを形成する（**図 4-15B**）．この現象は苔状線維の異常発芽と呼称される．異常発芽の詳細に関しては，Koyama ら[2]，Nadler ら[3]，Sloviter ら[4]による総説を参照されたい．

電子顕微鏡を利用した研究により，異常発芽した苔状線維が分子層において形成するシナプスのほとんどが，顆粒細胞の樹状突起への興奮性シナプスであることが示された．また，てんかんモデル動物より摘出された異常発芽を有する海馬切片では，貫通線維の刺激が，顆粒細胞層における過剰な集合発火を誘導することが報告されている．なお，個体動物を用いた研究では，キンドリング誘導発作の頻度や顆粒細胞の興奮性の上昇と，異常発芽の形成量の増加の間に有意な相関関係があることが報告されている．以上より，貫通線維を介して強い入力があった場合には，異常発芽は顆粒細胞群の同期発火を誘導すると考察される．これらの結果は，異常発芽が興奮性の反回性回路を形成するという主張の根幹を成している[3]．

重要なことに，異常発芽した顆粒細胞は抑制性介在神経細胞である錐体バスケット細胞にもシナプスを形成する．この事実に基づき，異常発芽が抑制性の反回性回路を形成するとの主張がある[4]．すなわち，苔状細胞死により苔状細胞-錐体バスケット細胞間の連絡が欠如して一過性に顆粒細胞の興奮性が上昇した後に異常発芽が生じるが，最終的には，異常発芽した苔状線維が錐体バスケット細胞を介して顆粒細胞にかけるフィードバック抑制性入力（**図 4-15B**）が優位になるというものである．顆粒細胞は興奮性神経伝達物質である glutamate と抑制性神経伝達物質である GABA の両者を合成して苔状線維から放出すること[5]に加え，てんかん発作は苔状線維における GABA の発現量を上昇させるため，異常発芽した苔状線維が GABA を放出することで顆粒細胞の活動を抑制する可能性もあり，生体防御機構としても興味深いが，現在のところ，直接的な証拠はない．また，てんかん脳においては GABA が興奮性に働くとの報告もあり[6]，異常発芽した苔状線維によって放出された GABA が歯状回神経回路の興奮性を上昇させるか低下させるかについては未解明である．

なお，てんかん重積状態を誘導したモデル動物では，自発発作が異常発芽に先行するという報告や，異常発芽の強度と自発発作の発現確率に相関関係がないという報告を考慮すると，異常発芽はてんかん原性の獲得には関与しない可能性が大きい．異常発芽が興奮性の反回性回路を形成して，てんかんの慢性化や悪化に関与するのか，もしくは抑制性の反回性回路を形成して歯状回の抑制性を上昇させ，歯状回神経回路の恒常性の維持に働くのかを結論付けるには，さらなる実験的検証が必要である．

(3)「異所性顆粒細胞」仮説

側頭葉てんかん患者およびそのモデル動物では，顆粒細胞が歯状回門に異所的に存在する異所性顆粒細胞の出現が報告されている[7]．異所性顆粒細胞は正常な条件下でも確認されるが，側頭葉てんかんモデル動物ではその数が有意に上昇する．異所性顆粒細胞はseptal軸方向においてはほぼ等間隔に分散して存在するが，temporal軸方向においてはクラスターを形成して存在することもある．そして，その存在は歯状回門にほぼ限局し，CA3野では観察されない．異所性顆粒細胞は，双極性の樹状突起を有して，正常な(顆粒細胞層内の)顆粒細胞やCA3野錐体細胞からの興奮性入力を受ける(**図4-15B**)．また，その軸索(苔状線維)はCA3野に加え，てんかん状態下では分子層へも投射する．異所性顆粒細胞は自発的かつ律動的なバースト発火を行い，CA3野錐体細胞のてんかん様バースト発火と同期するため，海馬におけるてんかん原性獲得に関与する可能性が示唆されてきた．また，海馬依存的な認知機能の障害は側頭葉てんかん患者で報告されることがある重要な合併症だが，異所性顆粒細胞は歯状回依存的な認知行動を障害する可能性が示唆されている．

Koyamaら[8]は，複雑型熱性けいれんモデルラットを利用して，異所性顆粒細胞がてんかん原性獲得に関与することを明らかにした．まず，熱性けいれんが最も頻繁に生じる小児期は，新生顆粒細胞が歯状回門から顆粒細胞層へと移動する時期であるが，この細胞移動が熱性けいれんによって障害された結果として，異所性顆粒細胞が出現する．また，異所性顆粒細胞の出現は自発発作の発症に先行し，異所性顆粒細胞の密度とてんかん発作の発症頻度には有意な相関関係があることが明らかになった．さらに，顆粒細胞の移動が障害された原因として，顆粒細胞における$GABA_A$受容体の発現量の上昇を介した幼若神経細胞に特異的な興奮性GABA入力の増強があることをつきとめた．そこで，Cl^-を細胞内に取り込むことでGABAの興奮性作用を形成する$Na^+K^+2Cl^-$共輸送体(NKCC1)の阻害薬であるブメタニドを熱性けいれん誘導後に処置した．その結果，成体期における異所性顆粒細胞の出現とてんかんの発症が抑制された．これらの研究は，歯状回の異常神経回路の形成を阻止することが，てんかんの発症を抑制することを示すとともに，ブメタニドが抗てんかん原性獲得作用を発揮することを示している．

(4) 結論

歯状回には多くの興奮性および抑制性神経細胞が存在する．よって，歯状回とてんかん原性獲得の関連を扱ううえでは，細胞間のネットワークを包括的に捉えて最終的な回路の機能を論じる必要がある．また，本項では割愛したが，神経回路の機能を考える際には，グリア細胞と神経細胞の相互作用を考慮に入れる必要がある[9]．グリア細胞は，シナプス間隙での神経伝達物質やイオン濃度の調整，そしてシナプスの貪食など，神経回路機能に直接および間接的に影響する多種多様な役割を有することが近年次々に明らかにされており，てんかん原性獲得のメカニズムを解明するうえで，グリア細胞の関与の理解は不可欠である．

既存の抗てんかん薬の主な作用はてんかん発作を抑制することであり，基本的に対症療法のために利用されている．今後は，真にてんかんという疾患を克服するために，てんかん原性獲得における異常神経回路形成の分子細胞生物学的メカニズムをひとつずつ明らかにし，これらをターゲットとした「抗てんかん原性獲得」薬の創薬を追求してゆく必要がある．

文献

1）Amaral DG, et al: The dentate gyrus: fundamental neuroanatomical organization (dentate gyrus for dummies). Prog Brain Res 163: 3-22, 2007
2）Koyama R, et al: Mossy fiber sprouting as a potential therapeutic target for epilepsy. Curr Neurovasc Res 1: 3-10, 2004
3）Nadler JV: The recurrent mossy fiber pathway of the epileptic brain. Neurochem Res 28: 1649-1658, 2003
4）Sloviter RS, et al: Abnormal dentate gyrus network circuitry in temporal lobe epilepsy. In: Noebels JL, et al, eds: Jasper's Basic Mechanisms of the Epilepsies [Internet]. 4th edition. Bethesda (MD), 2012
5）Münster-Wandowski A, et al: Mixed neurotransmission in the hippocampal mossy fibers. Front Cell

Neurosci 7: 210, 2013
6）Koyama R: Excitatory GABA signaling in epilepsy. Seikagaku 86: 803-806, 2014
7）Scharfman H, et al: Ectopic granule cells of the rat dentate gyrus. Dev Neurosci 29: 14-27, 2007
8）Koyama R, et al: GABAergic excitation after febrile seizures induces ectopic granule cells and adult epilepsy. Nat Med 18: 1271-1278, 2012
9）Devinsky O, et al: Glia and epilepsy: excitability and inflammation. Trends Neurosci 36: 174-184, 2013

（小山隆太）

F 欠神てんかんの神経機序

1 欠神発作脳波と睡眠紡錘波

欠神発作の特徴の１つは突然の意識障害と行動停止であると述べると，欠神発作は覚醒時によく起こるてんかんだと誤解されがちである．しかし，欠神発作は入眠直後の徐波睡眠初期（睡眠段階Ⅱ）に最も頻繁に出現し，REM 睡眠期には全くみられない．このことは，睡眠時脳波を司る視床が欠神発作の出現と密接に関与している可能性を示している．また，欠神発作を特徴づける 3 Hz 以下の棘徐波複合（spike and wave complex；SW）脳波は，一見，広範な皮質領域に同期して出現するようにみえることから，皮質下，特に視床で起こった異常電気活動が全皮質領域に一挙に到達するのであろうと推測されてきた．これを裏づけるように，$GABA_A$ 受容体阻害作用をもつペニシリンの多量投与により，睡眠紡錘波（sleep spindles）の周波数（6.6〜10 Hz）が徐々に低下して SW 発作波（2.2〜5 Hz）に変容したとの結果が報告された[1]（**図 4-16**）．さらに，視床皮質経路または皮質視床経路を 10 Hz 前後の周波数で持続的に刺激すると，増強反応（augmenting responses）または漸増反応（recruiting responses）とよばれる睡眠律動波と酷似した律動脳波が誘発される．頻回刺激を停止しても増強反応はしばらく続き，増強反応に続いて SW 発作波が出現したという報告もある[2]．この増強反応は，皮質が除去されたネコの視床皮質（thalamocortical；TC）ニューロンでも，また視床網様核（thalamic reticular nucleus；RNT）ニューロンでも観察される．これらの研究に基づいて，欠神発作と SW 発作波は睡眠律動波を発生させる視床・皮質律動機構の異常によって誘発されるという仮説（視床起源仮説）が提唱され，その後 20 年以上にわたって広く支持されてきた[3]．

しかし，睡眠律動波と SW 発作波の関係について研究が進むにつれ，SW 発作波の神経機構はそれほど単純ではないことが明らかになってきた．その１つの反証は，視床が広範に破壊された動物の大脳皮質ニューロンでも，また大脳皮質スライス標本のニューロンでも SW 発作波様の電気活動が記録されることである．ここで注意を要する点は，動物，特にげっ歯類における欠神発作は，典型的な 1〜3 Hz の SW 発作波を伴うことはごくまれで，振幅が漸増-漸減する 5 Hz 以下の律動波が観察されることである（次節，**図 4-19, 20**）．ネコやサルを被験体とする研究者からは，「欠神てんかんラットでみられる律動脳波は周波数が低下した睡眠紡錘波（slow spindles；SS）で SW 発作波ではない」との批判もあるが[4]，突然の行動停止と不動状態の持続は明らかに欠神発作様である．したがって，欠神発作に伴う SS も SW 発作波も基本的には同じ神経機構から発した異常電気活動であるとの立場から，慣例に従ってここでは，欠神発作に伴う 5 Hz 以下の律動波を SW 発作波とよぶことにする．

一方，臨床研究からも，覚醒状態における SW 発作波の出現は睡眠紡錘波が先行することなく突然に出現する場合がほとんどであり，さらに欠神てんかん患児の夜間の睡眠紡錘波出現率は正常児のものと差がないと反論されている[5]．こうした

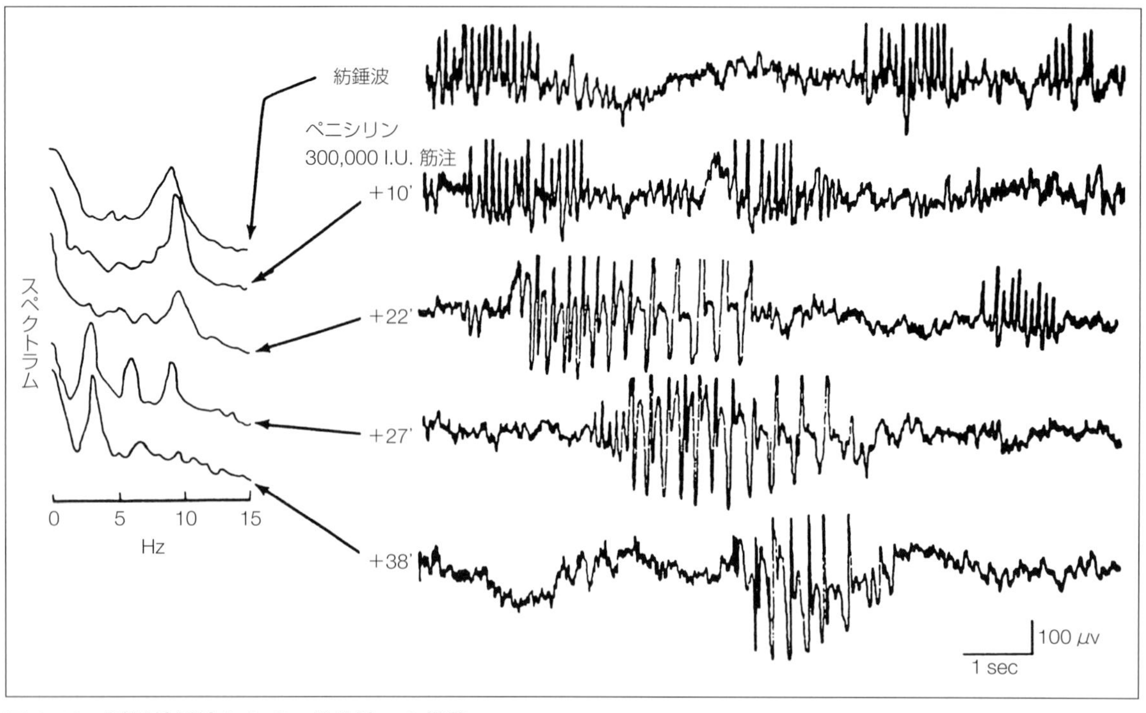

図 4-16　睡眠紡錘波から SW 発作波への推移

軽いチオペンタール麻酔下のネコの上シルビウス回脳波を示す．中脳網様体を離断すると睡眠紡錘波が頻繁に出現する．ペニシリン G(300,000 I.U.)の筋注により，睡眠紡錘波が徐々に徐波化して SW 発作波様に変化している．脳波の左の数字はペニシリン投与後の時間(分)を示す．また，左のスペクトラムはペニシリン投与後の各時間における脳波のパワースペクトラムを示す．

(Kostopoulos G, et al: A study of the transition from spindles to spike and wave discharge in feline generalized penicillin epilepsy: EEG features. Exp Neurol 73: 43-54, 1981 より)

批判から，最初に異常な興奮を引き起こすのは睡眠律動波を司る視床ではなく，大脳皮質のニューロン群であるという皮質起源仮説が提唱された．現在は視床起源仮説と皮質起源仮説が対抗している状態で，SW 発作波の発生機序についてはいまだ決定的な解釈に至っていない．

しかし，この 2 つの仮説は次の基本的な点に関しては一致している．それは，睡眠紡錘波を引き起こす神経回路は視床に存在すること，また持続的で安定した SW 発作波が出現するためには視床・皮質神経回路が保たれていなければならないことである．以上の基本的な研究結果を基に，ここでは欠神発作に関する次の仮説を採用する．最初に大脳皮質で異常な興奮が発生し，その異常興奮が視床 RNT ニューロン群を強く賦活する．この RNT ニューロン群の同期発射は視床 TC ニューロンに持続的で大きな GABA 性過分極を引き起こし，TC ニューロンでは群発発射とそれに続く長い過分極が発生する．さらに，TC ニューロンにおけるこの興奮-抑制サイクルは皮質ニューロン群と RNT ニューロン群に伝わり，視床・皮質回路内において持続的で低周波数の律動電気活動，すなわち SW 発作波が発生する．次節においては，この仮説を基に，正常な睡眠と覚醒を支える視床・皮質律動機構のどのような異常により SW 発作波が発生しうるかをみてみたい．

文献

1）Kostopoulos G, et al: A study of the transition from spindles to spike and wave discharge in feline generalized penicillin epilepsy: EEG features. Exp Neurol 73: 43-54, 1981
2）Steriade M, et al: Spike-and-wave afterdischarges In

cortical somatosensory neurons of cat. Electroenceph Clin Neurophysiol 37: 63-648, 1974
3）Kostopoulos GK: Spike-and-wave discharges of absence seizures as a transformation of sleep spindles: the continuing development of a hypothesis. Clin Neurophysiol 111 (Suppl. 2): S27-S38, 2000
4）Steriade M: Neuronal substrates of sleep and epilepsy. p341, Cambridge University Press, Cambridge, 2003
5）Leresche N, et al: From sleep spindles of natural sleep to spike and wave discharge of typical absence seizures: Is the hypothesis still valid? Pflugers Arch 463: 201-212, 2012

（丸　栄一）

2　視床・皮質神経回路の異常による欠神発作の発生

(1) 視床-皮質系における睡眠律動機構

覚醒時には，脳幹部の被蓋核群ニューロンに発するコリン作動性上行性線維群が視床 TC ニューロン群と視床 RNT ニューロン群を持続的に賦活する(**図 4-17**，①)．続いて，TC ニューロンの興奮はグルタミン酸の放出によって皮質ニューロンを脱分極し，皮質脳波に高い周波数の β 波(high β wave：20〜40 Hz)を引き起こす(**図 4-17**，②)．この皮質ニューロン群の興奮は視床にフィードバックされ，TC ニューロン群と視床 RNT ニューロン群に持続的な脱分極を引き起こす(**図 4-17**，③)．さらに，TC ニューロンの興奮はその側枝を介して RNT ニューロン群の興奮を促進している(**図 4-17**，④)．GABA を伝達物質にもつ RNT ニューロンの興奮は，反回性に TC ニューロン群を抑制すると同時に，TC ニューロン群近傍の GABA 性介在ニューロンを抑制して，TC ニューロン群に脱抑制作用を及ぼす(**図 4-17**，⑤)．このように脳幹部からの強い興奮性入力が続く限り TC ニューロンは脱分極して持続発射(tonic discharge)パターンを示すが，中脳の上丘と下丘間で上行性賦活系を離断すると，TC ニューロンは過分極して群発発射(burst discharge)と長い過分極のパターンを繰り返す．このとき，皮質脳波には繰り返し睡眠紡錘波が出現する．したがって，睡眠相に入る第 1 段階として，脳幹部からの興奮性入力が低下して大脳皮質と視床のニューロンがより過分極になることが必要であると考えられる．このように幾重にも組み合わさったフィードバック回路は，適切な睡眠・覚醒レベルを保つために，あたかもブレーキをかけながらアクセルを踏むかのような視床・皮質律動機構のダイナミックな調節を可能にしている．

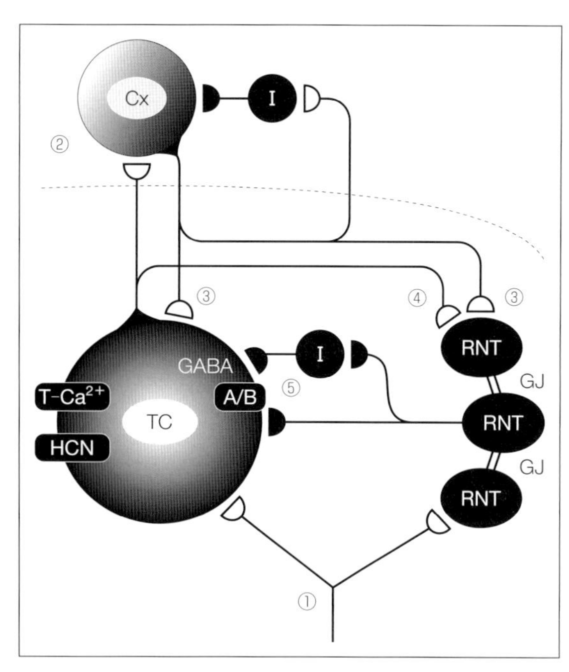

図 4-17　視床・皮質律動機構における基本的神経回路

TC：視床皮質ニューロン，RNT：視床網様核ニューロン，Cx：皮質ニューロン，I：抑制性介在ニューロン，A/B：$GABA_A$ 受容体および $GABA_B$ 受容体，T-Ca^{2+}：T 型 Ca^{2+} チャネル，HCN：過分極賦活型環状ヌクレオチド依存性(HCN)チャネル，GJ：ギャップ・ジャンクション，△：興奮性神経終末，▲：抑制性神経終末，①〜⑤は本文参照．

正常成人の睡眠は 4 段階の徐波睡眠相(睡眠段階 I 〜Ⅳ)と REM 睡眠相からなる．睡眠段階 I の傾眠状態からⅡ，Ⅲ，Ⅳと深まり，再びⅣから I へと戻って REM 睡眠相に入る．その 1 回のサイクル(睡眠単位)は約 90 分で，一晩に 4〜5 回繰り返される．この睡眠段階 I 〜Ⅱにかけて皮質脳波は徐々に徐波化し，頭頂部(vertex)を中心に K コンプレックス(K-complex)とよばれる高振幅で持続時間数百ミリ秒の陰性-陽性二相性徐波とそれに続く短い睡眠紡錘波からなる複合波が散発的

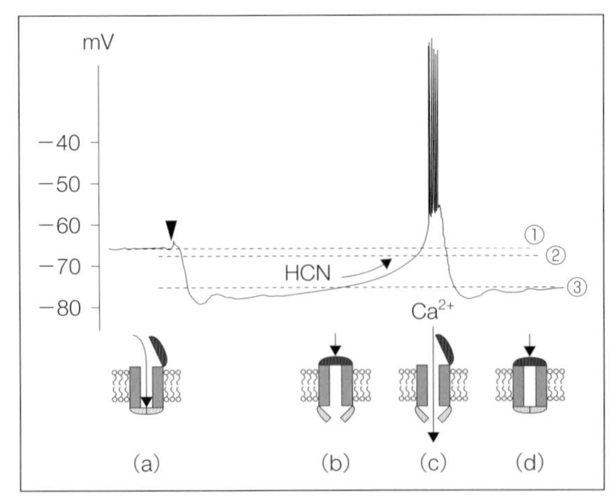

図 4-18　TC ニューロンにおける細胞内電位変動の模式図

①は TC ニューロンの静止膜電位レベルを，②は T 型 Ca^{2+} チャネルの活性化ゲートの開口閾値レベルを，また③は HCN チャネルの活性化ゲートの開口閾値レベルを示す．

(a) TC ニューロンの静止膜電位は T 型 Ca^{2+} チャネルの活性化ゲート開口閾値を超えているが，不活性化ゲートが閉じたままなので Ca^{2+} 活動電位は発生しない．

(b) 皮質視床経路を電気刺激(▼)すると，RNT ニューロンの賦活を介して大きく長い GABA 性過分極に入る．この過分極により T 型 Ca^{2+} チャネルの不活性化ゲートの閉鎖が解除される．しかし，過分極が大きいために活性化ゲートは閉じている．過分極が長く続くと過分極賦活型の HCN チャネルの活性化ゲートが開いてゆっくりとした脱分極が起こる．

(c) 膜電位が活性化ゲートの開口閾値を超えると 2 つのゲートが開いているので Ca^{2+} 性活動電位が発生する．

(d) 活動電位発生後，活性化ゲートと不活性化ゲートがともに閉鎖して再び大きく長い過分極に入る．

に出現する．この K コンプレックスは視床 RNT ニューロンを強力に賦活して，さらに睡眠紡錘波を誘発し，睡眠のレベルを深める[1]．

睡眠紡錘波を発生する視床・皮質律動機構の基本的な細胞群は視床の TC ニューロン群と RNT ニューロン群，皮質ニューロン群の 3 つであるが，それぞれのニューロンは幾種類かのきわめて特異的なチャネルをもつ．睡眠段階Ⅲにおいて，TC ニューロンは過分極されているために膜電位依存性 Na^+ チャネルと P/Q 型 Ca^{2+} チャネルは活性化閾値には達せず，T 型 Ca^{2+} チャネルの賦活による Ca^{2+} 性活動電位とそれに続く長い過分極を発生させる(**図 4-18**)．T 型 Ca^{2+} チャネルの大きな特徴は，静止膜電位が活動電位発射閾値をすでに超えていることである．通常ならば，活動電位がすぐに発生するはずであるが，このとき T 型 Ca^{2+} チャネルは活性化ゲートが開口していても，ほとんどの不活性化ゲートは閉鎖されたままで活動電位が発生しない．すなわち，T 型 Ca^{2+} チャネルは不活性化しやすく，いったん不活性ゲートが閉じると，それを解除するには長い過分極が必要となる．視床網様核は GABA 性細胞である RNT ニューロンの集団で，RNT ニューロン同士は互いに GABA 性抑制を及ぼし合うと同時に，ギャップ・ジャンクションによって同期した興奮を引き起こす(**図 4-17**，GJ)．したがって，睡眠段階Ⅱに入り視床 RNT ニューロン群が賦活されると，TC ニューロン群に同期した強い GABA 性抑制を引き起こす．主に $GABA_B$ 受容体の賦活によるこの持続の長い過分極が T 型 Ca^{2+} チャネル不活性化ゲートの閉鎖を解除して，TC ニューロン群の同期した Ca^{2+} 性活動電位とそれに重畳した Na^+ 性活動電位の群発を発生させる．$GABA_B$ 受容体の賦活に加えて，シナプス外 $GABA_A$ 受容体の賦活も TC ニューロンにおける長い過分極の誘発に寄与していると報告されている．TC ニューロンが適度に過分極されている限り，この各ニューロン群で同期した興奮-抑制リズムは視床・皮質回路内を循環して，睡眠律動波が発生する．

さらに，この睡眠紡錘波の発生過程では，正常な周波数(7〜14 Hz)範囲内で律動波が発生するために，もう 1 つの特異的なチャネルが必須の役割を果たしている．心筋細胞でのリズム形成でも重要な役割を果たしている過分極賦活型環状ヌクレオチド依存性(hyperpolarization-activated cyclic nucleotide-gated non-selective cation：HCN)チャネルである．HCN チャネルは大きな過分極が持続すると，非選択的に陽イオンを細胞内に流入させてゆっくりとした脱分極を引き起こす．すなわち，HCN チャネルは過分極になり過ぎないように，ある程度過分極が進むと逆に脱分極させるイオンチャネルである．外側膝状体ニューロンの律動興奮を検討していた McCormick らは，

$GABA_B$ 受容体性による過分極の消退よりも早くT型 Ca^{2+} チャネルが賦活されることを見出し，この律動周期の短縮がHCNチャネルの賦活によることを明らかにした[2]．$GABA_B$ 受容体性過分極は数百ミリ秒～数秒持続するので，強制的に脱分極させないと5 Hz以下の睡眠紡錘波が発生してしまう．正常周波数の睡眠紡錘波を安定して発生させるためにHCNチャネルの賦活は不可欠である．

さらに睡眠段階がⅢ，Ⅳと深くなると，視床TCニューロンと皮質ニューロンの膜電位はさらに過分極となり，1 Hz以下の周期でしか Ca^{2+} 性活動電位が発生しない状態となる．この緩徐な興奮は皮質ニューロンに伝達され，δ波（<1 Hz）とよばれる徐波が持続的に誘発される．このδ波の発生においても，上述のHCNチャネルは過剰な過分極を防ぐうえで重要な役割を果たしている．また，δ波周波数に似た皮質ニューロンのゆっくりとした興奮は，視床からの入力がなくとも皮質独自に発生することが知られている．したがって，睡眠律動波やδ波と類似のリズムは視床と皮質で独立に発生しうるが，皮質と視床で同期的かつ安定して睡眠律動波とδ波が発生するには視床・皮質律動機構内での協調的作動が必須であると考えられる．

(2) 欠神発作波の発生

SW発作波が睡眠紡錘波から連続的に周波数が低下することによって引き起こされるのか否かは不明であるが，睡眠紡錘波を発生させる視床-皮質律動機構の異常によって誘発されることは明らかである．一般に，エトスクシミドはT型 Ca^{2+} チャネルを阻害することにより抗欠神発作作用を発揮するとされているために，欠神発作はT型 Ca^{2+} チャネルの過剰興奮のみによって引き起こされるものと考えられている．実験的にも，T型 Ca^{2+} チャネル（α1Gサブユニット）をノックアウトして過分極誘発性 Ca^{2+} 電流を阻害したマウスは，薬物によるSW発作波の誘発に対して高い抵抗性を示した[3]．したがって，過分極によって誘発されるT型 Ca^{2+} チャネルの群発放電（burst discharge）がSW発作波発生の重要な要因であることは確かである．しかし，T型 Ca^{2+} チャネルの過剰興奮のみが，欠神発作発生の原因なのであろうか。

T型 Ca^{2+} チャネルのノックアウトマウス（$\alpha 1G^{-/-}$）のTCニューロンは，P/Q型 Ca^{2+} チャネルの脱分極賦活による持続的放電（tonic discharge）のみを示すので，次に，P/Q型 Ca^{2+} チャネル（α1Aサブユニット）のノックアウトマウスを見てみよう．$\alpha 1A^{-/-}$ マウスはSW発作波と欠神発作様行動を頻発する．さらに，$\alpha 1A^{-/-}$・$\alpha 1G^{+/-}$ ダブルノックアウトマウスを作製してみると，このマウスのT型 Ca^{2+} チャネルの興奮（すなわち過分極誘発性 Ca^{2+} 電流）は正常マウスと差がないにもかかわらず，$\alpha 1A^{-/-}$ マウスと同じようにSW発作波と欠神発作様行動を頻発した[4]．これらの結果が意味するところは明白である．T型 Ca^{2+} チャネルの過剰興奮そのものが重要なのではなく，T型 Ca^{2+} チャネルとP/Q型 Ca^{2+} チャネルの賦活のバランスが重要なのである．言い換えると，TCニューロンの過剰な過分極が欠神発作誘発の重要な誘因であるといえる．

TCニューロンの過剰な過分極は，RNTニューロン群の過剰興奮によっても，TCニューロンにおける $GABA_B$ 受容体の過剰賦活によっても，またHCNチャネルの機能障害によっても引き起こされうる．視床網様核のRNTニューロンはCx36ギャップ・ジャンクションによって互いに結合され，TCニューロン群に同期した強いGABA性抑制を及ぼす．遺伝的欠神てんかんのWAG/RijラットはSW発作波と突然の行動停止を頻発するが，このラットにギャップ・ジャンクション阻害薬（carbenoxolone：250 μg/4 μL）を脳室内投与すると30分以内に欠神発作は完全に消失した（**図4-19**）．この結果は，RNTニューロンがTCニューロン群に律動波を発生させるためにいかに強い同期興奮を必要としているかを，またこの強い同期興奮を引き起こすためにはギャップ・ジャンクションがいかに重要であるかを示している．

また，前脳の $GABA_B$ 受容体（R1aサブユニッ

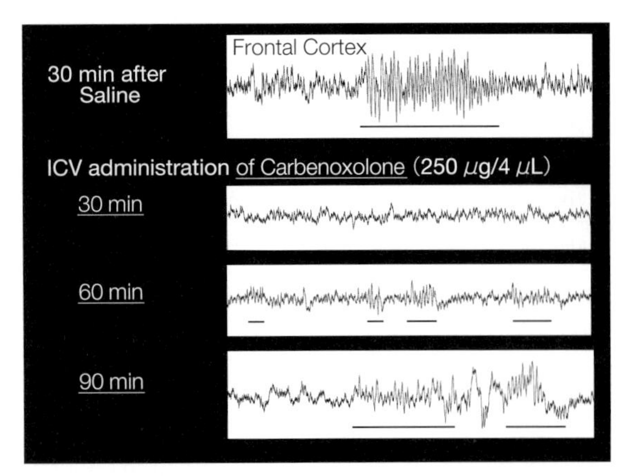

図 4-19　WAG ラットの欠神発作(SW 発作波)に対するギャップ・ジャンクション阻害薬の抑制効果

遺伝的欠神てんかん(WAG/Rij)ラットの前頭葉脳波を示す．上段脳波は生理食塩液(4 μL)を脳室内投与して 30 分後のコントロール脳波で，SW 発作波の出現頻度や振幅などに変化は認められない．ギャップ・ジャンクション阻害薬(carbenoxolone：250 μg/4 μL)の脳室内投与 30 分後には，SW 発作波は全く認められなくなる．60 分後，低振幅で持続の短い SW 発作波が出現し始める．90 分後，ギャップ・ジャンクション阻害薬の効果はさらに弱まって，低振幅ではあるが持続の長い SW 発作波が出現し始める．

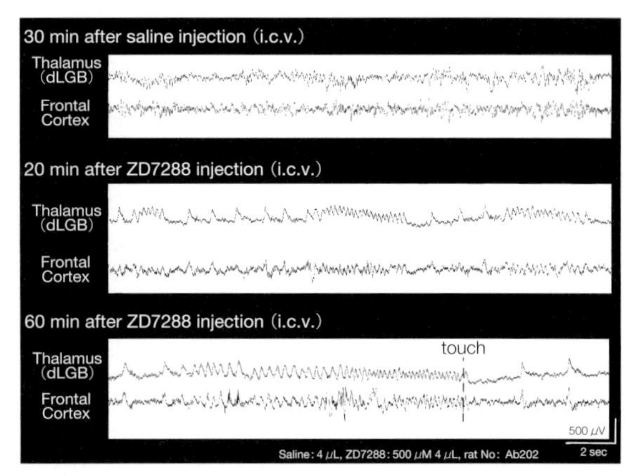

図 4-20　過分極賦活型 HCN チャネル阻害薬による欠神発作(SW 発作波)の誘発

正常ラットの自由行動時における前頭皮質脳波と視床背外側膝状体脳波を示す．HCN チャネル阻害薬(ZD7288：500 μM/4 μL)を脳室内投与すると，皮質および視床脳波に 1～5.5 Hz の律動同期波(SW 発作波)を誘発するが，その間，ラットは前方を凝視したまま不動の状態を続ける．下段の“touch”で示すように，不動状態のラットの背中をなでると，動物はいったん不動状態から脱して動きだすが，再び SW 発作波が出現し不動状態となる[7]．

ト)を過剰発現したマウスは SW 発作波を伴う非定型欠神発作を頻発する．このマウスの視床正中核群(the midline thalamic nuclei)または視床網様核をイボテン酸で破壊すると，どちらの視床核破壊によっても SW 発作波の発生率は 20% ほどに低下した[5]．この結果は，SW 発作波の発生において $GABA_B$ 受容体の過剰賦活が重要な要因であることを示すと同時に，視床網様核および視床正中核群の重要性を示唆している．

哺乳類では 4 種類の HCN チャネル(HCN1～4)が知られている．HCN2 チャネルのノックアウトマウスは，重篤な心洞不整脈を引き起こすと同時に，TC ニューロンにおける膜電位の異常な過分極と SW 発作波の頻発を示したと報告されている[6]．さらに，正常ラットに HCN チャネル阻害薬(ZD7288：500 μM/4 μL)を脳室内投与すると，1 時間以上にわたり皮質脳波と視床脳波に δ 波と SW 発作波が交互に繰り返して発生する[7](**図 4-20**)．これらの研究は，HCN チャネルの賦活が TC ニューロンを持続的な過分極から脱分極に反転させて，SW 発作波と欠神発作の発生を防いでいることを示している．

最近の電気生理学的研究結果の矛盾は，SW 発作波の発生に関する皮質起源説と視床起源説という対立する 2 つの解釈を生み，欠神発作の発生機序についての単純な理解を困難にした．しかし，ここで紹介した研究結果は，最初の異常興奮の発生が大脳皮質であれ視床網様核であれ，視床 TC ニューロン群の過剰な過分極が T 型 Ca^{2+} チャネルを賦活して，大きな Ca^{2+} 性活動電位と長い過分極からなる律動電位，すなわち SW 発作波を発生させることを明示している．研究に用いた欠神発作誘発操作の違いや検討対象とした動物の種差などにより欠神発作の発生過程や特徴などが若干異なる可能性もある．今後，われわれはヒトを含めた各動物種の睡眠調節機構の特異性を十分に配慮して，欠神発作の発生機構を理解しなければならない．

文献

1）Amzica F, et al: Electrophysiology of sleep. In: Dinner DS, et al, eds: Epilepsy and Sleep - Physiological and Clinical Relationships. pp19-41, Academic Press, California, 2001
2）McCormick DA, et al: Properties of a hyperpolarization-activated cation current and its role in rhythmic oscillation in thalamic relay neurons. J Physiol 431: 291-318, 1990
3）Kim D, et al: Lack of the burst firing of thalamocortical relay neurons and resistance to absence seizures in lacking α_{1G} T-type Ca^{2+} channels. Neuron 31: 35-45, 2001
4）Song I, et al: Role of the α1G T-type calcium channel in spontaneous absence seizures in mutant mice. J Neurosci 24: 5249-5257, 2004
5）Wang X, et al: The circuitry of atypical absence seizures in $GABA_B$R1a transgenic mice. Pharmacol Biochem Behavior 94: 124-130, 2009
6）Ludwig A, et al: Absence epilepsy and sinus dysrhythmia in mice lacking the pacemaker channel HCN2. EMBO J 22: 216-224, 2003
7）丸栄一，他：てんかんの病態生理—抑制から発作へ—．神経研究の進歩 48：917-927, 2004

（丸　栄一）

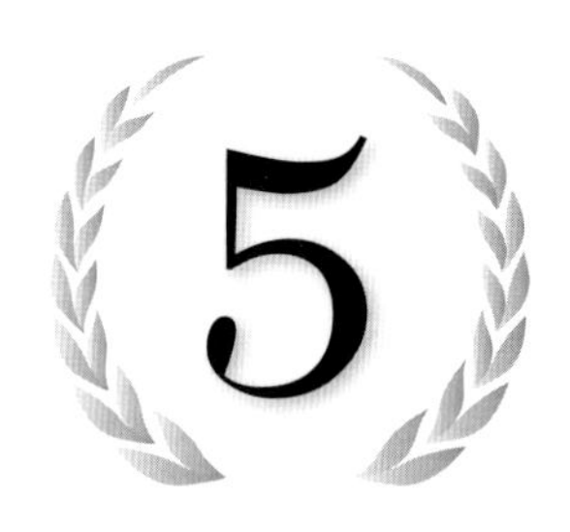

てんかんの遺伝学

A 遺伝・遺伝子関係の用語解説

(1) 遺伝子/DNA

「遺伝子」は生物の体をつくる設計図であり，個々の蛋白を暗号化している．その物質的本体は「DNA」(デオキシリボ核酸)という「G」「A」「T」「C」の4文字で表される4種類の塩基(グアニン，アデニン，チミン，シトシン)がひも状につながったものであり，この文字列のなかでRNA(リボ核酸)に転写され蛋白に翻訳される一定の長さの部分を遺伝子とよぶ．蛋白もまた20種類のアミノ酸がさまざまな順番と長さでつながったもので，DNAの塩基3文字がアミノ酸1文字に対応する．われわれの体は約60兆個の細胞から成り立っており，それぞれの細胞は基本的に同一の遺伝子セット(父と母から受け継いだ合計2セット)をもつ．

(2) ゲノム

1つの遺伝子セットをもつDNAは「ゲノム」とよばれており，ヒトの場合約30億個の塩基(文字)からなる．ヒトの遺伝子の数は約2万2千個とされ，これらの遺伝子がそれぞれ正確に決められた場所とタイミングで働くことによりわれわれの体が成り立っている．これら遺伝子，もしくはその制御領域に起こる変異は，すべて疾患発症につながる可能性をもつ．

(3) 染色体

ヒトゲノムDNAはヒストンなどの蛋白とともに折り畳まれて染色体として存在し，複製，分裂を繰り返して世代を超えて受け継がれていく．22対の常染色体(男女共通．大きいものから順に1番染色体から22番染色体まで．ただし21番と22番はサイズが逆転している)と1対の性染色体(男性はXY，女性はXX，ただし女性のXの1本は不活性化されている)からなる．塩基性の色素に良く染まる．

(4) 遺伝子変異/ミスセンス/ナンセンス/フレームシフト/分断変異

DNA配列に起きた変化を「変異」とよぶ．特に蛋白をコード(暗号化)した部分において，アミノ酸置換を引き起こすものをミスセンス変異，ストップコドン(対応するアミノ酸が存在せず，そこで翻訳が停止する)に置き換わるものをナンセンス変異，欠失や挿入などにより読み枠がずれる(3つの塩基が1つのアミノ酸に対応しており，枠がずれることで以降のアミノ酸が違うものに変化する）ものをフレームシフト変異とよぶ．ナンセンス変異やフレームシフトなどにより蛋白が途中までで途切れるものをまとめて分断変異とよぶ．ナンセンス変異が途中に入ったメッセンジャーRNA（DNAが蛋白へ翻訳される際の中間生成物）は多くの場合特別な仕組み（ナンセンス変異依存mRNA分解機構）により分解される．これら蛋白に変化/機能喪失をもたらす変異は疾患発症につながる可能性が高い．本来の正常配列からの変化という意味から「変異」という言葉そのものに「異常」の概念が含まれるが，疾患との関連をはっきり言いたい場合には「疾患変異」という言葉が使われる．

(5) 遺伝子多型/SNP（single nucleotide polymorphism；スニップ）

一般集団に一定の割合（1%）以上で含まれるDNA配列の個体間の違いを遺伝子「多型」とよぶ．多型にも一部疾患への直接的寄与が論じられるものが含まれるが，「多型」という言葉そのものには疾患を引き起こさないという意味合いが含まれる．疾患に関連しないものを特にいう場合は「良性多型」という言葉が使われる．1塩基多型（SNP：スニップ）で0.1～0.2％程度，ゲノム全体で約300～600万もの違いがある（蛋白に翻訳される部分でのアミノ酸を変える多型は～約10万）．違いはほかにも2～3塩基リピート数の多型などさまざまなものがあり，さらに最近では数千～数百万塩基の大きさをもつ領域のコピー数にも欠失や重複などによる個人差があることがわかってきている．これら遺伝子，もしくはその制御領域に起こる変異/多型は，個人間の違いや特定の病気へのかかりやすさなどを含めた個人間の表現型の違いにつながりうる．

(6) 浸透率

疾患変異には，必ず疾患を発症させるものから「発症のしやすさ」を決めるものまでさまざまなものがあり，このことは「浸透率」という言葉で表される（必ず発症するなら100%，半分の人しか発症しないなら50%）．

(7) 常染色体優性遺伝

親から子に伝わる疾患において，常染色体上に存在する1対の遺伝子の一方に異常があれば発症する遺伝様式を「常染色体優性遺伝」とよぶ．比較的軽い疾患に多い．通常，患者の両親のどちらかが遺伝子変異をもつ．患者の子が同疾患を発症する可能性は，男女問わず50%（浸透率100%の場合）．

(8) 常染色体劣性遺伝

親から子に伝わる疾患において，常染色体上に存在する1対の遺伝子両方に異常がなければ発症しない遺伝形式を「常染色体劣性遺伝」とよぶ．重篤な疾患に多い．一方の遺伝子のみに異常がある場合は，症状の現れない保因者となる．通常，患者の両親はともに保因者である．

(9) 伴性優性遺伝

親から子に伝わる疾患において，女性のX染色体の一方に異常があれば疾患として発症する遺伝様式を「伴性優性遺伝」とよぶ．男性が異常遺伝子をもった場合は症状が重篤となり，流産などにより男性患者はほとんど生まれない．

(10) 伴性劣性遺伝

親から子に伝わる疾患において，X染色体上に存在する遺伝子の異常によって起こるが，正常遺伝子が1つでもあれば発症しないものを「伴性劣性遺伝」とよぶ．女性では2つあるX染色体上の遺伝子両方に異常がなければ発症しないのに対し，男性ではX染色体が1本しかないため，遺伝子1つの異常で発症する．

(11) 散発性

父母に症状がなく患児のみに疾患がみられる場合，これを「散発性（sporadic）」とよぶ．「孤発性」とよぶ場合もある．

(12) 新生変異

変異が両親になく，その子どものみにみられる場合は「新生(*de novo*)変異」とよぶ．蛋白を暗号化している領域の新生変異は平均して1人あたり1〜2個とされる．多くの散発性疾患の原因と想定されている．近年，蛋白の機能を変化/喪失させる新生変異が重篤なてんかんや自閉症などの少なくとも一部の発症原因となっていることが明らかにされつつあり，そのような新生疾患変異を示す遺伝子は自閉症だけでも実に数百もしくは千種類を超えると予想されている．

(13) モザイク

ヒトの体のなかで，遺伝的に異なる細胞が混在することを指す．もともと同一の遺伝子をもつものの一部に変異が導入された場合などに起こる．散発性の疾患をもつ患児に疾患原因と思われる新生変異が見つかったような場合，両親の血液のDNAの配列解析では陰性でも，どちらかの卵子もしくは精子が当該変異についてモザイクである場合は少なくない．この場合，この両親から生まれてくる子どもが同一疾患をもって生まれてくる可能性は決して一般集団と同じではなく，高い確率であることは留意されるべきである．

(14) 遺伝的連鎖解析

特定の遺伝疾患を有する多数の家系において，症状が染色体のどの領域と一緒に親から子へと伝わっているかを統計的に解析することにより，染色体上のどこに疾患原因遺伝子が存在するのかを予想する方法．

(15) 全ゲノム相関解析/GWAS(genome-wide association study)

数が多く(100万個以上)全ゲノムをカバーできるSNPの多型マーカーとしての利点を利用し，疾患もしくは形質との出現頻度の相関を統計的に検出し，関連する遺伝子を同定する方法．数千人という患者と一般健常人のDNAサンプルでの解析に利用され，すでにさまざまな疾患に関連する多くの疾患関連遺伝子が同定されている．

(16) 次世代シークエンサー/1,000ドルゲノム

次世代シークエンサーとは，第1世代であるサンガー(Sanger)法に基づく蛍光キャピラリーDNA塩基配列決定機(シークエンサー)に対比して用いられるもので，数十機種が発売されている．例えば，イルミナ社の現行機種(2014年4月現在)HiSeq 2500は1日で50ギガ塩基(1ランあたり，1,000ギガ)を解読することができる．次の機種(HiSeq X Ten)では3日で900ギガを読み，1,000ドルゲノム(10万円でヒトゲノム全体を読むこと)が可能になるとしている．これらの機種は依然としてDNAポリメラーゼ(合成酵素)反応を利用したものであるが，DNA 1分子をナノポアに通して電流変化を検出することにより配列を直接読む原理に基づく機種(オックスフォードナノポアテクノロジー社など)の開発なども進んでおり，DNA塩基配列解読はさらに高速，簡便，安価になっていくと予想される．出生後すぐに全ゲノム情報を解読し，その情報に基づく医療が多くの人に展開されるようになる日が近いことを感じさせる．

(山川和弘)

B 遺伝性疾患の種類と対応するてんかん関連疾患

てんかんは一卵性双生児における高い一致率(〜80%)や高頻度の家族内発症などから特に遺伝的背景の寄与の大きい疾患の1つといえる．ただし，それぞれのてんかんと原因遺伝子の関係は単純な1対1対応ではなく，特に小児欠神てんかんや若年ミオクロニーてんかんなどの頻度の高い特発性てんかんでは，ごく一部の患者に複数の異なる原因遺伝子の変異がそれぞれ見出され(5章C,

2項「若年ミオクロニーてんかんを含めた特発性全般てんかん」参照)，また，同一の原因遺伝子の変異が異なる種類のてんかんの患者に見出されている．ただし，大部分の特発性てんかん患者には既知の原因遺伝子の変異は見出されず，多くの原因遺伝子が未同定のまま残されているといえる．

特発性てんかんの浸透率は一般に100％を大きく下回る(例えば若年性ミオクロニーてんかんでおよそ70％)．常染色体優性遺伝形式を示すものには特発性てんかんが多い．一方，常染色体劣性遺伝形式をとるものには症候性てんかんが多く，症状は重篤，難治なものが多い．重篤で散発性の(家族性を示さない)ものでは父母から「遺伝」する変異ではなく，新生変異によって引き起こされるものも多いと想定される．以下に，遺伝形式ごとにてんかんおよび関連疾患と今までに同定された原因遺伝子をまとめた．

(1) 常染色体優性遺伝形式を示すてんかん

a．常染色体優性夜間前頭葉てんかん autosomal-dominant nocturnal frontal lobe epilepsy；ADNFLE

両側前頭葉に発作焦点を有し，睡眠中に発作を起こすてんかん．発作前に突然の恐怖感を感じたり奇声を発したりすることが多い．発作の持続時間は短く，加齢とともに症状は軽快する．神経伝達物質受容体であるニコチン作動性アセチルコリンレセプター$\alpha 4$サブユニットの遺伝子に疾患変異が報告されている[1]．

b．良性家族性新生児けいれん benign familial neonatal convulsion

Ⅰ型とⅡ型がある．Ⅰ型は生後2～4日目に発症し，間代性けいれん，無呼吸発作あるいは筋自動症を示す．良好な経過をとり，2～15週間で発作は消失する．浸透率が高く，常染色体性優性遺伝形式をとることが知られていた．原因遺伝子は遺伝的連鎖解析により染色体領域20q13.3にマップされ，この領域より脳で特異的に発現している電位依存性M型カリウムチャネルである*KCNQ2*が原因遺伝子として単離同定された[2]．Ⅱ型の症状はⅠ型とほぼ同じであるが，発症時期が生後2～12日とやや遅れる．これも常染色体性優性遺伝形式をとり，遺伝的連鎖解析により第8染色体にマップされ，この領域より*KCNQ3*が原因遺伝子として単離された[3]．

c．熱性けいれんプラス generalized epilepsy with febrile seizures plus；GEFS＋

熱性けいれん(febrile seizure；FS)を乳幼児期に頻発し，6歳以降もFS，さらには無熱時の強直間代発作，欠神発作，脱力発作など多彩なてんかん症状を示す疾患である．脳における組織病理学的所見は認められない．10～20％の患者においてNaチャネル$\alpha 1$サブユニット遺伝子*SCN1A*の変異が[4]，またごく一部にNaチャネル$\beta 1$サブユニット遺伝子*SCN1B*の変異[5]が見出される．

d．若年ミオクロニーてんかん juvenile myoclonic epilepsy；JME

12～18歳での発症，覚醒時の強い両側性ミオクロニー発作，強直間代発作などを特徴とする最も頻度の高いてんかんの1つである．詳細については5章C.2項「若年ミオクロニーてんかんを含めた特発性全般てんかん」の項を参照のこと．

e．小児欠神てんかん childhood absence epilepsy；CAE

6～7歳をピークとして発症し，頻回な(1日に数回～数十回)5～20秒前後持続する欠神発作(ボーとしたり動作が止まる)と特徴的な異常脳波(3 Hz棘徐波複合)に特徴づけられるてんかん．過呼吸で誘発されやすい．治療薬への反応は良好だが，思春期に全般性強直発作が出現することがある．2～3割は思春期までに，7～8割は30歳までに消失する．Caチャネル遺伝子*CACNA1H*などの変異の報告がある[6]．

f．常染色体優性外側側頭葉てんかん autosomal-dominant lateral temporal lobe epilepsy；ADLTLE

幻聴を伴うごくまれな遺伝性側頭葉てんかんである．Kalachikov ら[7]は，遺伝的連鎖解析により原因遺伝子を 10q24 にマップしたのち，この領域に存在する *LGI1*（leucine-rich, glioma-inactivated 1）遺伝子に変異を見出した．発症機序として，神経細胞樹状突起の刈り込み阻害による興奮性の増大などが提案されている[8]．

(2) 常染色体劣性遺伝を示すてんかんおよび関連疾患

a．ラフォラ病 Lafora disease

全身性けいれんを初発症状として 6～18 歳で発症し，刺激誘起性ミオクローヌス，欠神発作，大発作，知的障害，小脳失調症などの症状を示す．症状は進行性であり，発症後 10 年以内に死亡する．進行性ミオクローヌスてんかんの 1 型に分類される．今のところ，有効な治療法はない．神経細胞内や心筋，肝細胞，皮膚の汗腺上皮細胞，骨格筋に検出されるポリグルコサンを主体とするラフォラ小体が本疾患の特異的所見として知られる．連鎖解析により原因遺伝子が第 6 染色体長腕部 6q24 にマップされたあと，チロシンフォスファターゼ活性とセリン/スレオニンフォスファターゼ活性の両方を有する dual specificity phosphatase であるラフォーリン蛋白をコードする *EPM2A* が原因遺伝子として報告された[9]．その後，第 2 の原因遺伝子として *EPM2B*（NHLRC1）が報告されている[10]．

b．ウンフェルリヒト・ルンドボルグ型進行性ミオクローヌスてんかん Unverricht-Lundborg type of progressive myoclonus epilepsy；EPM1

ミオクローヌスや間代性けいれんが出現したあと，症状は進行性で悪性の経過をたどり小脳失調症や知的障害に至る疾患．6～15 歳で発症する．システインプロテアーゼインヒビターをコードする *CSTB* 遺伝子に変異がみられる[11]．

c．セロイドリポフスチノーシス ceroid lipofuscinosis

全身の臓器にリポフスチンが蓄積して症状が起こる疾患で，発育不全，精神運動発達障害，ミオクローヌスてんかんなどを発症する．乳児型，幼児型，若年型，成人型などに分けられる．10 歳以上で発症し，神経症状が進行する．*CLN1*（PPT1），*CLN2*（TPP1），*CLN3*，*CLN6*，*CLN7*（MFSD8），*CLN8* などが原因遺伝子として報告されている．ライソゾーム病に分類される．

d．ゴーシェ病 Gaucher disease

糖脂質が組織に蓄積するスフィンゴリピドーシスの 1 つであり，グルコセレブロシダーゼ遺伝子変異により発症する．肝脾腫，骨折/骨痛などの骨症状，貧血，血小板減少などに加え，一部に小脳失調やてんかんなどの神経症状を伴う．重篤度は 2～3 歳までに死に至るものから比較的軽度なものまで存在する．ライソゾーム病の 1 つ．

(3) 伴性優性遺伝を示すてんかん

a．EFMR（女性限局精神遅滞合併てんかん）

精神遅滞を併発する X 連鎖性のてんかんである EFMR（epilepsy and mental retardation limited to female）は女性に発症が限定される．中枢神経系で発現する細胞接着因子プロトカドヘリン 19 をコードする *PCDH19* が原因遺伝子として同定されている[12]．単一コピーの変異 *PCDH19* 遺伝子をもつ男性が発症しないことから，神経細胞がプロトカドヘリン 19 陽性（正常）細胞と陰性（異常）細胞とが混在することが神経ネットワークの異常につながり発症しているとする見方もある．

(4) 伴性劣性遺伝を示すてんかん

a．X 連鎖性乳児スパズム

点頭発作（スパズム）とよぶ短いれん縮発作を繰り返し示すことを特徴とする．ヒプスアリスミアとよばれる極端に不規則な異常脳波を呈する．年齢依存性で，3 歳未満の乳児にしかほぼ認めない．X 染色体上の遺伝子であり抑制性神経細胞の発生に関わる蛋白をコードする *ARX* 遺伝子，セリンスレオニンキナーゼをコードする*STK9*遺伝子などに変異が同定されている.

(5) 新生変異により発症する散発性てんかんおよび関連疾患

a. ドラベ症候群 Dravet syndrome または乳児重症ミオクロニーてんかん severe myoclonic epilepsy in infancy；SMEI

きわめて難治の疾患で，強直間代発作とミオクロニー発作，重い精神発達障害を特徴とする．1年以内に熱誘起性のけいれん発作で発症し，初期には一見正常な精神運動発達も徐々に退行して中度ないし重度の精神遅滞と自閉症症状を示すようになる．ほとんどが散発性である．ドラベ症候群においては，実に7～8割の患者に電位依存性ナトリウムチャネル$\alpha 1$サブユニット蛋白をコードする*SCN1A*遺伝子の変異が見出される[13]．ほとんどが新生変異であり，その約2/3が分断変異であり，残りの約1/3がミスセンス変異である．分断変異の浸透率は100%であり，健常人には見出されない.

b. 大田原症候群 Ohtahara syndrome または早期乳児てんかん性脳症 early-infantile epileptic encephalopathy with suppression burst；EIEE

難治性のてんかん発作に加えて重度の精神運動発達遅滞を示す乳児てんかんである．神経細胞においてシナプス小胞の開口放出に重要な役割を果たすMUNC-18蛋白をコードする*STXBP1*遺伝子の変異が報告されている[14].

c. レット症候群 Rett syndrome

主に女児に発症し，1歳前の乳児期早期から筋緊張低下，自閉傾向，その後，乳児期後期に四つ這い，歩行の異常，てんかん，重度の知的障害を示す疾患．1歳以後～幼児期後半までに目的をもった手の運動機能が消失し，特徴的な手もみ様常同運動が出現する．典型的レット症候群の90%以上の患者において，X染色体上にありメチル化CpG結合蛋白質をコードする*MECP2*遺伝子に病的変異が見出される[15]．異常遺伝子をもつ男子は重篤となり，通常出生前に死亡する.

文献

1）Steinlein OK, et al: A missense mutation in the neuronal nicotinic acetylcholine receptor alpha 4 subunit is associated with autosomal dominant nocturnal frontal lobe epilepsy. Nat Genet 11: 201-203, 1995
2）Singh NA, et al: A novel potassium channel gene, KCNQ2, is mutated in an inherited epilepsy of newborns. Nat Genet 18: 25-29, 1998
3）Charlier C, et al: A pore mutation in a novel KQT-like potassiumchannel gene in an idiopathic epilepsy family. Nat Genet 18: 53-55, 1998
4）Escayg A, et al: Mutations of SCN1A encoding a neuronal sodium channel, in two families with GEFS+2. Nat Genet 24: 343-345, 2000
5）Wallace RH, et al: Febrile seizures and generalized epilepsy associated with a mutation in the Na+-channel beta1 subunit gene SCN1B. Nat Genet 19: 366-370, 1998
6）Chen Y, et al: Association between genetic variation of CACNA1H and childhood absence epilepsy. Ann Neurol 54: 239-243, 2003
7）Kalachikov S, et al: Mutations in LGI1 cause autosomal-dominant partial epilepsy with auditory features. Nat Genet 30: 335-341, 2002
8）Zhou YD, et al: Arrested maturation of excitatory synapses in autosomal dominant lateral temporal lobe epilepsy. Nat Med 15: 1208-1214, 2009
9）Minassian BA, et al: Mutations in a gene encoding a novel protein tyrosine phosphatase cause progressive myoclonus epilepsy. Nat Genet 2: 171-174, 1998
10）Chan EM, et al: Mutations in NHLRC1 cause progressive myoclonus epilepsy. Nat Genet 35: 125-127, 2003
11）Pennacchio LA, et al: Mutations in the gene encoding cystatin B in progressive myoclonus epilepsy (EPM1). Science 271: 1731-1734, 1996
12）Dibbens LM, et al: X-linked protocadherin 19 mutations cause female-limited epilepsy and cognitive impairment. Nat Genet 40: 776-781, 2008
13）Claes L, et al: De novo mutations in the sodium-channel gene SCN1A cause severe myoclonic epilepsy of infancy. Am J Hum Genet 68: 1327-1332, 2001
14）Saitsu H, et al: De novo mutations in the gene encoding STXBP1 (MUNC18-1) cause early infantile epileptic encephalopathy. Nat Genet 40: 782-788, 2008
15）Amir RE, et al: Rett syndrome is caused by mutations in X-linked MECP2, encoding methyl-CpG-binding protein 2. Nat Genet 23: 185-188, 1999

（山川和弘）

C メンデル(Mendel)型の遺伝を示さない一般のてんかんにおける遺伝性の標準的な説明

1 一般的な年齢非依存性焦点性てんかん

焦点性てんかんは，焦点の部位により側頭葉てんかん，前頭葉てんかん，頭頂葉てんかん，後頭葉てんかんに分類される．年齢依存性の素因性てんかんを除いた一般的な年齢非依存性の焦点性てんかんは，脳の限局した器質に原因が見いだされる症候性てんかんが主体を占めると考えられる．素因性てんかんの場合にはその発症に個々人の素因が関係しており少なからず遺伝的要素が存在すると考えられるが，症候性てんかんの原因は，皮質形成異常や神経皮膚症候群などの先天的な構造異常から脳血管障害・腫瘍・感染・外傷・周産期障害といった後天的なものまで多彩である．

原因が明らかでない焦点性てんかんについては，遺伝性についての説明はごく一般的なてんかんの疫学に沿ったものとなる．後天的な原因には遺伝学的背景がなく，遺伝性についての説明を必要としない場合が多い．先天的な構造異常の場合は，遺伝的背景が示唆される疾患も多い．そのため本項では，先天的原因のうち，遺伝学的背景の解明が進んでいるものについて概説する．原因不明のてんかんのなかには，限局性皮質異形成の一部など画像所見に乏しいものが含まれる可能性があるため，一般的な説明の際には，これら先天性原因についての理解も必要である．

(1) 大脳皮質形成異常

大脳皮質形成異常は，大脳皮質の発生過程のうち，神経細胞移動(胎齢 6〜20 週)とその後の分化・神経回路構築の異常により生じた形態異常である．原因の 1 つとして，これらの発生過程にかかわる遺伝子異常が想定されるが，血管異常・先天性ウイルス感染などによるものや，結節性硬化症などの神経皮膚症候群に伴うものも存在する．限局性の病変を認めやすいものを提示する．

a．限局性皮質異形成

限局性皮質異形成(focal cortical dysplasia；FCD)は皮質形成異常の 1 つで，焦点性てんかんの原因として重要である．乳幼児期の発症が多いが，軽度の場合は成人発症もありうる[1]．病理学的には皮質層構造の異常と異常細胞が特徴で，皮質層構造の異常を伴うものを Type Ⅰ，皮質層構造の異常に加えて，dysmorphic neurons を認めるものを Type ⅡA，dysmorphic neurons と balloon cells を認めるものを Type ⅡB，ほかの病変に伴う FCD Type Ⅰ を Type Ⅲ と分類している[2]．FCD Type Ⅰ は後期胎生期以降に原因があると推定されているが，Type Ⅱ はより早期の胎生期の皮質形成に異常があると考えられ，遺伝的因子の関与も可能性がある．頭部 MRI で診断されるが，異常所見に乏しい症例も存在するため，原因不明の焦点性てんかんとして扱われている可能性がある．

家族内発症例に乏しく，関連遺伝子は同定されていない．そのため，現状では，明らかな遺伝性はないと考えるのが一般的である．ただし，同一家系内に FCD，神経節膠腫，片側巨脳症，胚芽異形成性神経上皮腫瘍(dysembryoplastic neuroepithelial tumor；DNT)を認める家系が複数例報告されており，何らかの遺伝的背景がある可能性が示唆されている[3]．

b．異所性灰白質

神経細胞の集団が，本来神経細胞が存在しない部位に皮質と不連続に存在する．部位により皮質下と脳室周囲に，形態により帯状と結節状に分けられる．このうち皮質下帯状異所性灰白質の責任遺伝子として，*DCX*，*LIS1* 遺伝子が同定されている．*DCX* 遺伝子は Xq23 領域に位置し，その異常は男性では古典的滑脳症，女性では皮質下帯状異所性灰白質を引き起こす．*LIS1* 遺伝子は 17p13 領域に位置し，その異常により主に古典的滑脳症を発症するが，まれに異所性灰白質の原因ともなる[4]．脳室周囲結節状異所性灰白質の一部は，Xq28 領域に存在する Filamin A(FLNA)遺伝子変異によって生じる[5]．FLNA はアクチン結合蛋白で，その異常により神経細胞の移動が障害され脳室帯に神経細胞が留まることにより異所性灰白質が形成される．X 染色体優性遺伝を示す家族例が報告されている[6]．

c．裂脳症

大脳実質に裂隙が存在しその表面を脳表から続く大脳皮質が覆った状態で脳室にまで到達し，くも膜下腔と脳室が交通しているものをいう．多小脳回などを伴うことも多い．サイトメガロウイルス，I 型ヘルペスウイルスなどの先天性ウイルス感染症，薬物中毒，外傷による胎内血流障害などに伴うものや，*COL4A1* 遺伝子異常によるものが存在する．COL4A1(α1 鎖)は COL4A2(α2 鎖)とともに 3 量体($\alpha 1 \alpha 1 \alpha 2$)を形成し，Ⅳ型コラーゲンを構成する．Ⅳ型コラーゲンは血管を含む多くの組織に存在する基底膜蛋白で，その異常は孔脳症の原因となることが知られていたが，裂脳症でも *COL4A1* 遺伝子異常が報告された[7]．裂脳症において以前に変異が報告された *EMX2* 遺伝子は，その後の研究により裂脳症との関連は否定的とされている[8]．

(2) 神経皮膚症候群

神経皮膚症候群は，皮膚・神経・眼といった外胚葉由来の形成異常や腫瘍を特徴とする先天性疾患である．ただし，中胚葉・内胚葉由来の臓器異常を伴うこともある．てんかんを起こしやすい神経皮膚症候群には，結節性硬化症(tuberous sclerosis；TS)，Sturge-Weber 症候群などがある．なかでも TS はその発症機序の理解が進んでおり，てんかんの病態生理を解明するうえでも示唆に富む疾患である．

a．結節性硬化症

TS は，皮膚・大脳・心臓・腎臓・網膜などさまざまな臓器に過誤腫性病変が多発する疾患である．皮膚症状としては顔面血管線維腫や生下時からの葉状白斑が特徴的である．頭蓋内所見として，9 割以上の症例に皮質結節，脳室上衣下結節を認め，皮質結節は多発することも多い．約 6 割の症例にてんかんを合併する[9]．孤発例が約 2/3 を占めるが，常染色体優性の遺伝性疾患である．責任遺伝子は *TSC1* 遺伝子，*TSC2* 遺伝子が同定されている[10,11]．

TSC1 遺伝子，*TSC2* 遺伝子はいずれも癌抑制遺伝子の一種で，その産物であるハマルチン，ツベリンは複合体を形成し，mTOR(mammalian target of rapamycin)という酵素を抑制している．mTOR は細胞の成長，増殖の制御にかかわる酵素で，その異常活性化は細胞の過剰増殖，腫瘍化，血管新生などを惹起するため，*TSC1*/*TSC2* 遺伝子変異の結果，TS に特徴的な病変が形成されると考えられる．

近年，遺伝性の焦点性てんかんである，多様な焦点を示す家族性焦点性てんかん(familial focal epilepsy with variable foci；FFEVF)および常染色体優性夜間前頭葉てんかんで *DEPDC5* 遺伝子が同定されたが，この *DEPDC5* 遺伝子産物は，mTOR 酵素を抑制する複合体蛋白の一部を構成することが報告されている[12]．TS と遺伝性焦点性てんかんという全く表現型の異なる疾患で，その原因遺伝子の働きに mTOR の制御にかかわるという共通項があることは，てんかんの病態解明にとって示唆に富む事象であると考えられる．

文献

1）Fauser S: Clinical characteristics in focal cortical dysplasia: a retrospective evaluation in a series of 120 patients. Brain 129: 1907-1916, 2006
2）Barkovich AJ: Pediatric Neuroimaging. pp403-407, Lippincott Williams & Wilkins, Philadelphia, 2012
3）Leventer RJ: Is focal cortical dysplasia sporadic? Family evidence for genetic susceptibility. Epilepsia 55: e22-26, 2014
4）Kato M: Lissencephaly and the molecular basis of neuronal migration. Hum Mol Genet 12: R89-96, 2003
5）Fox JW: Mutations in filamin 1 prevent migration of cerebral cortical neurons in human periventricular heterotopia. Neuron 21: 1315-1325, 1998
6）Parrini E: Periventricular heterotopia: phenotypic

heterogeneity and correlation with Filamin A mutations. Brain 129: 1892-1906, 2006
7) Yoneda Y: Phenotypic spectrum of COL4A1 mutations: porencephaly to schizencephaly. Ann Neurol 73: 48-57, 2013
8) Merello E: No major role for the EMX2 gene in schizencephaly. Am J Med Genet A 146: 1142-1150, 2008
9) Wataya-Kaneda M: Trends in the prevalence of tuberous sclerosis complex manifestations: an epidemiological study of 166 Japanese patients. PLoS One 8: e63910, 2013
10) van Slegtenhorst M: Identification of the tuberous sclerosis gene TSC1 on chromosome 9q34. Science 277: 805-808, 1997
11) European Chromosome 16 Tuberous Sclerosis Consortium: Identification and characterization of the tuberous sclerosis gene on chromosome 16. Cell 75: 1305-1315, 1993
12) Bar-Peled L: A Tumor suppressor complex with GAP activity for the Rag GTPases that signal amino acid sufficiency to mTORC1. Science 340: 1100-1106, 2013

（倉橋宏和・廣瀬伸一）

2 若年ミオクロニーてんかんを含めた特発性全般てんかん

てんかんと遺伝の関係が初めて登場したのは，1995年に常染色体優性夜間前頭葉てんかんでニコチン性アセチルコリン受容体α4サブユニットをコードする *CHRNA4* 遺伝子の変異報告である[1]．これを受け，明確なメンデル遺伝形式をとる家族性てんかんを中心に連鎖解析を用いた遺伝子探索がなされ，病因遺伝子が続々と報告された．しかし，近年の目覚ましい分子生物学の進歩とシークエンス技術の向上により，孤発性を主とする特発性てんかんにも遺伝子の異常を見つけることが可能となった．本項では特発性全般てんかん（idiopathic generalized epilepsy；IGE）の遺伝について述べる．

2010年の国際てんかん分類[2]より，遺伝素因を背景とするものを素因性とよぶことになったが，本項では都合上，特発性とよぶ．ここでの特発性の意味は器質性を対とするものであり，認知・行動障害やほかの症状や障害の有無などは含まない．

(1) メンデル遺伝と非メンデル遺伝の特発性てんかん

遺伝性がみられる特発性てんかんには，良性家族性新生児てんかん，小児欠神てんかん，若年欠神てんかん，若年ミオクロニーてんかん，全般性強直間代性発作のみを有するてんかん（覚醒時大発作てんかんを含む）（IGE-TCS）などが挙げられる．

メンデル遺伝をとるのは常染色体優性遺伝のBFNE，非メンデル遺伝をとるものは，CAE，JAE，JME，IGE-TCSが挙げられる．

(2) 非メンデル遺伝の特発性てんかん家系

特発性てんかんでの遺伝背景を示す研究として双胎研究がある[3]．双胎間での発作の一致は一卵性で59%，二卵性で14%である．この数値の差は，家族内にてんかん患者がいる場合の遺伝の関与を示唆している．また，双胎間で同一のてんかん症候群を発症する危険率は，一卵性で0.86%，二卵性で0.60%となり，特異的遺伝子の関与が示唆される．特に全般性てんかんでは，一卵性が0.8%，二卵性で0.27%（$p<0.001$）と有意差をもって示され，全般性てんかんでの遺伝要因が強くかかわっていることがわかる．

一般人口において，20歳までのてんかん発症の危険率は約1%とされている．しかし，両親どちらかがてんかん罹患者である場合は，子孫のてんかん発症危険率は2.4〜4.6%と上昇する．また，親のてんかん発症年齢が20歳未満の場合の子孫のてんかん発症危険率は2.3〜6%であり，20歳以降の場合には1.0〜3.6%となる．特発性てんかんでは母親由来の優勢が知られており，母親がてんかん罹患者の場合には，子孫のてんかん発症危険率は2.8〜8.7%であり，父親がてんかん罹患者である場合の1.0〜3.6%の約3倍の危険率が認められる．

2014年にニューヨークのグループから660人の発端者に対して年齢調整した標準化罹患比（SIR）を求めた報告[4]では，発端者がIGEの場合，第一度近親者のてんかん罹患のSIRは6.0%であり，特発性焦点てんかんでの2.7%の約2倍で

表5-1　発端者のてんかん分類による第一度近親者のてんかんの標準化罹患比(SIR)

発端者てんかん分類	第一度近親者のてんかん分類	SIR (%)
全てんかん	全てんかん	3.3
特発性てんかん	全てんかん	5.5
全般てんかん	全てんかん	5.0
	全般てんかん	8.3
	焦点てんかん	2.5
特発性全般てんかん	全てんかん	6.0
焦点てんかん	全てんかん	2.1
	全般てんかん	1.0
特発性焦点てんかん	焦点てんかん	2.6
	全てんかん	2.7

〔Peljto AL, et al: Familial risk of epilepsy: a population-based study. Brain 137 (Pt 3): 795-805, 2014 より改変〕

あった．また，発端者が全般てんかんの場合，第一度近親者の発作が全般性となるSIRは8.3%であり，焦点性となるのは2.5%である．発端者が焦点性てんかんの場合，第一度近親者の発作が全般性となるSIRは1.0%であり，焦点性となるのは2.6%である(**表5-1**)[5]．このことは，IGEでは全般性てんかんの集積が存在することを示していた．

(3) 若年ミオクロニーてんかんとほかの特発性全般てんかんでの遺伝

若年ミオクロニーてんかん(juvenile myoclonic epilepsy；JME)は12～18歳をピークとする思春期に発症し，約60%が女性である[6]．覚醒直後に生じ，断眠で誘発されやすい．朝方眠いときにミオクロニー発作がみられ，一部に全般化し全身性間代性けいれんがみられる．すべてのてんかんの5～10%，IGEの18%程度と推定され，IGEで最も頻度の高いてんかんの1つである[5]．IGE全体と同様に，母親からの形質伝達が多い．JME患者を母親とした子孫のてんかん発症危険度はJME患者を父親とした場合の5倍高い．JMEを発端者とする家系内では第一度近親者での特発性てんかんの発症危険度は5～8%，第二度近親者では5%，子孫では8～12%である[6]．

2004年のオーストラリアからの報告[4]では，家系内でのてんかん症候群は，JME 27%，CAE 2%，JAE 5.5%，IGE-TCS 4%であった．第一度近親者では，JME 50%，CAE 3.5%，JAE 11%，IGE-TCS 3.5%であった(**表5-2**)[4]．CAE，JAE，IGE-TCSにおいては**表5-2**と**表5-3**(⇨p.111)を参照いただきたい．

JMEの遺伝子については，9%弱の患者にイオンチャネル分子ではない，ミオクロニン1をコードする*EFHC1*遺伝子に変異が発見された[7]．ミオクロニン1の生体内での機能に関しては，Caチャネルに関与，アポトーシスの制御，神経細胞の遊走に関与などが示唆されているが，結論には至っていない．

CAEは4～10歳で発症し定型欠神発作を呈する．第一度近親者では臨床系が同一であることが高い(50%)ことが報告されている[4](**表5-2**)．CAEの子孫の発症再発率は6.8%である．責任遺伝子は2003年にカルシウムをコードする*CACNA1H*遺伝子でアミノ酸を高度に保存する領域でのミスセンス変異が見つかった[8]．また，$GABA_A$受容体のサブユニット*GABRA1*や*GABRB3*遺伝子に変異報告はあるが，これら単独ではCAEの家系での遺伝を説明できず確定されていない．

JAEは7～17歳に発症し，CAE同様の欠神発作を呈するが後屈運動を伴う発作はまれである．JAE発端者の家系での表現型一致率は低い(10%)[4]．その一方で，CAEとは31%，JMEとは2.5%とCAEとJAEは遺伝的関連が強いと考えられる(**表5-2**)[4]．責任遺伝子については不明である．

IGE-TCSは10歳代に発症し，覚醒直後に全般性強直間代発作を生じるてんかんの一群である．JME同様に断眠により誘発される．家族歴は見かけるが，ほかのIGEに比べて多くはない．責任遺伝子は不明である．

(4) 臨床上の留意点

非メンデル遺伝を呈するIGEは，責任遺伝子は不明であるが，しっかりとした家族歴の聴取が

表 5-2　JME，CAE，JAE 発端者の家系でのてんかん症候群分布（%）

	CAE		JAE		JME		IGE-TCS	
	一度近親	全血縁者	一度近親	全血縁者	一度近親	全血縁者	一度近親	全血縁者
CAE	50	28	31	31	3.5	2	25	13
JAE	—	5	8	10	11	5.5	17	9
JME	11	10	3.5	2.5	50	27	—	4
IGE-TCS	5.5	7.5	3.5	2.5	3.5	4	17	13
FS	17	12	23.5	17	14.5	23	8	9
FS+	—	—	—	—	3.5	4	8	4
AAE	5.5	2.5	3.5	5	—	—	—	—
ETCSU	11	14	23.5	17	7	8	—	—
PE	—	0	—	—	3.5	9.5	—	—
BRE	—	—	—	—	—	—	—	9
分類不能	—	21	3.5	10	3.5	17		39

CAE：小児欠神てんかん，JAE：若年欠神てんかん，JME：若年ミオクロニーてんかん，IGE-TCS：全般性強直間代性発作のみを有するてんかん，FS：熱性けいれん，FS+：熱性けいれんプラス，AAE：成人型欠神てんかん，ETCSU：分類不能な強直間代性てんかん，PE：部分てんかん，BRE：良性ローランドてんかん

（Marini C, et al: Genetic architecture of idiopathic generalized epilepsy: clinical genetic analysis of 55 multiplex families. Epilepsia 45: 467-478, 2004 より改変）

必要な疾患である．臨床病型と家族歴の聴取により診断可能な疾患である．

メンデル型の遺伝形式をとるてんかんの場合，次子の再発危険率や家系での発症危険率を計算し，求めることができるが，非メンデル遺伝を呈する IGE は困難である．しかしながら，これまでの研究で明らかになった遺伝的情報と具体的数値は把握しておく必要がある．

文献

1）Steinlein OK, et al: A missense mutation in the neuronal nicotinic acetylcholine receptor alpha 4 subunit is associated with autosomal dominant nocturnal frontal lobe epilepsy. Nat Genet 11: 201-203, 1995
2）Berg AT, et al: Revised terminology and concepts for organization of seizures and epilepsies: report of the ILAE Commission on Classification and Terminology, 2005-2009. Epilepsia 51: 676-685, 2010
3）Vadlamudi L, et al: Epilepsy in twins: insights from unique historical data of William Lennox. Neurology 62: 1127-1133, 2004
4）Marini C, et al: Genetic architecture of idiopathic generalized epilepsy: clinical genetic analysis of 55 multiplex families. Epilepsia 45: 467-478, 2004
5）Peljto AL, et al: Familial risk of epilepsy: a population-based study. Brain 137 (Pt 3): 795-805, 2014
6）Camfield CS, et al: Epidemiology of juvenile myoclonic epilepsy. Epilepsy Behav 28 Suppl 1: S15-17, 2013
7）Suzuki T, et al: Mutations in EFHC1 cause juvenile myoclonic epilepsy. Nat Genet 36: 842-849, 2004
8）Chen Y, et al: Association between genetic variation of CACNA1H and childhood absence epilepsy. Ann Neurol 54: 239-243, 2003

（石井敦士・廣瀬伸一）

D 多因子遺伝あるいは trait marker が不明なその他のてんかん症候群

1 小児欠神てんかん

(1) 小児欠神てんかんの遺伝

小児欠神てんかん(childhood absence epilepsy；CAE)は，4〜10 歳の正常な発達の児に発症する特発性全般てんかんである．発作は 4〜20 秒程度かつ日に頻回に繰り返す定型欠神発作を中核とする．発作時脳波の 3 Hz 棘徐波複合を特徴とする．通常は 12 歳までに寛解する．有病率は学童期の小児てんかんの 8〜15% で女児に多い[1,2]．

CAE を発端者とする家系には 16〜45%[3]でてんかんの家族歴があるため，家族歴の聴取は重要である．1960 年の Lennox GW らの 30 組の双胎研究報告では，3 Hz 棘徐波複合は一卵性双生児の 74% で一致したが，二卵生双生児では 27% の一致だった．また，CAE である 15 人の発端者の家系調査の結果，第一度近親の発端者との臨床型の一致率は 50% と，他の特発性全般てんかんに比べて高かった[4]．

(2) CAE の遺伝子

CAE の責任遺伝子は現状では明確には同定されていない．これまで候補遺伝子を求めるために，小児期に欠神発作を呈する家系で遺伝子座の検証がいくつも行われている．しかし，この遺伝子座も，8 番，5 番，19 番染色体とさまざまである(**表 5-3**)．欠神発作の病態には，視床皮質回路にかかわる受容体遺伝子としてこれまで，$GABA_A$ 受容体，$GABA_B$ 受容体や Ca^{2+} チャネルに関する研究がある．CAE と熱性けいれん(FS)を呈する家系で $GABA_A$ 受容体の $\gamma 2$ サブユニットをコードする *GABRG2* 遺伝子に R43Q のミスセンス変異が見つかった[5]．この変異をもった $GABA_A$ 受容体は膜受容体として通常の機能をもっていたが，ベンゾジアゼピンによる相乗効果は示さなかった．また，この家系では CAE よりも FS や FS プラスの罹患率が高く，この変異だけでは小児欠神という表現型を説明することはできなかった．また，CAE を呈する 48 家系のうち 4 家系に $GABA_A$ 受容体の $\beta 3$ サブユニットをコードする *GABRB3* 遺伝子に 3 種類の変異が見つかった[6]．しかし，CAE 非罹患者も，変異を有しており不完全な浸透率であった．また，1 例のみであるが，ドイツの CAE 男児で $GABA_A$ 受容体の $\alpha 1$ サブユニットをコードする *GABRA1* 遺伝子に 1 bp の新生欠失変異が同定された[7]．その後，常染色体優性遺伝を呈する特発性全般てんかんのフランス系カナダ人の 2 家系で *GABRA1* 遺伝子にミスセンス変異(D219N)とナンセンス変異(K353delins18X)が見つかっている[8]．

T 型 Ca^{2+} チャネルの $\alpha 1H$ サブユニットをコードする *CACNA1H* 遺伝子で CAE 118 人中 14 人に 12 個のミスセンス変異が報告されている[9]．しかし，この変異はコントロール群にはみられなかったが，いずれも無症状の親から引き継いだものであった．他にも Ca^{2+} チャネルをコードする *CACNA1A*，*CACNB4* 遺伝子と検索されているが，家系内での CAE 罹患と相関するには至らなかった．いずれの変異報告も，欠神発作と明確に相関していない．これは，他の修飾要因となる遺伝子あるいは環境因子などが存在する多因子遺伝形式のためと考えられる．

表 5-3 小児欠神てんかんの遺伝子座と遺伝子

候補遺伝子座	遺伝子名(注)	探索遺伝子名(遺伝子座)
8q24	ECA1	*JRK*(8q24.3)
5q34	ECA2	*GABRG2*(5q31.1)
5q34	ECA4	*GABRA1*(5q34)
15q12	ECA5	*GABRB3*(15q12)
16p13.3	ECA6	*CACNA1H*(16p13)

注)遺伝子名の ECA(Epilepsy, Childhood Absence, susceptibility)は便宜上の命名である．

文献

1) Callenbach PM, et al: Familial occurrence of epilepsy in children with newly diagnosed multiple seizures: Dutch Study of Epilepsy in Childhood. Epilepsia 39: 331-336, 1998
2) Rocca WA, et al: Risk factors for absence seizures: a population-based case-control study in Rochester, Minnesota. Neurology 37: 1309-1314, 1987
3) Crunelli V, et al: Childhood absence epilepsy: genes, channels, neurons and networks. Nat Rev Neurosci 3: 371-382, 2002
4) Marini C, et al: Genetic architecture of idiopathic generalized epilepsy: clinical genetic analysis of 55 multiplex families. Epilepsia 45: 467-478, 2004
5) Wallace RH, et al: Mutant GABA(A) receptor gamma2-subunit in childhood absence epilepsy and febrile seizures. Nat Genet 28: 49-52, 2001
6) Tanaka M, et al: Hyperglycosylation and reduced GABA currents of mutated GABRB3 polypeptide in remitting childhood absence epilepsy. Am J Hum Genet 82: 1249-1261, 2008
7) Maljevic S, et al: A mutation in the GABA(A) receptor alpha(1)-subunit is associated with absence epilepsy. Ann Neurol 59: 983-987, 2006
8) Lachance-Touchette P, et al: Novel alpha1 and gamma2 $GABA_A$ receptor subunit mutations in families with idiopathic generalized epilepsy. Eur J Neurosci 34: 237-249, 2011
9) Chen Y, et al: Association between genetic variation of *CACNA1H* and childhood absence epilepsy. Ann Neurol 54: 239-243, 2003

（石井敦士・廣瀬伸一）

2 若年性ミオクロニーてんかん

若年性ミオクロニーてんかん(JME)は，覚醒時における両側性ミオクロニー発作，強直間代発作などを特徴とする最も頻度の高い(てんかん患者全体の8～10%を占める)てんかんの1つである．症状，遺伝的背景ともに多様であり，現在までに複数の遺伝子に変異が報告されているが，その頻度や再現性はさまざまである．

CACNB4(電位依存性Caチャネルβ4サブユニット)[1]，*GABRA1*($GABA_A$受容体α1サブユニット)[2]，*GABRD*($GABA_A$受容体δサブユニット)[3]に報告された変異はいまだごく少数に留まっている．Haugら[4]が*CLCN2*(電位依存性クロライドチャネル2型)をJME原因遺伝子として報告した論文は，2009年に取り下げられた．*BRD2*変異[5]は最初の報告以降，再現の試みがあまり芳しくない．

EFHC1(EF-Hand Containing-1)は多くのJME家系の遺伝的連鎖解析により同定された遺伝子である[6]．最初の報告後，複数の別の研究グループからJMEばかりでなく若年性欠神てんかんなどほかの特発性てんかんでも*EFHC1*変異が報告されている[7-10]．JME患者において*EFHC1*遺伝子変異が見出される頻度はブラジルで最も多く22%，続いてイタリア15%，メキシコ7～14%，ホンジュラス9%，オーストリア7%，インドおよび日本で3%である．短い*EFHC1*アイソフォームにおけるナンセンス変異[11]，致死性の乳児重篤てんかんでのEFHC1のホモ接合変異[12]などの報告もある．

*EFHC1*は，DM10とよばれる機能不明のドメインを3つ，さらにEF-handとよばれカルモジュリンなどのカルシウム結合蛋白によくみられるカルシウムイオン結合モチーフを1つもつ，640アミノ酸からなるミオクロニン1をコードする．mRNAは脳を含む広い範囲の組織でみられる．脳では胎生期の脈絡叢，出生後の脳室壁上衣細胞の繊毛に高濃度に発現する[13]．最初の論文[6]で示されたポリクローナル抗体によるミオクロニン1の神経細胞での発現は，ノックアウトマウスでの検証により非特異であったことが判明した[13]．de Nijsらはミオクロニン1が神経細胞で発現し，神経細胞の分裂や移動，大脳皮質の発生に役割を果たしていると報告したが[14]，同一抗体での検証は神経細胞におけるシグナルが非特異であることを疑わせた[15]．*Efhc1*ノックアウトマウスではホモ/ヘテロ接合マウス両者において自発性ミオクロニー発作，ペンチレンテトラゾールに対する感受性の亢進が，ホモ接合マウスにおいてのみ脳室拡大，脳室繊毛運動の低下などが確認されている[16]．

文献

1) Escayg A, et al: Coding and noncoding variation of the human calcium-channel beta4-subunit gene CACNB4 in patients with idiopathic generalized epi-

lepsy and episodic ataxia. Am J Hum Genet 66: 1531-1539, 2000
2) Cossette P, et al: Mutation of GABRA1 in an autosomal dominant form of juvenile myoclonic epilepsy. Nat Genet 31: 184-189, 2002
3) Dibbens LM, et al: GABRD encoding a protein for extra- or peri-synaptic GABAA receptors is a susceptibility locus for generalized epilepsies. Hum Mol Genet 13: 1315-1319, 2004
4) Haug K, et al: Mutations in CLCN2 encoding a voltage-gated chloride channel are associated with idiopathic generalized epilepsies. Nat Genet 33: 527-532, 2003. - Retraction in: Haug K, et al: Nat Genet 41: 1043, 2009
5) Pal DK, et al: BRD2 (RING3) is a probable major susceptibility gene for common juvenile myoclonic epilepsy. Am J Hum Genet 73: 261-270, 2003
6) Suzuki T, et al: Mutations in EFHC1 cause juvenile myoclonic epilepsy. Nat Genet 36: 842-849, 2004
7) Annesi F, et al: Mutational analysis of EFHC1 gene in Italian families with juvenile myoclonic epilepsy. Epilepsia 48: 1686-1690, 2007
8) Ma S, et al: Mutations in the GABRA1 and EFHC1 genes are rare in familial juvenile myoclonic epilepsy. Epilepsy Res 71: 129-134, 2006
9) Stogmann E, et al: Idiopathic generalized epilepsy phenotypes associated with different EFHC1 mutations. Neurology 67: 2029-2031, 2006
10) Jara-Prado A, et al: Novel Myoclonin1/EFHC1 mutations in Mexican patients with juvenile myoclonic epilepsy. Seizure 21: 550-554, 2012
11) Medina MT, et al: Novel mutations in Myoclonin1/EFHC1 in sporadic and familial juvenile myoclonic epilepsy. Neurology 70: 2137-2144, 2008
12) Berger I, et al: Intractable epilepsy of infancy due to homozygous mutation in the EFHC1 gene. Epilepsia 53: 1436-1440, 2012
13) Suzuki T, et al: Sequential expression of Efhc1/myoclonin1 in choroid plexus and ependymal cell cilia. Biochem Biophys Res Commun 367: 226-233, 2008
14) de Nijs L, et al: EFHC1 interacts with microtubules to regulate cell division and cortical development. Nat Neurosci 12: 1266-1274, 2009
15) Yamakawa K, et al: Re-evaluation of myoclonin1 immunosignals in neuron, mitotic spindle, and midbody-nonspecific? Epilepsy Behav 28 Suppl 1: S61-62, 2013
16) Suzuki T, et al: Efhc1 deficiency causes spontaneous myoclonus and increased seizure susceptibility. Hum Mol Genet 18: 1099-1109, 2009

（山川和弘）

3　良性ローランドてんかん

良性ローランドてんかん(benign Rolandic epilepsy)は，中心・側頭部棘波を示す良性小児てんかん(benign epilepsy of childhood with centrotemporal spikes；BECTS)ともよばれ，2010年提案分類では素因性てんかんを基礎病因とし，小児期に発症する脳波・臨床症候群に分類されている．知的発達に異常を認めず良性の経過をたどるものを本来良性ローランドてんかんとよぶべきだが，聴覚言語障害を伴い，必ずしも良性とはいえない症例も存在する[1]．また，中心側頭部に棘波をもつてんかんは，BECTS以外にもLandau-Kleffner症候群(LKS)，徐波睡眠時持続性棘徐波てんかん(ECSWS)，非定型良性部分てんかん(ABPE)が存在する．本項では，これらの合併症状やてんかん症候群との関連を念頭に置いてBECTSの遺伝学的背景について述べる．

(1) BECTSの遺伝学的背景

本症の家族歴についての研究は数多く行われている．発端者19例の両親と同胞を対象とした研究では，同胞の15%に中心側頭部棘波とてんかん発作を，19%に中心側頭部棘波を認め，両親の11%は小児期のてんかん発作の既往があった[2]．53例の発端者と第三度近親までの親族2,085例を対象とした最近の研究では，親族の2.7%にてんかん発作を認め，第一度近親9.8%，第二度近親3%，第三度近親1.5%と，発端者により近いほどてんかん発作を多く認めた[3]．その内訳はBECTS以外にも熱性けいれん，失語を伴うてんかん，原因不明の焦点性てんかん，遺伝性全般てんかんなど多岐にわたった．その一方で，言語聴覚障害を呈する症例では常染色体優性遺伝を示唆する家系も報告されている[4]．これらのことから，BECTSにはメンデル遺伝では説明できない複雑な遺伝学的背景が存在することを示している．

(2) BECTSの遺伝子

BECTSを対象とした連鎖解析では15q14, 11p13, 16p12との関連が指摘されている[5-7]．11p13領域については，*ELP4*遺伝子のイントロン領域の一塩基多型との関連が強く示唆されたが[6)]，この遺伝子は聴覚言語障害との関連も指摘されている[8)]．*ELP4* 遺伝子は Elongator のサブユニットをコードしており，Elongator はさまざまな遺伝子の転写や tRNA の修飾に関与するといわれている．Reutlinger らは，特徴的顔貌と知的障害および中心側頭部棘波を示す複数例で *GRIN2A* 遺伝子を含む 16p13 領域の欠失を報告した[9)]．この *GRIN2A* 遺伝子変異について中心側頭部棘波をもつてんかん(BECTS, LKS, EC-SWS, ABPE)を対象に行われた研究では[10)]，対象のてんかんすべてで変異が認められ，BECTS における頻度は 245 例中 12 例(4.9%)であった．*GRIN2A* 遺伝子はグルタミン酸受容体のサブユニットをコードしており，その変異はグルタミン酸受容体の機能異常を介して脳神経細胞を異常興奮させると考えられている．このように，BECTS に関与する遺伝子は複数あり，多様な病態が BECTS に含まれると考えられる．

文献

1）Clarke T: High risk of reading disability and speech sound disorder in rolandic epilepsy families: case-control study. Epilepsia 48: 2258-2265, 2007

2）Heijbel JS: Benign epilepsy of childhood with centro-temporal EEG foci: a genetic study. Epilepsia 16: 285-293, 1975

3）Vears DF: Clinical genetic studies in benign childhood epilepsy with centrotemporal spikes. Epilepsia 53: 319-324, 2012

4）Kugler SL: An autosomal dominant genetically heterogeneous variant of rolandic epilepsy and speech disorder. Epilepsia 49: 1086-1090, 2008

5）Neubauer BA: Centrotemporal spikes in families with rolandic epilepsy: linkage to chromosome 15q14. Neurology 51: 1608-1612, 1998

6）Strug LJ: Centrotemporal sharp wave EEG trait in rolandic epilepsy maps to Elongator Protein Complex 4 (ELP4). Eur J Hum Genet 17: 1171-1181, 2009

7）Guerrini R: Autosomal recessive rolandic epilepsy with paroxysmal exercise-induced dystonia and writer's cramp: delineation of the syndrome and gene mapping to chromosome 16p12-11.2. Ann Neurol 45: 344-352, 1999

8）Pal DK: Pleiotropic effects of the 11p13 locus on developmental verbal dyspraxia and EEG centrotemporal sharp waves. Genes Brain Behav 9: 1003-1012, 2010

9）Reutlinger C: Deletions in 16p13 including GRIN2A in patients with intellectual disability, various dysmorphic features, and seizure disorders of the rolandic region. Epilepsia 51: 1870-1873, 2010

10）Lemke JR: Mutations in GRIN2A cause idiopathic focal epilepsy with rolandic spikes. Nat Genet 45: 1067-1072, 2013

（倉橋宏和・廣瀬伸一）

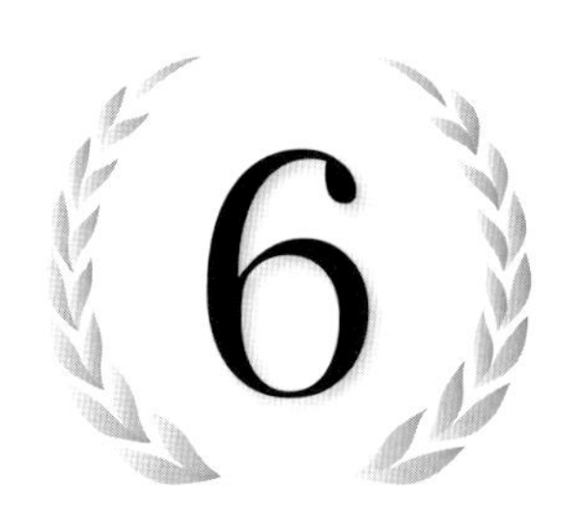

6 徴候・訴えから考える鑑別診断

A 訴えをいかにして病歴にするか

(1) 病歴聴取

てんかんにおける病歴聴取の特異さは，多くの場合，目の前にいるてんかんを主訴として来院した人には直接観察できる所見がないことである．なぜならてんかん発作は大部分の場合今起こっているのではなくて過去に起こった出来事であり，意識が発作中に保たれていれば本人から，意識が失われていれば観察者から何が発作中に起こっていたかを尋ねる必要がある．いわば証言の積み重ねによって起こった出来事を再構築する裁判の判決のような作業がそこでは必要とされる．

ビデオ脳波同時記録によって，確かに発作の直接的な観察が可能となり，てんかん学は飛躍的に進歩したが，発作の回数が少なくとも週単位で起こっている場合でないと発作脳波同時記録は現実的ではなく，古典的な訴えから病歴を仕上げる技術の重要さはやはりてんかん臨床においては今なお重要な役割がある．ただし現在はスマートフォンなどで観察可能な発作は実際に動画にして患者や家族にもってきてもらうことも可能なので，いわゆる「けいれん」はこれをぜひ活用して正確な診断に一歩でも近づけたい．

本章の各論では，「けいれん」という言葉がいかに中途半端で不正確な用語であり避けるべきであるかが論じられており，これは臨床家がぜひとも意識しておくべき論点である．

(2) 発作の記載用語

他方で最終的な発作の記載用語としては混乱のもととなるこの中途半端さが実際に初診の時点での情報の記録にはより適切な場合がある．意識消失発作という用語も同様であるが，初診の時点ではただ「意識がなくなっている」，あるいは体の一部ないしは全体が発作性の運動症状を定期的に起こしているという以上の情報は得られない場合もある．したがって，その時点で見切り発車して欠神発作とか複雑部分発作とかという用語を記載してしまうのは時期尚早であり，その時点での情報のあいまいさを反映した述語である「意識消失発作」のほうがより正確な記載となる場合もある．

さらに粗大なけいれんを伴う意識消失発作を「大発作」と記載する手もある．「大発作」と記載することで，その発作がもたらす患者・家族への生活上のインパクトやけいれんを伴っているであろうというイメージを忠実に反映することができるメリットとともに，このままでは医学用語にはなっておらず間違いなくさらなる検索や情報収集を通してきちんとした医学用語にこれを置き換える必要があることが明確に示唆できる．

(3) 問診

てんかんにおける問診の難しさは，何を聞き出すかについて明確なコンセプトを聞き手が持って聞かなければ本人や目撃者の話から明確な輪郭を持った発作型を抽出することは不可能である一方で，聞き手が固定観念を持って聞きすぎると話し手が誘導尋問にかかって虚偽の証言を語るのを誘導してしまう可能性がある点にある．観察者にも発作の当事者にも発作の観察と体験の記憶には限界がある．つまり来院時は，どう聞いても，「大発作」あるいは「意識消失発作」と表現するほうが，得られた情報を適切に表現している場合があることは念頭に置いておく価値がある．1つの例を出してみたい．

> 症例は初診時60歳女性．本人一人で来院．主訴は人の視線が気になって外出できない．てんかん発作はもう数十年来止まっているとのことであった．発作は20歳前に発症．バルプロ酸の投与を受けている間は増量したにもかかわらず発作は止まっていなかったが，近医神経内科を受診してカルバマゼピンに変薬されたところ発作は出なくなり，パートの仕事にも行けるようになった．しかしカルバマゼピンは年を取ると骨粗鬆症になるからといわれてゾニサミドに投薬が変更になって数か月してから，近所の人とトラブルになったのをきっかけに外出できなくなってしまい，引きこもりの治療のために紹介受診となった．脳波・MRIでは特記すべき所見はない．かつてのてんかん発作のときにはけいれんして意識がなくなったらしいと聞いているとのことであった．

この病歴だけからでは，てんかんの発作かどうかすら明白ではないが，バルプロ酸よりカルバマゼピンのほうが奏効していること，40年の病歴を経てゾニサミドに変薬をしたところ精神症状が

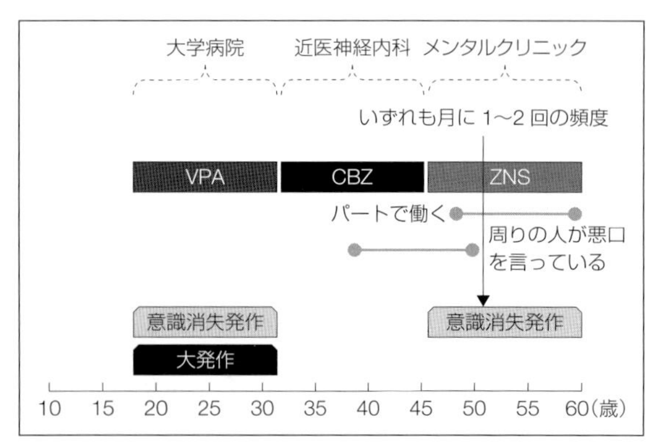

図6-1　症例の見取り

惹起された可能性があることを鑑みると，もしてんかん発作であるとすれば漠然と側頭葉てんかん，ないしは側頭葉に関連した焦点性てんかんではないかという連想は浮かぶ．

> その次の診察時に，夫が一緒に来院し目撃情報を聴取できた．その結果，けいれんする発作はないが，最近，話しかけても一点を見つめて答えないことがあり，その後，数分間，生返事はするが後からそのときの会話を全く覚えていないことが月に1～2度あるという追加情報を入手できた．本人はけいれんする発作以外はてんかんには数えておらず，意識の減損だけのエピソードに関しては全く覚えがないとのことであった．睡眠時脳波を何回かとると右前側頭部に鋭波が最終的には確認された．カルバマゼピンに薬を戻し，少量のリスペリドンを投薬したところ，近所の人の悪口も気にならなくなり1か月ほどで外出もできるようになった．半年後にリスペリドンは中止しカルバマゼピンのみの処方としたが，精神症状は再燃していない．

図6-1にこの症例の見取り図を描いたが，発作の種類とそれぞれの発症年齢，消失年齢，それに応じた投薬の状況を一目で概観できるこうした図を作成することを病歴聴取の1つの目的としてイメージしておくとどの方向へと情報を収集していくかの舵取りはしやすくなる．

繰り返しになるが，病歴聴取の開始時にはてん

かん発作のタイプに関して確定するには情報が不足をしている場合がある．その場合に用いる「大発作」とか「意識消失発作」とか，あるいは「けいれん」とかいう用語は，そこに正式なてんかん発作名を入れるための条件付きの空白の(　　)のようなものと考えておくと便利なように思う．

(兼本浩祐)

B 発症年齢(新生児，乳児，幼児，学童，思春期，高齢者)

てんかんは，発症年齢によって大きく様相を変える疾患である．ここでは，新生児期(生後1か月未満)，乳児期(生後1年未満)，幼児期(1～6歳)，学童期(6～12歳)，思春期(13～18歳)，高齢者(50歳以降)に分けて，その年代に好発するか，あるいは特に注意を払うべき病態を記載する．この区分は厳密なものではなく，おおよその目安と考えていただくほうがよい．**図6-2**にピークと発症年齢の幅を示し，さらに病巣や代謝異常が背景にあるものとそうではないものを分けて図示した．

(1) 新生児期(生後1か月未満)

新生児けいれんは新生児の1～2%，未熟児の5～10%で出現する．死亡率が1～2割で，正常発達をする率はほぼ半数とされる．ほぼ8割が早期新生児期(生後1週間まで)に初発する．新生児期に出現するてんかん症候群は以下のものがあるが，大部分の新生児けいれんはこうした明確なてんかん症候群には当てはまらない．眼球運動(眼球回転，偏視など)，口部運動(舌の突き出し，舌なめずりなど)など見過ごされがちな微細発作“subtle seizure”とよばれる発作が最も頻度が高く，ミオクロニー発作がこれに続く．微細発作には4割で無呼吸やチアノーゼなどの自律神経症状を伴う．低酸素脳症が原因として最も頻度が高いとされる．

良性家族性新生児てんかんは生後2～3日に出

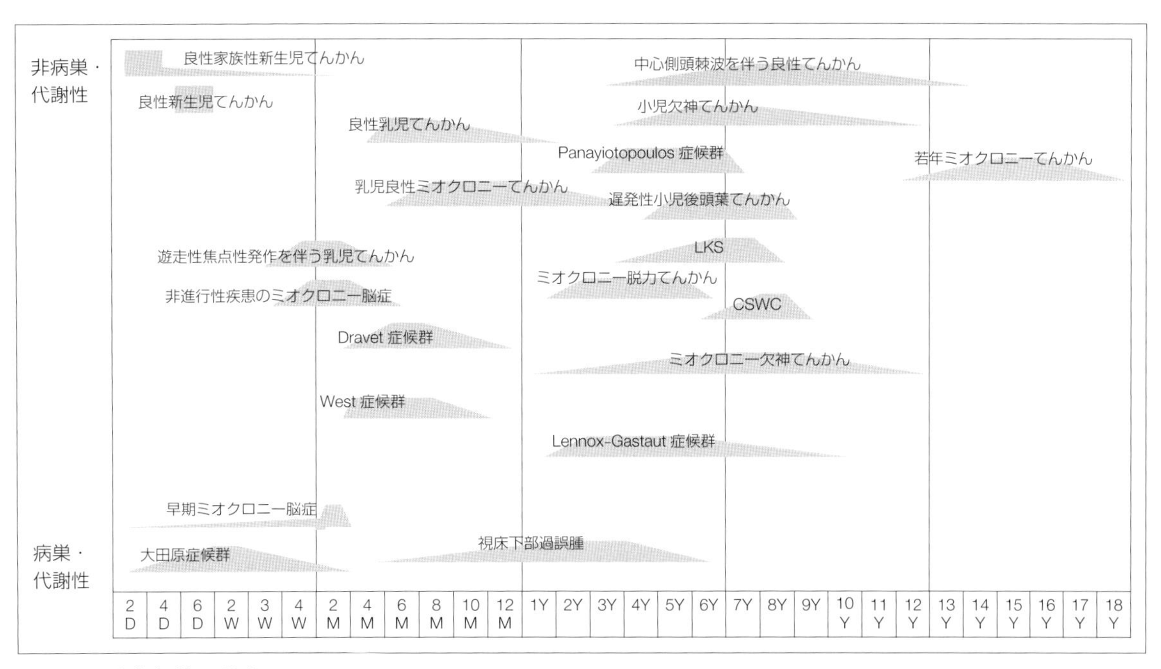

図6-2　発症年齢の分布

現し，身体の硬直を伴う無呼吸発作が1日に何十回も群発するが重積状態とはならないのが特徴である．常染色体優性遺伝をし，大部分が半年以内に自然治癒する．良性新生児けいれんは生後4〜6日目に出現し，多くは半側間代けいれんの重積状態となる．一両日続いて障害を残さず自然治癒し，1回のみで終わる．5日けいれんともよばれる．

大田原症候群は生後3か月までに発症するが，発症のピークは生後10日目くらいとされる．West症候群にみられるようなてんかん性スパズムが主要な発作であるがシリーズ形成をせず散発的に出現する．病巣性の異常を伴うことが大部分で半数が生後2年以内に死亡する．早期ミオクロニー脳症は大部分が乳児期に発症する．

(2) 乳児期(生後1か月〜生後1歳未満)

非進行性疾患のミオクロニー脳症は，生後1か月に発症のピークがあり，病側・部位を変えて起こる易変性ミオクローヌスが特徴的．Angelman症候群が半数に合併する．遊走性焦点性発作を伴う乳児けいれんは，やはり生後1か月に発症のピークがあるが，微細発作，自律神経発作，ミオクロニー発作など新生児によく出現する発作がさまざまの組み合わせで出現し，二次性全般化する．当初は徐波のみであるが急速に多焦点性の棘波が盛んに脳波上に出現するようになり，1年以内に死亡することが多いとされる．早期ミオクロニー脳症も易変性ミオクローヌスで発症し，それに遅れて微細発作，無呼吸発作を含む自律神経発作が続発する．先天性代謝疾患が背景にあることが多く，半数は発症後数か月以内に死亡する．West症候群は，生後3〜7か月に発症のピークがあり，シリーズ形成を伴うてんかん性スパズムが主要な症状である．良性乳児けいれんは，生後5〜6か月に発症のピークがある．発作は動作停止・凝視・自動症を伴う意識障害を呈し，成人の複雑部分発作に似る．その後，半側間代けいれんを続発することが多く，数日間の間群発する．こうした群発を繰り返しつつ1〜2年で自然治癒する．Dravet症候群も，生後5〜6か月が発症のピークとなる．初回発作は交代性の半側間代けいれんが発熱に伴って重積することが典型で，幼児期になるとミオクロニー発作が出現する．

(3) 幼児期(生後1歳〜就学前)

乳児期から4歳頃までに発症する乳児良性ミオクロニーてんかんでは，軽い場合には頭部の前屈と立位では軽く下肢が屈曲する程度の発作で最初は見過ごされることも多い．予後はよいことが多いが，早期治療によって行動障害などの合併症状が減少するので頻度は低いが発見は重要である．1日に何回も数秒〜数十秒の持続時間で機械的な笑い発作が起こる視床下部過誤腫のてんかん発作発症ピークは2〜3歳である．早期の手術的介入でのちの重篤化を防げる可能性がある．思春期早発症が併存することがある．強直発作を含む複数の発作型からなるLennox-Gastaut症候群の発症のピークは3〜5歳である．多くは次第に知的障害が出現する．ミオクロニー脱力てんかんも5歳までの発症が多い．両側性対称性の上肢・下肢・軀幹を巻き込むミオクロニー発作とその直後の筋緊張の喪失に由来する脱力からなる．初発は全般性強直間代発作であることが多い．吐き気，嘔吐などで始まり，次第にこれが共同偏視や錯乱状態へと移行するPanayiotopoulos症候群の発症のピークは4〜6歳である．年齢依存性で思春期までには自然治癒する．

(4) 学童期(6〜12歳)

数秒〜数十秒の短い意識消失発作を連日何十回となく繰り返す小児欠神てんかんは小学校低学年(6〜7歳)に発症のピークがある．遅発性小児後頭葉てんかんも小学校低学年に発症のピークがあるが，症状は発作性の要素性幻覚や皮質盲である．脳波上開眼によって抑制される特徴的な一側性の高振幅棘徐波が伴う．ミオクロニー欠神てんかんでは，肩・上肢を中心としたミオクロニー発作が群発し，次第に上肢がせりあがるのが特徴であるが，7歳頃に発症のピークがある．睡眠時の半持続的なてんかん放電の出現に一致して認知機能の障害が現れる徐波睡眠時持続性棘徐波を示すてんかん(CSWS)が確認されるのは8歳頃がピークであるが，先行するてんかん発作はその1〜2年前に先行して出現している．語聾を基本症状とし，全般的な言語障害に発展するLandau-Kleffner症候群も同様に睡眠中の半持続的なてんかん性放電を特徴とするが，小学校就学前後に発症ピークがある．中心側頭棘波を伴う良性てんかん(ローランドてんかん)は，8〜9歳に発症のピークがあり，浅眠時に発作が集積する傾向がある．舌・唇などの異常感覚が先行し一側性の運動発作が続発するいわゆるシルビウス発作は特徴的ではあるが病歴聴取できないことも多い．

(5) 思春期(12〜18歳)

若年欠神てんかんは，学童期から思春期にかけて発症するが，欠神発作の回数が少なく，小児欠神てんかんと若年ミオクロニーてんかんの中間型という性格もある．思春期に典型的に好発するのは若年ミオクロニーてんかんであり，両上肢のミオクロニー，覚醒後数時間以内に発作が集積するなどの特徴がある．旧国際分類に入っていた覚醒時大発作てんかんは，若年ミオクロニーてんかんからミオクロニー発作を差し引いた臨床型であり，若年ミオクロニーてんかんよりも発症年齢の幅が広いが，思春期に発症のピークがあることには変わりない．

(6) 高齢者(50歳以降)

50歳以降の発症のてんかんには，ほかの年代よりも脳血管障害を原因とするものが多い．実際の臨床症状を伴う脳梗塞に伴う場合だけでなく，無症候性の小梗塞が原因となっている場合を入れるとさらにその頻度は高くなるものと思われる[1)]．アルツハイマー病では8%程度でてんかん発作を併発するが[2)]，minimal cognitive impairment(MCI)の段階か顕在発症2〜3年以内に出現することが多い[3)]．てんかん発作そのものは数も少なく治療に大きな問題はないことが多いが，時にアルツハイマー病の予告症状であるため注意を要する．50歳以降にMRI上特記すべき所見がなく，背景疾患なしに起こるてんかんで見過ごされやすいもののなかには，前兆を伴わない複雑部分発作があり，側頭葉てんかんが多いが比較的少量の投薬で抑制されるという特徴がある[4)]．他方で発作が難治で記憶障害が突出して目立つ場合には，自己免疫性脳炎の可能性も考慮する必要がある[5)]．特に頑固な顔面・上肢の不随意運動を伴う場合には，LGI1抗体陽性辺縁系脳炎の前駆症状の可能性がある[6)]．

文献

1) Gibson LM, et al: Late-onset epilepsy and occult cerebrovascular disease. J Cereb Blood Flow Metab 34: 564-570, 2014
2) Amatniek JC, et al: Incidence and predictors of seizures in patients with Alzheimer's disease. Epilepsia 47: 867-872, 2006
3) Vossel KA, et al: Seizures and epileptiform activity in the early stages of Alzheimer disease. JAMA Neurol 70: 1158-1166, 2013
4) Stefan H1, et al: Epilepsy in the elderly: comparing clinical characteristics with younger patients. Acta Neurol Scand 129: 283-293, 2014
5) Bien CG, et al: Autoantibodies and epilepsy. Epilepsia 52 (Suppl.3): 18-22, 2011
6) 中奥由里子，他：Faciobrachial dystonic seizureで初発したくすぶり型の抗leucine-rich glioma-inactivated 1(LGI1)抗体陽性辺縁系脳炎の1例．臨床神経学53：706-711，2013

(兼本浩祐)

C 初発・急性期

科を問わず初発のてんかん発作，もしくはてんかん発作に類似した発作に遭遇する機会は医師をしていれば一定の頻度で訪れる．急性期病棟では内科，外科，神経内科，脳神経外科などで初発のてんかん発作に遭遇することになる[1)]．

てんかん専門医自らが発作を目撃することがで

きれば非常に診断の助けになるのだが，多くの場合は本人，家族，友人，たまたま居合わせた目撃者から情報を得る必要がある．そして初発の発作の場合まずは「てんかん発作かどうか」「てんかん症候群かどうか」という疑問に答えなければならない．それらの疑問が解決されないと急性期の治療が開始できない．

(1) てんかん発作かどうか

まずは大きく，典型的なてんかん発作と非てんかん発作に分けることが鑑別診断の第一歩である．そのためには典型的なてんかん発作と典型的な非てんかん発作を見分けられるようにならねばならない．これがかなり難しいうえに1人の患者に両者が混在することもあり，熟練した専門医でさえ慎重になるプロセスである．

まず可能であるならば本人から前駆症状，症状の開始，進展，発作後の症状を聴取する．てんかん発作を脳の「神経細胞の活動が異常に増加，同期すること」と前述した．しかし，その定義は神経細胞レベルであり，臨床上どうやって表現されるかを知っておく必要がある．

①まず，「発作」というからには突然の開始(abrupt initiation)と停止(abrupt termination)がある．この「発作」であることが鑑別診断に非常に重要である．なぜなら「発作」を起こす疾患はそれだけでかなり数が絞り込まれるからである．

②次に症状の進展(evolution)がある．これも「発作」であることと密接に関係しているが，典型的なてんかん発作の場合は開始後に症状部位が広がり，強度が強くなり，そして改善して元に戻るプロセスをとる．もちろん，全般発作などではこれがわかりにくいことがある．

③典型的には数十秒～数分の持続時間である．

④多くの場合に発作後の意識混濁，混乱(post-ictal confusion)がみられる．

これも他の発作性の疾患との鑑別に役に立つ．個別のてんかん発作に関しては後述されるので割愛するが，それこそ「神経細胞の活動が異常に増加，同期すること」が脳のどこで生じるかで症状は変わってくる．重要なことはそれらのてんかん

表 6-1　てんかん発作に似た発作を生じるので鑑別を必要とする主な症状と疾患

生理的な非てんかん発作
• 片頭痛(aura を伴うような classical migraine が特に紛らわしい) • 失神(特にけいれん性失神 convulsive syncope とよばれるもの) • 入眠時ミオクローヌス(hypnic jerk, hypnic myoclonus) • 発作性運動誘発性ジスキネジア(まれだがこれは知っていないといけない．) • ナルコレプシーにおけるカタプレキシー(情動脱力発作) • 睡眠関連疾患〔睡眠時驚愕症(sleep terror)，睡眠時遊行症(sleepwalking)，レム睡眠行動異常症(REM sleep behavior disorder)などのパラソムニア〕 • 不整脈 • 運動異常症(Movement disorder)(チックなど)
心因性非てんかん発作
• 心的外傷後ストレス障害 • 身体症状症，転換性障害(この「転換」は全く「てんかん」とは別物なので注意) • 虚偽性障害 • 解離性障害

発作の症状が以上のような特徴をもった発作であるかどうかがてんかん発作を見分ける重要なポイントになる．

そしてこの作業は非てんかん発作を見分ける作業でもある．例えば幻視のような症状があったとしても数時間もだらだらと持続するならば，それは典型的ではなく，片頭痛などの非てんかん発作を考えねばならない．これらの定義をしっかりふまえたうえで発作性の症状の「てんかん発作かどうか」の鑑別診断を考えなければ長い鑑別診断のリストを見ても徒に混乱を招くだけである．

表 6-1 に非てんかん発作の鑑別診断を列挙した．この表を常に頭の片隅において鑑別診断を進める．さらに**図 6-3** のフローチャートのように考えながら鑑別診断を進めていく．このプロセスを順に進めていくことが肝心である．そして各々のプロセスは決して簡単ではない．何度も元に戻って再考する必要があることがある．てんかん発作であろうということになれば「てんかん症候群から生じたのかどうか？」に進めばよい．

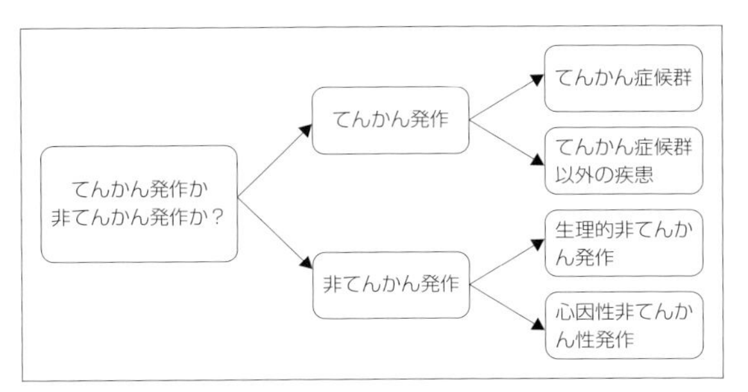

図 6-3 初発のてんかん発作らしき発作に遭遇したときの鑑別診断プロセス

(2) 非てんかん発作は生理的か心因性か？

発作が非てんかん発作であろうと鑑別することができた場合を考えてみる．非てんかん発作に関しての対処や鑑別診断の考え方はさまざまであるが，1つの方法として生理的な非てんかん発作と心因性非てんかん発作に分ける考え方がある．生理的な非てんかん発作の場合の対応は各々の原疾患の治療が優先される．比較的コモンなものとしては不整脈や失神などであるが，なかには非常にまれな疾患も含まれており，てんかんモニタリングでビデオと脳波を同時記録してはじめて鑑別が可能なものもある．

また，この鑑別の考え方で注意したいのは，心因性非てんかん性発作の場合である．精神科以外の医師は心因性非てんかん性発作の対処方法を知らないことが多い．病状説明にも細心の注意が必要だが，かといって病名を隠したりするのもよくない．正しい診断に基づいた病状説明が治療の最初の一歩であることは明らかである[2,3]．この病状説明は理想的には経験のある医師について学ぶ必要がある．

基本的には「真実を告げる」「患者さんを追い込まない」「シンパシーをもって行う」「表情をみながら言葉を選ぶ」「時間を確保して説明をする」などなどである．注意したいことは心因性の可能性が高いとなったとたんに医師が早く精神科へ患者さんのケアを移したいという欲求にかられてしまいラポールが崩壊してしまうことがある．精神科の介入が必要なことは明らかなのだが，薬物療法ですっきりと改善するものでもなく，地道に心理療法で介入していくことが必要になる[2,3]．**表6-1**にも示したが，心因性といっても均一な疾患群ではない[4,5]．この分野の治療経験のある精神科にコンサルトすることが理想的である．

(3) てんかん発作がてんかん症候群から生じたのかどうか？

てんかん発作(seizure)とは脳の神経細胞の活動が異常に増加，同期することによる一過性の症状であり，てんかん症候群(epilepsy)とは反復性にてんかん発作とそれにまつわる症状を引き起こす慢性の脳の疾患と定義される[6,7]．ここで重要なことはてんかん発作を引き起こすのはてんかん症候群だけではないということである．例えば極端な電解質異常，薬物中毒，アルコール離脱などでもてんかん発作(seizure)は生じる．

表6-2にてんかん発作を生じるてんかん症候群以外の疾患を挙げた．当然のことながら表に挙げられたこれらの疾患はてんかん症候群という脳の疾患のカテゴリーには含まれない．また，原則としてこれらのてんかん症候群以外が引き起こすてんかん発作を抗てんかん薬で治療するのは意味がない．なぜなら，原疾患の治療が何よりも優先されるべきだからである．抗てんかん薬は英語では antiepileptic drugs とよぶが，てんかん症候群に対する治療薬と考えておいたほうが混乱しない．

(4) てんかん発作はてんかん症候群のリスクであるということ

上記ではてんかん発作とてんかん症候群が必ずしも一致しないことを述べた．基本的にてんかん

表 6-2 てんかん発作を起こすてんかん症候群以外の疾患

電解質異常(高ナトリウム血症，低ナトリウム血症，低マグネシウム血症，低カルシウム血症)
低血糖
アルコール，薬物の離脱
薬物中毒
敗血症
低酸素血症
尿毒症

発作とてんかん症候群は区別して考えるべきであり，ここを混同するとすべての考えが混乱する．

しかし，その区別をふまえたうえでこの分野のグレーゾーンを理解しておく必要がある．それはてんかん発作を生じることがてんかん症候群発症のリスクである厳然とした事実である．初発のてんかん発作のあとには脳波と脳のMRIなどの画像検査が必須なのだが，それはてんかん症候群の証拠を探す作業なのである．ただし脳波異常が見つかるのは23%，画像検査で異常が見つかるのは10%と報告されている[8]．そのためにてんかん発作と病歴だけを頼りにてんかん症候群の診断をつけて治療を開始することがある．このときてんかん発作を症状とする疾患を治療しているのであって，発作抑制を治療のパラメータとして考えなければならない．また，「誘発要因がない」てんかん発作を繰り返す脳の疾患がてんかん症候群であるが，この「誘発要因がないかどうか」という事実を認定するのはかなり難しい．さらにいうなれば誘発されたのか，もともとてんかん症候群があって全身状態の悪化があり閾値が下がっただけなのかは，議論することはできても証明することは時間経過を待たなければならない．

表6-2にはあえて記載しなかったのだが，急性期の脳梗塞や脳出血，中枢神経感染症，外傷性脳損傷でてんかん発作を起こすことは多い．これは当然急性期に一度きりのてんかん発作で終わることもあり得るが，報告では18.7%で誘発要因のないてんかん発作を繰り返すようなてんかん症候群を生じることもある[9]．てんかん発作とてんかん症候群を定義上区別して考えることは必要だが，表裏一体の存在であることも合わせて認識しなければならない．

文献

1）Fields MC, et al: Hospital-onset seizures: an inpatient study. JAMA neurology 70: 360-364, 2013
2）Bodde NM, et al: Psychogenic non-epileptic seizures-diagnostic issues: a critical review. Clin Neurol Neurosurg 111: 1-9, 2009
3）Bodde NM, et al: Psychogenic non-epileptic seizures-definition, etiology, treatment and prognostic issues: a critical review. Seizure 18: 543-553, 2009
4）APA: DSM-5. Diagnostic and Statistical Manual Disorders, Fifth eds. 2013
5）精神科病名検討連絡会：DSM-5病名・用語翻訳ガイドライン（初版）．精神経誌 116，2014
6）Berg AT, et al: Revised terminology and concepts for organization of seizures and epilepsies: report of the ILAE Commission on Classification and Terminology, 2005-2009. Epilepsia 51: 676-685, 2010
7）兼本浩祐：てんかん学ハンドブック第2版．医学書院，2006
8）Krumholz A, et al: Practice Parameter: evaluating an apparent unprovoked first seizure in adults (an evidence-based review): report of the Quality Standards Subcommittee of the American Academy of Neurology and the American Epilepsy Society. Neurology 69: 1996-2007, 2007
9）Hesdorffer DC, et al: Is a first acute symptomatic seizure epilepsy? Mortality and risk for recurrent seizure. Epilepsia 50: 1102-1108, 2009

（河合　真）

D　けいれん

(1) 用語の変遷

てんかん発作を記述する際に「けいれん」という言葉ほど扱いの難しい言葉はない．「けいれん」は英語でconvulsionに相当するが，2001年にconvulsionという言葉は国際抗てんかん連盟International league against Epilepsy（ILAE）の分類・用語作業部会から「非特異的な一般用語であり，不適切に用いられていることが多い．このことから，発作の記載的用語ばかりでなく，てんかん発作型と症候群の命名からも，一貫してこの用語を避けることとした」というかなり強い表現で使用を控えるように提案がなされた[1]．同時期に発表されたてんかん発作を表現する用語集にも「一般人が用いる用語」に分類された[2]．その分類の意図する所は，てんかん発作を記述するときに医師が使うべきでないということであった．筆者はその当時米国でてんかんの臨床に携わっていたのだが，この提案がなされた背景には共感するところが多かった．米国に限っていうと，てんかん専門医が一般神経内科のみならず，ER，内科，外科などからコンサルトを受ける機会が多くこの「けいれん(convulsion)」という言葉の不適切な使用に日常的に悩まされてきたという背景がある．私などは「けいれん(convulsion)」をてんかん専門医以外の医師や患者さんが用いた場合は「一過性の何かが生じた」という情報だけを信じるように指導されたし，実際その程度の情報量しかないと思っていないと誤診することが多くあった．その後私もレクチャーの機会などで率先して「けいれん(convulsion)」使用反対のキャンペーンをしたのだが，反応は今ひとつ悪かった．

ILAEは使用を控えるように提案したのだが，一方でnon-convulsive status epilepticus「非けいれん性てんかん重積発作」やhemiconvulsion「片側けいれん」という医学用語は残り，完全に使用を止めることはできなかった．また，使用賛成派の意見も強かった．その理由としては，推測に過ぎないのだが，てんかん専門医同士の議論に限っていうと，運動症状を厳密に区別しなくて済むので議論がしやすいということがあるのではないかと思う．また一般用語であるというのは，てんかん専門医ではない医師や患者さんがILAEの勧告に構わず使用し続けることを意味しており，てんかん専門医がいくら頑張っても使用は減らすことはできなかった．逆に「けいれん」が使用されるたびに訂正する手間のほうが煩わしくなった．

(2)「けいれん」という用語の使用上の注意

その後2010年にILAEの勧告が緩和され現時点では使用してもよいということになっている[3]．見解としては一般用語であるが，医学用語として用いてもよいということで決着している[2, 3]．

以上のような紆余曲折を経て現在も使用され続けているが，正しく使用し意図を伝達することが難しい用語であることには変わりがない．例えば「○○さんがけいれんを起こしました」という報告があった場合は，鑑別診断を考える前に一体どこで誰と議論をしているかを考える必要がある．てんかん専門医同士で話しているのか，一般神経内科医も混じっている場で話しているのか，ほかの科の医師が混じっているのか，医師以外なのか，患者なのか，完全に一般の人たちからの報告なのかで状況が変わってくる．

表6-3および**図6-4**を参照してほしいのだが，けいれんという言葉が用いられる場合には，大きく分けて2種類ある．1つが「(厳密には分類が難しいが)発作性の運動症状がある」場合と，もう1つが「けいれん＝てんかん発作」という用語の混乱から用いられる場合である．

まず1つ目の発作性の運動症状の場合，鑑別診断は簡単ではないが明快である．特にてんかん専門医同士で行われる議論の場合「けいれん」とはてんかん発作の運動症状を示す言葉として使われる．てんかん症候群(epilepsy)と診断されている患者を対象としていることが多く誤解が少ない．それでもてんかん発作の症状だけでも(てんかん性の)ミオクローヌス，前頭葉前運動野由来の姿勢発作(4の字サイン，フェンシング姿勢などと

表6-3 「けいれん」という言葉が用いられる可能性

1) 四肢の運動症状を意味して用いられる場合
  てんかん発作の運動症状 「反応がなくなり前方を見つめたまま口をもぐもぐさせていた後に，四肢がけいれんしました.」
  てんかん発作以外の運動症状(tremor, spasmなど)として「細かい手のけいれんが昨日から止まりません.」
  失神syncopeの症状として「気を失ったと思ったら2～3回全身がけいれんしました.」
  心因性非てんかん発作「全身のけいれんが1時間くらい間欠的に続いています.」
2) けいれん＝てんかん発作という歴史的な混乱から用いられる場合
  てんかん発作全般「患者さんがけいれんを起こしています．ジアゼパム投与しますか？」
  てんかん疾患，てんかん症候群 epilepsy syndromeとして「もともとけいれんで当院に通院している患者さんです.」

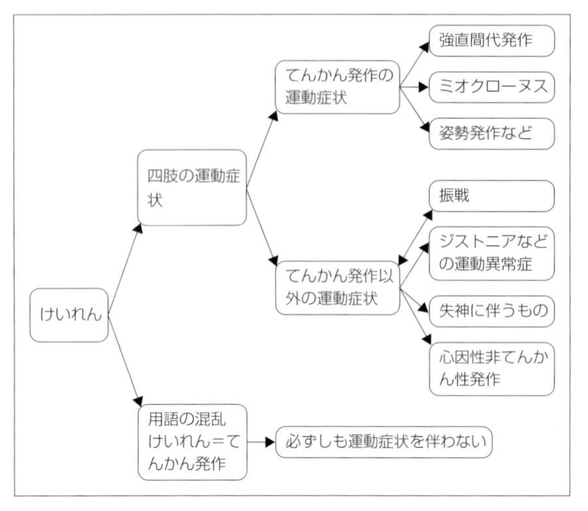

図 6-4　けいれんと聞いたときの思考フローチャート

もよばれる)，強直間代発作，全般性発作が鑑別診断として挙げられる[4]．てんかん発作以外では，非てんかん性の発作性ジストニア(運動誘発性，非運動誘発性を含む)，非てんかん性のミオクローヌス，振戦 tremor，れん縮 spasm，失神(特にけいれん失神 convulsive syncope)を考える必要がある[4]．また，非常に大切なことだが，心因性非てんかん性発作(psychogenic non-epileptic seizure；PNES)は派手な運動症状を呈することが多い[4]．てんかん発作と混在することもあり診断は簡単ではないが，必ず頭の片隅に入れておかねばならない．

(3) 現在でも使用されている背景

こういう場合に用語の正確な使用を期すべきというのは簡単なのだが，混乱するには理由がある．何らかの運動症状を呈する発作性の症状に遭遇した場合に正確に記述し，的確な用語を使い分けることは非常に難しい．用語を正確に使い分けるということはすでにある程度診断をつけていることと同義だからである．すなわち「けいれんを起こしている」であれば単に「厳密にはわからないが，発作性の運動症状がある」という程度の大雑把な情報なので情報の特異度は低いものの，大きく間違える心配もない．そこを「てんかん発作を起こしている」と言ってしまうとてんかん発作とその他の運動異常症や PNES を区別していることになり，間違いを起こす可能性が生じる．この区別の作業は非常に専門性の高い知識を必要とする．てんかんモニタリングで数年トレーニングをしてはじめて獲得できるスキルであり，てんかん専門医以外には無理である．こういった場合では詳細に症状を記述するか，「発作性の運動症状」もしくは「けいれん」と言っておけば間違いをおかす危険性がないので使用は致し方ないと考える．ただし，学会発表などですでに診断がはっきりわかっているような場合では，正確な用語を使い分けるようにしたい．

2 つ目の歴史的な用語の混乱に基づく場合は話がややこしい．これは専門医以外との議論のなかで用いられる場合が多い．

ここで明確にしておかねばならないが，てんかん発作(seizure)とは脳の神経細胞の活動が異常に増加，同期することによる一過性の“症状”であり，てんかん症候群(epilepsy)とはてんかん発作とそれにまつわる症状を引き起こす脳の疾患と定義される[5]．症状と疾患は分けて議論されなければならないが，日本語では同じ「てんかん」であり，これを「けいれん」と言い換える場合があり混乱を引き起こす．この混乱が他科からのコンサルトを受けるような医療現場では多く，誤解を生みやすい．

まず，てんかん発作全般を意味する場合として用いられる場合がある．特に運動症状がない場合にも用いられるので運動症状を期待して話を聞いていると肩すかしをくらうことになる．さらに，てんかん発作(seizure)としてだけでなく，てんかん症候群(epilepsy)として用いられることもある．スペイン語の convulsiones は epilepsy として用いられるので日本語のみならず英語，スペイン語でも混乱している．自分の頭のなかで，てんかん発作(seizure)なのかてんかん症候群(epilepsy)なのかを変換しながら話をしなければならない．この鑑別診断は本当の意味での鑑別診断ではなく，用語の混乱とでもいったほうが正しい．

最後に「けいれん」は正しく用いれば運動症状を細かく分類する必要がなく，大雑把な情報を伝達するのに便利な言葉であり，鑑別診断も明快である．ただし，上述したように歴史的な混乱があり，使用する場合は相手の理解度，状況を考える必要がある．また，説明を受ける側としては相手の意味する症状が何かをまず注意深く考慮し，そのうえで鑑別診断を考えなければならない．

文献

1）Engel J Jr, et al: A proposed diagnostic scheme for people with epileptic seizures and with epilepsy: report of the ILAE Task Force on Classification and Terminology. Epilepsia 42: 796-803, 2001

2）Blume WT, et al: Glossary of descriptive terminology for ictal semiology: report of the ILAE task force on classification and terminology. Epilepsia 42: 1212-1218, 2001

3）Berg AT, et al: Revised terminology and concepts for organization of seizures and epilepsies: report of the ILAE Commission on Classification and Terminology, 2005-2009. Epilepsia 51: 676-685, 2010

4）兼本浩祐：てんかん学ハンドブック第2版．医学書院，2006

5）Fisher RS, et al: Epileptic seizures and epilepsy: definitions proposed by the International League Against Epilepsy (ILAE) and the International Bureau for Epilepsy (IBE). Epilepsia 46: 470-472, 2005

（河合　真）

E 脱力・転倒

脱力発作(atonic seizure)とは頭部，体幹，顎関節もしくは四肢の筋肉においてミオクローヌス(myoclonus)や強直発作などの前兆を伴わない1～2秒持続する筋緊張の消失もしくは低下と定義されている[1]．軽度の脱力発作の場合は頭部のみの脱力であったり，四肢の脱力などで物を落としたりする程度である．重度の場合はすべての筋緊張が消失し転倒する．ただし，失立発作(astatic seizure)は定義上脱力発作に伴うものだけではなく，姿勢保持の筋力が消失する発作であればミオクローヌス発作や強直発作に伴う発作も含んでいる[1]．

脱力発作は通常非常に短時間(5秒以内)で発作後の意識混濁はほとんどみられない．Lennox-Gastaut症候群，ミオクロニー失立てんかん症候群(myoclonic-astatic症候群，Doose症候群)で特徴的である[2]．これらの転倒発作と通常の転倒は明らかに区別して考えねばならない．脱力・転倒発作においては防御姿勢がとれないので転倒による裂傷，骨折，歯牙欠損などの外傷のリスクが高い．ヘルメットを普段から着用したりする必要が生じる．ただし，これらの疾患の診断は特徴的な脳波所見があるためそれほど難しいものではない．

ここで重要なことは歴史上または慣例上「脱力発作」「脱力・転倒発作」というと上述したような全般性てんかん症候群に伴う体幹や全身の脱力を生じる発作を意味し，単に「脱力」という用語がもつ意味とは乖離がある．

「脱力」という言葉の意味だけを考えると，焦点発作で局所の脱力(特に四肢)を生じることは多い．発作後の麻痺(Toddの麻痺)などは有名だがこれも「脱力」である．また，焦点発作であっても体幹の脱力を呈することはまれではあるが報告されており(6%)，鑑別診断に入れておく必要がある[3]．ただし，これらの焦点発作に伴う脱力は持続時間が長く脱力発作とは臨床上区別がつきやすい．発作の用語分類上の問題もあり，「脱力」という言葉をどのように使用するかは注意しなければならない．

また，脱力・転倒に短期間の意識消失があったかどうかは重要だが，患者さんからの情報は多くの場合信頼性が高くない．そのためどうしても鑑別診断には失神を生じる疾患が挙がる．失神の鑑別診断には当然のことながら対象となる患者の年齢を考慮しなければならない．カテゴリーとしては起立性低血圧に伴うもの，循環器疾患に伴うもの，迷走神経反射を含む神経調節失神(反射性失神ともよぶ)などがある[4].

意識消失を伴わず筋緊張が突然消失する疾患としてはナルコレプシーが挙げられる．ナルコレプシーにおいてはカタプレキシーとよばれる脱力を伴う発作が生じる．日本語で情動脱力発作ということからわかるように，情動(多くの場合は「笑い」)と関連して生じる．また，ナルコレプシーにおいてはこの発作のほかに非常に強い眠気があり，睡眠に関連する訴えが多くある[5].

また，心因性非てんかん発作においても脱力，転倒することはあり得る．ただし，重大な受傷があることはまれで，もし受傷があればほかの疾患の可能性を再考しなければならない[6].

文献

1）Blume WT, et al: Glossary of descriptive terminology for ictal semiology: report of the ILAE task force on classification and terminology. Epilepsia 42: 1212-1218, 2001
2）兼本浩祐：てんかん学ハンドブック第2版．医学書院，2006
3）Kovac S, et al: Atonic phenomena in focal seizures: nomenclature, clinical findings and pathophysiological concepts. Seizure 21: 561-567, 2012
4）The Task Force for the Diagnosis and Management of Syncope of the European Society of Cardiology (ESC), et al: Guidelines for the diagnosis and management of syncope (version 2009). Eur Heart J 30: 2631-2671, 2009
5）Mignot E: Principles and Practice of Sleep Medicine. In: Kryger M, et al, eds: pp938-956, Elsevier, 2011
6）Benbadis SR: Nonepileptic Behavioral Disorders: Diagnosis and Treatment. Continuum 19: 715-729, 2013

（河合　真）

F　笑う・泣く

(1) 突発的・反復性の笑い

てんかん性の突発的な笑いで最も有名なのは視床下部過誤腫によるもので，生後2歳頃に発症し，情動を伴わない機械的な笑い発作を特徴とし定位温熱手術が有効である[1,2]．前部帯状回起源の笑い発作も同様に感情を伴わず，機械的な笑い発作であるが，見た目は実際に笑っているのとほとんど区別がつかないことが多い[3,4]．側頭葉てんかんの複雑部分発作でも笑い発作が出現することがあるが，側頭葉底面へと発作が広がると楽しさ，可笑しさといった情動が惹起され，笑いの情動面を誘発するとされている[5]．大笑いして脱力して力が抜けてしまうナルコレプシーの情動脱力発作(カタプレキシー)は，意識障害を伴わず，通常はてんかんとの区別は容易であるが，笑い発作ののちに脱力発作が続発する gelastic-atonic seizure というてんかん症例の報告があり[6]，若干の注意を要する．Angelman 症候群では，非言語性の能力に比べて言語の発達が著しく障害されていること，ロボットのような歩き方と並んで，人懐っこく多幸的でしばしば大爆笑をするのが特徴的である[7,8]．情動反応が過多になり泣き・笑いが止まらなくなる情動失禁，必ずしも対応する情動を伴わずおかしくないのに，あるいは時には怒っているのに笑ってしまう強迫笑いはいずれも病的笑い・病的泣きであり，橋周辺の病巣が原因病巣として示唆されている[9,10]．非常にまれであるが病的笑いの一種に前駆症状としての笑い狂い "fou rire prodromique" とよばれる状態が知られていて，おかしくないのに笑いが止まらなくなり，そのまま脳梗塞になる告知症状として知られている[11]．統合失調症では場面とは無関係に笑ってしまう空笑が良くみられるが，ほかの随伴症状からてんかん性の笑いと鑑別診断が問題となることは少ない．

(2) 突発性・反復性の泣き

てんかん性の突発的な泣きは，複雑部分発作にまれに随伴する症状である．側頭葉起源の場合も前頭葉起源の場合もある[12-14]．情動や流涙を伴う場合と伴わない場合があり[12]，泣き方はさまざまであるが，同じ人は同じような泣き発作を反復し，意識減損は比較的浅い[14]．発作後の場合と発作時の場合があり，発作時の泣き発作は“dacrystic seizure”とよばれている[12,14]．成人での報告例が多く，情動を伴う場合は劣位半球側頭葉起源が多い[12,14]．明らかな病変が特定できない場合もある[12,13,15]．小児では視床下部過誤腫や視床下部星状細胞腫による，てんかん性の笑いとてんかん性の泣きとの合併例[16,17]が報告されている．また，情動の調節破綻によって起こる情動失禁[18]や情動変化とは関係なく引き起こされ，持続時間や程度を自分の意思によって制御できない強迫笑い・強迫泣き[19]は，さまざまな脳の血管病変，変性疾患，脱髄疾患で起こり得るが，情動失禁と強迫笑い・強迫泣きとの明らかな区別が困難な例も少なくない．これらは病的な笑い・病的な泣きであり，皮質-橋-小脳路の障害が示唆されている[19]．さらに，心因反応[20]，うつ病や躁うつ病などの感情障害[20]，全身性エリテマトーデスやBasedow 病などによる症状性精神障害[20]でも情動不安定からの泣きが起こるが，病歴を詳細に聴取すれば，鑑別診断が問題となることはほとんどない．

文献

1) Deonna T, et al: Hypothalamic hamartoma, precocious puberty and gelastic seizures: a special mode of epileptic developmental disorder. Epileptic Disord 2: 33-37, 2000
2) Kameyama S, et al: Minimally Invasive magnetic resonance Imaging-guided stereotactic radiofrequency thermocoagulation for epileptogenic hypothalamic hamartomas. Neurosurgery 65: 438-449, 2009
3) Alkawadri R, et al: Cingulate gyrus epilepsy: clinical and behavioral aspects, with surgical outcomes. Arch Neurol 68: 381-385, 2011
4) Alkawadri R, et al: Cingulate epilepsy: report of 3 electroclinical subtypes with surgical outcomes. JAMA Neurol 70: 995-1002, 2013
5) Dericioglu N, et al: Gelastic seizures due to right temporal cortical dysplasia. Epileptic Disord 7: 137-141, 2005
6) Jacome DE, et al: Pseudocataplexy: gelastic-atonic seizures. Neurology 34: 1381-1383, 1984
7) Matsumoto A, et al: Epilepsy in Angelman syndrome associated with chromosome 15q deletion. Epilepsia 33: 1085-1090, 1992
8) Robb SA, et al: The ‘happy puppet’ syndrome of Angelman: review of the clinical features. Arch Dis Child 64: 83-86, 1989
9) Black DW: Pathological laughter. A review of the literature. J Nerv Ment Dis 170: 67-71, 1982
10) Parvizi J, et al: Neuroanatomy of pathological laughing and crying: A report of the American Neuropsychiatric Association Committee on Research. J Neuropsych Clin Neurosci 21: 75-87, 2009
11) 深田忠次：病的笑いを前駆症状とした脳卒中の1例. 神経内科 6：347-349, 1977
12) Luciano D, et al: Crying seizure. Neurology 43: 2113-2117, 1993
13) Wang DZ, et al: Crying seizures after cerebral infarction. J Neurol Neurosurg Psychiatry 58: 380-381, 1995
14) Brissos S, et al: A case of crying seizures. J Neuropsychiatry Clin Neurosci 23: E27-E28, 2011
15) Eforn R: Post-epileptic paralysis: theoretical critique and report a case. Brain 84: 381-394, 1961
16) Fujioka K, et al: Posterior hypothalamic astrocytoma mimicking hamartoma, causing precocious puberty. Clin Pediatr Endocrinol 2: 75-79, 1993
17) López-Laso E, et al: Giant hypothalamic hamartoma and dacrystic seizures. Epileptic Disord 9: 90-93, 2007
18) Moroney JT, et al: Meta-analysis of the Hachinski Ischemic Score in pathologically verified dementias. Neurology 49: 1096-1105, 1997
19) Parvizi J, et al: Pathological laughter and crying: a link to the cerebellum. Brain 124: 1708-1719, 2001
20) World Health Organization: The ICD-10 Classification of Mental and Behavioural Disorders: Clinical descriptions and diagnostic guidelines. World Health Organization, Geneva, 1992

（兼本浩祐・加藤悦史）

G 意識障害・認知障害

てんかん発作の意識障害は異なった認知機能障害の集合体である．例えば欠神発作と複雑部分発作での認知機能の障害は異なった生理学的な状態に対応していることは間違いない．しかし，ある特定の状態において記憶の障害と反応性の障害が同時に起こり，当事者能力が急性一過性に失われるか大幅に減殺される状態を社会的・日常言語的にわれわれは意識障害という言葉で慣習的によんでいる．患者・家族との共通の語彙という点からも，それ以上に通りのよい表現は現時点では存在しない．したがって，てんかんの鑑別診断の1つの入り口として意識障害を取り上げることは，その生理学的なあいまいさを差し引いても必要な選択だと考える．ここで取り上げるのは，繰り返し意識障害あるいは意識障害と見誤りやすいエピソードが出現し，けいれんその他の運動症状を伴わないか，伴ってもごく軽い随伴症状にとどまる場合である．

(1) 意識障害が数秒～数十分までの場合

定型欠神発作では，数秒～数十秒の間意識が途切れ，応答がなくなり，その間の記憶は途切れるが，転倒はせず，それまで続けていた動作がそのまま継続されることも少なくない．小学校低学年に発症し日に何度もこうした発作が群発する場合には小児欠神てんかんが考えられるが，思春期～青年期に発症する若年欠神てんかんの場合，発作の数は少なく意識の減損の度合いも軽いため，周囲の人は気づかないこともある．側頭葉起源の複雑部分発作は，典型的には動作停止 → 口部自動症 → 発作後もうろう状態と展開する相構造が特徴的であるが，動作停止のみを症状とする場合もあり，その場合，欠神発作との鑑別が問題となる．意識の減損の程度は欠神発作よりも深いことが多く，交通事故で発見される発作の大部分は複雑部分発作である．解離性障害による意識障害は，典型的な場合はより持続時間が長い．ナルコレプシーによるいわゆる睡眠発作は，情動脱力発作や入眠時幻覚などの随伴症状を伴わない場合でも，基本的には閉眼していることがてんかん発作とは異なっている．排尿・排便，恐怖などの強い情動，長時間立位をとるなどといった状況下で，冷や汗や眼前暗黒感が先行して転倒し，意識がなくなるのは失神発作の典型である[1,2]．基本的には倒れてから後は閉眼している．意識が戻ったあとはもうろう状態を伴わないが，転倒後しばらくは意識は戻っても立ち上がれないことも多い．前頭葉起源の複雑部分発作は，典型例では，むしろ錯乱状態の鑑別になる場合が多い．椎骨脳底動脈系の一過性脳虚血発作は，意識障害をきたすことがありうるが，ほかの感覚・運動症状が前景に出るため多くはてんかん発作との鑑別診断の対象とはならない．

(2) 意識障害が数十分～数時間以上に及ぶ場合

さまざまの種類の非けいれん性てんかん発作重積状態がこれに当たる．代表的なものはLennox症候群やミオクロニー脱力発作に伴う非定型欠神発作重積状態，環状20番染色体，中年以降に初発する棘徐波昏迷などを挙げることができる．複雑部分発作後のもうろう状態は時に数十分持続する場合があり，複雑部分発作が群発する場合には，何時間ももうろう状態が持続し，無意識下に遠方へ遁走してしまうこともある．他方で長時間に及ぶ意識障害によって遁走が出現する場合，解離性障害による意識障害は常に重要な鑑別診断の対象である．複雑部分発作の群発による遁走の間は動物的・機械的な行為しかできないのに対して，解離性障害では駅で切符を買うなどより複雑な行為を遁走中に行うことができる．低血糖の場合にも発作性に数十分～数時間に及ぶ異常行動が出現することがあるが，錯乱状態の項目を参照されたい．

(3) 突発性の錯乱状態を呈する場合

前頭葉内側面ないしは底面起源の複雑部分発作は，過運動性発作とよばれることもあり，突然跳ね起きる，足を激しくばたつかせるなど激しい運動不穏を引き起こす．非けいれん性てんかん発作重積状態が薬物離脱などを含むさまざまの原因で中年以降に1回きり起こる場合があり，急性の錯乱状態を呈することがある．Panayiotopoulos（パナイオトポーロス）症候群では幼稚園から小学校低学年の児童が，吐気・おう吐などの訴えを当初訴えているうちに次第に昏迷・混乱状態に陥る．複雑部分発作ないしは二次性全般化発作の群発後，半日～1日の清明期を経て軽そう状態から錯乱に至り，1週間前後の経過で鎮静する発作後精神病も急性錯乱状態を呈する．一過性全健忘は前向性健忘が数時間の経緯で急速に出現するが，意識障害はないので患者は自らの健忘を自覚し著しく不穏になる．24時間以内に症状は消失する．レム睡眠行動異常[3]と夜驚[4]はいずれもパラソムニアとよばれる睡眠関連行動異常であり，睡眠中に起こり，隣に寝ている人を誤ってなぐるような暴力的な行動異常が出現することがある．思春期に始まり，1～2週間持続する過眠症を呈するKlein-Levin(クライン・レビン)症候群では，エピソード中，性的逸脱行為や普段のその人とは異なる行動異常を呈することがある[5]．低血糖については，行動異常が糖分を摂取するまで次第に悪化しながら続くが，糖尿病の治療を受けていない場合でも，インスリノーマ(空腹時に異常行動)，ランゲルハンス島細胞異常増殖症(食後に異常行動)が周期的に低血糖を起こしている場合があり，てんかんとの鑑別診断を要する場合がある[6-8]．

(4) 記憶と応答が別個に障害される場合

健忘発作では，反応性は保たれているにもかかわらず記憶のみが障害され，そのエピソード中のことを覚えていない[9]．数十分程度の持続時間であることが多いが，より長い場合もある．複雑部分発作の回復途中に，反応性は回復しているのにあとから受け答えの内容を全く覚えていない場合がある．一過性全健忘についてはすでに触れた．超短期型睡眠薬は記憶の固定を妨げることがあり，入眠前の言動を完全に忘れている場合がある．しばしば知らずに物を食べ散らかすこともある．

文献

1) Brignole M, et al: Guidelines on management (diagnosis and treatment) of syncope-update 2004. Executive Summary. Eur Heart J 25: 2054-2072, 2004
2) 千葉健一，他：失神とは．日内会誌 84：512-515, 1995
3) Fantini, ML, et al: Idiopathic REM sleep behavior disorder. Toward a better nosologic definition. Neurology 8: 64: 780-786, 2005
4) Mahowald MW, et al: Insights from studying human sleep disorders. Nature 437: 1279-1285, 2005
5) 高橋康郎：Klein-Levin 症候群(周期性過眠症)．臨床精神医学 23(増刊号)：71-77, 1994
6) Kapoor RR, et al: Advances in the diagnosis and management of hyperinsulinemic hypoglycemia. Nat Clin Pract Endocrinol Metab 5: 101-112, 2009
7) Kong MF, et al: Altered mental state and the Whipple triad. BMJ Case Rep: 2158, 2009
8) 鈴木修司，他：膵神経内分泌腫瘍の診断と外科治療インスリノーマ．消化器外科 36：1841-1847, 2013
9) Palmini AL, et al: Pure amnestic seizures in temporal lobe epilepsy. Definition, clinical symptomatology and functional anatomical considerations. Brain 115: 749-769, 1992

(兼本浩祐)

H 主観的訴え

(1) 理由や原因がなく突発的に繰り返し出現する不安や恐怖

扁桃核のてんかん性興奮の1つの症状として，不安発作“ictal fear”がある．好発年齢は10歳前後であり，典型的な場合は「いないとわかっているのにありありと誰かがいるように感じられて怖い」といった特異な体験を聞きとることができる．前兆が持続し重積状態になると精神病状態となる場合もある[1]．これに対してパニック障害では，発症年齢は20歳代にピークがくること，一度のパニック発作の持続はより長く，少なくとも数十分間～1時間近くは続くこと，広場恐怖など特定の状況に結びついて繰り返す場合があることなどが特徴である[2]．実際の不整脈が背景にあって不安発作が起こっている場合もあるので動悸が主訴に含まれている場合には，心血管系のひと通りの精査は必要である．頭痛や吐気を伴い，特に高血圧が併存している場合には，褐色細胞腫を疑う必要がある．褐色細胞腫では，広場恐怖や予期不安がほとんど認められない[3)]．甲状腺機能亢進症および副甲状腺機能低下症でも不安発作が起こることが知られており，激しい発汗や動悸を伴う場合には前者を，こむら返りが目立つような場合には後者を念頭に置く必要がある[4, 5)]．不安を強く訴えて救急に来院する人の4割以上で冠動脈の問題があったとされており，突然の強い不安の訴えを聞いた場合，狭心症・心筋梗塞は必ず鑑別診断の念頭に置いておく必要がある[6)]．肺梗塞も息苦しさとともに強い不安を呈するので鑑別診断の候補となる．

(2) 消化器疾患がないのに繰り返すおう吐や腹痛のエピソード

腹性てんかんという言葉は最近ではあまり使われなくなったが，小児期に原因不明の腹痛を繰り返す児童のなかにはまれではあるが焦点性てんかんがある．成人ではさらにまれだが腹痛を前兆として体験する側頭葉てんかんが存在する[7)]．嘔吐発作は，相対的に劣位半球の側頭葉てんかんが多いとされる[8)]．幼稚園児や小学校低学年の児童で，嘔吐や悪心が長く続いて次第に意識が混濁してくるというエピソードを示すもののなかにはPanayiotopoulos症候群の場合がある[9)]．2～4週ごとに1～2日間にわたって1日数回～数十回の原因不明の嘔吐を起こす状態を周期性嘔吐症というが，時に小児の片頭痛の症状である[10)]．成人での報告例もある[7)]．激しい急性の腹痛と精神運動性の興奮，あるいは意識障害を伴う錯乱状態を呈する患者のなかには，ごくまれではあるが急性間欠性ポルフィリン症がある[11)]．30歳代の女性に最も多く発症し，SIADH〔抗利尿ホルモン(ADH)分泌異常症候群〕を起こしてけいれんが出現したり，ギラン・バレー(Guillain-Barré)症候群様の急性進行性の麻痺を呈する場合もある．

(3) 意識清明な状態で視覚症状が繰り返し出現する場合

後頭葉てんかんでは，赤い火の玉が見えるといった要素性幻視が典型的には出現する．要素性幻視が小学生高学年で出現してくる場合，ガストー(Gastaut)型の小児良性後頭葉てんかんを考える必要がある[12)]．後頭葉に開眼時に抑制されるてんかん性異常波が盛んに出現するのが特徴である．眼性片頭痛の初発症状も要素性幻視で始まるが，角ばった星形が次第に周辺に向けて広がり数十分以上もそれが続くのが典型である．目の前にあるものが後退してみえる後退視“porropsia”は，てんかんの前兆として出現する場合があるが，見たものの場所や時間がずれて再現される反復視“palinopsia”(隣り合わせて2つ見える複視とは，距離が大きく離れている，再現される視覚像が回転するなど症候的に異なる)は，純粋なてんかんの前兆としては出現することはまれである．

人や光景など複合幻視が意識清明下で発作性に出現する場合，特に過去の情景が思い起こされるような場合には，側頭葉てんかんの前兆が鑑別診断の対象となる．側頭葉てんかんの場合には，既知感や別世界にいる感覚など親近感の変容を伴うことが多い．脳梗塞などの脳損傷の回復期に刺激症状として半盲側視野内に特定の対象(例えば外国人の顔など)が複数個反復して見えることがある．まれではあるが多発性硬化症でもこうした幻視が出現することがある．カラフルで多彩な幻視，小人や大名行列，動物などが長時間にわたって見える場合，中脳・視床の病巣によって出現する脳脚性幻覚症が鑑別診断の対象となる[13, 14)]．動物や人が小さく見える小人幻覚“lilliputian hallucination”も脳脚性幻覚症によく出現するが，周りのものが小さくなったり大きくなったりする場合，不思議の国のアリス症候群とよばれ，脳底動脈片頭痛と関連して出現する場合がある[15)]．末梢性の視覚障害以外には特に問題のない高齢者に出現するシャルル・ボネ(Charles-Bonnet)症候群も同様の解放現象に由来する多彩な幻視が出現するが[16)]，これらはいずれも見えているものが幻覚だという自覚はあり，現実と混同されることはまれである．レビー(Lewy)小体病でも幻覚が主要症状の1つとなるが，生々しく現実としばしば混同される幻視が高齢者に出現するのが特徴的である[17]．

文献

1）Cendes F, et al: Relationship between atrophy of the amygdala and ictal fear in temporal lobe epilepsy. Brain 117: 739-746, 1994
2）加藤悦史，他：パニック障害とてんかん性不安発作“ictal fear”の臨床的相違．精神医学 55：121-127, 2013
3）Starkman MN, et al: Anxiety in patients with pheochromocytomas. Arch Intern Med 145: 248-252, 1985
4）Lawlor BA: Hypocalcemia, hypoparathyroidism, and organic anxiety syndrome. J Clin Psychiatry 49: 317-318, 1988
5）Placidi GP, et al: Prevalence of psychiatric disorders in thyroid diseased patients. Neuropsychobiology 38: 222-225, 1998
6）Fleet RP, et al: Panic disorder in emergency department chest pain patients: prevalence, comorbidity, suicidal ideation, and physician recognition. Am J Med 101: 371-380, 1996
7）Peppercorn MA: The spectrum of abdominal epilepsy in adults. Am J Gastroenterol 84: 1294-1296, 1989
8）Devinsky O, et al: Ictus emeticus: further evidence of non-dominant temporal involvement. Neurology 45: 1158-1160, 1995
9）Koutroumanidis M, et al: Recurrent autonomic status epilepticus in Panayiotopoulos syndrome: video/EEG studies. Epilepsy Behav 7: 543-547, 2005
10）Pischik E, et al: Neurological manifestations of acute intermittent porphyria. Cell Mol Biol 55: 72-83, 2009
11）Teixeira KC, et al: Migraine Equivalents in Childhood. J Child Neurol 29: 1366-1369, 2014
12）Caraballo R, et al: Idiopathic childhood occipital epilepsy of Gastaut: a review and differentiation from migraine and other epilepsies. J Child Neurol 24: 1536-1542, 2009
13）Benke T: Peduncular hallucinosis: a syndrome of impaired reality monitoring. J Neurol 253: 1561-1571, 2006
14）Kölmel HW: Peduncular hallucinations. J Neurol 238: 457-459, 1991
15）Swanson JW, et al: Basilar artery migraine: 12 patients with an attack recorded electroencephalographically. Neurology 28: 782-786, 1978
16）寺尾岳：シャルル・ボネ症候群．老年精神医学雑誌 21：647-650，2010
17）Onofrj M, et al: Visual Hallucinations in PD and Lewy body dementias: Old and new hypotheses. Behav Neurol 27: 479-493, 2013

（兼本浩祐）

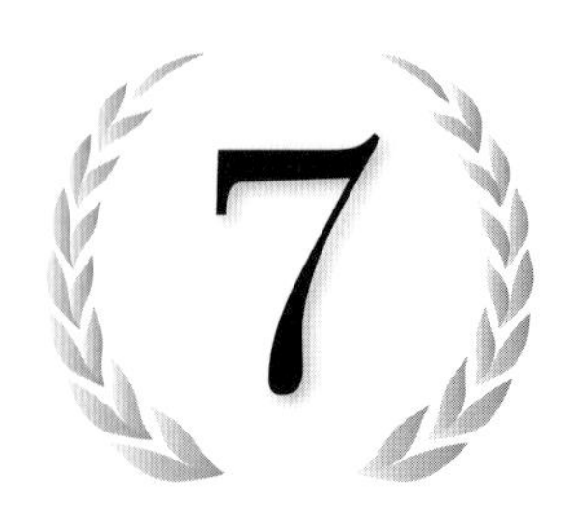

てんかん発作の症候学

A てんかん発作，てんかん症候群，てんかん大分類

てんかんの体系的分類はGalenに始まると考えられ，Jackson，Gowersなどにより修正されてきた．さらに脳波の誕生以降，てんかんの解剖学的・生理学的側面の大きな進歩があり，Gibbs，Jasper，Penfieldらにより，現在のてんかん分類の基礎が築かれた．1969年にGastautらが中心となり国際抗てんかん連盟(International League Against Epilepsy；ILAE)のてんかん発作の臨床的・脳波学的な分類が提案され，その後も多くの分類案が提示され，修正が加えられている(てんかん分類の歴史については，第1章歴史的展望C. てんかん分類の歴史⇨pp9-14，**表1-4，5**参照)．この項では，近年のてんかん発作，てんかん症候群，てんかん大分類について概説する．

(1) てんかんの定義

1973年にWHOより刊行された『てんかん辞典』で，てんかんは「種々の病因によってもたらされる慢性の脳疾患で，大脳ニューロンの過剰な放電による反復性の発作を主徴とし，それに変異に富んだ臨床ならびに検査所見の表出が伴う」とされている[1)]．上記定義は，2005年ILAEの定義でも継承され「てんかん発作(epileptic seizure)は，脳の異常に過度なあるいは同期的なニューロン活動に起因する一過性の徴候・症状の発現である．一方てんかん(epilepsy)は，てんかん発作を生じさせる持続的な病態と，これによる神経生物学的・認知的・心理学的・社会的な帰結を特徴とする脳の障害である．てんかんを定義するには少なくとも1回のてんかん発作の発現が必要である」とされている[2)]．上記2つの定義の要点は，①慢性の脳疾患，②大脳ニューロンの過剰な活動により発作が起こる，③1回以上の発作が必要，④発作以外の帰結も伴う，という点である．てんかん発作は臨床上の事象であり，いわゆるsub-clinical seizureはてんかん発作には含まれない．

2014年にてんかんの操作的(実践的)な定義が提案された(**表7-1**)[3)]．この定義では，①非誘発性(もしくは反射性)発作が24時間以上あけて2回起こる，②非誘発性(もしくは反射性)発作が1回あり，今後10年間に再発する可能性が高い，③てんかん症候群と診断される，のいずれかを満たすとてんかんの診断がつくとされる．さらに「もはやてんかんとみなされないこと」の定義についても触れられている．寛解(remission)や治癒(cure)ではなく，消失(resolve)という用語が

表 7-1　てんかんの操作的(実践的)な定義

てんかんは下記のいずれかの状態によって定義される脳の病気である
1：少なくとも2回の非誘発性発作(もしくは反射性発作)が24時間以上の間隔で起こった場合
2：1回の非誘発性発作(もしくは反射性発作)があり，今後10年の間に，2回の非誘発性発作があった後と同様の蓋然性(少なくとも60%)で発作が起こると予想される場合
3：てんかん症候群と診断される場合
てんかんは下記の患者においては消失(resolve)したと考えられる
1：年齢依存性のてんかん症候群があったが，現在はその該当年齢を過ぎている
2：10年間発作がなく，直近の5年間は発作のための薬を内服していない

(Fisher RS, et al: A practical clinical definition of epilepsy. Epilepsia 55: 475-482, 2014)

用いられている．上記は，てんかんの診断に2回以上の発作発現が必要とされた従来の定義に比べ臨床実践的な側面がある．しかし問題点も含んでいる．例えば，非誘発性の発作が1回あったあと，どのような場合に再発リスクが高いのかが具体的でない．また，何らかの理由で抗てんかん薬を服用しているかぎり，たとえ10年以上発作が消失していてもてんかんは消失したとみなされない．導入にあたっては社会的な影響を十分に顧慮することが必要であろう．

(2) てんかん発作，てんかん症候群，てんかん大分類

ILAEによるてんかんの国際分類は1969年[4)]に提案され，1981年[5)]，1985年[6)]，1989年[7)]と改訂が行われた．現在でも，1981年「てんかん発作型国際分類」と1989年「てんかん，てんかん症候群および関連発作性疾患の分類」が広く用いられている(⇨p12-13，**表 1-4，5** を参照)．

1981年「てんかん発作型分類」の基本は，発作発射が脳の局所に始まる“部分発作”と，両側半球がほぼ同時に巻き込まれる“全般発作”に大別することである．部分発作は明らかな意識障害を伴わない単純部分発作と，意識障害を伴う複雑部分発作，部分発作から全般化する発作に分けられる．一方，全般発作は欠神，非定型欠神，ミオクロニー発作，間代，強直，強直間代，脱力に分けられ，のちにスパズムが追加された．いずれの発作型にも，運動性要素の明らかな発作と，非運動性の発作がある．

1989年「てんかん，てんかん症候群および関連発作性分類」の基本は，部分発作を有するてんかんが部分てんかん，全般発作を有するてんかんが全般てんかんとなる．それぞれは，特発性と症候性に分けられる．なお，部分か全般かに決定できないてんかんおよび両者の特徴を兼ねるてんかんもある．脳波はそれぞれのてんかんで特徴的な所見を示し，分類に非常に役立つ．

焦点性てんかんを示唆する症候[8)]としては，①病因となるような既往歴，②前兆，発作時の局在運動徴候や感覚徴候，自動症などがある．特発性全般てんかんを示唆するもの[8)]としては，①小児期から青年期の発症，25歳以上の発症はまれ，②断眠やアルコールで誘発，起床直後の強直間代発作もしくはミオクロニー発作，③脳波で光突発反応，全般性3 Hz棘徐波複合，多棘徐波複合などを認める．症候性全般てんかんを示唆するもの[8)]としては，①発症年齢が非常に早く，発症前から精神発達遅滞や神経症候が存在，②頻回の発作を認め，脳波で広汎性異常を認める，③画像検査で脳形態異常が疑われるなどが挙げられる．

1989年の分類時，てんかん症候群は「発作型，病因，解剖，誘発因子，発病年齢，重症度，慢性化傾向，概日周期，予後などの組み合わせによって特徴づけられるてんかん性障害であるが，疾患と異なり，てんかん症候群は共通の病因や予後を持つとは限らない」とされている．2001年にはILAE分類用語委員会から発作症状の用語についての提案がある[9)]．

神経画像や分子生物学などの進歩により，てんかんに関する病態や病因についても理解が増加してきた．時代の流れを汲みとるように，2001年にILAEよりてんかん診断試案が発表された[10)]．この試案は5つの軸分類から成り立っている．軸1：発作時現象の具体的な記述，軸2：てんかん発作型の分類，軸3：てんかん症候群の分類，軸

表 7-2　2001 年と 2006 年の発作型の比較

2001 年：てんかん発作型と反射性発作の誘発刺激	2006 年：発作型
自己終息性発作型	**自己終息性てんかん発作**
・全般性発作 強直間代発作 間代発作(±強直要素) 定型欠神発作 非定型欠神発作 ミオクロニー欠神発作 強直発作 スパズム ミオクロニー発作 眼瞼ミオクロニー(±欠神発作) ミオクロニー脱力発作 陰性ミオクローヌス 脱力発作 反射性発作 ・焦点性発作 焦点性感覚発作 要素性感覚症状 経験性感覚症状 焦点性運動発作 要素性間代運動徴候 非対称性強直運動発作 定型(側頭葉)自動症 多動自動症 焦点性陰性ミオクローヌス 抑制性運動発作 笑い発作 半側間代発作 二次性全般化 反射性発作	Ⅰ．全般性起始 A．強直もしくは間代性症状を有する発作 1．強直間代発作 2．間代発作 3．強直発作 B．欠神発作 1．定型欠神発作 2．非定型欠神発作 3．ミオクロニー欠神発作 C．ミオクロニー発作型 1．ミオクロニー発作 2．ミオクロニー失立発作 3．眼瞼ミオクロニー D．てんかん性スパズム E．脱力発作 Ⅱ．焦点性(部分性起始) A．局所 1．新皮質 a．局所内伝播なし 焦点性間代発作 焦点性ミオクロニー発作 抑制性運動発作 要素性症状を持った焦点性感覚発作 失語症発作 b．局所内伝播あり ジャクソンマーチ発作 焦点性(非対称性)強直発作 経験症状を伴う焦点性感覚発作 2．海馬，海馬傍回 B．同側への伝播 1．新皮質領域(半側間代発作を含む) 2．辺縁系領域(笑い発作を含む) C．対側への伝播 1．新皮質領域 2．辺縁系領域 D．二次性全般化 1．強直間代発作 2．欠神発作 3．てんかん性スパズム Ⅲ．新生児発作
持続性発作型	**てんかん重積状態**
・全般性てんかん重積状態 全般性強直間代てんかん重積状態 間代重積状態 欠神てんかん重積状態 強直てんかん重積状態 ミオクロニーてんかん重積状態 ・焦点性てんかん重積状態 持続性部分てんかん 持続性前兆 辺縁系重積状態 片麻痺を伴う片側けいれん重積状態	Ⅰ．持続性部分てんかん Ⅱ．補足運動野てんかん重積状態 Ⅲ．持続性前兆 Ⅳ．認知障害性焦点性てんかん重積状態 Ⅴ．強直間代てんかん重積状態 Ⅵ．欠神てんかん重積状態 Ⅶ．ミオクロニーてんかん重積状態 Ⅷ．強直てんかん重積状態 Ⅸ．微細てんかん重積状態
反射性発作の誘発刺激	
視覚刺激，思考，音楽，摂食 行為，体性感覚，自己固有 読書，温浴，驚愕	

(Engel J Jr: A proposed diagnostic scheme for people with epileptic seizures and with epilepsy: report of the ILAE Task Force on Classification and Terminology. Epilepsia 42: 796-803, 2001, Engel J Jr: Report of the ILAE classification core group. Epilepsia 47: 1558-1568, 2006 より改変引用)

表 7-3　発症年齢によるてんかん症候群と関連病態

新生児期	青年期
良性家族性新生児発作	若年欠神てんかん
早期ミオクロニー脳症	若年ミオクロニーてんかん
大田原症候群	進行性ミオクローヌスてんかん
乳児期	年齢と相関が低いもの
早期乳児遊走性部分発作	常染色体優性夜間前頭葉てんかん
West 症候群	家族性側頭葉てんかん
乳児ミオクロニーてんかん	海馬硬化による内側側頭葉てんかん
良性乳児発作	Rasmussen 症候群
Dravet 症候群	視床下部過誤腫による笑い発作
非進行性ミオクロニー脳症	**特殊なてんかん状態**
小児期	特定化されない症候性焦点性てんかん
早発良性小児後頭部てんかん	全般性強直間代発作のみを持つてんかん
中心・側頭部棘波を示す良性小児てんかん	反射てんかん
ミオクロニー失立発作を持つてんかん	熱性けいれんプラス
遅発小児後頭部てんかん	多様な焦点を示す家族性焦点性てんかん
ミオクロニー欠神てんかん	**てんかん診断を必要としないてんかん発作状態**
Lennox-Gastaut 症候群	良性新生児発作
Landau-Kleffner 症候群を含む徐波睡眠期棘徐波を示すてんかん	熱性発作
小児欠神てんかん	

(Engel J Jr: Report of the ILAE classification core group. Epilepsia 47: 1558-1568, 2006 より改変引用)

4：特異的な原因疾患，軸 5：障害の評価(WHO が提唱する機能と障害に関する国際分類に基づくもの)．軸 2 のてんかん発作型の分類では，1981 年の部分発作と全般発作という 2 分法は残っているが，意識減損の有無についての分類はなくなった．軸 3 のてんかん症候群の分類では，1989 年の 4 分法は破棄され，病因を重視している．さらに 2006 年に発作型やてんかん症候群の関連病態分類が改訂され[11]，その後も改訂が加えられている(2009 年)．**表 7-2** にてんかん発作型分類について 2001 年と 2006 年を比較したもの，**表 7-3** にてんかん症候群と関連病態について載せた．

2010 年に，「てんかん発作およびてんかんを体系化するための用語と概念の改訂：ILAE 分類・用語委員会報告(2005〜2009 年)」が発表された(**図 7-1**)[12]．ここには主に 2005〜2009 年の間に行われた協議の結果や推奨事項が記載されている．この中には，これまでに発表されたてんかん症候群の知見をまとめた脳波・臨床症候群(electroclinical syndrome)がある．また，1989 年分類の“特発性”“症候性”“潜因性”に代わる概念として“素因性(genetic)”“構造的/代謝性(structural-metabolic)”“原因不明(unknown)”が提案されている．

このように 1981 年・1989 年以降，分類の提案や改訂が次々と行われている．今後，臨床・研究などの現場での目的にかない，てんかん発作やてんかん症候群に関する情報を体系化した分類の確立が望まれる．

文献

1）Gastaut H: Dictionary of epilepsy. World Health Organization, Geneva 1973
2）Fisher RS, et al: Epileptic seizures and epilepsy: definitions proposed by the International League Against Epilepsy (ILAE) and the International Bureau for Epilepsy (IBE). Epilepsia 46: 470-472, 2005
3）Fisher RS, et al: A practical clinical definition of epilepsy. Epilepsia 55: 475-482, 2014
4）Merlis JK, et al: Proposal for an International Classification of the Epilepsies. Epilepsia 11: 114-119, 1970
5）Commission on Classification and Terminology of

発作の分類
全般発作
両側大脳半球の広いネットワーク内に発生し，このネットワーク全域が急速に発作に巻き込まれるもの
強直，間代
欠神
間代
強直
脱力
ミオクロニー
-ミオクロニー
-ミオクロニー脱力
-ミオクロニー強直
定型
特徴を有する欠神
-ミオクロニー欠神
-眼瞼ミオクロニー
非定型
焦点性発作
一側大脳半球内に限られるネットワーク内に起始するもの
以下の１つ以上の徴候に特徴づけられる：
前兆
運動徴候
自立神経症状
意識/反応性：変容または低下する
進展の可能性
両側性けいれん発作
分類不明の発作
焦点性，全般性またはその両方として特徴づけられる十分な証拠が得られていない
-てんかん性スパスムス
-その他
用語と概念の変化
新しい用語と概念
例
旧用語と概念
病因
素因性：遺伝子異常が直接的な原因であるてんかんで発作が疾患の症状の中心であるもの
チャネル病，Glut1 欠損症，等
特発性：遺伝素因が推定されるもの
構造的/代謝性：脳の構造的または代謝性の疾患による
結節性硬化症，皮質形成異常，他
症候性：既知のまたは推定される脳の疾患の二次性に起こるもの
原因不明：原因は不明で素因性，構造的/代謝性かもしれない
潜因性：症候性と推定されるもの
用語
使用しないことが望ましい用語
自然終息性：時間と共に自然に解消する傾向
薬剤反応性：薬物療法によりコントロールされる可能性が大きい
良性
破局性
焦点性発作：特徴的な自覚的(前兆)，運動，自律神経症状，および意識の変容に一致する発作症状が認められる
複雑部分発作
単純部分発作
両側性けいれん発作への進展：例，強直，間代，強直-間代
二次性全般化
脳波・臨床症候群および特異的な診断を有するその他のてんかん群
脳波・臨床症候群
症候群がどのように整理できるかの一例：発症年齢別の分類*
新生児期
-良性新生児けいれん^
-良性家族性新生児てんかん(BFNE)
-大田原症候群
-早期ミオクロニー脳症(EME)
乳児期
-熱性けいれん^，熱性けいれんプラス(FS+)
-良性乳児てんかん
-良性家族性乳児てんかん(BFIE)
-West 症候群
-Dravet 症候群
-乳児ミオクロニーてんかん(MEI)
-非進行性疾患のミオクロニー脳症
-遊走性焦点発作を伴う乳児てんかん
小児期
-熱性けいれん^，熱性けいれんプラス(FS+)
-早発型小児後頭葉てんかん(Panayiotopoulos 症候群)
-ミオクロニー脱力(旧用語：失立)発作を伴うてんかん
-小児欠神てんかん(CAE)
-中心側頭部棘波を示す良性てんかん(BECTS)
-常染色体優性夜間前頭葉てんかん(ADNFLE)
-遅発性小児後頭葉てんかん(Gastaut 型)
-ミオクロニー欠神てんかん
-Lennox-Gastaut 症候群(LGS)
-睡眠時持続性棘徐波(CSWS)を示すてんかん性脳症+
-Landau-Kleffner 症候群(LKS)
青年期-成人期
-若年欠神てんかん(JAE)
-若年ミオクロニーてんかん(JME)
-全般強直間代発作のみを示すてんかん
-聴覚症状を伴う常染色体優性てんかん(ADEAF)
-その他の家族性側頭葉てんかん
年齢との関連性が低いもの
-多様な焦点を示す家族性焦点性てんかん(小児期から成人期)
-進行性ミオクローヌスてんかん(PME)
-反射てんかん
明確な特定症状群/外科的症候群
明確な特定症状群/外科的症候群
-海馬硬化症を伴う内側側頭葉てんかん(MTLE with HS)
-Rasmussen 症候群
-視床下部過誤腫による笑い発作
-片側けいれん・片麻痺・てんかん
非症候群性のてんかん**
構造的/代謝性の原因に帰するてんかん(原因別に整理)
-皮質形成異常(片側巨脳症，異所性灰白質など)
-神経皮膚症候群(結節性硬化症複合体，Sturge-Weber 症候群など)
-腫瘍，感染，外傷，血管腫，周産期脳障害，脳卒中，他
原因不明のてんかん
*脳波・臨床症候群の分類はその原因を反映しない
^伝統的にてんかんと診断されない
+時に Electrical Status Epilepticus during Slow Sleep (ESES)と呼ばれる
**特異な症候群や特定症状群に該当しないてんかんの型

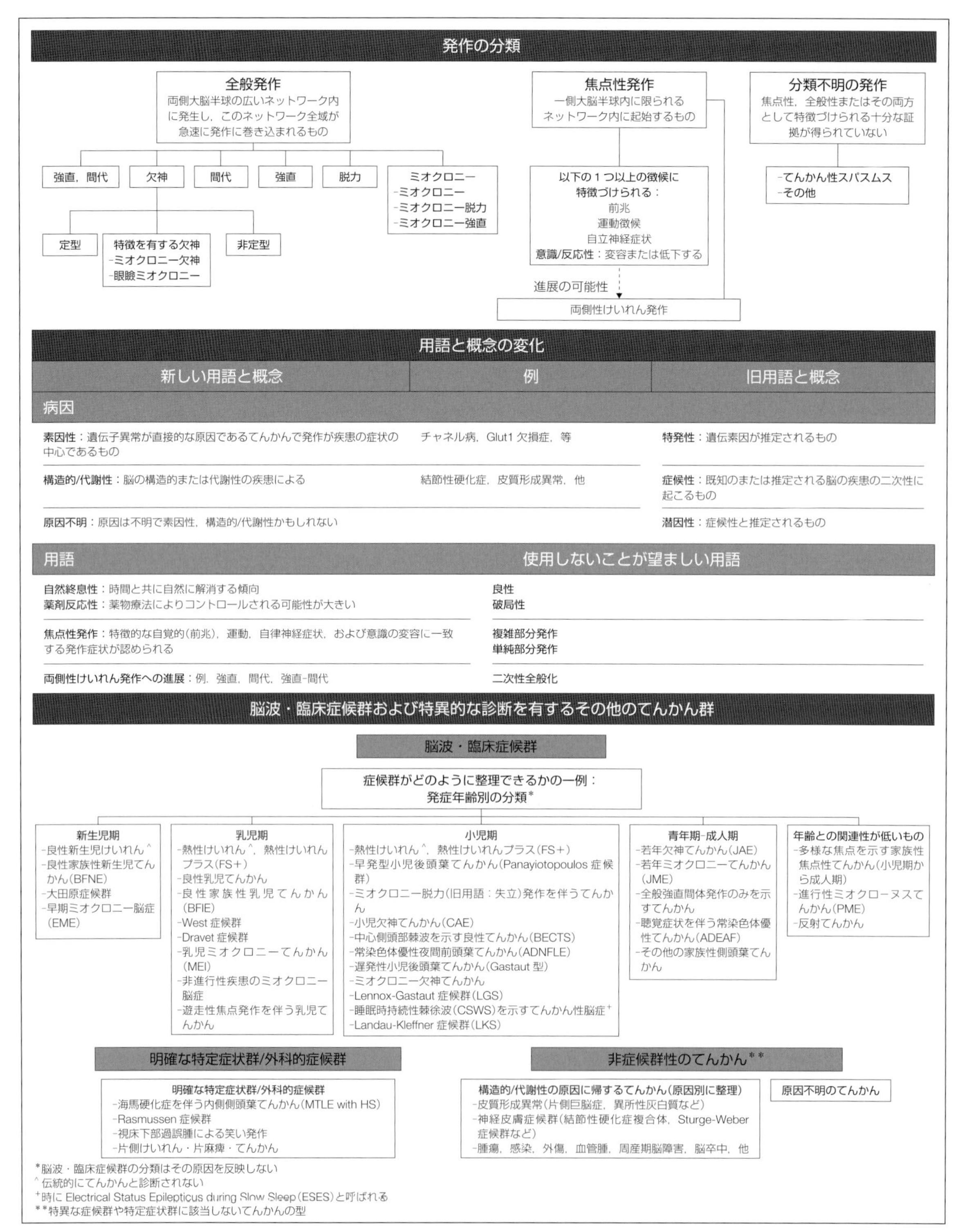

図 7-1　2010 てんかん発作およびてんかんを体系化するための用語改訂の ILAE 提案

(Berg AT: Revised terminology and concepts for organization of seizures and epilepsies: report of the ILAE Commission on Classification and Terminology, 2005-2009. Epilepsia 51: 676-685, 2010 より改変引用)

the International League Against Epilepsy: Proposal for revised clinical and electroencephalographic classification of epileptic seizures. Epilepsia 22: 489-501, 1981
6) Commission on Classification and Terminology of the International League Against Epilepsy: Proposal for classification of epilepsies and epileptic syndromes. Epilepsia 26: 268-278, 1985
7) Commission on Classification and Terminology of the International League Against Epilepsy: Proposal for revised classification of epilepsies and epileptic syndromes. Epilepsia 30: 389-399, 1989
8) 日本神経学会，てんかん治療ガイドライン委員会（編）：てんかん治療ガイドライン 2010. pp4-7, 医学書院，2010
9) Blume WT: Glossary of descriptive terminology for ictal semiology: report of the ILAE task force on classification and terminology. Epilepsia 42: 1212-1218, 2001
10) Engel J Jr: A proposed diagnostic scheme for people with epileptic seizures and with epilepsy: report of the ILAE Task Force on Classification and Terminology. Epilepsia 42: 796-803, 2001
11) Engel J Jr: Report of the ILAE classification core group. Epilepsia 47: 1558-1568, 2006
12) Berg AT: Revised terminology and concepts for organization of seizures and epilepsies: report of the ILAE Commission on Classification and Terminology, 2005-2009. Epilepsia 51: 676-685, 2010

（松平敬史・井上有史）

B 局在論からみたてんかん発作

てんかん発作の症状に関しては，別項で詳述されているので，本稿では，てんかん発作症状と大脳機能局在との関連，および前者の発現機構の原則に関して，臨床生理学的および臨床的側面から概説する．

(1) 発作症状と大脳機能局在との関連[1)]

まず部分発作の定義は，特定のてんかん焦点から異常な電気活動が発現して臨床症状が出現した状態である．それは急激に爆発的に興奮性が増強され（突発的過剰興奮），ある領域で同期する．てんかん焦点は，約1,000のニューロン群の集団で，その興奮性が増強し活動が隣接する領域に波及して，その結果てんかん発作を引き起こす．症候と自覚症状は，少なくとも開始時点では原因となった脳部位の位置により，さらに伝播すればその広がりの程度により変化する．最終的に，てんかん発作の症状は正常な細胞とそのネットワークの性状を有する正常脳組織の活動も反映する．すなわち，てんかん発作の最中は脳の正常機能をハイジャックしたといえるし，てんかん発作の症状は，正常脳機能を介して初めて発現するともいえる[2)]．

この定義をふまえて，発作症候を解剖学的焦点からみると，**表 7-4** のような原則が成り立つ．

a．部分発作の症状は正常脳機能局在の3変化

部分発作の症状は，正常の脳機能局在の3変化（刺激，脱落，変容）といえる．1954年のPenfield and Japserの正書[3)]には，**表 7-5**[4)]に示すように，自発発作の症状を，(1)てんかん性活性化（epileptic activation），(2)てんかん性干渉（epileptic interference），にまず2大別している．さらに付記的に，後者に関連づけて，(3)発作時麻痺が，inhibitory epilepstyという記載がされている．これは，現在ではてんかん性抑制（epileptic inhibition）と記すことができる．すなわち，てんかん性活性化＝刺激症状（陽性症状），てんかん性抑制（epileptic inhibition）＝脱落症状（陰性症状），てんかん性干渉（epileptic interference）＝変容症状に相当する．interferenceとinhibitionは症状的には陽性でないために類似する場合があるが，症状を細かく分析，および脳波所見から出現部位との相関を検討すれば，両者を区別して分類することは肝要である．

一般には，神経学的には陽性症状（刺激症状）をもたらすことが多く，特に一次感覚運動野では単純な刺激症状として，けいれん，しびれ感，ある

表 7-4　発作症候と解剖学的焦点の関連

〔Clinico-electroencephalographic (EEG) correlation に基づく〕

部分発作：
1) 大脳皮質の刺激症状(陽性症状)，脱落症状(陰性症状)，変容症状を示す．
2) 皮質間伝播による症状のマーチをきたす(水平性伝播)．
3) 脳幹への伝播により，全般発作で見られる発作時症状(全般性強直，脱力発作)を示すことがある(垂直性伝播)．
4) 皮質下構造への伝播(基底核など)あり(ジストニア)．
5) 二次性全般化する．

全般発作：
1) 各発作型に応じた特徴的な症状あり．
2) てんかん性放電の発火パターンと，脳幹・視床の関与により症状が発現する．

表 7-5　大脳機能のてんかん性干渉(interference)，活性化(activation)，抑制(inhibition)による症状の比較

大脳皮質	てんかん性干渉	てんかん性活性化	てんかん性抑制
1 一次野			
一次運動野		けいれん，陽性ミオクローヌス	運動麻痺, 陰性ミオクローヌス
一次体性感覚野		知覚異常，知覚過敏	感覚鈍麻
一次視覚野		要素性幻視	半盲，視力低下
聴覚野		耳鳴，幻聴	難聴
2 二次野			
固有補足運動野		強直けいれん	近位部運動麻痺
二次感覚野		痛み，知覚異常	
前頭眼野		向反性頸部眼球回転	
3 連合野			
言語野	失語		
前補足運動野の一部	陰性運動発作[7]	陰性ミオクローヌス	
Brodmann 44 野の一部	陰性運動発作		
優位側頭頂連合野	Gerstmann 症候群[8]		
側頭頭頂連結部	体外離脱体験[9]		
4 辺縁系			
後頭側頭葉		複雑型幻視	
海馬，扁桃核	déjà vu, jamais vu, 健忘	自律神経症状, 陽性情動症状, 興奮	
島回		痛み，自律神経症状	

(Ikeda A, et al: Negative motor seizure arising from negative motor area: is it ictal apraxia? Epilepsia 50: 2072-2084, 2009；池田昭夫：ヒトの大脳機能局在概説—機能局在研究の大航海時代. Clinical Neuroscience 28: 1096-1103, 2010 より改変)

いは視覚・聴覚の陽性症状が起こる(epileptic activation)．辺縁系に属する領域では，単独の刺激症状，例えば自律神経の亢進症状や陽性の情動症状などを挙げることができよう(**表 7-5 の辺縁系**)．一方，比較的まれに，皮質の神経細胞群が脱分極することで本来の脳機能そのものが抑制(epileptic inhibition)されて，機能低下症状をもたらすこともある．抑制(epileptic inhibition)の例としては，発作時麻痺，陰性ミオクローヌス，視野欠損，聴覚低下，感覚鈍麻などがある．

一方，干渉(epileptic interference)は高次の大脳領野で本来の高次脳機能が干渉されて機能低下する場合が多く，発作時失語，陰性運動発作(発作時運動制止)などが挙げられる．発作時失語，陰性運動発作ともに，麻痺がある訳ではないが，随意的にその動作をすることができない．(**表 7-**

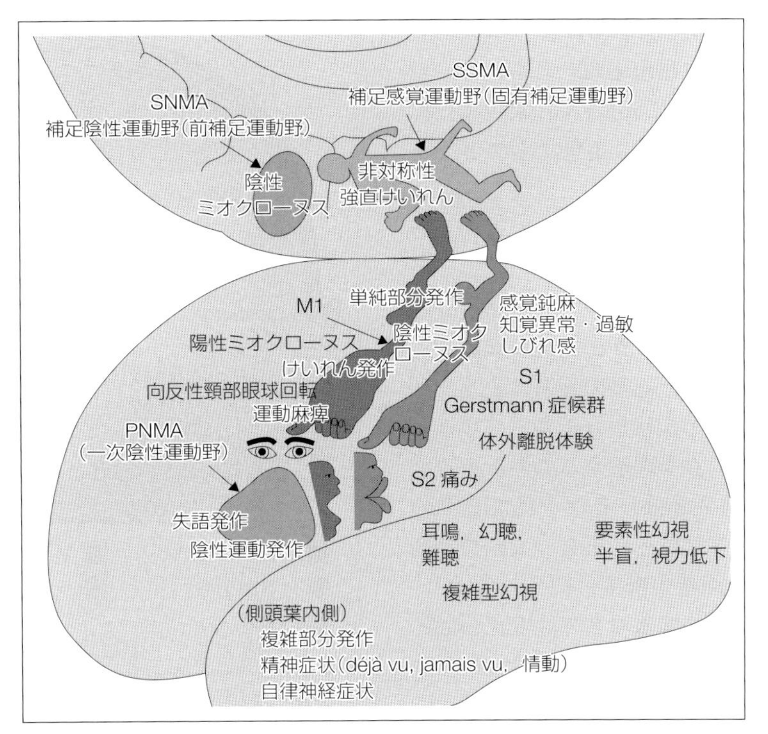

図 7-2　部分発作の症状の発現部位の模式図

SNMA：supplementary negative motor area, SSMA：supplementary sensori-motor area, M1：一次運動野，S1：一次体性感覚野，PNMA：primary-negative motor area

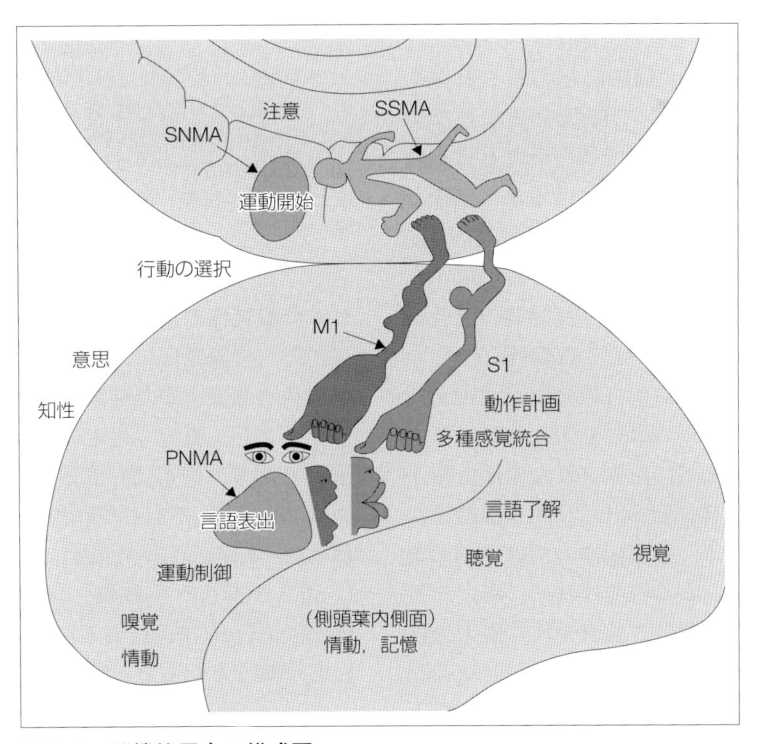

図 7-3　脳機能局在の模式図

5 の連合野)．これ以外に，干渉により本来の正常高次脳機能が変容して出現することもある．たとえば déjà vu(既視感)，jamais vu(未視感)は，親近感(familiality)が発作性に変化することであるが，本来の海馬と扁桃体の有する記憶と情動機能が，一部変容した症状として出現したものととらえられる．

このように，「脳機能マッピングの機能局在」が臨床症状としてダイナミックに発現・変動するのが「発作症候」であり，両者の理解は表裏一体であり，てんかん発作の症状を分析する立場からは，正常の大脳機能局在を理解することは不可欠である．**図 7-2** と**図 7-3** は，それぞれ部分発作の代表的な症状の責任部位と，正常の大脳機能局在の分布を示した．両者が密接に関与しており，また発作症状は，正常の機能局在の 3 変化(刺激，脱落，変容)であることが理解されよう．

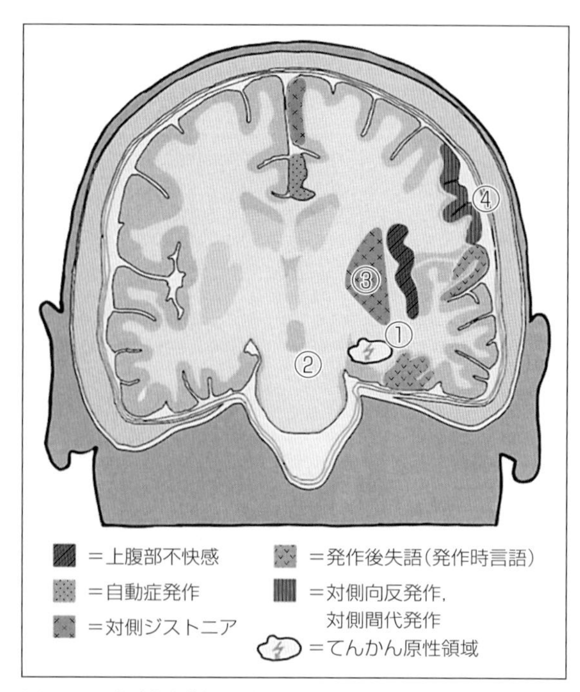

図 7-4　左(内側)側頭葉てんかんにおける発作発現部位の推移の模式図

①で海馬・扁桃体，②で脳幹へ広がり意識減損となる．自動症は局在不明，③ではジストニア症状と反対側の基底核，④では頭部回転(偏向発作)方向と反対側の前頭眼野への波及を示す．ここでは，水平性および垂直性伝播が同時に起こっている．

〔Lüders HO, et al(著)，兼本浩祐，他(訳)：てんかん　アトラス＆ビデオ．p52，医学書院，1997；木下真幸子，他：認知症とてんかん発作を見誤らないために，認知症とてんかん発作の合併を見落とさないために．朝田隆(編)：〈精神科臨床エキスパートシリーズ〉誤診症例から学ぶ認知症と老年期の精神・神経疾患の鑑別．pp99-115，医学書院，2013 より一部改変〕

b．部分発作の症状と大脳皮質隣接領域への伝播

表 7-1 の 2)，3)，4)に記載されているように，部分発作では，いわゆる Jacksonian march＝大脳皮質の隣接領域への水平性伝播だけではなく，皮質下構造である大脳基底核や脳幹への伝播(皮質下伝播，垂直性伝播)が同時に起こることがあり，両者の組み合わせとして症状を理解しないと，発作時症状をうまく理解できないことは少なくない．すなわち，部分発作における水平伝播と皮質下・垂直伝播の二面性を常に考慮する必要がある．皮質下伝播の例は，内側側頭葉てんかんで，比較的頻繁に起こる，発作と反対側の上肢の発作時ジストニア姿位の症状である(**図 7-4**)[5]．これは，内側側頭葉の焦点からの発作時活動が同側の基底核に伝播しての基底核の刺激症状であり，動物実験では基底核に留置された深部電極からの記録，ヒトでは発作時 SPECT 検査の結果から明らかにされている．垂直伝播の例は，側頭葉てんかん，前頭葉てんかんの発作時に，あたかも全般てんかんのごとく全般性強直発作，脱力発作を示すことがまれにあり，また periodic spasm は脳幹由来の症状であるものの責任病巣がテント上に存在することがある．

c．全般発作の症状と脳幹・視床の関与

一方，全般発作では，各発作型に応じた特徴的な症状がある．また脳波のてんかん性放電の発火パターンと，脳幹・視床の関与が症状の発現には重要である．例えば，覚醒時の polyspike はミオクロニー発作，3 Hz の spike and wave complex は欠神発作，slow spike and wave complex は Lennox-Gastaut 症候群，generalized parosymal fast acitivty(GPFA)あるいは rapid rhythm は症候性全般てんかんを示唆する．

(2) 発作症状と脳波所見との関連

"Clinical history has the physiological sense of seizure origin."(臨床情報・病歴は，発作起始の生理学的意味を提供する)〔Prof. W Blume(2007年の第17回クリーブランドクリニックてんかん外科国際シンポジウムの総会講演にて)〕は，今までも繰り返し強調されてきた．頭皮上脳波あるいは脳機能イメージングではある程度以上の脳活動が賦活されなければ検査所見として検出されない．例えば，非運動症状としての単純部分発作は頭皮上脳波で発作時変化が出現するのは40％程度であると報告されている．また6 cm^2 以上の脳表が同期して初めて頭蓋骨で減衰することなく頭皮上脳波でてんかん性放電が記録される．一方，発作開始の自覚症状は，たとえ各種の検査所見が陽性の閾値に達さないような活動性の程度でも，脳内の機能局在部位に興奮性活動が存在することを強く示唆することになる．以上より，脳内電極からの発作時脳波変化と症状の関連の詳細な解析データが1980年代以降蓄積された現在，発作症状の解析は焦点を推察するだけでなく，脳機能局在のダイナミズムを明らかにできる貴重な機会である．

(3) 発作時症状から焦点が同定できるか？

上述したように，発作症状は発作焦点を推定するうえで有用な情報を提供してくれるが，以下のいくつかの例外的注意点を列挙する．

・てんかん発作が右前頭前野などのいわゆるsilent areaから出現する場合は，臨床的には症状は発現しない．あるいは高次脳機能を司る連合野の場合もあるいは安静状態では症状は自覚されにくい．その場合は，隣接した症状がより明瞭となる領域にてんかん発作が伝播して初めて発作症状として同定されることになる．すなわちてんかん原性領域(epileptogenic zone)と，症状発現領域(symptomatogenic zone)が，常に一致しているかに関しては慎重な判断を要する[6]．

・てんかん発作の症状は，一過性・超急性期の症状として発現している．一方，脳機能の局在症状は，慢性期の脳内病変からの症状局在研究と，大脳皮質の電気刺激検査での機能研究，最近は機能的MRIによる脳賦活検査での機能研究からあきらかにされてきた．特に，慢性期の脳内病変による症状分析では「慢性期の機能代償機転後の症状」であることは少なくなく，一方てんかん発作での症状は機能代償機転がなく症状がより豊富でかつ高度の傾向がある．

・発作時症状は，局在機能を反映するばかりでなく，前述したようにネットワークで伝播した他部位の症状を同時に発現していることも多い．

文献

1）Engel JJr: Basic mechanisms of epilepsy. In: Engel JJr, ed: Seizures and epilepsy. pp71-111, F.A. Davis, Philadelphia, 1989

2）Penfield W, et al: Epilepsy and the functional anatomy of the human brain. pp239-280, Little Brown, Boston, 1954

3）池田昭夫：ヒトの大脳機能局在概説—機能局在研究の大航海時代. Clinical Neuroscience 28: 1096-1103, 2010

4）井上岳志，他訳：てんかん発作とてんかん．金澤一郎，他(監)：カンデル神経科学，第5版．pp1091-1114，メディカル・サイエンス・インターナショナル，2014

5）木下真幸子，他：認知症とてんかん発作を見誤らないために，認知症とてんかん発作の合併を見落とさないために．朝田隆(編)：〈精神科臨床エキスパートシリーズ〉誤診症例から学ぶ認知症と老年期の精神・神経疾患の鑑別．pp99-115，医学書院，2013

6）Rosenow F, et al: Presurgical evaluation of epilepsy. Brain 124: 1683-1700, 2001

7）Ikeda A, et al: Negative motor seizure arising from negative motor area: is it ictal apraxia? Epilepsia 50: 2072-2084, 2009

8）下竹昭寛，他：頭頂葉てんかん．Clinical Neuroscience 27：452-454，2009

9）Blanke O, et al: Stimulating illusory own-body perceptions. Nature 419: 269-270, 2002

（池田昭夫）

C 発達からみたてんかん発作

発達からみたてんかん発作に関しては，小児においては特異的なてんかん症候群が特定の年齢で起こる事実に最も端的に表わされている．また発達に伴い発作症状および脳波所見が変化することは，年齢依存性てんかん性脳症でよく示されており，さらに，熱性けいれんに合併する脳波異常の出現と発作消失年齢，中心・側頭部に棘波をもつ良性小児てんかん(BECTS)における脳波異常の経年的変化が挙げられる．

(1) てんかん症候群と年齢

小児では，特徴的な発作症状と脳波所見を有する特異的てんかん症候群が年齢依存性に存在する．特異的てんかん症候群の初発好発年齢[1]を図にまとめる(**図 7-5**)．このなかのいくつかは遺伝子異常が見つかっているが，ほぼ同じ時期(新生児期)に発症するきわめて良性の良性家族性新生児けいれんときわめて悪性の大田原症候群で同じ*KCNQ2*という遺伝子の異常が見つかっており，遺伝子だけでは発達によるてんかん発作の差異を説明できない．

(2) けいれんの起こりやすさの発達変化とその機序[2,3]

発達によるてんかん発作の変化，特に新生児期乳児期に最も高頻度にけいれんが発症するのは，①出生後早期における神経細胞の抑制機能の未発達，②未熟脳における興奮性の増強，③イオンチャネル未発達による興奮性増強，が大きな要因とされている．

特にグルタミン酸受容体による興奮とGABAによる抑制の変化が重要であり，この2つは発達により強く規定されており，未熟脳でけいれんが起こりやすいのは，興奮性伝達物質であるグルタミン酸の受容体の過剰発現と抑制性神経伝達物質であるGABAの受容体の抑制機能の未発達のためと考えられる．

a．GABA機能の発達による変化

GABAはGABA-A受容体に結合して神経細胞のCl^-チャネルを開け，Cl^-を通過させるが，Cl^-の濃度勾配は，Cl^-を細胞内に取り入れるNa-K-2Cl cotranspotorsであるNKCC1と，Cl^-を細胞外にくみ出すK-Cl cotranspotorであるKCC2によって維持される．成熟脳ではこの2つのco-transpotorが発達しており，細胞外液のCl^-濃度は細胞内液より高いので，GABA-A受容体が活性化されるとCl^-が流入し，過分極となり，抑制作用が起こるが，未熟脳の神経細胞ではKCC2が発達していないため細胞内液のCl^-濃度が高くなっており，GABA-A受容体の活性化によりCl^-が細胞外に流出し，K^+が流入するため脱分極し，神経細胞が興奮する[4]．したがって，GABAは成熟脳では抑制作用を示すが，未熟脳では興奮作用を示し，抑制作用を示さない．

ヒトの大脳皮質の神経細胞では乳児期後期まではKCC2はほぼなく，以後増加するが，NKCC1は新生児期に最も過剰発現している[5]．したがって，乳児期後期までは神経細胞は興奮しやすく，けいれんが起こりやすい．

ラットの出生後10日，15日，20日は，それぞれヒトでは妊娠40週，乳幼児期，10歳未満に相当する．GABAはヒトでは妊娠後期は興奮作用のみで抑制作用はなく，乳幼児期にかけて徐々に興奮作用が減少し抑制作用が強まる(**図 7-2**)[3]．多くは3歳ころから抑制作用のみとなる．

b．グルタミン酸受容体の発達による変化

グルタミン酸受容体のうち，NMDA受容体のsubunit(NR2C, NR2D, NR3A)はCa流入を高め，けいれん閾値を下げるが，げっ歯類では生後の2週間に，ヒトでは満期新生児期前後にこれらのsubunitが過剰発現され，興奮性が高まっている．

AMPA受容体は最も早い興奮性伝達を担うが，そのsubunitであるGluR2が低いとCaを通過さ

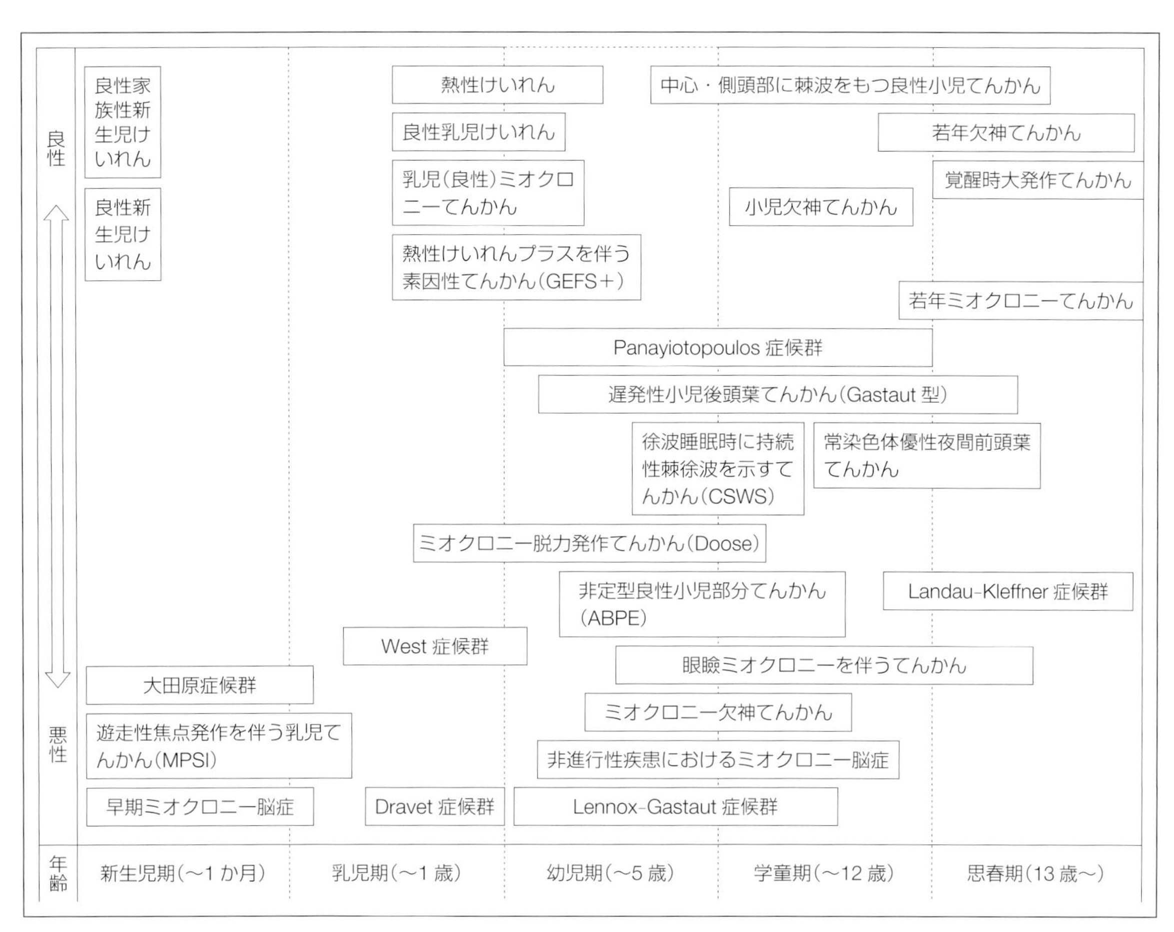

図 7-5　年齢と特異的てんかん症候群

〔須貝研司：てんかん症候群―てんかん症候群の診断．国立精神・神経医療研究センター小児神経科診断・治療マニュアル改訂第 3 版(佐々木征行，他編)，pp272-289，診断と治療社，2015 より作成〕

せ，神経細胞の興奮性が高まる．GluR2 subunit は発達により規定されており，げっ歯類では生後の 3 週間，ヒトの大脳の神経細胞では乳児期後半まで低く，したがってこの時期までは興奮性が高まっている．

グルタミン酸受容体は神経の可塑性に決定的に重要であり，NMDA 受容体と AMPA 受容体は神経細胞ネットワークの興奮性を高める．これらの受容体の活性はラットでは生後の 2 週間が，ヒトでは新生児期に最も活性が高く，グルタミン酸による興奮性が強い(**図 7-6**)[3]．このため，ヒトでは新生児期は生涯を通じて最も神経回路の興奮性が高くなり，新生児期にけいれんの発症率が最も高いのはこれと GABA による抑制が働かないためであり，年齢によるけいれんの起こりやすさに一致する．

c．イオンチャネルの発現

神経伝達物質の放出はイオンチャネルに依存しているので，イオンチャネルの変化は神経の興奮性に影響する．

P/Q 型 Ca チャネルは Cav2.1 subunit でコードされるが，その変異はきわめて特定の年齢に見られる欠神てんかんに関連している．K チャネルの Kv7.2，Kv7.3 をコードする *KCNQ2*，*KCNQ3* の変異は良性家族性新生児けいれんで認められるが，その変異は K^+ の正常な過分極を妨げ，反復する活動電位の発火を促進する．Na チャネルのサブタイプをコードする *SCN1A*，*SCN2A*，*SCN3A*，*SCN8A* の変異による Na チャネルの障

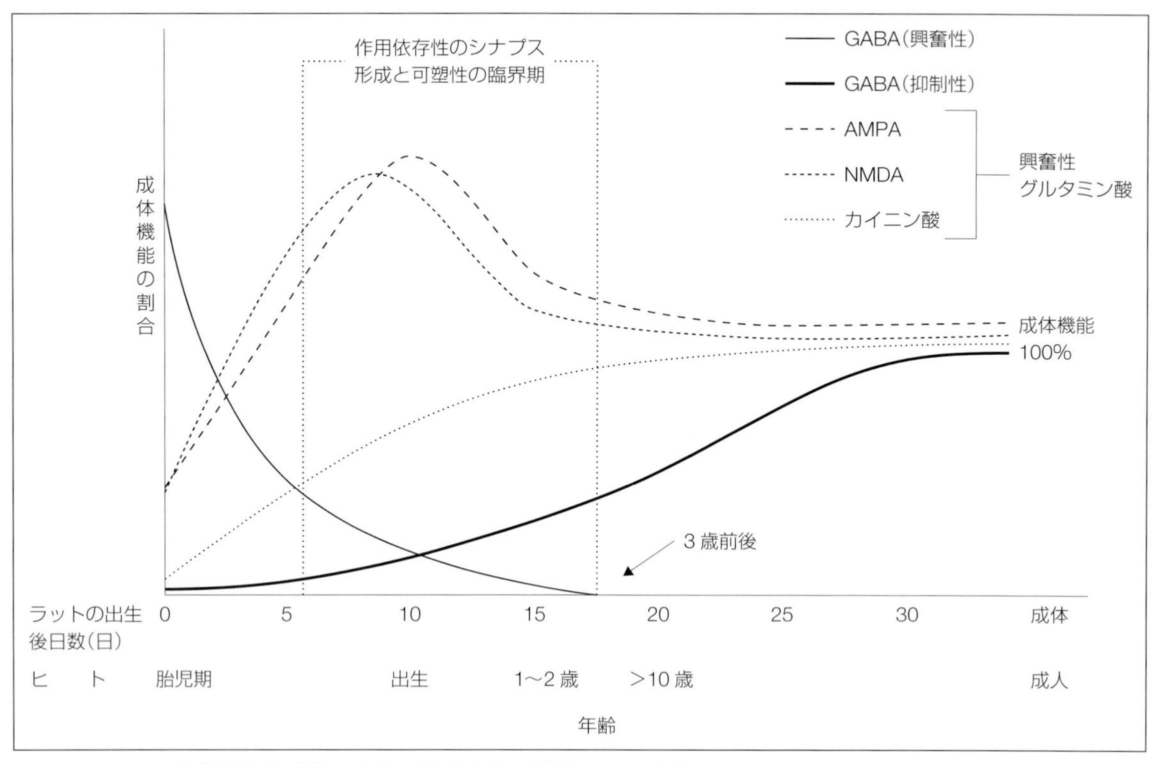

図7-6　GABA受容体およびグルタミン酸受容体の発達による変化
(Rakhade SN, et al: Epileptogenesis in the immature brain: emerging mechanisms. Nat Rev Neurol 5: 380-391, 2009より引用，一部修正改変)

害は乳児期発症のDravet症候群やGEFS＋と関連する．

Hyperpolarization-activated cyclic nucleotide-gated(HCN)チャネルは，静止膜電位の維持と樹状突起の興奮性に重要であるが，発達により規定され，未熟脳では発現は低く，年齢とともに高まり，樹状突起の興奮性を低下させる．

d．未熟脳におけるけいれんの長期的な影響

未熟脳におけるけいれんやけいれん重積の長期的な影響は，シナプスの可塑性を変化させ，後年，けいれんを起こしやすくする．これは神経細胞のネットワークと受容体の発現が変化するためである．

げっ歯類では生後3〜4週で正常な神経回路形成が行われるが，その前の早期のけいれんは苔状線維の異常発芽をもたらし，異常なネットワークが形成される．

けいれんにより神経細胞新生が変化し，それによって生じた未熟な神経細胞により異常な神経回路が形成されることがてんかんの発症に重大な役割を果たす．

けいれんによりアストロサイトが増加するが(グリオーシス)，けいれん後のアストロサイトの増生は新生児期より後の時期に目立つ．アストロサイトのグルタミン酸transporterは発達により規定されており，そのグルタミン酸再吸収作用は早期のけいれん後の興奮性を変化させる．

e．大脳神経細胞の髄鞘化

脳の髄鞘化も年齢により発達し，大脳では3歳ころにほぼ完成する．West症候群で髄鞘化の遅れが見られるなど，発達によるてんかん発作の変化に関係している．

(3) 年齢依存性てんかん性脳症[6)]

特定の好発年齢，発作が頻発，激烈かつ持続的な脳波異常，原因が多様，知的障害ほぼ必発，難治で発作予後・知能予後ともに不良という特徴をもつてんかん症候群をさし，大田原症候群，West 症候群，Lennox-Gastaut 症候群がその代表であるが，他に早期ミオクロニー脳症，遊走性焦点発作を伴う乳児てんかん(MPSI)，Dravet 症候群も含められる．これらは年齢とともに発作症状が変化する点も特徴である．

大田原症候群は新生児期に好発し，単発または群発する強直発作と脳波での suppression-burst (SB)を，West 症候群は乳児期に好発し，群発する(シリーズ形成)tonic spasm(強直スパズム)と hypsarrhythmia を，Lennox-Gastaut 症候群は幼児期に好発し，種々の型の全般性発作と広汎性緩徐性棘徐波(diffuse slow spike-waves；DSSW)を示す(詳細は各項を参照)．

この3症候群は密接な関連があり，年齢とともに大田原症候群→West 症候群→Lennox-Gastaut 症候群，一部は severe epilepsy with multiple independent spike foci(SEMISF)と経年的な変化が認められる．大田原症候群における SB は多くの例で6か月以内に hypsarrhythmia に変容し，さらに1〜3歳ころに DSSW あるいは MISF に変化する．

この3者はいずれも原因は多様にもかかわらず特定の年齢で出現しており，脳の成熟状態が各病型の特徴的な発作症状および脳波所見の発現を規定する第一の要因であると推察されており，これらの症候群は，種々の非特異的な外因性の脳障害に対する脳の年齢特異的なてんかん反応と考えられている．特に大田原症候群では複数の遺伝子異常がかなりの頻度で見つかっているにもかかわらず同様の症状と経過を示す点は，この考えを強く支持する．

年齢依存性てんかん性脳症の機序はわかっていないが，GABA 機能，グルタミン酸受容体の発達変化，神経細胞増加とネットワークの形成と，新生児・乳児期の早期のけいれんいよるこれらの変容が関係している可能性がある〔(2)けいれんの起こりやすさの発達変化とその機序参照〕．SB も hypsarrhythmia も覚醒時には軽減するので，SB から hypsarrhythmia への伸展は覚醒睡眠サイクルの成熟と密接に関係することも推察されている．大田原症候群の SB も West 症候群の hyps も睡眠時，覚醒時ともに出現するので必ずしも消失するというのは正しくない．

(4) 熱性けいれんにおける脳波変化と発作の消退

熱性けいれんの初発は2か月から起こるが，1歳代が多く，6か月未満，3歳以降はきわめて少なく，また，最終発作年齢は3歳までが多く，4歳以降は急激に減少し，6歳以降はきわめてまれである[7)]．

熱性けいれんでは生後3歳未満はてんかん性発作波が出にくいが，3歳以降は急激に出現することが示されている[8)]．

ヒトの脳では，2〜3歳までは神経細胞の数は増えるがネットワークが形成されていない，3歳以降はネットワークが形成される，6歳頃からは個々の神経細胞の成熟が起こる，とされ，思春期以降に成人と同様に成熟が完成する，とされている．これは，脳波の覚醒時背景波が，α波は2歳半から7歳までに出現し，年齢とともに周波数が早くなり，思春期過ぎに成人と同様になる，という変化と一致する．また，幼児期以降に徐々に振幅が低くなることも，抑制系の発達と合致する．

脳の異常な電気的興奮が脳の表面まで伝わらないので熱性けいれんでは幼児期早期までは脳波異常があまり検出されないが，3歳以降はネットワークが形成され，神経細胞の興奮伝達がよくなって脳波異常が検出されるようになり，さらに6歳頃からは神経細胞の成熟により熱による興奮に対する抑制が働くので発作が起こらなくなると推定され，熱性けいれんの脳波と発作の変化はこれによく対応する．

(5) 中心・側頭部に棘波をもつ良性小児てんかん(BECTS)の脳波変化

BECTS では発作は抑制しやすいが，頻発する rolandic spike(ローランド棘波)が長期間続くことが多い．しかし，思春期に入ると急激に減少し，消失する．発作が止まっているが脳波でrolandic spikeが残る児で1年ごとに脳波を検査していて，突然消えたときに問い合わせると，前回以降に女児なら初潮が，男児なら二次性徴の出現が起こっていることをよく経験する．

これも，熱性けいれんで述べたように，神経細胞の成熟が起こり，抑制性神経による調節ができあがるためと推察される．

文献

1）須貝研司：てんかん症候群―てんかん症候群の診断．国立精神・神経医療研究センター小児神経科診断・治療マニュアル改訂第3版．佐々木征行，他(編)，pp272-289，診断と治療社，2015
2）Silverstetin FS, et al: Neonatal seizures. Ann Neurol 62: 112-120, 2007
3）Rakhade SN, et al: Epileptogenesis in the immature brain: emerging mechanisms. Nat Rev Neurol 5: 380-391, 2009
4）Hebert SN, et al: Molecular physiology of cation-coupled Cl⁻ cotransport: the SLC12 family. Eur J Physiol 447: 580-593, 2004
5）Dzhala VI, et al: NKCC1 transporter facilitates seizures in the developing brain. Nat Med 11: 1205-1213, 2005
6）Ohtahara S, et al: Neonatal epilepsies with suppression-burst pattern. In: Duchowny M, et al, eds: Pediatric Epilepsy, McGraw Hill, New York, pp85-92, 2013
7）清水　晃，他：川崎市保育園における熱性けいれんの調査-特に有病率と治療の現況について．小児保健研究 62：365-372，2003
8）上岡清隆：熱性痙攣の臨床的，脳波学的研究第2編．熱性痙攣患児の脳波所見-とくにてんかん波を認めた熱性痙攣患児の臨床的，脳波的追跡調査．日本小児科学会雑誌 87：543-555，1983

（須貝研司）

D　てんかん発作各論：1　自己終息型てんかん発作・発作分類

1　前兆

てんかん発作(seizure)という言葉は，もともとは大発作，すなわち全般化強直間代けいれんだけを指していた．そして前兆(aura)という言葉は大発作の前に生じる種々の症状を漠然と表していた．しかし現代てんかん学における前兆には厳密な定義があり，それは単純部分発作の主観症状というものである．すなわち，局在関連てんかんにおいて，発作活動がてんかん原性焦点の周囲の狭い部分に留まっていて，局在症状だけを現わしており，脳幹を巻き込んでいないために意識は障害されていない場合に，患者本人が感じるその局在症状を前兆とよぶのである．

一方，全般発作が出現する数分～数日間前に，発作の前触れとしての症状(自律神経症状，気分の変化など)が出現することがあるが，これは前駆症状(prodrome)とよばれ，前兆とは区別される．

単純部分発作は大きく運動発作・感覚発作・自律神経発作・精神発作(認知障害発作，情動発作)に分けられる．このうち運動発作の大部分と自律神経発作の一部は客観的に確認されるが，感覚発作と精神発作は基本的に主観症状であり，客観的には確認されない．したがって現代てんかん学において前兆とよばれるものの実体は，感覚発作と精神発作，および自律神経発作の大部分と運動発作の一部ということになる．

前兆の分類には確定したものはないので，ここでは網羅的に挙げて説明する．

(1) 頭部感覚 cephalic sensation

頭部感覚とは，頭部に感じられる違和感の前兆で，欧米からの報告では最も頻度の高い前兆であり，「浮遊感覚(floating sensation)」「めまい(dizziness)」「頭が軽くなる感覚(lightheadedness)」などと表現されている．日本人では「頭がボーッとする」「頭がフラフラする」などとあいまいに表現されるため，見落とされがちである．側頭葉てんかん患者に見られることが比較的多いが，この症状の神経基盤については明らかでない．

(2) 記憶障害発作 dysmnestic seizures

記憶障害発作とは，現在の知覚と記憶の関係が障害される既知感(déjà vécu)，未知感(jamais vécu)などのことで，特に既知感は，側頭葉てんかんにおいて比較的よく見られる前兆である．これらの症状については，認知障害発作の項で扱う．

(3) 強制思考 forced thinking

強制思考とは，不随意に1つあるいは多くの考えが頭に浮かぶ症状の前兆である．この症状については，認知障害発作の項で扱う．

(4) 視覚発作 visual seizures

視覚発作は視覚症状の前兆である．後頭葉の一次視覚野の刺激症状として，一側視野に1つあるいは複数の光点(眼閃，phosphene)が現れる．光点の色は白いことが多いが，黄，赤などの色が付いている場合もある．光点が移動して見え，それを眼球が自動的に追いかけることも多い．光点の数が急激に増加した後，同側視野が真っ暗となり，半盲を呈する．これは一側視覚野の発作後麻痺による症状と考えられている．幻視がなく，いきなり半盲だけを呈する例もある．

視覚発作による幻視は基本的に要素的幻視のみである．過去に見た物の視覚像がありありと浮かんでくる幻視は経験性幻覚と呼ばれ，記憶障害発作に含まれる．

視野の中心部にあるものが異常に大きく見える大視症(macropsia)や異常に小さく見える小視症(micropsia)，歪んで見える変形視症(metamorphopsia)などが前兆として現れることもある．これらの現象は，側頭葉新皮質にある高次視覚野の機能障害による錯覚と考えられている．

(5) 聴覚発作 auditory seizures

聴覚発作は聴覚症状の前兆である．聴覚発作による幻聴は基本的に要素性幻聴で，末梢性の耳鳴と区別しにくいものもあるが，平均的な耳鳴よりも持続が短く鋭い音である場合が多い．幻聴の後に聴覚低下を呈することがあり，聴覚野の発作後麻痺による症状と考えられている．

過去に聞いた音の聴覚像がありありと浮かんでくる幻聴は，視覚と同様に記憶障害発作に含まれる．

やはり視覚と同様に，周囲の音が異常に大きく，小さく，または変わって聞こえる錯覚の前兆もある．

(6) 嗅覚発作 olfactory seizures

嗅覚発作は，発生源が存在しない匂いが感じられる幻嗅を症状とする前兆である．幻嗅は物が焦げる匂いのような嫌な匂いであることが多い．

側頭葉てんかんにおいてよく見られ，症状を起こす部位は眼窩前頭皮質と考えられている．

(7) 味覚発作 gustatory seizure

味覚発作は，何も口に入れていないのにおかしな味が感じられる幻味，あるいは食べ物や飲み物を口に入れてもほとんど何の味も感じない味覚障害を症状とする前兆である．幻味は金属のような味や味噌のような味であることが多く，美味であることはない．

側頭葉てんかんにおいてよく見られ，症状を起こす部位は島皮質と考えられている．

(8) 体性感覚発作 somatosensory seizures

体性感覚発作は，体性感覚の幻覚を症状とする前兆である．「ピリピリ」「チクチク」などと表現される不快な体性感覚が断続的に出現し，出現範囲が広がったり狭まったりし，ときにはジャクソン発作のように出現部位が移動してゆく(感覚性ジャクソン行進)．

一次体性感覚野の周辺にてんかん原性焦点を持つ頭頂葉てんかんにおいて見られ，前兆としては例外的に，頭皮脳波上で対応する波形(低振幅速波律動)を記録することができる.

(9) 身体図式障害発作 seizures causing body scheme disorder

身体図式障害発作とは，身体の一部が突然大きく，あるいは小さくなったように感じられたり，身体の空間的構成(身体図式)が変化したように感じられる前兆である．頭頂葉てんかんに多いが，側頭葉てんかんでも見られる.

(10) 空間知覚障害発作 seizure causing disorder of space perception

空間知覚障害発作とは，空間知覚の異常を症状とする前兆である．認知障害発作の項で扱う.

(11) 時間知覚障害発作 seizure causing disorder of time perception

時間知覚障害発作とは，時間知覚の異常を症状とする前兆である．認知障害発作の項で扱う.

(12) 運動性の前兆 auras of motor nature

単純運動発作の一部は前兆として自覚される．他覚的に確認できるけいれんが出現していなくても，深部筋のけいれんが本人だけに感じられることがあるからである.

(13) 自律神経発作 autonomic seizures

自律神経発作とは，自律神経症状を現す発作で，側頭葉てんかん患者が前兆として最もよく報告する症状である.

なかでも圧倒的に多いのが，胃周囲部上行感覚(epigastric ascending sensation)である．胃周囲部上行感覚とは，胃の辺りから口元に上昇してくる，ムカムカとした嘔気に似た感覚で，実際に嘔吐する場合もあるが，一方で嘔気とははっきり区別できるという場合も多い.

自律神経発作には他に，鳥肌が立つ，顔色が蒼白になる，顔面紅潮する，突然腹痛・下痢が出現するなどがある．いずれも扁桃体の刺激症状と考えられる.

(14) 情動発作 emotional seizures

情動発作とは，突然状況にそぐわない情動が出現することを症状とする発作であり，代表的なものが発作性恐怖(ictal fear)である．発作性恐怖は，誰かに襲いかかられそうな恐怖として感じられる．背後に誰かがいるという感覚を伴う場合も多い．発作性恐怖は扁桃体の刺激症状と考えられているが，パニック発作も同じ扁桃体の機能障害と考えられており，症状が似ているので，鑑別が難しい場合も多い．しかし，パニック発作ではほぼ必発する呼吸困難感は，発作性恐怖では伴わないのがふつうである.

恐怖感が弱い場合は漠然とした不安感となる．複雑部分発作が出現する前に漠然と気持ちが落ち着かなくなる例は，典型的な発作性恐怖よりずっと多い.

恐怖感・不安感以外の情動が出現する前兆は比較的珍しいが，困惑感や恥ずかしい感じが出現する例がある．嬉しさなど，ポジティブな感情が出現することはまれである.

(15) 存在の感覚 sense of a presence

存在の感覚とは，誰かが自分の傍にいるという幻覚あるいは錯覚の前兆である．幻覚的人物は，自分の横や背後の，距離は近いけれども直接目で見ることは難しい場所にいるように感じられ，その姿は確認できない.

側頭葉てんかんにおいて見られることが多く，発作性恐怖と同時に出現する場合が多いので，扁桃体刺激症状と考えられている.

(16) 体外離脱体験 out-of-body experience (OBE)

体外離脱体験とは，まるで自分の体から抜け出したように，自分の体を離れた位置から見る体験である．その際の視点の位置は，天井近くの高い場所，あるいは自分の頭の少し上など，程度の差はあるが，正常な視点より高い位置にある．自動症や全身けいれんに陥っている自分の姿が見えたと報告する場合もある.

体外離脱体験は，側頭・頭頂連合部(temporoparietal junction；TPJ)に局在する症状だといわれているが，異論もある．

(17) 自己像幻視 autoscopy

自己像幻視とは自分の姿が見える幻覚で，鏡に映る像のように現在の自分の姿が見える鏡像型，過去のあるシーンにおける自分の姿が見える回想型，その他に分けられる．鏡像型の自己像幻視は頭頂・後頭葉てんかんに多く，回想型は側頭葉てんかんに多い．体外離脱体験を自己像幻視に含める場合もある．

（深尾憲二朗）

2 単純運動発作(Jackson 発作，姿勢発作，向反発作など)

単純運動発作とは，身体部分の運動を症状とするてんかん発作のうち，意識が障害されないものである．以下の7型に分けられる．

(1) 焦点性運動発作 focal motor seizure

焦点性運動発作とは，身体の一側の局所に限局したけいれんを症状とする発作である．けいれんの様態は発作の強度によって変化し，弱い場合は間代けいれんだが，強くなると強直けいれんになる．局所の間代けいれんが進展して半身けいれんとなり，さらに二次性全般化に至る場合もある．

焦点性運動発作のてんかん原性焦点は，けいれん出現部位の対側の一次運動野の，その部位の再現部位に局在する．

また一側の前頭眼野にてんかん原性焦点が局在する場合，対側への共同偏視が間代を伴って出現するが，これは眼球に限局した焦点性運動発作とみなされる．

(2) ジャクソン発作 Jacksonian seizure

ジャクソン発作とは，局在性けいれん発作が身体の一部から始まって，その部位でけいれんが止むと同時に隣の部位でけいれんが始まり，けいれんする部位が次第に移動してゆく形の発作である．最初に報告した Hughlings-Jackson の名を取ってよばれる．二次性全般化を起こす場合もあるが，数分間にわたってけいれんする部位が移動し続けた後，そのまま終息する場合も多い．けいれんが身体の表面を移動してゆく過程が，軍隊が行進する様子に喩えられ，「ジャクソン行進(Jacksonian march)」とよばれる．

ジャクソン発作のてんかん原性焦点は，一側一次運動野の内部または近傍に局在し，けいれんする身体部位の継起的変化は，一次運動野の体性局在再現(somatotopic representation)を正確に反映する．すなわち，発作活動は一次運動野の内部で連続的に移動する．

(3) 向反発作 adversive seizure

向反発作とは，全身の筋肉が共同して一側に回旋する向反運動(adversive movement)を症状とする発作である．共同偏視から始まって，同側への頭部回旋，さらに同側上肢の挙上から全身向反運動へと進展する．基本的には強直けいれんであるが，頭部回旋は拮抗筋の引き合いによって「段付き(stepwise)」の進展を示す場合が多い．

向反発作のてんかん原性焦点は，向反運動の方向と反対の側の前頭前野に存在する．臨床的には，あらゆる局在関連てんかんにおいて，二次性全般化の過程の一部として出現し，前頭葉以外に後頭葉由来の発作においても出現しやすい．後頭葉焦点の場合，視覚症状 → 共同偏視 → 頭部回旋 → 全身向反運動の順に進展する．

(4) 姿勢発作 posturing seizure

姿勢発作とは，ある一定の姿勢(肢位)が出現する発作である．その姿勢とは，一側の上肢が水平横方向に伸展し，反対側の上肢は屈曲したまま肩の高さまで上がり，頭部は伸展した上肢の側に回旋し，両眼球も同側に偏位し，あたかも伸ばした上肢の先を見ているような姿勢である．両下肢はやや開き気味になり，全身が強直するため，立っていると転倒することが多い．この肢位は，フェンシングで取られる姿勢に似ていることから「フェンシング肢位(fencing posture)」とよばれる．この姿勢のまま全身強直が数秒間～十数秒間続き，そのまま終息する．意識は断続的になる場合もあるが，基本的に保たれる．二次性全般化を伴うことは少ないが，片側の強直発作に移行することは珍らしくない．

姿勢発作のてんかん原性焦点は一側の補足運動野に局在し，上肢が伸展する側が焦点の対側である．

(5) 音声発作 vocalizing seizure

音声発作とは，本人の意志に反して，かなり大きな声量で単調な叫び声を発する発作型である．意識の減損を伴わない点で，強直間代けいれん発作に伴う唸り声や，複雑部分発作に伴う言語自動症とは区別される．

音声発作のてんかん原性焦点は一側の補足運動野に局在し，同じく補足運動野に局在する姿勢発作と同時に出現する場合も多い．

(6) 陰性運動発作 negative motor seizure

陰性運動発作とは，他の型の単純運動発作がすべて筋の強直または間代けいれんという陽性運動現象を伴うのに対して，筋の脱力という陰性運動現象を現す発作である．脱力する身体部位が一側の局所に限局していることと，意識減損を伴わないことで，全般発作としての脱力(失立)発作とは区別される．

陰性運動発作のてんかん原性焦点は，下前頭回後部に位置する陰性運動野，あるいは補足運動野の後方に位置する陰性補足運動野に局在する．

(深尾憲二朗)

3 認知障害発作

認知障害発作(dyscognitive seizures)とは，種々の認知機能の障害を症状とするてんかん発作の一群である．複数の種類の認知障害発作が同時に出現すれば，自覚と反応性が障害され，見当識も障害されるので，意識障害を伴う複雑部分発作と見分けがつかなくなる．そこで，むしろ複雑部分発作という概念を認知障害発作に置き換えるべきだという意見がある[1)]．しかし，ここではその意見は採らず，単純部分発作としての認知障害発作を論述する．

認知障害発作は以下の6型に分けられるが，認知神経科学の進展によって，種々の認知機能の神経基盤が解明されるにつれて，それに対応する認知障害発作が発見されてくるため，今後，この群の発作の種類は増加してゆくだろう．

(1) 失語発作 aphasic seizure

失語発作とは，一時的な失語を症状とする発作である．症状は運動性失語のみの場合，感覚性失語のみの場合，両方が同時に出現する場合(全失語)のすべてがある．運動性失語のみの場合は，会話中に突然ジャルゴンが出現するが，意識障害を伴わないことで，複雑部分発作における言語自動症と区別される．感覚性失語のみの場合は，会話中に突然言語的反応が途切れるが，やはり意識減損を伴わないことで，複雑部分発作と区別される．感覚性失語発作の最中には，慣れ親しんだ母語が知らない外国語のように聞こえる．

失語発作のてんかん原性焦点は，運動性失語発作では運動性言語野(Broca 野)，感覚性失語発作では感覚性言語野(Wernicke 野)に局在する．

(2) 健忘発作 amnestic seizure

健忘発作とは，意識障害を伴わず，健忘のみを症状とする発作である．健忘は前向健忘であり，発作中の記銘障害である．持続の短い意識減損発作(欠神発作，複雑部分発作)との鑑別は，臨床症状のみからは容易ではない．また，この型の発作が高齢者に出現する場合，認知症による健忘と誤診されやすい．

健忘発作のてんかん原性焦点は海馬に局在する．複雑部分発作において健忘が伴うことも，海馬が発作に巻き込まれることによると考えられるので，健忘発作は複雑部分発作の一部を成しているともいえる．

(3) 記憶障害発作 dysmnestic seizure

記憶障害発作とは，記名障害以外の記憶機能障害を症状とする発作である．経験性幻覚(experiential hallucination)と解釈性錯覚(interpretive illusion)に分けられる.

経験性幻覚とは，過去の経験についての表象が甦ってくることによる幻覚で，発作性回想(ictal recollection)とほぼ同義であるが，回想がふつう全感覚モードを含む表象の再現を指すのに対し，経験性幻覚は単独の感覚モードのみのもの(幻視，幻聴など)を指すことも多い．視覚性の経験性幻覚については，映画における回想シーンの手法から採られたフラッシュバック(flashback)という用語も使用されている.

解釈性錯覚とは，現在の物事に対する解釈における錯覚で，主なものは既知感(déjà vécu)と未知感(jamais vécu)である．既知感は，実際には経験していない物事が過去に経験したと感じられる錯覚であり，懐かしい感じを伴うことが多い．未知感は既知感と対照的な現象で，慣れ親しんだ物事が初めて経験する物事のように感じられる錯覚であり，奇妙な感じを伴うことが多い．既知感と関係の深い現象として，直近の未来のことがわかるように感じられる予知現象(prescience)がある.

記憶障害発作のうち，経験性幻覚と既視感のてんかん原性焦点は側頭葉に局在すると考えられているが，海馬・扁桃体などの側頭葉内側構造のみの刺激によって起こる症状なのか，それとも側頭葉新皮質・眼窩前頭皮質などの皮質をも巻き込んだ場合に初めて出現する症状なのかについては議論がある.

(4) 強制思考 forced thinking

強制思考とは，突然ある決まった考えが頭に浮かび，しばらくの間，他のことを考えられなくなる発作症状(前兆)である．その思考内容は精神病性妄想のような不合理なものではないが，合理的な理由を欠くものである.

また，急にいろいろな考えが押し寄せて来て，頭が一杯になり，まともに思考できなくなる症状を「思考の混雑(crowding of thought)」という.

これらの症状の局在は明らかでないが，臨床的には，側頭葉てんかんと前頭葉てんかんに多い.

(5) 空間知覚障害発作 seizure causing disorder of space perception

空間知覚障害発作とは，空間知覚の異常を症状とする発作である．自分の周囲の空間が異常に広く感じられたり，傾いて感じられたり，歪んで感じられたりする．空間の奥行きがなく平板に感じられる場合もあり，離人症との鑑別が必要である．身体図式障害を伴う場合もある.

頭頂葉に局在する空間認知機能の障害と考えられる.

(6) 時間知覚障害発作 seizure causing disorder of time perception

時間知覚障害発作とは，時間知覚の異常を症状とする発作である．時間の流れが異常に速く感じられる現象を時間迅速現象，逆に異常に遅く感じられる現象を時間緩慢現象とよび，いずれも発作症状(前兆)として現れうる.

時間知覚の神経基盤については明らかでないが，臨床的には側頭葉てんかんに多く見られる.

文献

1) Blume WT, et al: Glossary of ictal semiology. Epilepsia 42: 1212-1218, 2001

(深尾憲二朗)

4 複雑部分発作

定義と用語

複雑(complex)という用語は，1970年のGastaut H. による国際分類で，単純な症候からなる部分発作に対して「複雑な症候を有する部分発作」として導入された[1)]．当時は精神運動発作あるいは側頭葉てんかんと同義語であったが，1981年のILAEによる国際分類では解剖学的な背景は避けて純粋に現象のみから分類するようにされたため，単純部分発作(simple partial seizure；SPS)が「意識が保たれている部分発作」であるのに対して「意識を失う部分発作」を複雑部分発作(complex partial seizure；CPS)と定義するようになった．意識というのは多要素的な現象であり，要素の一部である言語や記憶のタスクに対する回答が不完全であると意識が保たれているとはいえなくなってしまう．そのため現時点でILAEはimpairment of consciousnessではなくdyscognitiveという用語を使用するように推奨している．cognitionを成立させるいくつかの要素が保たれない発作の場合にdyscognitive seizureと定義される[2]．dyscognitive seizureの詳細は前節を参照されたい(7章4項-3，p.150)．現時点ではILAEは単純部分発作や複雑部分発作の用語は使用せずに辺縁系発作(limbic seizure)という用語を，内側側頭葉辺縁系領域とその投射領域である側頭葉新皮質，前頭葉眼窩皮質，前帯状回，後頭葉鳥距溝腹側部，嗅皮質，扁桃体などにてんかん活動がある発作症状として記述するように推奨している[3]．limbic seizureがすべてCPSを呈するわけではなく，limbicに起源があっても意識が保たれる発作がある一方，limbic以外に起源があって意識が保たれない発作もある．limbic seizureの7割が側頭葉起源，2割が前頭葉起源，1割がその他である[4]．

臨床症状

意識減損を生じる前段階としての運動症状以外の部分発作を前兆(aura)といい，辺縁系に関連する自律神経の異常，精神現象，嗅覚・味覚・体性感覚に対する異常が前兆として出現する．自律神経の症状では「上腹部にこみあげる感じ」が最も多く，精神現象では恐怖感や既視感が多い．体性感覚の異常では歪みや妙な幻覚が生じ，辺縁系から頭頂後頭側頭接合部にてんかん性活動が広がったときに出現するといわれているが，局在性や側方性は非特異的であり，例えば右半身に異常を感じても左半球にてんかん性活動があるとは限らないので注意を要する[5]．ヒトにおいては，一側海馬のてんかん性活動は対側に広がりにくく，一側に放電が留まっている間は意識減損を生じないが，脳幹側頭葉新皮質や前頭葉新皮質を介して対側までてんかん性活動が広がったときに意識減損が生じる[6]．側頭葉起源のCPSでは意識減損時には凝視から始まり，口をもぐもぐさせたり，舌うちをしたりする口部自動症や，手指をもぞもぞと動かし衣服をまさぐる四肢遠位部の自動症や，徘徊する歩行自動症を伴い，持続時間も長く，意識の回復にも時間がかかる．側頭葉てんかんの発作の最中に，検者が質問をすると患者が返事をするので一見意識が保たれているように見えるが，患者は全く記憶していないことがあり，これは意識減損を伴うCPSと判断される．一方，前頭葉起源のCPSははっきりした前兆なく突然始まり，四肢近位部・体幹の激しい運動を呈することが多く，発作持続時間が30秒以内と短く，意識の回復も速く，群発することが多い．側頭葉起源でも前頭葉起源でも睡眠時に頻度が増加するが，前頭葉起源は特に睡眠時に生じることが多い．自動症は部分てんかんのみに認めるとは限らない．例えば全般てんかんの欠神発作では意識減損とともに自動症を呈して，一見CPSのように見えることがあるので，問診上で自動症があるからといって部分発作によるCPSと診断してしまわないように注意する必要がある．また，高齢発症てんかんにみられる非けいれん性てんかん発作重積においても自動症がみられることがあり，部分てんかんに起因するものか，全般てんかんによるものか判別が困難なことがある．てんかん性活動の側方性を知ることは特に手術を前提とする場合に左右どちらの半球を手術すべきかの指標となるので重要である．**表7-6**にこれら側方徴候をまとめた．

脳波所見

発作間欠期に，てんかん性活動が側頭葉内側を含め辺縁系に限局しているときは頭皮上脳波にはとらえにくく，側頭葉新皮質に広くてんかん性活動が広がったときに頭皮上電位としてとらえられる．側頭葉てんかんにおいて新皮質に活動が拡延すると側頭極を含む前側頭葉が活動するため，前側頭部が最大電位となる電位が記録される．

発作時脳波はθ律動が拡延していくことが多いが，発作開始時には片側あるいは両側の徐波化，律動性δ，振幅低下，低振幅速波などが出現し局

表 7-6　発作時および発作後の側方徴候

●対側半球に出現するもの
一側の体性感覚前兆，一側性視覚前兆，一側性聴覚前兆，一側性間代発作，一側性強直発作，一側ジストニア肢位，4 の字徴候における上肢伸展*1，二次性全般化発作直前偏向*2，発作後麻痺（Todd 麻痺）
●同側半球に出現するもの
一側自動症*3，発作時一側瞬目*4，発作早期頭部回旋*5，二次性全般化発作終了後偏向*6，一側性咬舌，発作後一側鼻ぬぐい
●言語優位半球に起因するもの
発作時失語，発作時発語停止，発作後失語
●言語非優位半球に起因するもの
発作時発語，意識消失を伴わない自動症

*1　4 の字徴候は一側上肢伸展と対側上肢の屈曲により形成されるが，伸展した上肢の対側半球にてんかん焦点がある．
*2　二次性全般化けいれんを生じる直前に強制的に偏向が生じた場合，頭部が回旋している向きの反対側にてんかん焦点がある．
*3　対側は強直やジストニアにより自動症出現が阻害され，同側にのみ自動症が出現する．
*4　両側瞬目は発作出現時にしばしば観察される徴候であるが，対側の眼瞼強直により同側の瞬目のみが残るという説がある．
*5　側頭葉てんかんにおいて，発作早期に同側に頭部が回旋する．
*6　焦点側の活動減衰により対側が優位となるため頭部が同側に偏向する．

在がわからない場合が多い．発作時 θ 活動の側方性は 8 割程度であり，これが出現した側がてんかん原性側でない場合もあるので注意が必要である．前頭葉底部・内側起源，頭頂葉内側起源，後頭葉底部・内側起源の放電は，その解剖学的な構造上，頭皮上脳波にはとらえにくいため異常が出ない場合が多く，側頭葉まで伝播してはじめて側頭部の活動として現れることがあるため，局在の解釈には注意を要する．詳細は発作時脳波の項（10 章 1 項-6，p.268）を参照のこと．

画像所見

画像技術や診断技術に影響されるため，画像上の海馬硬化の正確な頻度は不明だが，側頭葉てんかんの半数に画像上の海馬硬化を認め[7]，海馬切除を受けた難治性てんかん患者の 7 割で組織上の海馬硬化を認めるという報告がある[8]．海馬の構造や硬化をみるためには，MRI-FLAIR あるいは MRI-STIR にて海馬冠状断での層構造に変化がないかを観察する．海馬だけでなく，内側側頭葉辺縁系領域とその投射領域にも注意を払う必要がある．詳細は画像の項を参照のこと．

病態生理・合併てんかん症候群

CPS が最も多くみられるのが内側側頭葉てんかんであり，内側側頭葉てんかんで最も多くみられるのが海馬硬化である．海馬硬化を有さなくても，内側側頭葉辺縁系領域とその投射領域である側頭葉新皮質，前頭葉眼窩皮質，前帯状回，後頭葉鳥距溝腹側部，嗅皮質，扁桃体に焦点がある場合も CPS を呈する．辺縁系脳炎，遺伝性側頭葉てんかん，視床下部過誤腫なども CPS を呈する．

治療

複雑部分発作は部分発作であるので，投薬も部分発作の投薬に従う．多剤を用いても発作抑制が困難であったり，画像上で海馬硬化を認めたりする症例では切除術を考慮する．

文献

1）Gastaut H: Clinical and electroencephalographical classification of epileptic seizures. Epilepsia 11: 102-113, 1970
2）Blume WT, et al: Glossary of descriptive terminology for ictal semiology: report of the ILAE task force on classification and terminology. Epilepsia 42: 1212-1218, 2001
3）Engel J Jr: Report of the ILAE Classification Core Group. Epilepsia 47: 1558-1568, 2006
4）Williamson PD, et al: Surgically remediable extratemporal syndromes. In: Engel J Jr, eds: Surgical treatment of the epilepsies. pp65-76, Raven Press, New York, 1987
5）Gloor P, et al: The role of the limbic system in experiential phenomena of temporal lobe epilepsy. Ann Neurol 12: 129-144, 1982
6）Lieb JP, et al: Interhemispheric propagation time of human hippocampal seizures. I. Relationship to surgical outcome. Epilepsia 27: 286-293, 1986
7）Semah F, et al: Is the underlying cause of epilepsy a major prognostic factor for recurrence? Neurology

51: 1256-1262, 1998
8）Babb TL, et al: Pathological findings in epilepsy. In: Engel J Jr, eds: Surgical treatment of the epilepsies. pp511-540, Raven Press, New York, 1987

（重藤寛史）

5　強直間代発作

定義と用語

強直間代発作（大発作）tonic-clonic seizure (grand mal)には，①特発性全般性強直間代発作，②局在関連性てんかんの二次性全般化発作，③多焦点を有した全般性強直間代発作，の3種類がある[1]．狭義の全般性強直間代発作（generalized tonic-clonic seizure；GTCS）は①を指し，てんかん症候群分類における覚醒時大発作てんかん，若年ミオクロニーてんかん（juvenile myoclonic epilepsy；JME）や若年欠神てんかん（juvenile absence epilepsy；JAE）を含む特発性全般てんかん（idiopathic generalized epilepsies；IGEs）で出現する．②，③は狭義のGTCSには含まれない[2]．GTCSは小児後期，思春期，若年成人に初発し，GTCSのみを呈する患者はてんかん患者の2割ほどである[3]．

臨床症状

全般性とは発作の初期から両側半球にてんかん性活動が生じていることであり，発作の最初から意識を消失する．まず体幹・四肢近位が屈曲強直し，眼球は上転し，口を噛みしめ，次第に体幹，四肢近位の順で伸展強直に移行する．呼吸筋も強直して，唸り声を上げる．その後徐々に間代相に移行し，間代の間隔が伸びてやがて停止する．けいれんは普通1～2分続く．チアノーゼ，頻脈，血圧上昇，流涎，気道分泌物増加，失禁，咬舌をしばしば生じる．発作後は意識減損がしばらく続く[2]．JMEで強直相の直前に両側ミオクロニーが出現すると，間代-強直-間代発作となる[4]．JMEはさまざまな部分発作類似の症候を示すため，部分発作と間違われることがあり注意が必要である．

脳波所見

発作間欠期には，全般性棘徐波，多棘徐波を認め，過呼吸，光刺激，睡眠で増加する．左右が同期して出現するとは限らないので，部分てんかんの所見と間違えないように注意を要する．発作時には，強直開始時に低振幅速波が出現し，これが徐々に周波数を減じながら振幅を増大させる．強直による筋電図やアーチファクトが重畳して脳波は見えにくくなるが，間代相になり筋電図の合間で電位が抑制された脳波が見える．発作終了後には低電位脳波となる．発作前の脳波活動に戻るまでは数分～数時間を要する．

病態生理

GTCS時の強直相ではグルタミン受容体の活動により細胞内にカルシウム流入が増加して脱分極が延長し，間代相では脱分極と再分極が交互に生じる[5]．小脳上行路，ノルアドレナリン系上行路，視床皮質回路，ドパミン系回路などが皮質興奮性の変化にかかわっている[2]．

鑑別

部分発作の二次性全般化，特に急速に両側半球にてんかん性活動が拡延する前頭葉てんかんでは，ビデオ脳波で発作症状および脳波をみてもIGEsと鑑別困難なことがある．IGEsの発作間欠期脳波でてんかん性放電に左右差がある場合，全般性てんかん放電の断片化をみている可能性がある．JMEでは前述したように，症候，脳波ともに部分発作と間違えやすいので注意が必要である．JMEや欠神てんかんにおけるクロライドチャネルやカルシウムチャネルの遺伝子異常など，全般性てんかんで遺伝要素が解明されているので[6]，家族歴や光感受性，熱感受性の存在があるときには部分発作よりもIGEsが示唆される．IGEsは覚醒後2時間以内と夕方の休息時に生じやすい点も鑑別点となる．

治療

IGEsの第1選択薬はバルプロ酸であり，寛解率は8割に達するが，服薬中止により8割が再発する[7]．カルバマゼピン，ラモトリギンなど，ナトリウムチャネルに強く作用するものはミオクローヌスや欠神を増悪させるので，これらを第1選択とする部分てんかんとの鑑別が大事となる．睡眠不足，飲酒，疲労などの誘発因子を避けるよう，生活習慣を整えさせることも重要である．

文献

1）児玉荘一：強直間代発作．日本てんかん学会（編）：てんかん学用語事典．pp151-152，2006

2）Zifkin BG, et al: Generalized tonic-clonic seizures. In: Engel J Jr, et al, eds: Epilepsy A comprehensive textbook. Second edition, pp553-562, Lippincott Williams & Wilkins, Philadelphia, 2008

3）Hauser WA, et al: Incidence of epilepsy and unprovoked seizures in Rochester, Minnesota: 1935-1984. Epilepsia 34: 453-468, 1993

4）Lüders HO, et al: Generalized epilepsies: A review. Cleve Clin Q 51: 205-226, 1984

5）Gloor P: Epilepsy: relationships between electrophysiology and intracellular mechanisms involving second messengers and gene expression. Can J Neurol Sci 16: 8-21, 1989

6）Gardiner RM: Impact of our understanding of the genetic aetiology of epilepsy. J Neurol 247: 327-334, 2000

7）青木恭規：覚醒時大発作てんかん．日本てんかん学会（編）：てんかん学用語事典．pp59-60，2006

（重藤寛史）

6 全般性強直発作

定義と用語

強直発作は，持続性，非振動性の筋収縮を主体とする発作であり，起始は突然始まることもゆっくり持続性に始まることもある．持続時間は数秒～1分程度（通常は10秒程度）で，筋収縮は突然終了することもあるし徐々に終了することもある．本発作はミオクロニー発作やてんかん性スパズムより長い．

臨床症状

多くは2～10秒程度の発作で，筋収縮の分布で軸性強直発作（体幹に限局），肢帯型強直発作（四肢近位筋優位），汎強直発作（四肢末端まで）に3分類される[1]．発作中には意識がなく，自律神経症状として呼吸の停止，顔面チアノーゼ，眼球上転などを伴い，時にてんかん性叫声が先行することもある．また筋収縮の左右差のため，頭部の一方への回旋や体幹のねじれを伴うことがある．発作後朦朧状態を伴うこともある．睡眠時に強直が乏しく自律神経症状のみ（開眼と呼吸不整）が主体となる場合 tonic-autonomic seizures ともよばれる．

発作時脳波（図 7-7）

発作時脳波は突然の，①全般性低振幅化発射のみ，②起始は低振幅速波発射（20±5 Hz）で進行性に漸増する発作発射，③10 Hz 前後の律動性発射（てんかん性漸増リズム）の3つの主な型に分類できる[1]．

病態生理

最近では，てんかん発射が前前頭葉から広汎な神経線維連絡のある皮質網様体路を経由して橋延髄網様体核，さらに網様体脊髄路を経由して体軸筋を収縮させる機序が推定されている[2]．

合併てんかん症候群

・大田原症候群
・早期ミオクロニー脳症
・Lennox-Gastaut 症候群
・ミオクロニー脱力てんかんの予後不良群
・驚愕反射性てんかん

治療

バルプロ酸が第1選択薬であるが，クロナゼパム，クロバザム，ラモトリギン，トピラマート，ルフィナミドなどが候補となる．治療抵抗性の場合にはケトン食治療も考慮される．強直発作で転倒する場合には脳梁離断術も適応になる．

文献

1）Gastaut H, et al: Bilateral myoclonus. In: Gastaut H, et al, eds: Epileptic seizures, clinical and electroencephalographic features, diagnosis, and treatment.

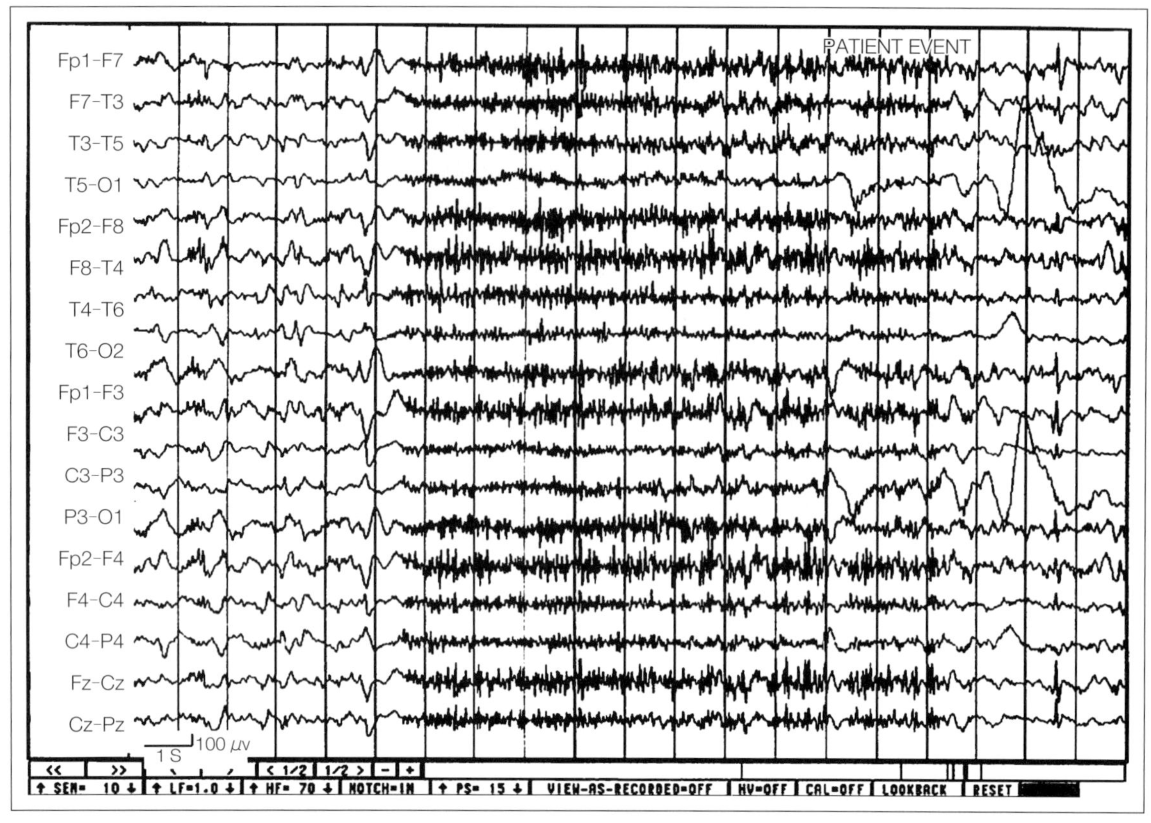

図 7-7　全般性強直発作の発作時脳波（15 歳女児，潜因性 Lennox-Gastaut 症候群）
背景脳波の全般性低振幅化に引き続き低振幅 β 発射がゆっくり漸増する発作発射を認める．

pp37-47, Springfield: Charles C Thomas, 1972
2）Blume WT: Systems and network in tonic seizures and epilepsies in humans. In: Hirsch E, et al, eds: Generalized seizures: From clinical phenomenology to underlying systems and networks. pp53-67, John Libbey Eurotext, Paris, 2006

（小国弘量）

7　てんかん性スパズム

定義と用語

てんかん性スパズム（epileptic spasms；ES）は，筋収縮時の表面筋電図波形でミオクロニーのように電撃的でもなく，強直発作のように漸増性に振幅が高くなっていき中断するでもなく特異なダイヤモンド型を成す．そのため 2006 年の ILAE 用語委員会にて ES という独立した正式名称が採用された[1]．その定義では，ES は突然生じ，終了する短い体軸筋と近位筋の両側性強直れん縮である．通常 1 秒程度持続する（0.2～2.0 秒）．ミオクロニーれん縮（0.1 秒以下）より遅く，強直発作より素早い（2～10 秒）．2010 年国際発作型分類提案では，全般発作か部分発作か不明と記載されている．

臨床症状

ES は，座位では一瞬の頭部前屈を主徴とする．West 症候群での ES 発作時ビデオ・ポリグラフ研究より，屈曲型（33.9％），伸展型（22.5％），屈曲伸展型（42.0％）に 3 分類されている[2]．つまり頭部前屈のみならず，体幹の屈曲，伸展が主な発作症状であるということは，体軸筋の筋れん縮が臨床症状を決定していると考えられる．また四肢の動きに注目すると左右対称型，非対称型/非同期型，焦点型，部分発作と併存型，微細型，短時

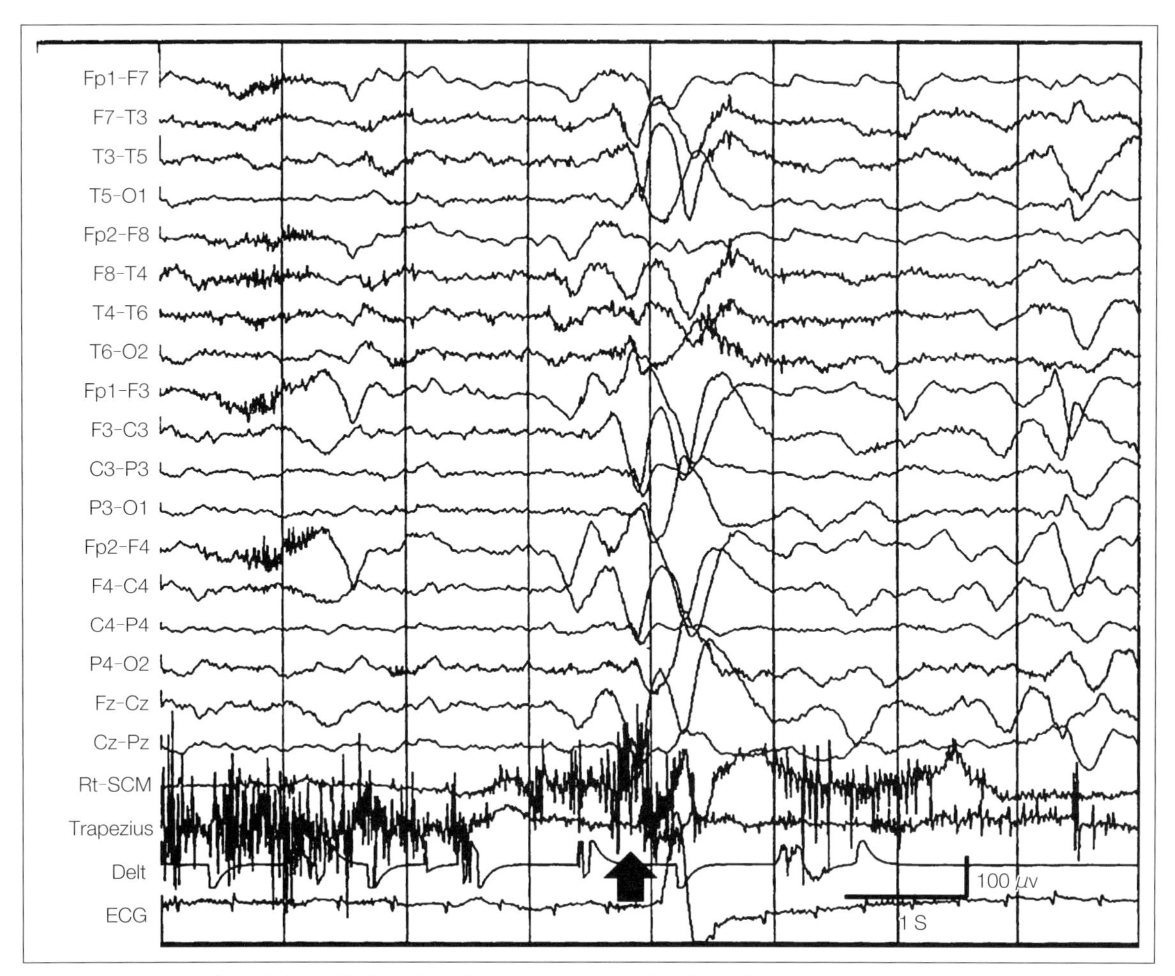

図 7-8　てんかん性スパズムの発作時ポリグラフ(3 歳女児，症候性全般てんかん)
脳波上の発作性二相大徐波に一致して単発の ES(矢印の漸増性筋放電に一致)を認める．

間の脱力先行型，非臨床型などに分類される場合もある．発作は覚醒直後に好発しやすく，単独でも出現するが，多くは「シリーズ形成」と称されるように約 5〜40 秒(約 10 秒程度が多い)ごとに周期的に出現する．立位，歩行ができる年齢での ES は，失立，転倒という危険な随伴症状を伴う．

発作時脳波(図 7-8)

発作時脳波はさまざまであるが，電位漸減性発射，高振幅二相性徐波発射や棘徐波発射で生じる．

病態生理

最近の ES 発作時の ECoG 研究では 80〜200 Hz HFO(high frequency oscillation)を伴う slow-wave 発射<1 Hz が認められるとし，その結果施行した切除術の成績と合わせて大脳皮質起源説を支持している．

合併てんかん症候群

- 大田原症候群
- West 症候群
- Lennox-Gastaut 症候群
- 症候性全般てんかんの一部
- 前頭葉てんかんの一部

治療

ビガバトリン(治験中)，バルプロ酸，ゾニサミド，トピラマート，ラモトリギン，ビタミンB_6大量療法などの抗てんかん薬以外に，最も有効率が高いACTH治療，最近注目されているケトン食療法，てんかん外科では脳梁離断術や迷走神経刺激術療法が試みられている．

文献

1）Engel J Jr: Report of the ILAE Classification Core Group. Epilepsia 47: 1558-1568, 2006
2）Kellaway P, et al: Precise characterization and quantification of infantile spasms. Ann Neurol 6: 214-218, 1979
3）小国弘量：てんかん性スパスムス．東女医大誌 83：E2-E8，2013

（小国弘量）

8　脱力発作，ミオクロニー脱力発作

定義と用語

Gastautらは，脱力発作を「筋の著しい低緊張を主体とする特異な全般発作」と定義し，ごく短時間型（別名epileptic drop attacks）と長時間型に二大別した[1]．1981年国際発作型分類では脱力発作（失立発作）として分類された．脱力発作は失立発作，転倒発作と同義で使用されていたが，その後の発作時研究より，脱力発作はまれであり，多くが強直発作によるものであることが明らかにされた．しかしながら，一部の小児てんかんで真の脱力発作，ミオクロニー脱力発作が存在することが報告された[2]．その結果，2010年の国際発作型分類案では脱力発作単独と別にミオクロニー発作の下位分類でミオクロニー脱力発作が新たに提唱されている．

臨床症状

脱力発作は，全身あるいは立位を維持する姿勢制御筋（肢帯筋）の脱力により，立位では，一瞬，下肢が膝の屈曲とともに臀部が落下，尻もちをつくように転倒する．しかしながら，意識の減損はなく落下直後にすぐに立ち上がる．また座位では発作直前の姿勢により，前方または後方に落下する．発作直前に一瞬の極軽微な表情の変化，四肢筋の一瞬のわずかな筋れん縮を認める．またミオクロニー脱力発作では，脱力直前に視察可能な四肢のミオクロニーが先行する．

発作時脳波

多くは，全般性両側同期性（多）棘徐波複合に一致して発作を認める（**図7-9**）．その他にごく短時間の全般性低振幅波や低振幅β波に一致して脱力する場合もある．

病態生理

以前は脳幹起源が考えられていたが，その多くが高振幅全般性棘徐波複合により生ずることから，皮質起源が一義的と推測される．神経生理学的には，広汎で強い皮質機能抑制によるものか，皮質網様体路を経由する二次的な脳幹網様体の抑制による姿勢制御筋の抑制が想定される．

合併てんかん症候群

・ミオクロニー脱力てんかん
・症候性全般てんかんの一部
・Dravet症候群

治療

多くは薬物治療抵抗性である．エトスクシミド，バルプロ酸，ラモトリギン，クロナゼパムなどが試みられているし，その他にケトン食やACTH治療も有効であるとされる．また難治な例では迷走神経刺激術や脳梁離断術も適応となろう．

文献

1）Gastaut H, et al: Atonic seizures. In: Gastaut H, et al, eds: Epileptic seizures, Clinical and electroencephalographic features, diagnosis, and treatment. pp37-63, Springfield: Charles C Thomas, 1972
2）Oguni H: Epileptic Drop Attacks. In: Panayiotopoulos CP, ed: The Atlas of Epilepsies. pp407-415, Springer-Verlag, London, 2010

（小国弘量）

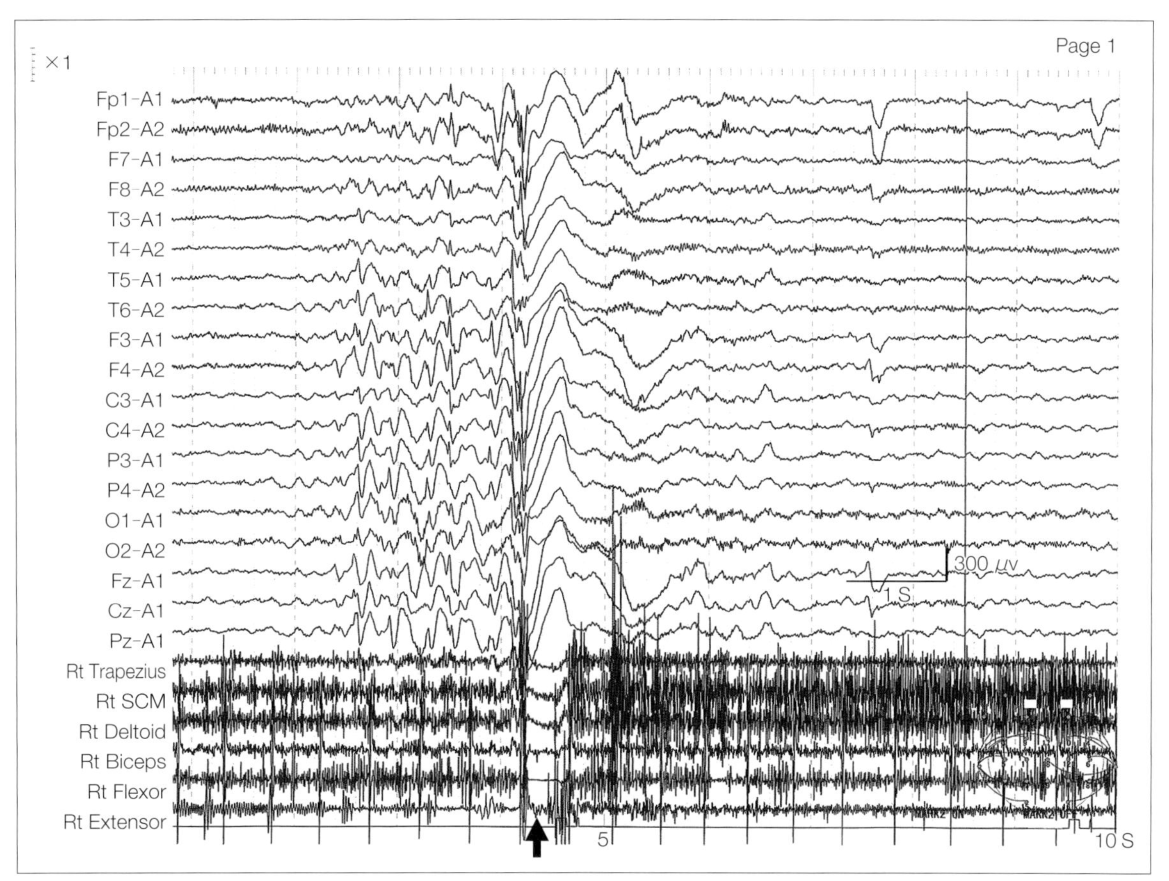

図 7-9 ミオクロニー脱力発作の発作時ポリグラフ(3 歳 10 か月男児，ミオクロニー脱力てんかん)
一瞬の叫声に一致して短い筋放電が認められ，その直後に強い筋放電の中断が 300 ミリ秒続いた．

9 全般性ミオクロニー発作

定義

ミオクロニー発作(MS)は，1981 年国際発作型分類では，「一瞬の全般性あるいは顔面，軀幹，四肢などの極短い筋れん縮であり，単独の筋群のことも，また特定のグループの筋群に生ずることもある．出現様式は単発のことも繰り返し出現することもある．脳波上全般性棘徐波複合ないし鋭徐波複合に一致する」と定義されている．

臨床症状

筋れん縮の優位に起こる部位により体幹肢帯筋優位型と上肢の前腕，手などが主体の末梢型に 2 大別されるが，前者では上肢の屈曲と大腿の屈曲と外転，背筋の伸展が主体である．また後者では手，前腕の軽度屈曲，回外が主体である[1]．乳児(良性)ミオクロニーてんかん(BMEI)，ミオクロニー脱力てんかん(MAE)の MS は単発で発作回数は少なく，体幹肢帯筋優位で筋れん縮時間は 300 ミリ秒以上と長いのに対し，若年ミオクロニーてんかん(JME)，Dravet 症候群(DS)では，MS は連続し発作回数も多く，遠位筋優位で発作持続時間は 50 ミリ秒程度と短いことが特徴とされている．

発作時脳波(図 7-10)

一般的に全般性棘徐波ないし多棘徐波複合に一致して MS が認められ，単発あるいは連発するミオクロニー筋れん縮として観察される．また BMEI，MAE では周波数が 1〜2 Hz と遅いのに

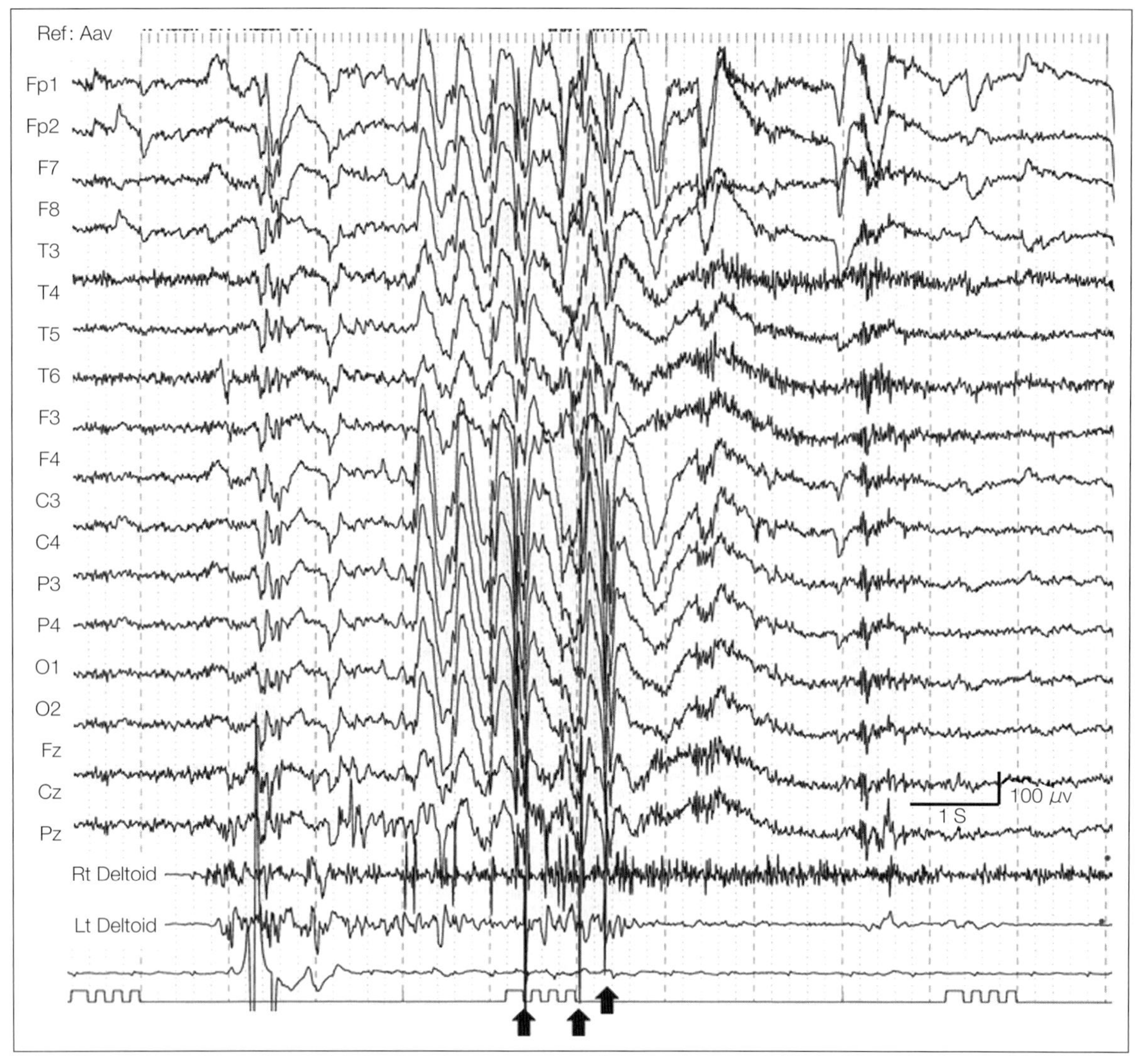

図 7-10　ミオクロニー発作の発作時ポリグラフ(14 歳女児，若年ミオクロニーてんかん)
断眠負荷時にミオクロニー発作が観察された．全般性高振幅棘徐波複合群発に一致して両側上肢に一瞬の軽度の三連発ミオクロニーが観察された(矢印の筋電発射)．

対し，JME，DS では周波数が 3〜5 Hz と速い[1]．

病態生理

1997 年の ILAE 小児てんかん部会では，ミオクローヌスをそれまでに神経生理学的研究で明らかになった機序を基に 4 型に分類している．すなわち，皮質性，皮質・網様体性，網様体性，陰性ミオクローヌスである．この中で MS は，左右対称性，全般性両側同期性棘徐波に伴って生ずることなどより，皮質・網様体性に分類されている．その理由としては，全般性両側同期性棘徐波複合が，皮質・視床反響回路に基づいて形成されるという皮質・網様体説に基づいている．

合併てんかん症候群

- 乳児(良性)ミオクロニーてんかん
- Dravet 症候群
- ミオクロニー脱力てんかん
- 若年ミオクロニーてんかん

治療

バルプロ酸が第1選択薬として考えられているが，その他にクロナゼパム，ラモトリギン，レベチラセタムなどが使用されている．また小児で抗てんかん薬治療抵抗性の場合にACTH治療，ケトン食治療も試みられる．

文献

1）Hirano Y, et al: Differentiation of myoclonic seizures in epileptic syndromes: a video-polygraphic study of 26 patients. Epilepsia 50: 1525-1535, 2009

（小国弘量）

10　欠神発作

定義と用語

欠神発作は突然始まり，終了する極短時間（5～20秒）の発作性意識喪失で全般性両側同期性3 Hz棘徐波群発に伴うと定義されている[1]．1981年国際発作型分類では，欠神発作は大きく全般性両側同期性3 Hz（2～4 Hz）棘徐波群発に伴う定型欠神発作とそれ以外の異質のてんかん性脳波異常（例えば不規則な棘徐波複合や速波活動など）に伴う非定型欠神発作に分類されている．また発作時の運動性随伴症状の有無で単純型と複雑型に分類される．

臨床症状

発作起始，発作終了は明瞭であり発作直後に完全回復し，発作後朦朧状態は認められない．発作が始まると患者は動作を止めて一点凝視となることが多いが，軽度の発作であるとそのまま発作前の動作をゆっくりではあるが続ける．しかし外的な刺激に対して反応せず，発作中の記憶は全くない．複雑型では，①間代，ミオクロニー成分を伴う型：律動性の眼瞼や時には頭部，四肢，手指の間代を伴う，②脱力成分を伴う型：欠神発作が強いと筋緊張の低下からゆっくり頭部，体幹を前屈したり，四肢を脱力する，③強直成分を伴う型：主に顔面や頭部の背屈，回旋，④自動症を伴う型：発作起始後4～6秒して単純な舌なめずり，咀嚼，などの口部自動症，また衣服を触ったり，手を無目的に動かしたりする，⑤自律神経症状を

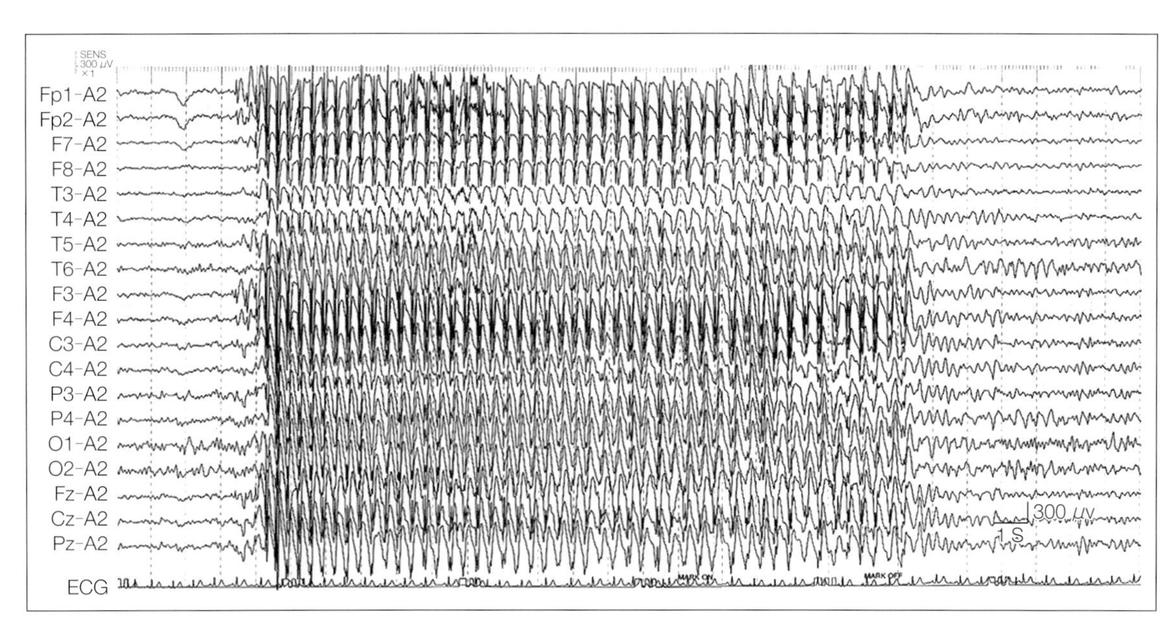

図7-11　欠伸発作の発作時ポリグラフ（7歳女児，小児欠神てんかん）
覚醒時に突然，全般性両側同期性3 Hz棘徐波複合群発が16秒間出現，それとともに動作停止，一点凝視の欠神状態が出現，終了とともにすぐに回復した．

伴う型：顔色の変化や，発汗，瞳孔散大，時には尿失禁を伴う，の5つに分けられる．

発作は自発性に生じ，過呼吸により誘発されやすい．長時間脳波研究では視察で観察される発作回数の3倍くらいは実際に発作があるとされる．

発作時脳波(図7-11)

全般性両側同期性左右対称性3 Hz棘徐波複合群発であり，3〜3.5 Hzで始まり終了前には2.5 Hz程度と遅くなる．棘徐波複合は前前頭部(F3, F4)に最も優位であり，その起始は全誘導でほぼ同じである．発作終了直後にほぼ開始直前の背景脳波に戻る．

病態生理

詳細な欠神発作動物モデルの研究から皮質・網様体説が主流である．遺伝的に規定された軽微な皮質興奮性と皮質・視床反響回路の存在より全般性両側同期性3 Hz棘徐波の律動性群発を生ずると推測されている．

合併てんかん症候群

・小児欠神てんかん
・若年欠神てんかん
・若年ミオクロニーてんかん

治療

バルプロ酸が第1選択薬であるが，反応が不良な場合や，催奇形性を考慮しなければならないときは，エトスクシミドが第2選択薬として推奨される．最近ではラモトリギンも欠神発作に有効性が証明されている．全般性強直間代発作を合併している場合にはバルプロ酸の次に推奨されよう．

文献

1）Panayiotopoulos CP: Idiopathic generalized epilepsies. In: Panayiotopoulos CP, ed: A clinical guide to epileptic syndromes and their treatment, 2nd edition. pp45-48, Springer-Verlag Ltd, London, 2007

（小国弘量）

11　特異な新生児期の発作

分類

新生児発作の臨床症状は，年長児や成人のものと大きく異なる．新生児期に認める発作の大部分は焦点発作である．二次性全般化することはない．全般発作のうちミオクロニー発作，強直発作は起こりうるが，非常にまれである．新生児期は，ILAEの発作型分類[1]における全般発作としての間代発作，強直間代発作，欠神発作，脱力発作は認めない．したがって，ILAEの発作型分類をそのまま新生児発作に当てはめることは不適切である．新生児発作の臨床分類は数多くあるが，最も引用される分類を**表7-7**に示す[2]．

臨床症状

新生児期に最も多く認める発作症状は多焦点性間代発作である．全般発作としての強直発作を呈することはきわめてまれで，強直姿位，後弓反張，四肢伸展・挙上などを示す発作のほとんどは焦点性である．また，非定型発作として眼球偏位，眼振，無呼吸，咀嚼・吸啜，四肢のペダル漕ぎ様運動，振戦などの症状がある．これら症状は発作時脳波で確認すると，ある場合は真にてんかん性発作であり，別の場合はてんかん性発作ではなく自動症である．さらに，明らかな焦点性間代

表7-7　Mizrahi & Kellawayの分類

焦点性間代発作
単一焦点性
多焦点性
焦点性強直発作
全般性強直発作
ミオクロニー発作
スパズム
運動性自動症(眼振，吸啜，哺乳，ペダル漕ぎ様運動など)
自律神経症状(血圧・心拍変動，無呼吸，流涎など)

注：歴史的に新生児発作は臨床徴候に基づき定義されてきた背景があり，この分類には非てんかん性発作も含まれている．

(Mizrahi EM, et al: Diagnosis and Management of neonatal seizures. p181, Lippincott-Raven, Philadelphia, 1998より改変引用)

発作と思われる症状と脳波所見の対応がないこともある．したがって，新生児発作の臨床症状と脳波所見は1：1対応ではない．

病態生理

新生児発作を年長児や成人の発作症状と同一に扱うことができない背景に，脳の未熟性がある．新生児脳では，①GABAが興奮性に作用するため発作が起きやすく，②髄鞘化が未発達で，③神経軸索や樹状突起の分枝が不完全であるため，伝播が弱く全般化機構が未発達である．また，辺縁系と脳幹との連絡は，大脳皮質との連絡より発達しているため眼球偏位や無呼吸，吸啜は新生児で多いとされる．

成因

新生児期に認める発作の多くは急性症候性である．低酸素性虚血性脳症，脳梗塞，中枢神経系感染症，電解質異常などに伴って観察される．成因から真にてんかんと呼べるものに，良性新生児けいれん，良性家族性新生児けいれん，大田原症候群と早期ミオクロニー脳症や，脳形成障害，神経皮膚症候群などがあり，遠隔症候性とよばれる．通常，新生児発作といえば，急性症候性と遠隔症候性のすべてを含め扱う．

発作時脳波

新生児発作の診断において，発作時脳波は必要条件であり，発作間欠時脳波の有用性は低い．脳波における新生児発作の定義は，一般に，突然出現し，反復性で，10秒以上持続し，進展を示す定型的な波形で，起始・中期・終止を示すもの，とされる．当然であるが，この定義は焦点発作にのみ当てはまる．発作波には**表7-8**の特徴がある．

最近のvideo-EEGを用いた詳細な研究から，新生児発作は臨床脳波解離(electroclinical dissociation)が高率であることがわかっている．臨床症状を伴わない潜在発作を高率に認める一方で，発作とみまがう突発性の異常徴候に発作時脳波変化を伴わない場合もしばしば経験する．前者は真にてんかん性発作であるが，後者はてんかん性発作とはいえない．したがって，新生児発作の診断，病態理解や治療においても発作時脳波所見が必須といえる．

表7-8 新生児発作の特徴

1. ほとんどは焦点発作である．両側性発作波はまれである．
2. 両側同期性棘徐波複合は存在しない．
3. 発作波は中心部，側頭部起始が多く，他の領域に伝播することもあるが，全般化はしない．他の領域に伝播した場合，もとの発作部位の発作波は消失することが多い．
4. 発作が30分以上持続することはまれである．
5. 臨床症状を伴わない潜在発作(subclinical seizure)を高率に認める．特に，抗てんかん薬の投与後にその頻度が高まる．
6. 発作の多くは動睡眠から起こる．

文献

1）Berg AT, et al: Revised terminology and concepts for organization of seizures and epilepsies: report of the ILAE Commission on Classification and Terminology, 2005-2009. Epilepsia 51: 676-685, 2010
2）Mizrahi EM, et al: Diagnosis and Management of neonatal seizures. p181, Lippincott-Raven, Philadelphia, 1998

（城所博之・奥村彰久）

12 その他の発作

(1) 全般性間代発作

定義

2006年のILAE用語委員会では，速律動性(1～2 Hz)の発作であり，意識の減損はある場合とない場合がある，そしてその病態生理は全般性強直・間代発作の間代期とは異なるとしている．また以下の型に分類しており，①間代成分のみ，②強直成分が先行する，あるいは混合する(例：眼瞼ミオクローヌス)，③間代欠神やミオクロニー欠神に伴う，である．通常の全般性間代発作の頻度はまれとされる．全般性間代発作は2歳以下の小児のてんかんに合併することが多いとされる(**図7-12**)[1]．

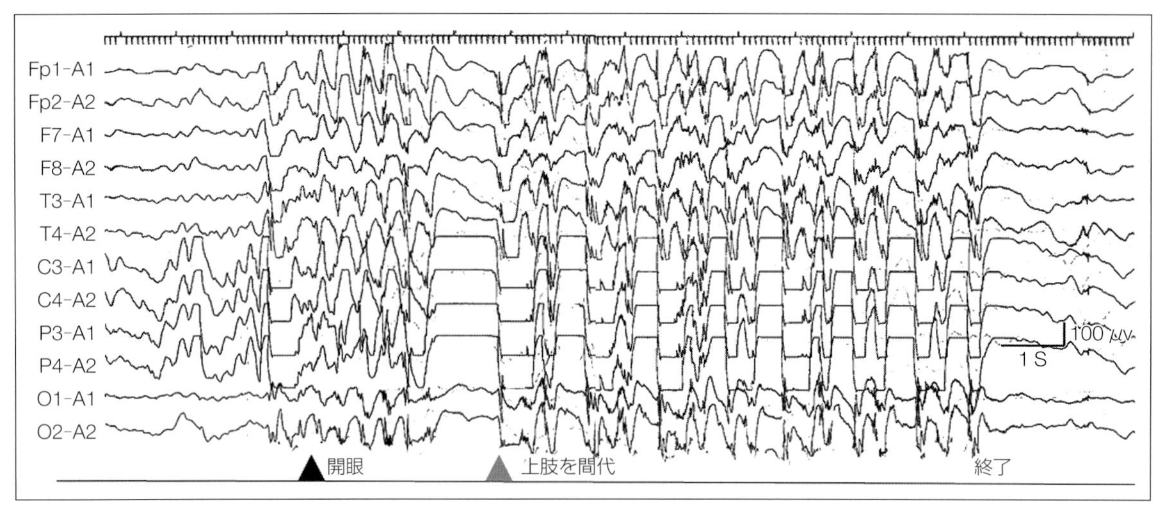

図 7-12　全般性間代発作の発作時脳波（2 歳 2 か月女児，ミオクロニー脱力てんかん）
睡眠時に突然開眼し，両上肢を律動的に間代させて終了.

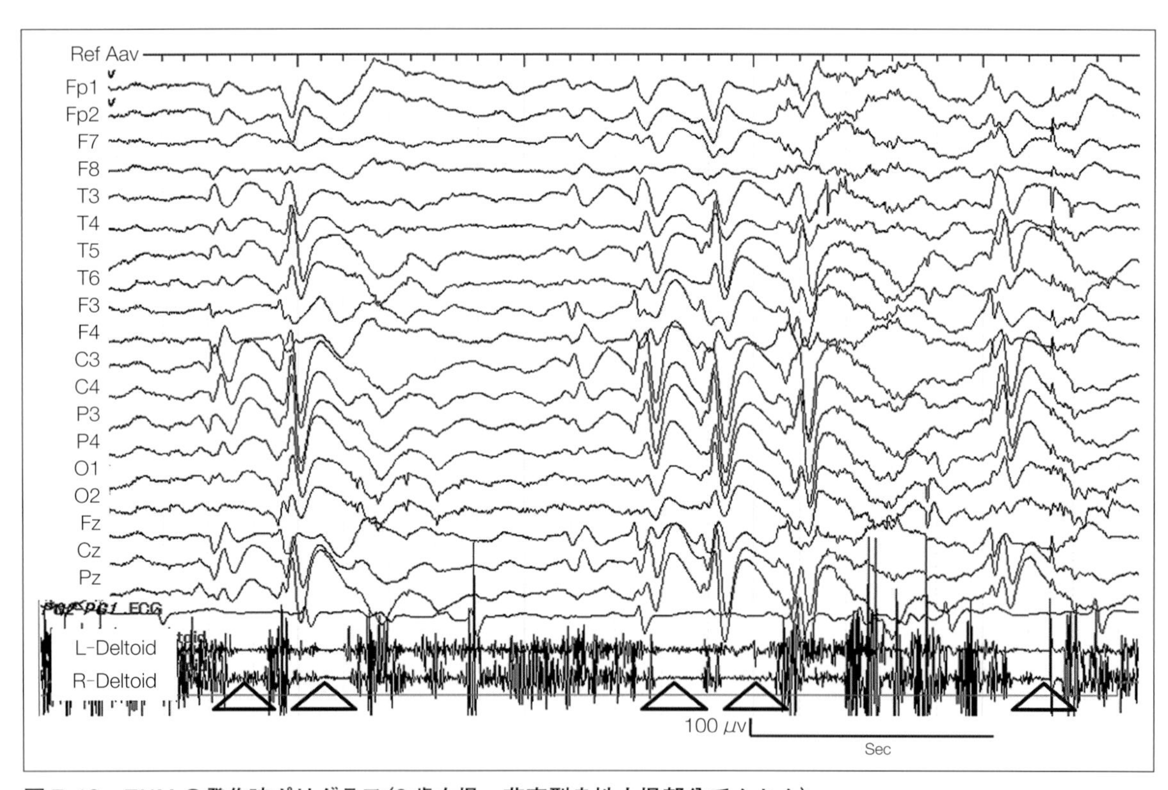

図 7-13　ENM の発作時ポリグラフ（6 歳女児，非定型良性小児部分てんかん）
立位で両上肢伸展挙上させると，表面筋電図の中断と一致して上肢の落下が認められた．脳波上で一致する中心頭頂部の鋭除波が認められる.

合併てんかん症候群

- Dravet 症候群
- ミオクロニー脱力てんかん
- ミオクロニー発作を伴う非進行性てんかん性脳症

(2) てんかん性陰性ミオクローヌス

定義

Tassinari らは，てんかん性陰性ミオクローヌス(epileptic negative myoclonus；ENM)を「脳波上の棘波，鋭波に時間的に一致した短い強直性筋放電の中断で，先行するミオクロニーを認めない」と定義している[2]．臨床症状としては，多くは頻回に持っているものを落とす，首が垂れるなどであるが，両上肢伸展前方挙上肢位にて観察すると，一側上肢(あるいは両側上肢)が頻回に落下することが観察される．発作時ポリグラフで短い(500 ミリ秒以下)筋放電の中断が，対側中心・側頭・頭頂部領域に出現する高振幅鋭徐波複合に時間的に一致して認められる．薬理学的にカルバマゼピンで悪化，エトスクシミドが著効すること，ENM と脱力成分をもつ非定型欠神発作が併存する場合があることより，一種の焦点性脱力(欠神)発作とも考えられる(図 7-13)．

合併てんかん症候群

・非定型良性小児部分てんかん

文献

1) Nordli DR Jr: Generalized clonic seizures. In: Panayiotopoulos CP, ed: The Atlas of Epilepsies. pp403-405, Springer-Verlag, London, 2010
2) Tassinari CA, et al: Epileptic negative myoclonus. In; Fahn S, et al, eds: Advances in Neurology Vol 67, negative motor phenomena. pp181-197, Lippincott-Raven, Philadelphia, 1995

(小国弘量)

E てんかん発作各論：2 てんかん発作重積状態

1 けいれん性重積状態

定義と用語

国際抗てんかん連盟(ILAE，1981)は，けいれんがある程度の長さ以上に続くか，短い発作を反復し意識の回復を伴わないものをけいれん性重積状態(convulsive status epilepticus；CSE)と定義し，遷延・反復型とも持続時間が 30 分以上続くものとされてきたが，発作持続時間が 5 分を超えると自然に止まる可能性が低く医療的処置を要する可能性が高いため，最近は 5 分以上とする意見も多い[1]．2 種類の抗てんかん薬投与にもかかわらず発作が抑制されない場合を refractory-CSE とよび，一刻も早い集中治療が必要となる．これらの治療にもかかわらず重積が 24 時間持続するか治療薬漸減により重積が再発する場合を super-refractory CSE とよび，後遺症を残したり，死に至る確率が高くなる．

臨床症状

発作型は強直，強直間代，間代があり，発作部位により両側性，左右非対称の両側性，片側性(乳児に多い)がある．チアノーゼを伴い低酸素状態となることが多い．

発作時脳波

強直時には棘律動，間代時には棘徐波群発が，両側広汎性，左右非対称や一側性に出現する．発作後には全般性脳波抑制もしくは不規則大徐波律動が広汎性あるいは左右非対称性に現れる．

治療によりけいれんが消失した後も脳波上の発作波が持続する非けいれん性てんかん重積状態に移行することがあり，チアノーゼが持続する場合や開眼のまま動きに乏しい場合は緊急脳波検査が鑑別に有用である．脳波検査は心因性非てんかん発作の除外にも有用である．

病態生理

呼吸抑制による低酸素血症と高 CO_2 血症に加え，大脳神経細胞の過剰な電気活動によるエネルギー需要増大との不均衡により乳酸アシドーシスを生じる．初期の高血糖は低血糖へと転じ，高血圧，ショックを伴う．不整脈や肺水腫，肺炎，誤嚥，急性尿細管壊死，横紋筋融解に伴うミオグロビン尿症発生にも留意する．

けいれんの遷延に伴って神経細胞表面のベンゾジアゼピン受容体が細胞内に取り込まれる内包化とグルタミン酸受容体増加が起こるため，ベンゾジアゼピン系薬剤は早期に投与するべきで，投与が遅れると効果が減弱する[2)]．

関連するてんかん症候群と各種神経疾患

小児の Dravet 症候群や 4p-症候群では CSE をしばしば繰り返し，発熱や入浴によって誘発されやすい．その他のてんかんでも抗てんかん薬の減量，中断がきっかけとなって出現することがある．てんかん以外にも，急性の脳炎・脳症，クモ膜下出血，脳内出血，脳梗塞，低酸素性虚血性脳障害，頭部外傷などの急性脳疾患や，低血糖や低ナトリウムなどの代謝異常，さまざまな先天性代謝異常症でも CSE を呈することがあり，既往歴，発症時の情報収集，各種血液・画像検査により早急に原因疾患の鑑別を行う．

治療[3, 4)]

必要に応じ酸素投与し，全身管理を開始する．てんかんによることが明らかでない場合にはまずビタミン B_1 とブドウ糖を静脈内投与する．抗てんかん薬投与に加え，てんかん以外の原因疾患が考えられる場合にはその治療を行う．

CSE ではジアゼパムやミダゾラムの静脈内投与が行われることが多い．適応投与経路外であるジアゼパム直腸内投与，ミダゾラム直腸・頬粘膜・鼻腔内投与，保険適用外であるミダゾラム筋肉内注射は，静脈確保困難な場合に有用である．ジアゼパム座剤は吸収に時間を要するため効果をあまり期待できない．

Refractory CSE ではフェノバルビタール，(ホス)フェニトインの静脈内投与，ミダゾラム，バルビツール系静脈麻酔薬，保険適用外であるケタミン静脈内投与に効果を期待できる．保険適用外のプロポフォールが有効な場合があるが，プロポフォール注入症候群を避けるため特に小児においては短期使用にとどめる．

Super refractory CSE では集中治療室において上記薬剤に加えて，吸入麻酔，ケトン食，マグネシウム製剤などの有効例や，PET や発作時 SPECT によるてんかん焦点特定後の緊急てんかん焦点切除術の有効例も報告されている．

必要に応じ脳浮腫対策，ステロイド投与，軽度低体温療法などの併用も考慮する．

文献

1）てんかん治療ガイドライン作成委員会編集(日本神経学会監修)：第 8 章てんかん重積状態．日本神経学会ガイドライン 2010．pp72-85，医学書院，2010(2012 年度追補が日本神経学会ホームページ上で公開中)
2）Naylor DE, et al: Trafficking of GABA(A) receptors, loss of inhibition, and a mechanism for pharmacoresistance in status epilepticus. J Neurosci 25: 7724-7733, 2005
3）Ferlisi M, et al: The outcome of therapies in refractory and super-refractory convulsive status epilepticus and recommendations for therapy. Brain 135: 2314-2328, 2012
4）Abend NS, et al: Status epilepticus and refractory status epilepticus management. Semin Pediatr Neurol 21: 263-274, 2014

（今井克美）

2　ミオクロニー重積状態

(1) 定義と用語

一瞬のぴくつきであるミオクローヌスを頻回に繰り返す状態が遷延する，てんかん重積状態のなかではまれなタイプである．重延状態の基準はミオクローヌスが 10 秒間隔で 10 分以上，1 分間隔で 30 分以上などさまざまだが，機能障害を伴うことが必要である[1)]．

(2) 臨床症状

ミオクローヌスが強く連続する場合にはけいれん性てんかん重積状態様となるがチアノーゼなどの自律神経症状を呈することは通常はない．一方，意識減損を伴いミオクローヌスが軽い場合に

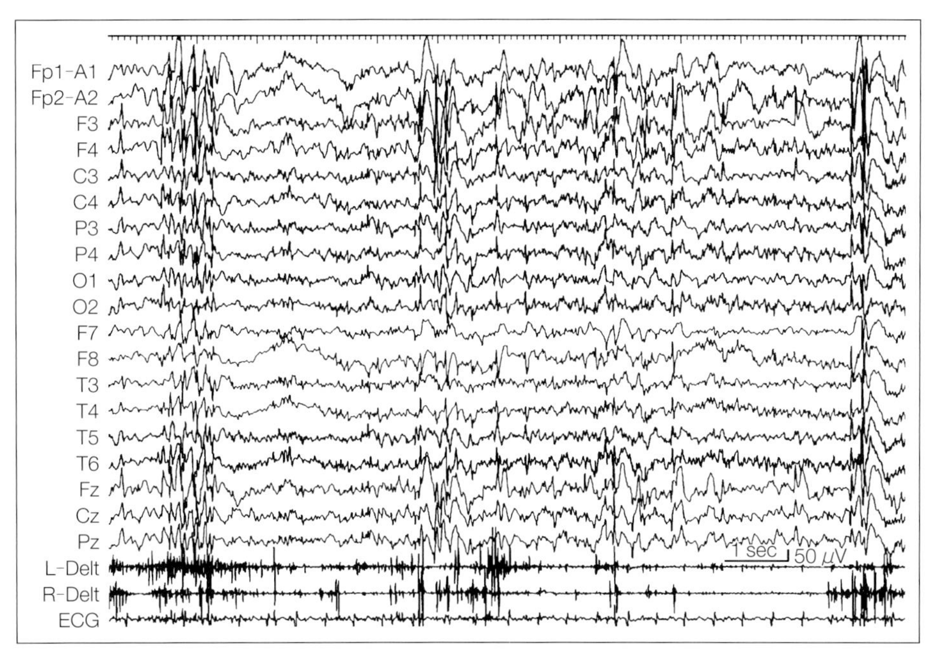

図 7-14 Dravet 症候群におけるミオクロニー重積状態

4 歳女児．頻回の非対称性ミオクロニーは広汎性棘徐波を伴うてんかん性と伴わない非てんかん性が混在する．

は非けいれん性てんかん重積状態様となる．長い場合には数日に及ぶこともある．

(3) 年齢別の合併てんかん症候群，原因疾患と発作時脳波

a．乳幼児期

Dravet 症候群，Doose 症候群，乳児早期ミオクロニーてんかん，非進行性脳症（Angelman 症候群，Rett 症候群，4p-症候群）などでみられる[2,3]．しばしば左右非対称，非同期性で，比較的軽く非律動的なミオクローヌスであり，意識減損を伴う場合と伴わない場合がある．脳波では局在性，多焦点性あるいは全般性の不規則棘徐波や徐波が対応する（**図 7-14**）．何らかの広汎性脳障害を背景としており，ミオクローヌスを伴う非定型欠神重積状態ともいうことができる．

b．学童期以降

若年ミオクロニーてんかんなどの特発性全般てんかんでも 0.5〜7% にミオクロニー重積状態が出現する[2,3]．寝起きにみられることが多く，薬剤減量や睡眠不足，飲酒が誘因になるほか，カルバマゼピン，フェニトイン，ガバペンチンなどの薬剤による誘発や悪化が知られている[2-4]．発作時脳波は前頭部優位の全般性（多）棘徐波の頻発あるいは 3〜6 Hz 不規則群発を伴う．

進行性ミオクローヌスてんかん（Unverricht-Lundborg 病など）では，寝起きや動作時に顕著にミオクロニー重積状態を呈することが多く，近位筋優位でしばしば両側同期性に出現し，数時間続くこともあるが意識は保たれる．ミオクロニーが次のミオクロニーを誘発するために強度を増しながら連続して出現するミオクロニー・カスケードが特徴的で強直間代発作に進展することがあり，長ループ反射（C 波）を介すると考えられている．発作間欠時脳波で広汎性棘徐波を認めることが多いが，ミオクロニー重積状態時は脳波対応のないことが多い（**図 7-15**）．

c．年齢に関連しない急性症候性脳障害あるいは後遺症に伴うもの

虚血性低酸素性脳障害（心停止後の Lance-

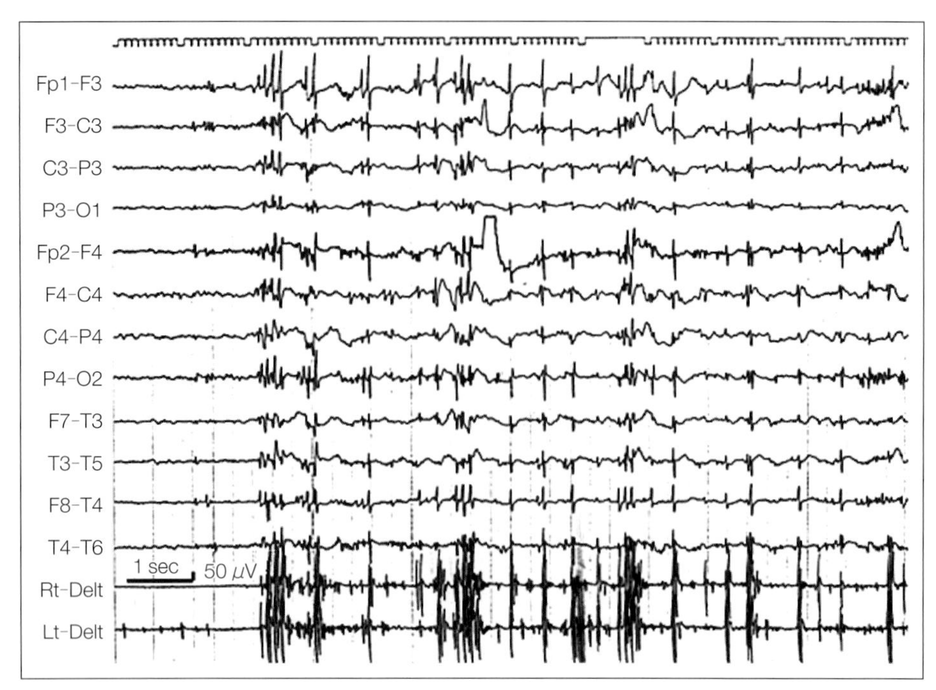

図 7-15　進行性ミオクローヌスてんかんにおけるミオクロニー重積状態
Unverricht-Lundborg 病の成人．両側性の頻回のミオクロニーに対応して棘徐波ではなくアーチファクトを広汎かつ頻回に認める．

Adams 症候群），急性中毒性，代謝性，感染性疾患，種々の代謝性要因による脳症などでみられる[5]．部位の一定しないミオクローヌスが連続性に出現し，焦点性あるいは全般性の多棘徐波のみならず鋭波が対応することもある．脳波では徐波，低振幅脳波，suppression-burst や generalized periodic epileptiform discharges（全般性周期性てんかん性放電）を呈することもある．

(4) 治療

治療はバルプロ酸，クロナゼパムを主薬剤として，ピラセタム，レベチラセタムも選択肢となる[2,3]．小児では効果はしばしば一過性だが ACTH が有効な場合がある[2,3]．薬剤による悪化では原因薬剤を減量中止する[4]．急性症候性脳障害に伴うものでは原疾患の治療が優先されるが重度の広汎性大脳障害を基盤とすることが多く，予後は不良のことが多い[5]．

文献

1）Ohtahara S, et al: Myoclonic status epilepticus. In: Engel J, et al, eds: Epilepsy, a comprehensive textbook. 2nd ed. pp725-729, Lippincott Williams & Wilkins, philadelphia, 2008
2）Thomas P, et al（著），井上有史（監訳）：若年ミオクロニーてんかん．Bureau M, et al（編）：てんかん症候群乳幼児・小児・青年期のてんかん学，第 5 版．pp317-343，中山書店，2014
3）Bernardina BD, et al（著），井上有史（監訳）：非進行性脳症におけるミオクロニー重積状態．Bureau M, et al（編）：てんかん症候群乳幼児・小児・青年期のてんかん学，第 5 版．pp444-452，中山書店，2014
4）Larch J, et al: Myoclonic status epilepticus in juvenile myoclonic epilepsy. Epileptic Disord 11: 309-314, 2009
5）Drislane FW, et al: Myoclonic status epilepticus. In: Schomer DL, et al, eds: Niedermeyer's Electroencephalography. 6th ed. pp581-588, Wolters Kluwer, philadelphia, 2011

（今井克美・池田　仁）

3 epilepsia partialis continua

定義

epilepsia partialis continua（EPC）とは，単純部分発作の特殊形で，持続性のぴくつきが単一部位に認められるものと定義されている[1]．運動症状を10秒未満の間隔で繰り返し，それが1時間以上持続する．EPCは1894年にKozhevnikovが初めて報告し（Kozhevnikov症候群），1958年に慢性進行性の一群としてRasmussen症候群が，さらに代謝性疾患でみられるEPCも区別されるようになり，現在では3型に分類されている（**表7-9**）．

臨床症状

症状の主体はミオクロニー発作であるが，部分性運動発作（間代発作）との異同については議論がある[2]．症状は主に四肢の遠位や顔面に生じるが，体幹など近位筋に生じることもある．いずれの場合も常に一定の部位に生じ，周囲には波及しない．

発作時脳波

脳波上は，症状反対側中心部に焦点性てんかん性放電がみられる．てんかん性放電と筋収縮との時間的相関は多様である．

病態生理

症状発現領域は一次運動野と考えられるが，周囲に波及せず限局する機序は不明である．

合併するてんかん症候群

小児ではRasmussen症候群や代謝疾患により，成人では脳血管障害や脳腫瘍などにより生じることが多い．

治療

多くは薬剤抵抗性であり，治療としては基礎疾患の治療が焦点となる．予後は病因により多様であるが，一般に急性疾患によるEPCは緩解が得られやすいが，慢性疾患によるものは緩解が得られにくい．

文献

1）Engel J: Report of the ILAE classification core group. Epilepsia 47: 1558-1568, 2006
2）Wieser HG, et al: Simple partial status epilepticus and Epilepsia partialis continua of Kozhevnikov. In: Engel J, et al, eds: Epilepsy a comprehensive textbook 2nd edition. pp705-723, Lippincott Williams & Wilkins, Philadelphia, 2008

（寺田清人）

4 非けいれん性発作重積状態

定義

非けいれん性発作重積状態（non-convulsive status epilepticus；NCSE）はけいれんを伴わないてんかん発作が重積している状態を意味している．しかし，けいれんを伴わない重積状態のう

表7-9 epilepsia partialis continua（EPC）の3型

	特徴
Rasmussen症候群で生じるEPC	局所性のミオクローヌスと部分発作が身体の同側にみられる．ミオクローヌスと脳波変化の対応はある場合もない場合も存在する．病変側の背景脳波は進行性に徐波化する．
局所性病変で生じるEPC	異形成，血管性，腫瘍性など種々の病変で生じる．非ケトン性の高血糖でもみられる．ミオクローヌスは部分発作と同じ領域に生じ，脳波変化を伴う．睡眠時にはみられない．
先天性代謝性疾患でみられるEPC	ミトコンドリア病など，エネルギー代謝に障害を起こす種々の状態で出現する．睡眠時に持続する律動性のぴくつきが，初期には一側性にその後は両側性にみられる．ミオクローヌスには脳波対応がみられる．

表 7-10　非けいれん性発作重積状態の 3 型

	特徴
欠神発作重積状態	欠神発作の重積状態．意識変容の程度はさまざまで，反応性や高次脳機能の障害の程度により，従命できるものから無動となるものまで存在する．顔面・眼瞼にミオクローヌスを伴うことも多い．ベンゾジアゼピン系薬物の静注に反応する．
非定型欠神発作重積状態	非定型欠神発作の重積状態で，症候性全般てんかんでみられる．ベンゾジアゼピン系薬物の静注への反応は部分的で，意識障害の悪化，強直発作の誘発などの増悪を示すこともある．
複雑部分発作重積状態	症状はてんかん原性焦点の部位により異なり，反応性の程度，認知・行動の異常，自動症の有無など多様であるが，多くは言語障害と精神機能の変容を呈する．抗てんかん薬に対する反応性は多様であるが，一般に抵抗性である．

ち，意識の変容を伴わない単純部分発作の重積状態は次項の aura continua と称されるため，狭義には NCSE は欠神発作重積状態，非定型欠神発作重積状態，複雑部分発作重積状態の 3 発作型を含めた概念として用いられることが多い(表 7-10)[1]．また，中年期以降に薬剤性もしくは代謝性の要因で欠神発作重積を呈することもある(*de novo* late absence status epilepticus)．なお，2006 年の ILAE の分類案では，NCSE という用語は用いられず，dyscognitive focal status epilepticus と absence status epilepticus に分けて記載されている[2]．

発作時脳波

脳波上は，欠神発作・非定型欠神発作重積状態では，それぞれ 3 Hz の律動性もしくは 2～3 Hz の不規則な(多)棘徐波複合を示し，複雑部分発作重積状態では部分てんかんでみられる発作時脳波変化を呈する．

病態生理

いずれの病態においても，てんかん発作重積状態となる機序は明らかではない．

治療

治療としては，欠神発作・非定型欠神発作重積状態に対してはベンゾジアゼピン系薬物の投与が行われるが，後者では増悪を呈することがあり注意を要する．複雑部分発作重積状態に対しては，ベンゾジアゼピン系薬物以外にも各種抗てんかん薬を使用するが，予後は原疾患により多様である．

文献

1）Tomson T, et al: Nonconvulsive status epilepticus in adults: thirty-two consecutive patients from a general hospital population. Epilepsia 33: 829-835, 1992
2）Engel J: Report of the ILAE classification core group. Epilepsia 47: 1558-1568, 2006

(寺田清人)

5-1　aura continua

定義

aura continua(持続性前兆)という用語は，てんかん発作時にみられる前兆と同様の症状が 30 分以上，時に時間単位もしくは日単位で出現するまれな単純部分発作重積状態である[1]．

臨床症状

aura continua の症状はてんかん原性焦点の局在によるが，意識の変容と運動症状は認めず，感覚的，自律神経的，もしくは精神的な自覚症状を呈する．具体的な症状としてはしびれ，痛み，視覚症状，聴覚症状，嗅覚症状さらには辺縁系の症状としてみられるような恐怖などの感情症状や上腹部上行感などの自律神経症状で，変動して強くなったり弱くなったりするが，数分ごとに繰り返しながら数時間～日単位持続する[2]．運動症状が多少みられても aura continua とする意見もあるが[2]，運動症状だけでなく，失語などの他覚的に確認できる症状がみられるものは aura continua

としないという意見も存在する[3].

発作時脳波

脳波対応はさまざまで，変化を伴う場合も伴わない場合もある．

病態生理

症状発現領域は体性感覚症状の場合は一次もしくは二次感覚野，視覚症状や聴覚症状の場合にはそれぞれに対応する感覚野，感情症状や自律神経症状の場合には辺縁系などが想定される．てんかん性の活動が限局し，周囲の症状を呈する大脳皮質に波及しない機序は不明である．

治療・予後

種々の病因により生じ，予後はその病因により多様である．

文献

1）Seshia SS, et al: Aura continua. Epilepsia 46: 454-455, 2005
2）Engel J: Report of the ILAE classification core group. Epilepsia 47: 1558-1568, 2006
3）Panayiotopoulos CP: Status epilepticus. In: Panayiotopoulos CP, ed: A clinical guide to epileptic syndromes and their treatment 2nd edition. pp65-96, Springer, 2010

（寺田清人）

5-2 複雑部分発作重積状態（CPSE），認知障害焦点発作重積状態

定義と用語

てんかん発作重積状態の下位分類については長年論争が続いており，いまだに結論は得られていない．けいれん症状を示さないてんかん発作重積状態を意味する「非けいれん性発作重積状態」は，歴史的には，「欠神発作重積状態」と「複雑部分発作重積状態（complex partial status epilepticus；CPSE）」の 2 種類に大別されてきた．ところが，2006 年の国際抗てんかん連盟（ILAE）てんかん分類コアグループ報告では，従来の区分は反映されず，その代わりに，発作重積の発生機序と発作持続への関与要因を念頭に置いたとされる 9 項目の下位分類が提示された．CPSE は，4 番目の「認知障害焦点発作重積状態 dyscognitive focal（psychomotor, complex partial）status epilepticus」という項目中に含まれ，dyscognitive focal status epilepticus の別名という扱いになっている[1].

認知障害焦点発作重積状態は，「A. 内側側頭てんかん重積状態（mesial temporal status epilepticus）」と「B. 新皮質てんかん重積状態（neocortical status epilepticus）」に分けられ，それぞれ次のような解説がつけられている．

内側側頭てんかん重積状態：主に内側辺縁系構造を巻き込む焦点発作重積で，認知障害発作症状が断続的に生じ，発作と発作の間に完全な意識回復を認めない．発作起始は一側もしくは両側半球交互でありうる[1].

新皮質てんかん重積状態：さまざまな大脳皮質部位から始まり，予測できない多様な臨床症状パターンを取りうる．前頭葉焦点の発作重積では，欠神発作重積や全般性強直間代発作重積に類似することもある．他の発作重積では，特定の行動症状を繰り返すこともある．この種の発作重積はある程度まで発作焦点の大脳皮質を反映する．例えば後頭葉てんかん重積状態では原因不明の盲状態，言語野が焦点のてんかん発作重積状態では失語や発語障害が起こりうる[1].

しかしながら，現実的には，上述の認知障害焦点発作重積状態の定義では包含できない発作症状，発作状態も存在し，用語について，専門家の間でも意見の一致は認められていない．本項では，以下 CPSE を用いる．

臨床症状・発作時脳波所見

けいれん性てんかん発作重積状態と異なり，CPSE を臨床症状のみで診断することは困難である．脳波上，①局所的な発作時脳波活動の持続，または，②間欠的に繰り返し生じる局所的な発作時脳波活動，のどちらかが遷延する状態が診断の根拠となる．持続時間に関しても議論があり，30 分以上とするのが一般的ではあるが[2]，5 分以上

持続する場合は，治療を開始すべきとの立場をとる報告もある[3].

臨床症状としては，意識減損を伴う発作時臨床症状が脳波上の発作時脳波活動出現時に生じる．意識減損は，簡単な命令には応じられる程度の軽い意識混濁から，全く応答がみられない意識障害まで，広い幅がある．臨床症状は，わずかな行動変化のみの状態から，せん妄，昏睡，あるいは精神疾患の症状に似た興奮性の行動変容までさまざまな報告がある[4]．症例によっては，自動症や，顔面筋の軽微なぴくつきなどを認めることもある[5]．意識レベルの変化およびてんかん性発作活動が局在する部位に起因する症状として，さまざまな程度の記憶障害，失語，失認などの症状を認める場合もある．

病態生理

CPSEの病態生理の詳細は不明である．ただし，CPSEをはじめとするてんかん発作重積状態では，単発の発作と同様の機序で発作が始まるとしても，単発の発作終了時に作動する脳内の生理学的発作終了機構が，何らかの原因で機能していないことが推定されている．発作終了機構の機能不全については，動物モデルを用いて，神経細胞，細胞外環境，神経細胞群相互作用など，さまざまなレベルでの検討がなされつつある．最近の研究では，てんかん発作重積状態において，神経細胞レベルでは，GABAレセプター密度の低下による抑制性神経細胞信号伝達の減少，興奮性神経細胞伝達に関わるNMDAおよびAMPAレセプターの増加が関与していることが推定されている[6]．細胞外環境レベルでは，細胞膜内外イオン濃度勾配変化による抑制性メカニズムの変化[7]，また，神経細胞群相互作用レベルでは，てんかん性発作活動に関与する神経細胞群の同期性が失われることが逆説的に発作終了を妨害しているのではないかとの観察もある[8,9]．

さらに，CPSEにおいては，なぜ発作時脳波活動が全般化せず局所にとどまるのか，という点については病態解明が進んでいるとはいえず，今後の研究が待たれる．

合併てんかん症候群，疫学，病因

CPSEについては，上述のように定義，概念について論争が続いており，明確に規定されていないために，疫学的情報は十分ではない．Shorvonは，CPSEについて「小児にも成人にも生じ，最もよくみられるてんかん発作重積状態であり，脳症を伴わないもの」であると述べており[10]，この説を採るならば，特定のてんかん症候群に伴うものではない，といえる．

Shorvonの推定では，CPSEの頻度は一般人口10万人中およそ35人，脳性麻痺などの脳機能障害者では10万人中100～200人とされている[11]．ただし，症状が軽微であるために診断されずに見過ごされてきた症例を含めれば，実数はさらに多いと考えられる．

CPSEの病因は多岐にわたることからみて，単発の発作をもつてんかん症例だけに生じるのではなく，むしろ他の疾患でCPSEが惹起される例が多いことは注意を要する．例えば，米国ヴァージニア大学病院で実施された，脳波所見で確定された「非けいれん性てんかん発作重積状態」100例(平均年齢49.5歳，男性36名，女性64名)の後方視的研究報告では，病因の内訳が，てんかんの既往は約1/3(31例)であり，約半数(52例)が急性疾患，そして残り(17例)が病因不明であった．急性疾患は，中枢神経性疾患，全身性疾患に大きく分けられ，中枢神経性疾患には中枢神経感染症，脳出血，脳腫瘍，脳梗塞などが含まれていた．全身性疾患としては，感染症，代謝性疾患，消化器系疾患，内分泌系疾患，循環器系疾患，腎疾患，血液疾患，多臓器不全が含まれていた．さらに，少数ではあるが，脊髄造影用メトリザミド，リチウム中毒，ジゴキシン中毒，電気ショック療法後に誘発された非けいれん性発作重積状態も認められた．生命予後は病因によって異なっており，急性疾患群では，14名が死亡(27%)，病因不明群では3名の死亡(18%)であったのに対して，てんかん症例群の死亡は1例のみ(3%)であった[12]．

治療

非けいれん性てんかん発作重積状態は，現時点まで治療ガイドラインが整備されていない．臨床症状が顕著でないために見過ごされている場合があるため，原因不明の意識障害状態が遷延して認められる症例では，CPSE の存在を疑って脳波検査を実施することが重要である．診断後は，速やかに治療を開始する．第 1 選択は，ベンゾジアゼピン系の薬剤(ジアゼパムなど)で，その後に作用時間の長い薬剤(フェニトインなど)を使用する．意識障害のために誤嚥の危険性が高い場合においては，薬剤投与は静脈注射によることが基本である．基礎疾患がある場合には，基礎疾患の治療を同時に行う．

文献

1) Engel J Jr: Report of the ILAE Classification Core Group. Epilepsia 47: 1558-1568, 2006
2) Meierkord H, et al: Non-convulsive status epilepticus in adults: clinical forms and treatment. Lancet Neurol 6: 329-339, 2007
3) Rüegg S: Non-convulsive status epilepticus in adults -an overview. Schweiz Arch Neurol Psychiat 159: 53-83, 2008
4) Williamson PD: Complex partial status epilepticus. In: Engel J Jr, et al, eds: Epilepsy a comprehensive textbook 2nd ed. pp677-692, Lippincott Williams and Wilkins, Philadelphia, 2008
5) Ballenger CE, III, et al: Partial complex status epilepticus. Neurology 33: 1545-1552, 1983
6) Chen JWY, et al: Status epilepticus: pathophysiology and management in adults. Lancet Neurol 5: 246-256, 2006
7) Lamsa K, et al: Use-dependent shift from inhibitory to excitatory GABAA receptor action in SP-O interneurons in the rat hippocampal CA3 area. J Neurophysiol 90: 1983-1995, 2003
8) Schindler K, et al: Increasing synchronization may promote seizure termination: Evidence from status epilepticus. Clinical Neurophysiol 118: 1955-1968, 2007
9) Cash SS: Status epilepticus as a system disturbance: Is status epilepticus due to synchronization or desynchronization? Epilepsia 54 (Suppl. 6) : 37-39, 2013
10) Shorvon S: What is nonconvulsive status epilepticus, and what are its subtypes? Epilepsia 48 (Suppl. 8): 35-38, 2007
11) Shorvon S: Status Epilepticus: Its clinical features and treatment in children and adults. Cambridge University Press. Cambridge, 1994
12) Shneker BF, et al: Assessment of acuter morbidity and mortality in nonconvulsive status epilepticus. Neurology 61: 1066-1073, 2003

(臼井桂子)

5-3 spike and wave stupor

(1) 概念と定義

1938 年に Lennox は，持続的な spike-and-wave 放電を呈し，意識レベルの低下をきたしている症例を報告した．この症例はもともと欠神発作を有しており，低血糖のために欠神発作重積状態となったとされている．1945 年にこの非けいれん性てんかん重積状態について，petit mal status(小発作重積状態)という用語を提唱している．1960 年代に，Niedermeyer, Khalifeh, Lob らが，欠神発作重積状態では定型欠神発作よりも意識障害の程度は軽いと報告した．さらに，欠神発作重積状態の脳波は非定型的で持続性に欠け，やや不規則であることも報告している．さらに，知的障害を伴う重度のてんかんにもこのようなてんかん性の昏迷状態がみられると報告し，欠神発作重積状態よりも状態を記述する用語として，spike-wave stupor を提唱している．その後，多くの報告があるが，現在では欠神発作重積状態という用語に統一され spike and wave stupor は診断名としては使用されなくなった．

本症では，Spike and wave stupor の報告例をまとめたが，あくまでも欠神発作重積状態の特異症状に注目したものと考えられているので欠神発作重積状態の記述と大きく重複することはお許し願いたい．

(2) 臨床症状・分類

意識障害のレベルは非常に軽微な意識障害で普段と比べて何となく受け答えがおかしい，ボーッとしているといったものから，昏睡に近い高度の意識障害まである．典型例では急性昏迷状態を呈する．90% の患者で意識障害の程度は変動する．持続時間は，6～72 時間が多いとされている．まれに 1 週間程度まで遷延することがあり，数週間続いたという報告もある．臨床的には，ミオクロニー発作を伴うこともある．両上肢のミオクローヌス，眼瞼ミオクローヌス，陰性ミオクローヌスなどがある．自動症，幻聴，幻視，精神症状などは認知障害性発作（複雑部分発作）重積状態でみられることがあるが，欠神発作重積状態ではまれである．

臨床的には欠神発作重積状態は，1)素因性全般てんかんに伴う典型例，2)脳症を有する患者にみられる非定型欠神発作重積状態，3)脳波で焦点性の特徴を有し焦点てんかん患者みられるもの，4)いわゆる de novo status epilepticus といわれ非てんかん患者にみられるもの，に大別される．

(3) 脳波所見

発作時脳波は，両側同期性，対称性，持続性てんかん性放電である．典型的には全般性の 3 Hz 棘徐波複合が持続するものであるが，実際には周波数が 3 Hz というのはむしろ少なく，2 Hz 前後が多い．一部の症例では，焦点性に優位なてんかん活動を呈することがある．いずれにせよ，脳波を検査して初めて診断できる場合が大部分ではある．

(4) ベンゾジアゼピン系薬による治療および診断

欠神発作重積状態（spike and wave stupor）の重要な診断根拠は，ジアゼパムなどのベンゾジアゼピン系薬静注による症状および脳波所見の改善である．脳波を同時記録しながら，ベンゾジアゼピンを静注する．通常ジアゼパムであれば，2～5 mg 程度（成人）で意識レベルが急速に改善し，持続性の棘徐波複合が終息する．呼吸抑制などのリスクがある場合，内服クロバザムでの症状改善も知られている．

(5) 病態生理

通常の欠神発作は数秒～15 秒で終息するが，重積状態になると時間単位で発作が持続する．メカニズムはよくわかっていない．欠神発作の発生には，視床-大脳皮質連関が重要とされている．何らかの原因で，視床-皮質の投射機序が変容あるいは発作抑制機序の低下していることが病態生理であると推測される．

文献

1）Wolf P, et al: Absence status epilepticus: the first documented case? Epilepsia 48: 4-5, 2007

（赤松直樹）

6 その他のてんかん重積状態

(1) *de novo* status epilepticus of late onset

中高年に多いとされている病態で，持続する意識の変容や軽度の認知障害がみられ，脳波でてんかん重積状態の波形を呈している状態である．健康と思われる成人に発症することもあるが，誘因として報告されているのは，ベンゾジアゼピン系薬剤の離脱，向精神薬の使用，電解質異常，糖尿病，アルコール，脱水，セファロスポリン系抗生物質やテオフィリンの使用歴などがある．

(2) status epilepticus in ICU monitoring

近年，米国で ICU での脳波モニタリングが行われるようになってきて，ICU の高度意識障害の患者にかなり非けいれん性てんかん重積状態が含まれていることが明らかになった．日本では医療資源の違いから，ICU でルーチンに脳波をモニタできる施設は非常に限られている．頭部外傷や重症感染症など原疾患で意識障害をきたしている患者においては，障害に不釣り合いに重症な意識障害あるいは原因不明の意識障害があるときはすぐに脳波検査を行い，非けいれん性てんかん重積状態でないか検査すべきである．

(3) 環状 20 番染色体症候群 ring chromosome 20 syndrome

Borgaonkar らが 1970 年代に提唱した症候群であり，精神発達遅滞，行動障害，てんかんを特徴とする症候群である．てんかん発作は非けいれん性てんかん重積状態を特徴とし，難治例が多い．特異な長時間続く前頭葉優位の律動性高振幅除波，棘徐波複合を認め，精神発達遅滞などの臨床症状から本症候群が疑われ，染色体検査で診断が確定する．

(4) Panayiotopoulos 症候群

小児の良性焦点てんかんで，後頭葉および側頭葉にてんかん焦点をもつことが多い．自律神経発作および自律神経発作重積状態をきたすことで知られている．発作性の吐き気，嘔吐から眼球偏位，顔色不良と続き，その後に長時間の一側性ないし全般性間代発作，時には ictal syncope とよばれる脱力発作に移行する．持続する自律神経症状のため他の疾患と誤診されることもある．後頭部もしくは前頭部，後頭部優位の多焦点性のてんかん性放電を認めるので，本疾患を鑑別にいれて検査を行えば診断は困難ではない．

(5) Dravet 症候群

片側性ないし全般性間代発作重積，複雑部分発作重積や，特異な変動性の意識減損を呈する obtundation status がみられる．経過中に半数近くで重積状態をきたす．体温上昇でけいれん発作をきたしやすい．

(6) Angelman 症候群

笑顔，操り人形様の運動失調を特徴とする症候群である．脳波は尖鋭な波形を伴う高振幅のデルタ波を特徴としている．非定型欠神重積状態，ミオクロニー発作重積状態をきたすことが知られている．

文献

1）Sutter R, et al: The neurophysiologic types of nonconvulsive status epilepticus: EEG patterns of different phenotypes. Epilepsia 54: 23-27, 2013
2）Bauer G, et al: Nonconvulsive status epilepticus and coma. Epilepsia 51: 177-190, 2010

（赤松直樹）

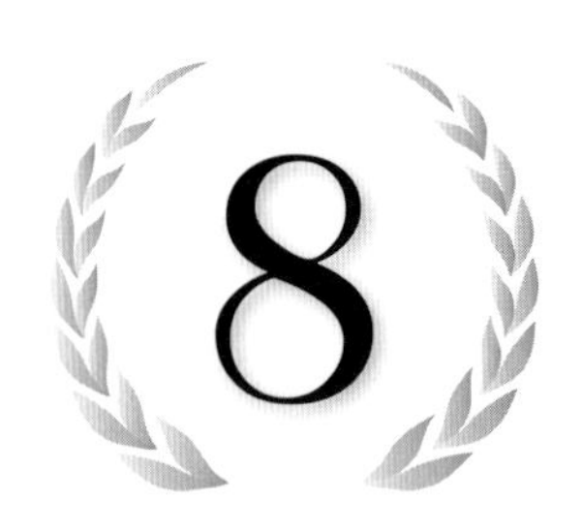

器質的・構造的病因など

A 頭部外傷（外傷性てんかん）

(1) 外傷性てんかんとは何か？

外傷性てんかん，あるいは外傷後てんかん(posttraumatic epilepsy)は，頭部外傷や脳神経外科手術後に発症し，外傷性脳損傷に起因するてんかんである．基本的には症候性部分てんかんであり，多くは部分発作をきたす．成人の症候性てんかんの17%と，大きな割合を占め，成人のてんかん全体のなかでも約6%を占める．日本では年間15万人程度発症すると言われる．てんかんの発症頻度は脳外傷の程度と相関する．「真」の外傷性てんかんは，受傷1週以降の反復する発作として発症する晩期てんかんを指し，その発症は外傷後，数か月～数年にわたる．抗てんかん薬が治療の基本であるが，難治の場合，手術治療も有効である．外傷性てんかんは，原因が明らかな後天性疾患であり，てんかん症候群のなかでも，焦点形成のメカニズム解明，さらに発症予防が可能となりうるてんかんとして注目されている[1)]．

a．病期と分類

脳皮質の外傷による器質病変を焦点として異常放電が起こり，それが脳全体に広がってけいれん発作を起こすことが多い．外傷後生じるてんかん発作(ここで言うてんかん発作はseizureであり，真のてんかん，すなわちepilepsyではない)は，受傷後，発生までの時間経過から，3つに分類される．また，遺伝的背景(家族歴)との相関も指摘されている．直後てんかん発作と早期てんかん発作は，「真のてんかん」ではないため，用語として，epilepsyではなく，それぞれ，immediate seizures，ならびに，early seizuresとよばれる．

- 受傷後24時間以内：直後てんかん発作 immediate seizures

受傷後24時間以内に起こる発作である．外傷による全身や脳への直接影響(虚血や低酸素，脳幹機能異常，低Na血症など)から大脳皮質の興奮や脱抑制が生じ，けいれん発作にいたるものである．小児に多く，外傷性てんかんへの移行は少ない．

- 受傷後1週間以内：早期てんかん発作 early seizures

受傷後1週間以内に起こるけいれんである．外傷後の二次的障害で，てんかん原性の形成につながる神経化学的変化や代謝的異常，あるいは抑制性神経回路の障害に起因するとされている．小児により多く，晩期てんかんの発症と相関する(2～

8倍の危険因子).

● **受傷後1週間以降：晩期てんかん発作 late posttraumatic seizure**

受傷後1週間以降の発作である．しかし，20%は単発の発作で終わり，これらの患者は晩期てんかんとはみなさない．概念的には，発作を繰り返してはじめて「真」の外傷性てんかんと診断されるが，実用的には，単発発作でも脳挫傷など対応する画像異常や脳波異常があれば，外傷性てんかんとして治療されることがある．高齢者ではリスクが高い．脳挫傷後のグリア瘢痕や出血後のヘモジデリン蓄積と関係する．

b．危険因子

外傷性てんかんは頭部外傷の重症度と強い相関がある．脳振盪程度の軽症外傷(Glasgow Coma Scale；GCSが13以上)と中等症外傷(GCSが9～12)では晩期てんかんの発生頻度が，それぞれ2% ならびに4% 程度であるが，重症外傷(GCSが8以下)では30% にものぼる．個々の危険因子として下記の項目が挙げられている．したがって，該当する項目がある場合，慎重な経過観察が必要である[2]．

①開放性脳損傷，穿通性頭蓋内損傷，頭蓋骨骨折(外傷後髄膜炎，脳脱，髄液漏)
②頭蓋内血腫(脳内血腫，くも膜下出血，急性硬膜下血腫など)
③急性期の脳波異常あるいは，早期てんかん発作の発症(局在性性異常，全般性異常)
④頭蓋内圧亢進(開頭手術，びまん性軸索損傷)
⑤24時間以上の外傷後意識障害・健忘

それぞれの項目ごとに，おおむね，20% 以上の発症危険性がある．リスク因子が複合した場合，特に，開放性脳損傷に感染・髄膜炎が合併すると晩期てんかん発症率は75% にものぼる．また，65歳以上の高齢者や5歳以下の若年者，あるいは慢性アルコール中毒，てんかんの家族歴も危険因子として挙げられている．脳神経外科手術後てんかんの頻度は平均17% 程度であるが，原因疾患により差異があり，脳膿瘍，脳動静脈奇形，髄膜腫などはリスクが高い．

c．経過・予後

晩期てんかんの発症リスクは受傷後の数か月が最も高く，その後漸減する．おおむね受傷後6か月までに約50% が，2年までに約80% が発症する．2年を超えると新規発症はかなり少なくなる[3]．しかし，10年を経ても発症リスクは有意に高い(軽症外傷で1.51，重症外傷で4.29)とされる)[4]．一方，経過中数回の発作で終わり，寛解する患者が半数にみられる[3]．

(2) 症候

症候性局在関連性てんかんであり，単純部分発作や複雑部分発作，さらに二次性全般化発作が認められる．全般発作も10% 程度に認められる．ときに，てんかん重積状態も認められる．

(3) 検査

外傷性てんかんは症候性てんかんの1つであり，脳の損傷とてんかん性異常活動の相関を評価する．CTやMRIにより，脳損傷を検査する．すなわち，脳挫傷あるいは，脳挫傷後変化，グリオーシス，出血後ヘモジデリン沈着，脳萎縮，孔脳症などである．Dual pathologyとして海馬硬化を認めることもある．外傷性変化は時間が経つと目立ちにくくなることがあるので，急性期から経時的な検査が望ましい．SPECT，PETでは局所の低潅流あるいは低代謝領域が認められる．

脳波は焦点性あるいは広汎性徐波の出現，ベータ波の群発，焦点性あるいは広汎性棘波や棘徐波，徐波などが認められる．脳波検査で診断が困難な場合，長時間ビデオ脳波同時記録が有用である．

頭部外傷後には，身体症状(頭痛，めまい，易疲労性)や認知障害(注意欠陥，集中力低下，記憶障害)，行動障害(うつ，易怒性，不安，感情障害，不眠)など，併存症状がしばしば伴うので，治療のうえでこれらの評価も重要である．

(4) 診断

診断基準としては，下記の6項目のWalkerの基準[5]が有名である．

①発作はまさしくてんかんである．
②外傷以前には発作を起こしていない．
③他に脳または全身疾患をもたない．
④外傷は脳損傷を起こしうるほどに強かった．
⑤最初のてんかん発作は外傷後あまり経過していない時期に起こった．
⑥てんかんの型，脳波，脳損傷部位が一致している．

晩期てんかんの診断には客観的な脳損傷とてんかん性異常活動の相関を立証することが重要である．特に，外傷前のてんかんの既往，ならびに，心因性非てんかん性発作を除外することは時に困難である．長時間ビデオ脳波同時記録により厳密に診断すると，難治性外傷性てんかんと診断された患者の20～30％程度は心因性非てんかん性発作であり，誤診であったという．また，脳損傷部位にかかわらず，側頭葉焦点(いわゆる側頭葉てんかん)が約半数に認められ，必ずしも項目6が満たされる訳ではない．

(5) 治療

a．早期てんかん発作に対する予防的投薬

多くのガイドラインでは外傷に頭蓋内病変や神経症状を伴う場合，予防的に抗てんかん薬投与が推奨される．これらの薬物は，晩期てんかんの予防には無効であるので，発作が生じない限り，1週間たてば投薬を中止すべきであり，長期使用は推奨されない．薬剤はカルバマゼピン，バルプロ酸，フェノバルビタールなどが使用される．経口摂取ができない場合，注射薬(ホスフェニトイン，フェノバルビタールなど)が使用される[6,7]．

b．晩期てんかん(真のてんかん)への薬物治療

診断が確定すれば，通常の症候性てんかんの治療に準じて行う．このとき，頭部外傷後の併存症状も考慮する．既存薬の優劣は明かでない．副作用の少ない新規抗てんかん薬も有利である．また，約半数の外傷性てんかん患者は，生涯に数回までの発作しか起こさない．この患者群では発作がまれなため，薬剤の長期服用コンプライアンスが不良である．そのため，患者の希望によって経過観察とすることもある．治療中，無発作期間が2年以上継続すれば消失(resolved)したと考える．このとき，抗てんかん薬の減量や中止は可能であるが，治療終結後20％程度の発作再発がある[8]．

c．難治性外傷性てんかんに対する外科治療

薬剤難治の場合，外科治療を考慮する．基本的に新皮質てんかんに準じ，てんかん焦点を制御する．また，適応によっては側頭葉切除術や脳梁離断術，大脳半球切除術を行うこともある．難治性外傷性てんかんに迷走神経刺激療法は侵襲が少なく有効である．緩和的外科治療であるが，発作は平均80％減少するとの報告がある[9]．

文献

1）Jensen FE: Introduction. Posttraumatic epilepsy: treatable epileptogenesis. Epilepsia 50(Suppl 2): 1-3, 2009
2）Temkin NR: Risk Factors for Posttraumatic Seizures in Adults. Epilepsia 44(Suppl. 10): 18-20, 2003
3）Caveness WF, et al: The nature of posttraumatic epilepsy. J Neurosurg 50: 545-553, 1979
4）Christensen J, et al: Long-term risk of epilepsy after traumatic brain injury in children and young adults: a population-based cohort study. Lancet 373: 1105-1110, 2009
5）Walker AE, et al: A Follow-up Study of Head Wounds in World War II. in Veterans Administration Medical Monograph, National Academy of Science-National Research Council, Washington, DC, 1961
6）Chang BS, et al: Practice parameter: Antiepileptic drug prophylaxis in severe traumatic brain injury. Report of the Quality Standards Subcommittee of the American Academy of Neurology. Neurology 60: 10-16, 2003
7）Bratton SL, et al: BTF; AANS; CNS; Joint Section on Neurotrauma and Critical Care, AANS/CNS. Guidelines for the management of severe traumatic brain injury. XIII. Antiseizure prophylaxis. J Neurotrauma 24(Suppl 1): S83-S86, 2007
8）Burneo JG, et al: Managing common complex symptomatic epilepsies, tumors and trauma: American Epilepsy Society - 2012 annual course summary. Epilepsy Curr 13: 232-235, 2013
9）Englot DJ: Vagus nerve stimulation for epilepsy: a meta-analysis of efficacy and predictors of response. A review. J Neurosurg 115: 1248-1255, 2011

(加藤天美)
(執筆協力：中野直樹・植嶋利文・布川知史)

B 脳炎

1 総論

(1) 急性脳炎から脳炎後てんかん

筆者らの調査では，日本で3,100人/年の急性脳炎発病があり，年齢別にみると1～10歳が多数を占めた．ミネソタでは7.4人/年/10万人の発病率で，5～9歳と1歳未満が多い[1]．台湾での0～17歳の急性脳炎330例の後方視的調査では，16.4％(54/330)がてんかんを発病し，79.6％は脳炎から6か月以内にてんかんと診断されていた[2]．

(2) 脳炎後てんかんの臨床的特徴

a．てんかん分類

筆者が診療した連続症例で小児期発病のてんかん586例について，てんかんの病因と1989国際てんかん分類の関係を検討すると，脳炎によるてんかんでは，West症候群などの乳児てんかん性脳症の頻度が有意に低く，症候性局在関連性てんかんの頻度が有意に高い[3]．脳炎後てんかんは発病年齢とは無関係に，局在関連性てんかんになりやすいと推定している．

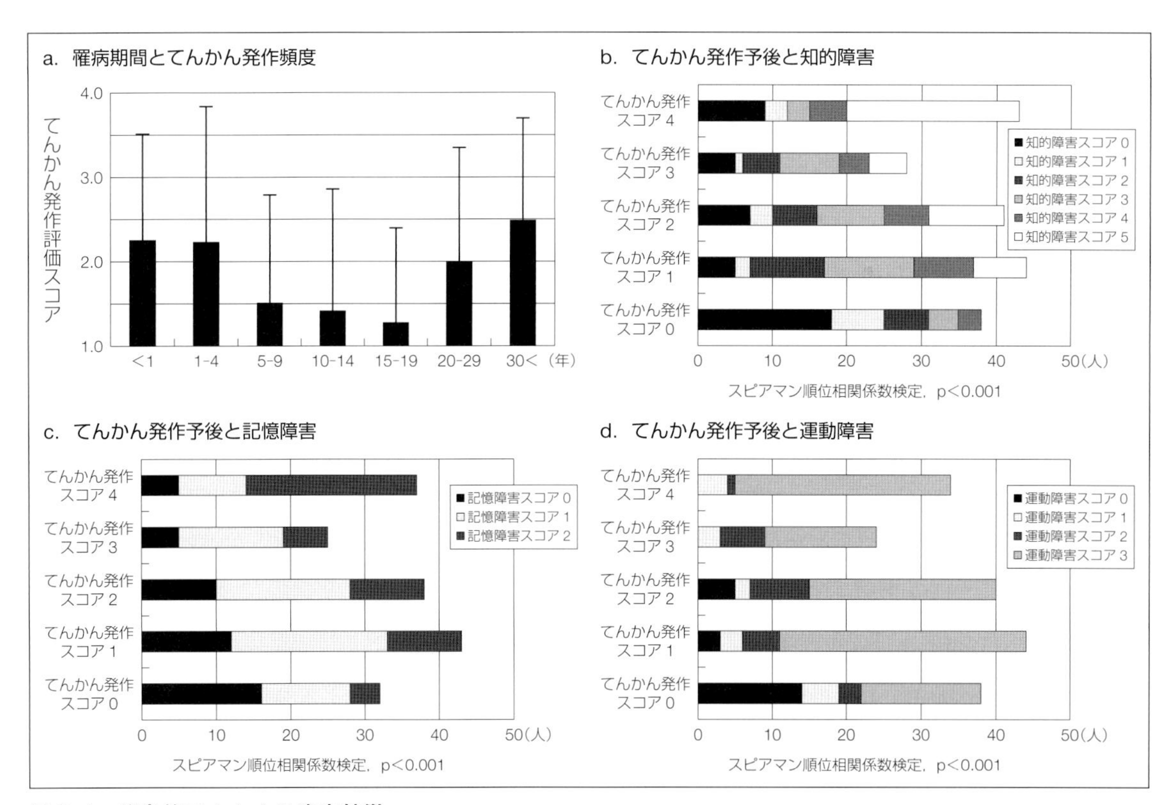

図8-1 脳炎後てんかんの臨床特徴

a. 罹病期間とてんかん発作頻度：横軸は脳炎罹患後の罹病期間を示し，縦軸のてんかん発作評価スコアは，てんかん発作頻度によりスコア0(日単位)，1(週単位)，2(月単位)，3(年単位)，4(抑制)に分類した．

b. てんかん発作予後と知的障害，c. てんかん発作予後と記憶障害，d. てんかん発作予後と運動障害：横軸は患者数，てんかん発作スコアは上記aのてんかん発作評価スコアを示す．

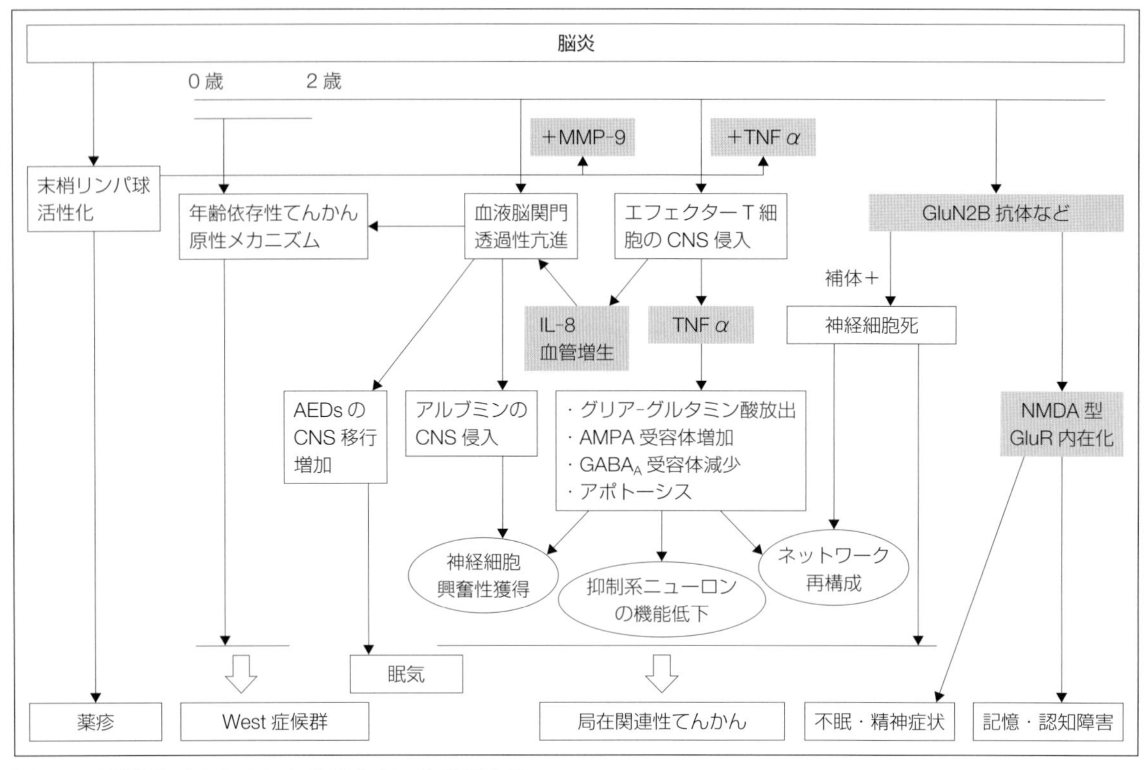

図 8-2　脳炎後てんかんにおける免疫，生化学病態

MMP-9: matrix metalloproteinase 9, TNF α: Tumor Necrosis Factor α, GluR: glutamate receptor, AMPA: alpha-amino-3-hydroxy-5-methyl-4-isoxazolepropionic acid, GABA: γ-aminobutyric acid, CNS: central nervous system, AEDs: antiepileptic drugs

b．てんかん発作の経過

国立病院機構の病院で加療中の脳炎後てんかん199症例の横断的調査では，てんかん発作頻度は月単位の症例が多く，脳炎急性期から15年くらいまでは徐々に発作頻度が悪化する経過が示唆された(**図 8-1a**)[4]．当センターの小児てんかん入院症例383例の多くは難治てんかんで，局在関連性てんかんの15.1%，全般てんかん7.4%の病因が脳炎であり[5]，一般的なてんかんの病因に占める感染の頻度1.4%[6]よりかなり高く，脳炎後てんかんは難治てんかんになりやすいことを示唆している．

c．併存症

脳炎後てんかん199症例の予後調査では，ADL予後(Barthel score)は14.5±8.1/20点満点(軽度障害)，精神症状予後は1.4±0.8/2点満点(軽度障害)，知的障害予後は2.6±1.9/5点満点(軽～中等度障害)，記憶障害予後は1.1±0.8/2点満点(軽度障害)，運動障害予後は2.2±1.2/3点満点(歩行はできるが何らかの障害あり)で，知的障害，精神障害，運動機能障害などを有する症例が多かった[4]．てんかん発作の頻度が高いほど，知的障害，運動障害，記憶障害が強いことがわかった(**図 8-1b～d**)．このことはてんかん発作の持続が，二次的に新たな障害を生み出している可能性(てんかん性脳症)を示唆している．われわれは，てんかん発作による神経細胞死がグルタミン酸受容体(GluR)などの抗原を放出し，GluR抗体などの免疫病態を誘導し，新たな神経障害をもたらしている可能性を推測している．

d．高頻度の薬疹

脳炎後てんかんでは薬疹が23.9%と高頻度に

出現する[7]．薬疹症例では血清RANTESが高く，薬疹出現に関与している可能性がある．ただし，脳炎急性期近くに薬疹が出ても，DLSTなどを参考に再使用可能な場合がある．

e．免疫病態などの関与

筆者らは，N-methyl-D-aspartate(NMDA)型GluRのサブユニットであるGluN2B(NR2B, GluRε2)およびGluN1(NR1, GluRζ1)に対する抗体，血液中のサイトカイン，血液-脳関門攻撃防御因子(MMP-9, TIMP-1)の関与などを明らかにしており，脳炎後てんかんでは通常のてんかんの病態に加えて，免疫因子などの関与が認められ，難治化・併存症に関与していると考えている(図8-2)[3,8]．詳しくは引用文献を参照されたい．

f．抗てんかん薬治療

109例の脳炎後難治局在関連性てんかん症例で，CBZ(カルバマゼピン)，PHT(フェニトイン)，ZNS(ゾニサミド)，GBP(ガバペンチン)，TPM(トピラマート)，LTG(ラモトリギン)，VPA(バルプロ酸)，PB(フェノバルビタール)，Br(臭化カリウム)，CLB(クロバザム)の有効性を後方視的に検討した筆者らのデータでは，治験と異なり経過観察が不完全であり，今後さらなる検討を要するが，以下のような結果を報告している．短期発作抑制効果ではCBZ，CLB，Br，VPAが優れるが，長期効果ではCBZ，VPA，PHTが優れていた[7,9]．脳炎後てんかんは難治で，長期効果として，どの抗てんかん薬も6か月時点での中止率は60%以上であった．

文献

1）Beghi E, et al: Encephalitis and Aseptic Meningitis, Olmsted County, Minnesota, 1950-1981: I. Epidemiology. Ann Neurol 16: 283-294, 1984
2）Lee WT, et al: Risk factors for postencephalitic epilepsy in children: A hospital-based study in Taiwan. Eur J Paediatr Neurol 11: 302-329, 2007
3）高橋幸利，他：難治性てんかんの病態を探る一脳炎後てんかんと免疫．脳と発達 46：195-201，2014
4）高橋幸利，他：急性脳炎の後遺症に関する調査―ADL・てんかん発作・知的障害・精神障害・記憶障害・運動障害―．Neuroinfection 14: 106-112，2009
5）Fujiwara T, et al: Etiologic factors and clinical features of symptomatic epilepsy: Focus on pediatric cases. Psychiatry Clin Neurosci 58: S9-S12, 2004
6）Olafsson E, et al: Incidence of unprovoked seizures and epilepsy in Iceland and assessment of the epilepsy syndrome classification: a prospective study. Lancet Neurol 4: 627-634, 2005
7）Mogami Y, et al: Cutaneous adverse drug reaction in patients with epilepsy after acute encephalitis. Brain Dev 34: 496-503, 2012
8）Suriadi MM, et al: Dysfunction of blood-brain barrier in epileptic patients after acute encephalitis. Epileptologia 20: 51-61, 2012
9）高橋幸利，他：脳炎・脳症後てんかんの薬物治療．Epilepsy 6 suppl：102-104，2012

(高橋幸利・渡辺陽和)

2 免疫介在性脳炎(小児)

(1) 脳炎・脳症の分類と疫学

急性脳炎・脳症には，ウイルスの中枢神経系への直接浸達による狭義の脳炎＝一次性脳炎(ヘルペス脳炎など)と，感染などに伴って駆動された免疫反応によって脳炎症状が起こる二次性脳炎(脳症)に分類される．二次性脳炎は，ウイルス感染時(あるいはその直後)に脳炎症状を示すが，髄液中のウイルスPCR検査あるいは剖検脳組織解析によりウイルスの中枢神経系直接浸達が否定される症例である．

二次性脳炎の多くは「異物を認識し排除するための役割をもつ免疫系が，自分自身の正常な細胞や組織に対してまで過剰に反応し攻撃を加えてしまう」自己免疫反応(免疫介在性)によると思われる．乳幼児ではインフルエンザ脳症など，感染初期に発病することが多く，自然免疫が主に関与し，学童期以降では非ヘルペス性急性辺縁系脳炎など，感染後1～2週で発病することが多く，抗原特異的獲得免疫が主に関与する(図8-3)[1-2]．

0～87歳の203例の急性脳炎の英国での調査では，42%は一次性脳炎で，37%は不明で，21%が免疫介在性と診断されていて，免疫介在性では急性散在性脳脊髄炎(ADEM)が11%，N-methyl-D-aspartate type GluR抗体(NMDA受容体抗体)

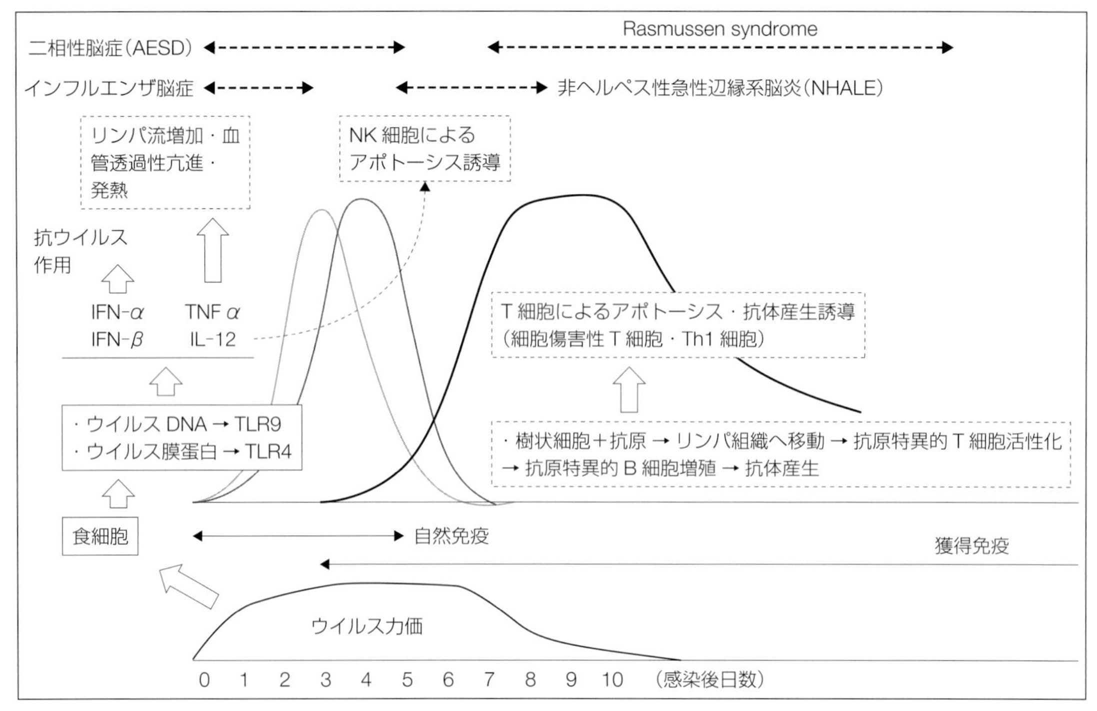

図 8-3　ウイルス感染免疫と脳炎・脳症
ウイルス感染後に駆動される免疫機構を示す．横軸はウイルス感染後の日数を示す．
NK 細胞：Natural killer cell, TLR: Toll like receptor, IFN: Interferon, TNF α: Tumor necrosis factor α, IL-12: interleukin-12, AESD: Acute encephalopathy with prolonged febrile seizures and late reduced diffusion
〔笹月健彦(監訳)：免疫系の正常と病理．免疫生物学原書第 5 版，p83，2003 年，南江堂を改変〕

によるものが 4%，voltage-gated potassium channel 抗体(VGKC 抗体)によるものが 3% と続く[3]．

(2) ADEM

炎症や脱髄が病態として推測され，分子相同性あるいは炎症カスケードによりミエリンに対する免疫反応が起こるとされている．

ウイルス感染，ワクチン接種などの先行要因が 46〜100% にみられ，1〜28 日で前駆症状としての発熱，頭痛などが始まり，その後，急性〜亜急性に中枢神経の多巣性の場所を障害する最初の臨床事象(clinical event)が発症する．臨床症状の発現は多症候性で，大脳症状(片麻痺，半盲，失語，けいれん，意識障害など)，脳幹症状(複視や眼球運動障害など)，小脳症状(運動失調，構音障害など)，脊髄症状(四肢麻痺，対麻痺，膀胱直腸障害など)が，種々の組み合わせでみられる．行動変化(錯乱，過度の易刺激性など)，意識の変容(傾眠，昏睡など)は必須とされている．

神経画像は単巣性または多巣性病変を示し，その病変は主に白質に認められる[4]．髄液では，細胞数(軽度〜中等度のリンパ球優位の上昇)，蛋白(正常または軽度増加)などの変化に加えて，ミエリン塩基性蛋白濃度の上昇が早期よりみられるのが特徴である．

治療はメチルプレドニゾロンパルス治療が第 1 選択で，無効の場合はアフェレシス療法(血漿交換など)，intravenous immunoglobulin(IVIg)療法などが適応となる．予後は良好例が多い．

(3) NMDA 型グルタミン酸受容体(GluR)抗体陽性の急性脳炎

a．疾患概念の変遷

1994 年に楠原らは，急性辺縁系脳炎の病像を呈し，単純ヘルペスウィルス(HSV)1 型感染および腫瘍の合併のない症例群を非ヘルペス性急性辺縁系脳炎(non-herpetic acute limbic encephalitis；NHALE)として報告[5)]，2001 年に筆者らは，NHALE を含む急性脳炎症例中に NMDA 型 GluR の 1 つのサブユニットである GluN2B (GluRε2, NR2B)に対する抗体陽性例を見出し，日本小児科学会分野別シンポジウムで報告し[6)]，NMDA 型 GluR 抗体が NHALE の病態に関与することを見出した(**図 8-4**)[7)]．2007 年に Dalmau らは cell-based assay による NMDA 型 GluR 複合体(GluN1＋GluN2A または GluN2B)の細胞表面立体構造を抗原とする自己抗体＝NMDAR 抗体陽性の卵巣奇形腫を有する傍腫瘍性脳炎 12 例を報告，NMDA 型 GluR 抗体と急性脳炎との関係が大きく注目されるところとなった[8)]．当初は，NMDAR 抗体は卵巣奇形腫の脳炎に特異的な診断マーカーと考えられていたが，腫瘍を合併しない辺縁系脳炎，さらには脳炎以外のてんかん[9)]，統合失調症[10)]，MELAS[11)]などで cell-based assay による NMDA 型 GluR 複合体が，最近では検出されるようになっている．筆者らは，NMDAR 抗体を含む NMDA 型 GluR 抗体は疾患マーカーではなく，免疫が介在することを示唆する病態マーカーと考えている[12)]．

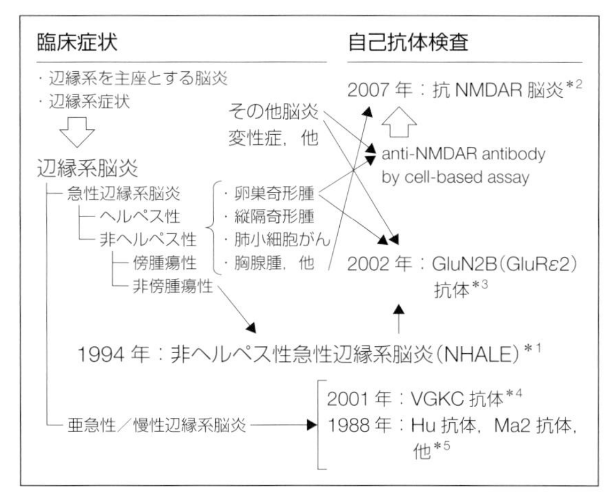

図 8-4 抗 NMDAR 脳炎/非ヘルペス性急性辺縁系脳炎の概念

＊1：1994 年に楠原らは HSV 陰性で腫瘍の合併のない症例群を非ヘルペス性急性辺縁系脳炎(non-herpetic acute limbic encephalitis：NHALE)として報告(楠原智彦，他：非ヘルペス性急性辺縁系脳炎の存在について．臨床神経 34：1083-1088，1994)

＊2：2007 年に Dalmau らは NMDAR 抗体陽性の 12 patients with ovarian teratoma & limbic encephalitis を報告(Dalmau J, et al: Paraneoplastic anti-N-methyl-D-aspartate receptor encephalitis associated with ovarian teratoma, Ann Neurol 61: 25-36, 2007)

＊3：高橋幸利：小児期の中枢神経系感染症による難治てんかんにおける抗 GluRε2 自己抗体の存在．日本小児科学会誌 106：1402-1411，2002

＊4：Buckley C, et al: Potassium channel antibodies in two patients with reversible limbic encephalitis. Ann Neurol 50: 73-78, 2001

＊5：Anderson NE, et al: Auto-antibodies in paraneoplastic syndromes associated with small-cell lung cancer. Neurology 38: 1391-1398, 1988

b．NHALE の臨床特徴

小児～40 歳までくらいの成人(平均 26.5 歳)に多く，発熱後数日して言動の異常などの辺縁系症状で発病し，その後けいれん，重積もみられることがある．卵巣奇形腫を合併する症例では重症となることが多く，呼吸不全などの自律神経症状，口部の不随意運動などが長期に続くことがある[1, 2, 13)]．NMDA 型 GluR 複合体を形成するサブユニットである GluN2B や GluN1(GluRζ1, NR1)の細胞外ドメインをエピトープとする抗体が，NMDA 型 GluR の内在化を起こし，NMDA 型 GluR 拮抗作用-機能抑制をもたらし，脳炎症状に関与すると考えられている[2, 14, 15)]．抗体が髄液中から消失すると NMDA 型 GluR が細胞膜に再挿入・維持されて神経機能が回復すると筆者らは考えている．詳しくは研究班の HP(http://www.shizuokamind.org/wp-content/uploads/2012/03/06-1-2-15.pdf)を参照願いたい．

c．NHALE の治療，予後

治療はメチルプレドニゾロンパルス治療が第 1 選択で，無効の場合はアフェレシス療法(血漿交換など)，IVIg 療法などが適応となる．一次性脳炎に比べて生命予後・ADL予後はよいが，記憶の面での後遺症が60％程度に残る．てんかん発作は23.1％に認められる．

文献

1）高橋幸利，他：GluRε2抗体(NR2B抗体)-神経疾患における意義．神経内科 79：354-362，2013
2）高橋幸利：自己免疫性介在性脳炎・脳症の診断・治療スキーム．臨床神経学 52：836-839，2012
3）Granerod J, et al: Causes of encephalitis and differences in their clinical presentations in England: a multicentre, population-based prospective study. Lancet Infect Dis 10: 835-844, 2010
4）Samantha E, et al: Neuroimaging. Clin N Am 23: 245-266, 2013
5）楠原智彦，他：非ヘルペス性急性辺縁系脳炎の存在について．臨床神経 34：1083-1088, 1994
6）高橋幸利：小児期の中枢神経系感染症による難治てんかんにおける抗GluRε2自己抗体の存在．日本小児科学会誌 106：1402-1411, 2002
7）高橋幸利，他：ラスムッセン脳炎と非ヘルペス性急性辺縁系脳炎．臨床神経学 48: 163-172, 2008
8）Dalmau J, et al: Paraneoplastic anti-N-methyl-D-aspartate receptor encephalitis associated with ovarian teratoma. Ann Neurol 61: 25-36, 2007
9）Niehusmann P, et al: Diagnostic value of N-methyl-D-aspartate receptor antibodies in women with new-onset epilepsy. Arch Neurol 66: 458-464, 2009
10）Zandi MS, et al: Disease-relevant autoantibodies in first episode schizophrenia. J Neurol 258: 686-688, 2011
11）Finke C, et al: Anti-NMDA receptor antibodies in a case of MELAS syndrome. J Neurol 259: 582-584, 2012
12）高橋幸利，他：免疫性神経疾患：最近の進歩，NMDA型グルタミン酸受容体と神経疾患．Neuroimmunology 17：245-255, 2009
13）高橋幸利，他：非ヘルペス性急性辺縁系脳炎．小児内科 45：376-380, 2013
14）Hughes EG, et al: Cellular and synaptic mechanisms of anti-NMDA receptor encephalitis. J Neurosci 30: 5866-5875, 2010
15）Takano S, et al: Detection of autoantibody against extracellular epitopes of N-methyl-d-aspartate receptor by cell-based assay. Neurosci Res 71: 294-302, 2011

（高橋幸利・大星大観）

3 免疫介在性脳炎（成人）

(1) 概説

免疫介在性脳炎は，脳を構成する多様な抗原に対する免疫応答によりさまざまな精神・神経症状を呈する脳炎である．1990年代以降種々の特異的な抗神経抗体が発見され，原因不明とされていた辺縁系脳炎のなかに免疫介在性脳炎が存在することが明らかになった．他方，治療抵抗性てんかん患者の血清で抗神経抗体陽性であることが報告され[1]，免疫介在性脳炎とてんかんとの関係が認識されautoimmune epilepsyという新たな疾患概念が生じた[2-4]．本症は，免疫治療によりてんかん原性獲得過程(epileptogenetic process)が改善し得るため，免疫学的機序が背景にあることに気づくことは非常に重要である[3]．

感染性脳炎に代表される急性脳炎は，症候性発作以外に急性に経過する発熱，頭痛，意識障害などを伴うため，症状から脳炎を疑うことはそれほど難しくはない．しかし，免疫介在性脳炎は急性に発症だけでなく亜急性から慢性に経過し，症状がてんかん発作のみの症例や[5,6]，発作を伴わず精神症状を単独で呈する症例があり[7]，髄液検査，頭部MRIは約半数で異常所見を認めず[3]脳炎を疑うことが難しい症例が少なくない．原因不明の精神・神経症状が進行する症例では，免疫介在性脳炎の可能性を念頭に精査を行い，ほかの病態(感染，外傷，中毒，代謝，腫瘍，中枢神経疾患の既往)を除外する必要がある[8]（**図8-5**）．英国の疫学調査では，免疫介在性脳炎(21％)が単純ヘルペス脳炎(19％)を上回ることが報告されており，まれな疾患ではない[9]．本症は辺縁系脳炎の臨床像を呈することが多く，側頭葉由来の複雑部分発作以外に記銘力低下，行動変化，精神症状などを認める[2]．発作の特徴は，多様性かつ多焦点性の発作intraindividual seizure variability and multifocalityで，発作頻度が高くunusually high seizure frequency，抗てんかん薬に抵抗性などである[10]．神経症状が明らかな時期の脳血流SPECTやFDG-PETでは，神経症状と関連する部位の血流増加や糖代謝亢進を認めることが多く，診断の補助になる[7]．

(2) 免疫介在性脳炎の分類

確立された分類法はないが，抗神経抗体の標的

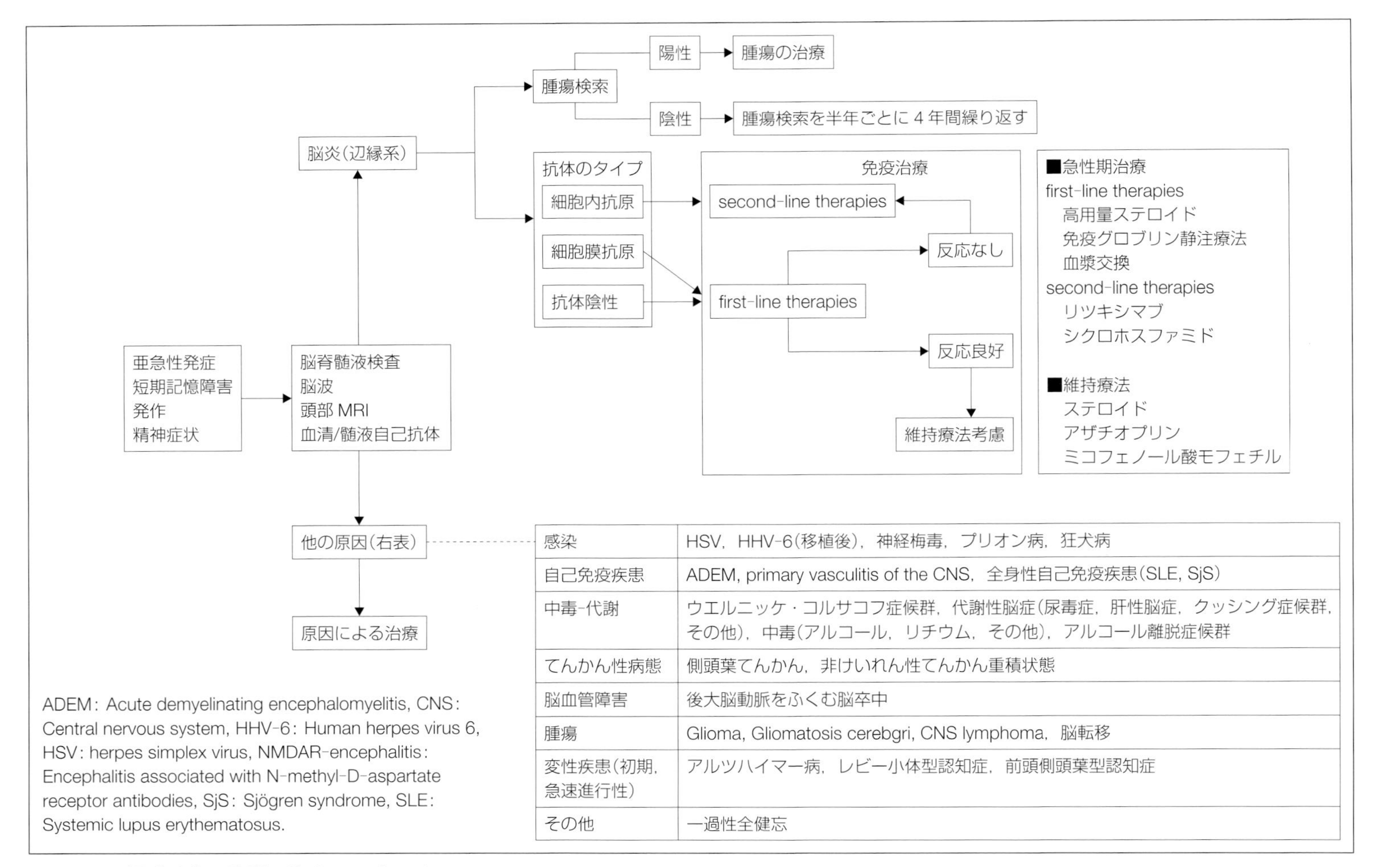

感染	HSV，HHV-6（移植後），神経梅毒，プリオン病，狂犬病
自己免疫疾患	ADEM, primary vasculitis of the CNS，全身性自己免疫疾患（SLE, SjS）
中毒-代謝	ウエルニッケ・コルサコフ症候群，代謝性脳症（尿毒症，肝性脳症，クッシング症候群，その他），中毒（アルコール，リチウム，その他），アルコール離脱症候群
てんかん性病態	側頭葉てんかん，非けいれん性てんかん重積状態
脳血管障害	後大脳動脈をふくむ脳卒中
腫瘍	Glioma, Gliomatosis cerebgri, CNS lymphoma，脳転移
変性疾患（初期，急速進行性）	アルツハイマー病，レビー小体型認知症，前頭側頭葉型認知症
その他	一過性全健忘

図 8-5　辺縁系脳炎の診断・治療アルゴリズム
（Rubio-Agusti I, et al: Limbic encephalitis and related cortical syndromes. Curr Treat Options Neurol 15: 169-184, 2013 から改変）

表 8-1　抗神経抗体による自己免疫性脳炎の分類(脳炎以外の症状併記)

	細胞表面抗原に対する抗体						細胞内抗原に対する抗体(onconeural antibodies)
抗体	抗 NMDAR 抗体(NR1)	抗 LGI1 抗体	抗 Caspr2 抗体	抗 AMPAR 抗体	抗 $GABA_B$ 抗体	抗 Glycine R 抗体	抗 Hu 抗体，抗 Yo 抗体，抗 Ta/Ma2 抗体，抗 CV2/CRMP5 抗体，抗 Ri 抗体，抗 amphiphysin 抗体
好発年齢(歳)	小児から高齢者 多くは 2〜40	30〜80(中央値 60)	45〜80(中央値 60)	40〜90(中央値 60)	25〜75(中央値 60)	5〜69(中央値 49)	40〜70(主に成人)
性	80% 近く女性	65% 男性	85% 男性	90% 女性	50% 女性	不明	男女
症状	行動障害，精神病，発作，カタトニア，失語，口唇ジスキネジアを含む 運動異常症，中枢性低換気，自律神経障害	FBDS，辺縁系脳炎，てんかん(多くは強直発作)，ミオクローヌス急速進行性認知症(CJD 類似)，睡眠障害	Morvan 症候群，辺縁系脳炎，睡眠障害末梢神経過剰興奮またはニューロミオトニア(Isaacs 症候群)	辺縁系脳炎 非定型精神病	辺縁系脳炎(80% 近くの患者で発作)	筋強剛を伴う進行性脳脊髄炎，Stiff-person 症候群	急性または亜急性に進行する辺縁系脳炎 脳脊髄炎 傍腫瘍性小脳変性症
髄液	90% 異常 (リンパ球増多，蛋白上昇，髄腔内オリゴクローナルバンド)	40% 異常	25% 異常	90% 異常 (髄腔内オリゴクローナルバンド)	80〜90% 異常 (髄腔内オリゴクローナルバンド)	多様な髄液所見(蛋白上昇，リンパ球増多，オリゴクローナルバンド)正常あり	炎症所見 (蛋白上昇，リンパ球増多，オリゴクローナルバンド)
画像	50% 近く異常 側頭葉内側高信号，巣状皮質 T2/FLAIR 高信号	85% 異常 側頭葉内側 FLAIR 高信号	40% 異常 側頭葉内側 FLAIR 高信号	90% 異常 側頭葉内側 FLAIR 高信号	65% 異常 側頭葉内側 FLAIR 高信号	多くは正常	辺縁系脳炎では 65% 異常(側頭葉内側病変)
合併腫瘍	15 歳以上の女性で卵巣奇形腫，胸腺腫，縦隔または精巣奇形腫，ホジキンリンパ腫，ありうるかなりの割合(特に小児と男性)で非腫瘍性	まれ<20% (肺，胸腺)	20〜40% で胸腺腫	70%(肺小細胞癌，乳癌，胸腺癌)	45〜60% で腫瘍 (肺小細胞癌)	通常非腫瘍性 (肺癌，ホジキンリンパ腫，胸腺腫の報告)	抗体陽性の 95% に腫瘍合併 2/3 は神経症状が腫瘍に先行 (Hu 肺小細胞癌，Yo：卵巣腫瘍，Ta/Ma2：精巣腫瘍，肺癌，CV2/CRMP5：肺小細胞癌，胸腺腫，Ri：乳癌，肺小細胞癌，Amphiphysin：乳癌，肺小細胞癌)
経過予後	早期免疫療法，早期腫瘍切除で予後良好，腫瘍非合併例は慢性で再発傾向	単相性 持続的な免疫抑制不要	治療に反応もしくは自然軽快，併存腫瘍の予後と関連	治療に反応するが再発多い	治療予後良好	症例報告では免疫治療で改善しうる	治療抵抗性，進行性 抗 Ma2 抗体陽性脳炎は早期治療で改善期待(35%)
再発	再発率 12〜25%	再発はまれ		再発率 50〜60%	再発はまれ	再発率不明	
その他	脳波：extreme delta brush*，FDG-PET：(糖代謝の)前頭側頭葉亢進と後頭葉低下**	60% 低 Na 血症					小細胞癌で低 Na 血症

AMPAR = α-amino-3-hydroxy-5-methyl-4-isoxazolepropionic acid receptor, Caspr2 = contactin-associated protein-like 2, CJD = Creutzfeldt-Jakob disease, FLAIR = fluid attenuated inversion recovery, $GABA_BR$ = γ-aminobutyric acid receptor, Glycine R = glycine receptor, LGI1 = leucine-rich glioma inactivated 1, NMDAR = N-methyl-D-aspartate receptor, FBDS = faciobrachial dystonic seizures

*Extreme delta brush(Schmitt SE, et al: "Extreme delta brush": A unique EEG pattern in adults with anti-NMDA receptor encephalitis. Neurology 79: 1094-1100, 2012)

**gradient of brain glucose metabolism(Leypoldt F, et al: Fluorodeoxyglucose positron emission tomography in anti-N-methyl-d-aspartate receptor encephalitis: distinct pattern of disease J Neurol Neurosurg Psychiatry 83: 681-686, 2012)

以下を参考に作成改変

Ramanathan S, et al: Autoimmune encephalitis: Recent updates and emerging challenges. J Clin Neurosci: 21: 722-730, 2014
Zuliani L, et al: Central nervous system neuronal surface antibody associated syndromes: review and guidelines for recognition. J Neurol Neurosurg Psychiatry 83: 638-645, 2012
Gultekin SH, et al: Paraneoplastic limbic encephalitis: neurological symptoms, immunological findings and tumour association in 50 patients. Brain 123 (Pt 7): 1481-1494, 2000
高橋幸利，他：〈特異な病態を呈する脳炎・脳症・髄膜炎〉非ヘルペス性急性辺縁系脳炎．小児内科 45：376-380，2013
関守信，他：急性脳炎・脳症の病因・病態　辺縁系脳症．日本臨床 69：442-524，2011

抗原の局在と抗体の臨床的意義で分類する考え方から[11)]，神経細胞内と神経細胞表面の２つのグループに大きく分けられ，臨床経過，治療反応性，予後が異なる(**表 8-1**).

a．細胞内抗原に対する抗体を有する自己免疫性脳炎

悪性腫瘍を合併することが多く，神経組織と共通抗原(onconeuronal antigen)を有する腫瘍の遠隔効果により生じる傍腫瘍性神経症候群(paraneoplastic neurological syndromes；PNS)の側面をもつ．細胞傷害性 T 細胞介在性で神経細胞は不可逆的に変性し，免疫治療の反応性に乏しく予後不良で，完全回復する患者は 10% 未満である．抗神経抗体は疾患マーカーであり腫瘍の原発巣の推定に有用である．PNS の臨床的診断基準が 2004 年に提唱された[12)].

b．細胞表面抗原に対する抗体を有する免疫介在性脳炎

必ずしも悪性腫瘍を合併せず，免疫治療が奏効する場合が多いが，再発例もある．細胞表面抗原は，細胞膜上のイオンチャネルや神経伝達物質受容体などであり，これらに対する自己抗体は直接病態機序にかかわるとされている[7)].

(3) 治療(図 8-5)

現時点で免疫治療に関する二重盲検臨床試験などによるコンセンサスはなく，専門家の経験的指針にとどまる．早期に免疫治療を行った症例では転帰が良いことから，免疫介在性脳炎を疑えば自己抗体の結果を待たずに免疫治療を開始し並行して腫瘍の検索を行う[13)]．細胞表面抗体関連脳炎患者の多くは，数週以内に first-line の治療に反応し，発作や意識障害などの症状が改善するが，抗 NMDAR 脳炎では症状の改善が遅れることがある．治療反応性の指標として modified Rankin scale1 以上の改善の持続とする報告がある[14)]．反応がない場合，悪性腫瘍が陰性であれば second-line の治療が勧められる[7)]．いずれの治療法も現在保険適用外であるが，疾患の進行を考慮すると少なくとも first-line の治療は速やかに試みるべきである．

文献

1）McKnight K, et al: Serum antibodies in epilepsy and seizure-associated disorders. Neurology 65: 1730-1736, 2005
2）Angela A, et al: The growing recognition of immunotherapy-responsive seizure disorders with autoantibodies to specific neuronal proteins. Curr Opin Neurol 23: 144-150, 2010
3）Quek AM, et al: Autoimmune epilepsy: clinical characteristics and response to immunotherapy. Arch Neurol 69: 582-593, 2012
4）Bien CG: Value of autoantibodies for prediction of treatment response in patients with autoimmune epilepsy: review of the literature and suggestions for clinical management. Epilepsia 54 Suppl 2: 48-55, 2013
5）Correll CM: Antibodies in epilepsy. Curr Neurol Neurosci Rep 13: 348, 2013
6）松本理器，他：くすぶり型辺縁系脳炎と faciobrachial dystonic seizure．神経内科 79：712-717，2013
7）Zuliani L, et al: Central nervous system neuronal surface antibody associated syndromes: review and guidelines for recognition. J Neurol Neurosurg Psychiatry 83: 638-645, 2012
8）Vincent A, et al: Autoantibodies associated with diseases of the CNS: new developments and future challenges. Lancet Neurol 10: 759-772, 2011
9）Granerod J, et al: Causes of encephalitis and differences in their clinical presentations in England: a multicentre, population-based prospective study. Lancet Infect Dis 10: 835-844, 2010
10）Amy M, et al: Autoimmune Epilepsy. Arch Neurology 69: 582-593, 2012
11）Graus F, et al: Antibodies and neuronal autoimmune disorders of the CNS. J Neurol 257: 509-517, 2010
12）Graus F, et al: Recommended diagnostic criteria for paraneoplastic neurological syndromes. J Neurol Neurosurg Psychiatry 75: 1135-1140, 2004
13）Lancaster E, et al: Encephalitis and antibodies to synaptic and neuronal cell surface proteins. Neurology 77: 179-189, 2011
14）Graus F, et al: Anti-Hu-associated paraneoplastic encephalomyelitis: analysis of 200 patients. Brain (Pt 6): 1138-1148, 2001

（村田佳子・渡辺雅子）

C 代謝・内分泌・自己免疫疾患

自己免疫性疾患は主に膠原病に伴う神経障害として，代謝・内分泌疾患は主にその病態に伴う脳症として「てんかん」もしくは「けいれん発作」を発症する．代表的な疾患として，自己免疫性疾患領域では全身性エリテマトーデス(systemic lupus erythematosus；SLE)，代謝・内分泌疾患領域では橋本脳症(Hashimoto's encephalopathy；HE)を取り上げる．

(1) 全身性エリテマトーデス

全身性エリテマトーデスは，主に若年女性に好発する全身の臓器障害をきたす自己免疫性疾患である．SLEは，多様な遺伝的に関与する免疫学的異常に加え，紫外線・性ホルモン・薬剤・感染症などの環境要因が重なり，自己免疫を惹起することで発症する．腎障害と同様に中枢神経障害の出現頻度が高いことが特徴であるが，中枢神経障害の発症頻度については12〜75%と報告により大きな差異がある[1]．その背景には，SLEで認められる神経症候の多彩さや，診断や評価の不安定さが関与している可能性があると考えられている．

過去には，SLEによる中枢神経障害，精神症状はCNSループスと称していたが，最近では末梢神経・筋障害もきたすことから，SLEによる精神神経症状をneuropsychiatric SLE(NPSLE)と総称する．これを受けて，米国リウマチ学会は1999年にNPSLEの分類基準を提唱し[2]，まずSLEに認められる精神神経症状を中枢神経系(central nerve system)と末梢神経系(peripheral nervous system)に分類し，central nerve systemの症状として7項目のneurologic syndromeと5項目のdiffuse psychiatric/neuropsychological syndromesを挙げている．「てんかん」もしくは「けいれん発作」に関する項目は，neurologic syndromeのなかの「seizure disorders」として定義されている．

SLE患者におけるてんかん発作の発症頻度は，8.3〜28%とされる．4〜7.8年の追跡期間での連続519例のSLE患者における検討では[3]，60例(11.6%)にてんかん発作を認めている．そのなかで19例(31.6%)はSLEの初期症状として発症し，発作型は7例が複雑部分発作，12例は全般性強直間代発作であった．またてんかん発作の再発は7例(11.7%)に認められ，脳波所見は，すべての再発症例で側頭部，もしくは前頭側頭部にてんかん性放電が認められた．さらに臨床的病態の特徴として，特に抗リン脂質抗体症候群との関連が示唆されている．またてんかん重積状態は再発症例7例中2例で認められ，主な死因となったとの指摘もある．

抗てんかん薬による治療については，カルバマゼピン，フェニトイン，エトスクシミド，プリミドンなどは薬剤性ループスとの関連が報告されているため，使用は避けるべきである．また，バルビツール酸誘導体であるフェノバルビタール，フェニトインは，肝代謝酵素誘導により副腎皮質ステロイドの代謝を促進し血中濃度を低下させるため，用量に注意する必要がある．抗てんかん薬による治療期間に関しては一定の見解はないものの，一部の難治例を除き，抗てんかん薬による治療反応性は良好であるとの報告がある[3]．

(2) 橋本脳症

橋本脳症は，1966年にBrainらが，橋本病(慢性甲状腺炎)に伴い意識障害，幻覚，失語などの精神神経症状を呈した48歳男性の症例報告に始まる[4]．橋本病に伴う脳症は粘液水腫性脳症が一般的に知られているが，本病態は自己免疫性機序を基盤とすることが粘液水腫性脳症とは明らかに異なるとされ，その後1991年にShawらが，抗甲状腺抗体が陽性で，副腎皮質ステロイドによる治療反応性が良好な脳症5症例を報告し[5]，橋本脳症としての概念が確立された．また，ステロイドによる治療反応性が良好であるという観点から，SREAT(steroid-responsive encephalopathy associated with autoimmune thyroiditis)とよばれることもある[4]．

国内外において橋本脳症に関する詳細な疫学調査はないが，精神神経症状(脳症)の存在，抗甲状腺抗体の存在，副腎皮質ステロイドに対する良好な治療反応性の3項目が前提とされ，主に急性脳症型，慢性精神病型，小脳失調型の3病型に分類される．また本邦における報告では[6]，高頻度に認められる神経症候として意識障害(66%)，精神症状(53%)，認知症(38%)，不随意運動(31%)，けいれん(29%)，小脳失調(28%)が挙げられているが，国外での調査では約60～66%にてんかん発作が認められるとの報告もあり[7,8]，発症する臨床症候の頻度について一定の差異がある．なお近年，橋本脳症の血清学的マーカーとして，解糖系酵素の1つであるα-エノラーゼのN末端(NH2-terminal of alpha-enolase；NAE)に対する自己抗体(抗NAE抗体)が診断に有効(特異度91%，感度51%)との報告がある[9]．

橋本脳症における脳波所見に関する報告(17例に合計51回の脳波検査を施行)では[10]，すべての患者に，全般性徐波(frontal intermittent rhythmic delta activity；FIRDAを含む全般性持続性・律動性δ波が9例，全般性持続性θ波が6例，全般性間欠性θ波が2例)が認められ，経過中に三相波などの高度異常所見が認められた症例についても，ステロイド治療により臨床症状の改善とともに脳波が正常化するなど，脳症の病態に関する治療経過を判断するうえで，脳波検査が有用であるとしている．

また，橋本脳症のてんかんに関する明確な発症頻度などの調査はいまだないものの，本病態に関連して，内側側頭部起始の発作時脳波を捕捉できた内側側頭葉てんかん症例[11]，抗てんかん薬に治療抵抗性の経過を示した，高齢発症の側頭葉てんかん症例[12]などが報告されている．さらに，最近では全般けいれん性てんかん重積状態(generalized convulsive status epilepticus；GCSE)や非けいれん性てんかん重積状態(non-convulsive status epilepticus；NCSE)をきたした症例[13]なども報告され，てんかん重積状態をきたす脳症の1つとして本病態が着目されている．したがって，明らかな原因が特定できず，抗てんかん薬による治療に対して難治な経過をたどるてんかん，もしくはてんかん重積状態をきたした症例については，副腎皮質ステロイドを中心に，免疫抑制薬や免疫グロブリン大量療法が奏効する可能性が高いことからも，橋本脳症によるてんかんを鑑別診断の1つとして考慮すべきであると考えられ，近年本病態と前章の自己免疫性てんかんとの異同が注目されている．

文献

1) Wong KL, et al: Neurological manifestations of systemic lupus erythematosus: a prospective study. Q J Med 81: 857-870, 1991
2) The American College of Rheumatology nomenclature and case definitions for neuropsychiatric lupus syndromes. Arthritis Rheum 42: 599-608, 1999
3) Appenzeller S, et al: Epileptic seizures in systemic lupus erythematosus. Neurology 63: 1808-1812, 2004
4) Brain L, et al: Hashimoto's disease and encephalopathy. Lancet 2: 512-514, 1966
5) Shaw PJ, et al: Hashimoto's encephalopathy: a steroid-responsive disorder associated with high antithyroid antibody titers--report of 5 cases. Neurology 41: 228-233, 1991
6) 米田誠：橋本脳症の診断と治療．臨床神経 52：1240-1242，2012
7) Chong JY, et al: Hashimoto encephalopathy: syndrome or myth? Arch Neurol 60: 164-171, 2003
8) Castillo P, et al: Steroid-responsive encephalopathy associated with autoimmune thyroiditis. Arch Neurol 63: 197-202, 2006
9) Fujii A, et al: Autoantibodies against the amino terminal of alpha-enolase are a useful diagnostic marker of Hashimoto's encephalopathy. J Neuroimmunol 162: 130-136, 2005
10) Schäuble B, et al: EEG findings in steroid-responsive encephalopathy associated with autoimmune thyroiditis. Clin Neurophysiol 114: 32-37, 2003
11) Arain A, et al: Hashimoto's encephalopathy: documentation of mesial temporal seizure origin by ictal EEG. Seizure 10: 438-441, 2001
12) Leyhe T, et al: Epilepsy in an elderly patient caused by Hashimoto's encephalopathy. Epileptic Disord 9: 337-340, 2007
13) Monti G, et al: Non-convulsive status epilepticus of frontal origin as the first manifestation of Hashimoto'

s encephalopathy. Epileptic Disord 13: 253-258, 2011

（山野光彦・赤松直樹・辻　貞俊）

D 認知症

(1) 認知症とてんかん

認知症とは，いったん発達した認知機能が後天的な脳の障害によって進行性に低下し，日常生活や社会生活に支障をきたすようになった状態を指し，高齢者社会での有病率は高い．日本の総人口は減少傾向にあるが，高齢者の割合は増加傾向にあるためその人口は減ることがないといわれ，厚生労働省の報告では2010年度の全国調査で65歳以上の高齢者における認知症の有病者数は約439万人と推計されている．

てんかんの発症率は高齢者が最も高く，欧米諸国の統計では60歳以上で1年間人口10万人あたり50人以上，その後10歳ごとに約50人ずつ増え[1]，60歳以上の有病率は1.5%と報告されている[2]．さらに，認知症患者のてんかん併存リスクは高く，病理学的にアルツハイマー病(AD)と診断された患者のオッズ比は10倍であり[3]，常染色体優性遺伝の若年発症AD患者では特に高い(発症年齢50〜59歳の患者では罹患比が87倍[4])．AD以外の認知症でも8倍と報告されている[5]．

ADは認知症の半数以上を占める[6]．記憶障害に加えてほかの認知機能(失語，失行，失認，実行機能)が1つ以上障害され，緩徐進行性の経過をとる．ADにおけるてんかん発作には従来，進行した神経細胞変性を原因とした二次的な機序が考えられてきた．しかし近年，ヒトの変異型アミロイド前駆体蛋白質を過剰発現するマウスにおいて，神経細胞の脱落がなくてもアミロイドベータ(Aβ)の蓄積がてんかん発作を誘発しうること，さらに海馬の神経回路で生じる抑制性の代償反応により学習や記憶に必要なシナプス機能が障害されうることが示唆された[7]．加えて，過剰なシナプス活動・グルタミン放出によるNMDA受容体刺激は，Aβの分泌を促進する[8,9](**図8-6**)．ヒトにおいても，プレセニリン1遺伝子変異による常染色体優性遺伝AD患者では，てんかん発作発症群において海馬CA1の神経脱落が有意に強いことが報告されている[10]．

血管性認知症は認知症の15〜30%を占める[6]．脳血管障害は，てんかんの原因疾患としても大きな位置を占める(30〜40%)[11]．近年の動物実験で，脳血流低下がAβ沈着を促進することが解明されており[12]，mild cognitive impairment(軽度認知障害)患者を対象とした研究では，血管リスク因子がADへの進展を促進することが報告されている[13]．

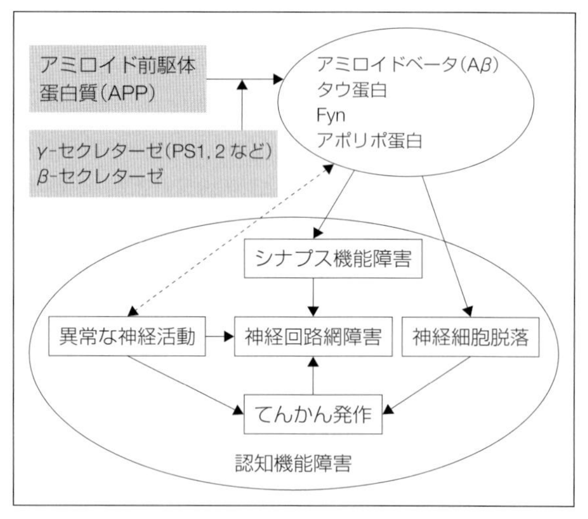

図8-6　アルツハイマー病における，認知機能障害とてんかん

アルツハイマー病は，老人斑，神経原線維変化，神経細胞脱落を組織学的特徴とする疾患である．老人斑を構成するAβは，セクレターゼを介してAPPから生成され，タウ蛋白・Fyn・アポリポ蛋白と協働して，異常な神経活動・シナプス機能障害・神経細胞脱落を引き起こす．シナプス機能障害，異常な神経活動に対する代償性の抑制性反応が神経回路網障害を引き起こす．さらに，異常な神経活動はAβの蓄積を促進し，てんかん発作を誘発する．これら複数の病態が認知機能障害を引き起こす．

(2) 認知症患者のてんかん発作の症状

高齢者では複雑部分発作が約40%を占める[11]が，認知症を有した高齢者では，全身けいれん発作の割合が多いとされている[14]．てんかんの診断には，十分な病歴収集と発作の目撃が有用であるが，認知症患者の複雑部分発作は見過ごされやすく，認知症の悪化ととらえられる場合もあり[15]，診断がきわめて難しいことが，この一因と考えられる．突発性・発作性であり，てんかん発作に特徴的な症状を呈すること(一点凝視，けいれん，自動症など)が，てんかんを積極的に疑うポイントである．

(3) 薬物治療

認知症患者では，高齢者における一般的な注意点に加え，抗てんかん薬が認知機能と周辺症状(behavioral and psychological symptoms of dementia；BPSD)に与える影響に留意する必要がある．ADにおけるてんかん発作再発のリスク因子は，若年発症，重度の認知機能障害，脳波で局所性てんかん性放電を認めることであり[4]，これらを有する患者では早期に抗てんかん薬導入を検討すべきである．バルプロ酸ナトリウムは認知機能への影響が少ないと報告され[16]，さらに，ADのモデルマウスにおいてAβの産生と老人斑の形成を抑制し，記憶障害を改善することが示唆されている[17]が，錐体外路症状の副作用が生じうる[18]．ゾニサミドは低用量ではパーキンソン病治療の適応も有するが，用量依存性に認知機能を低下させる可能性がある[19]．新規抗てんかん薬は認知機能への影響が比較的少ない[20,21]．ラモトリギンは，AD患者の認知機能[22]およびBPSDを改善すると報告されている[23]．レベチラセタムも500～1,250 mg/日で同様の効果があるが[21,24,25]，2,000 mg/日では悪化したとの報告がある[26]．ガバペンチンは，認知機能には影響を与えず[27]，BPSDを改善させるが[28]，レビー小体型認知症でBPSD悪化の報告がある[29]．トピラマートはAD患者のBPSDを改善するが[30]，認知機能障害の副作用による中止例が多い[31]．

AD進行抑制薬であるアセチルコリンエステラーゼ阻害薬は，動物実験で発作および脳波上のてんかん性放電を誘発することが知られ[32]，ヒトでも発作を誘発するとの報告がある[33]．BPSD治療のための抗精神病薬は，用量依存性にてんかん発作を誘発することがわかっており，特にクロルプロマジン，クロザピンは発症リスクが高い[34]．

文献

1) Engel J Jr: Epilepsy: A comprehensive textbook second edition. Lippincott Williams & Wilkins, philadelphia 2008
2) Hauser WA, et al: Prevalence of epilepsy in Rochester, Minnesota: 1940-80. Epilepsia 32: 429-445, 1991
3) Hauser WA, et al: Seizures and myoclonus in patients with Alzheimer's disease. Neurology 36: 1226-1230, 1986
4) Amatniek JC, et al: Incidence and Predictors of Seizures in Patients with Alzheimer's Disease. Epilepsia 47: 867-872, 2006
5) Hesdorffer DC, et al: Dementia and adult-onset unprovoked seizures. Neurology 46: 727-730, 1996
6) Mendez MF, et al: Dementia: a clinical approach, 3rd ed. Butterworth-Heinemann, Philadelphia, 2003
7) Palop JJ, et al: Aberrant excitatory neuronal activity and compensatory remodeling of inhibitory hippocampal circuits in mouse models of Alzheimer's disease. Neuron 55: 697-711, 2007
8) Cirrito JR, et al: Endocytosis is required for synaptic activity-dependent release of amyloid-β in vivo. Neuron 58: 42-51, 2008
9) Lesne S, et al: NMDA receptor activation inhibits α-secretase and promotes neuronal amyloid-β production. J Neurosci 25: 9367-9377, 2005
10) Velez-Pardo C, et al: CA1 hippocampal neuronal loss in familial Alzheimer's disease presenilin-1 E280A mutation is related to epilepsy. Epilepsia 45: 751-756, 2004
11) Ramsay RE, et al: Special considerations in treating the elderly patient with epilepsy. Neurology 62: S24-S29, 2004
12) Kitaguchi H, et al: Chronic cerebral hypoperfusion accelerates amyloid β deposition in APPSwInd transgenic mice. Brain Res 1294: 202-210, 2009
13) Li J, et al: Vascular risk factors promote conversion from mild cognitive impairment to Alzheimer disease. Neurology 76: 1485-1491, 2011
14) McAreavey MJ, et al: Epileptic seizures in elderly patients with dementia. Epilepsia 33: 657-660, 1992
15) Rabinowicz AL, et al: Transient epileptic amnesia in dementia: a treatable unrecognized cause of episodic amnestic wandering. Alzheimer Dis Assoc Disord 14: 231-233, 2000
16) Kwan P, et al: Neuropsychological effects of epilepsy

and antiepileptic drugs. Lancet 357: 216-222, 2001
17）Qing H, et al: Valproic acid inhibits Aβ production, neuritic plaque formation, and behavioral deficits in Alzheimer's disease mouse models. J Exp Med 205: 2781-2789, 2008
18）Mahmoud F, et al: Valproic acid-induced parkinsonism in the elderly: A comprehensive review of literature. Am J Geriatr Pharmacother 9: 405-412, 2011
19）Park SP, et al: Long-term cognitive and mood effects of zonisamide monotherapy in epilepsy patients. Epilepsy Behav 12: 102-108, 2008
20）Arroyo S, et al: Treating epilepsy in the elderly: safety considerations. Drug Saf 24: 991-1015, 2001
21）Cumbo E, et al: Levetiracetam, lamotrigine, and phenobarbital in patients with epileptic seizures and Alzheimer's disease. Epilepsy Behav 17: 461-466, 2010
22）Tekin S, et al: Antiglutamatergic therapy in Alzheimer's disease-effects of lamotrigine. J Neural Transm 105: 295-303, 1998
23）Aulakh JS, et al: Tolerability and effectiveness of lamotrigine in complex elderly patients. J Geriatr Psychiatry Neurol 18: 8-11, 2005
24）Lippa CF, et al: Levetiracetam: A practical option for seizure management in elderly patients with cognitive impairment. Am J Alzheimers Dis Other Demen 25: 149-154, 2010
25）Kyomen HH, et al: Levetiracetam for manic behavior in hospitalized geriatric patients with dementia of the Alzheimer's type. J Clin Psychopharmacol 27: 408-410, 2007
26）Weiner MF, et al: Levetiracetam for agitated Alzheimer's disease patients. Int Psychogeriatr 17: 327-328, 2005
27）Leach JP, et al: Gabapentin and cognition: a double blind, dose ranging, placebo controlled study in refractory epilepsy. J Neurol Neurosurg Psychiatry 62: 372-376, 1997
28）Kim Y, et al: Use of gabapentin in the treatment of behavioural and psychological symptoms of dementia. A review of the evidence. Drugs Aging 25: 187-196, 2008
29）Rossi P, et al: Gabapentin-induced worsening of neuropsychiatric symptoms in dementia with lewy bodies: case reports. Eur Neurol 47: 56-57, 2002
30）Mowla A, et al: Comparison of topiramate and risperidone for the treatment of behavioral disturbances of patients with Alzheimer disease. J Clin Psychopharmacol 30: 40-43, 2010
31）Thompson PJ, et al: Effects of topiramate on cognitive function. J Neurol Neurosurg Psychiatry 69: 636-641, 2000
32）Turski WA, et al: Limbic seizures produced by pilocarpine in rats: Behavioural, electroencephalographic and neuropathological study. Behav Brain Res 9: 315-335, 1983
33）Dunn NR, et al: Adverse effects associated with the use of donepezil in general practice in England. J Psychopharmacol 14: 406-408, 2000
34）Pisani F, et al: Effects of psychotropic drugs on seizure threshold. Drug Saf 25: 91-110, 2002

（佐藤和明・木下真幸子）

E　脳血管障害

脳の障害に続発するけいれん発作を生じる疾患とそのリスクは，脳腫瘍で 40 倍，その次がくも膜下出血で 34 倍，出血性の脳血管障害で 26 倍，虚血性の脳血管障害で 9.7 倍となっており[1]，脳血管障害そのものは，特に 65 歳以上の新規発症の症候性てんかん患者における重要な原因の 1 つである[2]．本節では，脳血管障害に関連したけいれん発作とてんかんについて概説する．

(1) 定義と分類

脳卒中後けいれん発作(poststroke seizure)は，原因となる脳血管障害発症とけいれんの出現時期を基準にして early seizure と late seizure に分ける[3]．early seizure は脳血管障害発症後 1～2 週以内に生じるもので，時に 24 時間以内に生じることが多い．それ以降に生じるけいれん発作を late seizure とよぶが，実際は脳血管障害発症後 3 か月～2 年の間に生じることが多い．さらに 2 年以降にけいれん発作を生じる場合を very late seizure とし，また late seizure の 23% は脳血管障害再発の際に生じるため，early，late に加えて very late seizure さらに脳血管障害再発に伴う seizure の 4 つに分ける場合もある[4]．

ほかの原因によるけいれん発作と同様に，単発のけいれん発作だけで「てんかん」とは取り扱わず，脳血管障害に由来する病変に関連しててんかん原性を獲得し，けいれん発作を代表とする発作性中枢神経症状を慢性的に反復する，あるいは初回発作後リスクの高い状態に「脳卒中後てんかん(poststroke epilepsy)」とよぶ．

(2) 疫学，原因

脳血管障害の診療でまず問題となるのはearly seizureの出現である．early seizureの発症頻度は，脳血管障害の種類により異なる．early seizureは頭蓋内出血と出血性脳梗塞で高頻度であり，出血を伴わない脳梗塞では少ない[5]．脳出血急性期での前向き研究[6]では，けいれん発作は脳深部の出血よりも脳葉の出血で高頻度であり，脳出血の際のearly seizureを生じる危険因子は脳出血の既往，大脳皮質病変の存在が挙げられる[5,6]．脳出血，脳梗塞にかかわらず前頭頭頂葉病変や島皮質を含む病変を有する症例に多く[7]，ラクナ梗塞ではけいれん発作の頻度は2.5%と低い[4]．頭部外傷による急性期のけいれん発作も，脳の出血の有無により異なるとされており[7]，脳組織の傷害に加え，血管外への血液成分の漏出が脳血管障害のearly seizureに関与している可能性が高い．

(3) 脳血管障害がけいれん発作を誘発するメカニズム

early seizureを生じるメカニズムとして以下のような説が述べられている．急性の脳血管障害の結果として血液-脳関門の機能不全が発生する．それによって，アルブミンやトランスフォーミング増殖因子βなどが脳内に供給され，その結果としてアストロサイトが活性化される．これに伴いカリウム緩衝とグルタミン酸代謝の障害を含んだ細胞外の恒常性を変化させ，結果的に神経細胞の興奮性を高める．また炎症反応が促進することで腫瘍壊死因子α，IL-6，IL-1βなどの物質がけいれん発作を生じさせる[8]．また血液-脳関門の機能不全は，血管原性の浮腫も生じ，脳浮腫も脳の二次的損傷につながる．

ほかに，脳虚血状態のもとでは，グルタミン酸興奮毒性の誘導，エネルギーの需要と供給のミスマッチ，イオン勾配の崩壊，ミトコンドリア機能障害などからも不可逆的な脳損傷が生じる[8]．さらに，early seizureが生じると，脳の糖代謝を数倍促進させ，その結果として乳酸レベルが上昇するため，脳のさらなる損傷を悪化させ脳血管障害の予後も悪化させてしまう[9]．late seizureはこれらの脳の損傷が原因となっててんかん原性を獲得したものである．

(4) 若年者，および特殊な脳血管障害

新生児や幼児の脳血管障害においては，けいれん発作は最も一般的な臨床徴候である．小児期の脳血管障害の原因として，動脈解離，もやもや病が，それぞれ最大10%を占めており[10]，それらはけいれん発作の原因としても重要である．もやもや病は，小児や若年成人に多い脳血管障害の一形態であるが，てんかん発作のイベントのために，診断を間違われることがある[11]．また，特殊な脳血管障害として，脳動静脈奇形(AVM)や脳静脈洞血栓も挙げられる．AVM患者でのてんかん発作の発症頻度は17.3～33%と報告によってさまざまである[12]．てんかんを有するAVMでは，男性例，頭蓋内出血のない例，3 cm以上の病変，側頭葉病変，全般性強直間代発作を生じる症例，が多いとされる[12]．脳静脈洞血栓の患者では，37%にけいれん発作をきたす[13]．

(5) 臨床像

脳卒中後けいれん発作/てんかん発作は局所病巣に起因するため，部分発作がほとんどで，次いで部分発作の二次性全般化が多い[14,15]．つまり原因となる脳血管障害の患側から出現する．そうでない場合は別の原因を疑う必要がある．early seizureではほとんどが単純部分発作だが，late seizureでは全般性強直間代発作がみられる[16]．脳卒中後てんかんでは複雑部分発作はまれとされる[15]．けいれん重積の出現頻度は脳血管障害の4～10%である[15]．

局所の刺激症状であるけいれんを伴わず，麻痺などの神経脱落症状を示す発作(inhibitory seizure)を生じることがあり，脳血管障害再発，特

に一過性脳虚血発作(TIA)との鑑別が必要になる[14]．inhibitory seizureの頻度は，脳血管障害の既往がある患者が示す神経症状の悪化の22%にも及ぶという[4]．また，脳血管障害後の「非けいれん性」てんかん重積は，けいれん重積よりも頻繁に生じるとの報告がある[4]．TIA様の症状を反復したり，画像検査で説明できない神経脱落症状が出現する場合は，これらの病態を念頭に置き脳波を反復して計測し，診断的に抗てんかん薬(AED)投薬の検討をする必要もある．

(6) 脳波所見

脳波検査はけいれん発作のあとにできるだけ早く実施すべきであるが，脳卒中後けいれん発作/てんかん発作に特異的な脳波所見というものはない．よく認める脳波所見としては，病変側で認める局在性の徐波である．periodic lateralized epileptic discharges(PLEDs)はearly seizure症例の25%，late seizureでは1%に観察される[4]．PLEDs，間欠性律動性徐波，広汎性の徐波も併せるとlate seizure症例の26.5%に脳波異常を認め，てんかん発作のない脳血管障害例(6.2%)よりも多い[4]．近年，脳卒中集中治療室(SCU)などの急性期監視病棟で持続脳波モニタリング(continuous EEG；cEEG)を行う施設が出てきた．これにより脳波上のてんかん性放電を有する患者を早期に認識でき，より迅速な対応につながる．cEEGにて単発性および周期性のてんかん性放電が出現する患者の75%がearly seizureを生じた[17]．これからの神経学的救急におけるcEEGの知見の集積が期待される．

(7) 治療

early seizureは脳卒中後てんかんへ移行することは少なく，初回発作から直ちにAEDを投与することの意義は明確にされていない[14]．early seizureに対する初回発作直後からのAED使用は，最初の2年間のけいれん発作再発のリスクを低下させるが，未治療の場合と2年以降のてんかん移行率には差がない[18]．一方，高齢者であり，初回けいれん発作後の脳波にてんかん性放電を認め，画像上てんかん発作発症のリスクの高い部位(皮質を含んだ脳葉レベル)に病変をもつなど複数のリスクをもつ場合には，初回発作からのAEDの投薬も検討されてよい．

脳卒中後てんかんに移行した後の治療は，AEDの単剤投与が基本である．脳卒中後てんかんの88%はAED単剤でコントロールができ，残りの12%はAED複数併用でのコントロールが必要になる[16]．新規AEDであるラモトリギン，レベチラセタム，トピラマート，ガバペンチンなどは薬物間相互作用が少なく，神経保護作用をもつ．脳血管障害後の患者は抗血小板薬や抗凝固薬を服用していることも多く，薬物間相互作用の少ないこれらの薬剤が推奨されている[14,19]．

(8) 予後

early seizureの患者の転帰としては，けいれん重積の発症率や院内死亡率は低い．late seizureの患者では，てんかんへの移行が50%以上とされる[4]．高齢者で再発性のけいれん発作およびけいれん重積は，脳血管障害患者の障害を悪化させ，認知機能の低下を促進させるので，正確な診断と適切な治療が望ましい．

文献

1）Herman ST: Epilepsy after brain insult: targeting epileptogenesis. Neurology 59 (9, suppl 5): S21-S26, 2002
2）Menon B, et al: Ischaemic stroke in adults and epilepsy. Epilepsy Res 87: 1-11, 2009
3）Camilo O, et al: Seizures and epilepsy after ischemic stroke. Stroke 35: 1769-1775, 2004
4）De Reuck J: Management of stroke-related seizure. Acta Neurol Belg 109: 271-276, 2009
5）Beghi E, et al: Incidence and predictors of acute symptomatic seizures after stroke. Neurology 77: 1785-1793, 2011
6）De Herdt V, et al: Early seizures in intracerebral hemorrhage: incidence, associated factors, and outcome. Neurology 77: 1794-1800, 2011
7）Temkin NR, et al: A randomized, double-blind study of phenytoin for the prevention of post-traumatic seizures. N Engl J Med 323: 497-502, 1990
8）Kim SY, et al: Blood-brain barrier dysfunction-induced inflammatory signaling in brain pathology and epileptogenesis. Epilepsia 53 (suppl. 6): 37-44, 2012

9）Schoknecht K, et al: Blood-brain barrier dysfunction in brain diseases: clinical experience. Epilepsia 53 (Suppl. 6): 7-13, 2011
10）Steiger HJ, et al: Cerebral angiopathies as a cause of ischemic stroke in children: differential diagnosis and treatment options. Dtsch Arztebl Int 107: 851-856, 2010
11）Engel J Jr, et al: Epilepsy: A Comprehensive Textbook. pp2745-2755, Lippincott Williams & Wilkins, Philadelphia, 2008
12）亀山茂樹，他：海綿状血管腫と脳動静脈奇形．脳神経外科 35：1199-1206，2007
13）Berryman R, et al: Progressive seizures in a patient with congenital coagulopathies. BMJ Case Rep 2011
14）辻貞俊，他：日本神経治療学会治療指針作成委員会：標準的神経治療　高齢発症てんかん．神経治療学 29：457-479，2012
15）Kotagal P, et al: The Epilepsies: Etiologies and Prevention. pp399-407, Academic Press (Elsevier), Amsterdam, 1999
16）Stapf C, et al: Effect of age on clinical and morphological characteristics in patients with brain arteriovenous malformation. Stroke 34: 2664-2670, 2003
17）Chung JM: Seizures in the acute stroke setting. Neurol Res 36: 403-406, 2014
18）Gilad R, et al: Antiepileptic treatment in patients with early postischemic stroke seizures: a retrospective study. Cerebrovasc Dis 12: 39-43, 2001
19）池田昭夫，他：高齢者のてんかんに対する診断・治療ガイドライン．てんかん研究 28：509-514，2011

（中尾紘一・矢澤省吾）

F 先天奇形

1 総論

小児期発症のてんかんのうち，約3割が抗てんかん薬への反応性に乏しく，難治に経過するとされる．これらのうちの多くが脳の先天奇形によるてんかんであり，成人の難治てんかんの第2の原因であり，小児の難治てんかんの40%を占めるとされる[1,2]．近年，画像診断技術の向上により，より多くの先天奇形が明らかとなり，その原因となる遺伝子の異常も次第に明らかになってきている．

(1) 先天奇形のタイプ

脳の先天奇形のタイプは大脳皮質発生のプロセスのどの時期に発生異常が起こるかによって大きく3つに分類することができる(**表8-2**)．

Barkovichの提唱する分類[3]によるとGroup Ⅰ：神経細胞発生初期における細胞増殖やアポトーシスの異常によるもの，Group Ⅱ：脳室周囲帯から皮質に向かってradial gliaに沿って神経細胞が遊走する時期の異常，Group Ⅲ：神経細胞遊走後の皮質神経細胞帯における異常に分けられる[4](**図8-7**)．

Group Ⅰには先天性小頭症や大頭症が挙げられるが，異形成細胞増殖を伴うⅠ-C群が最もてんかん原性は強く，通常の抗てんかん薬への治療反応性は乏しいため，てんかん外科治療の対象となることが多い．同様に腫瘍性細胞増殖を伴うⅠ-D群も難治てんかんとなることが多いが，この群においてはⅠ-C群と比較するとてんかん発症年齢が遅い．

Group Ⅱは脳室周囲結節性異所性灰白質(periventricular nodular heterotopia)や滑脳症(lissencephaly)，皮質下帯状異所性灰白質(subcortical band heterotopia)，さらには福山型筋ジストロフィーやmuscle-eye-brain症候群のような筋肉や眼球の異常も合併する全身性疾患も含まれる．この群においては近年原因遺伝子が次々と発見されてきており，疾患の遺伝子による分類が進んできている．このgroupにおいては大脳皮質の構造異常の範囲が広く，焦点切除術の対象となることは少ない．

Group Ⅲは染色体異常や胎内感染症・血流異常により大脳皮質形成の後期に異常をきたしたと考えられる疾患であり，裂脳症や多小脳回が代表的なものである．多小脳回はradial gliaが軟膜境界膜への接着に異常をきたした結果である．また

表 8-2　大脳皮質形成異常の分類

分類	Group Ⅰ	Group Ⅱ	Group Ⅲ
	神経細胞・グリア細胞の増殖あるいはアポトーシスの異常	神経細胞遊走異常	神経細胞遊走後異常
	Ⅰ-A：先天性小頭症	Ⅱ-A：神経上衣細胞の異常	Ⅲ-A：胎内感染症・血流異常による
		periventricular nodular heterotopia	transmantle cleft や石灰化を伴った裂脳症
	Ⅰ-B：先天性大頭症	Ⅱ-B：transmantle migration の異常	多小脳回
	Sotos 症候群(NSD1)，Proteus 症候群(AKT1)	Lissencephaly(LIS1, RELN, VLDLR)，SBH(DCX, TUBA1A)	
	Ⅰ-C：異形成細胞増殖を伴う皮質形成異常	XLAG(ARX)	Ⅲ-B：多小脳回を伴う症候群
	片側巨脳症，FCD type Ⅱ，結節性硬化症(TSC1, 2)	Ⅱ-C：radial/tangential transmantle migration の異常	傍シルビウス裂多小脳回(deletion 1p36, deletion 22q11.2)
	Ⅰ-D：腫瘍性細胞増殖を伴う皮質形成異常	subcortical band heterotopia(SBH 以外・multinodular, transmantle columnar など)	bilateral frontoparietal polymicrogyria(GPR56)
	DNT, ganglioglioma, gangliocytoma	Ⅱ-D：terminal migration の異常と pial limiting membrane 欠損	Ⅲ-C：異形成細胞を含まない皮質形成異常
		cobblestone malformation(LAMA1A, LAMC3, ATP6V0A2, GPR56) Walker-Warburg 症候群(POMT1, POMT2, LARGE, COL4A1) Muscle-eye-brain 症候群(POMT1, POMT2, POMGnT1, LARGE) 福山型筋ジストロフィー(FKTM)	FCD type Ⅰ

FCD: focal cortical dysplasia, TSC: tuberous sclerosis, DNT: dysplastic neuroectodermal tumor, SBH: subcortical band heterotopia, XLAG: X-linked lissencephaly with agenesis of corpus callosum and ambiguous genitalia
(Barkovich AJ, et al: A developmental and genetic classification for malformations of cortical development: update 2012. Brain 135: 1348-1369, 2012 より改変)

1p36 欠失症候群や 22q11.2 欠失症候群といった染色体異常に伴う傍シルビウス裂多小脳回や異形成細胞を含まない FCD type Ⅰもこの群に含まれる．

(2) てんかん発症時期による分類

先天奇形によるてんかん発症のリスクは 75% 以上であり[5)]，その特徴は新生児～乳児期早期に始まるてんかん発作であり，発作頻度が多く，難治である．

てんかん症候群としての分類は発症時期によっても異なるが，新生児期～早期乳児期においては大田原症候群を呈し，その後 West 症候群に変遷していく(**図 8-8**)．あるいは発症当初から West 症候群で発症するものや，部分てんかんから West 症候群に移行するもの，さらに一貫して部分発作を呈することもある．このような経過の違いは先天的な脳奇形の広がりの範囲や強いてんかん原性をもつ異形成神経細胞の有無によって異なると考えられる．

例えば Group Ⅱの神経細胞遊走異常による脳奇形の場合，構造異常は脳全体あるいは左右対称性にあり，多小脳回を伴う症候群においても両側性に対称性のてんかん焦点をもつことから欠神発作や脱力発作，強直発作などの全般発作を呈することが多い．lamination の異常がみられるような，これらの先天奇形症候群においては皮質の正常な成熟(髄鞘化も含めて)が障害されるため，スパズムが乳児期以降も長期に持続することがある．

(3) 脳波における分類

脳波における特徴は時期によって異なり，新生児～乳児期早期の大田原症候群の時期には suppression-burst が出現し，乳児期の West 症候群の時期にはヒプサリズミア(hypsarrhythmia)と

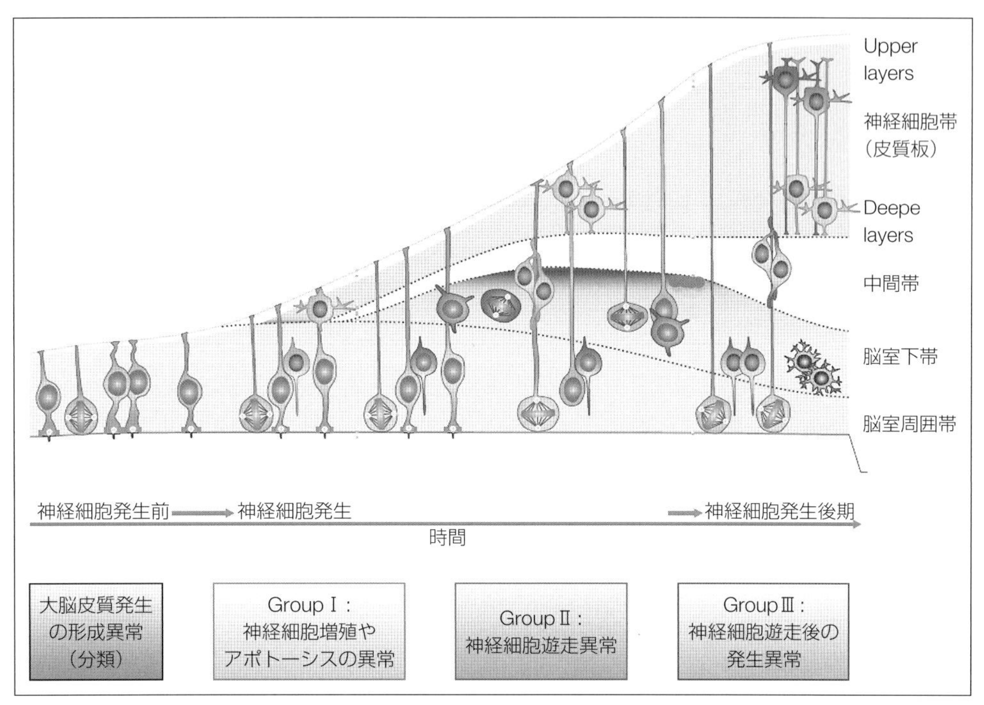

図 8-7　大脳皮質形成の過程とその異常
(Paridaen T, et al: Neurogenesis during development of the vertebrate central nervous system. EMBO reports 15: 351-364, 2014 より改変引用)

なる．しかし片側巨脳症や FCD-Ⅱといったてんかん原性の非常に強い焦点をもつ場合，左右差のあるヒプサリズミアとなり，スパズムにおいても四肢の動きに左右差がみられる．通常の脳波においては患側が非常に高振幅であるため，対側も影響を受けることが多いが，脳磁図で dipole を推定すると患側に焦点が集積することがわかる(**図 8-9**)．また滑脳症に伴う West 症候群においては

0　1　5　歳
大田原症候群
Suppression-burst
West 症候群
hypsarrhythmia
全般てんかん
Diffuse SPW, high-amplitude fast rhythms
部分てんかん
α-like 活動
反復性三相波
局在性棘波・棘徐波

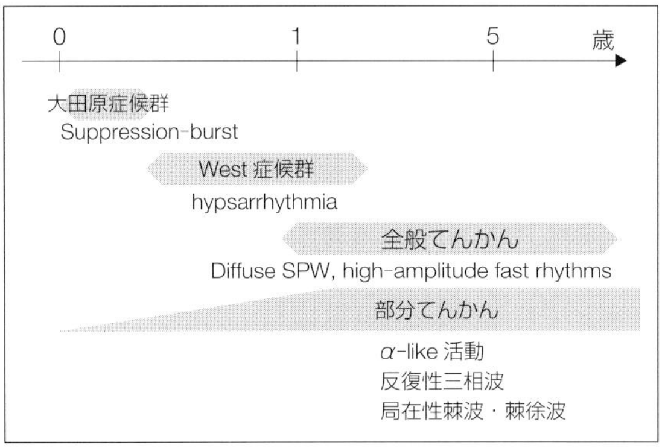

図 8-8　先天奇形症候群に伴うてんかんの推移

diffuse high -amplitude fast rhythm や extreme spindle を認める．

さらに強いてんかん原性領域をもつ場合にも比較的領域が広かったり，傍シルビウス裂多小脳回(bilateral perisylvian polymicrogyria)のように両側性であったり，1 歳未満の乳児期においては diffuse polyspike & wave が頻回に出現していることも多い(**図 8-10**)．一方で年長になると spike ないしは spike & wave の局在が限局してくる(**図 8-11**)．また，α，β 様の律動波が断続的にみられることもある(**図 8-12**)．

(4) てんかんの治療

先天奇形によるてんかんに対しては抗てんかん薬に対して抵抗性であることが多い．発作が頻回に持続することによって発達・認知機能の低下をきたすため，てんかん外科切除が可能な場合には早期の手術が適応となる．

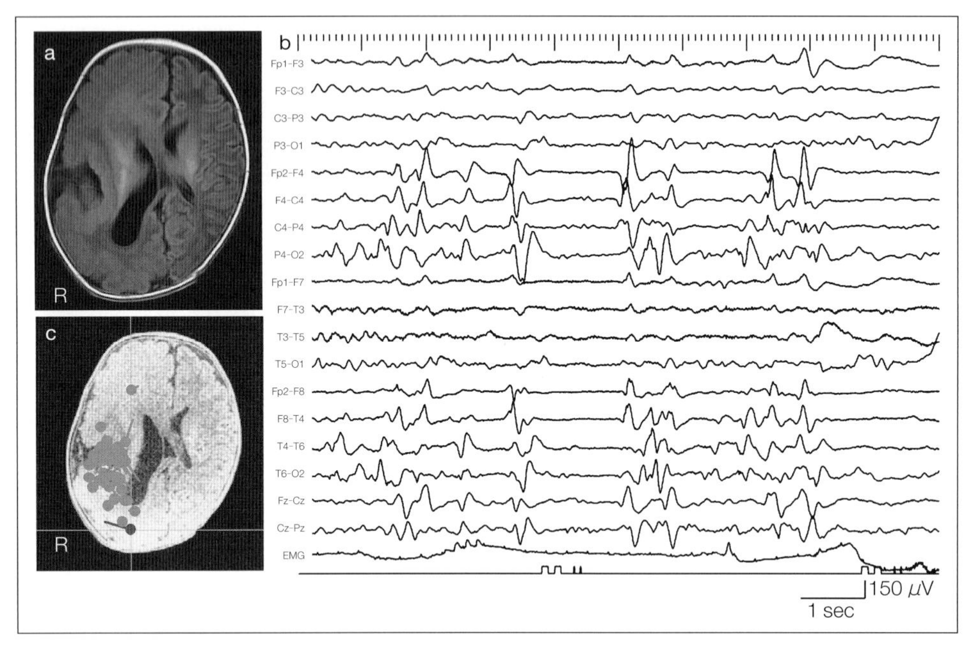

図 8-9　片側巨脳症

a)MRI FLAIR 画像：右の大脳皮質が肥大化し，広範な形成異常を認める．対側は通常より小さくなっている．b)点頭てんかんを呈する時期の発作間欠時脳波．右半球優位の hypsarrhythmia を認める．c)脳磁図では右弁蓋部中心に dipole が集積する．

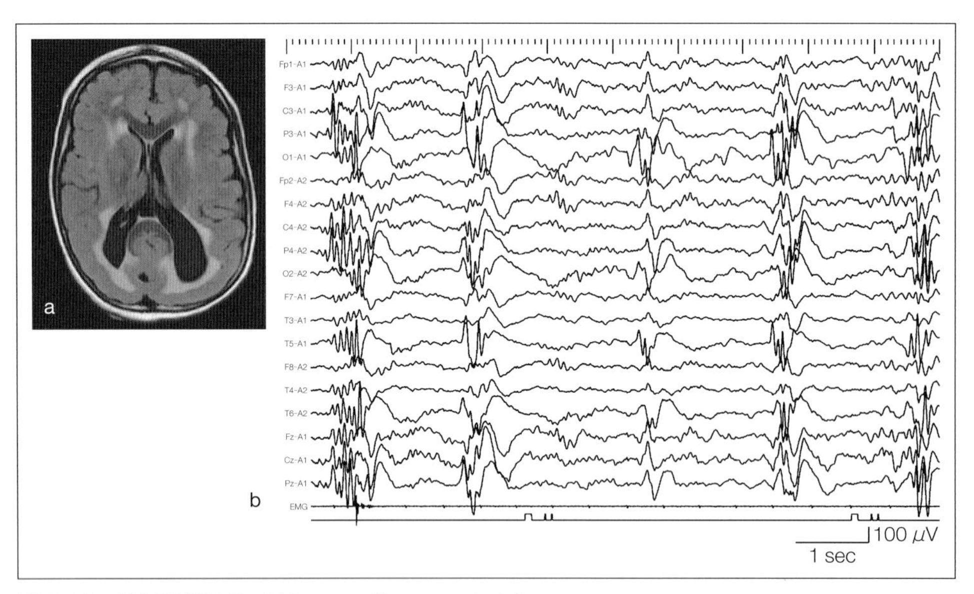

図 8-10　敷石滑脳症(cobblestone lissencephaly)

a)MRI FLAIR 画像：両側頭頂～後頭葉を中心に滑脳症を認め，側脳室前角～後角まで広い範囲で白質の FLAIR high を認める．b)発作間欠時脳波：両側後頭部中心の polyspike & wave が繰り返す．

文献

1) Sisodiya SM: Malformations of cortical development: burdens and insights from important causes of human epilepsy. Lancet Neurol 3: 29-38, 2004
2) Guerrini R: Genetic malformations of the cerebral cortex and epilepsy. Epilepsia 46(S1): 32-37, 2005

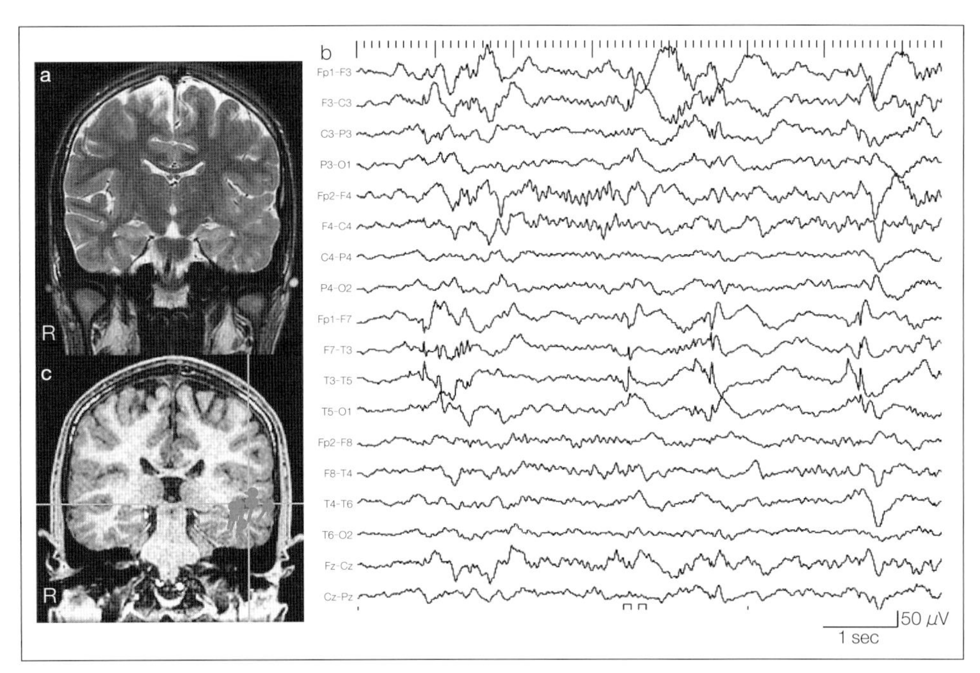

図 8-11　限局性皮質形成異常

a：MRI T2 強調画像：左側頭葉の皮髄境界が不鮮明で白質が通常より T2 high intensity となっている．**b**：発作間欠時脳波：左側頭部(F7, T3)に限局した棘波を認める．**c**：脳磁図：左側頭葉の FCD に一致する dipole 集積を認める．

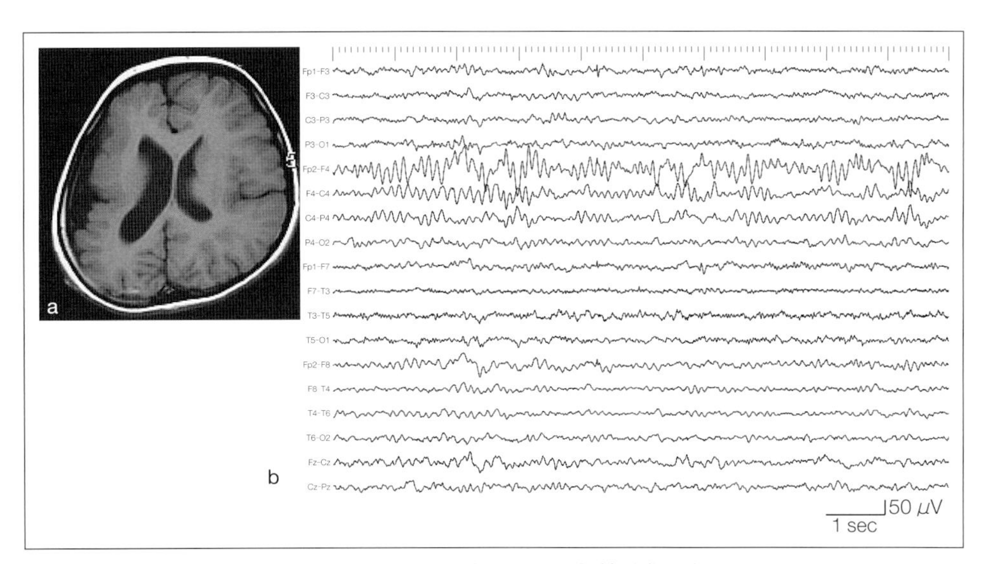

図 8-12　1p36 欠失症候群に伴う右大脳皮質の広範な皮質形成異常

a：MRI T1 強調画像：右大脳半球は前頭葉が小さく，弁蓋部の低形成を認める．側頭葉の多小脳回．
b：発作間欠時脳波：右前頭部に α 律動を頻回に認める．

3）Barkovich AJ, et al: A developmental and genetic classification for malformations of cortical development: update 2012. Brain 135: 1348-1369, 2012
4）Paridaen T, et al: Neurogenesis during development of the vertebrate central nervous system. EMBO reports 15: 351-364, 2014
5）Engel J, et al: Epilepsy A Comprehensive textbook, Second edition. Lippincott Williams & Wilkins, philadelphia, 2007

（下野九理子・永井利三郎）

2 皮質形成異常

(1) 大脳皮質の発生

大脳皮質は，神経管の頭側に生じる終脳胞に由来し．大脳皮質の神経細胞は，終脳胞の背側と腹側にそれぞれ発生する大脳外套(pallium)と基底核原基(ganglionic eminence)から生じる．大脳外套の脳室壁に当たる脳室帯からグルタミン酸作動性の投射ニューロンが，基底核原基からGABA作動性の介在ニューロンが，それぞれ別々に発生し，固有の経路を経由して皮質へ遊走・到達し，神経回路を形成する．この遊走時に細胞内では細胞骨格蛋白である微小管や微小管関連蛋白が働いて，細胞の運動を司っている．

これらの過程が障害されることにより皮質の形成に異常が生じる．感染や虚血，先天代謝異常によるエネルギー障害・組織障害の他，こうした細胞の増殖・遊走そのものに関連する遺伝子の異常によって，皮質形成異常が生じる．滑脳症と脳室周囲異所性灰白質については，他の章を参照されたい．

(2) 限局性皮質異形成 focal cortical dysplasia；FCD と片側巨脳症 hemimegalencephaly；HME[1-3)]

皮質形成異常がてんかん原性を有する病変として報告されたのは1971年，10名の難治性てんかん患者における脳切片標本を検討した研究である．これらの病理標本では，皮質深部と皮質下白質に異常な形態の神経細胞が認められた．その後，こうした大脳皮質の形成異常が高いてんかん原性を有することが判明し，病理組織の特徴に基づいて分類されるようになった．最新の分類は2011年に発表されている．この分類では，異形細胞(dysmorphic neuron)やバルーン細胞(balloon cell)といった細胞を認める場合は，皮質形成異常Ⅱ型(FCD Ⅱ)に分類される．こうした異常細胞を認めず，皮質の正常な層構造が乱れているものを皮質形成異常Ⅰ型(FCD Ⅰ)とよぶ．

HMEは1835年に病理学的検索にて初めて報告されている．一側の大脳半球全体が過成長をきたし，神経細胞の異常分化と遊走異常，構築異常を呈する疾患である．FCD Ⅱと同様に異常細胞が散見される．

以前から，FCD ⅡとHME，結節性硬化症(tuberous sclerosis；TS)の病理組織が類似していることは指摘されていたが，近年の遺伝子検査技術の進歩により，共通の病態を有することが明らかになってきた．細胞内には，PI3K/AKT/mTOR経路とよばれる経路があり，成長ホルモンやEGFやIGF-1，インスリンといった生体シグナルを受け，細胞の栄養状態やエネルギー供給の状況などに応じて，細胞増殖・分化・生存を制御する．TSの原因遺伝子〔*TSC1*(9q34.13)と*TSC2*(16p13.3)〕の産物であるhamartinとtubelinは，複合体を形成して，mTORの活性を阻害する．TSでは，TSC1/2の変異によりmTORに対する抑制が外れ，異常な細胞増殖・分化が起こり，過誤腫性病変や血管新生などの病変を生じると考えられている．TSだけでなく，HMEやFCD Ⅱの症例の一部で，病変部位にこの経路途上の遺伝子の体細胞突然変異を認めたと報告されている．HMEやFCD Ⅱでは，神経細胞が未熟なままでとどまり，シナプス回路の発達が不良であることはわかっているが，mTOR経路の異常で，なぜそうしたことが起こるのかは十分には解明されていない．一方，FCD Ⅰは特定の遺伝子との関連は明らかではなく，在胎期や周生期に異常が生じた症例で多く認めるため，後天的な脳損傷の可能性が指摘されている．

画像は，HMEでは一側大脳半球の一部または全体が異常を呈し，脳回が広く脳溝は浅くなり，皮髄境界の不鮮明化，皮質の肥厚を認める．FCD Ⅱでは8割以上の患者で脳回形成の異常やT2強調画像・FLAIRの異常信号，皮髄境界の不明瞭化として異常を認める．時に脳室から脳表に続く信号異常(transmantle sign)を認めることもある．FCD Ⅰでは異常がないか，皮質容量低下のみのことが多く，信号異常を認める例は少ない．

HMEの症状は，新生児期発症のてんかん性脳症から遅発性の部分発作を有するが認知機能が正常な症例まで，さまざまである．通常は，非対称な大頭症と片麻痺，半盲，精神発達遅滞，難治性てんかんを呈する．West 症候群となることもある．難治性が予測される場合には半球離断術の適応となる．

FCD Ⅱの症状は，小児期から思春期にかけて難治性の部分てんかんで発症することが多いが，乳児期に West 症候群で発症することもある．部分発作の発作症状に特異的なものはないが，部分発作重積はまれではない．側頭葉以外に病変があることが多いため，側頭葉てんかんではない発作症状となることが多い．形成異常の範囲が広くなければ，発作間欠期の神経学的異常を認めないことが多い．

FCD Ⅰの症状は，病変部位による部分発作である．しかし，局所性病変であるにもかかわらず，全般化して，全般性強直発作や脱力発作，非定型欠神発作といった発作となり，Lennox-Gastaut 症候群様の発作症状を呈することもある．一般的に薬物治療抵抗性で，発作頻度は日単位のことが多い．

(3) 多小脳回 polymicrogyria[1,2,4]

多小脳回は，小さな多数の脳回が存在するものである．形態のみで規定される病態で，病因は，感染や虚血，外傷の他，先天性筋ジストロフィーに伴うもの，染色体異常や遺伝子異常などに伴うものなどがある．

組織病理学的に，皮質の層構造の様態は多様である．皮質層構造が不明な unlayered type と層構造が 4 層または 6 層の layered type に分類される．unlayered type は，孔脳症や裂脳症の病変周辺や Aicardi 症候群，先天性筋ジストロフィーに伴う多小脳回で認められ，正常な神経細胞遊走が障害された結果，層構造が破壊されたものと考えられている．一方，layered type は，皮質の中間層が破壊されて上層と下層の成長速度が異なる結果，皮質表面の褶曲が過剰になったものが考えられ，傍シルビウス裂多小脳回に認められる．

多小脳回を合併しやすい染色体異常で有名なものは，22q11.2 欠失症候群，1p36 欠失症候群である．多小脳回に合併する遺伝子異常として，先天性筋ジストロフィーに類似した多小脳回をきたす遺伝子異常としては *GPR65*(16q21)，細胞骨格の遺伝子で神経細胞の遊走に関連する tubulin 関連の遺伝子として，*TUBA1A*(12q13.12)，*TUBB2B*(6p25.2)，*TUBB3*(16q24.3)，*TUBA8*(22q11.21)，孔脳症や裂脳症，丸石様多小脳回を伴う遺伝子として，*COL4A1*(13q34)，*COL4A2*(13q43)，他にまだ病態は不明だが，多小脳回やその他の脳奇形を生じる遺伝子として，*FIG4*(6q21)，*WDR62*(19q13.12)，*RAB3GAP1*(2q21.3)，*RAB3GAP2*(1q41)，*SRPX2*(Xq22.1) などがあり，今後もエクソーム解析などで，新しい原因遺伝子が判明すると思われる．

臨床症状は多様で，多小脳回の成因，合併する疾患・症候群の症状，合併した他の脳奇形の種類，多小脳回の程度と部位，合併するてんかんの重症度などにより変化する．その結果，重度の早期発症のてんかん性脳症で，四肢麻痺や重度知的障害を伴うものから，てんかんはなく高次脳機能の一部が障害されているのみの軽症のものまでがある．

多小脳回の分類は，組織学的な分類，神経画像による分類，想定される胎生期の障害時期による分類，多小脳回の部位に従って分類する分類など，さまざまなものがあるが，包括的な分類はまだない．

a．先天性筋ジストロフィー α dystroglycanopathy に合併する脳形成障害

α dystroglycan の発現に異常を有する先天性筋ジストロフィー(CMD)の一群では，筋病変だけではなく，中枢神経病変も合併する．丸石様滑脳症(cobblestone cortical malformation)とよばれる凹凸のある異常肥厚した大脳皮質と浅く数の少ない脳溝，多小脳回，脳梁低形成，髄鞘化不全，橋の低形成を生じ，橋での異常屈曲や裂溝を生じることもある．大脳皮質の発生時に，投射ニューロンは放射状グリア細胞から正常に離脱で

きず，皮質の正常な層構造が生じず，神経細胞が皮質下白質にとどまったり，軟膜と皮質の境界膜を神経細胞が超えて，軟膜下やくも膜下まで遊走したりする像がえられる．これらのCMDには，福山型筋ジストロフィー(FCMD)やWalker-Warburg症候群(WWS)，Muscle-Eye-Brain病(MEBD)などが含まれ，遺伝子として，*FKTN*(9q31-33)，*FKRP*(19q13.3)，*POMT1*(9q34.13)，*POMT2*(14q24.3)，*POMGNT1*(1p34.1)，*LARGE*(22q12.3)などがある．臨床症状では，筋緊張低下と重度精神運動発達遅滞，てんかんが生じる．

b．両側性前頭葉・前頭頭頂葉多小脳回 bilateral frontal and frontoparietal polymicrogyria

両側の前頭葉または前頭葉から頭頂葉にかけて多小脳回を認めるもので，遺伝子異常が判明しているものがある．*GPR56*と*TUBB2B*の異常によるものが報告されている．

c．両側性傍シルビウス裂多小脳回 bilateral perisylvian polymicrogyria

両側のシルビウス裂周辺に多小脳回を有するもので，多くは孤発例だが，まれに家族例があり，遺伝形式は，常染色体劣性遺伝，X連鎖性がある．病変の広がりにより，前頭極から後頭極までの広範囲を含むGrade 1，シルビウス裂領域を超えて広がるGrade 2，シルビウス裂領域に限局するGrade 3，シルビウス裂の後側の脳回に限局するGrade 4に分類される．臨床症状は，発達性偽性球麻痺(口・咽頭の機能不全と構音障害)，精神発達遅滞，てんかん，低緊張，時に多発性関節拘縮をきたす．

d．両側性傍矢状部頭頂後頭葉多小脳回 bilateral parasagittal parietooccipital polymicrogyria

頭頂後頭溝を中心に広がる多小脳回で，てんかんを発症し，時に難治性となる．知能は正常から軽度低下程度である．

e．片側性多小脳回，多脳葉性多小脳回

片側性に多小脳回がある場合，てんかんと軽度から中程度の不全麻痺・発達遅滞を呈する．発作型は，部分発作，非定型欠神，全般強直間代発作などがある．多脳葉性に多小脳回がある場合には，徐波睡眠時に持続性棘徐波を示すてんかんとなることがある．

f．裂脳症 schizencephaly と孔脳症 porencephaly[5-7]

これらは病像としては，多少脳回とは別個の疾患だが，病変周辺に多小脳回を合併する．

裂脳症は，大脳皮質が裂けて側脳室から脳表の軟膜までが連続して亀裂が生じているもので，亀裂の表層は異常な灰白質でおおわれ，しばしば病変周辺には多小脳回が存在する．原因は，遺伝性のものと非遺伝性のものがある．裂脳症のほとんどの患者で部分発作を有する．両側性病変では，通常重度痙性四肢麻痺と中等度から重度の知的障害を合併するが，片側性病変では不全片麻痺で，知的に正常なこともある．亀裂は脳皮質のどこにでも生じうるが，てんかん発作の重症度や発作型は，亀裂の分布との対応はないと考えられている．

孔脳症は，胎生20週以前に，主に血管性の原因で脳が破壊されて局所性の嚢胞が形成され，しかもアストロサイト増生がほとんど認められないもののことである．画像では，形成された嚢胞の周囲には信号変化は伴わない．多くの場合，嚢胞内容が液体に置換され，周囲の白質組織が吸収して単なる側脳室の拡大となる．画像上は，裂脳症と区別されてきたが，形成過程を考慮すると病因としては同一のものである．臨床症状は，嚢胞の部位や大きさによりさまざまである．時に多小脳回を合併する．

現時点では，合併する疾患と部位による診断による分類が主に用いられている．今後，遺伝子異常に基づく分類の妥当性が，明らかになってくると思われる．

文献

1) Barkovich AJ, et al: Congenital Malformations of the Brain and Skull. In: Barkovich AJ, et al, eds: Pediatric Neuroimaging. pp367-568, Lippincott Williams & Wilkins, a Wolters Kluwer, Philadelphia, 2012
2) Guerrini R, et al: Epilepsy and Malformations of the Cerebral Cortex. In: Bureau M, et al, eds: Epileptic Syndromes in Infancy, Childhood and Adolescence. pp607-629, John Libbey Eurotext, Montrouge, 2012
3) Holthausen H, et al: Structural(symptomatic) focal epilepsies of childhood. In: Bureau M, et al, eds: Epileptic Syndromes in Infancy, Childhood and Adolescence. pp455-505, John Libbey Eurotext, Montrouge, 2012
4) Squier W, et al: Polymicrogyria: pathology, fetal origins and mechanisms. Acta Neuropathol Commun 2: 80, 2014
5) Ashwell KWS, et al: Fetal Development of the Central Nervous System. In: Mai JK, et al, eds: The Human Nervous System. 3 ed. pp31-79, Elsevier, London, 2012
6) Stutterd CA, et al: Polymicrogyria: a common and heterogeneous malformation of cortical development. Am J Med Genet C Semin Med Genet 166C: 227-239, 2014
7) Schwartz ES, et al: Brain and Spine Injuries in Infancy and Childhood. In: Barkovich AJ, et al, eds: Pediatric Neuroimaging. pp240-366, Lippincott Williams & Wilkins, a Wolters Kluwer, Philadelphia, 2012

(青天目 信・永井利三郎)

3 神経皮膚症候群

(1) はじめに[1-3)]

神経皮膚症候群は明確な定義としては確立していないが，一般に神経系と皮膚に病変を有する症候群を意味する．皮膚病変は疾患によって多様であり，結節性硬化症でみられる葉状白斑(メラノサイトのメラニン産生低下による)，神経線維腫症でみられるカフェオレ斑(限局性のメラニン沈着増強による褐色色素斑で組織学的には扁平母斑と同様)，Sturge-Weber 症候群でみられる血管腫などがある．また色素失調症や伊藤白斑などは，皮膚構成細胞に分化する胎生期クローンが増殖進展する線であると推定されている Blaschko 線に沿って皮膚症状が進展する．

近年，神経皮膚症候群の種々の疾患における責任遺伝子が判明してきており(**表 8-3**)，そのなかでも腫瘍抑制に関係するものが多い．実際，神経皮膚症候群の特徴の1つに腫瘍形成が多いことが挙げられる．結節性硬化症でみられる上衣下巨細胞性星細胞腫，心臓横紋筋腫，腎血管筋脂肪腫，神経線維腫症Ⅰ型でみられる神経線維腫，神経鞘腫，Sturge-Weber 症候群でみられる血管腫，von-Hippel-Lindau 病でみられる小脳・脊髄血管芽腫などである．

頭蓋内腫瘍以外の神経症状の1つにてんかんがあり，種々の疾患におけるてんかんの発症率はおおむね以下(**表 8-4**)のようである．各論で結節性硬化症，神経線維腫症Ⅰ型の項があるため，それ以外の神経皮膚症候群についてここでは取り扱う．

(2) Sturge-Weber 症候群[1, 4)]

脳静脈系の微小血管床がおかされる神経皮膚症候群であり，明らかな遺伝形式はなく，原因遺伝子は判明していない．胎生期の血管叢の発生異常が原因と考えられている．血管叢が正常に消退せず，脳軟膜・顔面の血管腫として残存する．

皮膚症状として，一側または両側の三叉神経第1枝領域に広がる血管腫が多い．他にも口唇，歯肉，舌，咽頭，喉頭に広がることが多く，時に四肢・体幹にまで及ぶことがある．画像上は脳軟膜の血管腫，脳回に沿った石灰化，虚血に伴う萎縮や白質障害を認める．特に造影 MRI が血管腫を高感度に描出できるため有用である．

神経症状として，てんかんは 75〜90% で合併するとされている．脳軟膜の血管腫に起因する皮質の易興奮性が要因とされている．てんかんは約 80% が2歳未満に発症し，典型的には部分発作や二次性全般化発作が多い．約半数の例で重積発作を起こしやすいとされている．内科的治療に反応する例もあるが，特に幼少期発症の例については難治に経過する例が多い．難治例では客観的なエビデンスには乏しいものの外科的介入によって著効した報告があるため，症例によっては外科治療を考慮すべきである．

てんかん以外の神経症状として，発達障害，片麻痺や一過性の視野欠損といった卒中様発作が特

表 8-3 神経皮膚症候群の既知の原因遺伝子

疾患名	原因遺伝子(遺伝子座)
結節性硬化症	*TSC1*(9q34) *TSC2*(16p13.3)
神経線維腫症Ⅰ型	*NF1*(17q11.2)
神経線維腫症Ⅱ型	*NF2*(22q12)
色素失調症	*IKBKG*(Xq28)
毛細血管拡張性運動失調症	*ATM*(11q22.3)
von Hippel-Lindau 病	*VHL*(3p26-p25) *CCND1*(11q13)

表 8-4 神経皮膚症候群とてんかん発症率

疾患名	てんかん発症率
結節性硬化症	約 80%
神経線維腫症Ⅰ型	3〜12%
Sturge-Weber 症候群	75〜90%
色素失調症	10〜15%
伊藤白斑	10〜60%
毛細血管拡張性運動失調症	不明
von Hippel-Lindau 病	不明

徴的である．発達障害は軽度から重症まで幅広く認めるが，てんかん発症の時期と発達予後の相関については明確なエビデンスは認められていない．卒中様発作は時間〜日単位で続くことがある．明確なメカニズムはわかっていないものの，静脈うっ滞に伴う反復性の血栓形成が関与していると考えられている．卒中様発作の予防に対してはアスピリン(3〜5 mg/kg/day)が推奨されている．

(3) 色素失調症[5)]

皮膚，毛髪，網膜，中枢神経などに症状が現れる．特徴的な皮膚病変は，臨床症状から 4 期に分類される．出生時から生後 4 か月ほどまでに紅斑を伴う水疱がみられる水疱期，その水疱が治癒した後に四肢末端に疣贅状丘疹がみられる疣状発疹期，皮疹が存在した部位に一致して，灰褐色〜紫褐色の特徴的な色素沈着がみられる色素沈着期，そして色素斑が消退していく色素沈着消退期である．網膜は血管新生が見られ，一部に網膜剝離の危険性がある．その他に歯芽欠損や萌出遅延，脱毛などの症状がみられる．

X 連鎖性遺伝の神経皮膚症候群の 1 つであり，Xq28 上にある *IKBKG* が責任遺伝子である．同遺伝子のエクソン 4-10 の欠失が約 8 割の症例で見られるとされている．

神経症状としてはてんかん，発達遅滞，片麻痺，小頭症，小脳失調などがみられる．神経症状の出現率は約 1/3 で認められ，てんかんの発症率はその中でも多く，全体の約 10〜15% 程度と考えられている．発作型について述べられている報告はあまり多くない．

特徴的な皮膚所見に加え，家族歴や眼の所見などから診断は容易である．皮膚症状は多くの例で自然消退していくため，主に合併症に対する治療を行っていく．

(4) 伊藤白斑[6)]

1951 年に東北大学皮膚科の伊藤により最初に報告された．Blaschko 線に沿って白斑(色素脱出斑)が全身性にみられ，色素欠乏性色素失調症とも言われている．皮膚の症状は色素失調症のように経年的変化はなく，生後早期より白斑がみられる．症状は皮膚のほか，中枢神経，毛髪，歯，骨格などにみられる．

神経症状の出現率は報告によって差はあるが，おおむね 50〜80% 程度である．その多くは精神発達遅滞であり，てんかんの合併率は 10〜50%，そのうちの 10% 程度で West 症候群を発症するといった報告もある．また，頭部画像上，白質の信号異常や片側巨脳症などを認める報告もある．

(5) 毛細血管拡張性運動失調症

小脳失調，免疫不全，眼球結膜の毛細血管拡張，悪性腫瘍のリスク増加を特徴とする常染色体劣性遺伝形式をとる疾患である．毛細血管の拡張は眼球結膜に特徴的であるが，頬部や耳介といった部位にもみられることがある．神経症状としては歩行障害，ミオクロニー，企図振戦などがあるも，てんかんの発症についてはまとまった報告はない．

(6) von Hippel-Lindau 病[7]

常染色体優性遺伝形式をとる家族性多発腫瘍症候群であり，症状として脳・脊髄・網膜の血管芽腫，褐色細胞腫，腎細胞癌などを呈する．皮膚症状としては頻度としては多くはないが血管腫やカフェオレ斑を認める．中枢神経系の血管芽腫は60〜80% でみられるが，てんかん合併のまとまった報告例はなく，発症率については不明である．

文献

1）林雅晴：神経皮膚症候群．有馬正高(監修)：小児神経学．pp144-167，診断と治療社，2008
2）Kitagal P, et al: Epilepsy in the setting of neurocutaneous syndromes. Epilepsia 34: S71-78, 1993
3）Cross JH: Neurocutaneous syndromes and epilepsy-issues in diagnosis and management. Epilepsia 46 (Suppl 10): 17-23, 2005
4）Annapurna S, et al: Sturge-Weber syndrome: from the past to the present. Eur J Paediatr Neurol 18: 257-266, 2014
5）Pavone P, et al: Hypomelanosis of Ito: a round on the frequency and type of epileptic complications. Neurol Sci 36: 1173-1180, 2015
6）Minic S, et al: Systematic review of CNS anomalies in incontinentia pigmenti. Orphanet J Rare Dis 8: 25, 2013
7）Lonser RR, et al: von Hippel-Lindou disease. Lancet 361: 2059-2067, 2003

（渡辺陽和・永井利三郎）

G 自閉症とてんかん

(1) 特発性自閉症と脳波異常，そしててんかん発症―自閉症が先，てんかんが後

ここでいう特発性自閉症(idiopathic autism)とは，自閉症発症にかかわる神経疾患が特定されない自閉症(自閉性障害)である[1]．ダウン(Down)症候群，筋ジストロフィー，脳性麻痺，未熟児出生など，発達障害が発生する可能性のある疾患(状態像)に伴う自閉症は除く．具体的には，健常乳児として養育されるが，言葉の遅れを主として気づかれ，神経疾患の可能性はほぼないのにもかかわらず，対人社会性の障害，コミュニケーションの障害，そして興味・関心の偏り，常同性，執着性などが認められる行動障害群である．

1960 年代，特発性自閉症の臨床脳波学的研究は心因論からの脱却の 1 つの根拠となった．脳波異常が高率(50% 前後)に認められたからである．しかし，当時の「異常」とは必ずしもてんかん性異常に限局されていなかった．例示するなら，陽性棘波も「異常」に含まれていた[2]．

自閉症のてんかん合併を指摘したのは，Deykin らの研究(1979)[3] 以降であった．しかも思春期に発症のピークがあるのが特徴との指摘だった．なお，この発症のピークが唯一のものか否かは不明であり，症例としては成人期に発症する場合もある[4]．さらに，後に述べる「症候性自

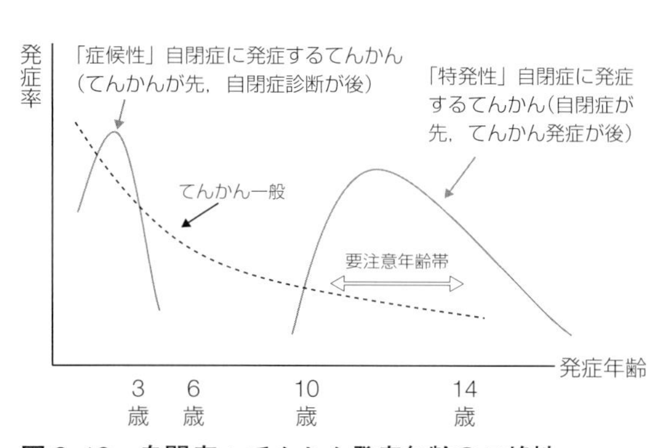

図 8-13 自閉症：てんかん発症年齢の二峰性

閉症(symptomatic autism)」(てんかんの発症が先で，後に自閉症と診断)を加えると，このピークは二峰性(乳児期と思春期)となる(**図 8-13**)[5].

思春期発症のてんかんにかかわる要因について，多くは部分てんかん(二次性全般化を伴う)という研究[1,6]があるが，自閉症以外のてんかん発症の要因(熱性けいれんあるいは家族性てんかんなど)が加われば，ほぼあらゆるてんかん症候群の発症がある．個々の症例で臨床経過の吟味が重要である．

知的発達の程度は重度であればあるほど，思春期発症のてんかんは高率になる[1-11]．最重度例ではてんかん性異常の有無とは無関係に約半数が発症する[1]．特発性自閉症のてんかん発症は 20% 前後，症候性自閉症を含めると 40% 以上となる[8]．一方，高機能自閉症・アスペルガー症候群もてんかん発症のリスクが高い(4%)という指摘もある[12].

自閉症は男児に多く発症(男女比：2～4：1)するが，てんかん発症は男女で同率という研究と女性に多いとする研究が相半ばする[1,3-7,10]．「折れ線経過」を伴う自閉症にてんかん発症が高率とする報告も散見される[7].

てんかん性脳波異常がてんかん発症例に高率というのは議論を待たないが，前思春期に異常率が高くなる，つまり幼児期および青年期よりも思春期に高率とした筆者の研究[1]を支持する他の報告はまだない．

てんかん性脳波異常の部位に関しては，左右差を指摘している研究はないが，Kawasaki ら(1997)[10]は Paroxysmal at F(PAF)が高率という．つまり，前頭極，前頭，中心部の棘波が特徴的との主張であるが，特発性自閉症の追跡研究においては，いまだこの見解を支持する研究はない．

(2) てんかんは後の自閉症発症の遠因となるのか？―てんかんが先，自閉症が後

West 症候群の行動評価によって自閉症診断が後に確定する症例の報告がある[13]．最近では Dravet 症候群に自閉症診断が多いという指摘もある[14].

発達障害の診断は病因というより行動評価に基づく原則に限界がある．つまり，今診察室にいる患者の行動パターンが自閉症と重なるなら，そう診断するという取り決めが発達障害の診断をわかりにくくしている．

(3) てんかん発症に備え，発作があれば即治療を開始する―経時的脳波検査とてんかん発症との関係

前項で述べたように，てんかん児が後に「自閉症」と診断される場合の治療に関しては特に言及するまでもないだろう[12,14]．自閉症が行動評価に基づいて診断されると割り切れば，仮に自閉症の疑いやその診断があっても，てんかんの治療はなんら変更の必要はない．自閉症児・者としての指導と管理はしかるべき専門家に委ねればよい．

自閉症はてんかん発症の危険因子という情報は多くの保護者の知るところとなった．そのため，自閉症と診断された子の保護者がてんかんの医療管理の是非について，てんかん専門医に相談すると思われる．以下は，筆者の臨床経験に基づく提案である．

(4) 脳波検査

まず，知的障害の有無の情報が重要である．知的発達の段階が中重度よりも重いと判断されるなら，年齢にかかわらず，求めに応じて脳波検査を行う．あるいは他院での検査所見の照会を行う．

特発性自閉症で知的障害がないか軽度段階ならば，乳幼児期にてんかん性脳波異常を認めることはまずない．ただし，熱性けいれんの既往児やてんかんの家族歴のある児ならば，相応の異常所見が得られるかもしれない．筆者の研究[1]に基づくなら，熱性けいれんに引き続き発症するてんかんは自閉症の病態とは直接の関連はなく，従来どおりの熱性けいれんのある児への対応でよいと思う．あるいは，後述する経時的脳波検査スケジュール(東神奈川方式)[8]に基づいて管理するのでもよい．

現在行っている東神奈川方式の対象は，知的障

害のある自閉症と非定型自閉症である．いわゆる高機能自閉症とアスペルガー症候群は含めていない．すべての広汎性発達障害を検査対象にするのはかなりの検査量になり，専門クリニックといえども限界があるので実際的でない．同様の理由で，かつては確定診断時(3〜4歳)からとしていた検査開始を就学後(6歳前後)からと遅らせることにした．その後は，年1回，当面10歳あるいは12歳(小学校期終了)までとしている．異常の検出率は8歳を超えてから高くなり，15歳を超えると低下するためである[1]．

脳波はきわめて鋭敏な検査であるが，てんかん発症の時期の予測性はない．つまり，てんかん性異常波があっても，必ずしもすぐてんかんを発症するとは限らず，知的障害の程が最重度あるいは重度であるならば，てんかん性脳波異常がなくても，いずれてんかんの発症があるかもしれない．

東神奈川方式では，正常脳波所見が続いていても，10歳までは1年1回の脳波検査を続ける．もし，てんかん性脳波異常を認めたら，その所見がなくなるまで(2回以上正常所見が続くまで)，検査を続ける．この方針は年齢制限を設けないで実施しているが，臨床経験上は，30歳を超えて同様に検査を続ける例はきわめてまれである．つまり，てんかんを発症するか，てんかん性脳波異常が消失して定期検査終了となる．

東神奈川方式は就学前後から開始するのを前提にしているが，小学校高学年から中高生になって初めて来院して，脳波検査を求められることもある．確かに，8〜10歳頃が最も脳波異常の検出率が高いのであるが，求めに応じて，年1回の頻度で2〜3回の脳波検査を行い，いずれの検査も正常であれば終了，てんかん性脳波異常を認めるなら，消失まで検査を続けるのは同様である．

(5) 治療

あらゆるタイプの発作を認めるが，知的障害を伴う特発性自閉症で思春期発症の場合，大部分は二次性全般化を伴う全般性強直間代発作である[1,4,6]．したがって，てんかん発症を見誤ることはまれであるが，てんかん発症のリスクが高い例には，ほかの疾患を除外するために，「発作」が出現したならば，救急病院への受診を勧めておく．

ほかの疾患や事故が否定され，てんかん発症が確実となれば，次の発作を待つことなく，治療を開始することを原則にしている．一般の2回目の発作を待って治療開始の方針は，稀発てんかん(一生に1回の発作)の可能性，てんかん診断の不確かさ，服薬治療の重さを考慮してのものであろうが，経験的には再発の可能性が高く，かつ確実な診断であるのならば，あえて待つ必然性はない．また，東神奈川方式で異常所見がなかった場合でも，知的発達が中重度より重ければ，即治療開始とする．事前の検査結果がない場合は確認のため脳波検査を実施し，その所見の吟味と保護者の思いを尊重しつつ，治療開始の方向で保護者と話し合う．

臨床観察上，部分発作の所見が確実であり，かつ脳波上局在性異常所見が明らかならば，カルバマゼピンで開始してもよいが，いずれかが明らかでない場合は，バルプロ酸を推奨する．以後のてんかん治療管理の指針は通常のてんかんと同様である．すなわち，発作がない状態を最低2年は維持することを治療目標とする．年1回の脳波検査と血中濃度測定を加えた，血液・生化学・尿検査を実施する．前者はてんかん性異常波の有無の確認であり，後者は治療コンプライアンスと副作用の有無の評価のためである．

特発性自閉症に合併するてんかんの予後はさまざまである．発作抑制が得られなければ，他剤の併用を考慮する．部分発作と考えるならば，トピラマート(一部例で攻撃性が強まる場合あり)，ゾニサミド，クロバザム，ガバペンチンなどを併用薬として順次試みる．全般発作と考えるならば，ラモトリギン，レベチラセタムなどを追加してもよい．ただし，治療薬としての併用は原則3剤までとし，他院にて4〜5剤による治療が行われているならば，3剤まで減らす方針を示して，保護者と話し合う．

治療終了例はまれであるが，3〜5年の無発作状態と最低2回の脳波正常所見の確認を前提として，保護者と話し合う．知的障害があるから，自閉症であるからといって一生涯の服薬が必須とは考えない．

抗てんかん薬を減量・断薬する際には，適時(半年1回程度)の脳波検査を行いつつ，てんかん性脳波異常の出現の有無をみる．一部の例では，バルプロ酸による情動安定と抗頭痛作用，カルバマゼピンによる多動の減弱が得られていて，減量によってそれらの症状が明らかになる場合がある．少量(てんかん治療量の半分程度？)の継続が生活の質を維持するならば，再度保護者と話し合って，顕著な副作用がなければ，処方を続ける判断でもよいと考える．

向精神薬の併用には，抗てんかん薬を用いた治療中ならば，特段の禁忌はないとしている．

文献

1）Hara H: Autism and epilepsy: A retrospective follow-up study. Brain Dev 29: 486-490, 2007
2）原　仁：自閉症とてんかん．発達障害研究 13：96-104，1991
3）Deykin EY, et al: The incidence of seizures among children with autistic symptoms. Am J Psychiatry 136: 1310-1312, 1979
4）Bolton PF, et al: Epilepsy in autism: features and correlates. Br J Psychiat 198: 289-294, 2011
5）Volkmar FR, et al: Seizure disorders in autism. J Am Acad Child Adolesc Psychiatry 29: 127-129, 1990
6）Danielsson S, et al: Epilepsy in young adults with autism: A prospective population-based follow-up study of 120 individuals diagnosed in childhood. Epilepsia 46: 918-923, 2005
7）Amiet C, et al: Epilepsy in autism is associated with intellectual disability and gender: Evidence from a meta-analysis. Bio Psychiatry 64: 577-578, 2008
8）原　仁：教育講演．自閉症とてんかん－カナー報告例から最近の知見まで．児童青年精神医学とその近接領域 49：444-451，2008
9）Hara H, et al: Autistic syndrome and epilepsy: A comparison between the children with epileptic seizures and only with epileptiform EEG abnormalities. In: Naruse H, et al, eds: Proceedings of the International Symposium on Neurobiology of Infantile Autism. pp201-202, Tokyo, 1990
10）Kawasaki Y, et al: Brief report. Electroencephalographic paroxysmal activities in the frontal area emerged in middle childhood and during adolescence in a follow-up study of autism. J Autism Dev Disord 27: 605-620, 1997
11）Spence SJ, et al: The role of epilepsy and epileptiform EEGs in autism spectrum disorders. Pediatr Res 65: 599-606, 2009
12）Mouridsen SE, et al: Epilepsy in individuals with a history of Asperger's syndrome: A Danish nationwide register-based cohort study. J Autism Dev Disord 43: 1308-1313, 2013
13）Saemundsen E, et al: Risk of autism spectrum disorders after infantile spasms: A population-based study nested in a cohort with seizures in the first year of life. Epilepsia 49: 1865-1870, 2008
14）Li BM, et al: Autism in Dravet syndrome: Prevalence, features, and relationship to clinical characteristics of epilepsy and mental retardation. Epilepsy Behav 21: 291-295, 2011

（原　仁）

H　周産期障害

周産期障害(急性症候性の病態)に伴って発症してくる慢性疾患であるてんかんの頻度，出現時期については報告によりかなり差がある．本項では，分娩から早期新生児期にみられるさまざまな急性疾患の後遺症として出現するてんかんについて，その基礎疾患，てんかんの特徴について述べる．また，新生児期は，さまざまな原因により新生児けいれん(発作)を起こしやすい時期であり，新生児けいれん(発作)を認めた症例ほど将来的なてんかん獲得の可能性が高いという報告もある[1]．このことから，本項では新生児けいれん(発作)の原因疾患(周産期障害)(**表 8-5**)を基にしててんかんとの関連を述べる．なお，一般的に新生児期の発作性の病態を「新生児けいれん」としているが，必ずしも「けいれん」症状を呈さないことも多いため本項では，以下「新生児発作」と表現する．

①新生児発作を認める頻度の高い周産期障害

表 8-5　新生児発作の原因

1. 周産期脳障害
   (1)低酸素性虚血性脳症
   (2)頭蓋内出血
   (3)脳梗塞
2. 代謝異常
   (1)低血糖症
      ①一過性：糖尿病母体児，未熟児，SFD 児，多血症，新生児溶血性疾患，感染症
      ②持続性：先天代謝異常
   (2)低カルシウム血症
      ①早発性：低酸素性虚血性脳症，未熟児，糖尿病母体児，頭蓋内出血，副甲状腺機能亢進症母体児，DiGeorge 症候群
      ②遅発性：新生児甲状腺機能低下症，人工乳によるリン酸塩の多量負荷
   (3)低マグネシウム血症
   (4)低ナトリウム血症
   (5)高ナトリウム血症
   (6)ピリドキシン欠損症，依存症
   (7)先天性代謝異常症
      アミノ酸代謝異常症
      尿素サイクル異常症
      脂質代謝異常症
      有機酸代謝異常症
      糖質代謝異常症
3. 核黄疸
4. 感染症
   髄膜炎，敗血症，TORCH，コクサッキー B ウイルス
5. 中枢神経系奇形
6. 薬物離脱症候群
   麻薬，抗けいれん薬，睡眠薬，鎮痛薬
7. 良性けいれん
   良性家族性新生児けいれん
   良性特発性新生児けいれん

（三春範夫：新生児けいれん．日産婦誌 57：123-127，2005 より一部改変）

低酸素性虚血性脳症(新生児発作の原因の 40～45% を占める)，急性代謝異常症(低血糖，電解質異常)，感染症(敗血症，髄膜炎など)，脳血管障害・外傷(頭蓋内出血，梗塞)

②新生児発作を認める頻度の比較的低い原因疾患
先天性代謝異常症，薬物・毒物中毒，先天性悪性新生物

(1) 代表的な周産期障害基礎疾患とてんかん発症について

a．低酸素性虚血性脳症(hypoxic-ischemic encephalopathy；HIE)

HIE は，低酸素，虚血による脳障害に筋緊張の異常，刺激に対する異常な反応，けいれん，意識障害などを伴うものをいう．中枢神経系に影響を及ぼす周産期障害の代表的な疾患であり，後遺症としてのてんかんもよくみられる．胎児，新生児期に重度の低酸素，脳虚血をきたす疾患はすべて HIE の原因となり得る．胎児・新生児側の異常としては新生児仮死が多い．一般的な予後としては，HIE 患児の 15～20% は新生児期に死亡し，生存した児の 30% は脳性麻痺，知的障害，てんかんなどの神経学的後遺症を残すと報告されている[2]．

また，2014 年の Inoue らの報告によると HIE を認めた 162 例中 26 例(16.0%)に将来的にてんかんが発症し，そのうちの 8 例(4.9%)は West 症候群であったとのことである[3]．また，新生児発作の既往のあるものは，ないものに比べてんかん発症の頻度がより高く，さらに moderate または severe HIE では mild な HIE に比べ将来的なてんかん発症の頻度が高かったと述べている．しかし，脳低温療法を受けた症例では，moderate または severe HIE であっても，てんかん発症頻度は低かったと報告している[3]．ただし，HIE の病態は多彩であり，胎児期，出生時，新生児期にわたってみられ発症時期によりさまざまな臨床経過をたどるので予後に関しては症例ごとに異なることが普通である．

b．脳梗塞

新生児期の脳梗塞は成熟児に多く，新生児発作の原因の 1 つである．頻度は出生 5,000 例に 1 例程度で成熟児の新生児発作の約 5% が脳梗塞によるといわれている．中大脳動脈領域が一番多く左側の頻度が高い．原因としては，HIE，多血症，塞栓症(双胎間輸血症候群，先天性心疾患，動脈カテーテルに伴うもの)，血栓症(敗血症，DIC)，特発性(原因不明)などがある．けいれんは，生後

3日以内にかなりの頻度でみられ焦点性間代発作が最も多くみられる．脳梗塞があっても無症状のこともあるが，通常は生後6か月～1歳頃にさまざまな神経症状(痙性四肢麻痺，片麻痺など)が出現してくる．また，3歳過ぎから症候性局在関連性てんかんを発症することがある．

c．頭蓋内出血

新生児発作の原因で頭蓋内出血に起因するものは15～17％といわれている．硬膜下出血は分娩外傷によるものが多く，生後48時間以内に約50％に新生児発作を認める．くも膜下出血は成熟児に多く外傷，仮死により起こり発作は日齢1日に多く認められる．脳室内出血は未熟児に多くみられ発作は生後3日以内に出現することが多い．

d．感染症(敗血症，髄膜炎など)

新生児発作の原因の約12％が中枢神経系感染症である．髄膜炎や敗血症などの細菌感染症の原因菌としては大腸菌，B群溶血性連鎖球菌(溶連菌)が多く，分娩中または生直後に感染する．発作は，髄膜炎だけでなく敗血症のみでも起こり得る．ウイルス感染では，コクサッキーBウイルスによる髄膜脳炎でのけいれん頻度が高いことが知られている．胎内感染(いわゆるTORCH症候群)でも新生児発作を起こすことが多く，将来的なてんかんの発症もよくみられる．

e．低血糖症

新生児発作の2～6％は新生児低血糖症が原因といわれており，低出生体重児や糖尿病母体児に多くみられる．反復性あるいは7日間以上続く低血糖症では内分泌疾患や先天性代謝異常症などの原因を考える．症状として，けいれんだけでなく無呼吸，振戦，易刺激性，筋緊張低下などを示すこともある．新生児期の低血糖症と後頭葉の梗塞，出血との関連を示唆する報告もあり将来的な局在関連性てんかんの発症も考慮しなければならない．

f．低カルシウム(Ca)血症

低Ca血症による新生児発作は全体の約3～14％程度と考えられている．生後72時間以内に発作のみられるearly neonatal hypocalcemiaが多い．原因としては未熟児での腎の未熟性，新生児仮死，糖尿病母体児などが多い．発作型は焦点性または多焦点性けいれんが多く将来的なてんかん発症の危険性は低い．

g．脳室周囲白質軟化症 periventricular leukomalacia；PVL

PVLは在胎32週以下の早産児における脳障害パターンとして多くみられる．PVLは低出生体重児，早産児が脳性麻痺となる大きな原因である．早産児では，脳血管とグリア形成が未熟であるため脳の血流が低下するとPVLを起こしてくる．PVLは側脳室の三角部から後角(上部と外側部)の脳室周囲白質に好発する．PVLでは，脳血流の低下発生3時間後ぐらいから虚血性凝固壊死が生じる．そして，傷害発生3時間～1日後にはミクログリアが活性化され，2日目から壊死巣の周囲に軸索変性が生じ，3～5日目には脂肪顆粒細胞が出現し，次いで反応性アストログリアや血管新生が出現し障害発生2週目頃には空洞形成がみられる[4]．この部位には大脳皮質から脊髄に下行する運動神経(錐体路)が含まれているため下肢の痙性脳性麻痺の原因となることが多い．

PVLが原因の脳性麻痺では，成熟児のHIEが原因となる脳性麻痺に比べて知的障害が軽度であり，時には全く認めないこともある．しかし四肢麻痺例では中等度から重度の知的障害を認めることが多く一部には，West症候群，症候性部分てんかん，視空認知機能の障害などを合併する．曽我らの報告によるとPVLと診断された89例の新生児のうち将来的にWest症候群を発症したものが9例あったとしている．そしてNICU退院前に頭部画像所見で脳室拡大の程度が大きい例と脳波異常がすでに存在していた例ではWest症候群発症の危険性が高いことが予測できるとしている[5]．

h．晩期循環不全 late-onset circulatory collapse；LCC

早産児の急性期離脱後に突然の低血圧，尿量減少をきたす循環不全で，発症時期が早期新生児期を過ぎた日齢7日以降であるためLCCとよばれている．LCCは日齢28日以降に発症するPVLや脳性麻痺などの神経合併症や慢性肺疾患との関連性が示唆されている[6]．将来的なてんかん発症との関連については現在のところ明らかな証拠はないが今後解明される可能性がある．

文献

1）Ramantani G: Neonatal epilepsy and underlying aetiology: to what extend do seizures and EEG abnormalities influence outcome. Epileptic Disord 15: 365-375, 2013
2）三春範夫：新生児けいれん．日産婦誌 57：123-127, 2005
3）Inoue T, et al: Epilepsy and West syndrome in neonates with hypoxic-ischemic encephalopathy. Pediatr Int 56: 369-372, 2014
4）藤本伸治：低酸素性虚血性脳症．日医雑誌 132：659-662，2004
5）曽我茉海，他：脳室周囲白質軟化症における点頭てんかんの発症予測因子．てんかん研究 29：14-21，2004
6）内山温：晩期循環不全．小児科 53：1037-1045，2012

（山本　仁）

I 脳腫瘍

脳腫瘍がてんかん発作によって発見される，あるいは脳腫瘍治療中にてんかん発作が生じることはまれならず経験する．米国神経学会の報告では脳腫瘍診断時以降にてんかん発作が初発する割合は20〜45％であり，1/3以上の脳腫瘍患者で全経過中にてんかんを併発する[1]．

脳腫瘍がてんかんを生じるメカニズムとしては物理的刺激，興奮性抑制性アンバランス，ヘモジデリン沈着，皮質形成異常合併，グリアでの異常といった機序が考えられている．一方で，長期のてんかん罹患によってキンドリング効果や皮質間の抑制系線維連絡の破綻により腫瘍とは離れた部位，特に海馬にてんかん焦点が形成されている場合がある．本書では病態をわかりやすくするために**図8-14**のように大別する．脳腫瘍に伴うてんかんには**図8-14**のように皮質形成異常や海馬硬化を合併していることがある．てんかんの病理診断では海馬硬化を合併する場合は重複病理(dual pathology)，それ以外の組織異常の合併を共存(coexistence)とよぶ．

日本てんかん学会のガイドラインによると，器質性病変によるてんかんはてんかん手術適応となり，脳神経外科では器質性病変として神経膠腫を疑う場合には腫瘍予後や後療法の検討を含めた積極的手術計画が必要となる．びまん性星細胞腫〔diffuse astrocytoma(WHO grade II glioma)〕であっても5年生存率は約70％と報告されており生存率と摘出率が相関する．つまり脳腫瘍性病変が確認された場合には，てんかんと腫瘍の両面の予後を考えた治療が必要となる．

(1) 内科的治療

脳腫瘍であっても脳機能野での存在，無症状，画像上増大傾向なし，過誤腫との鑑別困難，高齢，悪性腫瘍末期，高齢や全身状態不良，といった理由で手術適応なし，と診断された場合には腫瘍性病変が経過観察される．この際にlow grade glioma，一次運動感覚野近傍病変，多発性転移，出血を伴う病変，メラノーマ以外ではてんかん発作がない場合には抗てんかん薬の予防的投与は原則行わない．ただし神経学的異常，脳波異常がある場合には孤発発作後再発率が高く治療開始を考慮する．発作によって脳腫瘍が確認された場合や複数回発作がある場合には抗てんかん薬服用が必要となり，一般的には部分発作の治療に準じる．一部の新規抗てんかん薬にはグリオーマの増大抑制効果があるとの報告もある.

開頭手術後のてんかん発作発症は脳腫瘍術後では20～36%，脳動脈瘤術後では3～14% で生じ，それらは術後1年間で77%，2年間で92% が発生する[2]．開頭手術後のてんかん発作予防は頭部外傷後てんかんに準じる．術後急性期にてんかん発作が生じると脳浮腫増悪や麻痺の増悪する可能性があるため，ハイリスク群に対して予防的投薬が行われることが多い．一方で，慢性期焦点形成に対する抗てんかん薬の予防的使用については確立された見解はない.

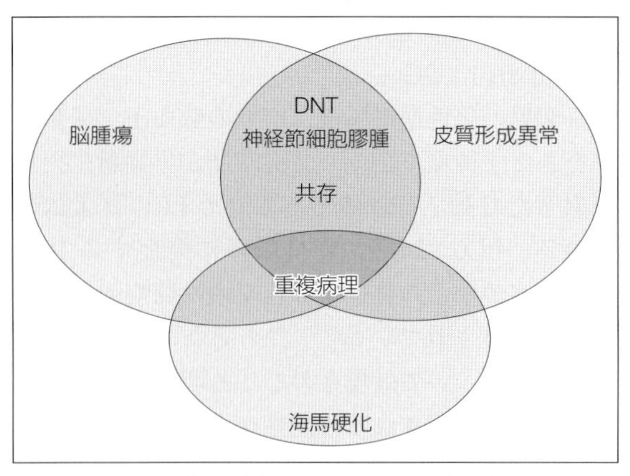

図 8-14　脳腫瘍に伴うてんかんの組織異常
脳腫瘍に伴うてんかん焦点形成には，図のように皮質形成異常や海馬硬化合併が関係していることがある．てんかんの病理診断では海馬硬化を合併する場合は重複病理，それ以外の組織異常の合併を共存とよぶ.

(2) てんかん焦点の同定

てんかん発作コントロールを脳腫瘍手術目的とする際には，てんかん焦点と腫瘍性病変との関係を術前検討する必要がある．てんかん焦点は腫瘍性病変近くにある場合が多い，しかしこれだけの情報ではてんかん発作のコントロールは不十分である．難治性てんかんの場合，腫瘍性病変のみの摘出では43% の発作消失にとどまるのに対して，術中脳波などを指標に焦点切除を行うことにより発作消失67%，発作改善まで含めると88% という効果が報告されている[3]．てんかん外科において病巣切除(lesionectomy)はてんかん原性をもたない腫瘍の摘出だけではなく，焦点を同定し摘出することを意味する．多発性海綿状血管腫や側頭葉内側部病変の場合には術前焦点検索が特に重要である．てんかんをもつ脳腫瘍患者では外来レベルでの発作間欠期脳波でてんかん性放電が確認できるのは60% にとどまり[4]，焦点同定は半球側の決定では40% で部位同定は30% と困難である[5].

筆者らの経験でも腫瘍に関連するてんかんでは発作間欠期は徐波が主体となる症例が多い．一方，入院検査で発作時脳波を記録すると78% で焦点半球側が同定可能であり[4]，ビデオ脳波同時モニタリングによる発作時症状と併せて評価することによりてんかん焦点の部位同定が可能となる場合が多い．難治性てんかんのコントロールが手術目的で，発作症状や多発性病変などで腫瘍とてんかん焦点との関連が不明瞭な場合にはビデオ脳波同時記録が有効である．また，PET/SPECTや脳磁図(MEG)も焦点同定には有効であり，後述するように場合によっては慢性硬膜下電極留置による詳細な検索が必要である．てんかんが難治性の場合，38 症例中25 例で腫瘍周囲皮質に，3 例では腫瘍と離れた皮質あるいは海馬にてんかん原性を獲得していた[6].

a．皮質形成異常を合併する脳腫瘍(図 8-14 参照，共存)

WHO grade I に分類される神経節細胞膠腫(ganglioglioma)や胚芽異形成性神経上皮腫瘍(dysembryoplastic neuroepithelial tumor；DNT)はいずれも80% 以上の症例でてんかんを合併しており，そのてんかん原性には皮質形成異常が関与していることが多い[7]．典型例は10 歳代でてんかん発作を生じ，頭部MRI にて側頭葉に包嚢のある病変を認める．DNT に伴う皮質形成異常のてんかん原性が硬膜下電極で確認され，その範囲はMRI では同定されないことがある[8]．DNT 術後発作予後因子は画像上異常部位の全摘出，側頭葉以外の病変，および術中皮質脳波での腫瘍外てんかん原性放電の存在であった[9]．これらの脳腫瘍以外でも頻度は不明であるが diffuse astrocytoma や乏突起膠腫(oligodendroglioma)にてその周囲にてんかん原性をもつ皮質形成異常が存在する場合がある[10]．

Low grade gliomaでは無症状の場合経過観察されることもあるが，難治性てんかんを合併する場合にてんかん外科としての手術適応を検討する．

b．海馬硬化を合併する脳腫瘍（図8-14参照，重複病理）

キンドリング実験でも示されているように海馬はてんかん原性を獲得しやすく，特に側頭葉腫瘍においては二次的にてんかん焦点となっている可能性を考慮しなくてはならない．海馬硬化を合併する脳腫瘍をてんかん領域では重複病理と定義している．

Liら[11]によると，海馬以外にMRI上病変を認めてんかん治療を行った64例の術後30か月間経過観察した結果では，海馬異常のない患者51人では完全病変切除の場合85%，不完全病変切除の場合40%で術後発作消失が得られた．

一方でMRI上の海馬萎縮を合併する病変では，両方摘出した3人では発作消失，片方のみを摘出した10例では2例で発作消失4例で改善であった．この結論からてんかん外科の見地からは，術前MRIにて海馬異常のない場合には病変の完全摘出が，海馬萎縮を合併する場合には病変摘出に海馬摘出を追加することが望まれる．この論文のようにMRI上での海馬萎縮がある場合や，術中脳波記録による海馬からのてんかん性放電[12,13]が認められる場合には，海馬摘出が薬剤難治性てんかんの発作コントロールには必要である．ただし，海馬摘出に際しては高次脳機能低下を考慮しなくてはならない．

最近の論文でGhareeb Fら[14]はparalimbic（temporoinsular）に存在するが海馬への浸潤はないWHO grade Ⅱ gliomaがあり，2種類以上の抗てんかん薬で平均1年間難治性てんかんのために仕事ができない（Karnofsky Performance Status；KPS中央値は70）15症例を対象として，術中脳波は使用せずに海馬摘出なし群と摘出群で発作消失の有無を比較した．海馬摘出した7例全例で発作が消失した一方で，海馬温存した8例では発作消失は得られなかった．海馬摘出ではKPS中央値は95に改善し全員がフルタイムで就労可能となったが，摘出なしでは術後KPS中央値は85と有意な改善は得られず就労可能は62.5%であった．症例は少なく継続研究が必要ではあるが，この結果からparalimbicに存在するが海馬への浸潤はないWHO grade Ⅱ gliomaにおいて難治性てんかんをもつ場合には海馬摘出が望ましいとしている．高次脳機能検査は行っておらず，術前知的レベルの保たれている場合には重大な問題となる[15]ため，今後の検討が必要である．

c．皮質形成異常や海馬硬化を合併しない脳腫瘍

多くのてんかん合併脳腫瘍がこの範疇に入るが，明らかな外科的治療指針は存在しない．腫瘍周囲の可逆性組織変化が原因であるため腫瘍のみの摘出でよいとする場合の発作消失は50〜94%と報告されている．一方で術中皮質脳波測定による追加切除を行った場合の発作消失は47〜93%と報告されている．つまり，両術式間でのてんかんコントロールに関する差は認められないが，これらの報告ではてんかん初発時から手術までの期間が短いことが多く，またてんかんが薬剤難治性かどうかについての記載がない．合併する難治性てんかん治療には術中皮質脳波や硬膜下電極留置が有用[16]，術中皮質脳波で頻回にてんかん性放電が認められた場合その残存は術後残存発作と関係している[17]，腫瘍と離れて焦点が存在する場合がある[18]，という報告から，難治性の要素が高ければ脳腫瘍プラス焦点切除を考慮するべきと考えられる．

d．血管性病変

海綿状血管腫では45〜60%でてんかん発作を有し，うち50〜90%が難治である．難治性てんかんを合併する症例に対して海綿状血管腫のみ摘出の場合発作消失62〜70%であり，特に発作が1年以上続き5回以上経験している場合にはその半数が血管腫のみの摘出では発作のコントロールは不良である[19]．血管腫周囲のヘモジデリンを摘出することが発作のコントロールには有効であ

る[20]．海綿状血管腫が多発性の場合には発作と関係する病変部位の同定が必要であり，また側頭葉外側に病変が存在する場合には重複病理，つまり海馬に焦点を形成している可能性を考慮する．脳動静脈奇形もしばしばてんかんを合併し，治療後も発作が残存することがある．海綿状血管腫と同様に周囲のヘモジデリンがてんかん原性と関係していることもあるが，皮質形成異常の関与も報告されており，難治性てんかんを伴えば術中 ECoG が発作抑制に有用とされる[21]．nidus と離れて焦点を形成しているという報告もある[22]．

e．視床下部過誤腫

先天奇形の視床下部過誤腫は性早熟や笑い発作を呈するまれな疾患で，複雑部分発作など他の発作型を合併して知的障害や行動異常を生じることがある．笑い発作そのものは部分発作で，視床下部過誤腫由来以外にも側頭葉てんかんや前頭葉てんかんでの自動症としても認められる．視床下部過誤腫による笑い発作はしばしば薬剤難治であり，過誤腫を周囲から離断することが治療として有効である．視床下部はホルモン，自律神経，記憶や情動の中枢であり，その障害で中枢性思春期早発症，肥満，攻撃性，記憶障害などをきたすことが知られている．視床下部過誤腫摘出のための直達手術では合併症としてホルモン異常と肥満があり，ガンマナイフや内視鏡的な切除術，あるいは定位温熱凝固術による視床下部からの離断術の有用性が報告されている．性早熟については LH-RH analogue によるホルモン療法が有効である．

(3) おわりに

てんかんをもつ脳腫瘍性病変に対する治療について，その病態から治療方針について解説した．腫瘍とその周囲を摘出すればすべてのてんかんもよくなる，という認識を見直して治療指針の作成につながれば幸いである．腫瘍性病変により薬剤抵抗性てんかんとなる可能性があれば，早期にてんかん外科の概念を含めた外科的治療を考慮することが望ましい．

文献

1）Glantz MJ, et al: Practice parameter: anticonvulsant prophylaxis in patients with newly diagnosed brain tumors. Report of the Quality Standards Subcommittee of the American Academy of Neurology. Neurology 54: 1886-1893, 2000
2）Shaw MD, et al: Epilepsy after craniotomy and the place of prophylactic anticonvulsant drugs: discussion paper. J R Soc Med 84: 221-223, 1991
3）Spencer DD, et al: Overview of therapeutic procedures, In: Engel J Jr, ed: Surgical treatment of the epilepsies. pp455-471, Raven Press, New York, 1993
4）O'Brien TJ, et al: Temporal lobe epilepsy caused by mesial temporal sclerosis and temporal neocortical lesions. A clinical and electroencephalographic study of 46 pathologically proven cases. Brain 119: 2133-2141, 1996
5）Boon PA, et al: Intracranial, intraaxial, space-occupying lesions in patients with intractable partial seizures: an anatomoclinical, neuropsychological, and surgical correlation. Epilepsia 32: 467-476, 1991
6）Mikuni N, et al: A step-by-step resection guided by electrocorticography for non-malignant brain tumors associated with long-term intractable epilepsy. Epilepsy Behav 8: 560-564, 2006
7）Daumas-Duport C, et al: In: WHO Classification of Tumors of the Central Nervous System, et al, eds: pp99-102, IARC, Lyon, 2007
8）Nishida N, et al: Nonspecific form of dysembryoplastic neuroepithelial tumor presenting with intractable epilepsy. Brain Tumor Pathology 22: 35-40, 2005
9）Chang EF, et al: Seizure control outcomes after resection of dysembryoplastic neuroepithelial tumor in 50 patients. J Neurosurg Pediatr 5: 123-130, 2010
10）Frater JL, et al: Surgical pathologic findings of extratemporal-based intractable epilepsy: a study of 133 consecutive resections. Arch Pathol Lab Med 124: 545-549, 2000
11）Li LM, et al: Surgical treatment of patients with single and dual pathology: relevance of lesion and of hippocampal atrophy to seizure outcome. Neurology 48: 437-444, 1997
12）Lévesque MF, et al: Surgical treatment of limbic epilepsy associated with extrahippocampal lesions: the problem of dual pathology. J Neurosurg 75: 364-370, 1991
13）Polkey CE, et al: Acute hippocampal recording and pathology at temporal lobe resection and amygdalohippocampectomy for epilepsy. J Neurol Neurosurg Psychiatry 52: 1050-1057, 1989
14）Ghareeb F, et al: Intractable epilepsy in paralimbic Word Health Organization Grade II gliomas: should the hippocampus be resected when not invaded by the tumor? J Neurosurg 116: 1226-1234, 2012
15）Engel J Jr: Surgery for Seizures. N Engl J Med 334: 647-653, 1996

16) Awad IA, et al: Intractable epilepsy and structural lesions of the brain: mapping, resection strategies, and seizure outcome. Epilepsia 32: 179-186, 1991
17) Pondal-Sordo M, et al: Epilepsy surgery involving the sensory-motor cortex. Brain 129: 3307-3314, 2006
18) Berger MS, et al: Low-grade gliomas associated with intractable epilepsy: seizure outcome utilizing electrocorticography during tumor resection. J Neurosurg 79: 62-69, 1993
19) Casazza M, et al: Supratentorial cavernous angiomas and epileptic seizures: preoperative course and postoperative outcome. Neurosurgery 39: 26-34, 1996
20) Zevgaridis D, et al: Seizure control following surgery in supratentorial cavernous malformations: a retrospective study in 77 patients. Acta Neurochir (Wien) 138: 672-677, 1996
21) Hashimoto N, et al: Surgery of Cerebral Arteriovenous Malformations. Neurosurgery 61: 375-389, 2007
22) Yeh HS, et al: Surgical management of epilepsy associated with cerebral arteriovenous malformations. J Neurosurg 72: 216-223, 1990

（三國信啓）

J 薬物，薬物離脱

(1) 薬剤によるけいれん，てんかん発作

薬剤によりけいれん，てんかん発作を起こす原因は複数ある．例えば，てんかん患者がけいれん閾値を低下させる薬剤を使用する場合や，抗てんかん薬の効果を減弱させる相互作用を有する薬剤を使用する場合である．てんかんの素因がない患者でも，薬剤自体の副作用としてけいれんを生じる場合もある．薬剤自体にけいれんの副作用がなくとも，別の副作用により，脳が損傷されればけいれんを生じる場合もある．代表的な病態としては，糖尿病治療薬により低血糖が生じ，二次的にけいれん，てんかん発作を生じるというものであろう．一方で，薬剤の離脱症状としてけいれんをきたす場合もある．

(2) 原因薬剤と発症機序

原因薬剤は多数あり，添付文書に重大な副作用としてけいれんまたはてんかん発作と記載されている主な薬剤を**表 8-6，7** に示す[1]．またけいれん閾値を下げる薬剤を**表 8-8** に示す[2]．薬剤性けいれん，てんかん発作の危険因子には，けいれん，てんかん発作の既往，小児，高齢者，発熱，全身状態不良，腎機能低下，血清電解質異常，大量投与，相互作用などがある．薬理学的には，薬剤の抑制性神経伝達物質を阻害する作用により，神経細胞の異常な脱分極が引き起こされる機序が想定されている[3]．具体的には，ニューキノロン系抗菌薬ではγ-アミノ酪酸(GABA)受容体阻害作用，毒性の強いストリキニーネではグリシン抑制作用，テオフィリンではアデノシン受容体阻害作用などが想定されている．しかし，ほかのほとんどの薬剤の機序は不明である．

(3) 診断

通常のけいれん，てんかん発作と同様に診療する．けいれん，てんかん発作の原因が薬剤によるものか，ほかの神経疾患が原因なのか，低血糖や電解質異常などの有無などを鑑別するために，血液検査，脳波，画像検査などを行う．薬剤中止による回復を認めれば，薬剤の副作用を支持する所見となる．一部では，また特徴的な脳波所見として，三相波様の周期性・律動性脳波がみられることが報告されている(**図 8-15**)．これはセフタジジム水和物(モダシン®)，セフェピム塩酸塩水和物(マキシピーム®)などのセフェム系抗菌薬，リチウム(リーマス®)，バクロフェン(ギャバロン®，リオレサール®)などの一部の薬剤でのみ報告されている．この脳波の解釈には，非けいれん性てんかん重積状態とする意見と代謝性脳症とする意見があり，いまだ議論のあるところである．また三相波を呈する肝性脳症も含まれるため，特異性もない．しかしながら，原因薬剤を特定するための有用な所見とされる[4]．

表 8-6　けいれんが添付文書に重大な副作用として記載されている主な医薬品

薬効	一般名
H_2 遮断薬	シメチジン，ファモチジン，ラニチジン塩酸塩
β遮断薬	カルテオロール塩酸塩
インターフェロン	インターフェロンアルファ(NAMALWA) インターフェロンアルファ-2b(遺伝子組換え) インターフェロンアルファコン-1(遺伝子組換え) インターフェロンベータ-1b(遺伝子組換え) ペグインターフェロンアルファ-2a(遺伝子組換え) ペグインターフェロンアルファ-2b(遺伝子組換え) 注射用乾燥インターフェロンベータ
下垂体機能検査薬	プロチレリン酒石酸塩水和物
気管支拡張薬	テオフィリン
局所麻酔薬	ブピバカイン塩酸塩水和物，塩酸ロピバカイン水和物 塩酸リドカイン・酒石酸水素エピネフリン オキシブプロカイン塩酸塩，リドカイン，メピバカイン塩酸塩 塩酸リドカイン・エピネフリン
抗 HIV 薬	サキナビル，サニルブジン，ザルシタビン，ジダノシン バルガンシクロビル塩酸塩
抗悪性腫瘍薬	メトトレキサート，ブスルファン，ビンブラスチン硫酸塩 ビンデシン硫酸塩
抗ウイルス薬	ラミブジン，ラミブジン・アバカビル硫酸塩，リバビリン
抗潰瘍薬	スルピリド
抗菌薬	アルベカシン硫酸塩，キヌプリスチン・ダルホプリスチン，ベンジルペニシリンカリウム，セファゾリンナトリウム，セファロチンナトリウム，セフォゾプラン塩酸塩，セフォチアム塩酸塩，セフピロム硫酸塩，セフポドキシムプロキセチル，ドリペネム水和物，パニペネム・ベタミプロン，ビアペネム，メロペネム水和物，ラタモキセフナトリウム，注射用イミペネム・シラスタチンナトリウム，クラリスロマイシン，サイクロセリン，シプロフロキサシン，ナリジクス酸，プルリフロキサシン，フレロキサシン，メシル酸パズフロキサシン，ガチフロキサシン水和物，トシル酸トスフロキサシン，ノルフロキサシン，レボフロキサシン，塩酸モキシフロキサシン，ホスホマイシン，ミノサイクリン塩酸塩，セフメノキシム塩酸塩，オフロキサシン，塩酸ロメフロキサシン
抗結核薬	イソニアジド，イソニアジドメタンスルホン酸ナトリウム
抗真菌薬	アムホテリシン B，ボリコナゾール，フルコナゾール，ホスフルコナゾール
抗ヒスタミン薬	クレマスチンフマル酸塩，クロルフェニラミンマレイン酸塩，シプロヘプタジン塩酸塩水和物，セチリジン塩酸塩，ケトチフェンフマル酸塩
抗不整脈薬	塩酸アプリンジン，ジソピラミド
抗マラリア薬	メフロキン塩酸塩
歯科用局所麻酔薬	プロピトカイン塩酸塩・フェリプレシン，塩酸プロピトカイン・酒石酸水素エピネフリン
鎮咳薬	プロキシフィリン・エフェドリン
診断薬	エドロホニウム塩化物
鎮吐薬	ドンペリドン，メトクロプラミド

(次頁へつづく)

（表8-6つづき）

薬効	一般名
ステロイド	コハク酸メチルプレドニゾロンナトリウム，コルチゾン酢酸エステル，トリアムシノロンヒドロコルチゾンコハク酸エステルナトリウム，ベタメタゾン，ベタメタゾン・d-マレイン酸クロルフェニラミン，メチルプレドニゾロン，リン酸プレドニゾロンナトリウム，酢酸デキサメタゾン，酢酸フルドロコルチゾン，酢酸ベタメタゾン・リン酸ベタメタゾンナトリウム，酢酸メチルプレドニゾロン，注射用プレドニゾロンコハク酸エステルナトリウム，ベタメタゾンリン酸エステルナトリウム，メタスルホ安息香酸デキサメタゾンナトリウム，リン酸デキサメタゾンナトリウム，プレドニゾロン，トリアムシノロンアセトニド，デキサメタゾン
成長ホルモン薬	ソマトロピン（遺伝子組換え）
麻薬	ケタミン塩酸塩
全身麻酔薬	セボフルラン
その他の中枢神経用薬	ホパンテン酸カルシウム
その他のホルモン薬	タルチレリン水和物
抗ヘリコバクター・ピロリ薬	ランソプラゾール・アモキシシリン・クラリスロマイシン
麻薬鎮痛薬	フェンタニル，ペチジン塩酸塩，ペチジン塩酸塩・レバロルファン酒石酸塩
免疫抑制薬	ミコフェノール酸モフェチル
ワクチン	インフルエンザHAワクチン，日本脳炎ワクチン，乾燥弱毒生麻しん風しん混合ワクチン
解熱鎮痛消炎薬	アセメタシン，フルルビプロフェンアキセチル，ペンタゾシン，マレイン酸プログルメタシン，フルルビプロフェン，インドメタシン
気管支拡張・強心薬	プロキシフィリン，アミノフィリン水和物，ジプロフィリン
気管支拡張薬	コリンテオフィリン
パーキンソン病治療薬	アマンタジン塩酸塩，ブロモクリプチンメシル酸塩
向精神薬	エスタゾラム，アミトリプチリン塩酸塩，アモキサピン，オランザピン，フマル酸クエチアピン，マレイン酸フルボキサミン，塩酸スルトプリド，塩酸セルトラリン，塩酸パロキセチン水和物，塩酸ペロスピロン水和物，ミルナシプラン塩酸塩，塩酸チアプリド，炭酸リチウム
利尿薬	アセタゾラミド

（日本神経学会マニュアル作成委員会：痙攣・てんかん．平成21年重篤副作用疾患別対応マニュアル2009．http://www.info.pmda.go.jp/juutoku/file/jfm0905004.pdfより作成）

表8-7 てんかんが添付文書に重大な副作用として記載されている主な医薬品

薬効	一般名
全身麻酔薬	プロポフォール
向精神薬	イミプラミン塩酸塩，クロミプラミン塩酸塩，ノルトリプチリン塩酸塩，マプロチリン塩酸塩
アルツハイマー病薬	ドネペジル塩酸塩
片頭痛治療薬	安息香酸リザトリプタン，臭化水素酸エレトリプタン，スマトリプタン，ゾルミトリプタン
制吐薬	塩酸インジセトロン，塩酸ラモセトロン，オンダンセトロン
抗アレルギー薬	ロラタジン
抗結核薬	サイクロセリン
抗ウイルス薬	塩酸バラシクロビル，アシクロビル
抗HIV薬	ザルシタビン，ジドブジン，ラミブジン
インターフェロン	インターフェロンアルファ（BALL-1），ペグインターフェロンアルファ-2a（遺伝子組換え）

（日本神経学会マニュアル作成委員会：痙攣・てんかん．平成21年重篤副作用疾患別対応マニュアル2009．http://www.info.pmda.go.jp/juutoku/file/jfm0905004.pdfより作成）

表 8-8　けいれん閾値を下げる薬物

(1)以下の薬物はけいれん閾値を下げる
イミプラミン塩酸塩，アミトリプチリン塩酸塩，ノルトリプチリン塩酸塩，マプロチリン塩酸塩，クロルプロマジン塩酸塩，クロザピン，ホスカルネットナトリウム水和物，バルガンシクロビル塩酸塩，リトナビル，ケタミン塩酸塩，アンフェタミン(覚醒剤)，コカイン(麻薬)，3，4-メチレンジオキシメタンフェタミン(MDMA，エクスタシー，麻薬)，フェンサイクリジン(PCP，麻薬)，γヒドロキシ酪酸(GHB，麻薬)，アルコール，テオフィリン
(2)以下の薬物はけいれん閾値を下げる可能性がある
ミアンセリン塩酸塩，パロキセチン塩酸塩，塩酸セルトラリン，ミルタザピン，フルボキサミンマレイン酸塩，デュロキセチン塩酸塩，ハロペリドール，フルフェナジンマレイン酸塩，ピモジド，オランザピン，クエチアピン，アリピプラゾール，リスペリドン，メフロキン塩酸塩，イミペネム，ペニシリン，アンピシリン，セフェム系抗菌薬，メトロニダゾール，イソニアジド，レボフロキサシン，シクロスポリン，ビンクリスチン，メトトレキサート，シタラビン，カルムスチン，リチウム，抗コリン薬，抗ヒスタミン薬
(3)以下の薬物は急激な離脱はけいれん閾値を下げる
アルコール，バルビツール酸系，ベンゾジアゼピン系，抱水クロラール

(松本英之，他：磁気刺激法の安全性に関するガイドライン．臨床神経生理 39：34-45，2011 より作成)

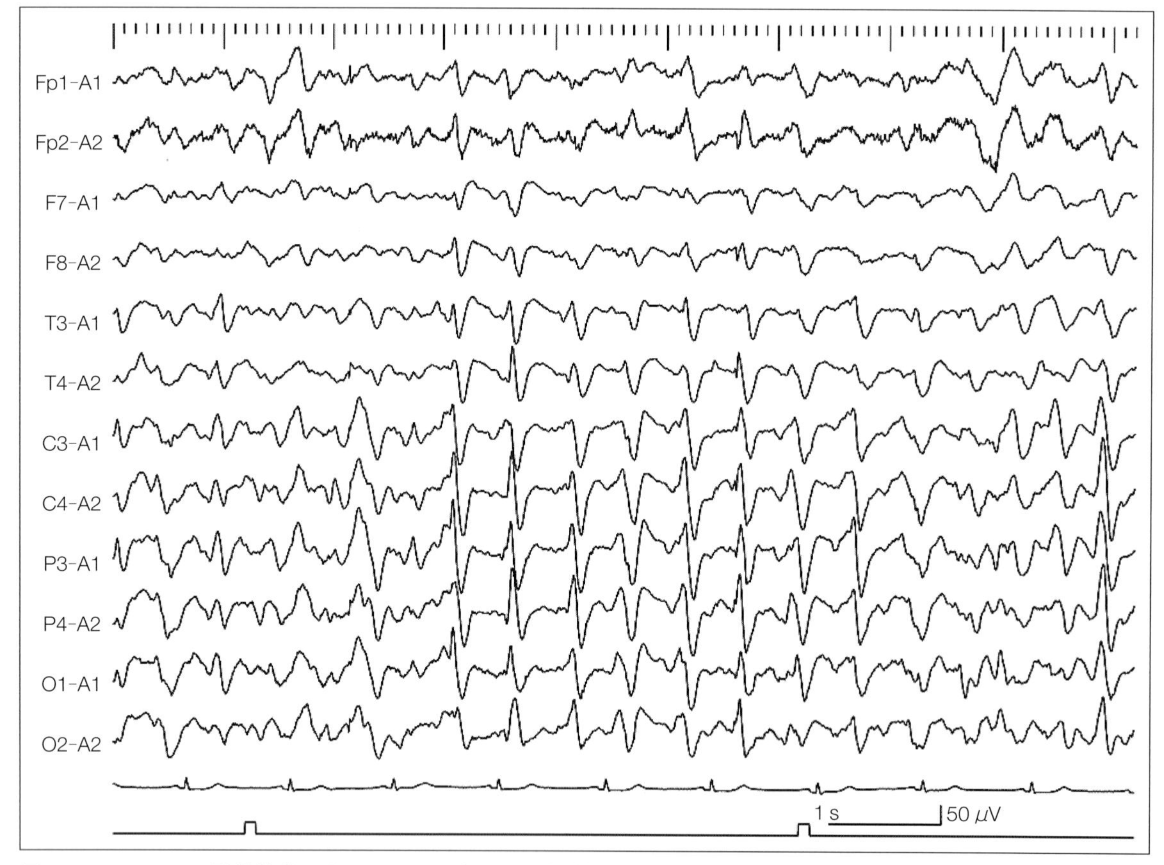

図 8-15　セフェム系抗菌薬によりけいれんを呈した慢性腎不全患者の脳波
慢性腎不全にて血液透析中の 75 歳女性．原因不明の発熱に対して，セフェム系抗菌薬であるセフタジジム水和物(モダシン®)が投与された．その後，震えを訴え，10 日の経過でミオクローヌスが出現・悪化，全身性けいれんに至った．脳波では約 2 Hz で出現する三相波様の波形を認めた．抗てんかん薬は投与せず，抗菌薬を中止することにより，1 週間の経過で意識が回復したため，抗菌薬がけいれんの原因の 1 つと考えた．

(4) 治療

治療の原則は原因薬剤の中止である．ただし，薬剤中止が原疾患の増悪をもたらす場合には，継続投与をせざるを得ない場合もある．その他，治療は通常のけいれん，てんかん発作の治療法と同様である．

文献

1）日本神経学会マニュアル作成委員会：痙攣・てんかん．平成21年重篤副作用疾患別対応マニュアル 2009．http://www.info.pmda.go.jp/juutoku/file/jfm0905004.pdf
2）松本英之，他：磁気刺激法の安全性に関するガイドライン．臨床神経生理 39：34-45，2011
3）宇川義一：ヒトの神経生理からみた「てんかん」．Brain Nerve 65：521-530，2013
4）代田悠一郎，他：セフェピム塩酸塩投与により周期性あるいは律動性脳波所見を呈した2症例．臨床神経学 52：356-359，2012

（松本英之・宇川義一）

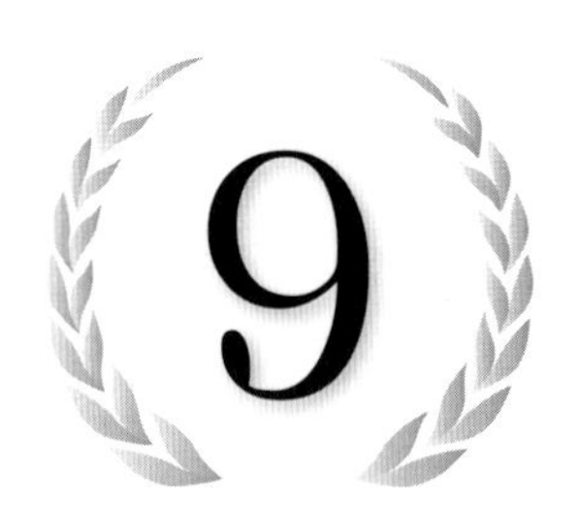

精神・行動随伴症状

A 疫学

(1) 高い精神症状合併率

てんかんには種々の精神・行動症状が合併することが知られており，その割合は20〜40%といわれている[1,2].

てんかんセンターの難治例などにおいてはさらに高率となり，50〜80%に上るとの報告[1]もある．また，これらの合併率はてんかんをもたない一般人口の4倍になるといわれる[3]．さらに，自殺率も高く，一般人口の3〜9倍といわれており[1]，その背景には精神症状の合併が存在することが推測される．てんかんに併存する精神症状の分類基準はいまだ確立されていないが，日本てんかん学会ガイドラインでは，発作前，発作時，発作後を含めた発作周辺期と発作間欠期とに大別したうえで，さらに細分類している．主要な精神障害一覧を**表9-1**に示す．そのほかにも，抗てんかん薬の副作用あるいはてんかん外科手術後に新たに発症する精神症状がある．

発作周辺期の精神症状は，発作放電と直接関連して生じ，精神発作や意識障害を基盤とした多彩な症状を呈する．精神発作は側頭葉てんかんにみられ，既視感などの錯覚，幻視や幻聴などが断続的に続く．激しい不安恐怖感(ictal fear)が生じ，パニック発作と誤診されることもある．発作後精神病は，比較的まれな病態であり，2%の罹患率と報告されている[4]．発症リスクとして，発作群発，長期の罹病期間，難治発作，脳炎や頭部外傷など器質的病因，両側性脳波異常などが挙げられる．発作後数時間〜数日にわたる意識清明期を経て幻覚妄想，興奮，衝動性亢進が出現し，自殺企図につながる場合もある．

発作間欠期の精神症状には，統合失調症，うつ

表9-1　てんかんに併存する精神・行動症状

発作周辺期精神症状	前駆症状：頭痛，抑うつ，不機嫌 精神発作：不安，恐怖，錯覚，幻覚 非けいれん性てんかん重積：欠神重積，複雑部部分発作重積 発作後もうろう状態 発作後精神病
発作間欠期精神症状	精神病性障害：統合失調症 気分障害：気分変調症，うつ病，双極性障害(躁うつ病) 神経症性障害：不安障害，身体表現性障害，解離性障害 パーソナリティ障害 行為障害 注意欠如・多動性障害

病，双極性障害，不安障害，パーソナリティ障害などあらゆる病態が起こりうる(表 9-1)．各精神症状の併存率や臨床特徴については研究によってばらつきが大きいが，各研究施設の患者特性，てんかん類型の違い，難治症例などによる対象の違いによるためと思われる．また，診断基準や診断方法が統一されていないことも多く，今後の研究には熟練した精神科医による正確な診断が望まれる．

てんかんに精神症状が高率に合併する要因には，てんかんを生じる脳器質または機能病変の存在，慢性的な発作放電による脳機能障害，発作による生活への支障や経済的損失，周囲との不適応，抗てんかん薬の影響などが考えられる．一方，てんかん発症前の統合失調症や気分障害の罹患率が一般人口よりも高いとの双方向性関係が指摘されており[2]，てんかんと精神疾患の双方に共通する病態基盤が存在する可能性もある．さらに，中枢系慢性疾患である片頭痛と比較した研究[5]において，てんかんにおける精神症状併存のほうが有意に高率であったことからも，てんかん特有の病態が精神症状誘発に関与すると思われる．以下に，臨床上遭遇することの多い発作間欠期精神障害の概要を記す．

(2) うつ状態

てんかんのうつ病有病率は併存精神障害では最も多く，てんかん全体では10～40%，側頭葉てんかんまたは難治てんかんでは40～60% と報告されている[1]．リスク因子として，側頭葉てんかん，左側焦点，複雑部分発作の合併，発作頻度，抗てんかん薬多剤併用，精神疾患家族歴が挙げられる．

(3) 統合失調症様精神病

幻聴，被害妄想を呈し，統合失調症に類似した精神疾患が生じることがあり，時には数年以上慢性持続する例もある．てんかん併存率は，3～9% と報告されており[4]，これは一般人口の3倍にのぼる．発症リスクとして，てんかん早期発症，部分てんかん，複雑部分発作，全般化発作，境界知能，精神疾患家族歴が挙げられる．

(4) 不安障害

慢性的な不安，緊張，種々の自律神経症状を呈する全般性不安障害の併存率は10～40% といわれる[1,2]が，まだ十分な報告がされているとはいえない．うつ状態との合併例も多い．発作により行動制限が強くなったり，人前で発作が起こる羞恥心から外出不安が生じ，引きこもりにつながる例もある．

(5) パーソナリティ障害

古くから，てんかん患者では迂遠，粘着性，爆発性などのパーソナリティ障害が指摘されてきたが，最近では，てんかんに特異的なパーソナリティは存在せず，側頭葉辺縁系や前頭葉の機能異常や心理社会要因に基づく性格および行動特性と考えられている．DSM(diagnostic and statistical manual of mental disorders)によるパーソナリティ障害(反社会障害，強迫性障害，解離性障害など)は，てんかん全体では一般人口との有病率の差はないが，難治てんかんでは一般人口の2倍になるとの報告がある[1]．

文献

1）Tellez-Zenteno JF, et al: Prevalence of psychiatric disorders in patients with epilepsy: what we think we know and what we know. In: Kanner AM, et al, eds: Psychiatric controversies in epilepsy. pp1-18, Academic Press, San Diego, 2008
2）Hesdorffer DC, et al: Epidemiological considerations. In: Ettinger AB, et al, eds: Psychiatric issues in epilepsy. pp1-16, Lippincott Williams & Wilkins, Philadelphia, 2007
3）Chang HJ, et al: Psychiatric disorders after epilepsy diagnosis: A population-based retrospective cohort study. PLoS ONE 8: e59999, 2013
4）Clancy MJ, et al: The prevalence of psychosis in epilepsy; a systematic review and meta-analysis. BMC Psychiatry 14: 75, 2014
5）Selassie AW, et al: Epilepsy beyond seizure: a population-based study of comorbidities. Epilepsy Res 108: 305-315, 2014

(伊藤ますみ)

B 注意欠如多動性障害および広汎性発達障害

(1) はじめに

注意欠如多動性障害(attention deficit/hyperactivity disorder；ADHD)と広汎性発達障害(pervasive developmental disorder；PDD)は，2005年に施行された発達障害者支援法に定義される発達障害の代表的疾患であり，2013年に発行された米国精神医学会による『精神疾患の分類と診断の手引　第5版』(diagnostic and statistical manual of mental disorders, fifth edition；DSM-5)では，神経発達症/障害群に分類されている．発達障害とされるものは，他の発達障害あるいは二次的障害との併発が多く，本来の疾患による臨床症状との判別が難しい点もある．ADHD，PDDともにてんかんあるいは脳波異常との関連については論議されているが，示されたてんかんあるいは脳波異常が疾患によるものであるか否かを慎重に検討する必要がある．

(2) 注意欠如多動性障害

ADHDは，不注意，多動・衝動性を中心とする疾患で，2000(平成12)年度の文部科学省質問紙調査では約3.1%とされている．歴史的経過を調べると，MBD(minimal brain dysfunction or minimal brain damage)にたどり着く．「落ち着きのなさ」,「集中力のなさ」,「不器用さ」などを症状とした，小児神経学における概念であり，何らかの脳器質障害の存在を前提としていた．1930年代の後半には，覚醒作用のある薬物により，これらの症状が改善されることが知られていた．このことから，落ち着きのなさを，昼間の覚醒水準の低さと結び付けられた時期もあった．脳の器質的障害の本質が説明されず，この概念は徐々に使われなくなっていった．一方，精神科の診断基準であるDSMは操作的診断基準であり，第2版には小児期多動性反応が記載され，第3版では注意欠如障害とされていた．当時は器質的障害の1つと考えられていたが，第5版では，神経発達症/障害群の1つに分類されている．

ADHDが示す多動・衝動性は，てんかんが示す情緒障害との異同が論じられることがある．臨床的には脳波を調べてみると，脳波異常が見つかり，抗てんかん薬の使用により改善を見る場合がある．

Ettingerらによれば，「『てんかんがある』と自己申告した成人にADHDの自己記入式症状チェックリストを記入してもらい，18.4%にADHDの恐れがある」と報告している[1)]．イスラエルの報告では，てんかんとされた母集団の27.2%がADHDの診断を受けており，ADHDとされた児童のうちてんかんの診断を受けたのは1%であった[2)]．ADHD症状と脳波学的知見の相関については一定の見解は得られていないが，ADHD児のうち突発性異常波を示したものにバルプロ酸を投与したところ，62.5%で改善が見られたとする報告もある[3)]．

現在，ADHD治療薬としては，メチルフェニデート(methylphenidate；MPH)の徐放薬(コンサータ®)とアトモキセチン(atomoxetine；ATX，ストラテラ®)の2種が認可されている．MPHは弱い覚醒作用を有する中枢神経刺激薬であり，服用によりてんかん閾値を下げるとする考え方もあったが，筆者の経験では至適量を使用している限り，そのような経験はない．もともとてんかん閾値が低かった例において，中枢神経刺激薬を投与すると，てんかん発作が生じると考えられ，前もって脳波などの検索を行うことが重要と考えられる．ATXは中枢神経刺激作用はほとんどないが，てんかんの存在する場合は注意が必要である．

(3) 広汎性発達障害

自閉症は長らく最早期に発症した統合失調症と考えられていた．1943年に米国のレオ・カナー(Leo Kanner)が児童精神分裂病とされていた群の中から特定の臨床症状を示す症例を取り出して自閉症と命名したが，これらの多くは知的障害を伴うものであった．精神分析が盛んな時代であり，レオ・カナーの自閉症として報告した症例の臨床特徴のうち，「両親はインテリジェンスが高く，冷たく強迫的」と言う点のみが強調され，保護者の愛情不足が原因と指摘された．いわゆる心因論が中心であったが，この頃もてんかん発作，脳波異常の多さは指摘され，生物的学的背景が示唆されていた．1960年代になり，マイケル・ラター(Michael Rutter)らによる大規模な系統的調査から，「自閉症の親とそうでない親の子育てに大きな違いはない」とされ，心因論は医学的には否定されて生物学的背景が重視されるようになった．1970年代以降，ローナ・ウィング(Lorna Wing)，ギルバーグ(Gillberg)らの欧州の自閉症研究者達により，自閉症スペクトラムと言う概念が提唱された．この考え方では，1944年にオーストリアで，ハンス・アスペルガー(Hans Asperger)が報告した自閉性精神病質も同じ自閉症の延長上にあるとされた．アスペルガーらの報告例は知的障害のないものが中心であり，自閉症はより幅広いスペクトラム概念に変わって行った．1987年にDSM-Ⅲ-Rで広汎性発達障害と言う診断基準が提唱され．「対人関係の障害」，「コミュニケーションの障害」，「独特の思考・行動様式」が3特徴とされた．下位分類として，自閉性障害，アスペルガー障害，非定型自閉症，他に分類できない広汎性発達障害などがあった．DSM-5では，広汎性発達障害は自閉スペクトラム症/障害とされ，下位分類もなくなったが，前述したように神経発達症の1つに位置付けられた．

自閉症とてんかんの関連を調べた研究は少なくない．松尾らは，519例のてんかん患者のうち，15.2%が自閉症スペクトラム障害(autistic spectrum disorder；ASD)を合併しており，このうち明らかな基礎疾患の認められなかった62例について検討を行った．男女比3：1であり，85%は10歳以前発症であった．最も多い発作型は部分複雑発作(CPS：68%)であり，脳波上約半数で前頭部に発作波が認められた．また，10歳未満発症のCPS 86例でASD合併群と非合併群の比較を行った．合併症群のほうが，男子が多く(68%)，知的障害の合併が多く(69%)，二次性全般化を伴わない発作が多く(69%)，脳波上前頭部の発作波が多かった(54.5%)．これらの結果から，「小児期発症のてんかんは，ASD合併の可能性を念頭に置くべき」と，結論付けた[4,5]．

ASDに合併するてんかんの発症年齢は，乳児期と思春期の2つのピークがある．乳児期に発症するてんかんは難治例が多く，思春期に発症するてんかんは部分てんかんが多く，薬物治療に反応しやすい．特殊な例では，ASDと併発する可能性のある，てんかんに伴う獲得性失語(ICD-10：Landau-Kleffner syndrome)がある．正常な言語発達していた小児が全般的知能は保ちながら受容・表出性言語を失い，多くの例でてんかん性けいれん発作を伴う[6]．

筆者の経験では，児童精神科を受診する自閉症児は知的障害を伴う者が多かったが，1998年頃を境に知的障害を伴わない者の受診が大幅に増加した．自閉症の診断を受ける者では，思春期までにてんかん発作あるいは脳波異常が多いことは以前から知られていた．このようななかでてんかん発作を伴うものは以前より減少している印象がある．自閉症そのものによるのか，併存する知的障害によるものかは，慎重に検討する必要がある．

一方で，自閉症の原因を前頭葉におけるてんかん発作に求める考えもある．川崎らは自閉症者の発作性脳波異常の経時的変化とてんかん発症を調べた．自閉症158例の693記録(2～28歳)，精神遅滞75例の336記録(1～40歳)を記録した．発作波の局在から5群に分けて見たところ，自閉症では前頭葉を中心とした発作波を示すF群(Paroxysm at Frontal；PaF)が最も多く，この傾向は年齢帯が上昇するにつれてより増加していた．一方，精神遅滞では発作波の局在性は見られず，年齢帯による違いも見られなかった．精神遅滞では幼児期までに発作は生じていたが，自閉症では青年期が好発期であった[7]．自閉症と(非自閉的)精神遅滞を比較したところ，てんかん発作型については全般発作と部分発作の比率に違いはなく，発作頻度では自閉症のほうが発作頻度は少なかった．F 群と非 F 群で比較すると，精神遅滞では発症年齢に違いはなかったが，自閉症では非 F 群は 10 歳以前，F 群は青年期に発症していた[8]．高機能と低機能の PDD で比較すると，高機能のてんかん発症は低機能に比べて有意に低かった．前頭以外の部位の発作波は，高機能と低機能でほぼ同頻度であったが，F 群は低機能群で有意に多かった[9]．PaF の脳内局在を調べるため，脳波と脳磁図を同時記録したところ，PaF はほとんどが，前頭内側，帯状回前部，一部眼窩回に定位された[10]．これらのことから，PDD では前頭内側，帯状回前部の何らかの機能不全が示されたが，この傾向は知的水準の低い PDD ほど強い，とした．

(4) おわりに

注意欠如多動性障害，広汎性発達障害ともに，歴史的経過のなかで診断概念が変化してきており，このことはてんかんとの関係を論じる場合には考慮する必要がある．注意欠如多動性障害は器質障害として始まり，広汎性発達障害は心因論から始まり，現在は脳の機能との関連が論じられ，ともに神経発達障害に分類されている．これらの障害はスペクトラムであり，「障害が存在していない」と言い切るのは難しい．てんかんの発症は発達段階に依存している可能性を考慮する必要があり，長期間の経過観察が必要である．これらのことを念頭に置いておかねばならない．

文献

1）Ettinger AB, et al: Attention-deficit/hyperactivity disorder symptoms in adults with self-reported epilepsy: Results from a national epidemiologic survey of epilepsy. Epilepsia 56: 218-224, 2015

2）Cohen R, et al: Prevalence of epilepsy and attention-deficit/hyperactivity（ADHD）disorder: a population-based study. J Child Neurol 28: 120-123, 2013

3）Kanemura H, et al: EEG improvements with antiepileptic drug treatment can show a high correlation with behavioral recovery in children with ADHD. Epilepsy Behav 27: 443-448, 2013

4）松尾宗明，他：自閉症スペクトラム障害を合併するてんかんの特徴．子どもの発達と支援研究(佐賀大学)．pp115-122, 2011

5）洲鎌倫子，他：精神遅滞を伴うてんかんの薬物療法．精神神経薬理 17：115-123，1995

6）金沢　治：てんかん．山崎晃資，他(編)：現代児童青年精神医学改訂第 2 版．pp716-727，永井書店，2012

7）Kawasaki Y, et al: Brief report: Electroencephalographic paroxysmal activities in the frontal area emerged in middle childhood and during adolescence in a follow-up study of autism. J Autism Dev Disord 27: 605-620, 1997

8）四宮美恵子，他：自閉症に発症するてんかん―発症年齢と脳波所見に焦点をあてて検討する．日本てんかん学会 第 30 回大会，1996

9）川崎葉子，他：広汎性発達障害．部位の病態神経生理．臨床神経生理学第 4 回学術大会シンポジウム，2004

10）川崎葉子，他：自閉症の脳磁図研究―発作性脳波異常の脳内部位の同定．臨床神経生理学 29：262-268, 2001

（市川宏伸）

C　精神病，気分障害，その他

1　発作前後の精神病・躁状態

(1) てんかん発作と精神症状の時間的関連

てんかんでみられる精神症状はてんかん発作との時間的関連から，発作周辺期精神症状と発作間欠期精神症状の 2 つに大別される[1]（表 9-2）．発作周辺期精神症状は，さらに発作前，発作時，発作後精神症状に分けられる．また，発作との時間的関連がそれらほど明確ではないが，発作頻度が増えた期間に併行して徐々に精神症状が出現する場合，parictal とされることがある[2]．本項では発作前後に出現する精神症状について述べる．

(2) 発作前にみられる精神症状

発作の数分，数時間あるいは数日前から不安，

表 9-2　てんかんでみられる精神症状

1. 発作周辺期精神症状
   - ・発作前
   - ・発作時
   - ・発作後
   - ・parictal
2. 発作間欠期精神症状
   - ・急性
   - ・慢性
   - ・交代性(強制正常化)

抑うつ，不機嫌，易刺激性などの非特異的な気分や行動の変化がみられることがあり前駆症状 prodrome と呼ばれることがある[1,3]．小児では易刺激性，ストレス耐性の低下，攻撃的行動などの症状をとるとされる[3]．臨床上，患者やその家族から上記のような症状を述べられることを経験するが，てんかん発作との時間的関連を明確に示す根拠となる報告は多くない．例外的に，発作に先行する幻覚，妄想，行動異常などの精神病症状を呈した3例の側頭葉てんかん患者の報告[4]がある．持続性前兆(aura continua)を含む発作時精神病[5]，parictal psychosis[2]，あるいは発作後精神病と連続性をもつ病態であるのか[6]現在のところはわかっていない．

(3) 発作後にみられる精神症状

a．発作後精神病

てんかん発作後にはさまざまな精神症状が出現することが知られている．Kanner ら[7]によると，てんかん患者 100 人中，45 人で不安症状，43 人で抑うつ症状，22 人で躁症状，7 人で精神病症状が発作後にみられた．なかでも発作後精神病は，てんかんでみられる精神病の 1/4 を占め[2,6]，てんかん発作・てんかん性活動と精神病状態の関連が明らかであり，その特異的な症状，経過から比較的均質な臨床単位と考えられている．

b．発作後精神病の臨床像

発作後精神病は側頭葉てんかんをはじめとする辺縁系にてんかん原性をもつてんかんでみられることが多い[6]．発作後精神病の中核群では以下のような特徴を示す．精神病エピソードは，てんかん発病から 10 年あまり経ってから出現することが多いが，脳炎後てんかんではより早い時期に出現することもある．精神病エピソードの時間経過は，典型例では複雑部分発作あるいは二次性全般化発作が群発した後，1～数日間の精神症状を呈しない期間(清明期 lucid interval)を経て，強い情動的色彩をもつ多彩な急性精神病状態を呈し[6]，通常 1～2 週で自然に寛解する．情動の変化と一致して，誇大妄想や宗教妄想が出現することもある．なかには気分高揚，観念奔逸，転導性亢進，談話心迫，活動性亢進などの躁状態といえる病像を示す場合もある[6,8]．ただし，複雑部分発作や二次性全般化発作が単発で起こったあとで出現する，清明期を経ずに発作頻度が増えるのと併行して精神症状が出現する(parictal psychosis[2])，幻覚妄想は明らかでなく不機嫌状態が前景にみられる，1 か月以上の長期経過を示すなどの臨床像を示すことがある．現在用いられる発作後精神病の診断基準は，Logsdail ら[9]によるものが一般的となっている(**表 9-3**)．

表 9-3　発作後精神病の診断基準

1. 発作後 1 週間以内に精神症状が出現
2. 精神病状態の持続は 24 時間以上 3 か月以内
3. 精神病状態
   - a）意識の曇り・見当識障害・せん妄
   - b）意識清明下での幻覚，妄想
   - c）a)と b)の混合
4. 以下は除外
   - a）抗てんかん薬中毒
   - b）発作間欠期精神病の既往
   - c）てんかん発作重積の脳波的証拠
   - d）最近の頭部外傷，アルコールや薬物中毒の既往

(Logsdail SJ, et al: post-ictal psychoses: a clinical and phenomenological description. Br J Psychiatry 152: 246-252, 1988 より)

c．発作後精神病と長時間モニタリング

メタアナリシス研究によると，てんかんにおける発作後精神病の有病率は 2% とされる[10]．てんかん医療の発展とともに，発作の抑制がある程度可能となった近年は，以前と比べると発作後精神

病が出現することが減ってきているのかもしれない．一方，外科治療などのために発作時ビデオ脳波同時記録を行う機会が増え，発作後精神病は再び臨床上重要な病態であることが再認識されている．発作モニタリング中の発作後精神病の出現率は4.4～7.8％とされる[6]．また，てんかんモニタリングユニットをもつ米国の70のてんかんセンターのうち38の施設(54％)で過去1年間に発作後精神病を経験した[11]．ビデオ脳波同時記録を安全に行うには，発作後精神病への対応が不可欠であることが認識されている．

d．発作後精神病の脳波所見

発作後精神病の精神症状出現時期の脳波所見について，頭皮上脳波では一貫した知見は得られていない．経時的に脳波検査を行った報告では，精神症状の経過時期によっててんかん波の出現頻度が変化し，精神症状が最も激しい時期ではてんかん波は減少していることが示された[8]．一方，頭蓋内脳波では，扁桃体，海馬，前部帯状回などの辺縁系，側頭葉で持続性のてんかん性活動が出現したとするもの，発作間欠期のてんかん性活動が増加していたもの，著明な変化がなかったものなど結果はさまざまである[6,12]．これらの結果の相違は，発作後精神病のなかでも異なる病態生理をもつ異質な群がある可能性が指摘されている[6]．つまり，Wieserらの報告[5]のようにいわゆる持続性前兆(aura continua)との連続性のあるてんかん性活動が直接影響する群と，てんかん性活動に対する周辺組織の過剰な抑制性の活動の結果として辺縁系の神経伝達物質のバランスが崩れることで起こる群である．

e．発作後精神病の機能画像所見

発作後精神病で精神病症状が出現している時期の脳血流量の変化をSPECT(single photon emission computed tomography)で調べた研究では，側頭葉，前頭葉内側部，帯状回などの灌流増加が報告されている[8]．側方性としては，相対的に右優位の灌流増加がみられるとされる[13]．

f．発作後精神病の治療と経過

発作後精神病の根本的治療は発作の抑制にある．発作を抑制することで発作後精神病の出現を予防することができる．海馬硬化を伴う内側側頭葉てんかんや病変を有する焦点性てんかんの場合は外科治療が考慮される．発作後精神病が出現した場合は，ベンゾジアゼピン系薬物が有効との意見もあるが，実際は非常に激しい精神運動性興奮に対して抗精神病薬の投与が必要なことが多い．精神医学的治療は通常の急性精神病の治療と同様であり，早期に薬物的介入を行い十分な鎮静による睡眠の確保を目指すことが肝要である．発作後精神病が寛解すれば抗精神病薬は中止することが可能である．発作後精神病を呈する患者の約半数は1回限りのエピソードで終わるが，残りの半数は発作後精神病を繰り返す．また，なかには慢性精神病状態へ移行するものもみられ[14]，継続的な抗精神病薬治療が必要となることがある．

文献

1）松浦雅人：成人てんかんの精神医学的合併症に関する診断・治療．てんかん研究 24：74-77，2006

2）Trimble MR, et al: Schizophrenia and other psychoses. In: Engel J Jr, et al, eds: Epilepsy: A Comprehensive Textbook, 2nd ed. pp2113-2121, Lippincott Williams & Wilkins, Philadelphia, 2008

3）Kanner AM: Do peri-ictal psychiatric symptoms account for the differences between depressive disorders in patients with and without epilepsy? In: Kanner AM, et al, eds: Psychiatric Controversies in Epilepsy. pp201-209, Elsevier, New York, 2008

4）Shukla G, et al: Prolonged preictal psychosis in refractory seizures: a report of three cases. Epilepsy Behav 13: 252-255, 2008

5）Wieser HG, et al: Unilateral limbic epileptic status activity: stereo EEG, behavioral, and cognitive date. Epilepsia 26: 19-29, 1985

6）Kanemoto K: Postictal psychoses: established facts and new clinical questions. In: Trimble MR, et al, eds: The Neuropsychiatry of Epilepsy. pp67-79, Cambridge University Press, Cambridge, 2011

7）Kanner AM, et al: Peri-ictal psychiatric phenomena. In: Trimble MR, et al, eds: The Neuropsychiatry of Epilepsy. pp57-66, Cambridge University Press, Cambridge, 2011

8）Nishida T, et al: Postictal mania versus postictal psychosis: differences in clinical features, epileptogenic zone, and brain functional changes during

postictal period. Epilepsia 47: 2104-2114, 2006
9）Logsdail SJ, et al: post-ictal psychoses: a clinical and phenomenological description. Br J Psychiatry 152: 246-252, 1988
10）Clancy MJ, et al: The prevalence of psychosis in epilepsy; a systematic review and meta-analysis. BMC Psychiatry 14: 75, 2014
11）Shafer PO, et al: Risk of adverse events on epilepsy monitoring units: a survey of epilepsy professionals. Epilepsy Behav 20: 502-505, 2011
12）Kuba R, et al: Postictal psychosis and its electrophysiological correlates in invasive EEG: a case report study and literature review. Epilepsy Behav 23: 426-430, 2012
13）Oshima T, et al: SPECT findings during postictal psychoses: predominance of relative increase of perfusion in right temporal lobe. Epilepsia 52: 1192-1194, 2011
14）Adachi N, et al: Recurrent postictal psychosis after remission of interictal psychosis: further evidence of bimodal psychosis. Epilepsia 44: 1218-1222, 2003

（西田拓司）

2　急性発作間欠期精神病・交代性精神病

(1) 発作間欠期にみられる精神症状

てんかんでみられる精神症状はてんかん発作との時間的関連から，発作周辺期精神症状と発作間欠期精神症状の2つに大別される[1]（第9章C-1「発作前後の精神病・躁状態」の**表9-2**）．発作間欠期には精神病症状，うつ症状，躁症状，不安症状，強迫症状，解離・転換症状，自閉症の症状など，あらゆる精神症状が出現する[1]．これらは，脳の器質的異常，持続性のてんかん性活動の影響，抗てんかん薬，心理社会的因子，遺伝的負因などさまざまな要因が関与しているものと考えられる．

発作間欠期にみられる精神症状のなかでも精神病症状はその日常生活への影響から特に臨床的に重要である．メタアナリシス研究によると，発作間欠期精神病の有病率はてんかん患者の5.2%とされている[2]．前稿で述べたように，発作周辺期精神病の代表である発作後精神病が比較的均質な臨床単位と考えられている一方，発作間欠期精神病の病像は多様である．発作間欠期精神病は，その精神症状の出現形式から急性精神病と慢性精神病に分けられる（第9章C-1「発作前後の精神病・躁状態」の**表9-2**）．また，精神症状とてんかん発作との間の拮抗性の関連様式を示す病態として交代性精神病が知られている．本項では，急性発作間欠期精神病および交代性精神病について述べる．

(2) 急性発作間欠期精神病

a．急性発作間欠期精神病の臨床像

急性発作間欠期精神病は，てんかん発作との時間的関連がなく出現する，あるいはてんかん発作が消失したり頻度が減少したりした際に出現する急性の精神病状態である．てんかんでみられる精神病の20～50%を占めるとされる[3,4]．側頭葉てんかんなどの辺縁系にてんかん原性をもつ焦点性てんかんに多いとされるが，外側側頭葉や，前頭葉，後頭葉など他の脳葉にてんかん原性をもつてんかんでもみられる．また全般てんかんでもみられることもある．臨床症状としては，幻聴を主体とする幻覚，被害妄想，思路障害などに不穏や興奮を伴い，激しい精神運動興奮状態を示すこともある．

b．急性発作間欠期精神病の要因

急性発作間欠期精神病には，脳器質因，てんかん性活動以外にも，さまざまな要因が関与しているものと考えられる（**表9-4**）．てんかん発病から精神病症状が出現するまでの期間が短い場合，精神病の家族負因があることが多く，精神病の遺伝負因の影響が大きいとされる[5]．また，臨床上重要な要因として抗てんかん薬の影響が挙げられる．なかでも，エトスクシミド，ゾニサミド，トピラマート，高用量のフェニトインなどが高い関連性を示すと考えられている[1]．これらの抗てん

表9-4　発作間欠期精神病の要因

- 脳器質因
- てんかん性活動
- 薬剤性
- 心理社会的要因
- 遺伝負因

かん薬のてんかん発作に対する効果と精神病症状発現との関連は必ずしも定かではないが，抗てんかん薬により発作が抑制された時期に一致して精神病状態が出現した場合は，現象としては後述の交代性精神病とされる．抗てんかん薬が誘因となる精神病エピソードの2/3が交代性精神病の形をとったという[4]．その他，過去に精神病エピソードの既往があるてんかん患者では，抗精神病薬の変更，減量，中断と関連して出現することも多い．

c．急性発作間欠期精神病の治療と経過

治療は，抗てんかん薬が誘因となっている場合は変更を考慮する．ただし，てんかん発作に対して著効している場合は，変更が困難なこともある．いずれにしても精神病状態の急性期には，抗精神病薬による治療が必要となることが多い．抗精神病薬治療は，統合失調症などの急性精神病状態で行われる治療と同様，非定型抗精神病薬が使用されることが一般的である[1]．経過は急性精神病の定義上比較的良好であり，また発作間欠期精神病は統合失調症と比べて抗精神病薬に対する薬物反応性が良好であるとの報告がある[6]．一方，精神病エピソードを繰り返したり，慢性精神病状態へ移行したりすることもあり[4]，抗精神病薬を継続的に使用せざるを得ない場合もある．

(3) 交代性精神病，強制正常化

a．交代性精神病，強制正常化の臨床像

20世紀初頭より，てんかん発作と精神病の間に拮抗性の関連がみられることがあることが知られていた[3]．1950年代になり，Landoltは脳波上の異常の消失に伴って精神症状が出現する現象を強制正常化と記載した[7,8]．そこでは，精神病状態だけでなく，不機嫌状態などの病態も含められていた．また，正常化とされるが，必ずしも脳波が正常となるものではなく，単に発作間欠期の異常所見が減少したり消失したりするものも含まれる[3]．その後，Tellenbachが，臨床的病態としての精神病とてんかん発作との間の拮抗性の関連について交代性精神病と記載した[8]．小児や知的障害を伴う患者では，攻撃性や焦燥という行動変化として現れることが多いとされる[3]．これらの現象は臨床上時に経験されることがあるが，発作抑制や脳波変化と精神病症状の明確な関連性が示される例は実際には多くない．てんかん発作後の精神病や躁状態で，頭皮脳波上てんかん性活動が減少することが報告されており，臨床的現象としては強制正常化と同一と考えられる[9]．

b．交代性精神病とてんかん治療との関連

元来の交代性精神病や強制正常化は必ずしも抗てんかん薬を含めたてんかん治療との関連は考慮されていないが，実際は抗てんかん薬治療に伴って起こる場合が多い．Landoltの報告でもエトスクシミドによる全般てんかん患者での強制正常化の記載がみられる．エトスクシミド，ゾニサミド，トピラマート，フェニトイン以外にも，バルビツール酸，ベンゾジアゼピン，レベチラセタム，ラモトリギンでも交代性精神病や強制正常化の報告がみられる．

てんかん外科治療により発作が抑制された後に新たに精神病症状が出現する場合，*de novo* psychosisと呼ばれる[8]．この病態に対して強制正常化と同様の機序が考えられることもある．実際には手術による発作抑制と精神病の関連は明確でなく，また，手術後に全くの新規の精神病が出現することはまれである．*De novo* psychosisとされる場合でも通常，手術前からごく軽度の精神症状がみられ，手術後にそれが悪化する経過をたどることが多い．

c．交代性精神病，強制正常化の機序

交代性精神病や強制正常化はあくまで臨床上あるいは脳波上の現象として，精神病とてんかん発作・脳波異常の間の拮抗性の関連を示すものであり，その病態機序は不明である．てんかん原性領域周囲の脳組織の過剰な代償性抑制性活動がこのような拮抗性の精神病病態を引き起こすとの仮説もあり[8]，てんかんと精神病の関連を解明するための糸口になる可能性も考えられる．

文献

1）松浦雅人：成人てんかんの精神医学的合併症に関する診断・治療．てんかん研究 24：74-77，2006
2）Clancy MJ, et al: The prevalence of psychosis in epilepsy; a systematic review and meta-analysis. BMC Psychiatry 14: 75, 2014
3）Trimble MR, et al: Schizophrenia and other psychoses. In: Engel J Jr, et al, eds: Epilepsy: A Comprehensive Textbook, 2nd ed. pp2113-2121, Lippincott Williams & Wilkins, Philadelphia, 2008
4）Kanemoto K, et al: Does psychosis of epilepsy differ from primary psychotic disorders? In: Kanner AM, et al, eds: Psychiatric Controversies in Epilepsy. pp201-209, Elsevier, New York, 2008
5）Adachi N, et al: Epileptic, organic and genetic vulnerabilities for timing of the development of interictal psychosis. Br J Psychiatry 196: 212-216, 2010
6）Todokoro Y, et al: Interictal psychoses in comparison with schizophrenia: a prospective study. Epilepsia 48: 2345-2351, 2007
7）Landolt H: Serial electroencephalographic investigations during psychotic episodes in epileptic patients and during schizophrenic attacks. In: Lorenz de Haas AM, ed: Lecture on Epilepsy. pp91-133, Elsevier, Amsterdam, 1958
8）Trimble MR, et al: Forced normalization and alternative psychoses of epilepsy. Wrightson Biomedical Publishing, Petersfield, 1998
9）Nishida T, et al: Postictal mania versus postictal psychosis: differences in clinical features, epileptogenic zone, and brain functional changes during postictal period. Epilepsia 47: 2104-2114, 2006

（西田拓司）

3 慢性精神病状態

(1) 慢性精神病状態の臨床像

Kanemoto ら[1]の指摘のように，Slater ら[2]の統合失調症様精神病(schizophrenia-like psychosis)が本病態に相当する．精神病発病後より慢性に経過することもあるが，発作後精神病あるいは急性発作間欠期精神病から慢性精神病状態に移行することもある．慢性精神病状態は側頭葉てんかんでみられることが多いとされるが，前頭葉てんかんや後頭葉てんかんなどその他のてんかん症候群でも出現する．発作後精神病や急性発作間欠期精神病と比較すると，急性精神病エピソードを経ない慢性精神病状態は側頭葉てんかんとの関連は低いとされる[1]．また，発作後精神病と比較するとその臨床像が多様であり，より異種性が強いものと考えられる．精神症状の出現はてんかん発作の抑制の程度とは相関せず，発作が続いている場合も，薬物治療あるいは外科治療で発作が抑制された場合にも出現することもある．

精神症状は，Schneider の 1 級症状をはじめ，幻聴などの幻覚，被害関係妄想，思路障害など統合失調症と同様の陽性症状を呈するが，統合失調症と比較して感情的疎通性が保たれ，意欲低下や情動の平板化などの陰性症状は目立たないとされる[3,4]．一方，てんかんの慢性精神病と統合失調症の症状に相違はないとの報告もある．

てんかんの慢性精神病状態がてんかんと統合失調症の単なる偶然の併発ではないことは，てんかんにおける本病態の出現率が一般人口での統合失調症のそれよりも約 2 倍高いことからも間違いないようである[1,4]．つまり，てんかんが精神病発現の要因になっているのだが，発作後精神病と比較すると，その直接的要因としての影響は小さいと考えられている[1]．てんかんそのもの以外に，脳器質因，薬剤性，心理社会的要因，遺伝負因などのさまざまな要因が考えられる(第 9 章 C-2「急性発作間欠期精神病・交代性精神病」の**表 9-4** 参照)．

(2) 慢性精神病状態の治療と経過

治療は統合失調症に準じて行われ，非定型抗精神病薬が使用されることが多い[5]．発作間欠期精神病は統合失調症と比べて抗精神病薬に対する薬物反応性が良好であるとの報告がある[3]．また適切な抗てんかん薬治療が行われていれば，抗精神病薬がてんかん発作を悪化させることはほとんどない．患者に病識がない場合は，抗精神病薬の導入が難しいことがある．不眠やいらいらなど本人が困難を感じる症状をターゲットにして薬物治療の同意を得る．抗精神病薬による治療は長期に継続する必要がある．そのため，副作用などによる治療の中断を避けるためにも，治療関係を作りながらできるだけ少量から用量を調整する．また，家族や職場などの環境調整も必要となる．エトスクシミド，ゾニサミド，トピラマート，高用量のフェニトインなど精神病状態を誘発することがある抗てんかん薬は中止することが望ましい．ただし，これらの抗てんかん薬を中止しても精神病症状が改善しないこともある．治療に抵抗性を示し，難治に経過することもある．発作後精神病とは異なり，精神症状とてんかん病態との関連が小さいため，てんかん外科治療によりてんかん発作を抑制したとしても，精神病状態の改善が得られることは少ない．

文献

1）Kanemoto K, et al: Psychotic illness in patients with epilepsy. Ther Adv Neurol Disord 5: 321-334, 2012

2）Slater E, et al: The schizophrenia-like psychoses of epilepsy. Br J Psychiatry 109: 95-150, 1963

3）Todokoro Y, et al: Interictal psychoses in comparison with schizophrenia: a prospective study. Epilepsia 48: 2345-2351, 2007

4）Todokoro Y, et al: Schizophrenia-like psychoses of epilepsy. Epilepsy & Seizure 5: 1-19, 2012

5）松浦雅人：成人てんかんの精神医学的合併症に関する診断・治療．てんかん研究 24：74-77, 2006

（西田拓司）

4　抑うつ状態

てんかん患者には種々の精神症状が出現するが，昨今では抑うつ状態が最も高頻度にみられるものの1つであるとする報告が多い．てんかんに併存する抑うつは，発作発現との時間的関係から発作関連性 periictal〔発作前(preictal)，発作時(ictal)，発作後(postictal)〕，発作間欠期(interictal)に分類されるが，ここでは主に発作間欠期における抑うつ状態について概説する．

(1) 疫学データ

抑うつの頻度や性状については，その定義や診断・評価法を含めた研究方法および対象症例の質的差異などにより大きく相違する．てんかん専門医療機関で難治性経過を示す側頭葉てんかん患者を対象とした場合には，明らかに抑うつ併存の頻度が高くなる．一方，通常の社会生活を営む外来通院患者を対象とした本邦の研究では，部分焦点の存在が高い抑うつ傾向と関連し顕著な抑うつ傾向を示す一群の患者の存在が示唆されたものの，全体としては健常者との間に有意差はなく，全般てんかん患者では逆に健常者よりも抑うつ併存率が低値であったと報告されている[1)]．欧米の集団ベース研究では有病率は 13.2～36.5%，生涯有病率は 4.1～32.5% と報告さればらつきが大きいが[2)]，てんかん患者では一般人口に比べ高い抑うつ有病率がみられることについてはおおむね見解が一致する．しかし喘息や糖尿病などほかの慢性身体疾患に比べて抑うつが併存する率が高いか同程度であることが示された一方で，多発性硬化症やパーキンソン病，アルツハイマー病などほかの慢性神経疾患と比較した場合には，てんかん患者が新たに抑うつを発症する可能性はむしろ低いとする報告もある[3)]．

(2) 臨床像

てんかんに併存する抑うつの臨床像については，てんかんをもたない抑うつ患者のそれとは異なり，いわゆる内因性うつ病や大うつ病(DSM-IV/ICD-10)の診断基準にあてはまらない病像を呈する一群の患者がいる印象をもつ臨床家が少なくない．Kraepelin や Bleuler はてんかんに併存する抑うつには易刺激性や不安，恐怖，疼痛，不眠，活力欠如，多幸といった多彩な症状がみられると教科書に記載したが[4, 5)]，後に Blumer がこの身体型抑うつ障害ともいえる不機嫌症状態を interictal dysphoric disorder と称しててんかん患者に典型的なものと主張した[6)]．一方 Mendez, Betts らは，てんかん患者の抑うつは神経症的というよりむしろ内因性で精神病的であり，慢性的な気分変調，易刺激性，ユーモアの欠如，孤独感，妄想的などの特徴がみられたと報告した[7)]．また筆者らの調査では，てんかんにおける抑うつは，てんかんがない場合と比べて攻撃性との関連が深いという結果が得られた[8)]．

(3) 成因

てんかんにおける抑うつの発症には種々の要因

が関与すると考えられるが，それらの組み合わせと程度は患者によりさまざまである．研究者により意見が分かれるものもあるが，主な要因として以下のものが挙げられる．

①生物学的・神経病理学的要因：感情障害の遺伝負因，部分てんかん(側頭葉/前頭葉てんかん)，海馬硬化，高い発作頻度

②心理的・社会的要因：繰り返す発作に対する無力感，自己統制不能感，低い自己評価，就労困難，社会的偏見・孤立感，支援システムの不備

③医原性要因：フェノバルビタール(PB)などの抗てんかん薬(AED)，多剤併用，てんかん外科治療，急激な発作抑制

(4) 治療

抑うつの併存はてんかん患者の生活/人生の質を悪化させるだけでなく，自殺行為などの生命を脅かすリスクを上昇させることも知られている．適切な治療は患者本人のみならず，医療経済ひいては社会全般にも有益な結果をもたらすことが期待され，抑うつの早期発見，早期治療が望まれる．しかしてんかんに併存する抑うつについては自発的な訴えが少ないこともあり，これまで十分に認識されずに必要な治療が施されてこなかったことが指摘されている．近年開発された「てんかん患者用神経学的障害うつ病評価尺度(NDDI-E)[9]」は数分で施行できる自記式のスクリーニング法であり，日々の臨床で活用することが推奨される(日本てんかん学会のホームページから無料でダウンロード可能：http://square.umin.ac.jp/jes/images/jes-image/NDDIEJ.pdf)．

治療に関してはエビデンスに基づいた研究はほとんどなく，抗うつ薬の有効性についての無作為化比較試験は，プラセボでも投薬群と同様の改善が観察されたという30年近く前になされた1報のみである．対照群を設定しないオープン試験は数編あり，いずれも抗うつ薬の投与後に抑うつの改善がみられたと報告している[8]．有効性の評価については議論の余地が残るものの，臨床経験に基づいた報告からもその安全性や発作閾値に与える影響が少ないことから，現時点では選択的セロトニン再取り込阻害薬(SSRI)が第1選択薬として推奨されている[10]．しかし抗うつ薬の投与以前に，抑うつがAEDの影響によるものでないか，また発作関連性がないか，発作抑制に伴うものでないかなどの検討が必要であり，服用中の向精神薬とAEDとの相互作用にも注意を要する．精神面での負担が大きいPBなどに替えてカルバマゼピンやバルプロ酸，ラモトリギンなどの気分調整作用を有するAEDを中心とした治療へ変更することが有効な場合も少なくない．

非薬物療法としては家族も含めた心理教育や認知行動療法の施行が推奨されているが，単独では薬物療法同様その有効性は確立されていない．電気けいれん療法も禁忌ではなく，併存する抑うつが重篤な場合には施行が考慮される．また欧米では迷走神経刺激療法は薬剤抵抗性うつ病にも適応が認められていることから，難治てんかんで抑うつを伴う症例でも抗うつ作用がみられる可能性もある．

文献

1) 久郷敏明，他：通常の社会生活を営む通院てんかん患者の抑うつ症状．精神医学 35：821-827，1993
2) Fiest KM, et al: Depression in epilepsy: a systemic review and meta-analysis. Neurology 80: 590-599, 2013
3) Thielscher C, et al: The risk of developing depression when suffering from neurological diseases. Ger Med Sci 11: 1-7, 2013
4) Kraepelin E: Psychiatrie, vol 3. Johann Ambrosius Barth, Leipzig: 1923
5) Bleuler E: Lehrbuch der Psychiatrie. 8th ed. Springer, Berlin: 1949
6) Mula M: The Interictal Dysphoric Disorder of Epilepsy: a Still Open Debate. Curr Neurol Neurosci Rep 13: 355, 2013
7) Mendez MF, et al: Depression in Epilepsy. Significance and Phenomenology. Arch Neurol 43: 766-770, 1986
8) Kanemoto K, et al: Lack of Data on Depression-like States and Antidepressant Pharmacotherapy in Patients with Epilepsy: Randomized Controlled Trails are Badly Needed. Curr Pharm Des 18: 5828-5836, 2012
9) Tadokoro Y, et al: Screening for major depressive episodes in Japanese patients with epilepsy: Validation and translation of the Japanese version of Neu-

rological Disorders Depression Inventory for Epilepsy (NDDI-E). Epilepsy Behav 25: 18-22, 2012
10) Kerr MP, et al: International consensus clinical practice statements for the treatment of neuropsychiatric conditions associated with epilepsy. Epilepsia 52: 2133-2138, 2011

(田所ゆかり)

5 性格特徴

てんかん患者の性格についての考え方はてんかん学の進歩とともに変化してきた．その過程で，てんかん患者は粘着・保続，迂遠・冗長，緩慢・鈍重などの特徴をもち，これらが知情意の各側面にわたり種々の程度と組み合わせで出現して特有な性格像を形成するという考え方が浸透した時期があった[1]．一方，てんかん患者に特有な性格は存在しないとの主張もなされ，てんかん患者の性格特徴については現在も統一された見解があるわけではない．だが少なくとも一部の患者に比較的特徴的な性格行動傾向がみられることは多くの臨床家が認めるところである[2]．てんかん医療においては，発作抑制のみならず併存する精神症状や身体的・社会的障害などにも目を向けた包括的な対応が必要とされることから，てんかん患者の性格に一定の傾向があるかを議論することは，治療や病態の理解に益する限りにおいては有意義といえる．

いくつかの散発的な研究報告を基に，側頭葉てんかん(TLE)と若年ミオクロニーてんかん(JME)について以下のようにその性格行動の特徴をまとめた．ただしこれらの特徴はてんかんそのものによる影響だけでなく，病前性格や心理的・社会的要因，神経病理学的要因，また抗てんかん薬の影響など種々の要因が複雑に絡み合って形成されるものであり，すべての患者に以下の特徴が認められるものでないことはいうまでもない．

(1) TLE

粘着性および哲学的・宗教的関心の増大，過書，性的行動の変化，攻撃性の増大(Geschwind症候群)がみられやすく，これらの特徴は内側型TLEで認められやすいと指摘されている[3]．これには発作間欠期に及ぶ辺縁系の反復性の異常放電が影響している可能性が示唆され，側頭葉皮質と辺縁系との機能的な結合が増す(sensory-limbic hyperconnection)ためにさまざまな刺激に対する情動的な反応性が高まるとする報告がある．難治のTLEでは，側頭葉切除術により発作が抑制されると，一般に攻撃性や対人関係は改善するものの粘着性や宗教性は残存するという．また術前にみられた攻撃性が術後に抑うつ傾向へと内向したという報告もある．しかし健常者に比較してTLE患者で有意に行動上の問題が多いとはいえ，ほかの慢性神経疾患患者との比較では同程度であるとの報告もあり，TLEに特徴的に上述の性格行動特性があるとはいえないとの意見もある．

(2) JME

Janzは屈託がなく外向的，開放的で人好きのする性格と述べている．しかし無邪気，享楽的，無頓着で，被暗示性や情動的な不安定さがみられ，睡眠については宵っ張りの朝寝坊型であり，治療面において薬物療法や生活指導に対するコンプライアンスの悪さが問題になることがある[4]．またJanzはJMEの病因に前頭葉皮質異常を想定していたが，近年の認知機能研究でJME患者における前頭葉機能の低下傾向が示唆され，また画像データからはJME患者の前頭葉皮質の形態変化も指摘されている[5]．JMEの性格特徴と前頭葉との関連，また前頭葉てんかんの性格特徴との比較についてのさらなる研究が必要とされる．

文献

1）大高忠：てんかんと精神障害─性格障害─．佐藤時治郎(編)：てんかんの身体精神障害．精神科MOOK．pp107-120，金原出版，1984
2）井上有史：てんかん患者の性格．精神科治療学5：1125-1132，1990
3）Waxman SG, et al: The Interictal Behavior Syndrome of Temporal Lobe Epilepsy. Arch Gen Psychiatry 32: 1580-1586, 1975
4）Trimble M: Treatment for personality disorders in epilepsy. Epilepsia 54: 41-45, 2013

5）Wandschneider B, et al: Frontal lobe function and structure in juvenile myoclonic epilepsy: A comprehensive review of neuropsychological and imaging data. Epilepsia 53: 2091-2098, 2012

（田所ゆかり）

6 不安障害，強迫性障害，身体化障害（心因性発作は除く）

(1) はじめに（臨床的な留意点も含めて）

John Hughlings Jackson が“恐怖”がてんかん発作そのものであることを指摘したように，発作と不安との関連はよく知られている．側頭葉てんかん（temporal lobe epilepsy；TLE）の場合，恐怖に加えて未視感（jamais-vu）なども発作として出現するため，不安障害やパニック障害などの精神疾患との鑑別に苦慮するときがある．てんかんの知識と診断スキルを用いれば，上記以外の発作の存在や脳波，画像検査所見から，総合的に正しい診断に導くことは可能である．しかし，合併症例の場合，いずれも自覚症状であるため，その違いを患者の感覚に頼らざるを得ないジレンマがある．とりわけ，薬物投与後や外科治療後の出現という理由で発作性恐怖が見過ごされ，安易にパニック発作と誤診されるケースもある．鑑別困難なケースでは，ビデオ脳波同時記録による発作捕捉が必要になるだろう．当然ながら，弁膜症や甲状腺機能亢進症の動悸や自律神経症状が，不安として表出されることもあるため，現病歴，理学所見，生化学検査を施行し，身体疾患の合併についても念頭に置いて検討することは重要である．

(2) 不安障害 anxiety disorder（AD）

てんかんの場合，発作の予測不能性，抑制不良，発作による外傷やスティグマの問題を抱えるなど，もともと不安が惹起されやすく，さらに抗てんかん薬の影響も考える必要がある．

てんかんと AD の合併は地域のてんかん患者を対象とした調査では14.8%[1]，入院患者（7～27%）や難治性患者（11～44%）対象でさらに高くなる傾向にあり，一般人口の全般性 AD の 1 年間の有病率 2.5～6% と比較して，てんかん症例の合併率の高さは際立っている．

側方性については TLE を対象としたてんかん患者用 QOL 質問票（QOLIE-31）を使用した研究では，右に比べて左 TLE で不安のレベルが高かったが，逆に右を支持する報告もある．

てんかん外科との関連では，Kohler ら[2]は発作性恐怖の前兆がある TLE でかつ術後に発作消失した者は，気分障害および AD の発現率が高いことから，扁桃核の役割を重視し，強制正常化およびキンドリングの機序を考察している．社会心理学的な観点として，手術による発作消失後，発作を言い訳に使えない新たな生活にうまく適応できずに不安が生じることもある．

特殊なケースとして“当て逃げ”による自動車の損傷を発作による自損と思い込み，今後も同様のことが起こるのではと強い恐怖に苛まれた症例を経験した．“Fear of seizures，発作の恐怖”といわれるもので，認知行動療法が功を奏した症例報告[3]がある．

(3) パニック障害 panic disorder（PD）

一般的には，PD の生涯有病率は 3.5%，部分および全般てんかんの場合，PD の推定有病率は 5～10% といわれてきた．発作性恐怖の前兆をもつ TLE の場合，PD の合併率は，18%[2]，33%[4]と高く，発作性恐怖，パニック発作はともに扁桃核が責任領域であることと関係している．そのため前述のように臨床症状で共通する点が多く，判別が難しいケースもある．PD は一般的に女性に多いが，てんかんとの合併例も女性の割合が大きい．

(4) 強迫性障害 obsessive-compulsive disorder（OCD）

OCD とは，自分では馬鹿らしい，無意味なことをしているとわかっていながら，ガスの元栓や鍵を繰り返し確認せざるを得ない＝“強迫行為”，暴力的あるいはわいせつな内容の考えが繰り返し心に浮かんでくる＝“強迫観念”が生じる精神疾患であり，米国における 12 か月有病率は 1.2% と報告されている．てんかんの中でも TLE との関連を報告したものが散見され，Monaco らの報告[5]

では，原発全般てんかんではOCDの合併はなかったが，TLEでは14.5%で合併しており，別の研究[6]でもTLEの26.7%でOCDのレベルに達していた．通常のOCDに比べて，てんかん合併例では強迫観念より強迫行為が優位に出現するとされ，側方性との関連では左右あるいは両側と一定したものはなかった．

※身体化障害(DSM-5では身体症状症)については，発作間欠期不快気分障害の一症状として出現することが多いと判断したため，以下に説明する．

(5) 発作間欠期不快気分障害 interictal dysphoric disorder(IDD)[7]

1923年，Kraepelinが最初に提唱した考えを，その後，Himmelhochを経て，BlumerがIDDとして概念化した．症状は，抑うつ成分(精神活動低下，抑うつ気分，睡眠障害，疼痛)，不安成分(不安，恐怖)，特異な症状(多幸気分，易刺激性)に分けられ，これら8つの症状のうち，治療が必要となる症状が3つ以上出現することが条件となる．IDDは，不安障害，気分障害，身体化障害の3つの円が交わった中心に存在しているイメージであり，てんかんの精神症状の鑑別に際して，常に念頭に置く必要がある．

文献

1) Edeh J, et al: Relationship between interictal psychopathology and the type of epilepsy. Br J Psychiatry 151: 95-101, 1987
2) Kohler CG, et al: Association of fear auras with mood and anxiety disorders after temporal lobectomy. Epilepsia 42: 674-681, 2001
3) Newsom-Davis I, et al: Fear of seizures: an investigation and treatment. Seizures 7: 101-106, 1998
4) Mintzer S, et al: Comorbidity of ictal fear and panic disorder. Epilepsy Behav 3: 330-337, 2002
5) Monaco F, et al: Obsessionality, obsessive-compulsive disorder, and temporal lobe epilepsy. Epilepsy Behav 7: 491-496, 2005
6) Isaacs K, et al: Obsessive-compulsive symptoms in patients with temporal lobe epilepsy. Epilepsy Behav 5: 569-574, 2004
7) Mula M: The interictal dysphoric disorder of epilepsy: a still open debate. Curr Neurol Neurosci Rep 13: 355, 2013

(本岡大道・安元眞吾)

7 Münchausen症候群，代理Münchausen症候群[1,2]

ミュンヒハウゼン症候群(Münchausen syndrome；MS)は，英国のAsherにより1951年に初めて報告された．別名ホラ吹き男爵といわれ，のちに，ミュンヒハウゼン男爵の冒険という本が作られたミュンヒハウゼン男爵にちなんで名付けられた．本症は，多数の病院に入退院を繰り返し，全くの虚偽であることをもっともらしい劇的な病歴として主張し，必要のない医学的な精査，手術および治療を繰り返す患者の総称として名付けられた．

代理ミュンヒハウゼン症候群(Münchausen syndrome by proxy；MSBP)は，子どもの最も親密な大人によって子どもに病的な状態が持続的に作られ，本来なら全く健康な生活を送れる子どもに，必要のない医学的な精査や手術を含む治療が繰り返し行われ，時に死に至るという子ども虐待における特異な型である．MSが自ら症状を呈するのに対し，MSBPは症状を自分には出さず，養育者(ほとんどが母親)の虚偽や症状の捏造に基づき，症状は子どもにだけ生じる．この状態を子どもを代理(proxy)としたMSとして，1977年英国の小児科医Roy Meadowが報告している．

MSBPの場合，加害者が訴える子どもの症状には，①実際にはなかった症状を何度も繰り返して訴える場合，②症状を養育者が作りだすが子どもには直接の被害はない場合，③子どもへの直接の被害を伴う症状が存在し，かつ症状は養育者によって作られた場合，などがある．真のMSBPの場合，加害者の満足のいく結果を得て，処置をしてもらえるまで，この状態が続く．また，医療者の注意を十分引きつけることができないと，加害者の精神病理の深さにより，子どもの症状がさらに重篤となり，致死的な手段もいとわなくなる．長い病歴や加害者の訴えと子どもの状態が一致しないときは，常に本症の存在を考えるくらい医療者は気をつけなければならない．MSBPの診断には長い時間を要し，平均期間は15か月という報告もある．虚偽の説明の段階の加害者は実際には子どもを病気にするわけではないので子どもは「まだ安全だろう」と安心すべきではない．

MSやMSBPの症状は多岐にわたる．臨床症状の特徴は，①症状の確認が困難な発作的要素をもつ症状が多く，症状確認をするのに問診が中心となる症状，②医学的な知識が少しでもあれば症状を作りやすく，かつ劇的な所見を呈するものが多い，の2点である．神経学・筋骨格系・発達・精神医学所見としては，失調・頭痛・易刺激性・無気力・虚弱・けいれん・欠神・意識不明・関節痛・関節炎・朝のこわばり・発達遅延・活動過多・遁走・妄想など精神疾患を疑う症状ならびに性的虐待の訴え，など多岐にわたる．

てんかん症状に関しての報告は，Meadow[3]やMartinovic[4]の報告があり，後者では薬物中毒を起こした1例を含む4人の患児で，発見時にすでに多くの不必要な検査や抗てんかん薬による治療が行われていた．

MSBPを疑うサインとして，①持続的なあるいは反復する病気：かかわった医師が今まで診たことがないというような症状，②一見ではとても健康そうにみえる子どもの状態と危機的な症状や重篤な検査結果を伴う病歴の不一致(discrepancy)，③概して注意が行き届き，子どもの側を離れようとせず，重篤な臨床状況に直面しても驚くほど明るくみえる養育者，④養育者と分離すると症状が落ち着く，⑤ルーチンの治療や薬物療法がうまくいかない，などがある．

本症の診断において最も重要な障害は，通常の経過で説明ができない状態が続くとき，本症を評価の過程で鑑別診断として含まないことである．養育者への問診が重要となる神経科の臨床場面では忘れてはならない疾患である．

文献

1）井上登生：Munchausen Syndrome by Proxy．坂井聖二，他(編)：子ども虐待の臨床；医学的診断と対応．pp193-203，南山堂，2005
2）Wikipedia, the free encyclopedia：Münchausen syndrome by proxy.
http://en.wikipedia.org/wiki/M%C3%BCnchausen_syndrome_by_proxy (Retrieved 2015/08/31)
3）Meadow R: Fictitious epilepsy. Lancet 2: 25-28, 1984
4）Martinovic Z: fictitious epilepsy in Munchausen Syndrome by Proxy: family psychodynamics. Seizure 4: 129-134, 1995

（井上登生）

8 てんかん外科手術後の精神症状

(1) はじめに

てんかんの外科治療は診断技術の進歩によって優れた成績が得られるようになった．しかし，術後に新たに精神症状が出現するケースもみられるため，難治てんかんの患者に対し外科治療を考慮する際，てんかん外科手術後の精神症状について前もって説明しておくことが必要となる．

側頭葉切除術と比較し，その他の切除術は症例数の問題もあり，精神症状については十分な検討が行われていないため，本項では側頭葉てんかん手術後に出現する精神症状について概説する．ただし，この分野における治療法についてはデータに基づいた標準的なものが確立されていないため，筆者らが経験した症例を一部提示してあることをあらかじめ断っておきたい．

(2) 抑うつ状態

最も頻度が高い精神症状は抑うつ状態であり，標準的前側頭葉切除術と選択的海馬扁桃体切除術とで出現率に有意差はないとされ5～25%である．術後3か月までに出現することが多く，1年以内に消退する一過性の経過をとる[1]が，自殺企図を認めることもあり十分な注意が必要である．危険因子としては術前からのうつ病[2]，術前の恐怖を伴う前兆[3]，高年齢での手術[4]などが挙げられている．側方性については，右側切除との関係について論じているものもあるがこれを否定するものもある．

症例 手術時31歳，女性

生後10か月のときに30分以上続く熱性けいれんのエピソードがある．6歳頃より上腹部不快感を認めていたが特に問題にはしていなかった．大学入学後家庭教師を始めたが，時々意識がない状態であることを生徒より指摘され当院受診となる．側頭葉てんかんの診断のもと抗てんかん薬の投薬が開始となるが発作は消失せず，他院にて右扁桃核海馬切除術が施行された．術後発作は認めないが，1か月後の受診時には「同じことを考え堂々巡りしてしまう自分が情けない」と話し，抗うつ薬の投与が開始となる．しかし，その2か月後には希死念慮も訴えるようになり当院入院となる．それまで服用していたカルバマゼピンに加えラモトリギンを追加したところ，抑うつ気分の改善を認めた．

(3) 精神病状態

術後に新たに幻覚や妄想などの精神病状態を呈する，いわゆる *de novo* 精神病は術後1年以内に出現することが多いが，数年後に発症するものもある．リスペリドンにより症状の軽減を認めた報告[5]のように精神症状の経過が良い症例のほか，症状が持続する場合もあり，その際は患者の生活に大きな影響を及ぼす可能性がある．

発病頻度は4% 弱であり[6]，*de novo* 精神病の発現には2つの機序が考えられるという．1つは術後に発作が減少ないしは消失したことによる交代性精神病であり比較的早期に精神症状が出現し，もう1つは手術により神経再支配が生ずることにより起こる神経伝達物質の変化である．松浦らは *de novo* 精神病の発病危険因子としては，①精神病の既往歴および家族歴，②てんかん発症および手術時年齢が思春期，③胎生期起源の側頭葉内側部の異組織病変，④両側性あるいは広範性側頭葉病変，⑤右側側頭葉切除を挙げている[7]．なお，③については ganglioglioma[8]，DNT[8]，hamartoma[9]などの報告がある．

治療については基本的には，投与薬剤をカルバマゼピン，ラモトリギン，バルプロ酸に変更し，リスペリドンなどの抗精神病薬を併用するのが一般的である．

最後に術前に精神病を合併しているケースについて若干記載する．古い文献では，精神症状は改善を認めない，あるいは悪化するというものが大部分を占めていたため精神病を合併する患者は手術適応から外すべきという議論もあったが，最近は，逆に手術により精神症状の改善も認めた報告[10]も散見されるため，内側型側頭葉てんかんが手術によって高い寛解率を示すことを考慮に入れると，こうした患者において手術の要望がある場合，どうしていくかは非常に重要な問題である．

(4) まとめ

側頭葉てんかん手術後に出現する精神症状のなかで頻度の高い抑うつ状態および生活に与えるインパクトが大きい精神病状態について概説した．てんかんの外科治療により発作を止めることだけでなく，これまでできなかった社会参加や対人関係の広がりをもつようになる症例があることは確かなことであるが，一方で生活に大きな影響を与える精神症状を認める症例があるということもまた事実である．術後，こんなはずではなかったという強い失望感が，精神症状に対する治療を困難にすることは強く予想されるため，術後に精神症状が出現する可能性があることを告知しておくことは非常に重要であると考える．そのために今後精神科医もてんかん外科にかかわっていく必要があると思われる．

文献

1）Kanemoto K, et al: Presurgical postictal and acute interictal psychoses are differentially associated with postoperative mood and psychotic disorders. J Neuropsychiatry Clin Neurosci 13: 243-247, 2001
2）Foong J, et al: Psychiatric outcome of surgery for temporal lobe epilepsy and presurgical considerations. Epilepsy Res 75: 84-96, 2007
3）Kohler CG, et al: Association of fear auras with mood and anxiety disorders after temporal lobectomy. Epilepsia 42: 674-681, 2001
4）Inoue Y, et al: Psychiatric disorders before and after surgery for epilepsy. Epilepsia 42 (Suppl 6): 13-18, 2001
5）Calvet E, et al: Psychosis after epilepsy surgery: report of three cases. Epilepsy Behav 22: 804-807, 2011
6）Matsuura M: Psychosis of epilepsy, with special reference to anterior temporal lobectomy. Epilepsia 38 (Suppl 6): 32-34, 1997

7）松浦雅人：側頭葉てんかんの手術後に新たに発症する精神病．精神医学 39：1024-1033，1997
8）Andermann LF, et al: Psychosis after resection of ganglioglioma or DNET: evidence for an association. Epilepsia 40: 83-87, 1999
9）Taylor D: Mental state and temporal lobe epilepsy. A correlative account of 100 patients treated surgically. Epilepsia 13: 727-765, 1972
10）Marchetti RL, et al: Surgical treatment of temporal lobe epilepsy with interictal psychosis: results of six cases. Epilepsy Behav 4: 146-152, 2003

（大島智弘・兼本浩祐）

9 仮性認知症

(1) 認知症と誤診されやすいてんかん性健忘

中高年人口の増加に伴い，壮年期以降に初発するてんかんが増加している．こうした症例のなかには，記憶障害のみを主症状とする発作がまれならずあり，認知症と誤診される可能性があるため，臨床上注意を要する．

代表的な発作症状として，一時的に記憶障害のみを呈する一過性てんかん性健忘(transient epileptic amnesia)がある．臨床的には，明らかなけいれんや意識消失を伴わず，短時間～時に数日にわたる健忘が挿間性に反復出現する[1]．健忘は前向性および逆行性健忘の両者がみられ，その間患者は正常な行動をしているにもかかわらず，のちに，ある期間の記憶が抜け落ちていることに気づく．その際完全な健忘には至らずに，ところどころ覚えている例が多い．発作間欠期には通常認知障害は認められないが，一部の症例では記憶障害が持続することがある．幻臭，既視感，自動症などの部分発作が併発する例もある．脳波では側頭部に異常波を認め，焦点部位は側頭葉と考えられている．これら健忘症状は抗てんかん薬により改善し，長期予後も良好である．病態機序として，①発作後の一過性の側頭葉機能低下，②海馬における発作放電持続による記憶機能障害が推測されている．

さらに筆者は，上記のような発作性出現様式を取らず，持続性進行性の記憶障害および日常生活能力低下を呈し，認知症が疑われた例を経験している[2]．これらの患者は記銘力低下および近時記憶を中心とする記憶障害に加え，整理整頓ができない，家事の段取りができないなど日常生活の障害，さらに不活発や動作緩慢などの行動変化や多幸や易怒などの性格変化を伴い，アルツハイマー型認知症ときわめて類似していた．脳波検査にて側頭部にてんかん性異常波が検出され，抗てんかん薬を投与したところ著明な記憶および日常生活能力の改善が得られ，数年後も保持されていた．このため，これらの症状は何らかのてんかん活動が原因と考えられた．従来の報告[3]では側頭葉内の subclinical discharge による影響が推測されている．認知症と診断された例でも，このような特殊な病態が含まれている可能性がある．適切な治療により改善が得られるため，本病態の存在が広く認識される必要がある．

一方，てんかん患者が記憶の低下を訴えることはしばしばあるが，てんかん罹患により認知症併発のリスクが高まるかどうかはいまだ一致した見解はない．近年の大規模研究[4]では加齢による記憶低下傾向は非てんかん対照群と差はなく，てんかんが認知症を引き起こす可能性を否定している．むしろ，一部のてんかんでは若年より認知機能が対照群より低く，その要因として，脳器質障害，脳神経発達期における影響，薬物の長期服用および発作による生活の制限などの複合要因が考えられ，早期治療の重要性が強調されている．

文献

1）Butler CR, et al: The syndrome of transient epileptic amnesia. Ann Neurol 61: 587-598, 2007
2）Ito M, et al: A case series of epilepsy-derived memory impairment resembling Alzheimer's disease. Alzheimer Dis Assoc Disord 23: 406-409, 2009
3）Tombini M, et al: Temporal lobe epileptic activity mimicking dementia: a case report. Eur J Neurol 12: 805-806, 2005
4）Helmstaedter C, et al: Chronic temporal lobe epilepsy: a neurodevelopmental or progressively dementing disease? Brain 132: 2822-2830, 2009

（伊藤ますみ）

10 脳性麻痺・重症心身障害児に伴うてんかん

(1) てんかん発作の特徴

てんかんの合併は非常に多く，脳性麻痺(cerebral palsy；CP)では22〜40%，重症心身障害児・者(重症児者)では長期入所者で見ると，約60〜90% 以上である．

CPでは，その病型によりてんかんの頻度が異なる．四肢麻痺と片麻痺で多く，両麻痺やアテトーゼ型では少ない．

重症児者ではWest症候群やLennox-Gastaut症候群などのてんかん性脳症やそれから変容した難治てんかんが多く，複数の発作症状をもち，治療抵抗性で発作頻度が高いことが多い．症候性全般てんかん，症候性局在関連性てんかんがほとんどであり，詳細なてんかん症候群に分けにくい．

重度のCPおよび重症児者は，自分で訴えられず，また反応が乏しいため，強直発作，二次性全般化強直間代発作，ミオクロニー発作などの運動症状を伴う発作は観察されるが，欠神発作，軽い強直発作，複雑部分発作などの運動症状を伴わない発作は気がつかれにくく，自律神経発作や感覚発作は気がつかれない．また，発作とまぎらわしい行動異常，奇妙な癖が多く，てんかん，てんかん症候群，発作型のいずれも診断が困難なことが少なくない．

てんかんは難治であり，痙性四肢麻痺では70%以上が難治という報告があるが，重症児者では難治てんかんはさらに多く，抑制されるほうが少ない．

表9-5　重症心身障害児のてんかん発作とまぎらわしい突発的症状と鑑別

突発的症状	間違われる発作	てんかん発作との鑑別点，対応
常同運動(手もみなど)，癖	間代発作	意識はあり，開眼し，周囲からの刺激(声かけ，触る，見せる)に反応して，その動きが変化するか止む
睡眠障害，夜驚，レム関連行動異常症	強直発作，強直間代発作，過運動発作	睡眠中のみ．睡眠薬などで熟睡すれば起こりにくい．入眠後の起こる時間が比較的一定．脳波の発作波の部位・形から症状を説明できない．睡眠ポリグラフ検査が可能なら，睡眠構築の異常，レム期に起こる異常あり
動作を止め，ボーッとしている	非定型欠神発作，CPS	対物瞬目(いきなり目の前に手を出して目をつむる)があれば意識はあり，てんかん発作ではない
興奮，パニック	強直発作，強直間代発作，過運動発作	覚醒時で，周囲の刺激に反応することが多く，一定の決まった動きではない
失神，起立性調節障害(急に倒れる，顔面蒼白，チアノーゼ)	脱力発作，自律神経発作，(強直発作)	急な起立や体位変換時に起こる(特に頭部の位置の変換)．血圧が低い，心電図異常がある．失神のため脳が低酸素状態となり，強直することも
不随意運動：ミオクロニー，振戦，ジストニア，チック	ミオクロニー発作，間代発作，強直発作	意識があり，覚醒時のみで眠ると消える．脳波の発作波の部位，形から症状を説明できない動き
反復する頭打ち(叩頭)	強直間代発作，スパズム	手で押さえたり，ぶつける先を柔らかい物で覆うと止まる
睡眠時ミオクローヌス 睡眠時ぴくつき	ミオクロニー発作，間代発作	睡眠時ミオクローヌスは数回で長く続かない．反復する場合は判別しにくい．入眠時に多い
睡眠時無呼吸	強直発作，てんかん性無呼吸	睡眠中のみ．発作波の部位，形から症状を説明できない．長びくと低酸素のため強直も．可能なら睡眠ポリグラフ検査を
覚醒時の息こらえ	強直発作，CPS，てんかん性無呼吸	脳波の発作波の部位・形から症状を説明できない．意識がある

CPS：複雑部分発作

(2) CP・重症児者のてんかん発作とまぎらわしい突発的症状と鑑別

てんかん発作ではない突発的症状がてんかんと誤られて長期間治療されていることがまれではない．脳波で発作波がない場合は，ほぼてんかん発作ではないと判断できるが，CP・重症児者はもともとてんかんの合併が多く，また発作がなくても脳波でてんかん性発作波を示すことはさらに多いので，発作間欠時の脳波だけでは区別できないことが多い．

発作時脳波を記録して確認するのが望ましいが，重症児者医療の現場では発作時脳波を記録することは困難な場合が多いので，大まかな鑑別点を挙げる(**表 9-5**)．発作間欠時の脳波で発作波はあるがその部位や形でその症状を説明できない場合，またその症状に対する抗てんかん薬に全く反応しない場合はてんかん発作でない可能性が高い．

(3) 治療の面からみた脳性麻痺・重症児者のてんかんの問題

てんかん症候群の詳しい診断は困難であり，発作症状の分類も困難な場合が少なくないので，てんかん治療の基本であるてんかん症候群や発作型による薬剤選択が困難な場合が少なくない．

複数の発作型をもち難治が多いため，多剤併用となりやすいが，抗てんかん薬が過量になりやすく，しばしばけいれんの悪化，活動性やADLの低下，精神運動退行などの機能低下をもたらす．見かけの退行，副作用が起こりやすいことに注意し，また抗てんかん薬の相互作用にも注意する．多剤併用時は，発作症状から見て妥当でないと思われる薬，血中濃度が低い薬，血中濃度が非常に高いのに効いてない薬を整理する．

文献

1）須貝研司：重症心身障害児(者)のてんかんの薬物治療—抗てんかん薬の選択について．日本重症心身障害学会誌 35：49-55，2010
2）Znberi SM, et al: Cerebral palsy. In: Shorvon SD, et al, eds: The causes of epilepsy. pp382-387, Cambridge Univ. Press, Cambridge, 2011

(須貝研司)

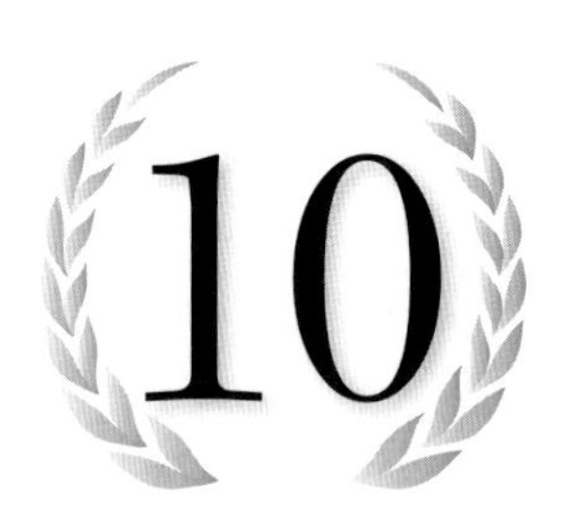

検査

A 脳波

1 正常脳波(成人，睡眠，覚醒)

脳波は時々刻々と変化する脳の神経細胞の自発的電気的活動を頭皮上の電極から記録したものであり，脳に直接刺激あるいは負荷をかける必要がないため，きわめて安全な検査法である．本項では成人の脳波を判読するうえで必要な生理学的知識と所見を解説する[1-6]．脳腫瘍，脳血管障害などの局在病変を有する疾患では画像診断のほうが明らかに有用である．しかし，脳波はCTやMRI画像として捉えられることの少ない機能的神経疾患群(特にてんかん)，代謝性脳症，意識障害の診断に必要不可欠な検査法である．

(1) 脳波の原理

脳波とは，頭皮上の電極に反映される大脳皮質の神経細胞群の自発的電気変動を脳波計で記録したものである．直径1 cmの皿電極から記録される脳波は，数100万個(約6 cm^2)の神経細胞の集合電位である(**図10-1**)．

脳波の発生源は，視床非特殊核のインパルスにより大脳皮質V層にある大錐体細胞に生じるシナプス後電位 postsynaptic potential であり，電位的には深部の細胞体と表層の尖頂樹状突起 apical dendrite とで電流双極子 current dipole を形

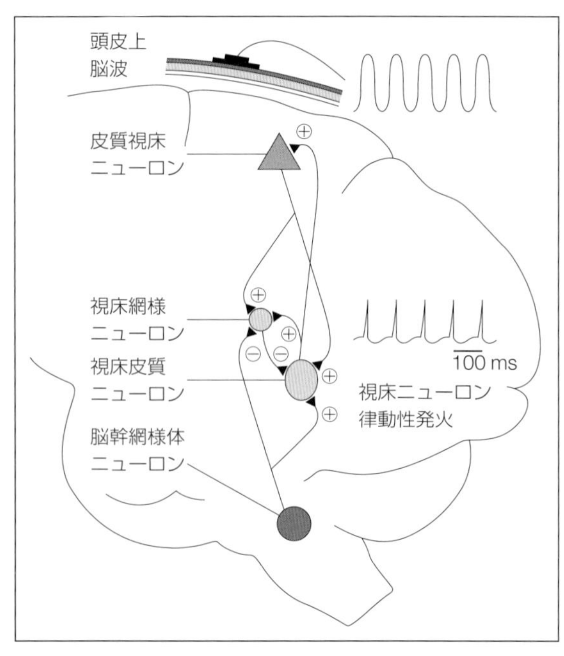

図10-1　脳波の発生機序
上行性網様体賦活系，視床および大脳皮質ニューロンの機能が統合されて正常脳波が発生する(飛松省三作成図)．

成している．多数の錐体細胞が同期して生じる電場変化(興奮性シナプス後電位と抑制性シナプス後電位)の総和が脳波の主成分である．錐体細胞群の深部の細胞体に過分極状態または樹状突起に脱分極状態が発生すると，皮質表面は陰性電位となる．その逆の場合は，皮質表面が陽性電位となる．

脳波のリズムは視床で形成され，視床の抑制性介在ニューロンの反回抑制が興奮・抑制リズムを形成するとの説がある．さらに，視床は脳幹網様体賦活系の影響を受けるため，脳波は覚醒・睡眠状態や意識レベルにより変化する．

(2) 検査法

脳波は頭皮上に装着した電極から導出し，脳波計で電圧の増幅を行う．最近は，波形のアナログ信号をデジタル化して電子媒体に記録し，保存・解析するデジタル脳波計が普及している．記録終了後，モニター画面に再生し，視察的判読を行う．

a．電極の配置法

電極配置は国際 10-20 法に準ずる(**図 10-2**)．頭皮上に 19 個の電極と両側耳朶の前面に 2 個，計 21 個の電極を装着する．10-20 法の利点は，①頭囲の大きさに関係なく，左右差なく一定の部位に電極配置ができる，②何度検査しても同一部位に配置できる，③電極に対応する大脳の解剖学的部位の対応が確認されている，ことである．

b．差動増幅と極性

脳波計ではグリッド 1(G1)の電極とグリッド 2(G2)の電極の電位差(差分)を測定する．脳波計では上向きの振れが陰性で，下向きが陽性である

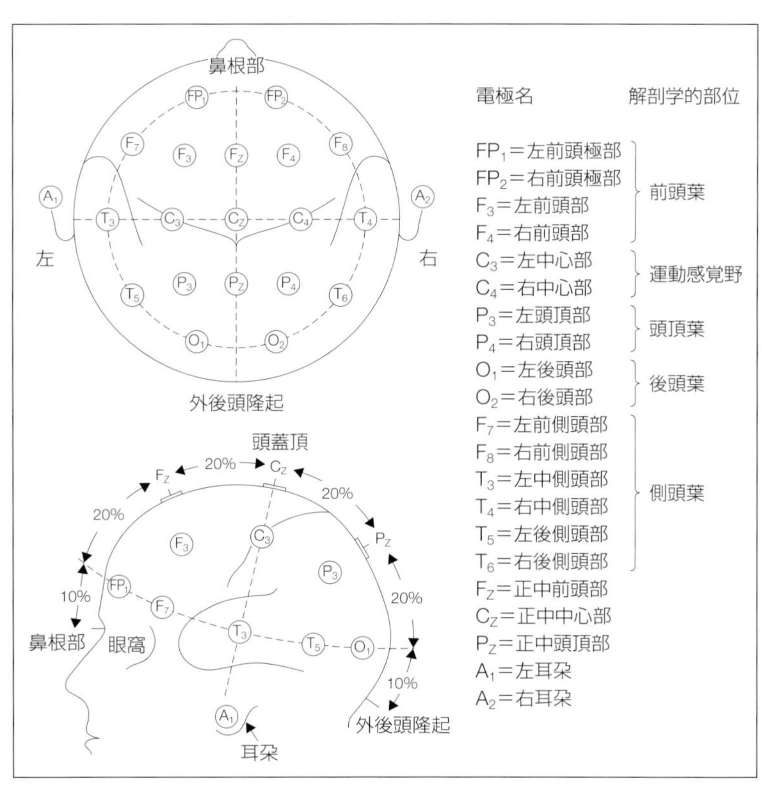

図 10-2　国際 10-20 法による電極配置，電極番号および部位名称
前後方向は nasion(鼻根部)と inion(外後頭隆起)，横方向は左右の耳介前点を結び，それぞれを 10 等分する．計 19 個の電極を頭皮上に配置する．奇数は左側，偶数は右側を示す．A は耳朶を表す(飛松省三作成図)．

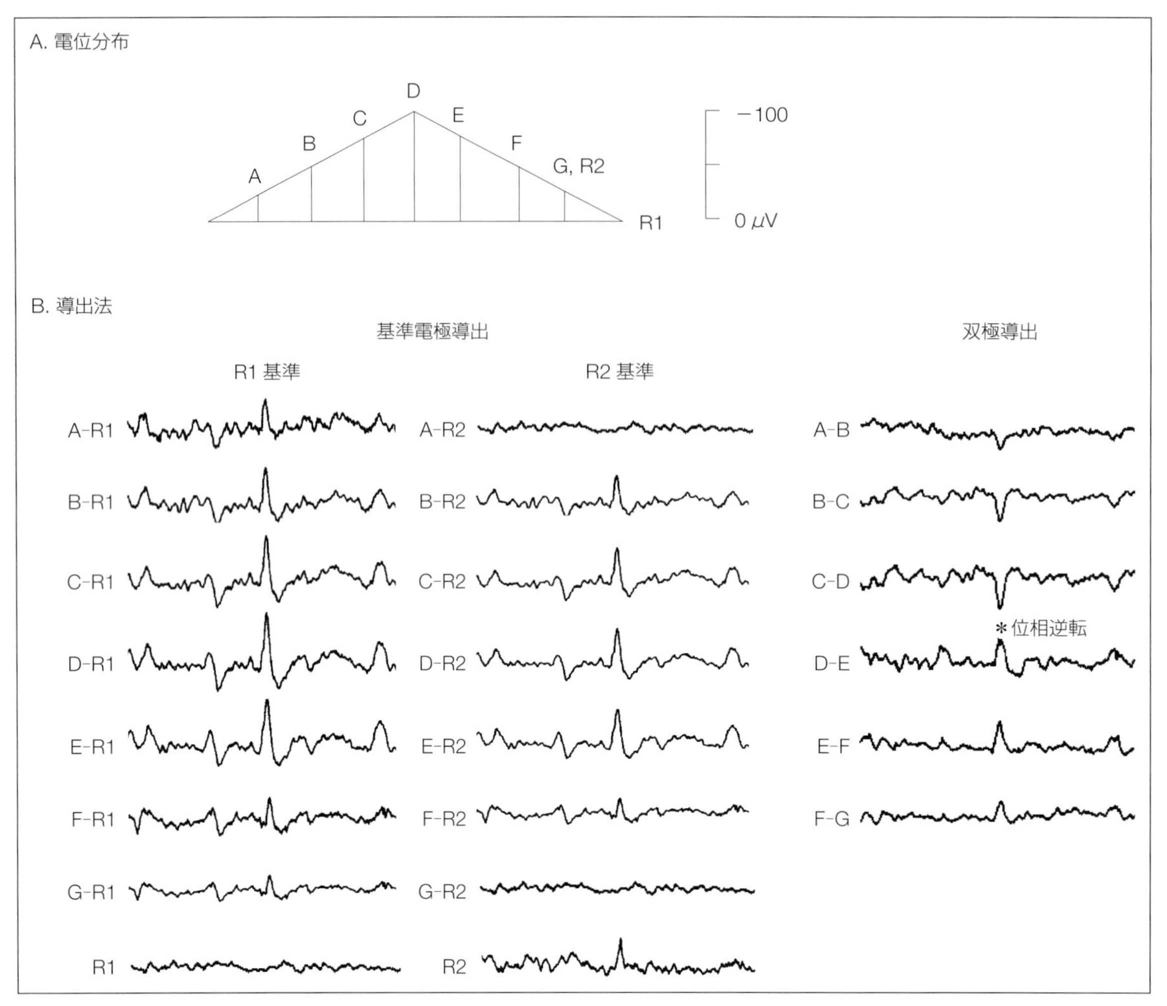

図 10-3　基準電極導出法と双極導出法の特徴
F7 に棘波の焦点があるが，耳朶の活性化により左半球に陽性棘波を認める．双極導出では，位相逆転が明白である（飛松省三作成図）．

が，両電極間の電位差として脳波が記録されるため，G1 の入力が G2 に比べて陰性の場合は上向きに，陽性の場合は下向きに記録される（**図 10-3**）．

c．導出法と電位分布

一般に用いる導出法は，基準電極導出法と双極導出法であり（**図 10-3**），時に平均電位基準法も用いられる．それぞれの特徴を理解したうえで，脳波判読を行う．

●基準電極導出法 referential derivation

電気的活動源に近い頭皮上の電極（G1）と電気的に不活性と考えられる耳朶（G2）を基準にしてその電位差を記録する．この方法では，活性電極の下にある限局した脳の電位変動の絶対値に近いものが記録できる．全般性脳波異常や左右差の検出に向いている．注意すべき点は，ヒトの身体は電導体のため，耳朶に近い側頭部の電位（後頭部の α 波や側頭葉てんかんの棘波）を拾うことがしばしば起こる（**図 10-3**）．つまり，耳朶が決して電気的にゼロでなく（活性化），正確な電位分布を示さないことがある．

●双極導出法 bipolar derivation

頭皮上の 2 か所の活性電極（G1，G2）をつなぎ，その電位差を記録する．ともに活性電極であるため，G1，G2 の電位の関係により，波形が歪み，正確な電位分布の判定が困難なことがある．例えば，G1 と G2 が等電位の場合は，変化は互いに打ち消され，平坦な脳波となる．しかし，位相逆転 phase reversal により焦点性異常の判定が容易である．位相逆転とは，1 つの波（例えば焦点性棘波）を隣接する 2 つの双極導出で記録すると，その 2 つの記録で，波の極性が反対方向になることをいう（**図 10-3**）．したがって，双極導出法は局在性脳波異常の検出に適している．

●平均電位基準法 average reference

全電極から導出した脳波電位の平均値を基準とする．理論的には，電極同士の脳波位相が異なるため，ゼロ電位に近くなり，電位変動の絶対値に近いものが記録できる．しかし，どれか 1 つの電極に大きな入力（アーチファクト）が混入したり，ある程度広がりをもった高振幅の電位があると，全導出に影響する（活性化）．

d．賦活法 activation procedures

賦活法を行う意義は，①安静時脳波ではみられない潜在的な異常波形の誘発，②異常所見をより明瞭にする，③異常波形が賦活により消失・増強するか，である．ルーチン検査で実施される賦活法は，過呼吸 hyperventilation（1 分間に 20 回程度で 3 分間）と光刺激 photic stimulation〔ストロボによるフラッシュ刺激を 10 秒間，刺激頻度は複数（3～21 Hz）〕である（**図 10-4**）．過呼吸では，ビルドアップ build-up が起こるが，小児ほど著明であり，成人では起こりにくい．光刺激では光駆動 photic driving や背景活動の抑制がみられる．開閉眼や音刺激も α 波や徐波の反応性を調べるために必ず行われる（**図 10-4**）．また，てんかん診断には，断眠による睡眠賦活も必要である．

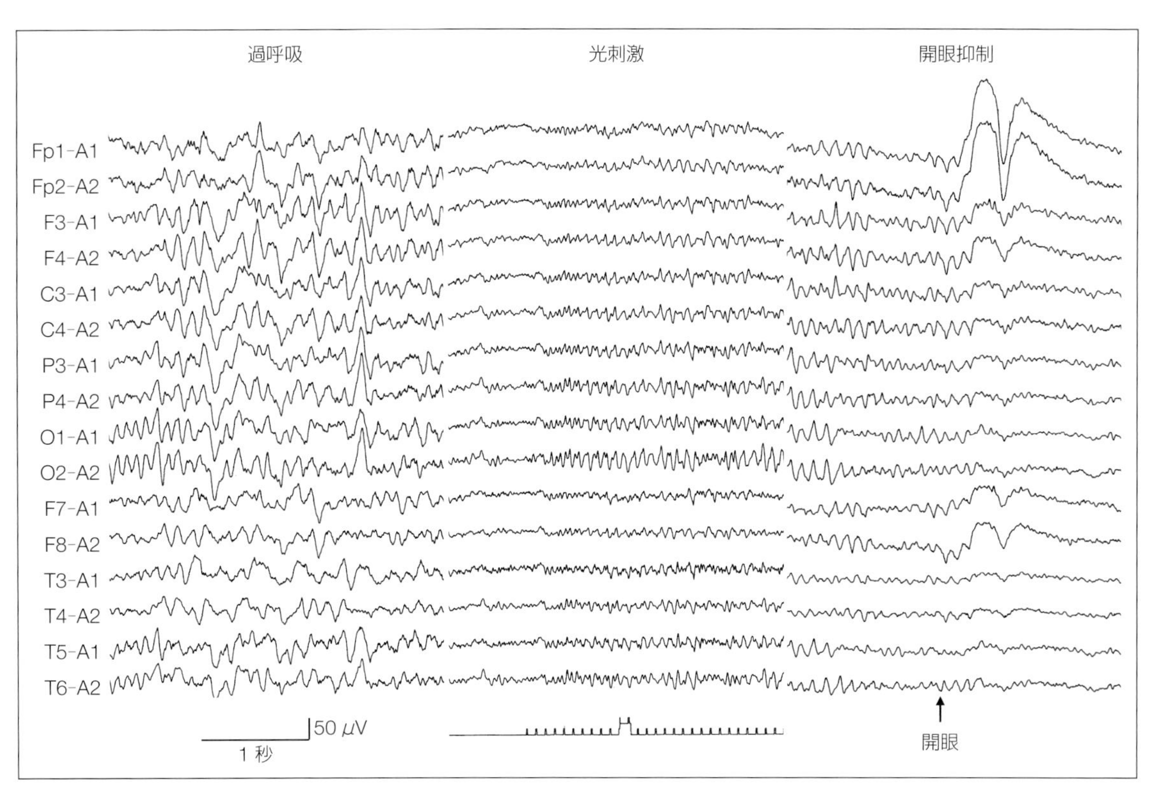

図 10-4 脳波の賦活法

過呼吸によるビルドアップは小児では起こりやすいが，成人では少ない．光刺激では光駆動か優位律動の抑制が起こる（飛松省三作成図）．

(3) 覚醒時脳波

覚醒，安静時の成人(25〜65歳)の脳波所見は，①閉眼状態で左右対称性の α 波(周波数10 Hz前後，振幅30〜50 μV)が後頭部優位(優位律動)に出現する，②優位律動は開眼，音，痛み刺激，精神活動により減衰し(α 減衰，α ブロック)(**図10-4**)，睡眠期にも減少・消失する(**図10-5**)，③左右対称部位での α 波の振幅差は50% 以内，周波数差は1 Hz以内であり，④低振幅 β 波(10〜20 μV)が前頭部優位に認められる，⑤てんかん発作波や徐波などの異常波形を認めない．また，正常特殊型として数% に低振幅速波パターンがある．45歳以降には側頭部に少量の低振幅 θ 波(特に左)が出現するようになる．高齢者(65歳以上)の脳波の特徴は，優位律動の周波数が加齢とともに遅くなり，8〜9 Hzとなる．

(4) 睡眠時脳波

脳波的には徐波睡眠〔ノンレム(non-REM)睡眠〕とレム(REM)睡眠に分類される．REMは急速眼球運動(rapid eye movement)の頭文字の略語である．レム睡眠のときには，眼をきょろきょろ動かし，身体や頭を支える筋の緊張の消失があり，夢をみている．国際分類では脳波からノンレム睡眠を4つの段階に分けている(**図10-5**)．

第Ⅰ期(入眠期)：軽い刺激で覚醒状態に戻る．α 波の周波数が遅くなって消失し，θ 波が出現する．第2段階に移行する時期には頭蓋頂鋭波(vertex sharp transients)が出現する．

第Ⅱ期(軽睡眠期)：浅い眠りで寝息をたてる状態である．強い刺激を与えないと覚醒しない．θ 波と同程度の周波数であるが，振幅は増加し，ときどき睡眠時紡錘波(sleep spindle)がみられる．

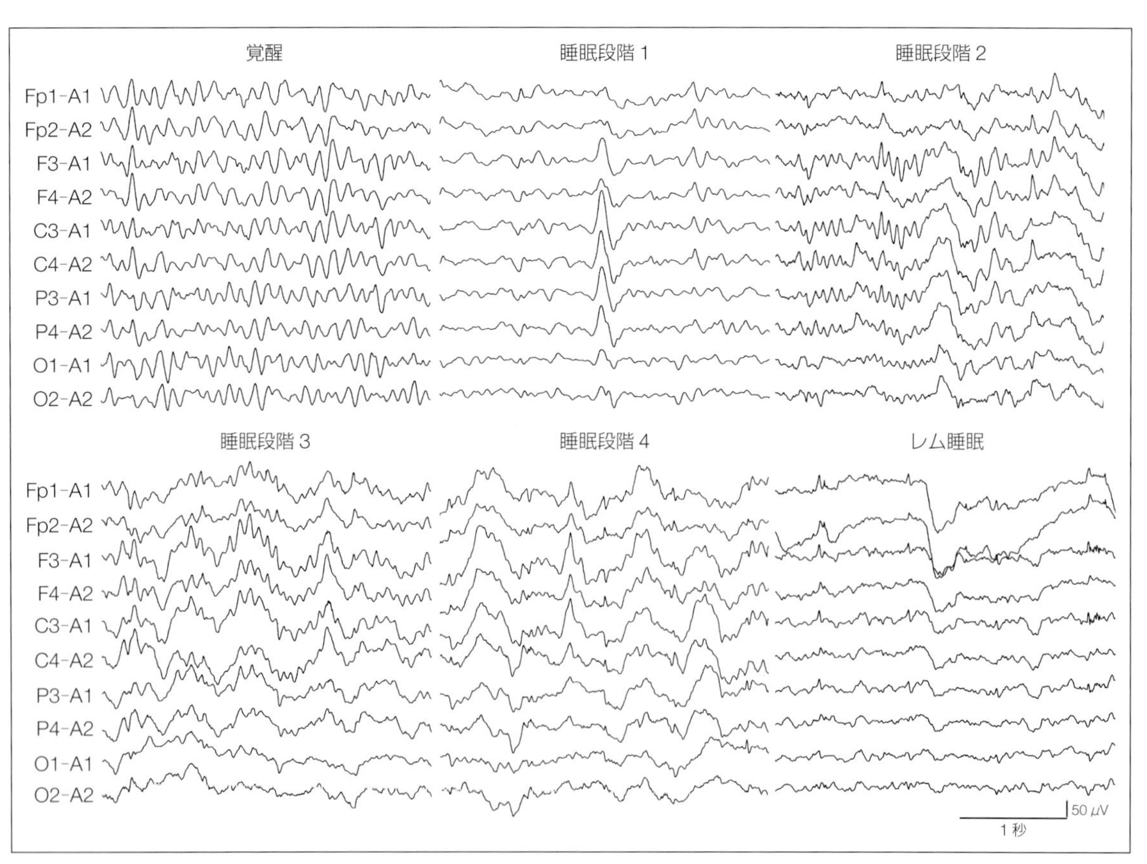

図10-5　睡眠時脳波所見

レム睡眠では両側前頭極に速い眼球運動が混入している(九州大学病院中央検査部・酒田あゆみ氏提供により飛松が作成)．

第Ⅲ，Ⅳ期（深睡眠期）：深い眠りで完全な眠りである．ゆり動かさなければ覚醒しない．高振幅δ波がみられ，第3段階では2 Hz以下で振幅が75 μV以上の徐波が記録の20～50%を占める．第4段階では2 Hz以下で振幅が75 μV以上の徐波が記録の50%以上を占めるようになる．

レム睡眠：第Ⅰ期に近い脳波を呈する．

ノンレム睡眠とレム睡眠は平均90分程度で交代を繰り返す．20歳代では，Ⅰ期5～10%，Ⅱ期30～50%，Ⅲ/Ⅳ期20～40%で，レム睡眠が25%程度である．レム睡眠は加齢に伴い減少し，50歳代では20%，60～70歳代では15%程度となる．

(5) 脳波判読時の注意点

安静覚醒閉眼状態における脳波が判定の基本となる．脳波診断は正常人の脳波の特徴を正確に理解することに尽きる．「どこに目をつけて」判読を進めていけばよいか，大まかな流れを**図10-6**に示す．まず，後頭部の優位律動〔周波数，左右差，反応性（開閉眼，光・音刺激）など〕を分析する（ステップ1）．次に非突発性異常，すなわち，優位律動以外の徐波や速波の混入がないかどうかを検討し，あれば出現の仕方や分布などを分析する（ステップ2）．さらに，突発性異常波の有無を観察する（ステップ3）．最後にそれらの所見をまとめて，異常の程度と臨床との相関を検討する（ステップ4）．

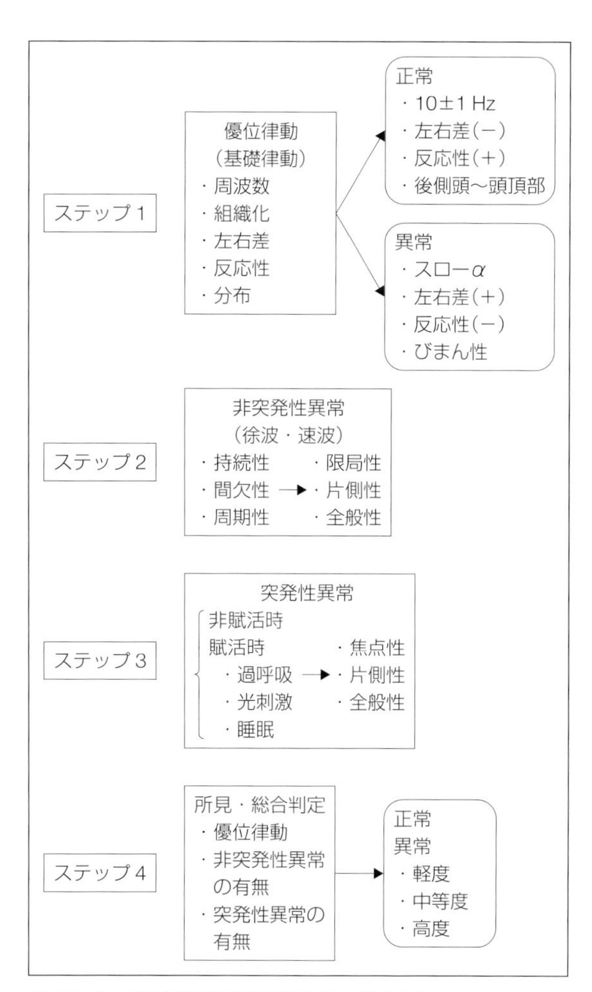

図10-6 脳波判読手順（飛松省三作成図）

a．優位律動 dominant rhythm

優位律動とは脳波のすべての背景活動を構成する各種の周波数成分のうち，いちばん時間的に多く出現している周波数成分のことである．正常成人では，通常後頭部優位に出現するα波が優位律動となる．その周波数（Hz），振幅（μV），分布，左右差の有無，出現量，刺激（開閉眼）や各種賦活法による変動性を注意深く観察する．正常成人（25～65歳）では，9～11 Hzのα波が後頭部優位に出現する．開眼，光，音刺激などで抑制される．

優位律動は皮質の統合機能を表すので，きちんと評価しなければならない．周波数の変動は1 Hz以内で，それを超すと不規則で非律動的にみえ，脳の統合機能が低下していることを示唆する．また，α波の周波数が遅いことは，脳機能低下を意味する．正常人でも右後頭部のα波が左よりも振幅が大きい傾向にある．しかし，振幅の左右差が50%以上あれば，病的である．周波数の左右差にも注意が必要である．一側で開眼によるα波の抑制が欠如する場合は，その半球の機能異常が示唆される．また，一側で光駆動が欠如する場合は，その半球の機能異常が示唆される．

b．背景活動 background activity

優位律動以外の活動がないかをみる．正常では傾眠状態にならない限りθ波，δ波は出現しない．ただし，加齢の影響で側頭部にθ波が10%程度出現することは許容範囲である．前頭部には低振幅のβ波が出現することがある．徐波あるいは棘波があるときは，その分布が両側性か半球性か局所性か検討する．徐波の場合，周波数が遅くなればなるほど，また振幅が高くなればなるほど病的意義は高い．認められないはずのδ波や高振幅速波などがほぼ持続的に認められる場合は異常である．もしそうした異常が限局性ならば，その局在部位に器質的異常が存在する可能性が高い．また，徐波が出現している場合はその反応性を検討する．反応性が低いとそれだけ病的意義が高い．

c．突発波 paroxysm

背景活動から浮き立つ波を突発波といい(**図10-3**)，棘波 spike，鋭波 sharp wave，棘徐波結合 spike and wave complex などを指す．棘波は持続が 20〜70 ms，鋭波は 70〜200 ms である．生理的意義はどちらも易興奮性 irritable の状態，すなわちてんかん原性である可能性を示唆する．こうした突発波が脳波上に認められれば逆に臨床的に発作症状(てんかん)が観察される可能性が高い．陽性より陰性棘波のほうが病的意義は高い．光過敏性がある場合は，光突発反応(photoparoxysmal response)が出現する．眼瞼のみが収縮する光筋原反応(photomyogenic response)は，病的意義はない．

d．アーチファクト

体動，眼球運動，筋電図，心電図，脈波などのアーチファクトをいかに脳波と鑑別するかは非常に重要である．簡単な見分け方として，脳波は広がりをもった電位分布(2個以上の電極で記録される)を示すが，電極のアーチファクトは広がりがなく1個の電極で説明できる．脳波計のチャンネルに余裕があれば，垂直・水平方向の眼球運動，心電図をモニターしておけばアーチファクトとの鑑別に便利である．

脳波は年齢，覚醒・意識状態，開閉眼，精神集中，血糖値，発熱，薬物などにより変化することを知り，脳波記録時の患者の状態を考慮して診断する必要がある．脳波判読をシステム化することにより(**図10-6**)，所見の読み落としが少なくなる．

文献

1）飛松省三：4. 電気生理学的検査 1. 脳波と脳磁図．平山惠三(監修)．廣瀬源二郎，他(編)：臨床神経内科学 改訂6版．南山堂，印刷中
2）飛松省三：脳波を楽しく読むためのミニガイド(1)．臨床脳波 46：665-673，2004
3）飛松省三：脳波を楽しく読むためのミニガイド(2)．臨床脳波 46：731-742，2004
4）飛松省三：脳波を楽しく読むためのミニガイド(3)．臨床脳波 46：807-820，2004
5）飛松省三：第4章生体電気・磁気で体内の機能をみる 第2節脳波(EEG)で何が分かるか．小川誠二，他(監修)：非侵襲・可視化技術ハンドブック．―ナノ・バイオ・医療から情報システムまで．pp407-417，NTS(株)，2007
6）飛松省三：脳波検査の基礎知識．Medical Technology 42：530-536，2014

（飛松省三）

2　正常脳波(小児)

小児脳波の判読の基本は，成人脳波のそれと大きくは違わない．小児で特徴的なのは，年齢的発達段階に応じて正常所見が変化する点である．そのため，小児脳波の判読の際には患者の年齢と意識状態をまず把握したうえで，年齢に応じた正常所見を理解しておく必要がある．また，新生児期の脳波は乳児期以降の脳波とは区別して判読する必要があるが，これは本書の範囲を超えると考えられるので，簡単な記載にとどめる．

乳幼児では，脳波検査に協力が得られないことが多く，筋電図や体動などによるアーチファクトの混在が多い記録を判読せざるを得ないことが少なからずある．そのため，アーチファクトの波形にも習熟しておく必要があり，またアーチファクトの少ない部分を探して判読するように努める必要がある．

(1) 覚醒時脳波

小児の覚醒時脳波の基礎活動(背景活動)は，年齢とともに波形の形状的な発達を示す[1,2]．特に周波数の変化が重要である．

成熟新生児では，低振幅の徐波と速波が不規則に混在し，部位特異性は不明瞭である．生後2～3か月では中心部付近に4～6 Hzのθ活動が次第に現れる．3～4か月では後頭部に3～4 Hzのδ～θ活動が徐々に現れる．この活動は，受動的な開閉眼に反応し得る．6～8か月では後頭部に5～7 Hzのθ活動が断片的に出現し，10～12か月では後頭部に6～7 Hzのθ活動(一部8 Hzのα波も混じる)がみられる．

1歳以降，後頭部活動の周波数はさらに増加し，開閉眼への反応もより明瞭になる．δ～θ波の混在はまだ多い．3～4歳になると，後頭部活動はα帯域の8 Hzに到達する．以降，δ波は減少するが，幼児期から学童期にかけてθ波の混在はしばしばみられる．α律動の振幅は高くなり，100 μVを超えることもしばしばみられる．中心部のμ律動も時折認められる．その後，α律動の平均周波数は徐々に高くなり，10歳前後で10 Hzに到達する．

10歳以降18歳に至るまでに次第にθ波は減少，α律動は安定し，振幅は低下傾向を示して50 μV前後の10～12 Hz律動になる．

表10-1に脳波の発達的変化をまとめて示した[1-3]．また，**図10-7**に種々の年齢における基礎活動を図示した．

(2) 賦活脳波

a．過呼吸賦活

過呼吸賦活により，徐波成分の増加と振幅増大(build-up)を認めるが，小児では，成人に比べてbuild-upがより顕著にみられる[2,4]．この現象は，血液中の二酸化炭素分圧の低下により脳血管の収縮が起こり，脳血流が減少することと関連しているとされている[5]．一般に，年少児では後頭部優位，年長児では前頭部優位に徐波の増加を認める傾向がある[5]．過呼吸賦活終了後は，1分半～2分以内に過呼吸賦活開始前の状態に復帰する．

年少児では，過呼吸賦活による徐波化が著明であることが多く，これだけでは異常と必ずしも断定できない．過呼吸中止後に徐波化が遷延する場合，患者が過呼吸を止めていることをまず確認する必要がある．過呼吸中の徐波化の明らかな左右差，過呼吸後の徐波化の遷延や，徐波がいったん減少したあとの再徐波化(re-buildup)は異常反応であり，これらを認めた際にはもやもや病などの脳血管系疾患を疑う必要がある．

b．光刺激賦活

光刺激賦活を行っている最中は，後頭部に光駆動反応(photic driving response)が出現する．こ

表10-1 脳波の年齢による変化

月齢・年齢	覚醒時	睡眠時
新生児	広汎性低振幅不規則徐波と速波	静睡眠でtracé alternant(交代性脳波)
1か月		Tracé alternant消失
2～3か月	中心部に4～6 Hzのθ活動が次第に出現	14 Hz紡錘波の出現(左右非同期性)
3～4か月	後頭部に3～4 Hzのδ～θ活動が次第に出現	
5～6か月		頭蓋頂鋭波の出現
6～8か月	後頭部に5～7 Hzのθ活動が断片的に出現	
10～12か月	後頭部に6～7 Hzのθ活動(一部8 Hzのα活動)	
1～2歳		12 Hz紡錘波の出現
2歳		紡錘波の左右同期性の確立
3～4歳	後頭部に8 Hzのα活動増加，δ波の減少	
10歳	後頭部に10 Hzのα活動	
10歳以降	後頭部に10～12 Hzのα活動増加，振幅低下	
18歳	脳波の発達的完成	

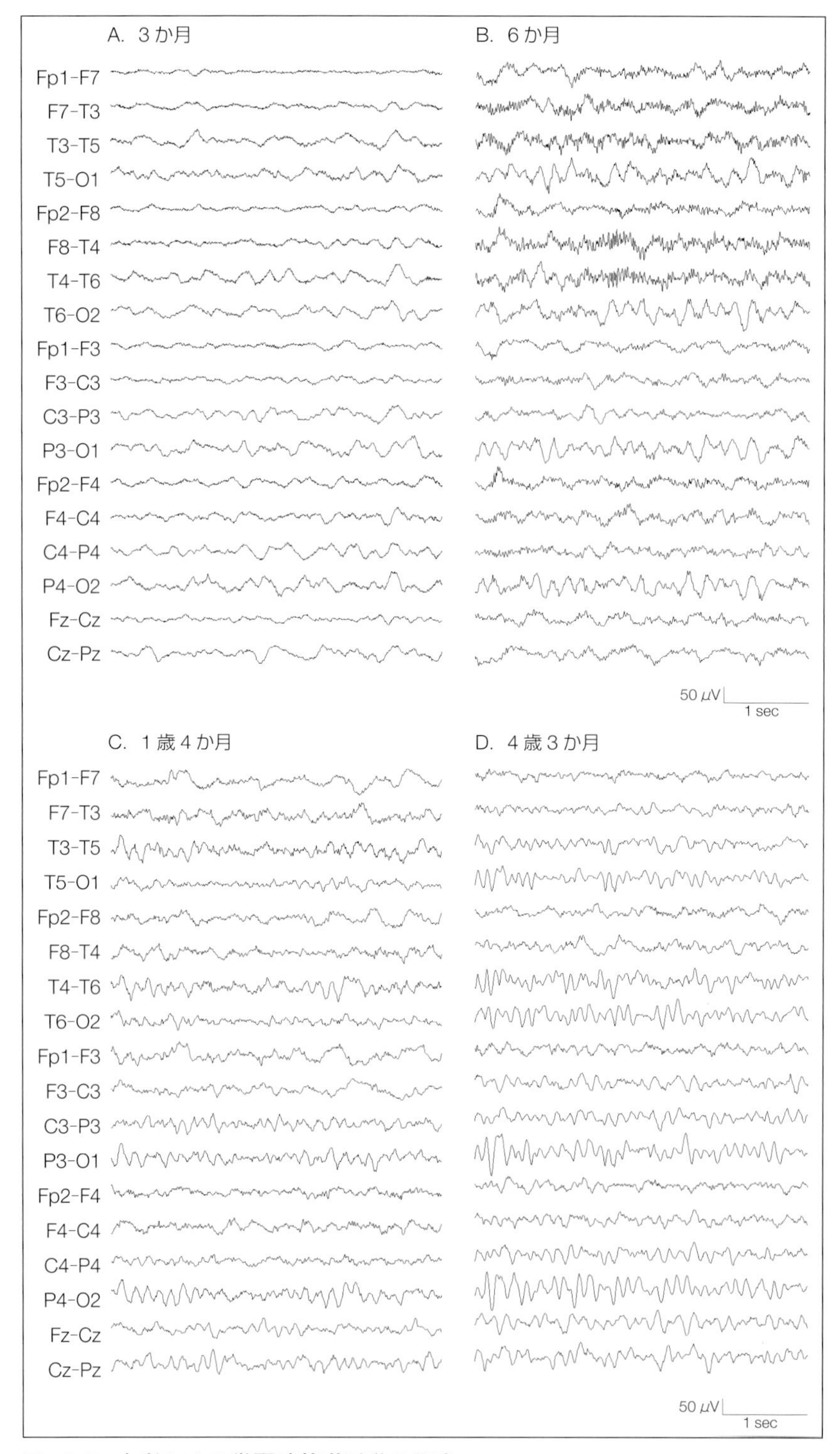

図 10-7　年齢による覚醒時基礎活動の発達

A：生後 3 か月，後頭部に 3〜4 Hz の δ〜θ 活動．**B**：6 か月，5〜6 Hz の θ 活動．**C**：1 歳 4 か月，6〜7 Hz の θ 活動．**D**：4 歳 3 か月，8 Hz の α 活動．δ 波は減少．**E**：10 歳 3 か月，10 Hz の α 活動．徐波の減少．**F**：17 歳 4 か月，10〜12 Hz の α 活動．振幅の低下．較正は，すべて共通．

（次頁へつづく）

(図 10-7 つづき)

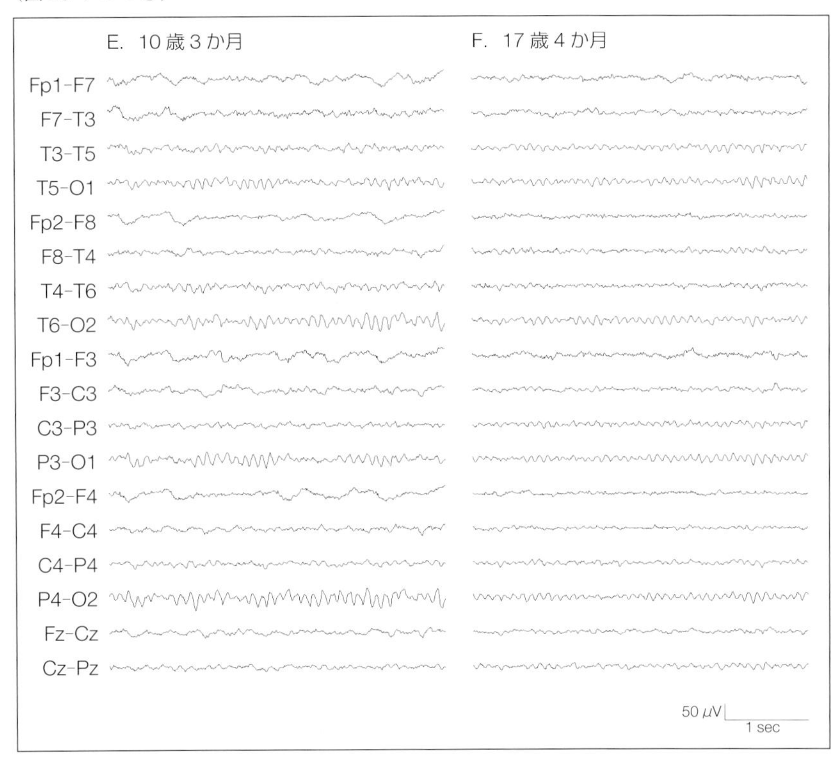

の反応は，光刺激の周波数と同期した反応であり，後頭葉の一次視覚野由来の波形である．光刺激の周波数の整数倍や整数分の 1 の周波数の光駆動反応がみられる場合もある．この反応には個人差があり，明らかな反応がみられなかったとしても異常とはいえないが，一貫した左右差がみられる場合には異常の可能性がある．発達的には，光駆動反応は生後 5 か月までは明瞭ではなく，これ以降は徐々に出現率が高まる．また，最もみられやすい周波数は，乳児期には 6 Hz，2〜4 歳頃には 8 Hz，7〜8 歳では 10 Hz，9 歳以降では 12 Hz というように，年齢とともに高くなる[6)]．

(3) 睡眠時脳波

睡眠はレム睡眠(stage R)とノンレム(NREM)睡眠に大別される．ノンレム睡眠は，さらに stage N1(α 律動の消失，頭蓋頂鋭波の出現)，stage N2(紡錘波の出現)，stage N3(高振幅徐波の増加，従来の stage 3 と 4 に相当)に分けられる[7)]．レム睡眠では急速眼球運動(rapid eye movement；REM)がみられ，呼吸や脈拍は不規則になり，おとがい筋をはじめとする抗重力筋の活動低下がみられる．

新生児期は，覚醒状態からの入眠後に動睡眠(レム睡眠に相当)がまずみられ，時間経過とともに静睡眠(ノンレム睡眠に相当)がみられる．いずれの睡眠にも合致しないものは不定睡眠とよばれる[3)]．動睡眠では，やや振幅の高い δ 成分の増加がみられるが，より年長の児にみられる頭蓋頂鋭波や紡錘波はまだ出現しない．静睡眠では，やや高振幅の区間と低振幅の区間が交互に出現する tracé alternant(交代性脳波)がみられ，このパターンは受胎後 44〜46 週で消失する[3)]．

新生児期を過ぎると，入眠後にノンレム睡眠がまずみられるようになる．全睡眠時間に占めるレム睡眠の比率は成長とともに徐々に減少していく．ノンレム睡眠では，生後 2 か月までに 14 Hz 紡錘波が中心部に出現する．乳児期の紡錘波はやや鋭い波形であり，しばしば左右非同期性に出現するが(**図 10-8**)，片方が他方に比べて明らかに

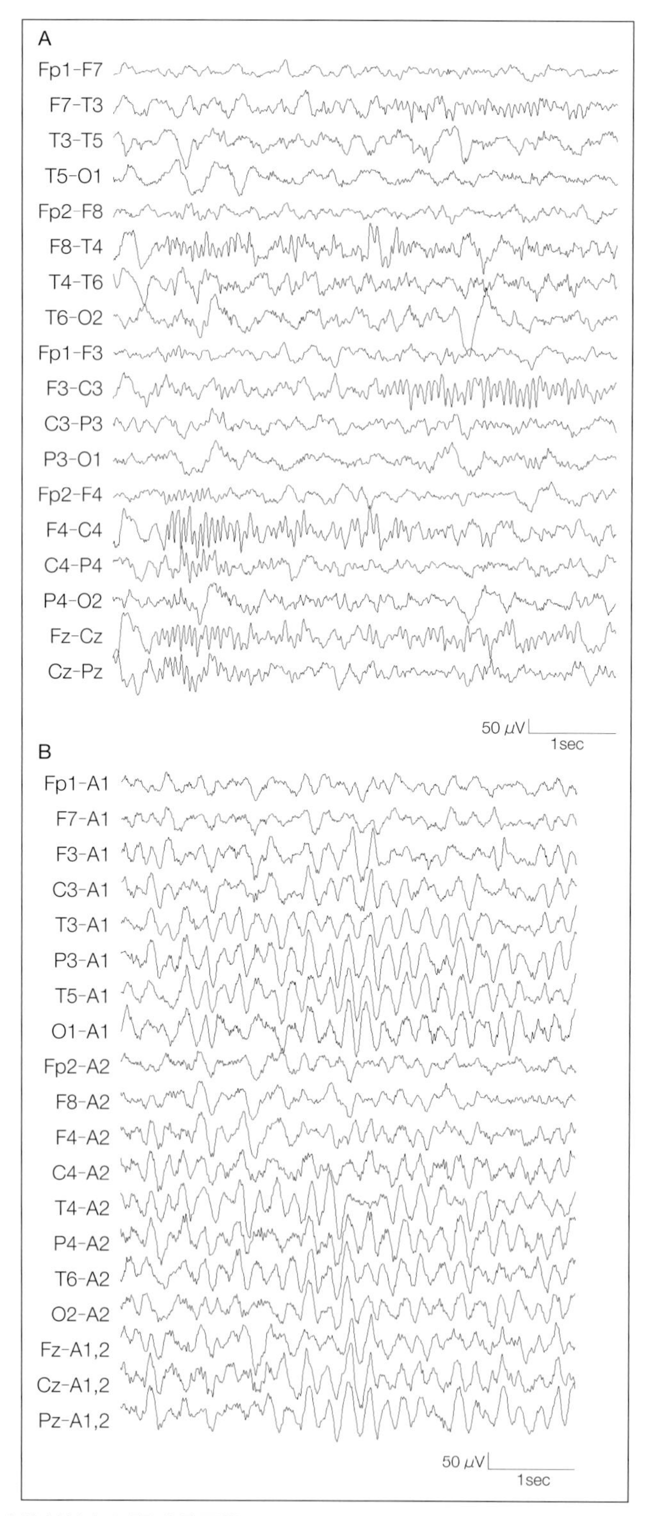

図 10-8　乳幼児の睡眠時紡錘波と入眠時過同期

A：生後 4 か月，睡眠時脳波．紡錘波は振幅が高く，やや鋭い形態を示し，左右非同期性に出現する．**B**：1 歳 0 か月，入眠時脳波．振幅の高い単調な 4～5 Hz の θ 活動が頭頂部付近優位に出現する（入眠時過同期）．A1，2 は，平均耳朶電極．

出現頻度が低ければ異常である．生後5か月頃より，頭蓋頂鋭波とK複合波がみられるようになる．1～2歳頃より12 Hzの紡錘波が前頭部に出現する．2歳までには，紡錘波は左右同期性に出現するようになる．小児期の頭蓋頂鋭波は，思春期以降に比べ，より鋭く振幅が高い傾向にあるため，てんかん発射と誤認しないよう注意深く判読する必要がある．

乳児期・幼児期早期には，入眠期に比較的高振幅で単調な波形のθ活動が出現する（入眠時過同期 hyponagogic hypersynchrony，**図10-8**）．また，睡眠からの覚醒の際，広汎性に高振幅のδ～θ活動が出現する（覚醒反応）．

文献

1）大田原俊輔：小児脳波の特徴．臨床脳波 9：7-16, 1967
2）Niedermeyer E: Maturation of the EEG: Development of waking and sleep patterns. In: Niedermeyer E, et al, eds: Electroencephalography: Basic principles, clinical applications, and related fields, 5 th ed. pp209-234, Lippincott Williams & Wilkins, Philadelphia, 2005
3）渡辺一功：脳波の正常発達．渡辺一功（編）：新生児脳波入門．pp14-48, 新興医学出版社，2002
4）大田原俊輔：小児脳波の記録法．臨床脳波 9：72-80, 1967
5）Takahashi T: Maturation of the EEG: Development of waking and sleep patterns. In: Niedermeyer E, et al, eds: Electroencephalography: Basic principles, clinical applications, and related fields, 5 th ed. pp281-303, Lippincott Williams & Wilkins, Philadelphia, 2005
6）大田原俊輔，他：臨床脳波に於ける閃光刺激の諸問題．小児科診療 24：132-139，1961
7）Silber MH, et al: The visual scoring of sleep in adults. J Clin Sleep Med 3: 121-131, 2007

（秋山倫之）

3 てんかん性異常波

1929年にHans Bergerがヒトの頭皮上脳波を初めて記録して以来，脳波が最も貢献した疾患はてんかんであった．脳波でのみ異常が指摘されるてんかんが少なからず存在し，てんかん症候群と脳波異常の間に関連があると広く考えられているので，ほかの脳画像検査が登場した現在でも脳波は重要なてんかん補助診断検査として臨床で活用されている．

一般的な脳波異常の分類は，時間的には非突発性（non-paroxysmal）と突発性（paroxysmal）に分類され，空間的には全般性（generalized）と局所性（regional）とに大きく分類される．局所性異常は，その異常の拡がりにより半球性（hemispheric），限局性（localized），焦点性（focal）に細分することも可能である（**図10-9**）．てんかん患者において認められる異常は，全般性も局所性も存在しうる．通常，局在関連てんかん（localization-related epilepsy）ではてんかん原性焦点に一致して局所性異常が認められ，全般てんかん（generalized epilepsy）では全般性に脳波異常が認められる．また，てんかん患者の脳波異常は，突発性異常が主体となるが，背景活動の異常や非突発性異常も存在する場合が多い．本項では，てんかんの脳波異常のうち突発性異常について解説する．

(1) 突発性異常 paroxysm

国際臨床神経生理学連合（International Federation of clinical Neurophysiology；IFCN）のガイドライン[1]には，突発性異常は「突然始まり，急速に最大に達して，突然終わる現象で，背景とは区別される．通常，てんかん波型と発作波型に用いられる」と記載されている．実際には，異常波を突発性か非突発性かに区別することが困難な場合もあるが，突発性異常ありと報告書に記載した場合は，てんかん性異常波が出現したということと同義である．例外的にてんかん性異常波ではない突発性異常が出現した場合，報告書にはそのことが明記されるべきである．

また，発作パターンが出現していても臨床発作を伴わない場合がある．

a．てんかん波型 epileptiform pattern

てんかん患者の脳波で，てんかん発作が生じていない間欠期に現れる背景脳波から区別される際立った波や複合で，棘波や鋭波を含み，徐波を伴うことも伴わないこともある．単発性のこともあ

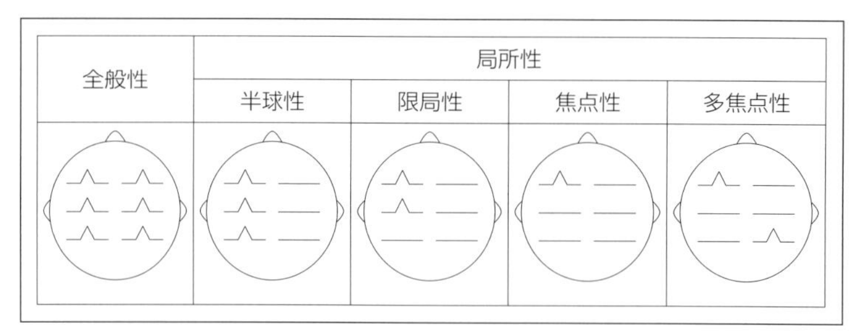

図 10-9　異常脳波の分類

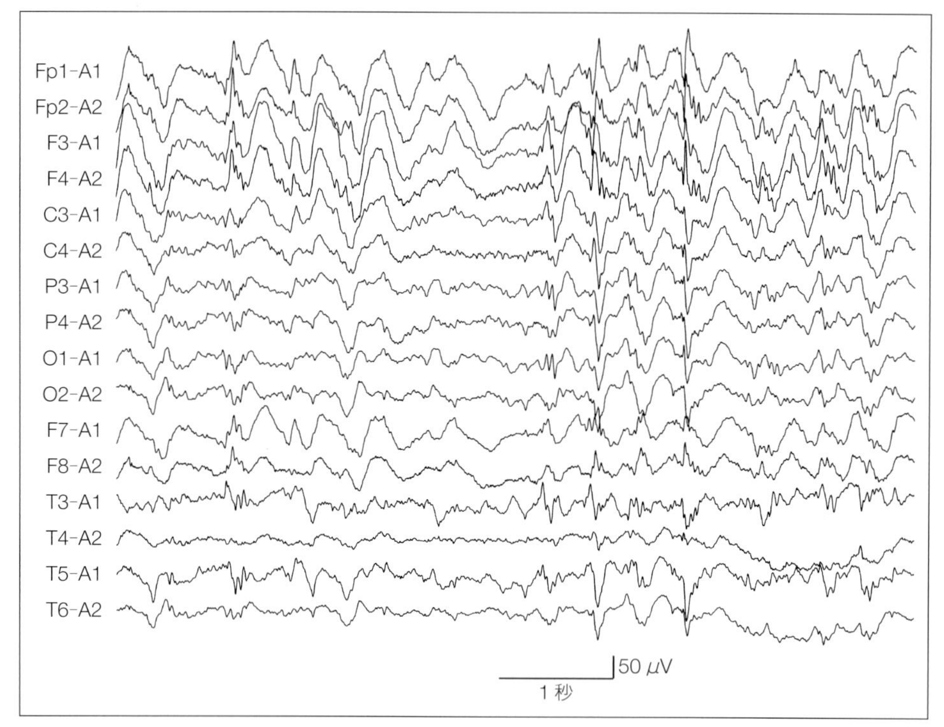

図 10-10　Lennox-Gastaut 症候群の脳波
緩徐な全般性の高振幅棘徐波複合が間欠性に出現し，速律動が頻回に混入している．

り，せいぜい数秒持続する群発のこともある．てんかん患者の初回脳波でてんかん性放電が認められるのは 29～55% にすぎず，脳波記録を繰り返すことで 80～90% の患者でてんかん性放電が認められるようになる[2,3]．代表的な波形に以下のものがある．

● 棘波 spike

一過性で背景からはっきり区別される 20～70 ms の鋭い活動である．典型的には陽・陰・陽の三相性で，陰性相が最も大きい．波形は非対称性で立ち上がりが立ち下がりに比べ急峻である．振幅はさまざまだが通常は高振幅のため背景と区別される．

● 鋭波 sharp wave

一過性で背景からはっきり区別される 70～200 ms の鋭い活動である．通常は陰性，棘波と鋭波は神経生理学的には近縁の現象である．どちらも突発性異常であり，てんかんが強く示唆される．しかし，発作エピソードのない患者にみられることもある．

● 多棘波 polyspikes，multiple spikes

棘の複合波.

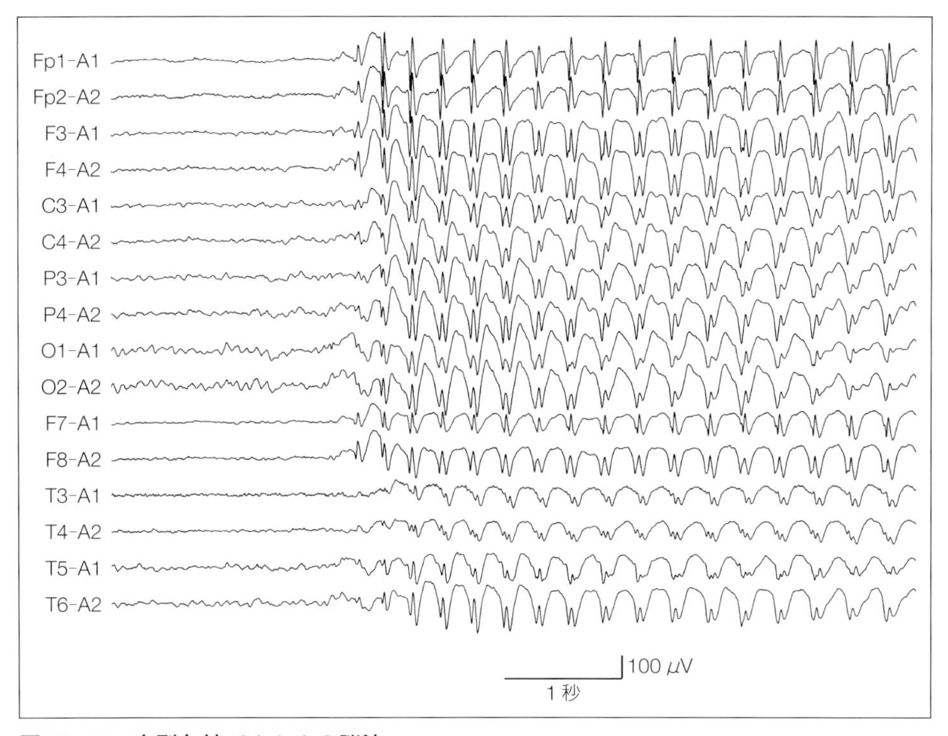

図 10-11　定型欠神てんかんの脳波
全般性の両側同期性高振幅 3〜4 Hz 棘徐波複合が突然出現している．

● 速律動 rapid rhythm

周波数 8〜14 Hz で，多くは次第に増加（漸増）する広汎性・左右同期性律動波である．Lennox-Gastaut 症候群の睡眠時，特に中等度睡眠期に高率に出現する（**図 10-10**）．

● 棘徐波複合 spike and slow wave complex

棘のあとに 200〜500 ms の徐波が続いて出現するものである．棘や鋭波単独よりも広範囲なてんかん病巣による場合が多い．また，限局性に出現する場合もあるが，全般性の場合のほうが多い．周波数によってある程度特異性がある．

①3 Hz：典型的には定型欠神てんかんで前方優位で全般性にみられるが，ほかのてんかん症候群でもみられる．定型欠神てんかんでは，5 秒以上群発しないと臨床発作は生じない．厳密に 3 Hz ということではなく，2.5〜4 Hz 程度の周波数の変化はありうる（**図 10-11**）．

②1〜2.5 Hz：Lennox-Gastaut 症候群に代表されるような，重篤でコントロール不良な乳幼児期発症のてんかんにみられる（**図 10-10**）．

③4〜5 Hz：3 Hz 棘徐波複合と関連していると考えられているが，15 歳以上の発症てんかんに多く，発作型はミオクロニー発作や全身けいれん発作が多く，欠神発作はまれ．

● 亜急性硬化性全脳炎の周期的複合波 periodic complexes in subacute sclerosing panencephalitis；SSPE

SSPE では周期性同期性高振幅徐波結合が特異的に出現し，補助診断に用いられる．0.5〜3 秒間持続する複数の周波数成分で構成される複合波が周期的に出現し，その振幅は平均 500 μV（100〜1,000 μV）にも及ぶ．周期性は病期と関連があり，通常は初期には 1〜3 Hz の比較的律動的な活動が優勢であり，徐波群は周期性を示さず，3 期から末期にかけて律動性は消失してしまう．背景脳波はさまざまで例外的には正常の場合もありうるが，たいていは背景脳波も異常を示す．

● バースト・サプレッション burst-suppression

θ 波や δ 波の群発（これは時に，より速い波が混在する）と，その間に介在する相対的に低振幅

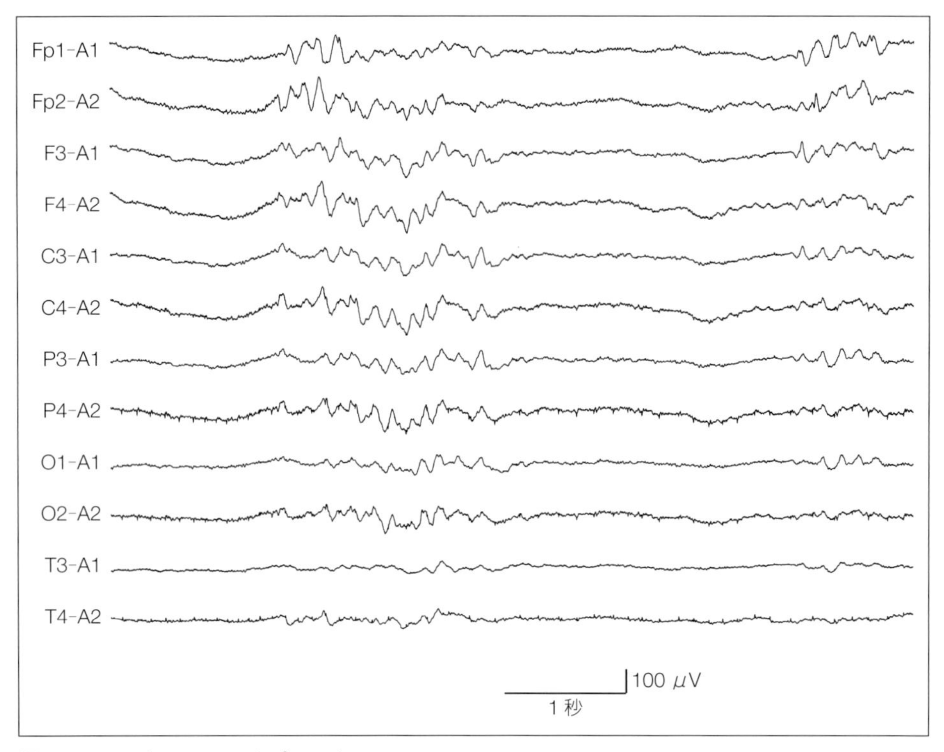

図 10-12　バースト・サプレッション
全般性の不規則徐波バーストと相対的静止期が交代性に出現している.

の脳波(相対的静止期)によって特徴づけられるパターンである. 普通ある種の麻酔薬が脳波に及ぼす影響(麻酔の深い時期)を記述するのに用いるが, 臨床上は正常新生児の tracé alternant もこれに属し, 重篤な脳疾患でもみられる. この群発は全般性で, 両側同期して出現し, ほぼ一定の周期で繰り返し現れる. 多くの場合, 脳の広汎器質性病変ないし機能低下に起因している. 脳炎特殊型, 視床下部病変, 心停止のときなどにも認められる(**図 10-12**).

●ヒプサリズミア hypsarrhythmia

ヒプサリズミアは Gibbs 夫妻(1952)により高度の律動異常を表す用語として提案された. 高電位の非律動性徐波と, その間に混在する棘波によって構成される脳波異常. この異常脳波については, 頭部のどの部分との間においても恒常的な同期性はみられない. また, 棘波なども記録中にしばしば発生部位が変わる. 普通, 点頭けいれんなどのてんかん性スパズムを示す患児(West 症候群)によく現れる.

一般に, 覚醒時に最も定型的なヒプサリズミアがみられ, 浅眠期には棘波や棘徐波複合が多少とも同期性に出現し, 深い睡眠期には周期性群発(periodicity)の傾向を示す. ヒプサリズミアは患児の生後 3〜4 か月からみられるが, 4 歳以上になると定型的なパターンを示すものはまれとなる.

ほかに, 6 Hz 棘徐波複合, small sharp spikes, needle-like occipital spikes of the blind, 14 and 6 Hz positive spike discharge, psychomotor variant, SREDA, wicket spikes などは, 境界脳波として扱われているので次項に譲る.

b. 発作波型 seizure pattern

発作波型は, 間欠期のてんかん性異常波の持続時間が長くなって生じる場合(例：定型欠神発作)と間欠期とは全く異なる部位から出現する場合(例：側頭葉てんかん)がある. 通常の脳波記録では発作は記録できないことが多いために, 発作波型の記録には長時間脳波・ビデオモニターが行わ

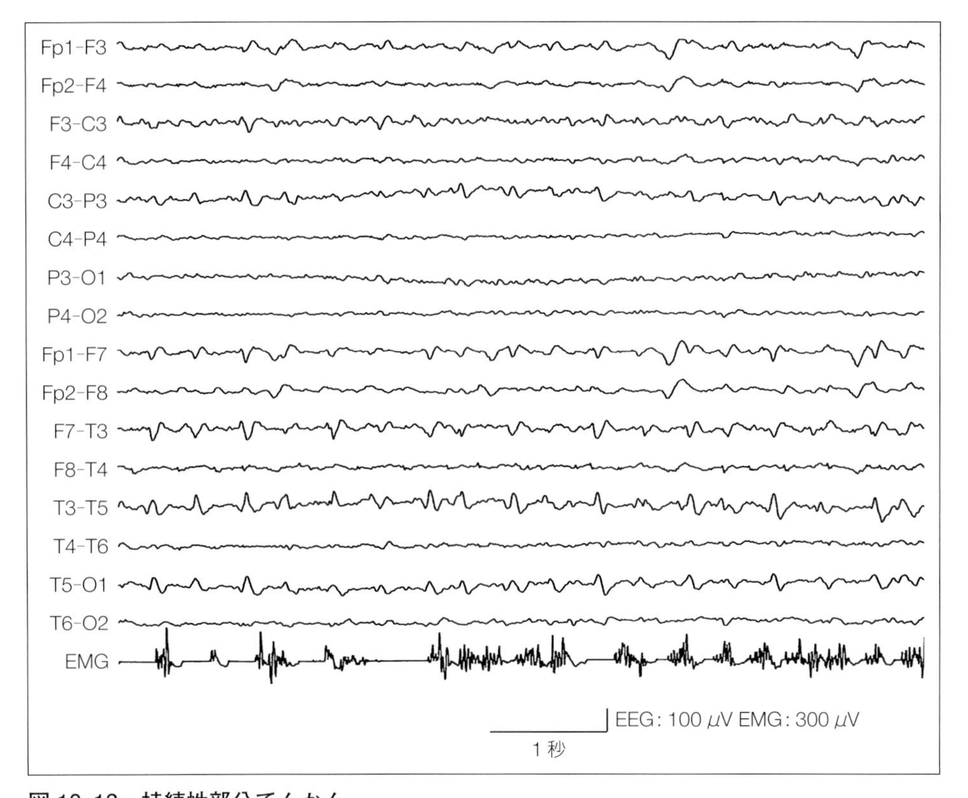

図 10-13　持続性部分てんかん

T3で位相反転する鋭波が持続して出現している．右前腕で記録したEMGには不規則な筋収縮が認められる．

れる．患者は頭皮上あるいは硬膜外脳波を記録しつつ，ビデオカメラの設置された検査室に滞在し，発作が出現するのを待機する．多くの場合，発作を誘発するために断眠，過呼吸，抗てんかん薬の減量などが行われる．脳波とビデオは持続的に絶え間なく記録され，発作が生じたときにそれらの記録を解析することとなる．

発作波型には以下のパターンがある．

①周波数の突然変化：臨床発作の始まりには，急な周波数の変化が起こることが多い．この周波数はα波付近であることが多く，明らかにそれまでの背景とは区別され，多くの場合棘様である．その後，振幅の上昇とともに周波数が遅くなり，律動波のなかで棘成分がより目立つようになる．

②振幅の突然消失：electrodecremental seizureでは突然の脱同期現象が認められる．発作の始まりに限局性あるいは全般性にほとんど平坦な脳波となるが，非常に速くて低振幅の活動が次第に振幅上昇して周波数が遅くなる．

③振幅の突然増加：典型的には3 Hz棘徐波複合のように，突然出現した高振幅のてんかん型波型が5秒以上持続して臨床発作が出現する．

●**全般性強直間代発作 generalized tonic-clonic seizure；GTCS**

原疾患に関係なくGTCSの臨床症状と脳波パターンは定型的である．最初に棘波のバースト(強直相)が生じ，その後振幅上昇とともに周波数が遅くなり，棘徐波複合(間代相)となり，臨床発作の終了に伴って，発作後低振幅(postictal electrical silence)となる．この順番が入れ替わることはない．通常の検査では，けいれん中は多量のノイズに脳波記録は埋もれてしまうが，全身麻酔下に筋弛緩薬を投与して全身けいれんを引き起こす電気けいれん療法では体動のノイズのない脳波記録を得ることができる．

表 10-2　NCSE サブタイプの臨床症状と脳波異常

	臨床症状	脳波の特徴
欠神発作重積状態	さまざまな程度の意識障害，行動変化，失見当識，自発性の減少，会話の遅延，幻覚など．律動的なまばたきや軽いミオクローヌスを伴うこともある．	全般性 3 Hz 棘徐波複合の持続
定型	突然始まる．非定型よりも短く，重症エピソードも少ない．	間欠期は正常脳波
非定型	眼瞼けいれんや表情筋緊張の随伴を認めることがある．	間欠期でも異常脳波
遅発性	定型欠神発作重積に似るが，軽度健忘から昏迷まで幅がある．	全般性 0.5〜4 Hz 棘徐波複合の持続
単純部分発作重積状態	意識減損なし．異常感覚症状，失語症状，消化器症状，霊感，無為，異常行動など．	焦点性の棘あるいは棘徐波複合の持続．頭皮上脳波では検出できないことが多い．
複雑部分発作重積状態	意識混濁と異常行動(epileptic twilight state)．自動症を認めることもある．徐々に症状が展開する．	単純部分発作のパターンよりも空間的広がり，頭皮上脳波でも検出しやすい．
微細てんかん重積状態	意識は消失している．運動症状はないかあっても軽微(腕，脚，体幹，顔面などの律動的なひきつり，眼球偏位，眼振様眼球けいれんなど)．	全般性あるいは半球性棘徐波複合の持続．周期性のこともある．

(Meierkord H, et al: Non-convulsive status epilepticus in adults: clinical forms and treatment. Lancet Neurol 6: 329-339, 2007 より一部改変)

●定型欠神発作 typical absence

3 Hz 棘徐波複合が前頭部優位両側同期性全般性にみられ，通常は 4 Hz 前後で始まりすぐに 3〜3.5 Hz になり，発作の最後では 2.5 Hz 前後となる．5 秒以下の持続では通常欠神発作を起こすことはない．

●単純部分発作 simple partial seizure

皮質てんかんで神経症状に一致した大脳皮質に局所性の発作波型が出現する．通常，間欠期にも同じ部位にてんかん波型が出現する．たいていの場合持続は 1 分以内である．それ以上続く場合は，複雑部分発作か二次性全般化発作に移行するが，持続性部分てんかん(epilepsia partialis continua)となることがまれにある(**図 10-13**)．

●複雑部分発作 complex partial seizure

複雑部分発作の発作波型は単純部分発作の場合よりも多彩である．たいていは対側半球にも広がり，両側に発作波型が出現する．持続も単純部分発作より長く(しばしば 2〜3 分)，空間的にも広がる．発作後徐波も出現することが多い．

●ミオクロニー発作 myoclonic seizure

ミオクローヌスは必ずしもてんかん性とは限らないが，てんかん性の場合は，発作に同期して前方優位両側同期性あるいは全般性の多棘波あるいは多棘徐波複合が出現する．

●脱力発作 atonic seizure

この発作は単なる転倒発作(drop attack)とは習慣的に区別されており，転倒発作の持続時間が 1 秒以内であるのに対して 5〜30 秒と比較的長く発作が持続する．全般性棘徐波複合か 2〜3 連棘徐波複合(<2.5 Hz 以下)ののちに全般性高振幅徐波が続くかあるいは単に背景が抑制されて活動が乏しくなる．

●非けいれん性てんかん重積状態 non-convulsive status epilepticus；NCSE

NCSE は運動症状を伴わないてんかん重積状態のことを指すが，正確な定義には議論がある[4)]．分類の 1 例として**表 10-2** のようなものが提唱されている．

●点頭てんかん

ヒプサリズミアをもつ患児(乳児スパズム，

West 症候群)に生じる発作で，①突然の全般性電位低下，②全チャンネルの高振幅速律動などで特徴づけられるが，脳波変化が生じないこともある．

てんかん性異常波について概説した．紙幅の都合上，すべてのパターンは網羅できていないことをまず謝しておきたい．疾患特異的なパターンもいくつか示したが，実際には亜型や境界型が多く，脳波判読に熟練した臨床医であっても診断に苦慮することがある．脳波は基本的には非侵襲検査なので，臨床経過を通じて繰り返し脳波検査を行ったり，長時間脳波・ビデオモニターを行ったり，あるいはほかの検査と組み合わせたりすることで診断精度を向上させることができる．

文献

1) Noachtar S, et al: A glossary of terms most commonly used by clinical electroencephalographers and proposal for the report form for the EEG findings. In: Deuschl G, et al, eds: Recommendations for the Practice of Clinical Neurophysiology: Guidelines of the International Federation of Clinical Physiology (EEG Suppl. 52). http://www.clinph-journal.com/pb/assets/raw/Health%20Advance/journals/clinph/chapter1-5.pdf
2) Marsan CA, et al: Factors related to the occurrence of typical paroxysmal abnormalities in the EEG records of epileptic patients. Epilepsia 11: 361-381, 1970
3) Salinsky M, et al: Effectiveness of multiple EEGs in supporting the diagnosis of epilepsy: an operational curve. Epilepsia 28: 331-334, 1987
4) Bleck TP, et al: Electroencephalography in the intensive care unit. In: Engel J E, et al, eds: Epilepsy: A Comprehensive Textbook. pp855-862, Lippincott Williams and Wilkins, Philadelphia, 2008

(前川敏彦・飛松省三)

4 てんかん性異常波以外の病的脳波

脳波判読においては棘波や鋭波などの突発波に目を奪われることが多く，特にてんかんを疑っている場合にはなおさらこの傾向がある．しかし，これらの突発波が記録中に必ずしも出現するとは限らず，突発波のみから得られる情報は限られていることを認識する必要がある．てんかん性異常波以外の病的徐波成分は背景疾患の病態生理を反映していることがあり，突発波同様にその特徴を慎重に見極めることにより病態診断に役立つ．本項では代表的な病的脳波について考えうる病態とそのてんかんとの相関などについて概観する．

(1) 間欠性律動性デルタ活動 intermittent rhythmic delta activity (IRDA)

IRDA は出現様式により 3 つに分けられる．FIRDA(＝frontal IRDA)(図 10-14)は間欠性に出現する 1〜3 Hz の単一形の δ 律動波であり，両側同期性・前頭部優位の分布を呈する．覚醒期に出現し，睡眠期では出現しにくい．また，開眼や覚醒刺激に反応性を示し，抑制される．従来 FIRDA は遠隔波としての意義が強調され，皮質下〜脳幹の深部病変による皮質と深部の連携機能障害を反映した所見とされていた．古典的には脳

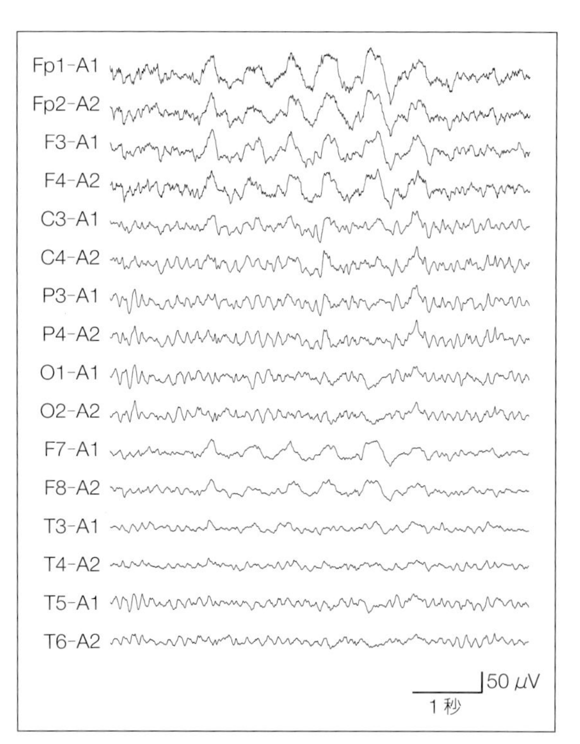

図 10-14 前頭部間欠性律動性デルタ活動(FIRDA)
覚醒期において前頭部優位に 1.5〜2 Hz の高振幅律動性 δ 波を認める(77 歳，男性，アルツハイマー病，九州大学病院中央検査部・酒田あゆみ氏提供，飛松省三作成図[16])．

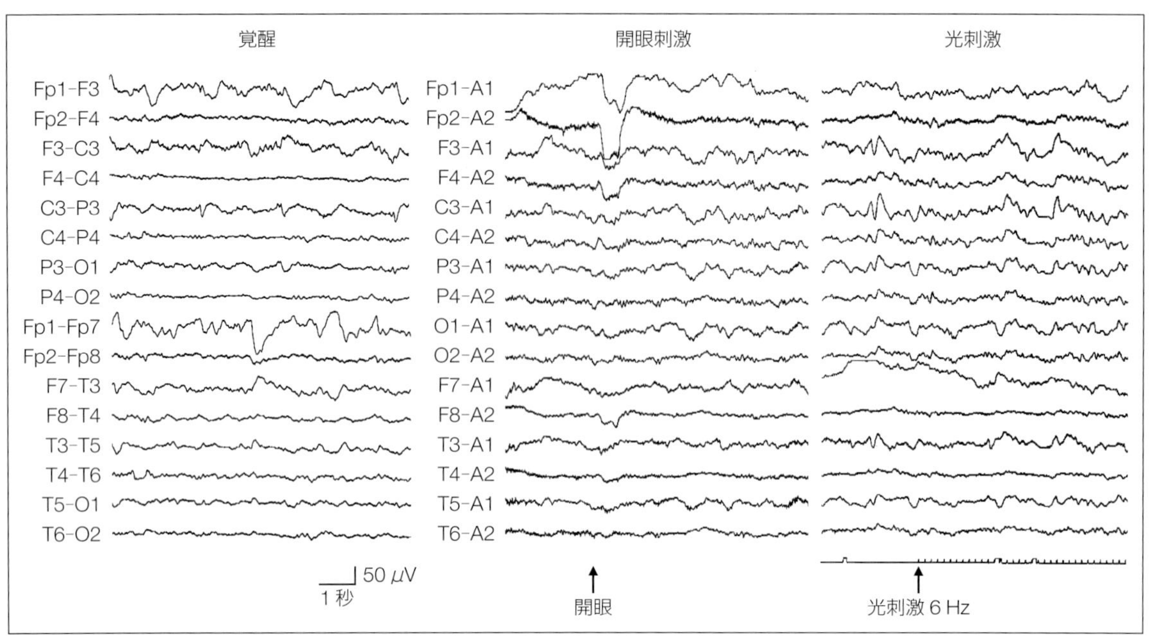

図 10-15　持続性多形性デルタ活動（PPDA）
左前頭部（F3）〜前側頭部（F7）に限局した不規則 δ 波を持続的に認める．開眼や光刺激に反応なく持続する（64 歳，男性，左頭部外傷後てんかん，飛松省三作成図[17]）．

腫瘍，水頭症などで報告されていたが，最近ではさまざまな代謝性・中毒性脳症，脳血管障害，認知症を伴う変性疾患（大脳皮質基底核変性症，進行性核上性麻痺，びまん性レビー小体病）[1,2]，病初期の Creutzfeldt-Jakob disease（CJD）[3] など，皮質・皮質下を含む多彩な病態でみられることがわかっており[4]，必ずしも特定の疾患や病変部位に特異的ではない．背景活動が徐波化している場合は脳症などのびまん性の病態が背景にある可能性を考える必要がある．また，FIRDA が非対称に出現する場合は器質病変が存在する可能性が示唆される[4]．

FIRDA と同様の成分が後頭部優位に出現する場合は OIRDA（occipital IRDA）とよばれ，主に小児で認められる．従来 FIRDA と OIRDA は同じ病態生理に基づく成分が年齢依存性に表現型を変えて出現しているものと考えられてきたが，最近では後者とてんかんとの相関が示唆されている[5,6]．局在関連および全般てんかんのどちらでも認められることがあるが，欠神てんかんでみられる OIRDA は周波数が比較的速い（3〜4 Hz）[6]．

TIRDA（temporal IRDA）は主に前側頭部に出現する 1〜4 Hz の鋸歯状ないし正弦波様の一過性律動波であり，覚醒度が低下したときや軽睡眠期に出現しやすい[5]．TIRDA は内側側頭葉てんかんとの関連が報告されており[7]，発作間欠期の棘波と同様にてんかん性放電としての意義がある．

(2) 持続性多形性デルタ活動 persistent polymorphous delta activity（PPDA）

皮質を主座とする病変ないし皮質を含む白質病変の場合，律動性を欠き，覚醒度の変化や覚醒刺激などに反応しない持続的な不規則徐波がみられる（**図 10-15**）．双極導出により局在性を明らかにすることができる．なお，皮質の障害が顕著な部位では低振幅で電気的活動の乏しい領域となることがあり，PPDA はその周囲に認められる．PPDA を認める領域には優位律動や睡眠脳波成分がみられない．

(3) 三相波 triphasic wave

1.5〜2.5 Hz の「blunted spike and wave」と表

現される成分であり，陰(低振幅鋭波)-陽(三相成分のなかで最も顕著な高振幅陽性波＞70 μV)-陰(緩徐な徐波成分)の三相性(全体の振幅は 100～300 μV)を特徴とする左右同期性の成分である[8](**図 10-16**)．通常前頭～中心部で振幅が高い．前方から後方にかけて位相のずれがみられるのも特徴であり，前後方向の双極誘導にするとよくわかる(通常前頭部で早い)．同一記録内で振幅や頻度は変動し，覚醒や痛み刺激に反応して抑制あるいは賦活される傾向を認める．基本的に睡眠中には消退し，意識障害との相関では半昏睡の時期に目立つことが多い．古典的には肝性脳症に特徴的とされる成分であるが，決して単一の病態を表す所見ではなく，肝不全，尿毒症をはじめとした代謝性異常や，感染症など全身状態に影響を及ぼす要因に加えて，白質病変や脳萎縮などの器質的病変が修飾することにより生じることが示唆されている[9]．また，肝性脳症におけるアンモニアとの相関も必ずしも線形ではない．同様の成分が非けいれん性重積状態(non-convulsive status epilepticus；NCSE)として認められることがあり，鑑別に苦慮する場合がある[10]．

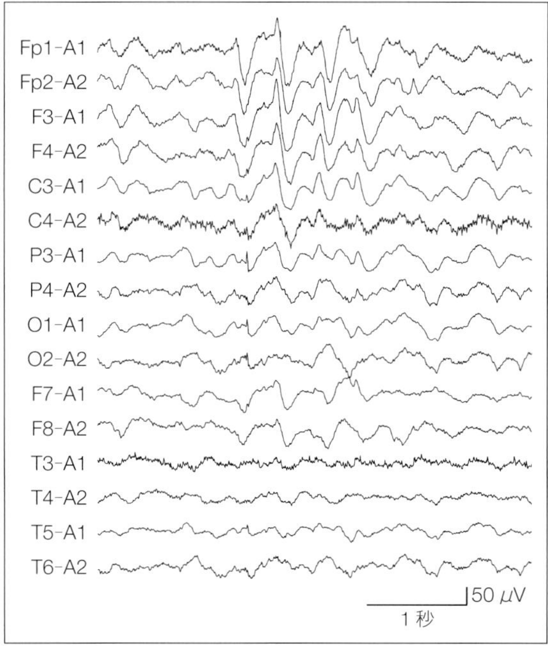

図 10-16 三相波

前頭部優位に陰-陽-緩やかな陰の三相を呈する(76 歳，女性，高アンモニア血症，九州大学病院中央検査部・酒田あゆみ氏提供，飛松省三作成図[16])．

(4) 周期性一側性てんかん性放電 periodic lateralized epileptiform discharge(PLED)

高振幅鋭波あるいは棘波が，0.2～3 Hz(多くは 1～2 秒周期)で半球ないし焦点性に出現するパターンを呈する(**図 10-17**)．急性・亜急性の病態で出現し，意識障害，てんかん発作，局所神経症状を伴うことが多い．古典的にはヘルペス脳炎と結びつけて知られているが，実際は脳血管障害に伴って出現することが最も多く[11,12]，脳腫瘍などその他の疾患でも認められることがある．発作間欠期(interictal)と発作(ictal)のどちらに近い状態を反映しているのかはよく議論されるところであるが，例えば，意識障害や局在症候(麻痺，視野欠損，失語，眼球偏位，眼振など)を伴う場合や，周期が短い場合，SPECT や PET で過活動が示唆される場合などは，ictal(NCSE あるいは部分てんかん重積状態)に近い状態を反映した所見として捉え，抗てんかん薬を用いる必要性について

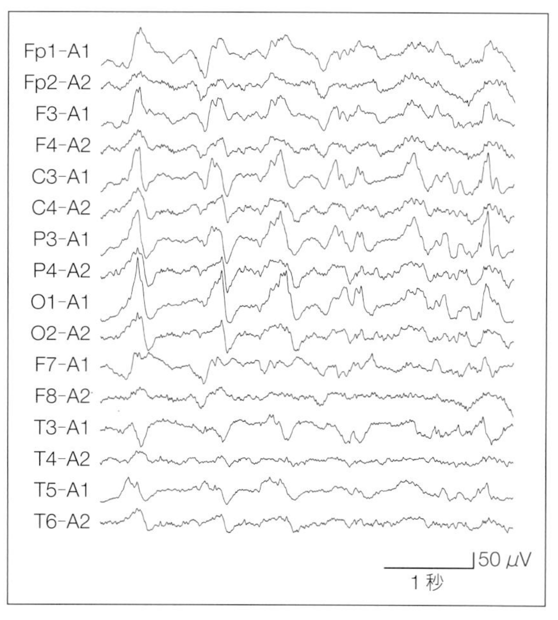

図 10-17 周期性一側性てんかん性放電(PLEDs)

左中心部(C3)～左頭頂部(P3)優位の鋭波を周期的(約 1 Hz)に認め，時折半球性に広がる(39 歳，女性，ヘルペス脳炎，九州大学病院中央検査部・酒田あゆみ氏提供，飛松省三作成図[16])．

迅速な判断が必要である[13]．意識障害や局所症候はごく軽度の場合も多く，見逃さないように注意が必要である．また，“PLEDs plus”という表現があるが[14]，これはPLEDsの主な構成成分である高振幅鋭波あるいは棘波の間に低振幅律動波が重畳する場合のことをいい，これを伴わない場合，よりてんかん発作を合併しやすい状態であることが示唆される[12]．両側性だが左右独立して出現する場合はBIPLEDs(bilateral independent periodic lateralized epileptiform discharges)といい，脳炎・脳症(低酸素脳症を含む)の重症例で多く，予後不良のことが多い[12]．

(5) 周期性同期発射 periodic synchronous discharges(PSD)

PSDは棘波・鋭波・徐波が単発ないし複合波として周期的に出現し，基本的に全般性かつ左右同期性の成分である(**図10-18**)．ミオクローヌスを伴う場合があるが，必ずしもPSDの頻度と1対1の関係はみられない．PSDの定義としては，棘波・鋭波・徐波の単発または複合波形の持続時間が100〜600 msであること，出現間隔は500〜2,000 msであること，さらにその変動幅は500 ms以内であることとされている[3]．本邦ではPSDという用語のほうが有名であるが，国際的には周期性鋭波複合(periodic sharp wave complexes；PSWC)が使われている[3]．成人では孤発性CJDや医原性CJDでみられることが多く，一方小児科領域では亜急性硬化性全脳炎(subacute sclerosing panencephalitis；SSPE)でみられることが古典的に知られている〔SSPEの場合は周期は長く(数秒)かつ複合波を呈することが多い〕．アルツハイマー病，低酸素脳症，肝性脳症などでも同様の成分が出現することがあるが，まれである．なお，遺伝性のCJDでは出現率は低い．また，変異型CJDでは従来PSDを認めないとされてきたが，本邦の症例から必ずしもそうではないことがわかった[15]．PSDの発生機序は皮質下-皮質間ないし視床-皮質間の連携障害が背景にあると考えられている．なお，Heidenhain型(後頭部優位)や硬膜移植による医原性CJDなどでは病初期において一側性ないしは局所性に出現することがある．このような場合はPLEDとの鑑別が必要になるが，PSDでは睡眠や覚醒刺激により抑制されうることが鑑別点となる．また，通常の脳波記録で行うよりも低頻度(<1 Hz)の光刺激により誘発されやすいのが特徴的である．

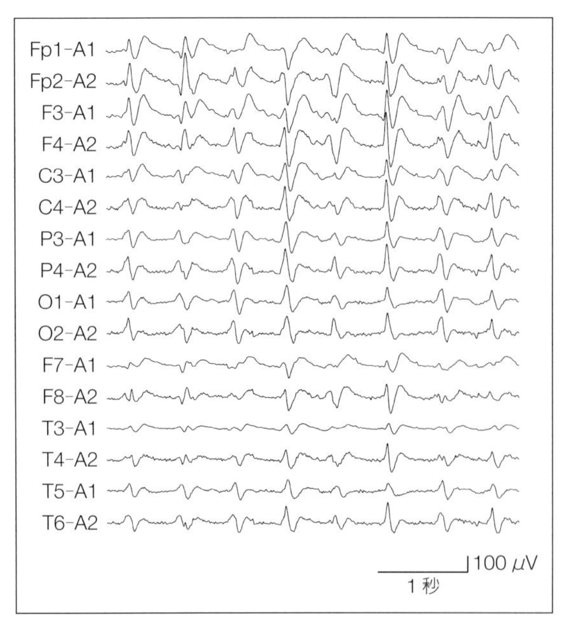

図10-18　周期性同期性放電(PSD)
広汎性鋭波の周期的(約2 Hz)な出現を認める(73歳，女性，CJD，九州大学病院中央検査部・酒田あゆみ氏提供，飛松省三作成図[16])．

臨床情報から先入観をもって判読すると鑑別を狭めてしまう可能性がある．特にここで述べた脳波所見は病態診断において多くの示唆を与えるものであることを認識し，客観的に判読することを心がけることが重要である．

文献

1）Tashiro K, et al: EEG findings in early-stage corticobasal degeneration and progressive supranuclear palsy: a retrospective study and literature review. Clin Neurophysiol 117: 2236-2242, 2006
2）Roks G, et al: The use of EEG in the diagnosis of dementia with Lewy bodies. J Neurol Neurosurg Psychiatry 79: 377-380, 2008
3）Wieser HG, et al: EEG in Creutzfeldt-Jakob disease.

Clin Neurophysiol 117: 935–951, 2006
4) Accolla EA, et al: Clinical correlates of frontal intermittent rhythmic delta activity (FIRDA). Clin Neurophysiol 122: 27–31, 2011
5) Brigo F: Intermittent rhythmic delta activity patterns. Epilepsy Behav 20: 254–256, 2011
6) Watemberg N, et al: Clinical correlates of occipital intermittent rhythmic delta activity (OIRDA) in children. Epilepsia 48: 330–334, 2007
7) Di Gennaro G, et al: Localizing significance of temporal intermittent rhythmic delta activity (TIRDA) in drug-resistant focal epilepsy. Clin Neurophysiol 114: 70–78, 2003
8) Fisch BJ: Electrographic seizure patterns, pseudoperiodic patterns, and pseudoepileptiform patterns. In: Fisch BJ, ed: Fisch and Spehlmann's EEG primer: basic principles of digital and analog EEG. 3rd ed. pp307–348, Elsevier: Amsterdam, 1999
9) Sutter R, et al: Significance of triphasic waves in patients with acute encephalopathy: a nine-year cohort study. Clin Neurophysiol 124: 1952–1958, 2013
10) Bragatti JA: The role of triphasic waves in the care of critically ill patients. Clin Neurophysiol 124: 1924, 2013
11) García-Morales I, et al: Periodic lateralized epileptiform discharges: etiology, clinical aspects, seizures, and evolution in 130 patients. J Clin Neurophysiol 19: 172–177, 2002
12) Pedersen GL, et al: Prognostic value of periodic electroencephalographic discharges for neurological patients with profound disturbances of consciousness. Clin Neurophysiol 124: 44–51, 2013
13) Hughes JR: Periodic lateralized epileptiform discharges: Do they represent an ictal pattern requiring treatment? Epilepsy Behav 18: 162–165, 2010
14) Reiher J, et al: Periodic lateralized epileptiform discharges with transitional rhythmic discharges: association with seizures. Electroencephalogr Clin Neurophysiol 78: 12–17, 1991
15) Yamada M: The first Japanese case of variant Creutzfeldt-Jakob disease showing periodic electroencephalogram. Lancet 367: 874, 2006
16) 飛松省三：4. 電気生理学的検査 1. 脳波と脳磁図. 平山惠造(監修)：臨床神経内科学 改訂 6 版. 南山堂, 印刷中
17) 飛松省三：脳波検査の基礎知識. Medical Technology 42: 530–536, 2014

(萩原綱一・飛松省三)

5 てんかん性異常波に類似した生理的突発波

てんかんか否かを判断するうえで，てんかん性異常波に類似した生理的突発波を見極める必要がある[1-7]．こうした脳波パターンについて，その出現の仕方(頻度，部位，状況)について解説する．てんかん性の異常所見と誤判読した場合には，長期間の不必要な服薬は社会生活の制限といった大きな不利益を患者に与える可能性があるので，脳波判読者はこういったパターンをよく知っておく必要がある．なお，本項での図はオリジナルであるが，波形解析には主観が入るので，参考文献[1-7]の図も参照してほしい．

(1) 突発波とは何か

背景活動に含まれるα波などとは，形，周波数，振幅などの点で区別される一過性の波形で，棘波(spike)，鋭波(sharp wave)やそれに徐波を伴う棘徐波複合(spike and wave complex)，鋭徐波複合，多棘徐波複合(polyspike and wave complexes)などいろいろなパターンがある．波形分析が重要で，棘波は立ち上がりが立ち下がりより急峻で，背景活動から浮き立つと覚えておけばよい．また，陽性より陰性棘波のほうが病的意義は高い．

一般に振幅 100 μV 以上は，「高振幅」とよばれ，高振幅で尖鋭なα波は，小児ではしばしばみられ，成人でも時に観察される．鋭波と酷似し，判別に迷うが，「問題となる波が，背景をなす波の連なり，すなわち背景活動との関連においてどうなのか」という点が重要となってくる．前述したように，背景活動から浮き立っているかどうか周波数も含めて判定しなければならない．

(2) 異常と間違いやすい生理的リズム

a．若年者後頭部徐波 posterior slow waves of youth

若年者では，後頭部にα波に混じって 2～3 Hz の徐波がみられる(**図 10-19**)．8～14 歳で最もよくみられる．α波と徐波が重なることにより，棘徐波複合のようにみえることがある．見分け方として，優位律動と同じ反応性を示すので，開眼により抑制され，入眠期になると消失する．

b．徐α異型律動 slow α variants

α波の半周期に相当する多くは 4～5 Hz の特徴

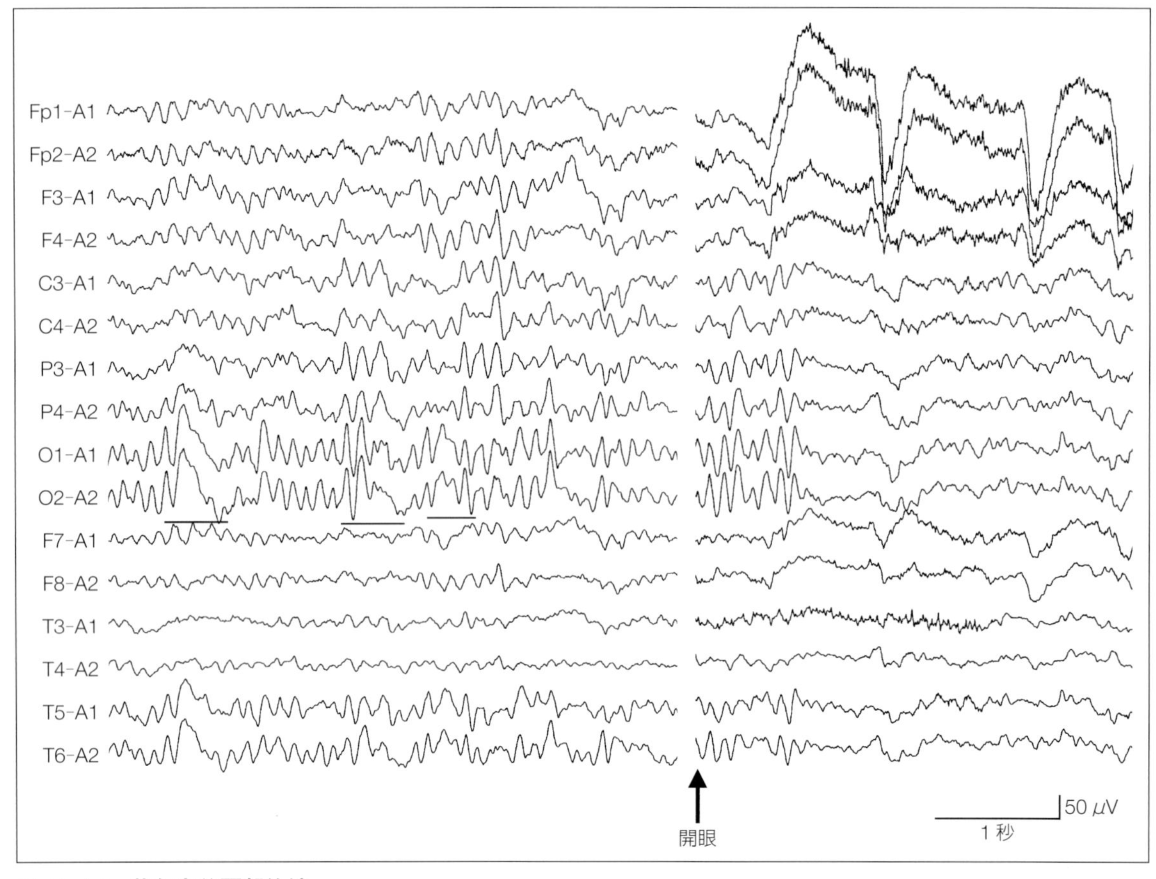

図 10-19　若年者後頭部徐波
後頭部徐波(下線)は，開眼や光刺激にて抑制される．
(図 10-10 を除くすべての脳波データは九州大学病院中央検査部・酒田あゆみ氏および神経内科重藤寛史先生の提供により飛松が作成した)

的な律動で，α 波が重複したような切れ目 notch のある形あるいはサイン波形をしている(**図 10-20**)．若年者後頭部徐波と見誤らないことが大事である．α 波と同様の刺激に対する反応性をもっている．

c．ミュー律動 Mu rhythm

中心部(C3，C4)に出現する 7〜11 Hz の α 波に似たアーチ状の波である(**図 10-21**)．8〜16 歳では成人でみられる頻度(約 20%)になる．非対称に出現し，尖ってみえることもある．α 波とは異なり，開眼で抑制されない．しかし，反対側の手を握らせると消失する．

d．後頭部陽性鋭一過波 positive occipital sharp transients of sleep；POSTS

POSTS は 4〜5 Hz の陽性鋭波で睡眠時後頭部に出現し，時に非対称性である(**図 10-22**)．15〜35 歳でよく認められる．双極導出法では，後頭部(O1，O2)の陽性電位がみかけ上，陰性電位となってみえるので，棘波・鋭波と見誤ることがある．

(3) 偽性てんかん型波形 pseudo-epileptiform pattern

てんかんと紛らわしいものとして以下の波形がある．その多くは正常人でも出現するので，病的意義は少ない．

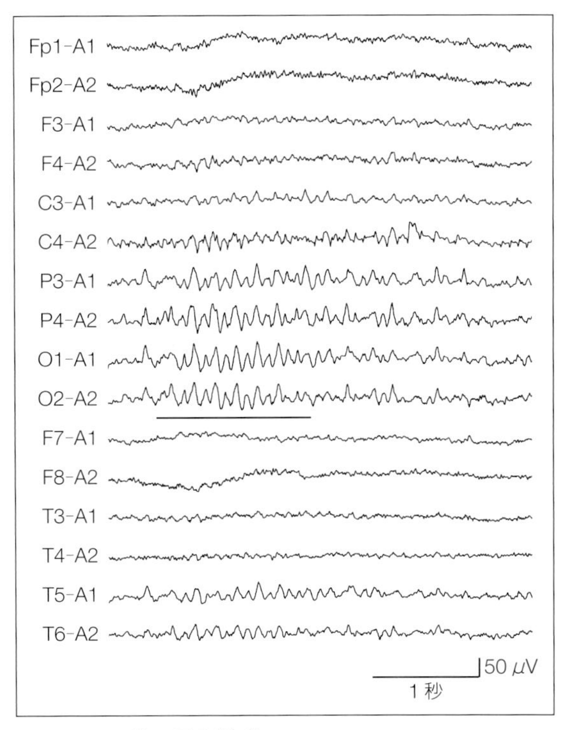

図 10-20 徐 α 異型律動
切れ目をもつ 5 Hz の律動(下線)が 10 Hz の α 波に重畳している.

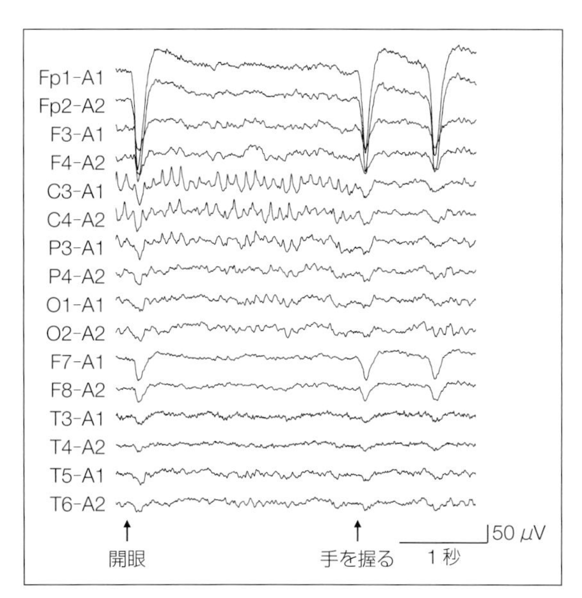

図 10-21 ミュー律動
開眼によって後頭部 α 律動は抑制されるが，ミュー律動(C3，C4)は抑制されない．しかし，手を握ることにより消失する.

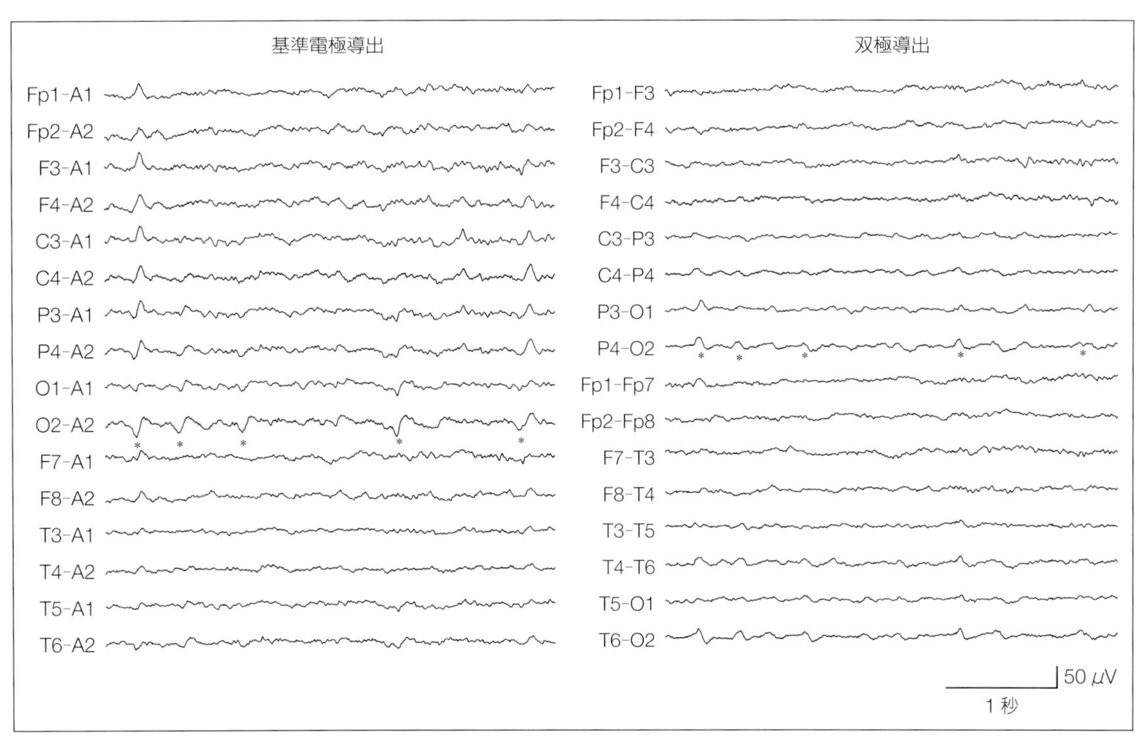

図 10-22 後頭部陽性鋭一過波
基準電極導出では陽性への鈍い振れを示すが，双極導出ではみかけ上陰性の振れとなる.

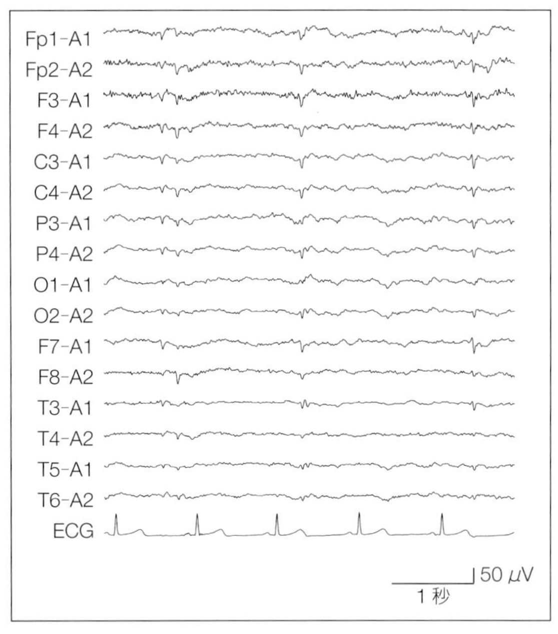

図 10-23　小鋭棘波

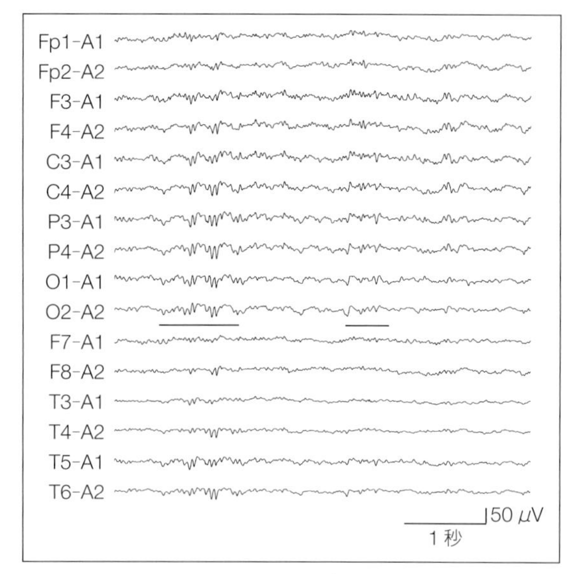

図 10-24　14 & 6 Hz 陽性群発（下線部）

a．小鋭棘波 small sharp spikes；SSS

SSS は成人に多くみられ，入眠～軽睡眠時（睡眠段階 I，II）に出現する（**図 10-23**）．その特徴は，低振幅（50 μV 以下）で，持続も短い（50 ms 以下）．形は，ほとんどが陰性単相ないし陰-陽二相性で，徐波成分を伴わないことが多い．二相性の場合は，陰性相から陽性相への勾配が急であることが多い．側頭部に多く出現し，片側性のことが多い．側頭部のてんかん棘波と異なり，SSS はほぼ同一の波形が常同的に非周期性に出現し，臨床症状を伴わない．別名，benign epileptiform transients of sleep（BETS）ともよばれる．

b．14&6 Hz 陽性群発 14&6 Hz positive burst pattern

櫛型の律動性の陽性棘波の群発である（**図 10-24**）．振幅は 75 μV 以下である．14&6 Hz 陽性群発は主として入眠期で出現する．3～14 歳でよくみられる．群発は 1 秒以下で，後側頭部に両側同期性あるいは片側性に出現する．昔は自律神経発作との関連が深いとされていたが，現在ではてんかんとは関係なく正常亜型と考えられている．

c．6 Hz 棘徐波 6 Hz spike and slow wave

この周波数 6 Hz の小さな棘徐波複合（50 μV 以下）は，覚醒時～傾眠期で出現する（**図 10-25**）．若年成人に主にみられる．両側同期性で全般性に出現し，持続は 1～2 秒程度である．棘波の振幅が徐波に比べて目立たないのでファントム棘徐波（phantom spike and slow wave）ともよばれる．女性（female），後頭部（occipital），低振幅（low），入眠期（drowsy）に出現する FOLD タイプは病的意義はないが，覚醒時（waking），高振幅（high），前頭部（frontal），男性（male）の特徴をもつ WHAM タイプはてんかん発作を有する患者に多いとされる．

d．律動性中側頭部放電 rhythmic mid-temporal discharges

精神運動発作異型（psychomotor variant）ともよばれる．傾眠期でよく出現し，一側ないし両側の中側頭部中心に律動的 θ 波が群発し，5 秒～1 分程度持続する（**図 10-26**）．若年成人に主にみられる．このパターンもてんかんとは関係ないと考えられている．

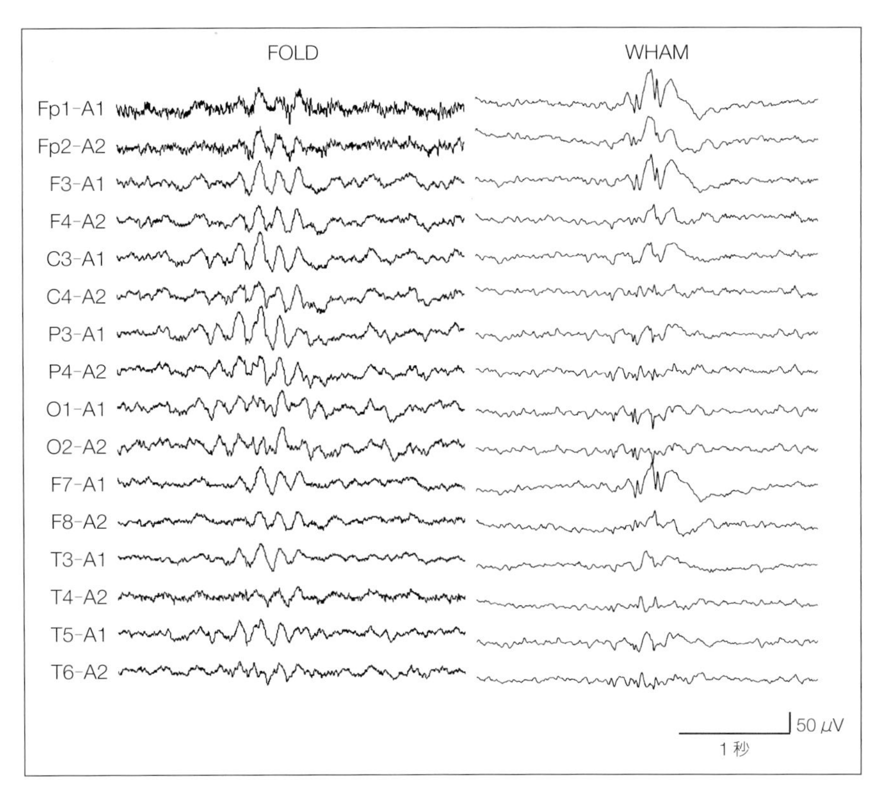

図 10-25　6 Hz 棘徐波複合

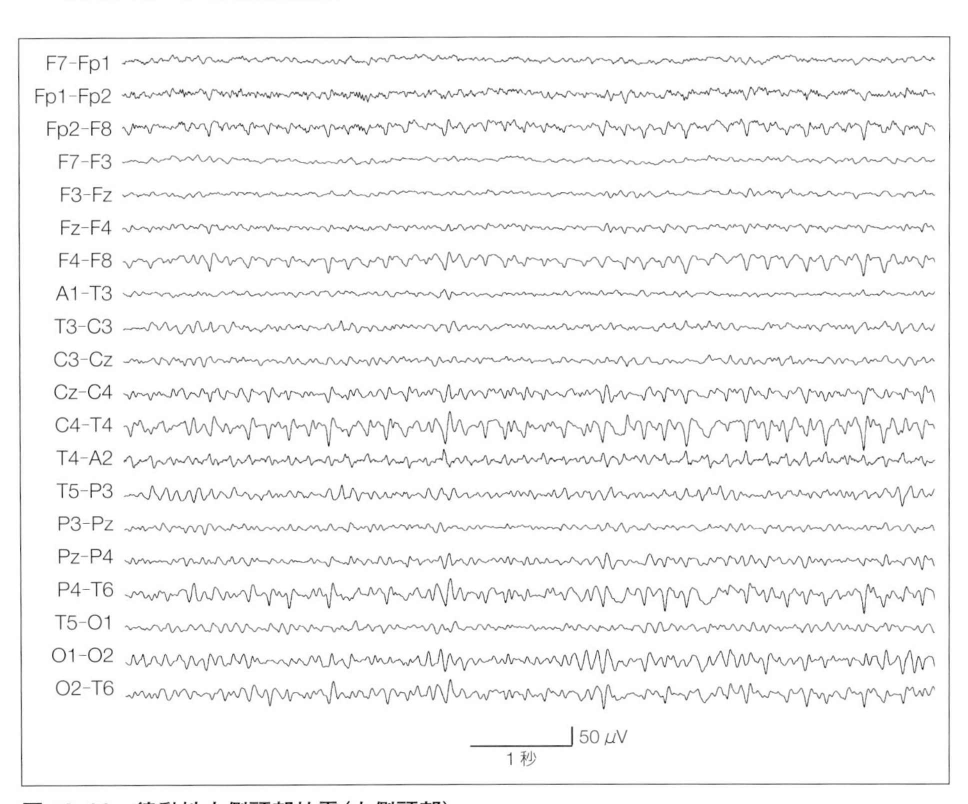

図 10-26　律動性中側頭部放電(右側頭部)

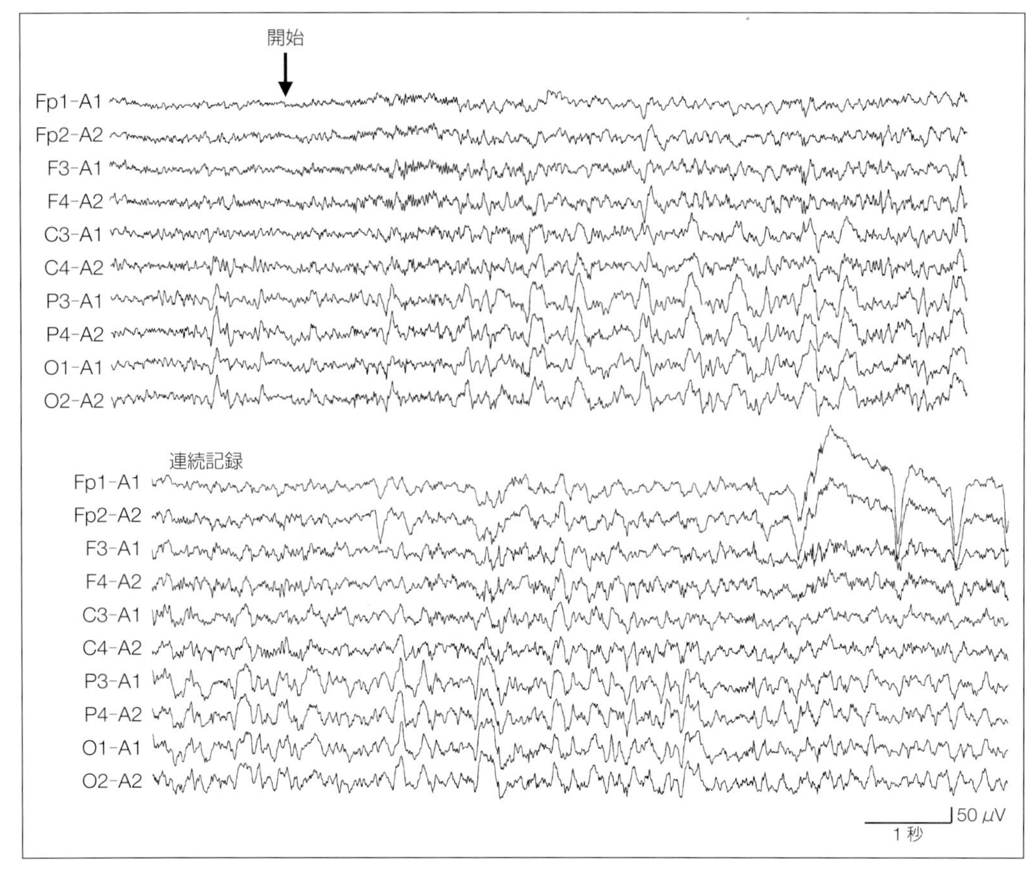

図 10-27　成人潜在性律動性脳波発射
突発波が頭頂から後頭部に現れ，律動性発射となり 10 数秒持続して消失する．

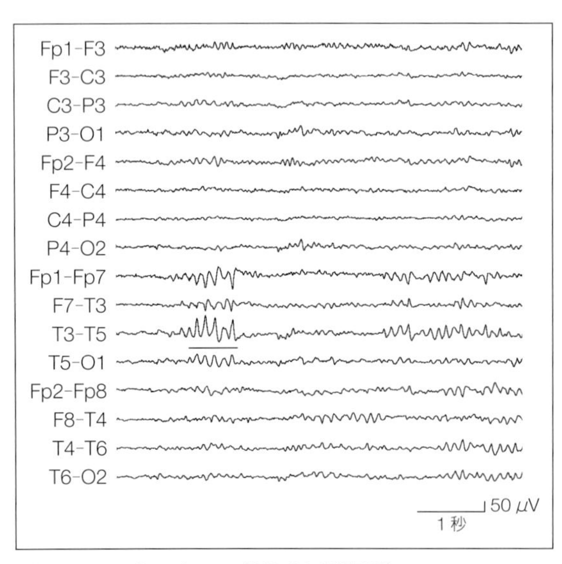

図 10-28　ウィケット棘波(左側頭部)
(京都大学大学院医学研究科てんかん・運動異常生理学講座池田昭夫先生より提供)

e．成人潜在性律動性脳波発射 subclinical rhythmic electroencephalographic (theta) discharges of adults ; SREDA

SREDA は単発の高振幅・単相性の鋭波あるいは徐波で始まる(**図 10-27**)．1～数秒後に鋭波の出現頻度が速くなり，次第に周波数を増し，4～7 Hz の持続的・律動的正弦波様パターンになる．10 秒～5 分(平均 40～80 秒)続き，突然終了する．この間，意識減損はない．高齢者に主にみられ，てんかん異常ではないが，潜在性の慢性脳虚血・低酸素状態と関連すると考えられている．2,000 人に 1 人の割合で出現すると報告されている．

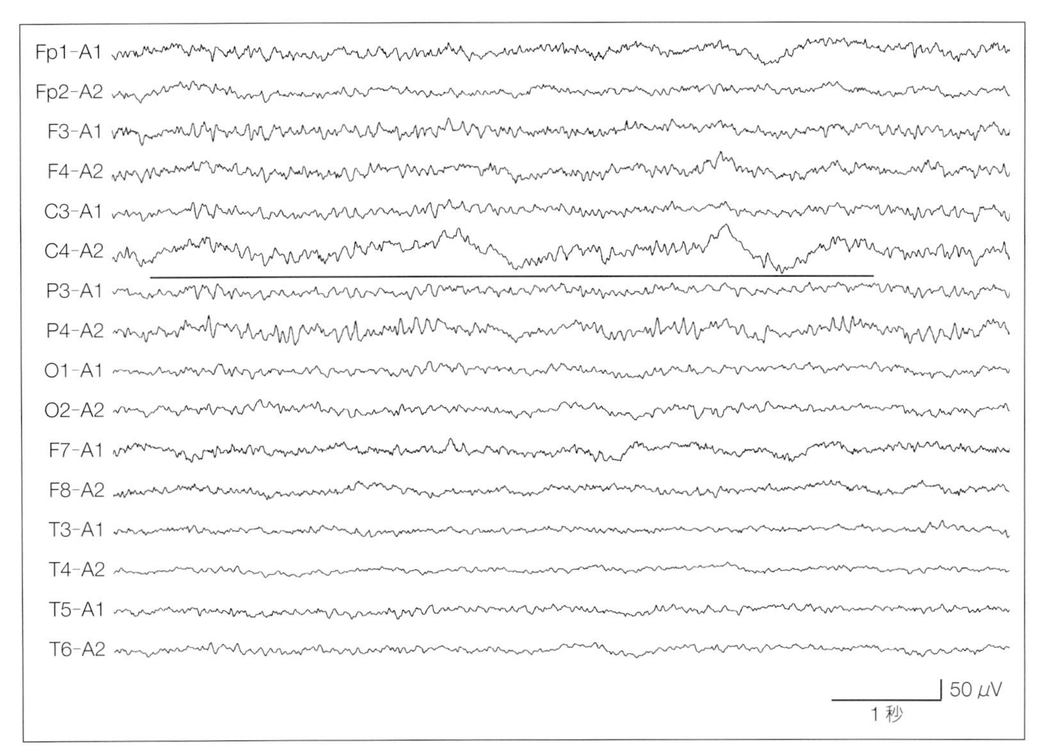

図 10-29 ブリーチ律動
右中心・頭頂部に徐波に混じて，α，βが重畳する．

f．ウィケット棘波 wicket spikes

入眠期～軽睡眠期に側頭部に出現するミュー波に似たアーチ状の単相性の波形であり(**図 10-28**)，50 歳以降でよくみられる．0.9% の頻度といわれる．両側同期性もしくは片側性に出現する．単発で出現した場合には，棘波と見誤ることがある．しかし，背景活動から浮き立っておらず，徐波を伴わないことが鑑別の助けとなる．

g．ブリーチ律動 breach rhythm

中心部(C3，C4)ないし中側頭部(T3，T4)の骨欠損の場合，周囲と比較して振幅の高い速波ないしミュー波様波形が目立って出現することがあり，徐波を伴うこともある(**図 10-29**)．ブリーチは裂け目の意味で，これをブリーチ律動とよぶ．これもてんかんとは関係ないとされている．

てんかん性異常波に類似した生理的突発波の出現の仕方(出現頻度，出現部位，出現状況)について解説した．突発波かどうか判断に苦しむときには，年齢，覚醒度，極性，背景活動との区別を基に，上記波形を思い巡らすことが肝要である．

文献

1）Klass DW, et al: Nonepileptogenic epileptiform electroencephalo-graphic activity. Ann Neurol 18: 627-635, 1985
2）Markand ON: Alpha rhythms. J Clin Neurophysiol 7: 163-189, 1990
3）Kozelka JW, et al: Beta and mu rhythms. J Clin Neurophysiol 7: 191-207, 1990
4）Westmoreland BF, et al: Unusual EEG patterns. J Clin Neurophysiol 7: 209-228, 1990
5）市川忠彦：誤りやすい異常脳波第 3 版．医学書院，2005
6）松岡洋夫，他：臨床的意義が不明な特異な脳波所見．臨床神経生理学 34：170-179，2006
7）飛松省三：てんかんの電気生理学的診断．特集：いま知っておくべきてんかん．診る・治す・フォローする—てんかん診療の新展開．Mebio 29：35-44，2012

（飛松省三）

6 てんかん発作時脳波(総論)

近年のデジタル技術の進歩により，ビデオ脳波記録を繰り返し解析できるようになった．発作症状および脳波を解析することはてんかんの診断においてきわめて重要であるが，症状と脳波の時間的関係には常に留意する必要がある．発作症状よりものちに脳波上の発作が生じた場合，その活動はすでに脳のかなりの範囲に拡延した活動であると考えられる．発作の記録は，最も信頼できる情報であるが，発作時脳波の判読には気をつけておかねばならない点がいくつかあり，本項では実際の発作時脳波を提示しつつ判読の注意点を解説する．

(1) 発作時頭皮上脳波

脳活動が頭皮上の電極に届くまでには脳脊髄液や頭蓋骨，皮膚といった容積伝導体の影響を受けるため，電位は約 1/10 程度に減衰してしまう．特に 15 Hz 以上の周波数をもつ活動の減衰が大きい．海馬や海馬傍回など側頭葉内側構造物，側頭葉や後頭葉の底面，前頭葉眼窩面，半球間裂やシルビウス裂内の活動，そして脳溝内に限局した活動は頭皮上までの距離があることに加え，頭皮上電極に対して垂直な入力ではないので，脳波活動として捉えられないことも多い．

一方，円蓋皮質の活動は電極に近く，電極に垂直な活動が多いため，前述した領域の活動に比べれば捉えられやすいが，これもある程度の広がり(6 cm^2 以上)と強度をもたないと頭皮上の活動としては捉えられない．円蓋部の皮質が活動する単純部分発作でも，頭皮上脳波で発作活動を認める場合は，活動がすでにある程度拡延していると考えてよい[1]．

このように，脳波で発作活動が確認できないからてんかん性活動ではない，とはいい切れないことに留意しておく必要がある．逆に，筋電図やノイズを脳波活動と見誤って，てんかん性発作活動と判断してしまうことがある点にも注意が必要である[2]．筋電図やノイズが脳電気活動の記録に重畳し，症状が発作なのか否かはっきりしないときには，棘波や鋭波が発作開始前に増減したり，脳波が全般性に抑制されたり，瞬目が増減したり，心拍数が増減したり，といった症状出現以前の変化を参考にして，てんかん発作か否かの判断材料とすることも重要である．

頭皮上脳波での発作開始は，上記のような理由で発作症状の出現より遅れることがある．焦点性起始は頭皮上脳波で 1 電極程度の限局した起始部がある場合，領域性起始は頭皮上数 cm 以内に起始部がある場合，半球性起始は半球に偏っているがそれ以上の局在が絞り込めない場合，非偏在性起始は始めから両側半球に発作性放電を認める場合をいう．部分発作では発作波は δ 波，θ 波，α 波，β 波などさまざまな律動性活動で始まりうるが，新皮質に発作起始があるときは速い α～β から活動が始まることが多い．発作には低振幅から高振幅に，速い周波数から遅い周波数に，局所から拡延に進展していくという基本像がある．ただし，急速にてんかん性放電は広がるので，頭皮上脳波で焦点性あるいは領域性の起始部を同定するのは困難なことが多い．

(2) 発作時頭蓋内脳波

慢性硬膜下電極などの皮質上脳波においては，電極シートの端から発作活動が始まる場合は，電極シートがカバーしていない部位からの波及である可能性が高く，発作性活動の起始点として認められない．また，発作活動が脳溝から始まる場合は，電極のある脳回部まで活動が拡延してこないと皮質脳波で記録することはできない．深部電極も同様で，電極がある点から活動が始まらないと，起始点として認められない．

このように慢性硬膜下電極や深部電極は，どこに電極を設置するかのプランニングがきわめて大切であり，非侵襲的な検査によって，どこまで発作起始部を推定できるかが重要な鍵となる．また，頭蓋内脳波記録において，離れた個所にほぼ同時に起始部がみえることがある．これは皮質間の解剖的・機能的結合によると思われ，どの部位が真にてんかん原性を有する起始部であるのかを見極める必要がある.

皮質上電極あるいは深部電極における発作開始は，発作症状が出現する前であることが条件である．Perucca らが内側側頭葉硬化，局所皮質異形成や結節性硬化症など 33 人の患者を対象に，同条件を満たし，深部電極で記録された 57 発作に対して，発作開始パターンを解析している[3].

① 10 mA 未満，20〜30 Hz の低振幅速波(43%)，② 0.5〜2 Hz，持続 5 秒以上の高振幅低周波周期性棘波(21%)，③ 13 Hz 未満低中振幅律動性鋭波(15%)，④高振幅 2〜4 Hz 棘徐波(9%)，⑤高振幅多棘波(6%)，⑥ 1.5 秒のバーストと 0.5 秒のサプレッション(4%)，⑦ δ ブラッシュ(4%)と，さまざまなパターンが存在した．病理組織と脳波発作パターンの関係をみてみると，同じ組織でも複数のパターンを呈することがあった．一方，異なる病理組織でも同じパターンを呈することがあり，②は内側側頭葉硬化でのみ認め，⑦は結節性硬化症でのみ認めた．①は発作開始領域が広い場合に出現しやすく，①〜④はてんかん性活動が拡延する領域にみられている．また，80 Hz 以上の高周波活動(high frequency oscillation；HFO)が発作時に認められたとしている.

HFO は生理的にも出現するが，海馬においては 80〜250 Hz の ripple と，250 Hz 以上の fast ripple で性質を異にしており，ripple は記憶や神経活動の同期に関連して出現する生理的な働きもある一方，fast ripple はてんかん活動に関連するのではないかと推定されている[4]．HFO の検索には高いサンプリングレートでの記録(目標周波数の 3 倍)と，長い解析時間を要する．HFO がハイパスフィルターの設定でみられるのに対し，0.016 Hz 以下のローパスフィルターを設定することにより，てんかん焦点で直流シフト(direct current shift；DC shift)が認められる．これは，てんかん原性領域における神経細胞およびグリア細胞の持続的脱分極により生じる現象と考えられている．頭皮上脳波でも DC shift は記録されうるが，アーチファクトの影響を受けやすい[5].

(3) 新皮質部分発作

図 10-30 に右前頭葉円蓋部に皮質異形成があり，摘出により発作が消失した症例の頭皮上脳波および慢性硬膜下電極での発作時記録を示す．頭皮上脳波では右前頭部に速波活動がみられるが，すぐに対側の左前頭部に速波活動が拡延する．その後，右前頭部に不規則な δ 活動が出現するが，頭皮上脳波の活動は筋電図や動きのアーチファクトに重畳され，どこにてんかん性活動があるのか判別困難である．デジタル脳波で記録している場合は，低周波および高周波フィルターを駆使して，局在性の速波や徐波がないかを探すが，このとき，筋電図に高周波減衰フィルターをかけると速波にみえてしまうことや，動きに低周波減衰フィルターをかけると徐波にみえてしまうことに注意しなければならない．発作後の活動にも局在のヒントがあり，この症例の場合は発作後の右前頭部に周期的な鋭波活動が出現している．発作後に徐波活動がみられる場合も徐波の局在が発作活動の局在に関連していることがある.

(4) 辺縁系発作(内側側頭葉てんかん)

辺縁系発作においては，頭皮上脳波で活動がみえる時期には発作活動は広範囲に広がっている．左右の海馬は脳弓を介して解剖学的にはつながっているが，機能的なつながりは乏しく，片側の海馬・海馬傍回に生じたてんかん性活動は同側の新皮質に拡延し，脳梁や深部灰白質を介して対側に進展し，対側の新皮質と海馬を興奮させる，そのため対側海馬を興奮させるには最低 5 秒以上を要するといわれている[6]．**図 10-31** に右海馬硬化があり右海馬・前側頭葉切除術により発作が消失した患者の術前の頭皮上脳波，深部電極同時記録を示す．この症例でも対側海馬に何らかの活動が確認できるまでに 40 数秒を要している(①〜⑤の時間)．海馬から新皮質にてんかん性活動が拡延した段階で，頭皮上脳波で覚醒レベルの変化あるいは脳活動の脱同期が観察され(②，③)，深部電極記録では新皮質側に高振幅の 5〜7 Hz の律動波が出現した時点で頭皮上脳波でも同様の律動波が確認できるようになる(⑦)．この高振幅 θ 活動は内

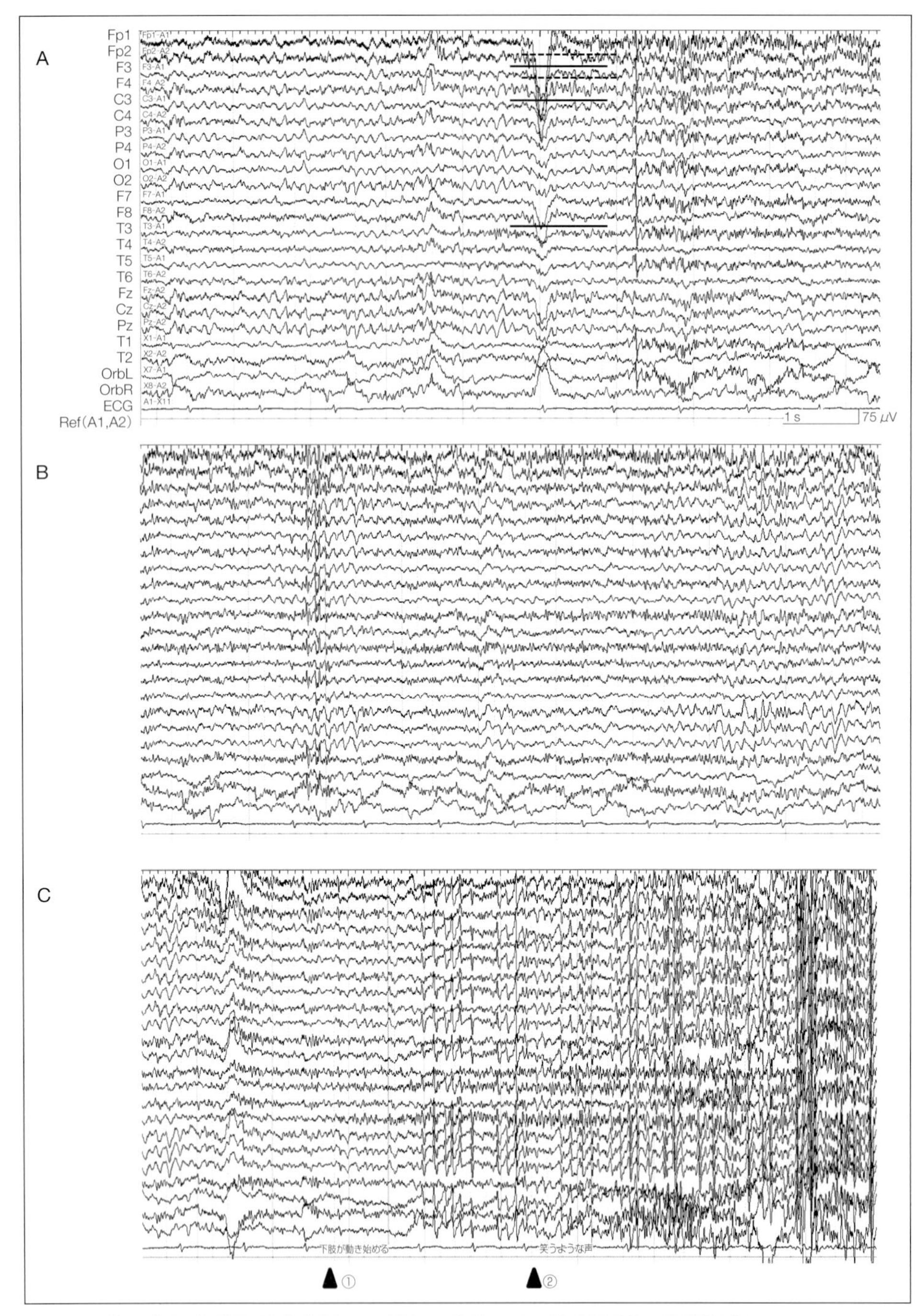

図 10-30　右前頭葉円蓋部皮質異形成症例での頭皮上脳波および慢性硬膜下電極記録

A)右前頭部に速波活動がみられるが(実線)，すぐに対側の左前頭部に速波活動が拡延する(点線)．その後，前頭部に不規則δが出現する．B)Aの続き．右前頭部に不規則δを認める．C)Bの続き．頭皮上脳波の活動は筋電図や動きのアーチファクトが重畳する．①下肢自動症，②笑う．D)発作終了後，右前頭部に周期性に高振幅鋭波を認める．E)右前頭葉円蓋部慢性硬膜下電極記録．5×5電極記録．皮質電位が全体に抑制され，2秒後から電極A52，A53，A57，A58に低振幅速波が出現する．F)Eの続き．速波出現12.5秒後にθ，δ波が出現．δ波の位相は同期していない．

A)～D)頭皮上記録．TC(時定数)0.1秒，HF(高域フィルター)30 Hz，10秒/ページ．E，F)皮質上記録．TC 0.3秒，HF 30 Hz，15秒/ページ

(次頁へつづく)

（図 10-30 つづき）

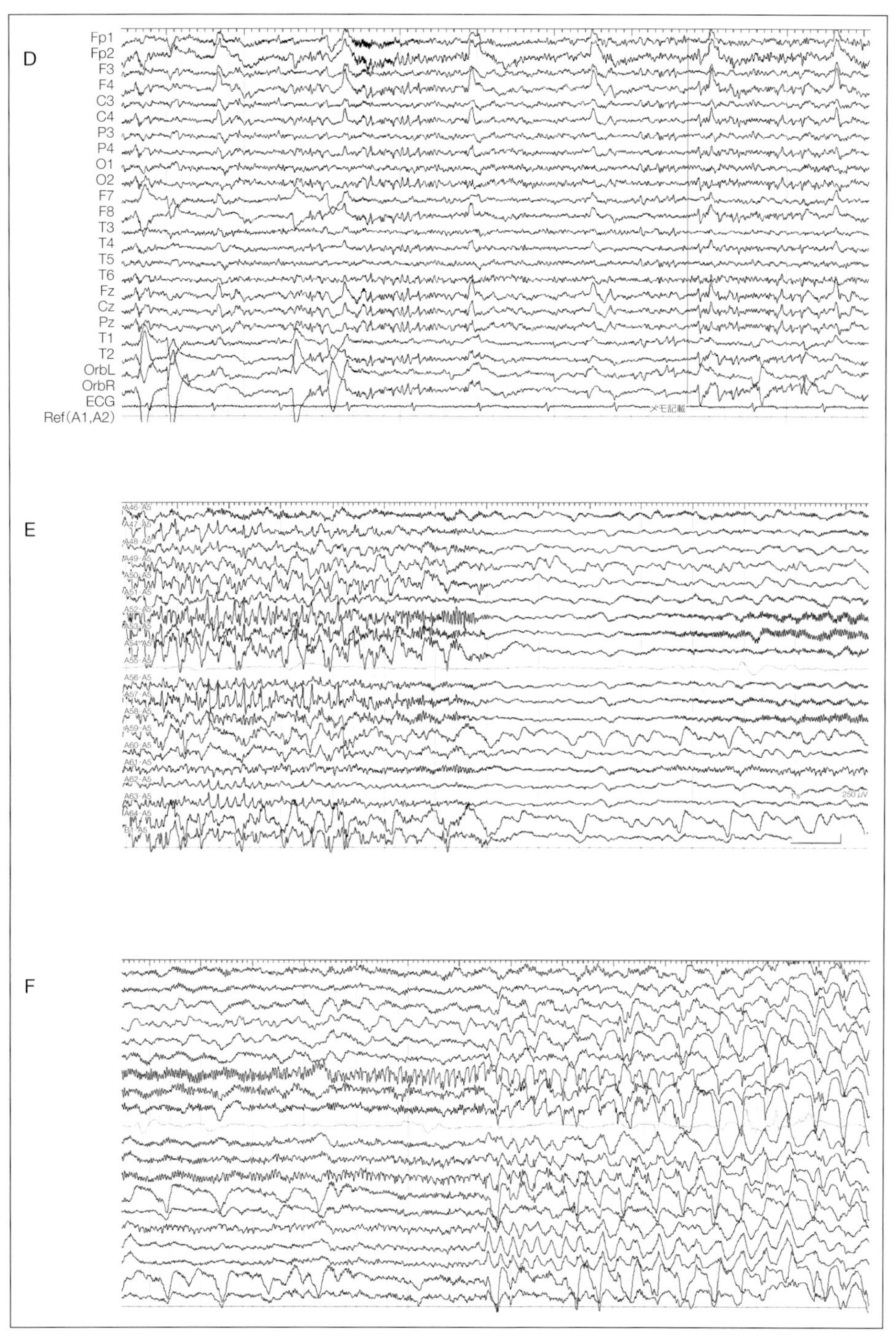
D
Fp1
Fp2
F3
F4
C3
C4
P3
P4
O1
O2
F7
F8
T3
T4
T5
T6
Fz
Cz
Pz
T1
T2
OrbL
OrbR
ECG
Ref(A1,A2)
メモ記載
E
250 μV
F

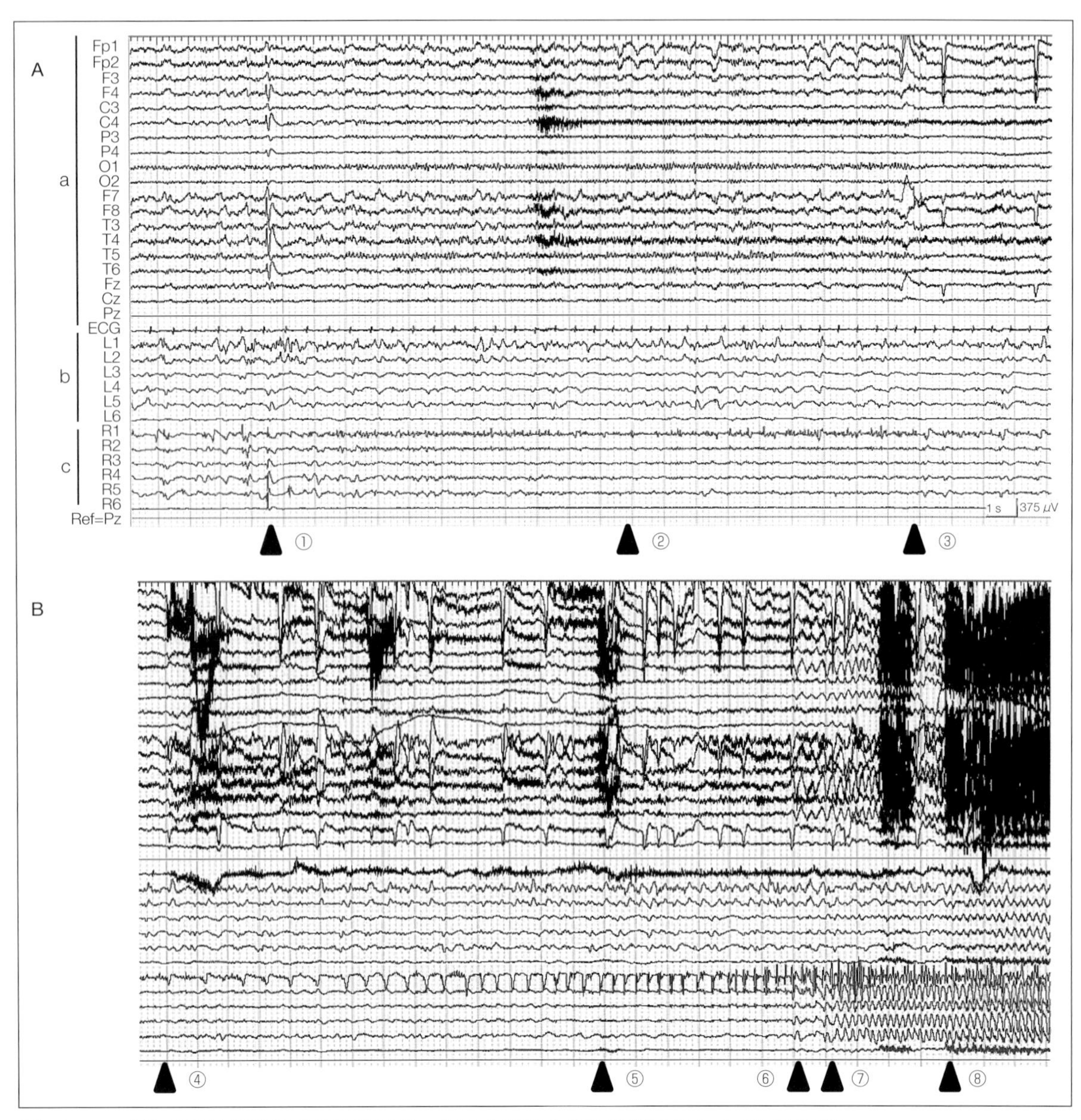

図 10-31　右海馬硬化切除前の発作時脳波．頭皮上電極と海馬深部電極からの同時記録

A)①右側頭葉内側海馬に刺入された電極(R1)に高振幅鋭波が出現したあとから低振幅速波活動が出現し徐々に振幅増大，②瞬目が多くなる，③背景活動抑制．**B)** A の続き．④右海馬に反復性の高振幅鋭波が出現し振幅・周波数を増大させて律動性 θ 波となっていく，⑤左海馬に不規則な δ 波が出現する，⑥頭皮上脳波右前半球に 3～4 Hz の律動性 θ 波出現，⑦1 秒ほど遅れて右深部電極新皮質側にも 4～5 Hz の律動性 θ 波が出現，⑧左深部電極にも 4～5 Hz の律動性 θ 波出現．**C)** B の続き．**D)**⑨右海馬・側頭葉てんかん性放電停止，⑩左海馬・側頭葉てんかん性放電停止．海馬のてんかん性活動は左右非同期的になっている．症状との比較において，②の瞬目が多くなってきた頃には異変(前兆)を感じており，④～⑧まではコップの上げ下げなど無目的な行動を行い，これらの行動に関しては，のちに確認すると記憶はできてない．⑧でベッド上に倒れてけいれんしている．

a)Pz を基準電極とした頭皮上 19 電極からの記録と心電図．b)左海馬～外側側頭葉に刺入した深部電極の 6 極記録，c)右海馬～外側側頭葉に穿刺した深部電極の 6 極記録．頭皮上記録の電位は皮質記録の 10 倍スケール．30 秒/ページ

(次頁へつづく)

（図 10-31 つづき）

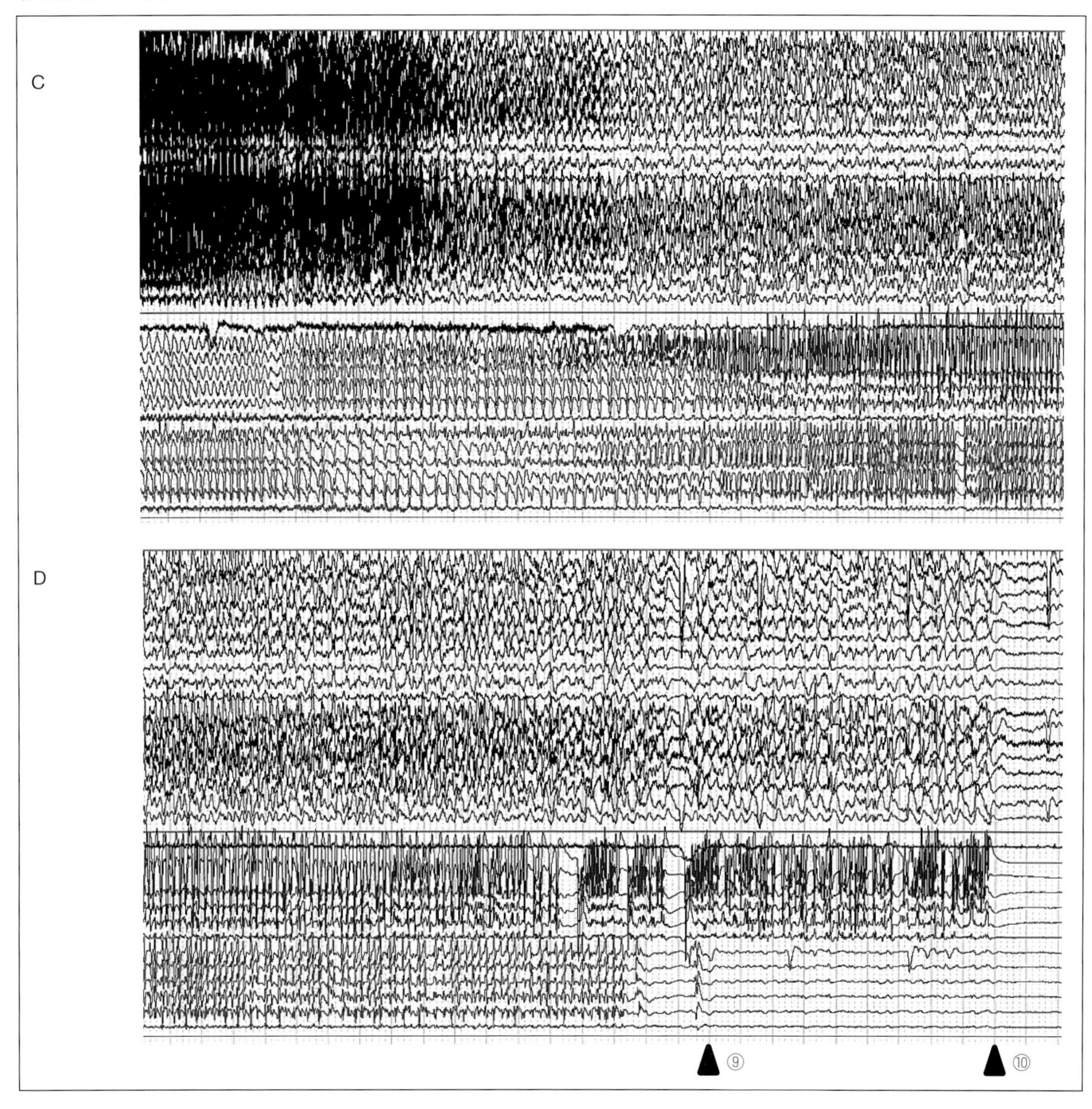

側側頭葉てんかんの特徴であるが，上記のように頭皮上に活動がみられるときにはすでに対側新皮質にも活動は広がっている．頭皮上脳波では海馬硬化側のてんかん性活動の電位が低かったり，出現が遅くなったり，あるいは両側性に θ～δ 活動が出現したりするので，海馬硬化側の高振幅 θ 活動が必ずしも対側より優位に高振幅で出現も早いとは限らない．海馬硬化側で θ 活動が優位になるのは 8 割程度といわれている[7]．

(5) 全般発作

遺伝要因が基礎にある特発性全般てんかんでは，低振幅速波の拡延・振幅増大や，全般性棘徐波あるいは全般性多棘で始まることが多い．外傷や脳症など症候性の要因が基礎にある全般てんかんでは，全般性棘徐波，全般性徐波，全般性速波，全般性抑制などさまざまな発作開始パターンがみられる．常に決まった側から発作性活動が始まる場合や，決まった側で電位が高い場合は，前頭葉発作の急速な二次性全般化が全般性発作にみ

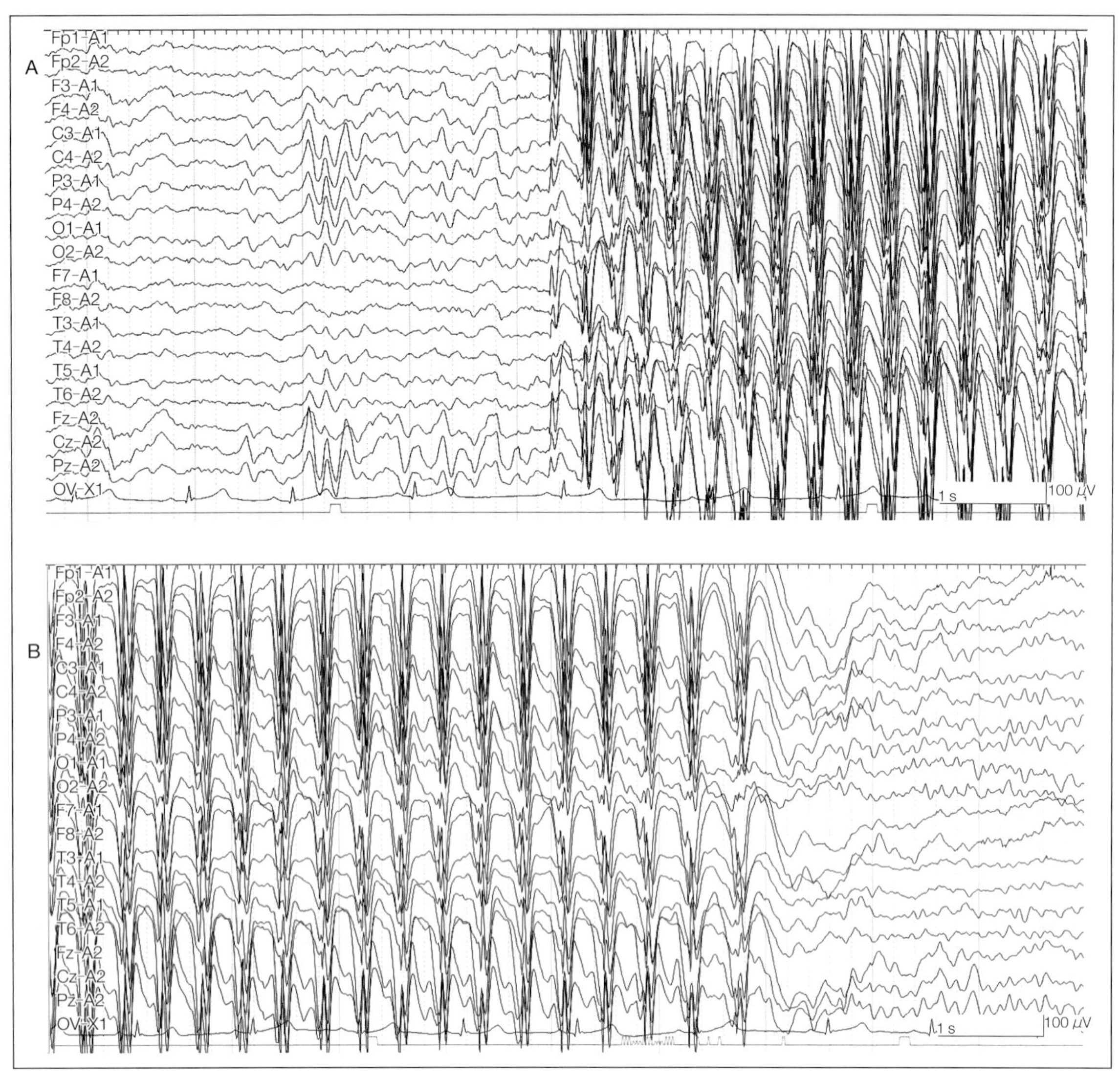

図 10-32　若年欠神てんかんの発作時脳波
A)突然に 3 Hz 高振幅棘徐波が出現し，**B**)突然終了する.

えている可能性を考える．発作時は強直あるいは間代に一致した筋電図がみられる．発作後は脳機能全体が抑制された状態が数十分以上続く．一方，欠神発作では 3 Hz 棘徐波が突然始まり数回で電位が増加し，発作の終わりの数回では電位が低下し，発作後は発作前の背景活動に戻る(**図 10-32**)．欠神発作は過呼吸で誘発されるため外来の脳波検査でもしばしば記録される．欠神発作の棘徐波のペースメーカーとしては視床が関与すると推定されているが，特発性全般てんかんを含め，全般性発作を生じるメカニズムはさまざまであり，いまだ解明されてはいない．

文献

1) Devinsky O, et al: Electroencephalographic studies of simple partial seizures with subdural electrode recordings. Neurology 39: 527-533, 1989
2) Sperling MR, et al: Ictal electroencephalogram. In: Engel J Jr, et al, eds: Epilepsy A comprehensive textbook. Second edition. pp825-854, Philadelphia, 2008
3) Perucca P, et al: Intracranial electroencephalographic seizure-onset patterns: effect of underlying pathology. Brain 137: 183-196, 2014
4) Bragin A, et al: Electrophysiologic analysis of a

chronic seizure model after unilateral hippocampal KA injection. Epilepsia 40: 1210-1221, 1999
5) Ikeda A, et al: Focal ictal direct current shifts in human epilepsy as studied by subdural and scalp recording. Brain 122: 827-838, 1999
6) Engel J Jr, et al: Advances in understanding the process of epileptogenesis based on patient material: what can the patient tell us? Epilepsia 44: 60-71, 2003
7) Risinger MW, et al: Ictal localization of temporal lobe seizures with scalp/sphenoidal recordings. Neurology 39: 1288-1293, 1989

（重藤寛史・飛松省三）

7 広帯域脳波，双極子分析など

脳波のてんかん性異常は視察的判読だけではなく，種々の分析を駆使することでいっそう重要な情報を抽出することができる．分析方法は多岐にわたるが，ここではそのなかの基本的・代表的なものを列記する[1]．

(1) デジタル脳波データの記録

脳波のコンピュータ分析を行うためには，もともとアナログデータである脳波信号をデジタルサンプリング(デジタル標本化)，すなわちアナログ/デジタル(A/D)変換しなければならない．A/D 変換は連続信号を離散データの時系列として記録するものであるため，信号は時間的にも電位的にも不連続の情報となる．デジタル脳波計で記録した脳波はすでにデジタルデータとなっているが，その設定が不適切であれば目的とする分析ができなくなるため，あらかじめ記録条件をよく考慮する必要がある．てんかん性異常の分析に影響するデジタル脳波のポイントを**表 10-3** に示す．

(2) 周波数分析

時間的データを周波数データに変換する分析が脳波分析の基本であり，特に高速フーリエ変換(fast Fourier transform；FFT)が重要である．信号の振幅と位相が周波数の関数(複素数)として

表 10-3 分析に影響するデジタル脳波のポイント

項目	意義
サンプリング間隔とサンプリング周波数	サンプリング間隔は，各電極において電位の記録を行うための一定の短い時間間隔のことをいう．サンプリング間隔の逆数がサンプリング周波数である(例えばサンプリング間隔が 5 ms のときサンプリング周波数は 200 Hz)．サンプリングの瞬間瞬間での電位情報が記録されるのみで，この間隙のデータは失われるため，サンプリング周波数の設定は重要である．サンプリング周波数を倍にすると保存データサイズも倍になるため，ディスク容量をあらかじめよく計算する．
電位の量子化	脳波の電位の範囲を細かく区切り(量子化)，その目のうちのどこの電位レベルであるかを，サンプリングの瞬間瞬間で各電極ごとに記録する．その細かさは bit 数で表す．例えば 16 bit の量子化とは入力レンジを 2 の 16 乗の数(=65,536)に分割することである．
ナイキスト(Nyquist)周波数	デジタル化したデータで再現できる波状信号の周波数は，最高でもサンプリング周波数の 1/2 であり，この限界の周波数が Nyquist 周波数とよばれる．これは波状信号を再現するためには，個々の波の頂点付近と谷底付近を最低限記録する必要があるためであり，1 周期の波あたり少くとも 2 点のサンプリングをすれば記録できる信号の周波数はサンプリング周波数の半分になる．実際に波状信号を十分再現するためには信号周波数の 3〜4 倍の周波数でサンプリングする必要がある．例えば 200 Hz のサンプリング周波数の場合，記録できる信号は最高でも 100 Hz であり，波形を判読可能なのは 50〜70 Hz 位までである．もし Nyquist 周波数を超える周波数の強い信号があった場合，その周波数を Nyquist 周波数で折り返した周波数のところで実際には存在しない影のようなアーチファクト信号が発生し aliasing とよばれる．これを除くために A/D 変換の前に Nyquist 同波数以下の適切なアナログフィルタ(anti-aliasing filter)を使用する必要がある．
システムリファレンス	デジタル脳波では各電極の電位信号はシステムリファレンスに対する電位として記録される．各導出の脳波は，基準電極導出法も双極導出法もそれ以外の特殊モンタージュもすべてこのシステムリファレンスを基準とした信号の差分などの処理により計算することができる．どの電極をシステムリファレンスとするかは脳波計の設定による．

表 10-4 各種の周波数分析

周波数分析の種類	特徴
高速フーリエ変換(fast Fourier transform；FFT)	最も一般的な分析である．安定したスペクトルの結果を得るためには長い定常脳波データが必要である．FFT の周波数分解能は当該データ区間の持続時間(データ点数とサンプリング間隔の積)の逆数である．データ点数は 2 の累乗の数に限定される．
自己回帰モデル	短い脳波データでの分析が可能であり，自己回帰モデルという一種の数学的モデルに当てはめることでスペクトルを計算する．
短時間フーリエ変換(Gabor 変換)	脳波が非定常で時々刻々と変化する様相をフーリエ変換により分析する方法である．脳波データの中で極く短い時間窓を設定してパワースペクトルを求め，この時間窓を少しずつ動かして時間と周波数の 2 次元のスペクトルとする．同じ時間窓で高周波から低周波までの広い帯域をカバーすることは難しく，棘波のようなパルス状の変化の検出には弱い．
ウェーブレット(wavelet)変換	非定常なパルス状の信号変化を短時間フーリエ変換よりも有効に検出することができる．Mother wavelet と総称する数学的モデルを伸張・圧縮し時間的に移動しながら脳波データに適合することで，時々刻々のそれぞれの周波数ごとの活動を計算する．Mother wavelet には多くの種類がある．また分析方法は，連続ウェーブレット変換と離散ウェーブレット変換に大別することができる．

表され，その絶対値の 2 乗がすなわちパワーであり信号強度いわばエネルギーを示す．周波数に対するパワーの分布をパワースペクトルという．通常はシグナル/ノイズ(S/N)比向上のため複数区間の脳波データから得たパワー値を加算平均する．主な周波数分析の方法を**表 10-4** に示す．

(3) 広帯域脳波

デジタル脳波では一般にあらかじめかなり広い帯域の信号を記録しており，表示の際に周波数フィルタをかけて必要な帯域の脳波を描画する．ただし記録時の電極接触インピーダンスや上記のサンプリング周波数により，実際の有効な帯域は左右される．従来の脳波帯域を超えた高周波成分と低周波成分はともにてんかん性異常との関係が深いことが注目されている[2]．

a．緩電位

きわめて緩徐な電位変化を記録するためには直流増幅器を備えた特殊な脳波計を用いる必要があるが，通常のデジタル脳波計でも記録帯域の下限は 0.016 Hz であり，かなり低い周波数の信号を扱うことができる．

てんかん発作時に硬膜下皮質電極などでも直流・緩電位変動があることが知られており，発作焦点部位のマーカーとして注目されている[3]．

b．高周波振動と時間・周波数分析

β 帯域以上 80 Hz 以下が γ 帯域，80～200/250 Hz が ripple 帯域，200/250～500/600 Hz が fast ripple 帯域である．特に ripple と fast ripple が狭義の高周波であり，律動的振動を示す活動は高周波振動(high-frequency oscillation；HFO)とよばれる．HFO ははじめ微小電極で記録されたが，臨床的頭蓋内電極で記録できることがわかって以来急激に研究が進んだ[4]．

HFO の波形を観察するためには，まずフィルタ処理が重要である．検出しようとする活動の帯域よりやや低い周波数の低周波遮断フィルタを用いる．フィルタの特性により波形が変化するため注意が必要である(**図 10-33**)．脳波に混入したアーチファクトや筋電図にもしばしば高周波成分が含まれるうえ，鋭い波形に低周波遮断フィルタをかけると本来は存在しない遮断周波数付近の周波数の振動が発生することがある．HFO の検出では複数の種類の適切なフィルタを併用して，真の HFO かどうか吟味検証する必要がある[5]．

時間・周波数分析は，短時間フーリエ変換や

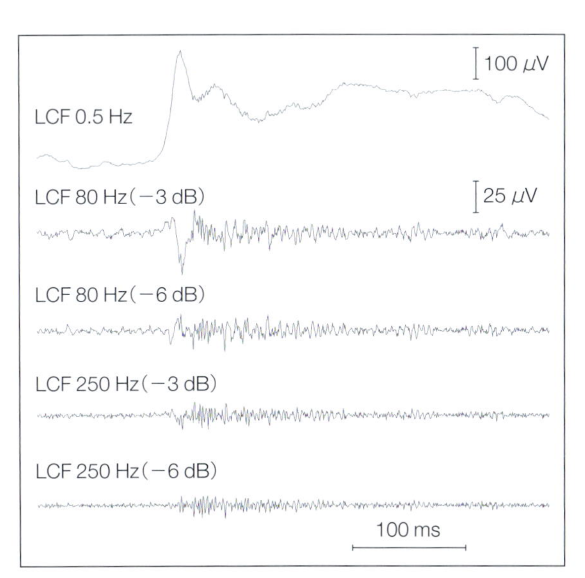

図 10-33 棘徐波複合に含まれる高周波振動(HFO)の低周波遮断フィルタ(low-cut filter；LCF)による検出

深部電極により海馬から記録した棘徐波に種々のフィルタを使用した．LCF 80 Hz では ripple 以上が，LCF 250 Hz では fast ripple が検出される．単一方向の二次 Butterworth フィルタ(−3 dB)に比較して双方向(−6 dB)のほうが低周波数の波形の減少が顕著で HFO が明瞭である一方で波形の変形は強い．

ウェーブレット変換による時間とともに変化するパワースペクトルの表示であり，上記の**図 10-33**の棘徐波に含まれる約 400 Hz の HFO のピークを**図 10-34** に例示する．分析方法や単位は，対象のデータの特徴をよく表すものを選び使い分ける．2 次元表示の時間・周波数分析ではスペクトルのピークは画の中の blob(斑点)にたとえられる．

HFO は頭皮上では必然的に減衰するうえにノイズが混入しやすいため，当初は侵襲的頭蓋内電極でなければ記録できないと考えられていた．しかし ripple 帯域の HFO は頭皮電極で記録できることが明らかになっている[6]．例えばローランド棘波から 120〜150 Hz の ripple 振動[7]が検出されることがある(**図 10-35**)．強い γ 波律動も West 症候群の epileptic spasms の発作時脳波などで認められ，やはりてんかん原性・発作原性を反映すると考えられる[8]．

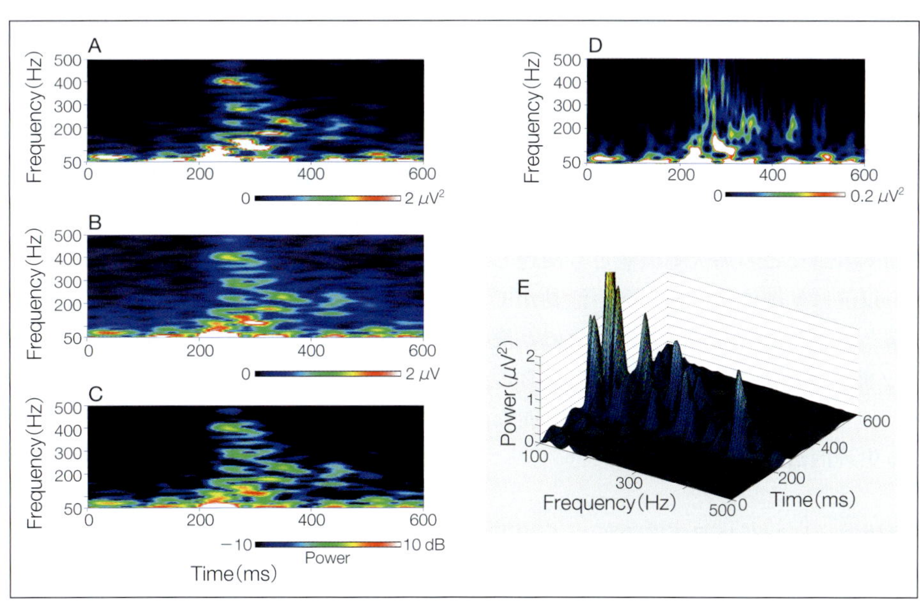

図 10-34 各種の方法による棘徐波の時間・周波数分析

図 10-33 に示した棘徐波複合に時間・周波数分析を応用した．短時間フーリエ分析(Gabor transform)は単位を μV^2(**A**)，μV(**B**)，dB(**C**)の 3 通りに変えて，コントラストの違いを示した．連続ウェーブレット(complex Morlet)変換(**D**)では各ピークが上下の周波数帯域に伸びた縦縞のようなスペクトルパターンになる．**A** のスペクトルデータの 3 次元表示が **E** であり，400 Hz でパワーが屹立しピークを形成していることがわかりやすい．

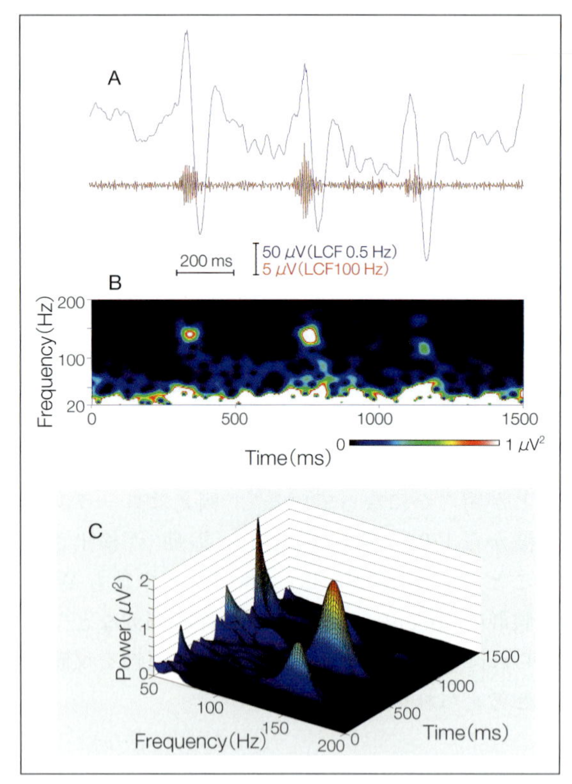

図 10-35　頭皮脳波のローランド棘波から検出した ripple 帯域 HFO

A：C4-T4 から記録した原脳波(青)の棘波に一致して LCF 100 Hz で ripple が検出される(赤)．この脳波の時間・周波数分析(短時間フーリエ分析)を 2 次元(**B**)と 3 次元(**C**)で表示する．

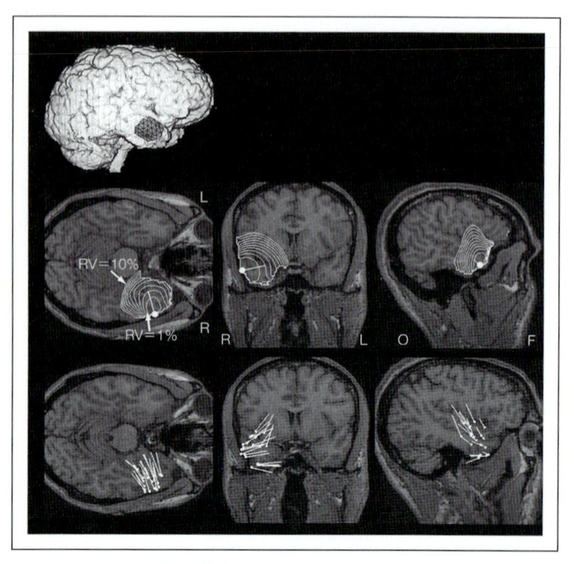

図 10-36　双極子分析のシミュレーション

右側頭葉外側面の領域から発生する棘波をシミュレートする(上段)．頭皮上で観察される電位分布に単一双極子モデルを適合した際の残差分散(RV)の脳内 3 次元分布を中段に示した．背景活動のある状態では下段のように推定双極子発生源はばらつきを呈する(許諾を得て転載)[11]．

c．生理的高周波と認知

γ 波・高周波活動はてんかん性脳波異常だけではなく，認知や言語などの高次脳機能とも関連して発生する．以前は単純に周波数の高い活動がてんかん性異常と思われていたが，実はそれほど簡単ではなく γ 波や ripple でもてんかん性異常のことがあり，一方で fast ripple でも視覚機能などに関与する生理的活動のこともある[9]．

(4) 頭皮上電位マッピングと双極子分析

大脳皮質から発生する棘波の頭皮上電位分布は発生源の位置を反映する．古典的方法では最大陰性電位の電極が棘波発生部位とみなされ，これは双極導出法の位相逆転位置で同定できる．より正確に棘波の発生源を推定するために等価電流双極子(equivalent current dipole)分析などの分析方法がある．双極子とはごく短い距離で正負の同じ大きさの電源がペアになり存在するものであり，脳波でも脳磁図でも分析できるが，ここでは脳波に限定して記載する．

大脳皮質の錐体ニューロンのシナプス後電位が主として脳波を構成し，特に同期した尖頂樹状突起の脱分極が頭皮上では陰性電位として記録される．個々の錐体ニューロンから発生する電流は双極子になり，これが空間的広がりをもった層(dipole layer)を形成すると通常の脳波用電極で記録できる大きさの電位になる．脳内に仮想した電源により惹起される頭皮上電位の分布を求めることを順問題という．一方，観察した電位分布から脳内電流発生源を推定することを逆問題といい，実際の脳波記録の頭皮上電位分布パターンと仮想脳内電源から計算したそれの差(残差分散)が最小になるような電源を求める．導電率の異なる組織が脳を取り囲んでいるため頭蓋モデルが必要であり，形状としては単純で汎用の球体モデルと被検者の 3 次元神経画像データより作成した実形状モデルがある．

任意の頭皮上電位分布を発生する脳内電源の構成は理論上無数にありうるが，モデルを想定することで最適な解を得ることができる．そしてそのモデルのなかで基本的なものが単一双極子モデルである．双極子は点電源のモデルであるが，実際の棘波は空間的にかなり広がった皮質領域から発生している．頭皮上脳波で観察できる棘波の発生源の皮質の面積は6 cm^2 以上とされている[10]．このように空間的広がりをもった皮質領域から発生する棘波に双極子モデルを応用すると，背景活動がある状態で残差分散の分布と得られた最適双極子の関係についてのシミュレーション研究では，皮質部位と推定双極子の位置の解離が起こりうることが示されている(**図10-36**)[11]．

脳波データの１つひとつの標本値時点で電流双極子を推定する分析は，解の双極子が動くようにみえるためmoving dipoleとよばれる．一方，ある時間的区間で発生源の位置は一定しており，その活動の強さが時々刻々変動すると想定するのが時空双極子モデルである．さらに双極子を複雑に組み合わせたりグリッド状に配置したり，また解を求めるうえで神経学的に合理的な制限を加えたりすることで，いっそう高度な脳内電流発生源の推定がなされる．

(5) コヒーレンスと神経ネットワーク解析

てんかん性異常を局在性活動としてではなくネットワークとして理解しようとする考えがある．コヒーレンス(coherence)は２つの時系列信号の間の線形的一致性(相同性)の程度の指標であり，同時に両信号間の位相差を求めることもできる．これにより２つの脳部位のてんかん性活動の一致性や関連性の程度や伝達状態を評価することができる．

Grangerの因果性(causality)はもともと経済学から出た概念であり，ある過去の時系列で別の時系列を予測できるとき前者が後者の原因とみなすことができるというものである．脳波や脳磁図のデータにおいて，神経ネットワークのダイナミックな関連性を各種の線形あるいは非線形分析により探求しようとする試みがある．特に連絡が集中しているところはハブとよばれネットワークにおいて重要な役割を担っていると考えられる[12]．

脳波データは今やデジタル記録されているので，アナログ時代と同様の波形の視察的判読にとどまるべきではない．脳波のデジタル処理はリモンタージュやフィルタといった単純なものだけではない．脳波のなかにはいまだ掘り出されていない重要な脳機能に関する情報が埋まっていると思われる．多くの医療従事者が脳波分析を難解そうだと敬遠することなく活用し，いっそうの進歩が達成されることを祈る．

文献

1）大塚頌子(監修)，小林勝弘(著)：小児脳波―判読のためのアプローチ―．診断と治療社，2008
2）Imamura H, et al: Ictal wideband ECoG: direct comparison between ictal slow shifts and high frequency oscillations. Clin Neurophysiol 122: 1500-1504, 2011
3）Ikeda A, et al: Focal ictal direct current shifts in human epilepsy as studied by subdural and scalp recording. Brain 122: 827-838, 1999
4）Jirsch JD, et al: High-frequency oscillations during human focal seizures. Brain 129: 1593-1608, 2006
5）Bénar CG, et al: Pitfalls of high-pass filtering for detecting epileptic oscillations: a technical note on "false" ripples. Clin Neurophysiol 121: 301-310, 2010
6）Kobayashi K, et al: Scalp-recorded high-frequency oscillations in childhood sleep-induced electrical status epilepticus. Epilepsia 51: 2190-2194, 2010
7）Kobayashi K, et al: High-frequency oscillations in idiopathic partial epilepsy of childhood. Epilepsia 52: 1812-1819, 2011
8）Kobayashi K, et al: Very fast rhythmic activity on scalp EEG associated with epileptic spasms. Epilepsia 45: 488-496, 2004
9）Nagasawa T, et al: Spontaneous and visually driven high-frequency oscillations in the occipital cortex: intracranial recording in epileptic patients. Hum Brain Mapp 33: 569-583, 2012
10）Cooper R, et al: Comparison of subcortical, cortical and scalp activity using chronically indwelling electrodes in man. Electroencephalogr Clin Neurophysiol 18: 217-228, 1965
11）Kobayashi K, et al: Dipole modeling of epileptic spikes can be accurate or misleading. Epilepsia 46: 397-408, 2005
12）Stefan H, et al: Epileptic neuronal networks: methods of identification and clinical relevance. Front

Neurol 4: 8, 2013

（小林勝弘）

8 てんかん診断における脳磁図

てんかんは機能的疾患であり，病変の有無だけでは治療方針を決めることはできない．発作間欠時突発波や発作波の起源・分布を評価することが必要である．これを調べる代表的な検査が脳波(electroencephalography；EEG)であるが，脳磁図(magnetoencephalography；MEG)はいわば磁場を用いて測定する脳波といえる．脳磁図の医療保険の適用は2004年に認められ，それ以後わが国では本格的な臨床応用が始まった．本項では，脳磁図の基礎やてんかん診療における脳磁図の解析時の注意点，臨床的意義について論じたい．

(1) 脳磁図の原理

大脳皮質のニューロンが活動すると電流が発生し，頭皮上には電位差が生じ同時に電流の周囲に右ねじの法則に従って磁場も発生する．前者を捉えるのが脳波であり，後者を測定するのが脳磁図である．現在，臨床応用されている脳磁図は高感度の超伝導磁気センサーを用いて測定している．これには超電導量子干渉素子(superconducting quantum interference device；SQUID)が用いられる．超伝導下で作動する素子であり，絶対温度約4K(−269℃)の液体ヘリウム内に収納されている．SQUIDに信号を送り込む検出コイルは，大きく分けて軸型と平面型の2種類に分けられる．前者は電流源直上の振幅がゼロになる一方で，離れた場所に2つの反対の極性を有する最大振幅点が存在するが，後者は直上が最大となる，という違いがある．前者のセンサーのほうが深さ方向に対して感度がよいという利点がある一方で，後者は少ないセンサーでも活動を捉えられるという強みがある．

(2) 脳波と脳磁図の違い

脳波では頭皮に垂直な電流の検出に有利だが水平な電流も検出できる[1]．一方，脳磁図は頭表に水平な電流成分のみがつくり出す磁場を記録している．脳波は不均一な頭部導電率の影響を受けやすく，結果の解釈にこの点を考慮する必要がある．頭皮上の複雑な電位分布は数学モデルで信号源を推定する場合の障害となることが多い．一方，磁場は頭部導電率の影響をほとんど受けないため，センサーで記録された磁界分布から信号源を推定する場合単純な数学モデルで十分である．大脳ニューロンの活動に関連した磁場活動は地磁気の活動に比べてきわめて微弱であるが，電流源がきわめて限局した大脳皮質の1点から出現している場合，数学的モデルに基づいて推定された信号源はミリ単位の精度を有する．ただし実際には脳波でも脳磁図でも信号源推定精度には限界がある．19世紀に，Helmholtzが物体表面の電位計測や磁界計測から物体内部の電流源を推定する手法には無限の解があることを示している．高い局在診断能力を期待できるのは信号源が1個かせいぜい2個までである．われわれは脳波にせよ脳磁図にせよ，信号源を評価するときにはこの点を肝に銘じて局在所見を過信しないようにする必要がある．

(3) 解析法の実際とその注意点

a．発作間欠時活動が主たる解析対象

脳磁図では頭部を固定して測定する必要があるため測定時間は長くて2時間であり，発作を記録することは容易ではない．したがって解析対象は基本的に発作間欠時活動である．

b．解析モデル

現在臨床で最も汎用されている解析モデルは等価電流双極子(equivalent current dipole；ECD)法である．記録された磁場分布から，数学的に仮想の電流源を推定するもので，多くは1個の電流源で近似する．なお「1点近似する」この解析法を用いることは，ECDによる解析は局在する活動が対象であり，全般性の活動は対象外であることを意味する．

c．ECD 解析の基本的条件

推定するてんかん活動の信号源の精度を考慮すると，ECD による理想的なてんかん活動の近似は，①背景活動から分離可能であること，②脳表からの湧き出しと沈み込みの磁場活動が明瞭に対で記録されていることである．解析対象のてんかん活動が小さな場合，生理的脳活動がなす磁場との分離が困難で臨床に有益な情報が得られない可能性が高い．

d．信号源と距離の関係

活動源とセンサー間の距離の2乗に反比例して磁場活動は減衰する．脳磁図が評価できる表面だけ，特に脳溝の皮質活動であり，脳深部の活動は記録できないと理解すべきである．頭囲が小さい小児例では特に考慮すべき問題である．測定時に適宜枕などを用いて解析対象としたい部位をセンサーに近づけるなどの工夫が必要である．

e．ECD 推定における諸問題

等磁場線図における磁場の適切な湧き出し，沈み込みの対を選択することは適切な信号源推定の必要条件である．磁場変化の対の一方が他方に比べて十分に記録されない場合が経験される．内側側頭葉てんかんの発作間欠時棘波などてんかん性活動を作り出す脳構造が脳磁計のヘルメットで十分にカバーされない場合に多い(**図 10-37**)．また脳磁図で捉えられる磁場はてんかん活動のみならず，生理的な脳活動も同時に記録している．解析者はどの磁場の組み合わせがてんかん活動の信号源推定に適切なのかを常に念頭に置く必要がある(**図 10-37**)．

f．ECD は数学モデルの結果にすぎない

ECD の局在，すなわちてんかんの“根源”という誤解を感じるが，ECD は数学モデルの結果にすぎない．このような誤りを避ける工夫として，筆者らは必ず①脳波，脳磁図の波形そのもの，②その活動が成す等磁場線図，③その結果として推定された ECD を患者の MRI に重ねあわせたもの，を提示している．複数のパターンのてんかん

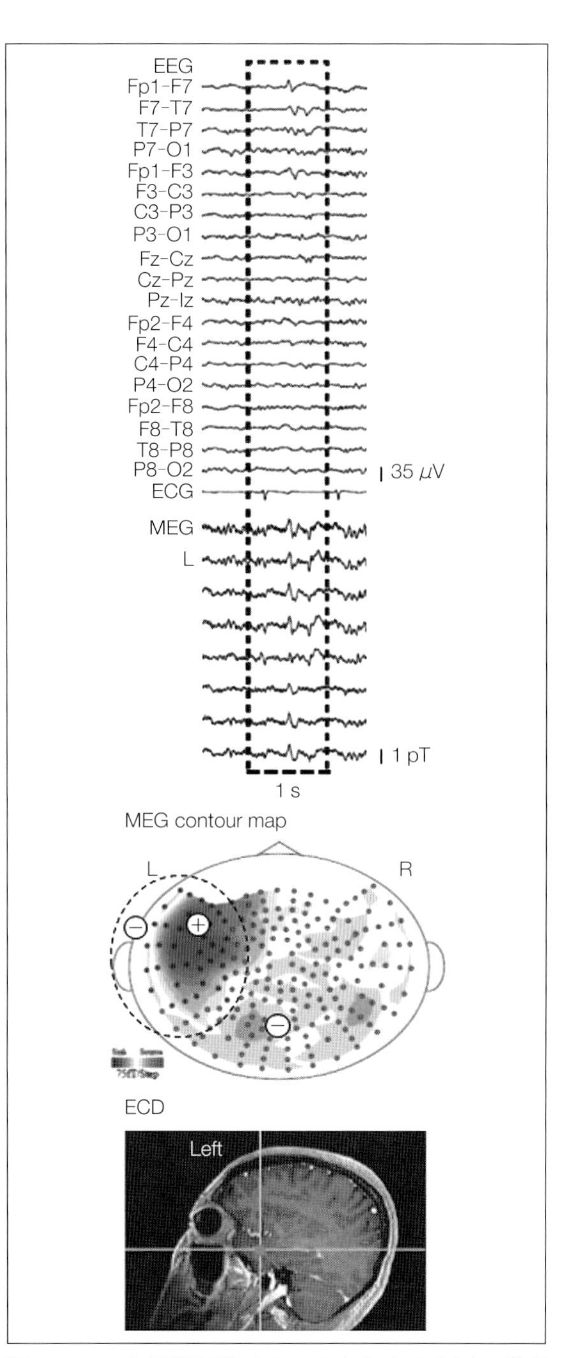

図 10-37　内側側頭葉てんかんを有する症例の脳磁図による信号源推定の実際

脳波と脳磁図の同時記録を行った内側側頭葉てんかん症例の発作間欠時活動を示す．脳波では左前頭極に最大陰性電位の鋭波を認める．脳磁図では左側頭部に明瞭な湧き出しの磁場(＋)を認めるが，対する沈み込み磁場(－)は辺縁にわずかに認めるのみである．この両者の磁場変化により，左側頭部前方水平型の ECD を推定した．なお頭頂付近にも沈み込みの磁場を認めるが，これはてんかん活動とは関係のない生理的な活動を反映したものと考えられた．

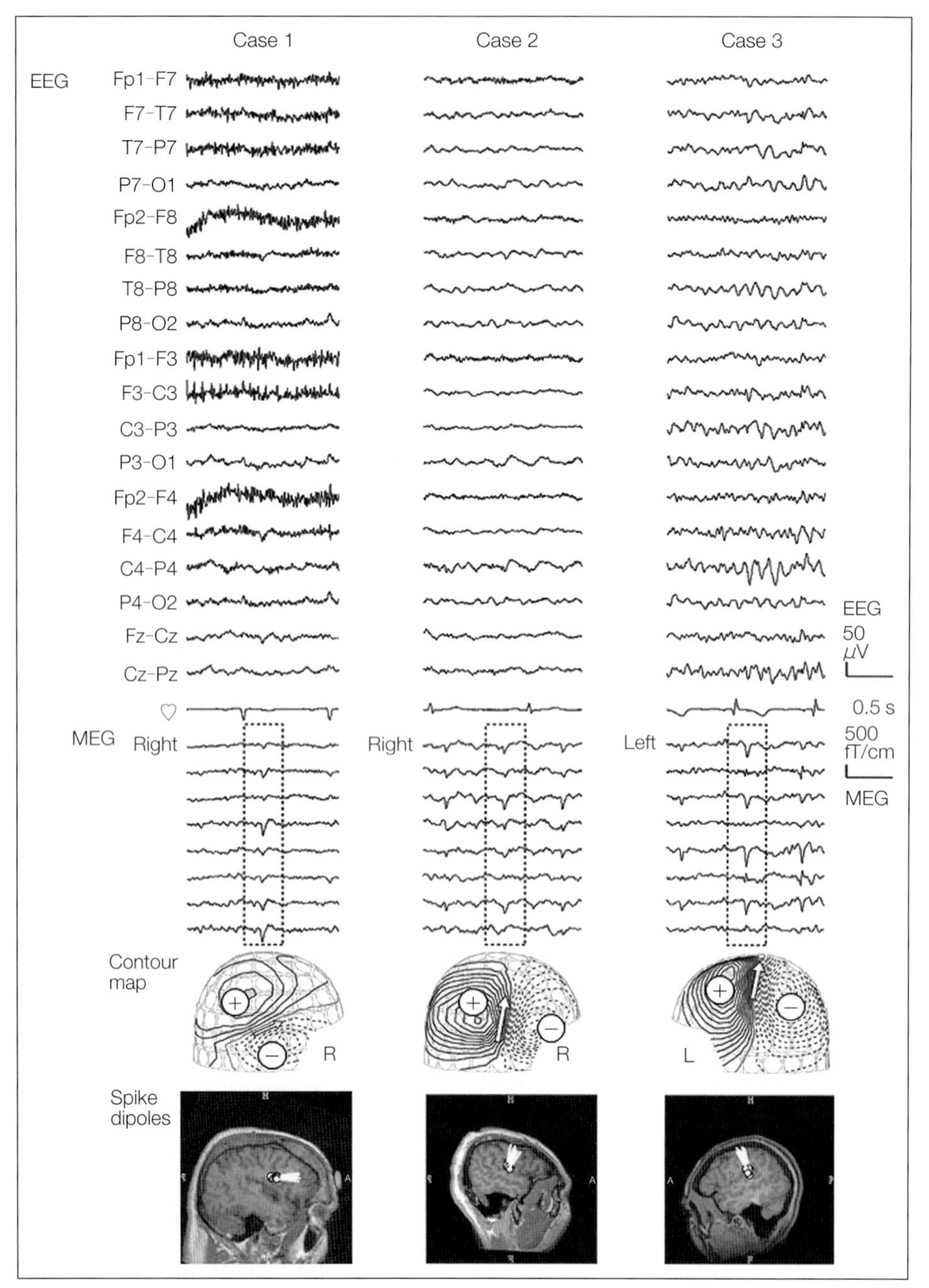

図 10-38 脳磁図においてのみてんかん活動を記録できた前頭頭頂弁蓋部てんかん症例

前頭頭頂弁蓋部にてんかん活動を認めた 3 例の脳波と脳磁図の同時記録を示す．てんかん活動は脳磁図でのみ捉えられた．Case 1 は推定された信号源領域の切除にて発作消失．Case 2 は頭蓋内電極を用いた頭蓋内脳波で脳磁図の結果に一致する所見が得られた．

（Kakisaka Y, et al: Magnetoencephalography in fronto-parietal opercular epilepsy. Epilepsy Res 102: 71-77, 2012 より）

活動が記録された場合には，それぞれに①～③を提示するようにしている．

(4) ECD 法以外の解析法

信号源を1点で表すECD法は，活動がもつであろう広がりを示すのに十分ではないと考えられている．この点を解消する解析法が最小ノルム法(minimal norm estimate)やBeamformer法といった空間フィルタとよばれる数学的手法である．その本質は，実際に測定された磁場は大脳表面に無数に存在すると仮定された電流源それぞれから発生した磁場の合計である，という考え方に要約される．対象である活動の電流分布および伝播様式を表現するのに優れるが，その臨床的有用性はまだ検証段階にある．

(5) 脳磁図の臨床的有用性

シルビウス裂を取り囲むように存在する弁蓋部はその解剖学的特徴から棘波の電流は頭皮に対して水平成分が主体であることが予想される．Kakisakaら[2)]は前頭頭頂弁蓋部に発作焦点を有するてんかん患者4例において脳磁図は脳波が捉え得なかった発作間欠時活動を記録したと報告した(**図 10-38**)．Iwasakiら[3)]は43例の難治性部分てんかん患者に脳波と脳磁図の同時記録を施行し，脳波と脳磁図の棘波の検出率を検討した．彼らはどちらか一方のみで棘波が確認される場合が多く，特に脳磁図のみで認められる棘波の割合が脳波のみで認められる棘波の割合を上回ったと報告している．脳磁図と脳波は相補的関係にあることを示す報告と理解できる[3)]．

われわれが脳磁図で捉える活動が，てんかん活動の焦点そのものではなく伝播した先の皮質の活動をみていることがあることを認識することは重要である．例えば，内側側頭葉てんかん症例における発作間欠時活動のECDは側頭葉前方に水平もしくは垂直の電流方向をもって推定されるが，これは頭皮近くの側頭葉皮質にてんかん活動が伝播しているのを捉えているにすぎない．したがってこの場合のECDの局在は発作の起源を示していないといえる．しかし内側側頭葉てんかんに特

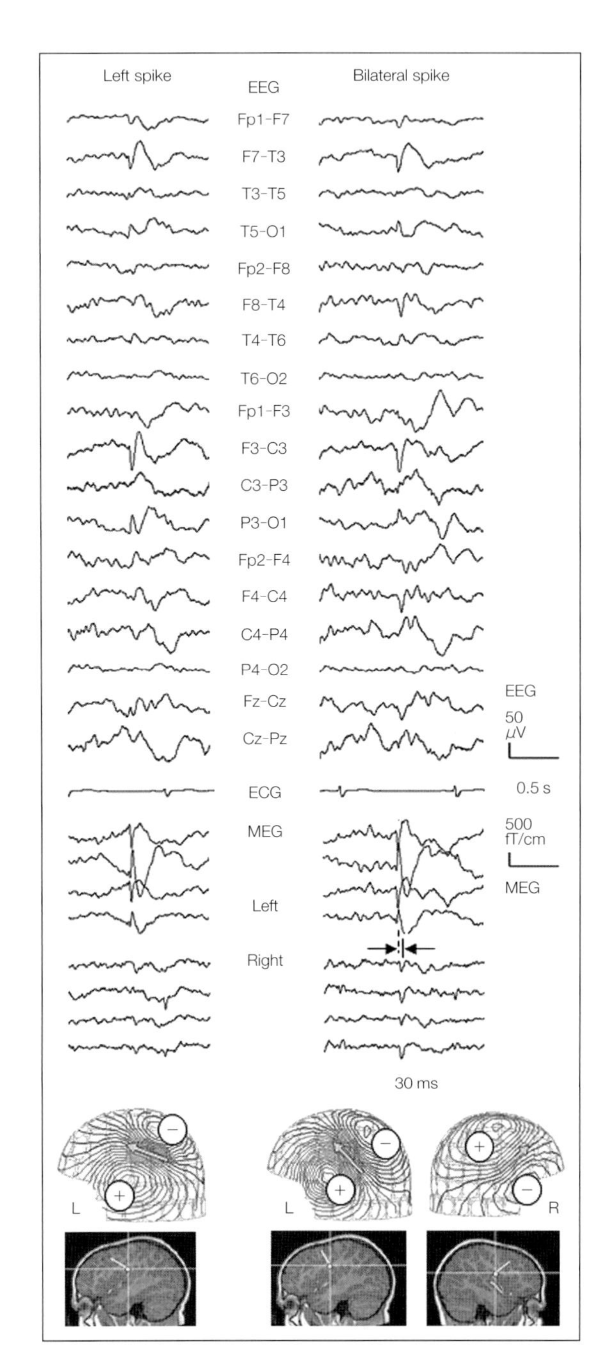

図 10-39　脳磁図による両側同期性活動の解析例
てんかん活動が両側半球に同期して記録された症例．棘波は左半球のみにみられる場合と対側にもみられる場合があった．ECDは両側の前頭葉に信号源が推定された．両側にみられる場合は，必ず左の棘波が先行した．左と右の棘波の時間差は20～30 msであった．

徴的な興奮パターンを反映していると考えられ，間接的に内側側頭葉てんかんを示唆する重要な所

見と考えてよい[4]．

両側半球にほぼ同時に存在する信号の識別・分離は脳磁図が得意とする点である（**図 10-39**）．左右の棘波の活動の時間差が 20 ms 前後の場合，脳梁経由の活動が主体と考えられ，原発側の切除や脳梁離断が奏効するとの報告がある[5]．一方で，脳梁離断が有効な群は無効群に比較し，この時間差が長い傾向（平均値 14 ms 対 5.2 ms）にあるものの，ばらつきがある（0〜78 ms）との報告もある[6]．いずれにせよ脳磁図により得られる両側の棘波の時間差はてんかん活動の成り立ちや病態を推測する重要な手がかりと考えられる[5,6]．

てんかんの局在診断において突発波の推定位置ばかりが重要視される傾向にあるが，電流方向も焦点に関する重要な情報を含んでいる．頭皮に水平な電流活動のみを捉える脳磁図と，主に頭皮に垂直な成分を捉える脳波の情報は，脳表から脳溝をなす皮質の電気的極性を知る手がかりとなる．脳波にて表面陰性のてんかん性活動を認めた場合 ECD 方向は焦点側を向くと考えると合理的である[7]．

脳磁図の特徴と限界について概説した．脳波と脳磁図は一長一短であり，それぞれの特徴を生かして同時計測を行い，相補的に利用することが求められる．

文献

1）Gloor P: Neuronal generators and the problem of localization in electroencephalography: application of volume conductor theory to electroencephalography. J Clin Neurophysiol 2: 327-354, 1985
2）Kakisaka Y, et al: Magnetoencephalography in fronto-parietal opercular epilepsy. Epilepsy Res 102: 71-77, 2012
3）Iwasaki M, et al: Detection of epileptiform activity by human interpreters: blinded comparison between electroencephalography and magnetoencephalography. Epilepsia 46: 59-68, 2005
4）Iwasaki M, et al: Surgical implications of neuromagnetic spike localization in temporal lobe epilepsy. Epilepsia 43: 415-424, 2002
5）Salayev KA, et al: Evaluation of interhemispheric time difference by magnetoencephalography before and after total callosotomy. Two case reports. Neurol Med Chir (Tokyo) 46: 136-142, 2006
6）Iwasaki M, et al: Lateralization of interictal spikes after corpus callosotomy. Clin Neurophysiol 122: 2121-2127, 2011
7）Salayev KA, et al: Spike orientation may predict epileptogenic side across cerebral sulci containing the estimated equivalent dipole. Clin Neurophysiol 117: 1836-1843, 2006

（柿坂庸介・中里信和）

9 てんかん診療におけるビデオ脳波モニタリング

てんかん診断における脳波の重要性は論を待たない（**図 10-40**）．しかし，外来ベースで実施される通常の脳波検査には種々の限界があり，確定診断に直結する所見が得られない場合も少なくない．これを補うためには，入院ベースの長時間のビデオ脳波モニタリング検査が必要だが，日本ではまだ普及度が低い．実際，米国てんかんセンター協会の施設ガイドラインでは，年間 50 件以上の実施件数を三次てんかんセンターの条件としているが[1]，日本でこの基準を満たせる施設はきわめて少ない．てんかん専門施設の多くが，診療報酬の低さや，これに起因する人員不足により，外科治療を前提とした症例のみに限定して検査を実施している．

筆者らは 2010 年に，大学病院としては国内初の「てんかん科」を標榜し，ビデオ脳波モニタリングを入院検査の核にすえた．外来診療では 10〜20 年という単位で下しえなかった確定診断がビデオ脳波モニタリングを経て実現し，手術適応の有無にかかわらず患者の運命を大きく変える場面を数多く目の当たりにしている．本項ではビデオ脳波モニタリングの具体例を提示しながら，その有用性について考えたい．

(1) 外来脳波と長時間ビデオ脳波の相違点

外来ベースの脳波検査では，覚醒，睡眠，光刺激，過呼吸などの賦活にて，通常 30 分〜1 時間で測定を終了する．この間，異常所見が検出されないことはまれならずあり，記録できても診断に決定的な所見が得られるとは限らない．また偶然に遭遇する以外では，てんかん発作そのものの記

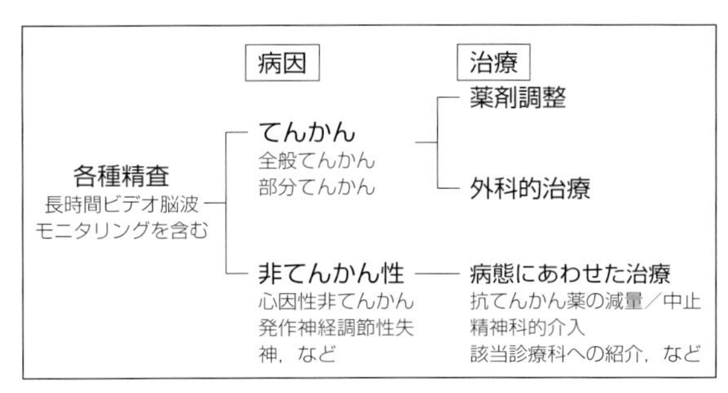

図 10-40 "難治性"発作を有する患者の病因と治療の概略

録は不可能である．脳波抜きのビデオ映像単独や，ビデオ抜きの脳波所見単独では，たとえ発作が記録されたとしても正しい診断が下せるとは限らないため，てんかんの発作型と局在診断にはビデオと脳波所見の同時計測が理想的である．

(2) 長時間ビデオ脳波モニタリングの設備

ビデオ脳波モニタリングは，てんかんモニタリングユニット(epilepsy monitoring unit；EMU)で記録される．EMUでは専用の病室を用い，脳波，赤外線を含むビデオ，心電図を同時記録する．さらに，全データを保存するサーバー，判読および解析用のコンピュータおよびそれらをつなぐネットワークが必要となる[2)]．

(3) EMU の人員配置

EMUでは看護師，脳波技師，医師らが，発作時の対応やデータの解析と判読にあたるが，それぞれ高い専門性が要求されるためスタッフの養成には時間を要する．しかし国内の多くの施設では，診療報酬が不十分なこともあり，スタッフ不足がEMU運営のボトルネックとなっている．そこで筆者らは開設時において，脳波技師の増員を最重要課題と位置づけた．2014年4月現在，EMU 4床に対し常時5～7人の脳波技師が測定と解析を受けもっている．脳波技師は脳波判読症例数を重ねることと週単位の勉強会によって判読能力が向上するため，新卒でも半年程度で全記録をスクリーニング的に判読し，所見を要約・分類化することが可能になっている．これにより，最終判読を担当する医師の負担は軽減され，EMU全体の運用に好影響をもたらしている．

(4) EMU の運用

EMUの効率的運営のために，筆者らは入院日数を原則2週間に固定し，各種検査を規格化したパスを運用している．毎週月曜もしくは火曜に，男女各2人ずつ計4人の新規入院がある．患者は入院初日より4日間のビデオ脳波モニタリングを受ける．必要に応じて上級医の判断により，抗てんかん薬の減量や断眠負荷を加える場合がある．ビデオ脳波モニタリング終了後は一般病床に移動し，MRI，FDG-PETなどの画像検査や神経心理学的検査を行う．翌週には脳波モニタリング用病床に新たな4人が入院する．平日は8人の患者が入院しているペースで，効率的に多くの患者の包括的検査が可能となる．入院予約はスタッフ医師がカレンダーを共用して行うため，高い病床充足率が維持されている．

(5) 症例供覧

ビデオ脳波モニタリングは真のてんかん症例の正確な診断のみならず非てんかん発作の診断においても決定的な役割を有することがある．以下に筆者らがビデオ脳波モニタリングで経験した2症例を提示する．

症例

熱性けいれんの既往をもつ26歳の右利き女性．10歳時に発症した発作が現在まで続いている．発作は，漠然とした頭部違和感や心窩部不快感が先行し，口部自動症を伴う意識減損に至る．二次性全般化の既往はない．12歳時，近医小児科にて，脳波で左側頭部の棘波を指摘されカルバマゼピンが開始された．以後，フェノバルビタール，クロバザム，ゾニサミド，ラモトリギン，トピラマート，バルプロ酸などを投与されたが，現在も発作は週単位で持続しており，25歳時に当科紹介となった．入院時はカルバマゼピン650 mg/日とバルプロ酸400 mg/日を服用していた．

入院時に神経学的異常はなかった．神経心理学的検査では，知的機能はほぼ正常だが記銘力の全

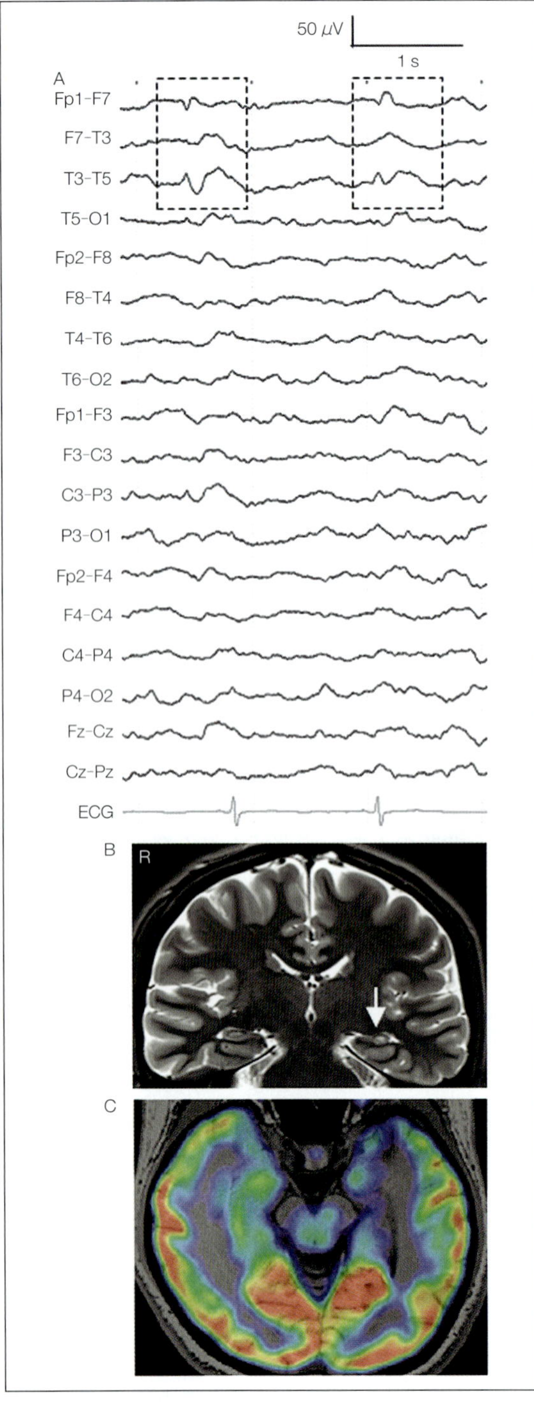

図 10-41　発作間欠時脳波・頭部 MRI ならびに FDG-PET 所見（症例 1）

A：発作間欠時には左前側頭部に低振幅の鋭波を認める．
B：T2 強調冠状断で左海馬の萎縮ならびに高信号を認める（矢印）．
C：左海馬から側頭葉先端部にかけての集積低下を認める．

般的軽度低下を認めた．

脳波は背景活動に異常なく，発作間欠時に左前側頭部に低振幅鋭波を認めた（**図 10-41A**）．前兆に始まり口部自動症を特徴とする発作が捉えられ，脳波では左側頭部の律動波を伴っていた．MRI では左海馬の萎縮と T2 強調および FLAIR 画像で高信号変化を認めた（**図 10-41B**）．FDG-PET では，左の海馬から側頭葉先端部にかけての代謝低下を認めた（**図 10-41C**）．

以上の結果から，左海馬硬化症を伴う左内側側頭葉てんかんとして，左側の選択的扁桃体海馬切除術を施行した．病理組織で海馬硬化が確認された．現在，術後 6 か月を経過し発作は消失している．

本症例のような海馬硬化を伴う典型的内側側頭葉てんかんでは薬剤抵抗性の症例も少なくないが，外科的治療によりその約 70～80% において長期の発作消失が期待される[3]．一般に，てんかんの外科的治療の目安は，適切な抗てんかん薬を 2 剤以上 2 年間用いても発作が抑制されない場合とされているが，内側側頭葉てんかんでは，より早期の外科治療も推奨されており，薬剤抵抗性が考えられる場合は早い段階でのビデオ脳波モニタリングを行うべきである．

症例

特記すべき既往および家族歴のない 23 歳の右利き女性．10 歳時より「血の気が引く感じ」に始まり意識を失い転倒，四肢硬直させる発作が出現．精神的不安・緊張状態にて発作が出現しやすい傾向がみられた．発作頻度は年数回～月 1 回とばらつきがあるが，当科初診時まで残存していた．これまで他院の脳波では異常を指摘されたことはなかった．EMU 入院時は抗てんかん薬を服用していなかった．

入院時に神経学的異常はなかった．神経心理学的検査でも，知的機能は正常だった．

脳波は背景活動に異常なく，発作間欠時にもてんかん性異常を認めなかった．回診でベッドから起き上がり，医師との会話で緊張した直後に，「血の気が引く感じ」から意識消失と四肢を硬直

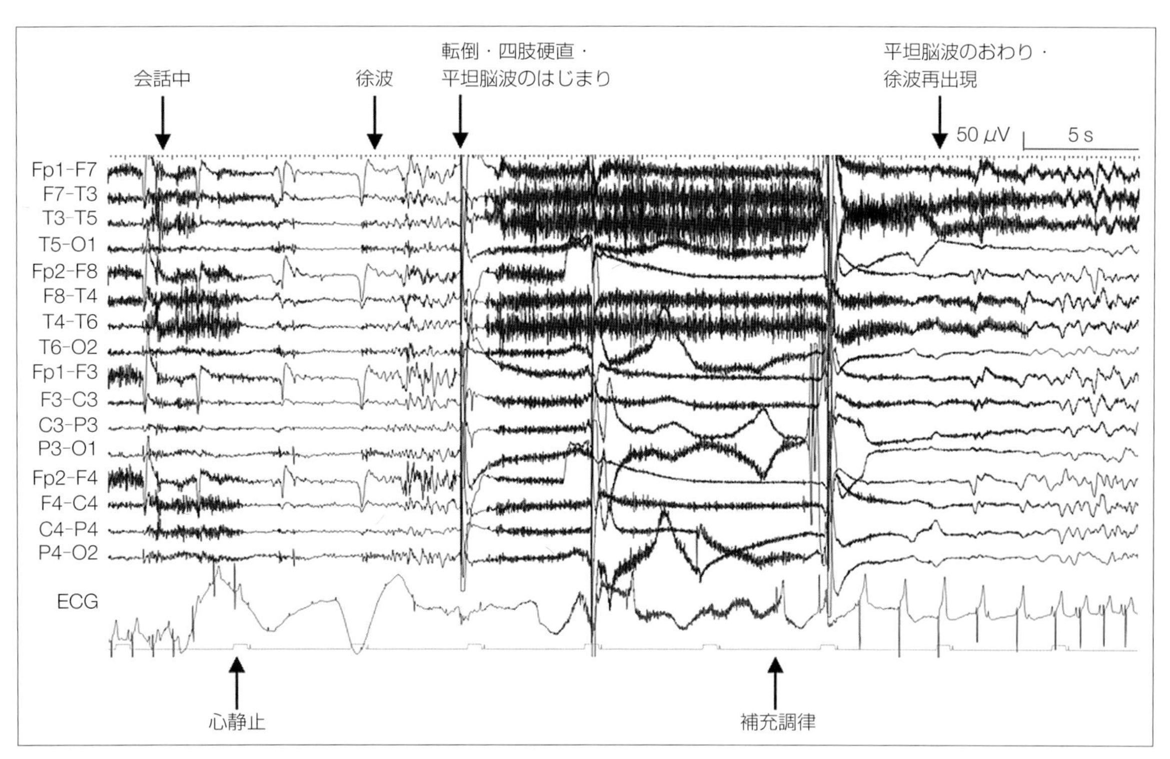

図 10-42 意識消失・四肢硬直時の脳波ならびに心拍変化(症例 2)
心静止の出現後，脳波上全般性徐波とそれに引き続く平坦脳波を認める．患者は「血の気が引く」感じを経て，意識消失と転倒，さらには四肢硬直へ至った．

させる発作が出現した．心電図上は房室ブロックおよびそれに引き続く心静止が確認された．心静止出現から約 6 秒で，脳波は全般性に徐波化しさらに 3 秒後の転倒と同時に脳波は平坦化した(**図 10-42**)．MRI および FDG-PET に異常を認めなかった．

診断・経過：神経調節性失神として循環器科に転科した．

考察：本症例においてビデオ脳波モニタリングは，神経調節性失神[4]の診断に重要な役割を果たした．一般に非てんかん性発作をきたす疾患としては，心因性非てんかん発作(psychogenic non-epileptic seizure；PNES)が知られている[5]が，本症例はビデオ脳波モニタリングが PNES 以外の非てんかん発作においても診断に重要な情報をもたらすことを示した．

長時間ビデオ脳波モニタリングに関する診療報酬は，2010 年 4 月より，1 日あたり 700 点が付与されている．しかし EMU 運営における安全性の確保や，解析の効率化においては，まだ不十分といわざるを得ない．本検査の実施で，難治てんかんと診断されていた症例の 2〜3 割においててんかんが否定されるため，外科治療のみならず，長い年月にわたる薬物治療すら回避できることになる．医療経済学的観点からも，EMU はもっと広く普及されるべきであろう．

文献

1) Labiner DM, et al: Essential services, personnel, and facilities in specialized epilepsy centers-Revised 2010 guidelines. Epilepsia 51: 2322-2333, 2010
2) Engel J Jr, et al: Long-term monitoring for epilepsy. Report of an IFCN committee. Electroencephalogr Clin Neurophysiol 87: 437-458, 1993
3) Wiebe S, et al: A randomized, controlled trial of surgery for temporal-lobe epilepsy. N Engl J Med 345: 311-318, 2001
4) van Dijk JG, et al: The semiology of tilt-induced reflex syncope in relation to electroencephalographic

changes. Brain 137: 576-585, 2014
5）Benbadis SR: Chapter 39, Psychogenic nonepileptic attacks. In: Wyllie E, et al, eds: Treatment of epilepsy. Principles and practice. 5 th ed. pp486-494, Lippincott Williams & Wilkins, Philadelphia: 2001

（柿坂庸介・中里信和）

10 より侵襲度の高い脳波記録（蝶形骨誘導，卵円孔誘導，硬膜外電極）

脳波検査の目的の1つに，手術の適応評価がある．通常の国際標準10-20法[1]の頭皮上電極がカバーしているのは大脳半球の外側表面のみであり，てんかん外科手術で頻度の多い側頭葉てんかんの焦点検索には不十分である．本項では，側頭葉の内側構造に接近する工夫として，現在，最も実用的な方法である蝶形骨誘導を中心に解説する．また，本邦ではほとんど用いられていないが，蝶形骨誘導と硬膜下電極の中間（intermediate）あるいは半侵襲的（semi-invasive）な方法として位置づけられる卵円孔誘導[2]，さらに，頭蓋内電極の1つである硬膜外電極についても簡単に述べる．

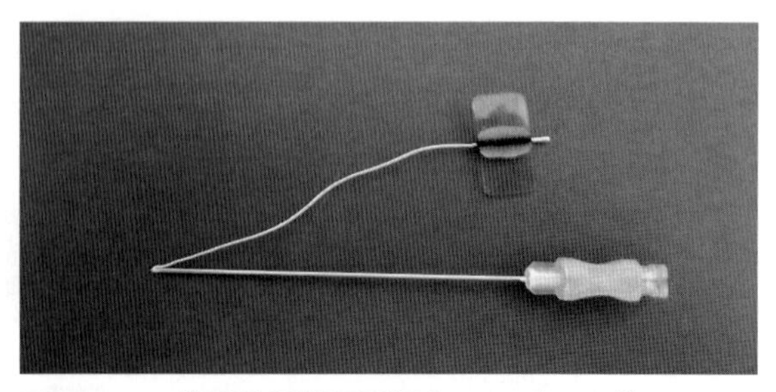

図 10-43　蝶形骨誘導用電極とルンバール針
図の電極は，銀線をテフロンでコーティングした直径0.3 mmの翼つき電極で，コーティングのない先端部分は塩化銀処理がほどこしてある．ほかに，7本のステンレスチールを縒ったものをテフロンでコーティングした電極もある．前者は分極しにくいため安定した記録がしやすく，後者は縒ってあるため破損しにくい．

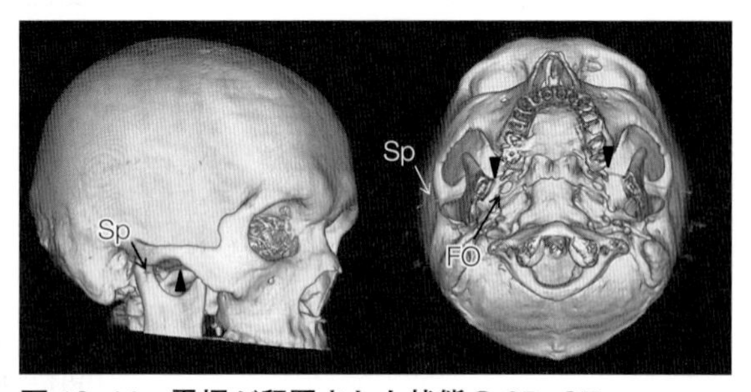

図 10-44　電極が留置された状態の 3D-CT
Sp：電極と先端部（矢頭），FO：卵円孔．左側では卵円孔のやや前方に留置されている．

(1) 蝶形骨誘導

a．挿入方法

現在用いられている電極には種々のものがある（**図 10-43**）．頬骨弓，および下顎骨の筋突起と関節突起で形成される三角部を触知し，ルンバール針あるいはカテラン針をガイドとして，頬骨弓下縁のやや下方から挿入する（**図 10-44**）．折り曲げた電極先端を，22Gのルンバール針にかけて挿入するが（**図 10-43**），中継リード用の端子ピンがないものでは，そのままルンバール針に通すこともできる．下顎神経への侵害痛をマスクしてしまう可能性があるので，卵円孔付近の深部までの局所麻酔は行わない[3]．深さ4～5 cmで中頭蓋窩底にあたる（**図 10-44**）．この方法を最初に報告したJonesは，卵円孔すぐ外側の頭蓋底を刺入のターゲットとしている[4]．卵円孔自体に到達するには，ルンバール針を刺入部から水平面で約10° 上方，冠状面に対して10° 後方に向ける[3]．卵円孔に当たると下顎神経由来の歯痛[3]や髄液が流出することがある[5]ので，blindで行う場合には，刺入の方向を，冠状面に対して後方に向けず，平行かやや前方に向けるとよい．X線透視下で，卵円孔の直下に厳密に電極先端を置く方法もある[6,7]．

b．適応と限界

最もよい適応は内側側頭葉てんかんである．側頭葉底部～先端部のてんかん放電記録にすぐれており，前頭葉底部眼窩回後方由来の活動も記録できるとされる[8]．通常の頭皮上電極が記録できるのは，上～中側頭回由来の活動であるので，蝶形骨誘導は相補的な役割がある[8]．術前に側頭葉てんかんが疑われた症例のうち，蝶形骨誘導の併用で，どれくらい頭蓋内脳波をスキップできたかを検討した報告がある[9]．頭皮上脳波に対する付加価値の最も高かったのは，一側海馬硬化を示す症

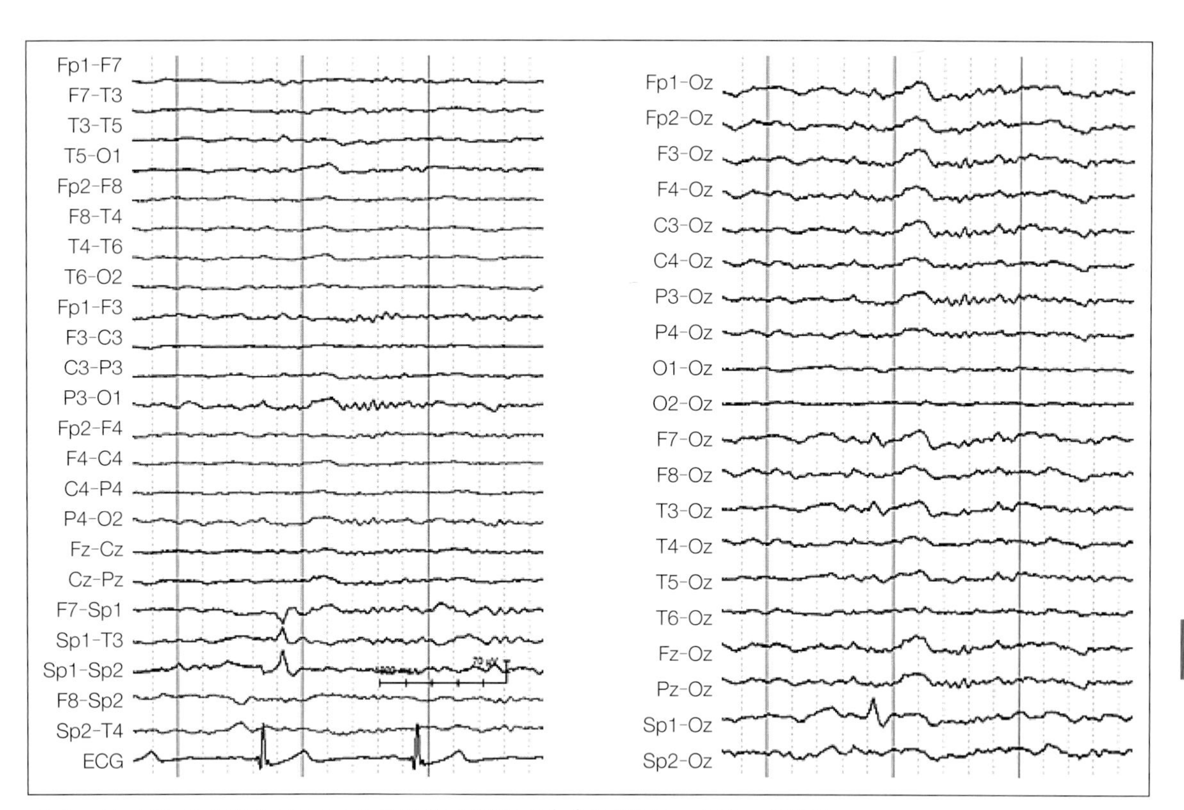

図 10-45 徘徊を主訴とする 60 歳代男性の長時間ビデオ脳波モニタリング記録
発作間欠期に，左蝶形骨誘導(Sp1)で最大振幅の鋭波を認め，側頭葉てんかんの診断を得た．

例であるが，両側海馬硬化症例における側方性診断に対しても有用であった．一方，normal MRI/temporal plus epilepsy における診断的寄与は乏しい結果であった[9]．

● 10-20 標準法との比較

発作間欠期・発作時のいずれにおいても有用性が高い[8]．蝶形骨誘導に，局所的に際立った発作間欠期鋭波の検出率が高く(**図 10-45**)，診断に有用である[10]．Ives らによる発作時脳波の比較検討[11]では，全発作の 19% では，蝶形骨誘導のみに異常が認められ，発作起始の 70% では，頭皮上脳波よりも 5 秒以上早く発作が確認されている．

● 非標準法電極との比較

“anterior (or basal) temporal electrodes：T1/T2” (Silverman's electrodes)[12]や，蝶形骨誘導の刺入部からわずかに皮下に挿入した“mini-sphenoidals”電極[13]なども内側側頭葉てんかんに対する工夫として推奨されてきた．蝶形骨誘導と比較してどちらが有用なのか，いまだ議論に決着はついていない[8, 14]．もしこれらに差がなければ，T1/T2 電極が侵襲性からみて有利であろう．Binnie によれば[14]，蝶形骨誘導のほうが，発作間欠期棘波の振幅は 20～40% 高く，症例によっては，発作の起始をより早く捉えることができるが，その検出率の違いは 5% に満たないという．しかし，このように差がないのは，blind 操作による蝶形骨誘導留置のずれが原因とする報告もある[6, 7]．X 線透視下で，厳密に電極を留置すれば，発作焦点診断において症例数で約 1.5 倍に精度が上がるといわれている[7]．

c．合併症

合併症はまれである．一過性の顔面痛や咀嚼時の痛みが比較的多いもので，まれに，一過性顔面神経麻痺や下顎後方の血腫などの報告がある[3, 9]．Ives らは 100 例以上の長時間ビデオ脳波モニタリングにおいて，1 例に電極ワイヤが離断し遺残

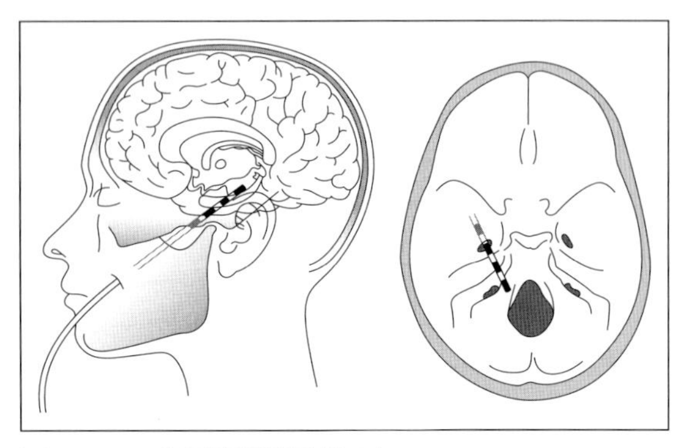

図 10-46　卵円孔誘導電極のシェーマ
卵円孔の直下，頭蓋外部分は蝶形骨誘導の位置に相当する．
(Spencer SS, et al: Invasive EEG in presurgical evaluation of epilepsy. In: Shorvon S, et al, eds: The Treatment of Epilepsy. Third edition. pp767-798, Wily-Blackwell, Oxford, 2009 より一部改変して引用)

した症例を経験している．組織内からは取り出してないが，その後問題は起こっていない[15]．咬筋を貫通し，食事・会話で常に消耗している細い電極の耐用性に留意する必要がある．三原らは[5]，1 週間以上の留置は控えるべきとしている．

(2) 卵円孔誘導

a．挿入方法

1985 年に Wieser らによって報告された方法[16]である．最大 10 極の細い電極を経皮的に頬から挿入し，卵円孔を通って頭蓋内の迂回槽近傍に留置する[16,17] (**図 10-46**)．卵円孔への到達方法は，経皮的三叉神経根切断術に準じて行われているが，本邦ではほとんど用いられていない．当初は，局所麻酔で行われていたが，最近では全身麻酔下，X 線透視ガイドで挿入されている[18-20]．

b．適応と限界

適応は，内側側頭葉てんかんである．側頭葉底部～内側からの発作記録に優れており，頭皮上電極と併用する[16]．信号雑音比は，蝶形骨誘導よりも優れているという[16,19]．Velasco らによれば[19]，頭皮上脳波(蝶形骨誘導含む)で側方性診断ができない海馬硬化を有する側頭葉てんかん症例で，卵円孔誘導の併用により，さらに 60% の患者で診断が可能であった．海馬硬化でない側からの発作発射を示すような場合に，特に有用性が高かったという[19]．頭蓋内に留置される電極は，むしろ海馬の後部に位置するため[17,21] (**図 10-46**)，特に海馬後方からの発作記録に優れているのかもしれない[2]．一方，normal MRI 症例における有用性はないという報告もある[22]．深部電極と同様に，感度分布に限界があるため，内側側頭葉以外からの発作の伝搬を false localizing してしまう可能性がある[2]．

c．合併症

顔面痛や三叉神経領域の感覚鈍麻が比較的多いもので，まれに髄膜炎，顎関節障害やくも膜下出血がみられるが，ほとんど一過性のものである[19,20]．卵円孔誘導を 2 回用いた術前検査の 4 症例中 2 例で脳幹損傷が認められ，再評価には適さないとする報告もある[23]．

(3) 硬膜外電極

a．挿入方法

硬膜外電極には種々のものがある[17]．格子(grid)型や帯状(strip)型のものでは，硬膜下電極と同様に開頭し，開頭範囲内の硬膜外に留置する．burr hole 経由でも留置できる[17,24,25]．開頭縁の硬膜をいったん，切離・縫合しておくと，電極と硬膜間の血腫形成や機能マッピング時の硬膜痛が予防できる[24]．ほかに，マッシュルーム型の peg electrode がある．頭皮を小切開し直下の頭蓋に小さな孔を設け，栓(peg)のような電極で塞いで脳波を記録するものである[17,24]．この電極は局所麻酔下でも設置可能である．

b．適応と限界

術後の症例などで，脳表と硬膜の癒着により硬膜下電極設置ができない症例に適応がある[24]．ただし，頭蓋底や半球間裂領域に焦点が疑われるものには適さない[23]．一方，peg electrode の元来の目的は，硬膜下電極設置範囲の絞り込みにも困難な症例や，ある領域からの発作発射を否定するための見張り“sentinel”として，である[17]．しかし，探り“fishing expedition”を入れるには設置に制限があること，直下の脳表がみえないなど設置精度の問題もあり，その使用頻度は減少しつつある[17, 20]．

c．合併症

重篤な出血や感染はまれである．電極留置に伴う脳挫傷や脳出血などの報告がある[17, 20]．

文献

1）Jasper HH: The ten-twenty electrode system of the International Federation. Electroencephalogr Clin Neurophysiol 10: 371-375, 1958
2）Holmes MD: Neurophysiological studies in the epilepsy presurgical evaluation. In Miller JW, et al, eds: Epilepsy Surgery. Principles and Controversies. pp247-269, Taylor & Francis, New York, 2006
3）King DW, et al: Techniques and applications of sphenoidal recording. J Clin Neurophysiol 3: 51-65, 1986
4）Jones DP: Recording of the basal electroencephalogram with sphenoidal needle electrodes. Electroencephalogr Clin Neurophysiol 3: 100, 1951
5）三原忠紘，他：外科てんかん学入門．pp49-56，創造出版，2008
6）Kanner AM, et al: The utility of placing sphenoidal electrodes under the foramen ovale with fluoroscopic guidance. J Clin Neurophysiol 12: 72-81, 1995
7）Kanner AM: Sphenoidal electrodes. In Miller JW, et al, eds: Epilepsy Surgery. Principles and Controversies. pp270-274, Taylor & Francis, New York, 2006
8）Schomer DL: The sphenoidal electrode: myth and reality. Epilepsy Behav 4: 192-197, 2003
9）Cherian A, et al: Do sphenoidal electrodes aid in surgical decision making in drug resistant temporal lobe epilepsy? Clin Neurophysiol 123: 463-470, 2012
10）Morris III HH, et al: Can sharp waves localized at the sphenoidal electrode accurately identify a mesiotemporal epileptogenic focus? Epilepsia 30: 532-539, 1989
11）Ives JR, et al: Comparison of coronal sphenoidal versus standard anteroposterior temporal montage in the EEG recording of temporal lobe seizures. Electroencephalogr Clin Neurophysiol 98: 417-421, 1996
12）Silverman D, et al: The anterior temporal electrode and the ten-twenty system. Electroencephalogr Clin Neurophysiol 12: 735-737, 1960
13）Laxer H: Mini-sphenoidal electrodes in the investigation of seizures. Electroencephalogr Clin Neurophysiol 58: 127-129, 1984
14）Binnie CD: Sphenoidal electrodes have limited value. In Miller JW, et al, eds: Epilepsy Surgery. Principles and Controversies. pp275-279, Taylor & Francis, New York, 2006
15）Ives JR, et al: New sphenoidal electrode assembly to permit long-term monitoring of the patient's ictal or interictal EEG. Electroencephalogr Clin Neurophysiol 42: 575-580, 1977
16）Wieser HG, et al: The ‘foramen ovale electrode’: a new recording method for the preoperative evaluation of patients suffering from mesio-basal temporal lobe epilepsy. Electroencephalogr Clin Neurophysiol 61: 314-322, 1985
17）Spencer SS, et al: Invasive EEG in presurgical evaluation of epilepsy. In: Shorvon S, et al, eds: The Treatment of Epilepsy. Third edition. pp767-798, Wily-Blackwell, Oxford, 2009
18）Beleza P, et al: Epidural and foramen-ovale electrodes in the diagnostic evaluation of patients considered for epilepsy surgery. Epileptic Disord 12: 48-53, 2010
19）Velasco TR, et al: Foramen ovale electrodes can identify a focal seizure onset when surface EEG fails in mesial temporal lobe epilepsy. Epilepsia 47: 1300-1307, 2006
20）Wieser HG: Foramen ovale and peg electrodes. In: Engel J JR, et al, eds: Epilepsy A comprehensive textbook. pp1779-1789, Wolters Kluwer/Lippincott Williams & Wilkins, Philadelphia, 2008
21）三原忠紘，他：外科てんかん学入門．pp73-77，創造出版，2008
22）Weishmann U, et al: Foramen ovale recordings: a presurgical investigation in epilepsy. Eur Neurol 49: 3-7, 2003
23）Schüler P, et al: Brain-stem lesions in the course of a presurgical re-evaluation by foramen ovale electrodes in temporal lobe epilepsy. Electroencephalogr Clin Neurophysiol 86: 301-302, 1993
24）Arroyo S, et al: Subdural and epidural grids and strips. In: Engel J Jr, ed: Surgical Treatment of the Epilepsies. pp377-386, Raven Press, New York, 1993
25）Goldring S, et al: Surgical management using epidural recordings to localize the seizure focus: review of 100 cases. Neurosurgery 60: 457-466, 1984

（飯田幸治）

11 頭蓋内電極によるてんかん波の記録（深部電極）

てんかん原性領域とは，てんかん発作を惹起する領域であり，その除去または離断は発作からの解放にとって必要にして十分である，と定義される[1]．これは，術後に発作が止まった場合に初めて，切除範囲のなかにてんかん原性領域が含まれていたことがわかる，という仮想の領域であり，術前にこれを正確に同定する手段はない．このてんかん原性領域と関連した5つの領域として，irritative zone, seizure onset zone, functional deficit zone, epileptogenic lesion, symptomatogenic zoneが挙げられる．種々の検索手段から得られたこれら5つの領域の情報から，てんかん原性領域を推定する．頭蓋内脳波では，irritative zoneおよびseizure onset zoneを明らかにできると期待される．

irritative zoneとは棘波もしくは鋭波を生起する領域であり，通常てんかん原性領域と重なるが，それよりも広く，発作を止めるためにirritative zoneをすべて切除する必要はないことが多い．pathologicな領域とnon pathologicな領域の双方を含んでいると考えられる．

seizure onset zoneとは発作発射が起始する皮質領域であり，領域的にはirritative zoneに含まれていることが多い．seizure onset zoneはてんかん原性領域と同義ではない．手術の際にはseizure onset zoneは切除されることが多いが，seizure onset zoneを完全に切除しても発作が抑制されるとは限らない．

(1) 適応

慢性頭蓋内脳波記録では，irritative zoneに加え，seizure onset zoneが捉えられることが期待され，また，皮質電気刺激や誘発電位による脳機能マッピングを行うことができる．しかし，電極留置には手術操作を必要とし，無視し得ない合併症のリスクもあるので，非侵襲的検索の結果を踏まえ，リスク・ベネフィットをよく勘案してその適応を判断する．

海馬硬化を伴う内側側頭葉てんかんでは頭蓋内脳波は省略しうることが多い．側頭葉の内側構造を画一的に除去する扁桃体海馬切除術や側頭葉前部切除術によって優れた発作予後が得られることが実証されており，症例によっててんかん原性の拡がりに多少の違いがあっても，切除範囲に含まれていると考えられる．内側側頭葉てんかんで頭蓋内脳波を行ったほうがよいのは，①発作の起始側が明らかでない，②左右から発作発射が独立して起始する，③てんかん原性領域が外側皮質にも及んでいると考えられる，などの場合である．

新皮質てんかんでは，基本的には頭蓋内脳波を行ってから裁断的切除を行うのがよいとされてきた．しかし，MRIをはじめとする画像診断の進歩により，頭蓋内脳波の適応は減少している．MRIでてんかん原性と考えられる器質病変が認められ，その周辺にてんかん原性が推定され，切除範囲が機能野に及ばないと考えられる症例では頭蓋内脳波を省略しうる場合が多い．しかし，てんかん原性が画像病変よりも広範な症例や，多発病変の症例，具体的には，髄膜脳炎後，結節性硬化症，外傷後，皮質形成異常などの症例では，臨床症候・脳波，画像所見が大まかに一致していても，頭蓋内脳波を行ったほうがよい場合が多いと考えられる[2)]．

dual pathology（二重病理）の症例では，海馬硬化，器質病変のいずれか，あるいは双方がてんかん原性を有するのかを確認するために慢性頭蓋内脳波が行われることがある．MRIで明らかな器質病変を認めない症例では頭蓋内脳波を省略できない．

頭蓋内脳波検査は，探索的な目的で行ってはならない．非侵襲的な検索の結果から，発作の起始・拡延についての仮説を立て，それを立証する目的で行うものである．

(2) 電極

主に用いられるのは硬膜下電極と脳内電極である（**図10-47**）．それぞれ利点，限界があり，理想的には，症例，目的などによってこれらを使い分けるのがよい．

a．硬膜下電極

通常最もよく用いられる．広範な皮質領域をカバーでき，皮質の機能マッピングにも適している．カバーする皮質領域により，グリッド型あるいはストリップ型の電極を使用する．通常，開頭して留置するが，ストリップ型のものは穿頭孔からも留置可能である．海馬自体への留置はできないが，側頭葉底部内側の海馬傍回まで十分深く挿

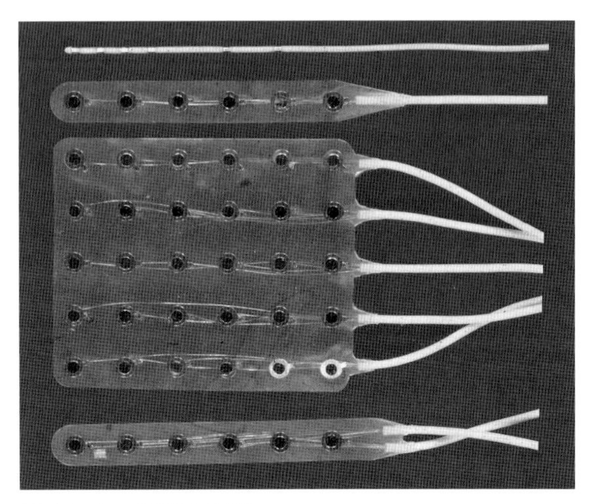

図 10-47 頭蓋内電極
最上段が脳内電極．上から２番目はストリップ型の硬膜下電極．上から３番目はグリッド型の硬膜下電極．最下段は張り合わせ型の硬膜下電極で，大脳半球間裂面などに留置される．

入することにより海馬の電極の代用とすることがある．また，シルビウス裂を開放して島皮質上に硬膜下電極を留置することも可能であるが，侵襲的であり実際に施行されることは少ない．

大脳半球間裂面では，張り合わせのストリップ電極を用いることにより，対側半球の内側面からも大脳鎌を介して記録可能である．

脳表面に現れている皮質領域は，皮質領域全体の約 1/3 程度かそれ以下と考えられており，空間的サンプリングの限界を認識する必要がある．

b．脳内電極（深部電極）

海馬，脳室周囲の異所性灰白質などの深部構造からの記録に用いられる．また，同じく硬膜下電極の留置が困難な脳溝底部の領域，弁蓋部領域，島皮質，帯状回，前頭葉の眼窩回の後方の領域などにも用いられる．硬膜下電極による検索でてんかん原性が同定できなかった症例，両側大脳半球を検索する必要のある症例，また，MRI で異常を認めず機能的ネットワーク（辺縁系など）の関与が示唆される症例なども適応となりうる[3]．留置には従来，フレームを装着しての定位的手法が用いられてきたが，近年はニューロナビゲーションシステムやロボットガイドを用いたフレームレスの方法も用いられるようになってきている[3,4]．脳表は十分カバーできず，皮質の機能マッピングには適していない．まれではあるが出血のリスクを伴う．

側頭葉てんかん，脳溝の深部に存在する皮質形成異常，dual pathology（二重病理）の症例などでは，硬膜下電極と脳内電極の併用留置が有用な場合がある．

(3) 術中皮質脳波

利点としては，術中に電極を動かすことができること，慢性頭蓋内脳波に比べて侵襲が少ないこと，切除後にも記録ができることなどが挙げられる．

欠点としては，術中の短時間の記録であること，記録部位はほとんど開頭野内に限られること，発作間欠期の所見のみであり発作時記録はできないこと，麻酔の影響を受けること，などがある．術中皮質脳波を有効なものとするには，非侵襲的な術前評価でてんかん原性領域が十分絞り込まれていなければならない．

皮質形成異常では比較的特徴的な皮質脳波所見（continuous epileptiform discharges；CEDs）が知られており，CEDs を指標とした切除を行うことがある．その他の病因における術中皮質脳波の有用性は明らかではない．

(4) 電極留意術の方法，合併症

側頭葉内側底部に硬膜下電極を用いる際は，先端の電極が海馬傍回上に留置される必要がある．透視下側面像で斜台の少し後ろをねらうと最適部位に留置しやすい．ストリップ型よりも２列のグリッド型が挿入しやすい．前頭葉底部に硬膜下電極を留置する際も同様に２列のグリッド型が挿入しやすい．側頭葉内側底部には熊手型の硬膜下電極が用いられることもある．

硬膜は密に縫合し，術後の髄液漏を防止する．術中にデジタルカメラで写真を撮影することは，電極と脳回の関係を明確にするうえで重要であり，最終的な切除の際に役立つ．留置術後には頭部単純写真をとる．また，術後の CT と術前の

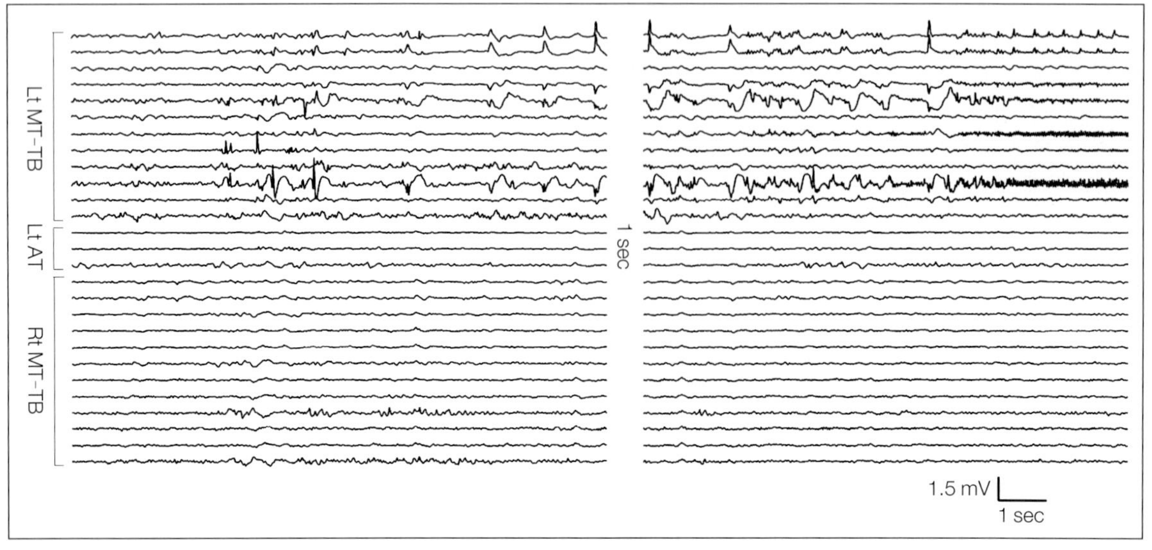

図 10-48　内側側頭葉てんかんにおける複雑部分発作時の頭蓋内脳波

左海馬硬化を伴う内側側頭葉てんかんの患者の複雑部分発作の際の発作時脳波．左側頭葉内側に棘波が断続的に出現した後，低振幅速波が出現．臨床的には，その約 10 秒後に前兆を感じてボタンを押している．

Lt：left，Rt：right，MT：mesial temporal，TB：temporal base，AT：anterior temporal

3DMRI を重ね合わせることにより電極と脳回の位置関係が把握できる．

通常，留置術後翌日あるいは 2～3 日後からビデオ脳波記録を開始して，患者の発作頻度に応じて，約 1～2 週間の記録を行う．記録期間中に，自発発作の捕捉，および皮質電気刺激と誘発電位による脳機能マッピングを行う．必要に応じて抗てんかん薬の減量を行う．電極導出部からの感染をきたさないよう注意が必要である．

主な合併症は，電極留置術による頭蓋内出血と，電極の慢性留置による感染である．多くの電極を留置し，また，留置期間が長くなると，合併症の危険が増大する[5]．最近の Hader らによるレビューによると，マイナーな合併症の頻度は 7.7%，重大な，あるいは永続的な合併症の頻度は 0.6% であった[6]．

(5) 判読の要点

正常パターンが知られている頭皮脳波と違い，頭蓋内脳波の正常パターンはよくわかっていない．生理的な正常波形(後頭部に留置した電極の α リズムや中心溝近傍領域から記録される μ リズムなど)や，アーチファクトに注意が必要である．

棘波の出現する領域，その頻度，徐波の出現する領域，その出現様式(不規則なのか，あるいは律動的なのか)，また，高周波振動の出現する領域，その周波数，頻度，などを検討する．

発作時脳波における最初の脳波変化が真の発作起始域なのか，発作発射の拡延をみているかの区別は容易ではないが，この問題についても，後述する高周波振動が解決の糸口を与える可能性がある．

a．内側側頭葉てんかん

側頭葉内側構造からの断続的棘波ないしは低振幅速波で始まることが多い(**図 10-48**)．断続的棘波は海馬起源とも考えられている．すなわち，海馬付近に留置した脳内電極から棘波(periodic spikes)が 1～2 Hz の周期でみられることがしばしばある．このような断続的棘波は内側側頭葉硬化の症例のみでみられるともいわれる[7]．断続的棘波は通常，低振幅速波に移行する．

b．新皮質てんかん

発作起始パターンとしては，低振幅速波が最も典型的とされる．特に電極が焦点の十分近傍に留

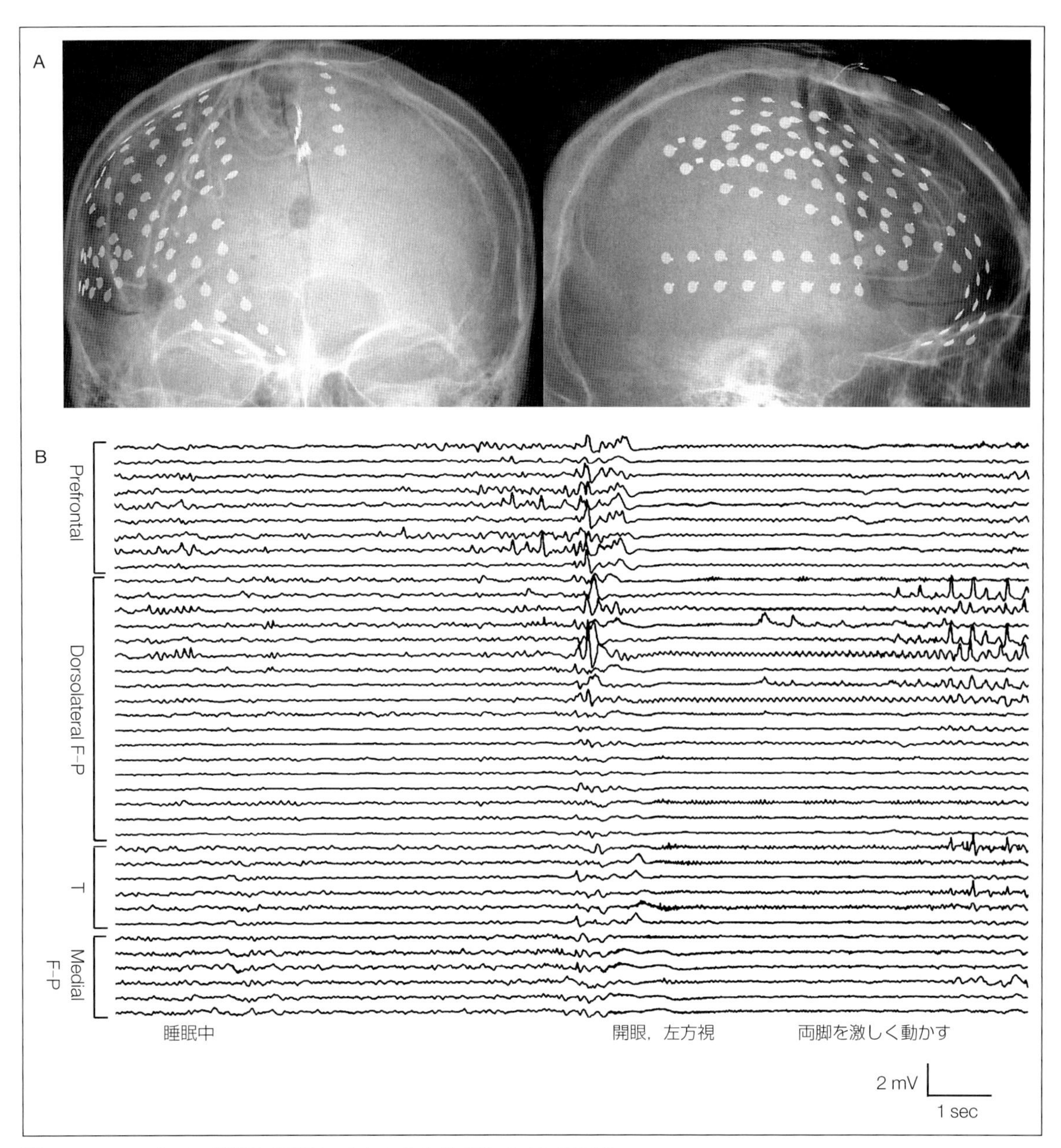

図 10-49　20歳時に脳炎に罹患しててんかんを発症した32歳男性

睡眠中に開眼し，両下肢を大きく動かす複雑部分発作が週単位でみられた．MRIでは明らかな異常なし．発作間欠期脳波では右前頭部に棘波がみられた．発作時脳波では右前頭-中心部に徐波律動がみられた．

A：頭蓋単純写真：右前頭葉を中心とする領域に硬膜下電極を留置した．

B：複雑部分発作時の頭蓋内脳波：右前頭前野に留置された電極にθ帯域の徐波が出現，その後，広範な領域に徐波が出現したあと，背景が低振幅化，側頭葉を含む広範な領域に低振幅速波が出現した．臨床的には，背景の低振幅化する頃に開眼，その後左方視し，両脚をバタバタと激しく動かした．発作起始域は電極の直下には捉えられなかったと考えられた．右前頭葉切除を行い，発作はやや減少したものの抑制されていない(Engel class Ⅲa)．

F：frontal，P；parietal，T：temporal.

置されていればそうである．発作時脳波の波形の形態と，基盤となる病理に関連があるかどうかは明らかではない．徐波で始まる場合，発作起始域ではなく，発作発射の拡延をみていると考えられる(図 10-49)．発作発射はしばしば急速に広がり，発作起始域の同定が困難なことも多い．また，大脳皮質のなかで脳表に現れている部分は約1/3程度かそれ以下であり，電極が留置されていない領域から発作が起始している可能性を念頭に脳波を解釈する必要がある．

発作起始域と判定するには，脳波変化が臨床発作症状と同時かそれより先行して起こっていることが必要条件である．電極が留置された部位が真の発作起始域か，発作発射が早期に拡延した領域なのかを確実に判定しうるものはないが，発作時緩電位変動や高周波振動が有用な可能性が示唆されている．特に高周波振動はてんかん原性領域にみられるが，発作波が波及した領域にみられることはまれとされる[8]．

(6) 発作時緩電位変動，高周波振動

a．発作時緩電位変動

Ikedaらは，てんかん発作時には硬膜下電極記録でゆっくりとした基線の変動(発作時緩電位変動)がみられることを報告した[9]．この発作時緩電位変動は通常の頭蓋内脳波記録で捉えられる発作起始域よりも限局した領域で認められた．発作時緩電位変動は，大脳皮質の錐体神経細胞群の膜電位変動を反映したフィールド電位であるが，グリア細胞群の受動的な脱分極も反映していると考えられている．

記録には，AC増幅器では低周波フィルタ0.016 Hz(時定数10秒)，入力インピーダンス50 MΩ以上とする．脳内電極よりも硬膜下電極のほうが記録には適しているとされる．

b．高周波振動

当初はてんかんモデルラットやてんかん患者において微小電極記録を用いて記録されたが，通常の硬膜下電極や脳内電極で記録可能である．サンプリング周波数を十分高くする必要がある．

てんかんの外科治療においては，高周波振動を示す領域の切除が良好な発作転帰と関連したという報告が散見される[10,11]．高周波振動は生理的にもみられる[12]ことに注意が必要である．なお，難治な新皮質てんかんの症例で硬膜下電極を留置し，10 kHzのサンプリング周波数で慢性頭蓋内脳波記録を行うことにより，1〜4電極という非常に限局した領域から1,000〜2,500 Hzの非常に速い高周波振動を検出されたことも報告されている[13]．どれくらいの周波数の高周波振動が臨床的意義をもつのか，また高周波振動を呈する領域をどれくらい切除する必要があるのかなどはいまだ明らかにされてはいない．

文献

1）Lüders HO, et al: Conceptual considerations. In: Lüders HO, ed: Epilepsy Surgery. pp51-62, Raven Press, New York, 1992
2）Sinha SR, et al: Indications for invasive electroencephalography evaluations. In: Lüders HO, ed: Textbook of Epilepsy Surgery. pp614-622, Informa Healthcare, London, 2008
3）Serletis D, et al: The stereotactic approach for mapping epileptic networks: a prospective study of 200 patients. J Neurosurg 121: 1239-1246, 2014
4）Nowell M, et al: A novel method for implementation of frameless stereoEEG in epilepsy surgery. Neurosurgery 10(Suppl 4): 525-534, 2014
5）Hamer HM, et al: Complications of invasive video-EEG monitoring with subdural grid electrodes. Neurology 58: 97-103, 2002
6）Hader WJ, et al: Complications of epilepsy surgery: A systematic review of focal surgical resections and invasive EEG monitoring. Epilepsia 54: 840-847, 2013
7）Perucca P, et al: Intracranial electroencephalographic seizure-onset patterns: effect of underlying pathology. Brain 137: 183-196, 2014
8）Jirsch JD, et al: High-frequency oscillations during human focal seizures. Brain 129: 1593-1608, 2006
9）Ikeda A, et al: Subdural recording of ictal DC shifts in neocortical seizures in humans. Epilepsia 37: 662-674, 1996
10）Akiyama T, et al: Focal resection of fast ripples on extraoperative intracranial EEG improves seizure outcome in pediatric epilepsy. Epilepsia 52: 1802-1811, 2011
11）Jacobs J, et al: High-frequency electroencephalographic oscillations correlate with outcome of epilepsy surgery. Ann Neurol 67: 209-220, 2010
12）Nagasawa T, et al: Spontaneous and visually driven high-frequency oscillations in the occipital cortex: intracranial recording in epileptic patients. Human Brain Mapping 33: 569-583, 2012
13）Usui N, et al: Very high frequency oscillations (over 1000 Hz) in human epilepsy. Clin Neurophysiol 121:

1825-1831, 2010

（臼井直敬）

12 頭蓋内電極による脳機能マッピング

(1) 脳機能局在のゴールドスタンダード

覚醒下手術における皮質電気刺激マッピングは1950年代にPenfieldらによって開発され，1970年代後半にOjemannらによって現在の方法が確立した．一方，慢性硬膜下電極を用いた電気刺激マッピングはこれにやや遅れて1980年代にLüdersらによって始められ，現在もほぼ同じ方法が踏襲されている．いずれの方法も脳機能局在のゴールドスタンダードとして広く用いられているが，頭蓋内電極による電気刺激マッピングはより高い覚醒状態で行うことができるうえに，時間の制約を受けにくいという利点があり，焦点局在を目的として頭蓋内電極留置を行った患者の脳機能マッピング法としてはきわめて理にかなっている．

国内では，1990年代に硬膜下電極が薬事承認された．慣習的にこの硬膜下電極が電気刺激マッピングに使用されているが，厳密には薬事承認を得ている用途は頭蓋内脳波記録のみである．国内外を問わず，極間10 mmの帯状ないしはグリッド電極が使用されることが多い．この電極密度は，脳回の大きさやカバーすべき脳表の面積，および1つのグリッドに載せられる電極数の関係から妥当と考えられている．切除する部位が，電気刺激で検出された部位から1 cm離れていれば機能障害が出ないといわれており[1]，機能温存の観点からも妥当と考えられる．

一方で，脳波計の性能向上や電気生理学的知見の蓄積を鑑みると，焦点診断の観点からは，より高密度の電極による恩恵が得られる可能性がある．また，後述する受動的脳波計測によるマッピング法においても高密度電極の使用は有利であると考えられる．

(2) セットアップ

電気刺激により発作を誘発する可能性があるため，マッピングは原則として頭蓋内電極による長時間ビデオ脳波で発作を捕捉したあとで行う．ビデオ脳波のために抗てんかん薬を減量していた場合には，内服を再開して血中濃度が十分上昇したことを確認して行う．刺激により発作が誘発される可能性があるので，ベッド上で行うのが安全である（**図10-50A**）．刺激による脳波変化を捉えるために頭蓋内脳波計測は必須である．ビデオ撮影も症状の再現性の確認に有用である．発作が起きた場合に備えて，末梢ルートを確保し，ジアゼパムやミダゾラムを用意しておく．酸素投与が可能で救急カートが手近にあることが望ましい．人員は，課題提示係，脳波確認係，電極接続係（刺激開始も兼ねる），記録係の最低4人が必要で，電気刺激マッピングに十分な経験のある者が全体を指揮することが円滑に検査を進めるうえで重要である（**図10-50B**）．刺激により後発射が誘発されることがあるが，どの部位の刺激でどの部位に後発射が出現したかを記録しておく（**図10-50C**）．発作が誘発された場合も同様であるが，発作症状を仔細に観察し，普段の発作との関連を十分に検討することがてんかん病態の理解に有用な場合がある．

(3) 刺激条件

隣り合う2つの電極を選択し，双極刺激を行う．離れた2つの電極を選択し，明らかな非機能部位を基準電極として単極刺激のように行うことも理論的には可能だが，時間がかかるうえに局在精度の改善には実質的にあまり寄与しない．なお，電流密度は電極から離れるにつれ大きく減衰するため，離れた2つの電極間の電流密度は閾値下にあると考えるべきである[2]．

刺激条件は，0.2～1 ms幅の極性を交互に反転させた矩形波で50～60 Hzの高周波電流を用いるのが一般的である．われわれは，0.2 ms幅，50 Hzの矩形波を5秒間通電している．刺激強度は10 mA以下が安全域とされている．

(4) マッピングの手順

電気刺激が確実に行われているかを確かめるた

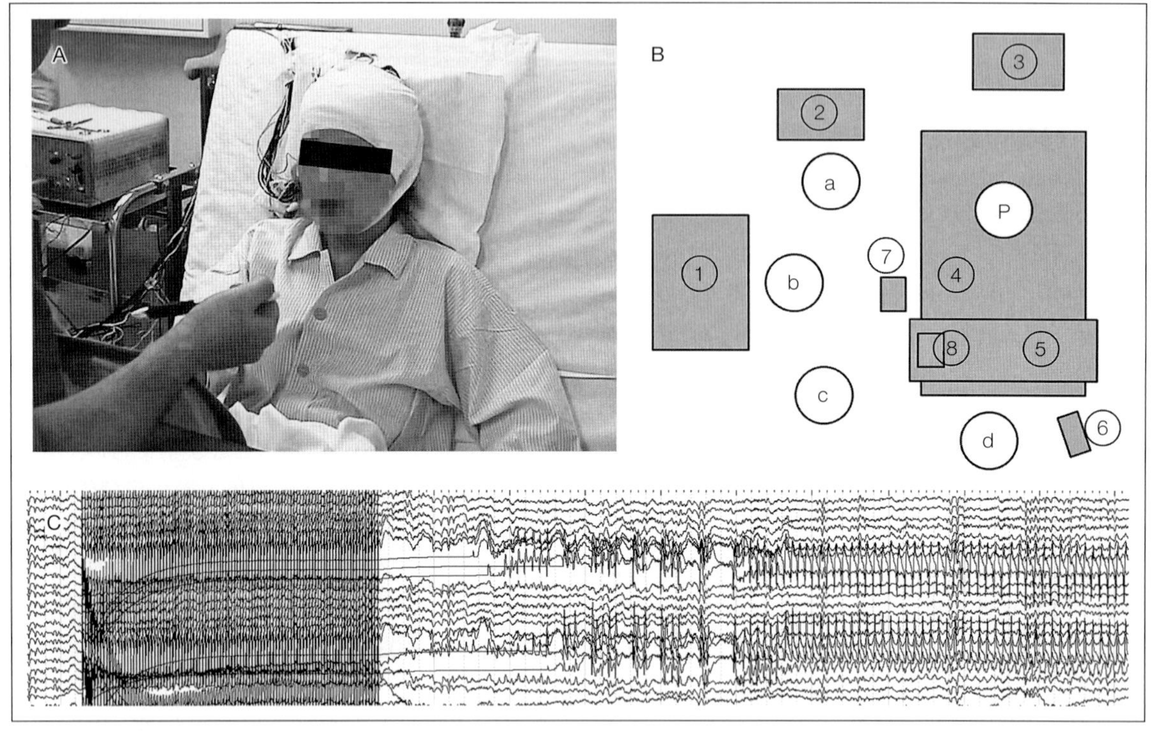

図 10-50　電気刺激マッピングの概要

A：課題を提示しながら刺激装置で通電する．

B：検査の俯瞰図．①脳波計，②刺激装置，③救急カート，④リクライニングベッド，⑤床頭台，⑥ビデオカメラ，⑦点滴，⑧静注薬，a：電極接続係，b：脳波確認係，c：記録係，d：課題提示係，P：患者

C：電気刺激による後発射．5 秒間の刺激ノイズに続いて，棘波が連発し，律動波へと移行している．Clinical な発作には至らなかった．

めに，最初は一次運動野の刺激を行うことが多いが，電極が配置されていなければその限りではない．一次運動野・一次感覚野は刺激閾値が低く，通常 4～6 mA で強い陽性反応がみられる．患者の不快感も強いため，2 mA から開始し，1～2 mA ずつ電流値を上げていく．刺激により発作が誘発されると検査の継続が困難となる場合があるため，強いてんかん原性が示唆される部位から離れた皮質から刺激を開始し徐々にてんかん焦点へと進める．刺激は 1 か所につき最低 2 回行い，反応に再現性があることを経験のある複数の検者が確認することが望ましい．刺激により後発射が出現した場合には，後発射が消失するまで次の刺激は行わない．後発射は刺激により皮質に興奮が広がっていることを意味し，この場合の症状発現は刺激部位とは必ずしも関係しない．検査が長時間に及ぶ場合には，患者の疲労の程度により適宜休憩を入れる．日を改めて検査できるのも頭蓋内電極の大きな利点であり，再現性の向上にも寄与する．また，検査時間を短縮するために事前に fMRI(functional magnetic resonance imaging)による脳機能局在のスクリーニングを行うことが有用である．fMRI は偽陰性が少ないため，fMRI の賦活部位を優先して刺激を行うことで検査時間が短縮できる可能性がある[3]．

a．運動機能マッピング

運動野には陽性運動野と陰性運動野があり，電気刺激に対する応答が異なる．陽性運動野は電気刺激によって運動反応が誘発される部位であり，一次運動野とほぼ一致すると考えてよい．これとは逆に，運動を続けている最中に電気刺激をすると運動が抑制される部位が陰性運動野である．このような陰性運動反応は運動前野や補足運動野で

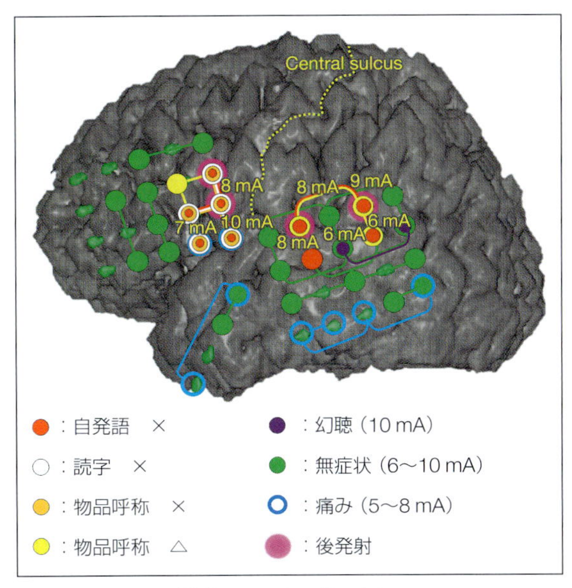

図 10-51 言語機能マッピングの例
言語優位半球側の皮質電気刺激の結果，前頭葉および側頭葉の言語野において複数の課題で言語障害がみられた．上側頭回の電気刺激ではしばしば幻聴が生じる．静脈に沿った部位の電気刺激では疼痛が出現することがある．

みられる[4]．上下肢の陰性運動野は両側の運動前野に広く分布し，舌の陰性運動野は優位半球の中心前回～下前頭回に存在するとされる[5]．運動野下部の刺激により言語停止（speech arrest）を呈するが，これは陰性運動野の刺激によって生じる運動障害であるので，言語野とは区別される．陰性運動野の検出には，掌握，前腕の回内・回外，舌の提出，足趾運動などが用いられる．

b．言語機能マッピング

言語は他者とのコミュニケーションのツールであるとともに，論理的思考の基盤をなす機能である．言語機能の損失は，あらゆる局面で計りしれない弊害を招く．言語関連領野は脳内に広く分布しており，新皮質てんかんの外科治療において言語機能障害を回避するためには，多くの場合，言語機能マッピングが不可欠である．近年では，言語機能の遂行に右大脳半球も重要な役割を果たすことが示されており[6]，必ずしも非優位半球であることは安全な外科治療を保証し得ないと考えられる．特にてんかんの罹病期間が長い場合，脳機能局在は変化し得ることがよく知られ[7]，言語機能マッピングの果たす役割は大きい．解剖学のみに基づいた安易な切除範囲の決定には注意を要する．

硬膜下電極による言語機能マッピングの最大の利点は，良好な覚醒状態で時間をかけて行えるため，再現性の確認がしやすい点である．運動野のマッピングと異なり，言語機能マッピングは機能を抑制することで機能部位を同定する．言語野の電気刺激によって発語停止，発語遅延，錯語，保続，理解困難などがさまざまな程度でみられる．単なる言い間違いや疲労から反応が遅れることもあり，再現性の確認はきわめて重要である．言語課題は，物品呼称課題や動詞想起課題が最も頻繁に使用される[8]．その他に，自発言語，聴覚性理解，音読，復唱などが用いられ，複数の課題で症状が発現する部位はより確定的な言語野と考えられる（**図 10-51**）[9]．小児や認知機能が低下している患者では，歌唱課題が有用である．筆者らの統計では，4 つの言語課題を組み合わせてマッピングを行った結果，物品呼称課題が 91% と最も高い検出率を示した[3]．fMRI などの非侵襲的検査から側頭葉前半部や頭頂葉に想定される，より高次の言語関連領野の検出には，文章理解，左右・手指認識，計算などの複雑な課題が必要と考えられるが，適切な課題の提示や結果の解釈が難しく，その有用性に関する報告は乏しい．

言語関連領野はいわゆる Broca 野や Wernicke 野以外にも分布していることがある．特に側頭葉底部言語野の存在が顧みられることは少ないが，後方まで側頭葉切除が必要なケースでは切除範囲に含まれる可能性があり，注意が必要である[10]．言語野のマッピングでは一般に刺激閾値は高く，必要に応じて 12～16 mA までの刺激を行うことがある．その場合には，一通りのスクリーニングを終えたあとで後発射に十分注意して行う．

c．その他のマッピング

一次感覚野の電気刺激は患者の不快感が強く，刺激強度や回数に十分配慮する必要がある．高次の視覚・聴覚認知や，記憶，計算，注意，めまいなどに関連する領域については，散発的に報告があるのみでこれらを同定しうる再現性の高い課題や刺激方法は確立していないのが現状である．マッピングの過程で，本項では記載しきれないさまざまな訴えが聞かれることがある．幻臭，幻聴，幻視などは高頻度にみられるが，ある程度まとまった考えが想起されることなどもある．必ずしも自発的に訴えるわけではないので，注意深い聴取が必要である．

(5) 電気刺激マッピングの限界

刺激電極の組み合わせを変えながら広い範囲を詳細に調べるためには膨大な時間を要する．刺激回数が増えれば，発作誘発の危険性が高くなる．刺激電流が太い静脈や硬膜テントに流れると強い痛みを誘発する場合がある．したがって，シルビウス静脈やラッベ静脈近傍，また脳底面については十分な機能情報が得られない場合がある．このような検査の侵襲性に由来する限界があるにもかかわらず電気刺激マッピングが標準手技であり続けているのはその高い信頼性による．

しかしながら，下記の2点で注意が必要である．まず，電気刺激マッピングには切除後の機能回復という視点が含まれない．例えば補足運動野の切除のように，治療効果が高ければ一時的な機能低下は許容される場合がある．もう1点は，電気刺激マッピングで検出されるのは機能発現に必須な部位のみということである．これは偽陽性率が少なく信頼性が高いことを意味するが，一方で機能のある・なしでは判断できないような繊細な機能を犠牲にする可能性がある．したがって，切除手術にあたっては，電気刺激マッピングの結果を鵜呑みにすることなく，解剖学，病変の広がり，患者の要請などを含めて総合的に判断することが重要である．

電気刺激マッピングの限界を克服し得る電気生理学的指標が注目されている．そのなかで，本項では，high gamma activity(HGA)，cortico-cortical evoked potential(CCEP)について紹介する．

a．high gamma activity(HGA)

脳波計とデジタル信号処理技術の進歩によって，頭蓋内脳波で記録される脳波に含まれる高周波成分が検出可能となり，80～150 Hz 帯域の high gamma 波が注目されるようになった．high gamma 帯域の脳律動の増強，すなわち HGA は，1998年に Crone によって初めて報告されて以降，頭蓋内脳波の研究により，さまざまな脳機能と密接に関連していることが示されてきた[11]．

HGA は，錐体細胞における GABA 作動性介在ニューロンの抑制性シナプス後電位が起源と考えられており，電極近傍(数 mm 以内)の皮質活動を反映するため空間特異性が高い．したがって，電極密度を増やすことにより高い空間分解能が得られる．またミリ秒単位の時間分解能をもつため脳機能の時空間動態を調べることも可能である．さらに，電気刺激を行うことなく，課題を行いながら数分の脳波計測を行うことで算出が可能であり，次世代の，より低侵襲なマッピングの指標として有望である(図 10-52)．

しかしながら，言語機能マッピングに関して HGA と皮質電気刺激による言語野局在は厳密には一致しない．両者が乖離するのは方法論的な違いによると考えられる．すなわち，HGA が脳機能を賦活して得られる指標であるのに対して，皮質電気刺激は脳機能を抑制して症状を調べる手法である．機能賦活法である HGA は本質的に偽陽性率が高いと考えられる．fMRI で行われるように課題を適切に選択し，不要な脳活動を差し引くような方法論的な改善が望まれる．また，電気刺激マッピングとの空間的な比較を行ううえで，現状の硬膜下電極の密度が十分でない可能性がある．HGA による脳機能マッピングが標準手法となるためには，マッピングに最適な電極密度を検討し，皮質電気刺激マッピングによる検証を重ねていく必要がある．

b．cortico-cortical evoked potential(CCEP)

CCEP は2004年に松本らが報告した皮質電気刺激による誘発電位である[12]．例えば，前方言語野(いわゆる Broca 野)を電気刺激することによ

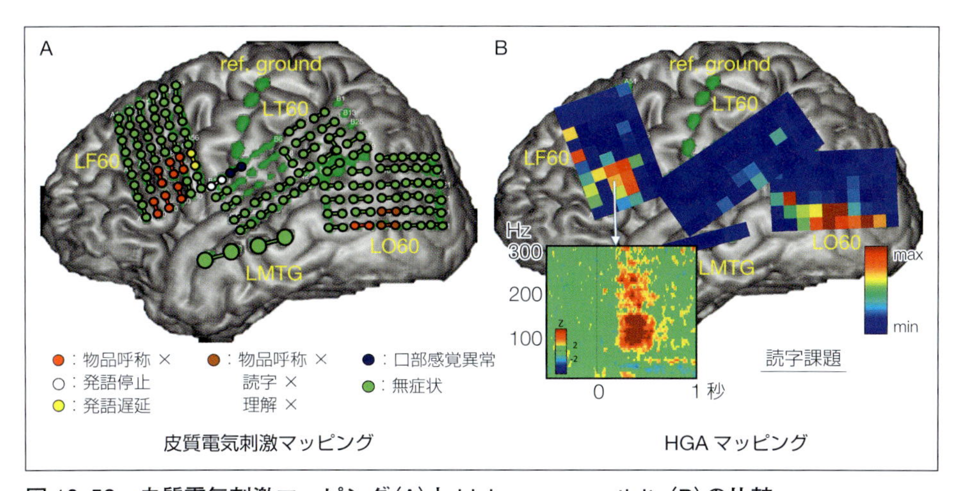

図 10-52　皮質電気刺激マッピング(A)と high gamma activity(B)の比較

High gamma activity は電極ごとに 80～150 Hz，0～1 秒の範囲で積分値を算出し，最大値と最小値の範囲でカラーマップ化した．A，B ともに前方言語野と後方言語野がほぼ同じ領域に同定された．しかし，high gamma activity はやや広い範囲で観察され，厳密な局在は一致していない．

り，後方言語野(いわゆる Wernicke 野)や側頭葉底部言語野において誘発電位が記録される．潜時の検討から多シナプス性の応答と考察されており，言語のように離れた部位でネットワークを形成している機能部位の検出に最も有用と考えられる．これは認知課題によらず解剖学的な神経連絡に基づいて機能部位を同定するため，課題によって誘発する HGA と組み合わせることでマッピング精度が高まることが期待される．CCEP で用いる電気刺激は，0.1 ms 幅の矩形波を単発で繰り返すものである．これは前述のマッピングで用いる電気刺激と比較して非常に弱く，CCEP 計測による発作誘発の危険性はほとんどないと考えられる．

CCEP は電気刺激マッピングや HGA と異なり，認知を介さずに計測可能である．したがってある意味では CCEP は電気刺激マッピングよりも客観的で再現性の高い情報を提供する可能性があり，今後のさらなる検証が望まれる．

文献

1) Ojemann G, et al: Cortical language localization in left, dominant hemisphere. An electrical stimulation mapping investigation in 117 patients. J Neurosurg 71: 316-326, 1989
2) Lesser RP, et al: Subdural electrodes. Clin Neurophysiol 121: 1376-1392, 2010
3) Kunii N, et al: A detailed analysis of functional magnetic resonance imaging in the frontal language area: a comparative study with extraoperative electrocortical stimulation. Neurosurgery 69: 590-596, 2011
4) Lüders HO, et al: Cortical electrical stimulation in humans. The negative motor areas. Adv Neurol 67: 115-129, 1995
5) Mikuni N, et al: Evidence for a wide distribution of negative motor areas in the perirolandic cortex. Clin Neurophysiol 117: 33-40, 2006
6) Cogan GB, et al: Sensory-motor transformations for speech occur bilaterally. Nature 507: 94-98, 2014
7) Binder JR, et al: Use of preoperative functional MRI to predict verbal memory decline after temporal lobe epilepsy surgery. Epilepsia 49: 1377-1394, 2008
8) Giussani C, et al: Is preoperative functional magnetic resonance imaging reliable for language areas mapping in brain tumor surgery? Review of language functional magnetic resonance imaging and direct cortical stimulation correlation studies. Neurosurgery 66: 113-120, 2010
9) 星田徹：第 5 章(8)皮質刺激による脳機能マッピング．大槻泰介，他(編)：難治性てんかんの外科治療，pp137-144，診断と治療社，2007
10) Luders H, et al: Basal temporal language area. Brain 114 (Pt 2): 743-754, 1991
11) Crone NE, et al: Functional mapping of human sensorimotor cortex with electrocorticographic spectral analysis. II. Event-related synchronization in the gamma band. Brain 121 (Pt 12): 2301-2315, 1998
12) Matsumoto R, et al: Functional connectivity in the

human language system: a cortico-cortical evoked potential study. Brain 127 (Pt 10): 2316-2330, 2004

（國井尚人）

B　画像検査

1　脳の形態（CT，MRI）

てんかん発作を生じた患者に対しては，MRI や CT 検査を行うことが推奨される．初発てんかんの約 10% で頭蓋内の異常が同定されており，特に症候性てんかんの原因を検索するにあたっては，MRI による評価が望ましい[1,2]．こうした，頭蓋内病変の同定を目的とした撮影に加えて，MRI では言語・運動・感覚機能や脳血流など，脳機能評価を目的とした撮影も行われる．

(1) CT 検査の有用性

解像度の点からは MRI 検査に劣るものの，CT は短時間で施行でき，特にヘリカルスキャン CT は撮影時間が数秒程度で，任意の断面構築も可能である[3]．そのため，CT は安静を保ちにくい患者や閉所恐怖症患者のスクリーニング検査，ペースメーカー装着患者など MRI 検査禁忌例での頭蓋内検査に有用である．さらに，石灰化病変の描出は，MRI 撮影で頻用される T_1 や T_2 強調画像よりも視覚的効果が強い（**図 10-53a**）．また，てんかん外科手術で留置した頭蓋内電極と頭蓋骨との関係を 3D 画像で示したり（**図 10-53b**），MRI

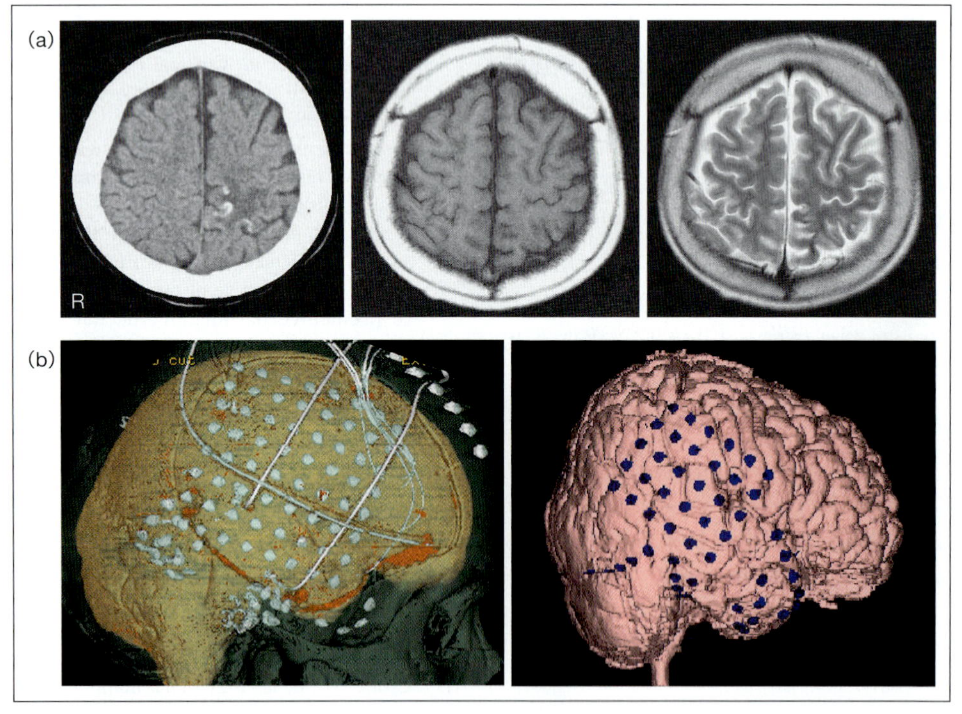

図 10-53　CT 撮影の有用性

a：Sturge-Weber 症候群．左：CT，中：MRI T_1-WI，右：MRI T_2-WI．CT では MRI T_1・T_2 画像に比べて，微小な石灰化が明瞭に描出される．

b：頭蓋内電極と頭蓋骨（左），MRI 3D 画像（右）との fusion 画像．

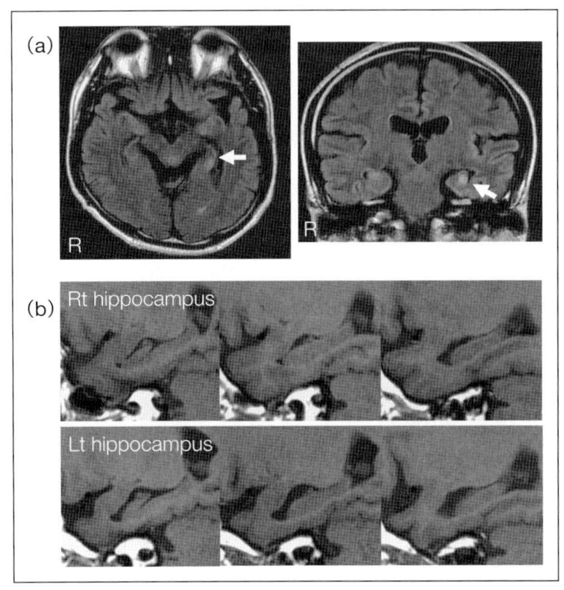

図 10-54 海馬硬化症の MRI による描出
海馬萎縮の描出には薄いスライスでの撮像が有用である．(a) FLAIR 法により，海馬硬化像は高信号域として描出される（矢印）．(b) 海馬長軸に沿った T_1-WI 矢状断．左海馬の萎縮が描出される．

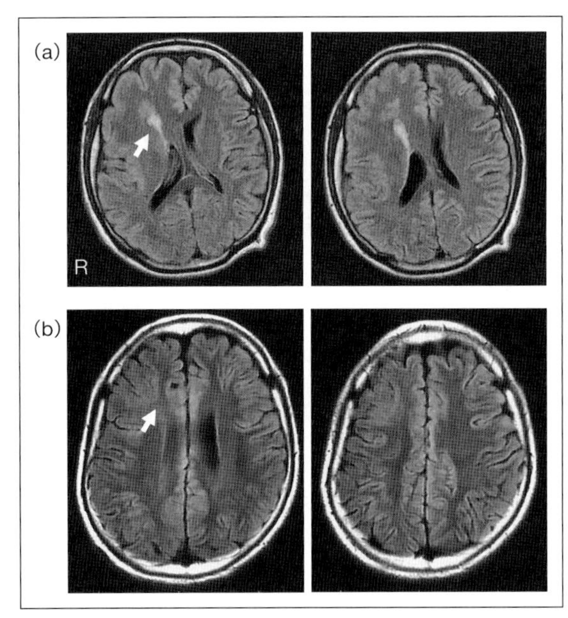

図 10-55 限局性皮質形成異常症の 2 症例における FLAIR 法 MRI
(a) 右前頭葉の脳回拡大，白質信号強度の上昇，transmantle sign（矢印）が顕著である．
(b) 右前頭葉の皮質は肥厚し，皮質白質境界は不鮮明である．白質信号強度は上昇し，軽度の transmantle sign（矢印）もみられる．

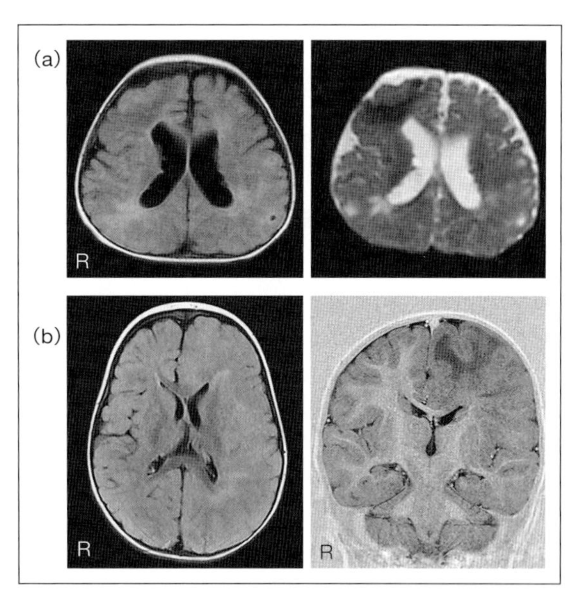

図 10-56 結節性硬化症・片側巨脳症乳児の MRI
(a) 結節性硬化症乳児の MRI 左：FLAIR 法，右：T_2-WI．右前頭葉の石灰化を伴う大きな結節をはじめ，複数の結節が描出される．左頭頂葉には嚢胞を伴う結節もみられる．
(b) 片側巨脳症幼児の MRI 左：FLAIR 法，右：T_2-WI reverse 法．左大脳半球の皮質は肥厚し，皮質白質境界，脳溝は不鮮明である．

上に重ね合わせる画像を撮影する際にも CT が用いられる（**図 10-54b**）．

(2) MRI によるてんかん関連病巣の描出

診断のためには，発作型やほかの検査所見との関連を慎重に評価する必要があるが，頭蓋内病変は特に局在関連性てんかんの診断において重要な情報をもたらす．疾患は大脳皮質形成異常，脳腫瘍，血管性病変，硬化性病変，炎症，外傷や虚血による萎縮性変化やグリオーシスなど多岐にわたる．

形態学的評価のためには T_1 と T_2 強調画像が基本であるが，プロトン密度強調画像や fluid attenuated inversion recovery（FLAIR）法による撮影も頻用される．近年は水分子の拡散運動（自由運動度）を画像化した拡散強調画像撮影（diffusion-weighted image；DWI）も基本的な撮影に含まれることが多く，病巣の診断に有用である．腫瘍性病変や炎症性病変に対しては，造影 MRI も

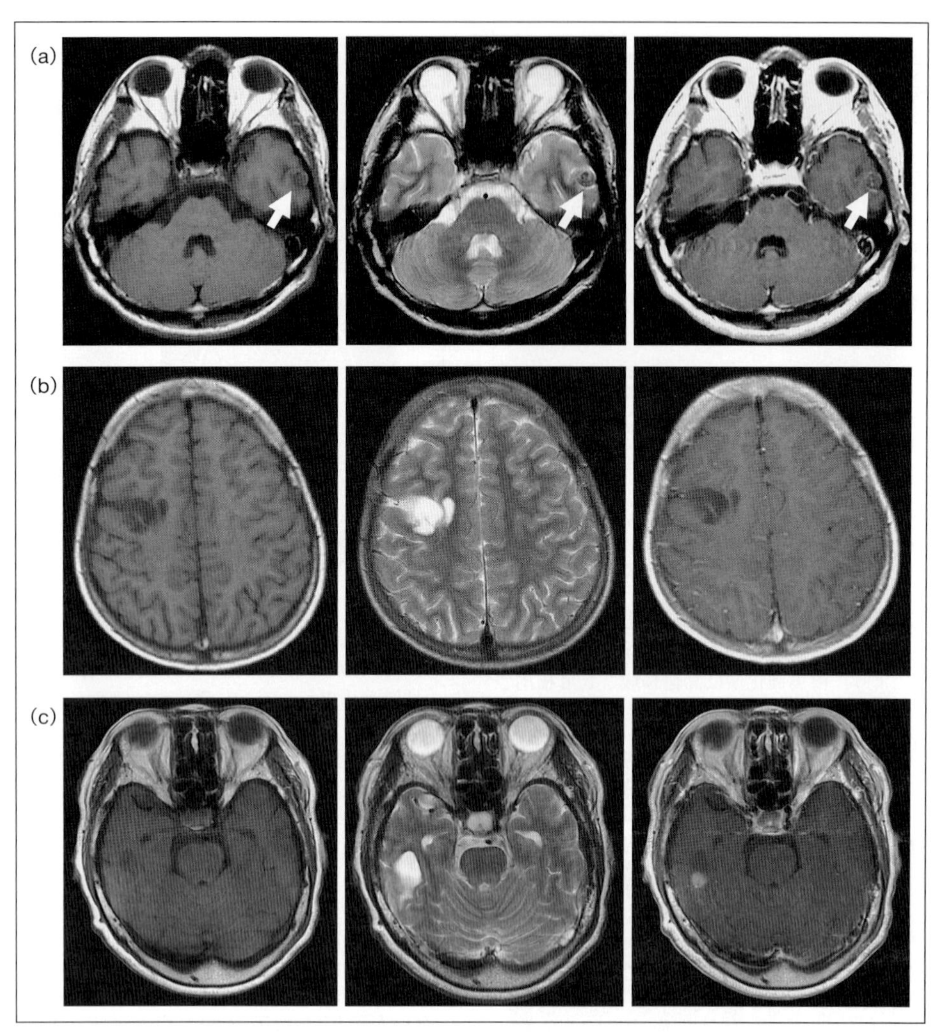

図 10-57　てんかんを伴う脳腫瘍の MRI
左：T_1-WI，中：T_2-WI，右：造影 T_1-WI．(a) 神経節膠腫：左側頭葉に石灰化を示す T_1-WI，T_2-WI 低信号病変．腫瘍辺縁はわずかに造影される．
(b) 胚芽異形成神経上皮腫瘍：右前頭葉に T_1-WI 低信号，T_2-WI 高信号病変．造影効果はない．
(c) 多形黄色星細胞腫：右側頭葉に T_1-WI 低信号，T_2-WI 高信号の嚢胞．実質成分は T_1-WI で等信号，T_2-WI では若干高信号．実質成分は明瞭に造影され，腫瘍被膜にもわずかに造影効果がみられる．

行うことが望ましい．MR angiography（MRA）検査は血管性病変を除けばてんかんの診断に必須の検査ではないが，手術が考慮される場合には脳血管の評価のために行っておくべき検査項目である．

内側側頭葉てんかんの主要な原因である海馬硬化は，FLAIR 法で海馬高信域として描出される[4]（**図 10-54a**）．海馬の萎縮を評価するためには，薄いスライスでの冠状断撮像や，海馬長軸に沿った矢状断撮影（**図 10-54b**），T_1 強調画像や T_2-reverse 像を用いた海馬体積の測定（volumetry）が有用である[5]．

大脳皮質形成異常もてんかんの重要な原因である．MRI の発達とともに，限局性皮質形成異常（focal cortical dysplasia；FCD）が発見されることが増えている[6]．MRI では皮質白質境界の不鮮明化，脳回の拡大，白質信号強度の上昇などが特徴とされる．皮質下から脳室壁に連続する T_2・

表 10-5 高率にてんかんを合併する脳腫瘍

	好発年齢	好発部位	MRI 所見		てんかん頻度(%)	WHO grade
			腫瘍の性状	MRI 信号		
胚芽異形成神経上皮腫瘍 dysembryoplastic neuroepithelial tumor	小児	側頭葉，前頭葉	大脳皮質に限局，約半数に嚢胞を伴う	T_1 低信号，T_2 高信号，約半数で造影(+)	100	1
神経節膠腫 ganglioglioma	小児や若年成人	側頭葉	約半数で嚢胞を伴う	嚢胞成分：T_1 低信号，T_2 高信号，実質成分：T_1 低-等信号，T_2 軽度高信号，造影(±)	80〜90	1
びまん性星細胞腫 diffuse astrocytoma	成人に好発	成人では前頭葉(小児では小脳)	充実性の腫瘍	T_1 低信号，T_2 高信号，造影(-)	75	2
多形黄色星細胞腫 pleomorphic xanthoastrocytoma	小児や若年成人	大脳半球の脳表，特に側頭葉	約 70% で壁在結節を有する嚢胞	嚢胞成分：T_1 低信号，T_2 高信号実質成分：T_1 低-等信号，T_2 等-高信号，造影(+)	70〜80	1
乏突起膠腫 oligodendroglioma	40〜50 歳	前頭葉	90% 近くで石灰化を伴う	T_1 低信号，T_2 高信号，部分的に造影(+)	53	2

FLAIR 高信号がみられることがあり(矢印，transmantle sign)，神経移動が停止した状態を示しているとされる(**図 10-55**)．注意すべきは，皮質形成異常はしばしば MRI で可視化される領域よりも広範囲に存在しており，特に Palmini 分類で type 1 に相当する場合では，MRI 上は無病変でありながら，摘出後の病理診断によりその存在が示される場合もある[7]．その他のてんかんの原因となる脳形成異常として，結節性硬化症，多小脳回，異所性灰白質，片側巨脳症などが挙げられる(**図 10-56**)．また，視床下部過誤腫では，特徴的な笑い発作を呈する．髄鞘化完成前の乳児では異常が描出されなかったり，成長に伴い所見が変化することもあるため，これらの疾患が疑われる場合は，複数回の評価が望ましい．

どのような種類の脳腫瘍もてんかんの原因となりうるが，てんかんの治療が主目的となる脳腫瘍は低悪性度のものが多い[8]．こうした腫瘍の周囲には皮質形成異常を伴うことも多く，てんかん原性領域の評価には慎重を要する[9]．一方で，WHO grade 2 以上の腫瘍では摘出度に応じて何らかの後療法を要する可能性があり，また，再発に対する長期にわたる経過観察が必要である．てんかんを合併する頻度の高い腫瘍と画像の特徴を表に記した(**図 10-57**，**表 10-5**)．

FLAIR 法 MRI は海馬硬化や FCD をはじめ，瘢痕脳回や脳炎に伴う実質性変化など，頭蓋内小病変の描出に優れている[10]．また，くも膜嚢胞や孔脳症などにおける嚢胞形成の確認においても有用である[11](**図 10-58**)．T_2* 強調画像や磁化率強調画像(susceptibility-weighted image；SWI)はヘモジデリンや石灰化病変の描出に優れており，多発性病変の検索にも有用である[12](**図 10-59**)．

(3) 拡散テンソル画像による神経線維の描出

DWI は神経線維の描出にも用いられる[13]．DWI は motion probing gradient(MPG)という 1 対の強い傾斜を加えることにより，分子のブラウン運動の程度を画像化したもので，磁場運動の大きなものが低信号として表される．体内の水分子の多くは，細胞壁などで拡散方向が制限されている．そこで，方向や大きさを規制するテンソルという概念から，制限された拡散(非等方性拡散)を増加したものを拡散テンソル画像(diffusion ten-

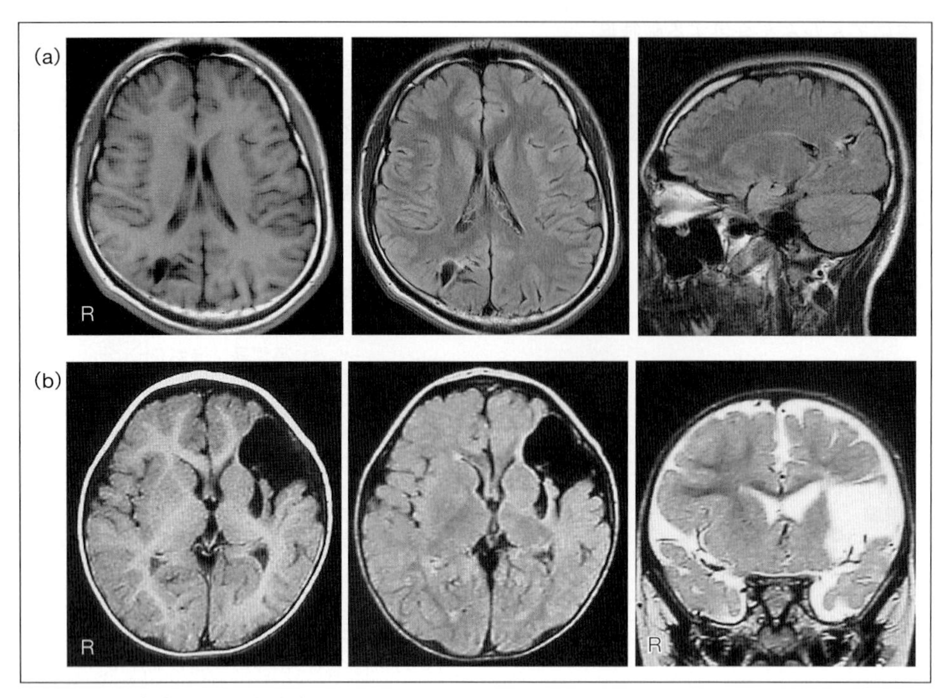

図 10-58　瘢痕脳回・孔脳症の MRI

(a) 瘢痕脳回の MRI．左：T_1-WI，中・右：FLAIR 法．右後頭葉の瘢痕部に FLAIR 法で高信号が描出される．

(b) 孔脳症の MRI．左：T_1-WI，中：FLAIR 法，右：T_2-WI．孔脳症部分には脳脊髄液が貯留している．

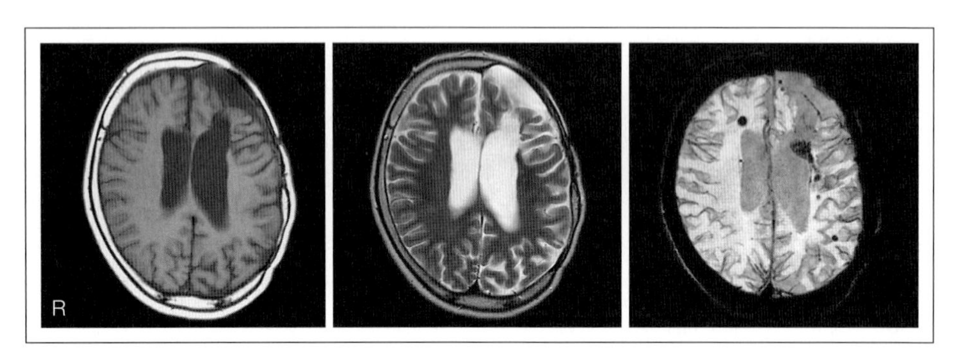

図 10-59　多発性血管腫の MRI

左：T_1-WI，中：T_2-WI，右：磁化率強調画像(SWI)．SWI では右前頭葉，左前頭葉と頭頂葉の多発血管腫が低信号として明瞭に描出される．

sor image；DTI)とよぶ．6 軸以上の方向について拡散強調画像を撮影し，拡散テンソルの形を計算することで，一定方向に向かって連続する神経線維を画像化することが可能となる．画像化には，拡散の方向性を定量する fractional anisotropy(FA)，脳内の神経線維走行を 3 原色で描出できる fiber orientation(color map)，線維束の 3 次元可視化像(トラクトグラフィ)を作成する fiber tracking などが用いられる．切除に伴い重篤な欠落症状が出現する部位(eloquent area)近傍の外科手術を考慮する際の神経線維走行の確認に加え[14](**図 10-60**)，てんかん発現における神経ネットワークを検討するうえでも，DTI の有用性が報告されている[15]．

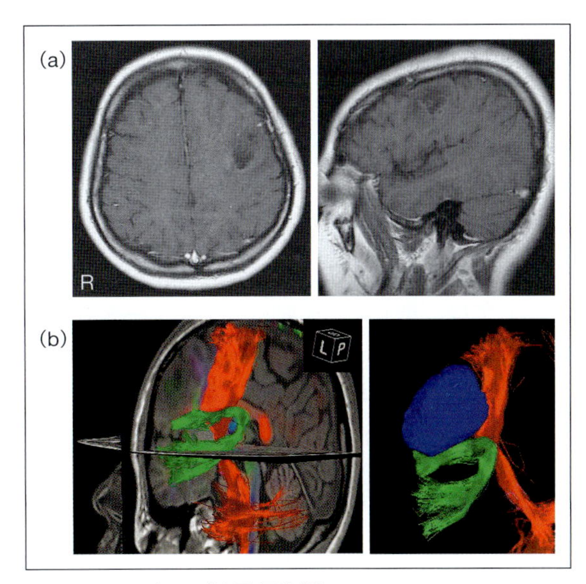

図 10-60　びまん性星細胞腫の MRI

(a)造影 T_1-WI．病変は左中心前回前方，運動性言語野に接して存在している．(b)Tractgraphy．腫瘍は錐体路(赤)と弓状束(緑)に接して存在していることがわかる．

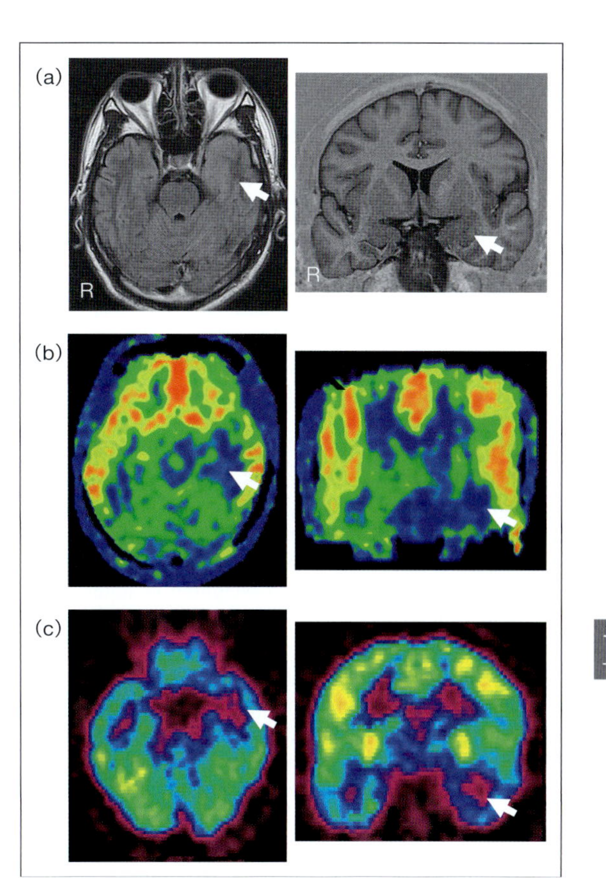

図 10-61　arterial spin labeling(ASL)による脳血液灌流評価

自動症を呈する側頭葉てんかん．(a)左：FLAIR 法，右：T_2-WI．左側頭葉内側，扁桃体を中心に皮質形成異常がみられる．(b)発作間欠期 ASL．左側頭葉内側から皮質下にかけて，血流の低下がみられる．(c)発作間欠期 IMP-SPECT．ASL 画像に相応した，左側頭葉内側から皮質下の低灌流がみられる．

(4) MRI による脳血液灌流評価

脳血液灌流の評価には，これまで SPECT・PET による核医学的手法や CT perfusion image などが用いられてきた．てんかん診断においては，SPECT を用いて，てんかん原性領域での発作間欠期の脳血流低下や，発作時の脳血流上昇を検出することが広く行われてきた．MRI でも Gd 造影剤をトレーサーとした dynamic susceptibility contrast(DSC)と血液のプロトンを内因性のトレーサーとした arterial spin labeling(ASL)による脳血液灌流評価が行われ，ともにてんかん原性領域における有用性が報告されている[16]．ASL は血液のプロトンを磁気的に標識し内因性のトレーサーとして用いるため，造影剤を使用しない[17]．側頭葉てんかんでの血流量定量評価でも，$H_2{}^{15}O$-PET の結果とよく相関することが報告されている[18]．放射線被曝を含めた侵襲のない検査を行うことが可能であり，発作時血流評価を含めたてんかん原性領域の評価に適していると考えられる[19](**図 10-61**)．

文献

1）Krumholz A, et al: Practice Parameter: evaluating an apparent unprovoked first seizure in adults(an evidence-based review): report of the Quality Standards Subcommittee of the American Academy of Neurology and the American Epilepsy Society. Neurology 69: 1996-2007, 2007
2）日本神経学会：てんかん治療ガイドライン 2010. pp20-21，医学書院，2010
3）Rydberg J, et al: Multisection CT: scanning techniques and clinical applications. Radiographics 20: 1787-1806, 2000
4）森岡隆人，他：海馬硬化症の MRI 診断 FLAIR(fluid attenuated inversion recovery)法の有用性．Neurol Surg 26：143-150，1998

5）Malmgren K, et al: Hippocampal sclerosis--origins and imaging. Epilepsia 53 (Suppl 4): 19-33, 2012
6）Widdess-Walsh P, et al: Neuroimaging of focal cortical dysplasia. J Neuroimaging 16: 185-196, 2006
7）Wang ZI, et al: The pathology of magnetic-resonance-imaging-negative epilepsy. Mod Pathol 26: 1051-1058, 2013
8）Brogna C, et al: Brain tumors and epilepsy. Expert Rev Neurother 8: 941-955, 2008
9）Blumcke I, et al: A neuropathology-based approach to epilepsy surgery in brain tumors and proposal for a new terminology use for long-term epilepsy-associated brain tumors. Acta Neuropathol 128: 39-54, 2014
10）Urbach H: Imaging of the epilepsies. Eur Radiol 15: 494-500, 2005
11）Aprile I, et al: Analysis of cystic intracranial lesions performed with fluid-attenuated inversion recovery MR imaging. Am J Neuroradiol 20: 1259-1267, 1999
12）Saini J, et al: Susceptibility weighted imaging in the diagnostic evaluation of patients with intractable epilepsy. Epilepsia 50: 1462-1473, 2009
13）Mukherjee P, et al: Diffusion tensor MR imaging and fiber tractography: theoretic underpinnings. Am J Neuroradiol 29: 632-641, 2008
14）Winston GP, et al: Diffusion tensor imaging tractography to visualize the relationship of the optic radiation to epileptogenic lesions prior to neurosurgery. Epilepsia 52: 1430-1438, 2011
15）Bernhardt BC, et al: Imaging structural and functional brain networks in temporal lobe epilepsy. Front Hum Neurosci 7: 624, 2013
16）Pizzini FB, et al: Cerebral perfusion alterations in epileptic patients during peri-ictal and post-ictal phase: PASL vs DSC-MRI. Magn Reson Imaging 31: 1001-1005, 2013
17）Detre JA, et al: Perfusion magnetic resonance imaging with continuous arterial spin labeling: methods and clinical applications in the central nervous system. Eur J Radiol 30: 115-124, 1999
18）Lim YM, et al: Usefulness of pulsed arterial spin labeling MR imaging in mesial temporal lobe epilepsy. Epilepsy Res 82: 183-189, 2008
19）Toledo M, et al: Localisation value of ictal arterial spin-labelled sequences in partial seizures. Epileptic Disord 13: 336-339, 2011

（花谷亮典・有田和徳）

2　脳血流・代謝

初めての発作を起こした患者では，頭蓋内病変検索のために画像診断を施行することが推奨され，特にMRI検査が重要である（てんかん治療ガイドライン推奨度A）[1]．しかし，これは形態学的評価が主体で，十分な局在情報を有する脳機能画像とは区別される．一方，脳機能画像は評価者の技能や先入観に左右されにくいものの，モダリティが多様で病態の理解や解釈が難しくなる可能性を有している．本項では，てんかん症例における脳機能画像と，関連する手法による統合的なてんかん焦点・機能局在診断について概説する．対象としては，単一光子放射型コンピュータ断層撮映法（single photon emission computed tomography；SPECT），ポジトロン断層法（positron emission tomography；PET）などの核医学検査と，磁気共鳴スペクトロスコピー（MR spectroscopy；MRS）や機能的MRI（functional MRI；fMRI）などのMRI検査がある．

(1) SPECT

SPECTは，一般にPETより安価で汎用性は高いが，定量性や空間分解能が劣る．N-isopropyl-[^{123}I]-p-iodoamphetamine（IMP）や，^{99m}Tcを用いたhexamethylprophylene amine oxime（HMPAO），ethylcysteine dimer（ECD）などのトレーサーを用いて脳血流を測定し，診断するものである[2]．IMPは投与後一定時間以降も変化を続けるため，発作時SPECTには向かないと考えられる．側頭葉・側頭葉外てんかん症例において，実際に発作間欠期SPECTで焦点検索につながるのはそれぞれ50〜70%・15〜30%であるのに対して，発作時SPECTではそれぞれ90%以上・66%程度と報告されている[3-5]．発作間欠期での感受性は低く，動的な過程である発作時に捉える血流変化の診断意義が高く，核種を投与するタイミングはきわめて重要である[6]．診断意義の高い発作時から発作間欠期のSPECTを差し引いて，血流の増加領域を統計解析してMRI画像上に重畳する「subtraction ictal SPECT co-registered to MRI（SISCOM）」という解析法が報告され，その有用性が示されている（**図10-62**）[7]．

また，中枢性benzodiazepine receptorに特異的に結合する[^{123}I]-iomazenil（IMZ）をトレーサーとしたIMZ-SPECTは，血流変化と関係なく，

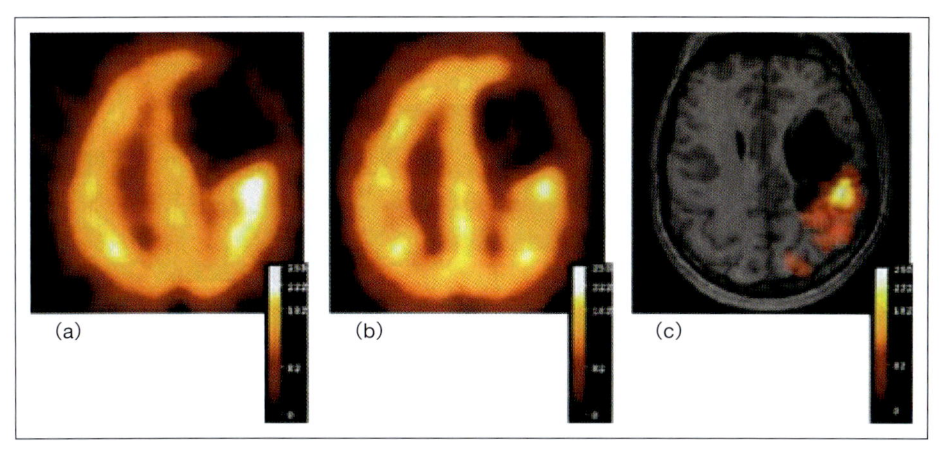

図 10-62　発作時 SPECT
孔脳症に合併するてんかん症例において，発作時(a)・発作間欠期 SPECT(b)と，SISCOM による解析結果(c).
(O'Brien TJ, et al: Subtraction ictal SPECT co-registered to MRI improves clinical usefulness of SPECT in localizing the surgical seizure focus. Neurology 50: 445-454, 1998 より)

てんかん焦点とその影響を受けた神経細胞群の受容体低下を直接描出できる．そのため，[^{18}F]fluoro-2-deoxyglucose(FDG)-PET よりも限定的な領域が描出され，正確な焦点診断に有用と考えられる[8]．成人てんかん症例の 25〜40% は形態異常がなく，皮質異形成の 20〜40% は MRI で信号変化も認められない「MRI 陰性」と報告されている[9]．MRI と EEG による焦点検索が合致しない症例の 30〜40% において[10]，MRI 陰性症例の 93% において，SISCOM による焦点検索が有用であり，術後標本で皮質異形成が確認される[11]．また，ニューロモデュレーションの概念に基づく新規治療の標的部位同定にも応用されている[12]．さらには，statistical parametric mapping (SPM) 解析を用いた ictal-interictal SPECT (ISAS)[13]や，統計的解析を追加する statistical ictal SPECT coregistered to MRI(STATISCOM)[14]といった新たな手法も報告されている[15]．

(2) PET

PET は高い空間分解能と定量性が特徴であり，現在，局所のブドウ糖代謝率をみる FDG-PET がてんかんに対する保険診療でよく用いられている．一般に，脳局所のブドウ糖代謝率と脳血流量は相関しており，てんかん焦点でも両者の低下を認めることが知られている．MRI での形態異常検出や IMZ-SPECT による受容体結合低下に比べると広い範囲に異常が描出され，側頭葉てんかんで 80〜90%[16,17]，側頭葉外てんかんで 45〜92% の感受性[18]が報告されている．視覚的にも判断は可能だが[19]，SPM 解析を用いて健常者データベースとの差を統計的に対比させることで，有意な局所代謝低下を客観的に評価することができる(図 10-63)[20]．しかし，これは正常者データベースを有する施設でのみ解析可能で，汎用性は低くなる．このほかに，神経活動に直接関連する伝達物質を介して，特定の受容体の定量を行うことが可能である[21]．てんかんでは，抑制系神経伝達物質が低下していると考えられ，中枢性ベンゾジアゼピン受容体に取り込まれる[^{11}C]flumazenil (FMZ)をトレーサーとしたものがあり，焦点において低下することが報告され，神経細胞群の脱落を反映すると考えられている[22]．このように二次的な神経伝達機能の変化を捉えることは，てんかんの精神症状や認知機能への影響や，発作後早期に行うことで病態解明につながることが期待される[23]．ほかにも，セロトニン[24]，オピオイド[25]，ドーパミン受容体[26]など，多くの臨床研究が報告されている．しかし，これら各種トレー

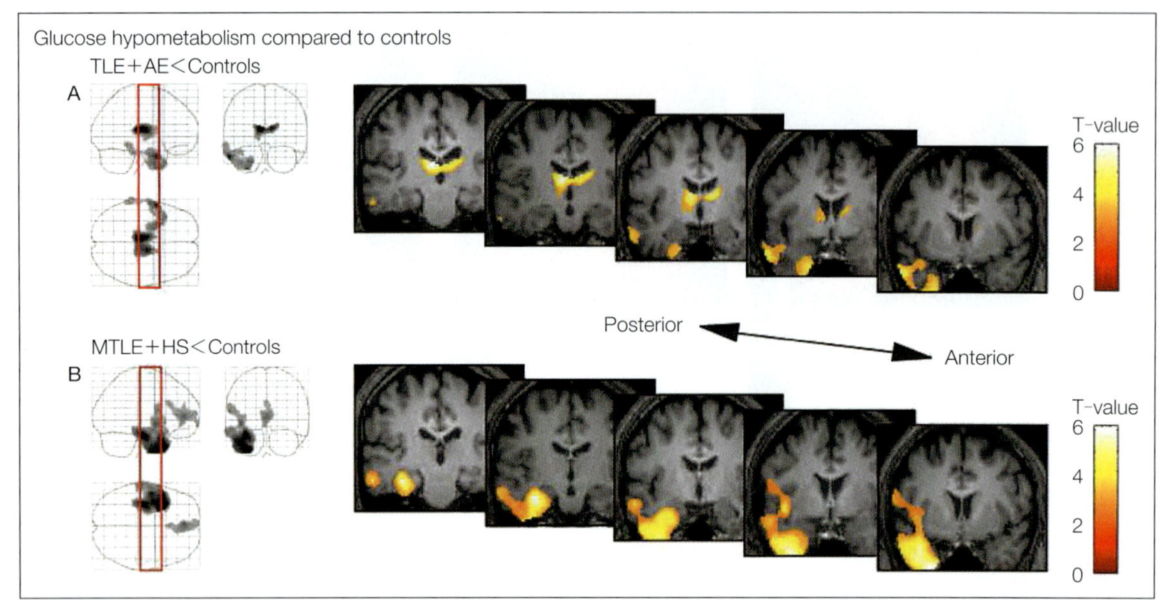

図 10-63　FDG-PET

年齢・性別をマッチングさせた正常被検者群と比較して，側頭葉(TLE)・内側側頭葉てんかん(MTLE)症例群で，有意な糖代謝低下を認める脳領域が示された．

(Takaya S, et al: Temporal lobe epilepsy with amygdala enlargement: a morphologic and functional study. J Neuroimaging 24: 54-62, 2014 より)

サーを合成可能な施設でのみ実施が可能であり，汎用性は乏しい．

(3) MRS

[¹H]MRS は，組織内代謝物を構成する炭素に結合したプロトンに着目して，共鳴周波数解析を行って，その差が 1〜5 ppm 間の化学シフトとして表示される．特定部位の代謝物を低侵襲かつ短時間で定量的に測定することが可能で，測定法には代謝物の定量に有用な single voxel 法と，分布に有用な multi voxel 法があり，さまざまな化学物質を描出できる．対象となるのは，神経の指標である NAA(N-acetyl-aspartate)，グリアの指標である mIns(myo-inositol)，コリンを含んで細胞膜代謝に関連する物質 Cho(glycerophosphocholine，phosphocholine)，神経伝達物質の Glu (glutamate) や GABA(γ-aminobutyric acid)，Cr(creatine)，エネルギー代謝障害の指標とされる Lac(lactate)，Gln(glutamine) などがある[27]．日本磁気共鳴学会から疾患ごとのガイドラインが発表されており，中枢神経疾患への臨床応用に関しての報告も多い[28]．てんかんに関しても，MRI 陰性の症例やほかのモダリティと局在が合致しない症例において，病態把握や焦点同定に有効性が示されてきた[29]．てんかん焦点部位では，NAA/Cr 比や NAA/Cr+Cho 比の減少がみられるのが一般的で[30]，GABA の局所変化も報告されている[31]．しかし，てんかん手術の術前評価としては確立しておらず，研究段階にとどまっている．将来，高磁場化することで，臨床応用が進むことが期待される[32]．

(4) fMRI

fMRI は，神経活動と脳血流は連動しており，神経活動は局所脳血流増加を引き起こすという概念に基づいて，脳活動の局在を定性的にみる検査である．主に，組織内血流変化に伴う還元型ヘモグロビン(deoxy-Hb)/酸化ヘモグロビン(oxy-Hb)を反映した BOLD(blood oxygen level dependent)信号を得て解析する．神経活動部位では，一過性に局所 deoxy-Hb が増加し，その後に血流が増加して局所 oxy-Hb が大幅に増加することで信号は変化する．このような血行動態反応は，神経活動に約1～2秒遅れて起こり，4～6秒で極値を示す．持続的な課題やイベントに関連するMRI信号の変化を捉えることで，関連する機能局在を求める手法で，最終的に変化した領域をT_1強調画像などの解剖画像に重畳して表示する．ただし，信号強度の変化はわずかであり，課題負荷時と安静時の差異を安定して検出するには，課題負荷および安静時を20～30秒程度続けるblock designを複数繰り返すか，多数のevent-related課題を行わなければならない．また，体動による雑音も問題となり，3 mm以上の空間的ずれを生じたデータは使用すべきではない．てんかん焦点検索への試みは，同時記録のEEGなしに，発作時神経活動に関連するfMRIで初めて行われた[33]．その後，静磁場や傾斜磁場パルスによる雑音を効果的に除去する技術の発展により，持続的にEEGとfMRIの同時記録が可能となった[34]．実際に，MRIと同時記録可能な脳波計で，発作間欠期の棘波を同定し，その前後の血流差を解析するEEG-fMRIという手法[35]で，BOLD信号変化はてんかん性放電の発生部位に一致して密接にかかわっていることを示された[36]．特に，脳深部領域[37]やMRI陰性の前頭葉てんかん症例[38]でも，焦点検索を可能にしている．しかし，大規模コホート研究では，部分てんかん症例の40～70%で有意なBOLD信号変化は認められず[39, 40]，EEG-fMRIをほかの侵襲・非侵襲的な検査と組み合わせることで，新たな知見を得る可能性が期待されている．また，BOLD信号変化の多くは増加を示すが，てんかん焦点の遠隔領域で減少を示すこともある[41, 42]（**図10-64**）．これは，神経の興奮とバランスをとるために，抑制の機構が働いている可能性が指摘されている[43, 44]．近年，このようなてんかん原性領域の広がりが重要視され，単一領域の疾患というよりも，過敏性を示す領域(irritative zone)とともに賦活・抑制される複数領域が，てんかん活動の広がりを強く示すという仮説で説明される「てんかんネットワーク」の概念が注目されている[45]．焦点のみを探す時代からネットワークで解析する時代に移行し，発作時以外にも有用な情報を得られる可能性が示されている．脳領域間BOLD信号の変動は，機能的な結合をもつ領域間で強い相関を示していることが知られている．優れた空間分解能で皮質下構造も含めた全脳の解析が可能なfMRIを安静状態で記録して，きわめて遅い変動(<0.1 Hz)をするBOLD信号を解析するresting-state fMRI(rs-fMRI)で，機能的結合を可視化する方法が報告されている[46]．この手法を用いて，一次体性感覚運動領域や言語領域[47]などの機能的結合をもつ領域同定や，脳内ネットワークの変容についての研究がなされている[48]．また，てんかん焦点を検索する方法としても期待されており[49]，特発性全般てんかん[50]や側頭葉てんかんの病態解明に用いられている[51, 52]．

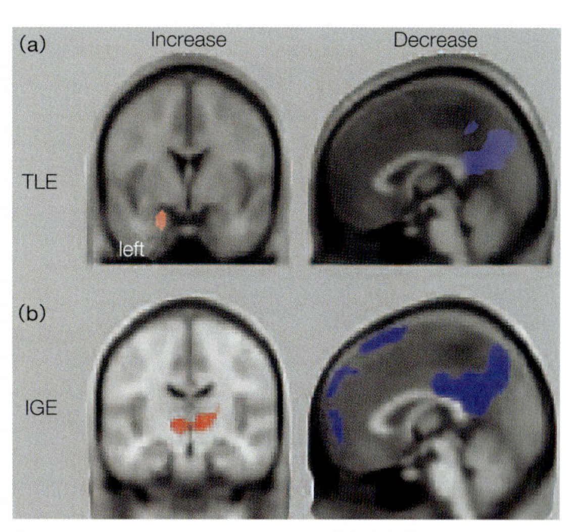

図10-64 EEG-fMRI：BOLD信号変化
側頭葉てんかん(a)と特発性全般てんかん(b)症例でのEEG-fMRI解析結果．BOLD信号の増加している部位(赤)と減少している部位(青)の違いがわかる．
(Laufs H, et al: Electroencephalography/functional MRI in human epilepsy: what it currently can and cannot do. Curr Opin Neurol 20: 417-423, 2007より)

(5) モダリティの統合

MRI陰性の難治部分てんかん症例は，依然として焦点同定が困難であり，臨床上の課題となっている．MRI画像は正常でも，病理学的に異常が確認される報告は多い[53]が，手術成績は不良で，治療適応になりにくい[54]．逆に病変を多発性

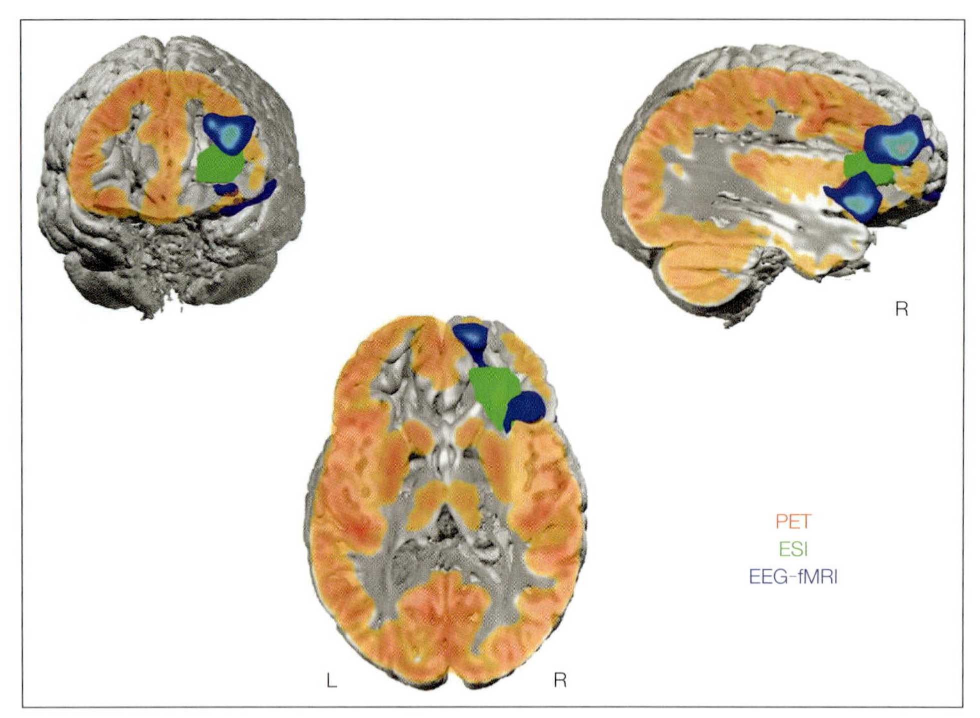

図 10-65　脳機能画像の統合
右眼窩前頭葉の皮質異形成症例における，てんかん焦点に関する多モダリティの脳機能画像の比較．PETによる糖代謝低下領域（朱色），MEG空間フィルター法解析によるてんかん焦点関連領域（緑色），EEG-fMRIによる発作間欠期てんかん性放電に関連するBOLD信号変化領域（青）を示している．
（Pittau F, et al: The Role of Functional Neuroimaging in Pre-Surgical Epilepsy Evaluation. Front Neurol 5: 31, 2014より）

に認める場合にも焦点同定は困難となり，手術成績に影響がある．これまでに述べたように，脳機能画像の進歩によってCT/MRI画像では捉えることが困難であった異常や変化が可視化され，従来の形態学的評価とは異なる視点でのてんかん病態の診断や脳機能の評価が可能となってきている．しかし，いずれのモダリティも，単一でほかを凌駕するほど確立したものではない．現状では，術前評価の発作型・頭皮上EEG・MEGとともに，複数モダリティの脳機能画像を統合することで，高い時間・空間分解能で僅かな異常を検出し，外科治療が可能となる[55]（**図 10-65**）．脳の活動を直接記録できる頭蓋内電極による直接記録が解析の妥当性を確認するのに最も有用だが，頭蓋内電極は留置した範囲外の情報は欠き，全脳の活動を捉えることはできない．非侵襲的に全脳の解析が可能な脳機能画像は，詳細にネットワークを把握する目的でも活用が期待され，複数モダリティと詳細な統合を行うことで，妥当性と精度を上げることが可能になると考えられる．例えば，側頭葉の梨状皮質は，てんかんネットワークにおいて，EEG-fMRI解析で部分てんかんの共通の機能的接合点として注目されている[56]．複数のモダリティを比較することで，PETでもGABA受容体が低下していることから，同部位が新たな難治性てんかんの治療標的になる可能性が示唆されている[57]．

文献

1）日本神経学会（監）：てんかん治療ガイドライン2010. pp20-21，医学書院，2010
2）Setoain X, et al: [PET and SPECT in epilepsy]. Rev Esp Med Nucl Imagen Mol 33: 165-174, 2014
3）Devous MD Sr, et al: SPECT brain imaging in epi-

lepsy: a meta-analysis. J Nucl Med 39: 285-293, 1998
4）Weil S, et al: Ictal ECD-SPECT differentiates between temporal and extratemporal epilepsy: confirmation by excellent postoperative seizure control. Nucl Med Commun 22: 233-237, 2001
5）Ho SS, et al: Parietal lobe epilepsy: clinical features and seizure localization by ictal SPECT. Neurology 44: 2277-2284, 1994
6）Elwan SA, et al: Ictal single photon emission computed tomography in epileptic auras. Epilepsia 55: 133-136, 2014
7）O'Brien TJ, et al: Subtraction ictal SPECT coregistered to MRI improves clinical usefulness of SPECT in localizing the surgical seizure focus. Neurology 50: 445-454, 1998
8）Tanaka F, et al: Presurgical identification of epileptic foci with iodine-123 iomazenil SPET: comparison with brain perfusion SPET and FDG PET. Eur J Nucl Med 24: 27-34, 1997
9）Kim SK, et al: Focal cortical dysplasia: comparison of MRI and FDG-PET. J Comput Assist Tomogr 24: 296-302, 2000
10）Won HJ, et al: Comparison of MR imaging with PET and ictal SPECT in 118 patients with intractable epilepsy. Am J Neuroradiol 20: 593-599, 1999
11）Kudr M, et al: SISCOM and FDG-PET in patients with non-lesional extratemporal epilepsy: correlation with intracranial EEG, histology, and seizure outcome. Epileptic Disord 15: 3-13, 2013
12）DiLorenzo DJ, et al: Chronic unlimited recording electrocorticography-guided resective epilepsy surgery: technology-enabled enhanced fidelity in seizure focus localization with improved surgical efficacy. J Neurosurg 120: 1402-1414, 2014
13）McNally KA, et al: Localizing value of ictal-interictal SPECT analyzed by SPM (ISAS). Epilepsia 46: 1450-1464, 2005
14）Kazemi NJ, et al: Ictal SPECT statistical parametric mapping in temporal lobe epilepsy surgery. Neurology 74: 70-76, 2010
15）Sulc V, et al: Statistical SPECT processing in MRI-negative epilepsy surgery. Neurology 82: 932-939, 2014
16）Ryvlin P, et al: Clinical utility of flumazenil-PET versus [18F] fluorodeoxyglucose-PET and MRI in refractory partial epilepsy: A prospective study in 100 patients. Brain 121: 2067-2081, 1998
17）Kim YK, et al: Differential features of metabolic abnormalities between medial and lateral temporal lobe epilepsy: quantitative analysis of (18)F-FDG PET using SPM. J Nucl Med 44: 1006-1012, 2003
18）Desai A, et al: Interictal PET and ictal subtraction SPECT: sensitivity in the detection of seizure foci in patients with medically intractable epilepsy. Epilepsia 54: 341-350, 2013
19）Van't Klooster MA, et al: Can we increase the yield of FDG-PET in the preoperative work-up for epilepsy surgery? Epilepsy Res 108: 1095-1105, 2014
20）Takaya S, et al: Temporal lobe epilepsy with amygdala enlargement: a morphologic and functional study. J Neuroimaging 24: 54-62, 2014
21）la Fougere C, et al: PET and SPECT in epilepsy: a critical review. Epilepsy Behav 15: 50-55, 2009
22）Bouvard S, et al: Seizure-related short-term plasticity of benzodiazepine receptors in partial epilepsy: a [11C] flumazenil-PET study. Brain 128: 1330-1343, 2005
23）LoPinto-Khoury C, et al: Surgical outcome in PET-positive, MRI-negative patients with temporal lobe epilepsy. Epilepsia 53: 342-348, 2012
24）Didelot A, et al: PET imaging of brain 5-HT1A receptors in the preoperative evaluation of temporal lobe epilepsy. Brain 131: 2751-2764, 2008
25）McGinnity CJ, et al: Quantification of opioid receptor availability following spontaneous epileptic seizures: correction of [11C] diprenorphine PET data for the partial-volume effect. Neuroimage 79: 72-80, 2013
26）Odano I, et al: Quantitative PET analyses of regional [11C] PE2 I binding to the dopamine transporter-application to juvenile myoclonic epilepsy. Neuroimage 59: 3582-3593, 2012
27）Govindaraju V, et al: Proton NMR chemical shifts and coupling constants for brain metabolites. NMR Biomed 13: 129-153, 2000
28）Oz G, et al: Clinical proton MR spectroscopy in central nervous system disorders. Radiology 270: 658-679, 2014
29）Pan JW, et al: Neurometabolism in human epilepsy. Epilepsia 49 Suppl 3: 31-41, 2008
30）Simister RJ, et al: Proton MR spectroscopy of metabolite concentrations in temporal lobe epilepsy and effect of temporal lobe resection. Epilepsy Res 83: 168-176, 2009
31）Hattingen E, et al: Frontal and thalamic changes of GABA concentration indicate dysfunction of thalamofrontal networks in juvenile myoclonic epilepsy. Epilepsia 55: 1030-1037, 2014
32）Pan JW, et al: 7T MR spectroscopic imaging in the localization of surgical epilepsy. Epilepsia 54: 1668-1678, 2013
33）Jackson GD, et al: Functional magnetic resonance imaging of focal seizures. Neurology 44: 850-856, 1994
34）Allen PJ, et al: A method for removing imaging artifact from continuous EEG recorded during functional MRI. Neuroimage 12: 230-239, 2000
35）Goldman RI, et al: Acquiring simultaneous EEG and functional MRI. Clin Neurophysiol 111: 1974-1980, 2000
36）Benar CG, et al: EEG-fMRI of epileptic spikes: concordance with EEG source localization and intracranial EEG. Neuroimage 30: 1161-1170, 2006
37）Kobayashi E, et al: Grey matter heterotopia: what EEG-fMRI can tell us about epileptogenicity of neu-

ronal migration disorders. Brain 129: 366-374, 2006
38) Moeller F, et al: EEG-fMRI: adding to standard evaluations of patients with nonlesional frontal lobe epilepsy. Neurology 73: 2023-2030, 2009
39) Aghakhani Y, et al: Cortical and thalamic fMRI responses in partial epilepsy with focal and bilateral synchronous spikes. Clin Neurophysiol 117: 177-191, 2006
40) Salek-Haddadi A, et al: Hemodynamic correlates of epileptiform discharges: an EEG-fMRI study of 63 patients with focal epilepsy. Brain Res 1088: 148-166, 2006
41) Kobayashi E, et al: Negative BOLD responses to epileptic spikes. Hum Brain Mapp 27: 488-497, 2006
42) Laufs H, et al: Electroencephalography/functional MRI in human epilepsy: what it currently can and cannot do. Curr Opin Neurol 20: 417-423, 2007
43) Pittau F, et al: Negative BOLD response to interictal epileptic discharges in focal epilepsy. Brain Topogr 26: 627-640, 2013
44) Voges N, et al: Modeling of the neurovascular coupling in epileptic discharges. Brain Topogr 25: 136-156, 2012
45) Spencer SS: Neural networks in human epilepsy: evidence of and implications for treatment. Epilepsia 43: 219-227, 2002
46) Sepulcre J, et al: The organization of local and distant functional connectivity in the human brain. PLoS computational biology 6: e1000808, 2010
47) Tie Y, et al: Defining language networks from resting-state fMRI for surgical planning-a feasibility study. Hum Brain Mapp 35: 1018-1030, 2014
48) Lang S, et al: Resting-state functional magnetic resonance imaging: review of neurosurgical applications. Neurosurgery 74: 453-464; discussion 464-455, 2014
49) Stufflebeam SM, et al: Localization of focal epileptic discharges using functional connectivity magnetic resonance imaging. J Neurosurg 114: 1693-1697, 2011
50) Kim JB, et al: Altered thalamocortical functional connectivity in idiopathic generalized epilepsy. Epilepsia 55: 592-600, 2014
51) Haneef Z, et al: Functional connectivity of hippocampal networks in temporal lobe epilepsy. Epilepsia 55: 137-145, 2014
52) Holmes M, et al: Resting state functional connectivity of the hippocampus associated with neurocognitive function in left temporal lobe epilepsy. Hum Brain Mapp 35: 735-744, 2014
53) Wang ZI, et al: The pathology of magnetic-resonance-imaging-negative epilepsy. Mod Pathol 26: 1051-1058, 2013
54) Zhang J, et al: Identifying the affected hemisphere with a multimodal approach in MRI-positive or negative, unilateral or bilateral temporal lobe epilepsy. Neuropsychiatr Dis Treat 10: 71-81, 2014
55) Pittau F, et al: The Role of Functional Neuroimaging in Pre-Surgical Epilepsy Evaluation. Front Neurol 5: 31, 2014
56) Flanagan D, et al: EEG-fMRI in focal epilepsy: local activation and regional networks. Clin Neurophysiol 125: 21-31, 2014
57) Laufs H, et al: Converging PET and fMRI evidence for a common area involved in human focal epilepsies. Neurology 77: 904-910, 2011

（國枝武治）

C 心理学的検査

1 知能検査

知能検査は認知機能を全般的に検討する目的で使用される．てんかん患者においては，現在の認知機能を知るだけでなく，治療による変化を知る目的でも施行される．本邦で最も一般的に使われているのはWechslerによる検査であるが，幼児についてはほかの検査も使用されている(**表10-6**)．

知能検査は多数の下位検査の結果を統合していくつかの指数を算出する．したがって，指数が低下する理由は症例によってさまざまで，同じ指数だから同じ認知機能だということにはならない．てんかん患者においては，全般性注意や反応速度が知能指数に影響しやすい．全般性注意が低下していたり，患者の十分な協力が得られなかったりする場合は総じて低めの点数になる．WAIS-Ⅲの下位項目で時間制限があるのは，言語性の1項目に対し，動作性では行列推理を除く6項目である(**図10-66**)．

したがって，反応が遅いと動作性IQは低くなる．この場合，処理速度指数は反応の遅さを知るうえで参考になる．一方，言語性尺度は学習によ

表 10-6　本邦で使われている主な知能検査

知能検査	略称	適用年齢	下位検査数	算出できる指標
田中-ビネー知能検査V	田中ビネー	2歳～成人	13	13歳以下はIQ. 14歳以上で総合IQ, 結晶性, 流動性, 記憶, 論理推理の指標
Kaufman Assessment Battery For Children Ⅱ	K-ABC Ⅱ	2歳6か月～18歳11か月	20	認知尺度(経次, 同時, 学習, 計画), 習得尺度(語彙, 読み, 書き, 算数)
Wechsler Preschool and Primary Scale of Intelligence	WPPSI*	3歳10か月～7歳1か月	11	言語性IQ, 動作性IQ, 全検査IQ
Wechsler Intelligence Scale for Children-Ⅳ	WISC-Ⅳ	5歳0か月～16歳11か月	15	全検査IQ, 言語理解, 知覚推理, 作動記憶, 処理速度の指標
Wechsler Adult Intelligence Scale-Ⅲ	WAIS-Ⅲ	16歳～89歳	14	言語性IQ, 動作性IQ, 全検査IQ, 言語理解, 知覚統合, 作動記憶, 処理速度の指標

＊販売終了

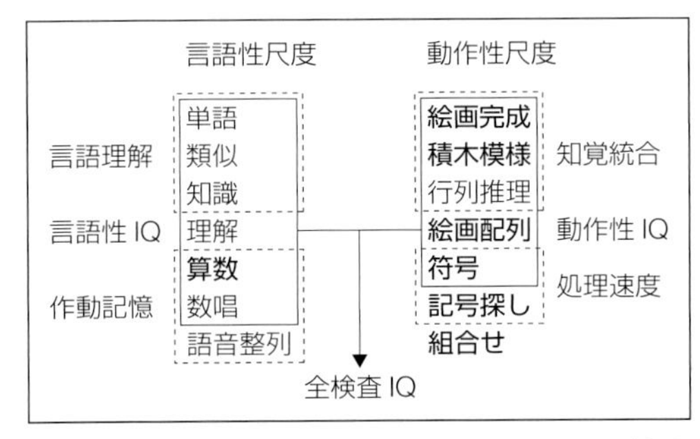

図 10-66　WAIS-IIIの下位検査とそれから算出される指標

太字は制限時間のある下位検査. 動作性尺度の行列推理以外に制限時間がある.

り獲得される項目が多いため, てんかんにより十分な教育を受けられなかった患者は言語性IQが低めとなる. 明らかな失語はなくても軽度の喚語困難がある場合は, 言語性検査の成績は低下する.

このように, てんかん患者における知能検査では, 背景となる神経心理学的症候や教育の程度などを勘案して結果を解釈する必要があり, 単にIQが正常範囲(80～120)に入っているかどうかをみるわけではない. 知能検査は実施に1時間程度かかるため心理士が施行することが多いが, 心理士まかせにするのでなく, 必要に応じて検査時の反応を聞くなどして, どのような認知機能に問題があるのかを把握しておくことが大切である. また, 同じ検査を繰り返すと練習効果で成績の改善がみられることがあるので, 経過をみる場合は, 少なくとも数か月は間をおいて施行する.

(鈴木匡子)

2　記憶検査

記憶は言語性と視覚性に大きく分けられ, 言語性記憶は言語優位半球に, 視覚性記憶はどちらかというと言語非優位半球に, より依存する. そのため, てんかん患者においては, てんかん焦点が左右どちらにあるかによって言語性記憶と視覚性記憶に乖離がみられる場合がある. したがって, 記憶検査は両者を区別して検査できるものが望ましい. 最もよく用いられているのは日本版Wechsler記憶検査で, 言語性記憶, 視覚性記憶, 一般的記憶(言語性と視覚性の合計), 注意/集中力, 遅延再生の各指標が算出できる. それ以外にも**表 10-7** に示すようないくつかの記憶検査が使われている. リバーミード行動記憶検査は, 行為を伴う検査やこれからすべき事を覚えておく展望記憶検査を含むため, 日常生活に即した記憶を検

表 10-7　本邦で使われている主な記憶検査

	記憶検査	略称	所要時間(分)	適用年齢	特徴
総合的	Wechsler 記憶検査*1)	WMS-R	45～60	16～74 歳 11 か月	最も一般的．30 分後の遅延再生あり
	リバーミード行動記憶検査*1)	RBMT	30	16～96 歳	4 種の並行検査あり，繰り返し検査可能
言語性	標準言語性対連合学習検査*1)	S-PA	10	16～84 歳	有関係/無関係の単語対の記憶
	レイ聴覚性言語学習検査*2)	RAVLT	5～10	成人	15 単語を 5 回繰り返した後，想起・再認
視覚性	ベントン視覚記銘検査	BVRT	5～10	8 歳～成人	単純な図形の模写・想起
	レイ複雑図形検査*3)	RCFT	10～15	6～89 歳	複雑な図形の模写・想起・再認

*1)：本邦での標準化データあり，*2)：市販されていない，*3)：外国での標準化データあり．

討可能であるが，言語性，視覚性に分けた指標は得られない．

てんかん患者においては記憶を支える全般性注意が低下している場合があるので，考慮する必要がある．全般性注意低下があると，刺激を正確に記銘できないため，その後に想起することもできない．したがって，刺激提示直後に再生させて記銘できていることを確認したうえで，干渉後の想起を検討する．全般性注意低下が著しい場合は記憶について詳細に検討することは難しい．

再生の方法には想起と再認がある．想起は自由に想い出してもらい，再認は選択肢から選んだり，見たか見なかったか判断したりする．海馬性健忘では想起，再認とも不良であるのに対し，前頭葉性健忘では再認が相対的に保たれやすい傾向がある．

刺激提示後，どの位時間が経ってから再生させるかも重要である．WMS-R の遅延再生は 30 分経ってから想起するもので，日常生活における記憶障害の程度をよく反映する．また，一過性てんかん性健忘発作の患者は，30 分後の想起はほぼ保たれているのに，1 週間以上経ってからの想起が著しく低下していることがある[1]．

側頭葉てんかんの場合は，海馬領域の機能低下による記憶障害の有無が問題になる．手術療法を考慮する場合には，術前に詳細な記憶検査を行うとともに，後大脳動脈選択的 Wada テスト(アミタール検査)で術後の記憶障害を推測することが有用な場合がある．

文献

1）Butler CR, et al: Recent insights into the impairment of memory in epilepsy: transient epileptic amnesia, accelerated long-term forgetting and remote memory impairment. Brain 131: 2243-2263, 2008

(鈴木匡子)

3　アミタール検査

アミタール検査は，中間時間作用型麻酔薬であるアミタールを内頸動脈より注入し，一過性に一側大脳半球の機能を低下させることにより，言語優位半球を同定するものである．1949 年に北海道大学の和田により開発され[1]，その後世界中で実施されるようになった．アミタール検査といわれていたが，最近では，そのアミタールが製造中止となり，代替薬としてプロポフォールなどが用いられるため，Wada テストといわれることが多い[2]．右利きの 90～95% は左側が言語優位半球，左利きは左優位 70～80%，右優位 2～10%，両側性 10～20% とされる[3]．特にてんかん外科において，術前評価として言語機能のみならず記憶機能評価としても用いられている．

(1) 方法

a．言語機能評価

患者に両手を肘より直角に曲げて挙上させながら数唱をしてもらい，左右どちらかの内頸動脈に挿入されたカテーテルより生食で希釈させたプロポフォール(1 mg/mL)を数秒間かけて動注する．大体5〜9 mgの投与で，注入側半球の機能低下をきたし，対側上肢が徐々に落下する．対側の麻痺を確認して，言語タスク(数唱の継続，物品呼称，聴覚性言語理解：開閉眼・挺舌などの簡単な口頭指示，読字など)を行わせる．この間，注入側上肢は麻痺を認めず，意識が保たれていることを確認しなければならない．通常，言語優位側では，全失語がみられる．数分後に運動麻痺，言語障害は回復してくるが，保続や錯語などがみられることが多い．一方，非言語優位側では，一時的な言語停止が生じるも，全失語とはならない．言語優位側の判定には，通常，言語停止時間の長い側を言語優位半球とする．左右差が30秒以内の場合，両側性言語支配を疑う必要がある．

また，Wadaテストに先がけて行われる内頸動脈撮影にて血行動態に注意しておく必要がある．例えば，両側前大脳動脈が一側の内頸動脈で潅流されている場合，麻酔薬注入にて対側の補足運動野領域(supplementary motor area；SMA)も抑制することになり，言語停止をきたすことなどがあるからである．

b．記憶機能評価

被検者に対して，あらかじめ検査中に提示された記憶タスクを覚えておくように指示しておく．記憶タスクは，視覚的提示(ペンや時計などの身の回りのもの，簡単な絵の書いてあるカードなど)，聴覚的提示(単語，簡単な文章などの音声言語)などがある．どのタイミングで提示するのかは施設で異なり，麻酔薬投与直前，麻酔による運動麻痺出現直後，麻酔薬投与後に最初に言語反応が認められてから記憶タスクを実施するなどさまざまである．いずれにしても，運動麻痺と言語機能が回復したのを確認してから(通常，10〜15分後)，記憶タスクの再生・再認を確認し，正答率で評価する．患側の麻酔薬投与にて2/3以上あれば，患側切除後に記憶障害の危険が低いと判断することが多い．しかし，海馬の血流は内頸動脈系の前脈絡叢動脈のみならず，後方から後大脳動脈系の支配も受けるため，記憶機能評価としてのWadaテストの信頼性が十分であるとはいえない点に留意しなければならない．

(2) アミタール検査に代わる非侵襲的検査法

アミタール検査は，言語優位半球を同定することにおいて，最も信頼性の高い検査であることは現在においても変わらない．しかし，カテーテル検査であり，その侵襲性や反復検査による再現性をみることが困難なため，それに代わる非侵襲的検査として，fMRI(functional magnetic resonance imaging)，MEG(magnetoencephalogram：脳磁図)，NIRS(near infrared spectroscopy：近赤外線分光法)などが行われることがある．そのうち最も普及している検査はfMRIであり，しりとり課題や物品呼称などさまざまな言語課題を用いて，神経細胞活動に伴うBOLD(blood oxygenation level dependent)効果を高い空間分解能で計測し言語野を同定する．アミタール検査との一致率は高い(79〜91%)．1990年代初頭，アミタール検査はてんかん外科術前評価として，ほぼ全例で実施されていたが，2000年以降，欧州のてんかんセンターでは実施される割合は減少しているという(2000年56%，2005年35%)．その理由として，非侵襲的検査の精度向上や最もてんかん外科症例の多い内側側頭葉てんかんに対する選択的扁桃体海馬切除術の導入が進んだことにより，切除範囲に言語野がほとんど含まれていないことが挙げられている[4]

文献

1）和田 淳：Sodium Amythal 頸動脈注射の臨床実験的観察．医学と生物学 14：221-222，1949
2）Takayama M, et al: Intracarotid propofol test for speech and memory dominance in man. Neurology 63: 510-515, 2004
3）平田雅之，他：3章 神経機能のマッピングとモニタリング．言語機能．片山容一，他(編)：脳神経外科学大系．10 定位・機能神経外科．pp80-87，中山書店，2005
4）臼井桂子，他：Wadaテストによる言語・記憶機能検査—てんかん外科の手術前検査における役割—．Epilepsy 5：29-35，2011

（近藤慎二）

4 QOL

クオリティ・オブ・ライフ(quality of life；QOL)は，快適な環境や生活，生きがいや宗教などさまざまな面から人の生活の質を評価する際に用いられるが，医学で使われるQOLは，健康状態に直接起因する要素を測定するもので，健康関連QOL(health related QOL；HRQOL)とよばれる．本項で用いるQOLとは，HRQOLをさす．

QOLは医療のアウトカムを評価するための指標の1つで，治癒率，死亡率といった客観的指標に対し，患者の主観的な指標をもとにしたアウトカムの指標で，QOLは患者立脚型指標ともいえる[1)]．

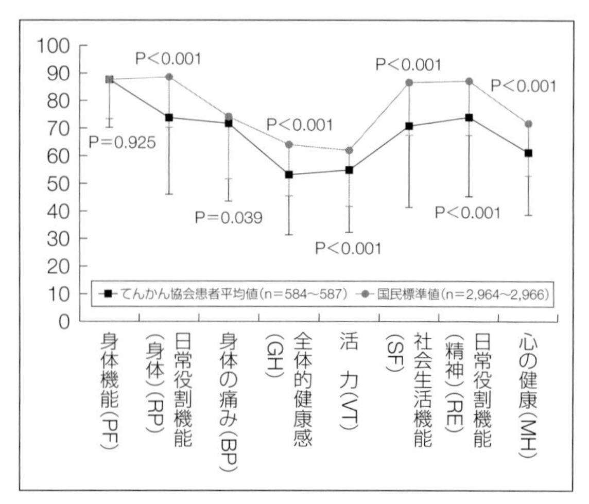

図10-67　てんかん患者と国民標準値との比較(SF-36)
〔日本てんかん協会：てんかんの患者のクオリティーオブライフ(QOL)に関する患者，医師への大規模調査　調査報告書．日本てんかん協会，2008〕

(1) QOL評価尺度

QOLの評価尺度には包括的尺度(Generic Scale)と，疾患特異的尺度(Disease-specific Scale)があり目的によって使い分ける．

包括的尺度の特徴は，罹患の有無にかかわらず誰にも適用できることで，健康な人と病気のある人の間の比較や，異なった疾患の間の比較を可能とする．

疾患特異的尺度は，疾患ごとに作成された尺度で，特定の疾患に対して特異度と感度が高く，同じ病気に関して異なった国や地域の間での比較を可能とする．

(2) 包括的尺度

SF-36，SF-36(MOS 36 Item Short Form Health Survey)，SIP(Sickness Impact Profile，WHOQOL，EQ-5D(EuroQOL)などがある．

a．SF-36

SF-36は，16歳以上の成人に対して広く使用されており，以下の8領域，36の質問から成る．サマリースコアとして全体を身体的機能と精神的機能にまとめることもできる．

①身体機能(physical functioning；PF)10問
②日常役割機能(身体)(role-physical；RP)4問
③身体の痛み(bodily pain；BP)2問
④全体的健康観(general health perception；GH)6問
⑤活力(vitality；VT)4問
⑥社会生活機能(social functioning；SF)2問
⑦日常役割機能(精神)(role-emotional；RE)3問
⑧心の健康(mental health；MH)5問

使用には使用登録申請と使用料が必要である[2)]．

SF-36を用いててんかんのある人と一般国民のQOLを比較した結果を**図10-67**に示した．身体的，社会的日常的役割機能，社会生活機能，心の健康，活力，全体的役割機能の6領域においててんかんのある人のQOLは国民と比較して低かった．また糖尿病患者と比較すると身体機能と全体的健康観はてんかんのある人のほうが高かったが，社会生活機能はてんかんのある人が低かった[3)]．

b．PedsQL

8~12歳の小児に対してはPedsQL(pediatric quality of life inventry)が広く用いられている．PedsQLは，4つの領域，23項目からなる．サマリースコアを計算できるのはSF-36と同じである．

①身体機能(physical functioning；PF)8問
②情緒的機能(role-physical；RP)5問
③社会生活機能(social functioning；SF)5問
④学校機能(school functioning；SF)5問

使用に関してはQOL研究センターのホームページを参照. http://plaza.umin.ac.jp/qol-research/. 詳細はPedsQL www.pedsql.orgを参照.

(3) 疾患特異的尺度

日本語で利用可能なてんかんの特異的尺度には，QOLIE-31-P(18歳以上)，QOLIE-AD-48(11～17歳)，QOLCE-J(4～15歳)がある.

a．QOLIE-31-P

Cramer氏らにより開発された18歳以上のてんかんのある人のためのQOL評価尺度で，7つの下位尺度，合計31の質問からなる. 下位尺度の内容は下記のとおり.

①発作に関する悩み(seizure worry；SW)5問
②情緒的機能(emotional well-being；EW)5問
③エネルギーと倦怠感(energy/fatigue；EF)4問
④社会的機能(social functioning；SF)5問
⑤記憶力(cognitive functioning；CO)6問
⑥薬物の影響(medication effects；ME)3問
⑦全体的QOL(overall quality of life；OQ)2問

日本語版の質問紙はウェブサイトから入手可能だが，Cramer氏の許諾が必要である. http://www.epilepsy.com/information/professionals/resource-library/quality-life-tools

スコアリングは従来のQOLIE-31のスコアリングマニュアルを利用でき，以下から入手可能. http://www.rand.org/content/dam/rand/www/external/health/surveys_tools/qolie/qolie31_scoring.pdf

QOLIE-31を用いて日本の患者と海外の患者のQOLを比較した結果を**図10-68**に示した. 日本の患者では薬の影響と社会生活機能が特に低い結果となった[3].

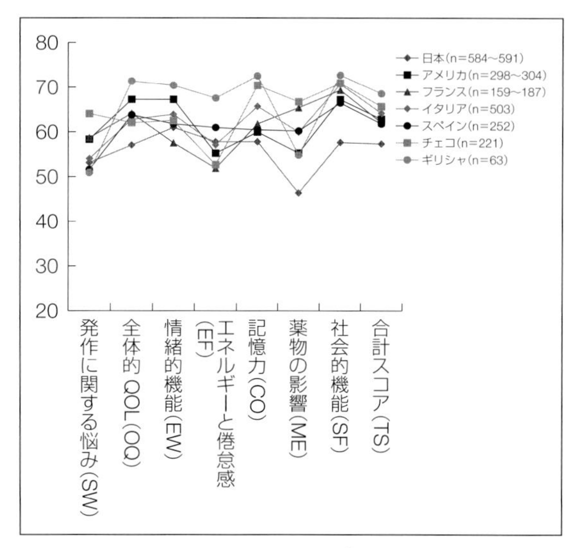

図10-68　QOLIE-31スコアの多国間比較
〔日本てんかん協会：てんかんの患者のクオリティーオブライフ(QOL)に関する患者，医師への大規模調査　調査報告書. 日本てんかん協会，2008〕

b．QOLIE-AD-48

Cramer氏らにより開発された11～17歳のてんかんのある人のためのQOL評価尺度で，7つの下位尺度，合計48の質問からなる. 下位尺度の内容は下記のとおり.

①健康観(health perception；HP)3問
②てんかんの影響(epilepsy impact；EI)12問
③身体機能(physical functioning；PF5問
④スティグマ(stigma；ST)6問
⑤社会的支援(social support；SS)4問
⑥学校生活(school behavior；SB)4問
⑦てんかんに対する姿勢(attitudes toward epilepsy；AE)4問

日本語版の質問紙の入手に関してはQOLIE-31-Pと同じ.

c．QOLCE-J

Sabaz氏らにより開発された4～18歳の難治てんかんのある人のためのQOL評価尺度で，以下の7領域16の下位尺度からなり，質問数は76問[4].

① physical restrictions
② energy/fatigue

③ attention/concentration
④ memory
⑤ language
⑥ other cognitive
⑦ depression
⑧ anxiety
⑨ control/helplessness
⑩ self-esteem
⑪ social interactions
⑫ social activities
⑬ stigma item
⑭ behavior
⑮ general health item
⑯ overall QOL

文献

1）池上直己，他：臨床のためのQOL評価ハンドブック．医学書院，2001
2）iHope international，健康関連QOL SF-36，https://www.sf-36.jp/ql/sf36.html
3）日本てんかん協会：てんかんの患者のクオリティーオブライフ(QOL)に関する患者，医師への大規模調査　調査報告書．日本てんかん協会，2008
4）Moriguchi E, et al: Verification of the reliability and validity of a Japanese version of the Quality of Life in Childhood Epilepsy Questionnaire(QOLCE-J). Brain Dev(2015), http://dx.doi.org/10.1016/j.braindev.2015.04.005

（久保田英幹）

5 その他の特異な神経心理学的検査

てんかん患者における認知機能障害を知るため，知能，記憶以外に，てんかん焦点部位や病態に応じた神経心理学的検査を施行することがある．よく使われている検査を**表 10-8** に示す．

(1) 全般性注意

てんかん患者では，抗てんかん薬の影響などもあり，全般性注意が低下している場合が少なくない．ある程度以上の全般性注意低下があると，すべての認知機能に影響する．スクリーニングとしては，数唱(いくつかの数字を順番に繰り返す順唱，逆順に述べる逆唱)が使われる．全般性注意の各側面をみる検査として，標準注意検査法がある．

(2) 言語

言語優位半球にてんかん焦点がある場合，必要に応じて言語機能を検査する．スクリーニングとしては，呼称，語列挙を行う．軽度呼称障害では，あまりなじみのない単語に呼称の障害が出やすい(例：聴診器)．語列挙では，あるカテゴリーに属する単語(例：動物)や，1つの語頭音(例：か)で始まる単語を1分間にいくつ想起できるかをみる．喚語困難があると想起できる語数は数個以下になる．教育歴が影響するため，それを考慮して低下しているかどうかを判断する．また，呼称障害がなく，語列挙のみ低下している場合は前頭葉機能低下が疑われる．

自発話やスクリーニングで語想起に問題がある場合は，失語症検査を施行して，言語機能全般について検討する．単語レベルの標準的検査としては失語症語彙検査がある．

(3) 視空間認知

言語非優位半球にてんかん焦点がある場合，視空間認知機能のスクリーニングとして，透視立方体の模写を行う．知能検査の動作性項目も，視空間認知機能をみる材料となる．動作性 IQ が言語性 IQ より著しく低い場合には，視空間認知障害を疑い，精査する．WAIS-Ⅲ の動作性項目である積木課題で，制限時間以上の時間をかけても完成できないものが多ければ，構成障害があると考えられる．これと類似した検査にコース立方体組合せ検査がある．後頭側頭葉，後頭頭頂葉にてんかん焦点がある場合，必要に応じて高次視知覚検査を行う．基本的な視知覚から形態・色認知，視空間機能の概要がつかめる．

(4) 前頭葉機能

前頭葉機能障害は多岐にわたるため，すべてはスクリーニングできず，むしろ，段取りが悪い，状況の変化に対応できない，情動変化が激しいな

表 10-8　知能・記憶以外に関する主な神経心理学的検査

機能	検査	略称	対象年齢	特徴
全般性注意	標準注意検査法	CAT	成人	全般性注意機能を総合的に検討可能
言語	標準失語症検査	SLTA	成人	言語の各機能を総合的に検討可能
	WAB 失語症検査	WAB	成人	言語の各機能を総合的に検討可能
	失語症語彙検査	TLPA	成人	単語レベルの表出・理解．必要な検査のみ使用可
	絵画語い発達検査	PVT-R	3 歳～12 歳 3 か月	単語の理解
視空間認知	高次視知覚検査	VPTA	成人	視知覚，形態・色認知，視空間認知など総合的に検討可能
	コース立方体組合せ検査		6 歳～成人	積木によるパターン形成．視空間認知
	BIT 行動無視検査	BIT	成人	半側空間無視の検出
前頭葉機能	トレイルメーキングテスト	TMT-A, B	8 歳～74 歳	全般性注意，精神運動速度，セット変換などを短時間で検討可能
	遂行機能障害症候群の行動評価	BADS	成人	物品操作なども含み，遂行機能を総合的に検討
	ウィスコンシンカード分類検査	WCST	成人	色・形・数による分類を適宜変換していく検査で，セット変換遂行機能などが関与

ど日常生活における問題で気づかれることが多い．問診から前頭葉機能障害が疑われる場合，簡易な検査としては，トレイルメーキングテスト(TMT)，frontal assessment battery(FAB)を用いる．TMT は，パート A が数字を順に結ぶ課題で全般性注意，精神運動速度などを，パート B が数字と仮名を交互に順に結ぶ課題でセット変換などの前頭葉機能を検討できる．FAB はベッドサイドでも可能だが，軽度の症状は捉えにくい．遂行機能について詳しく調べる場合は，遂行機能障害症候群の行動評価，ウィスコンシンカード分類検査，ロンドン塔課題などを用いる．

(鈴木匡子)

D　血液検査

1　薬物血中濃度

(1) 血中濃度測定に関する診療報酬請求について

抗てんかん薬やジギタリス，テオフィリンなど，血中濃度に基づく治療域の幅が狭い薬剤などに関しては，薬物血中濃度を測定し，測定結果に基づいた治療計画を立てることで，特定薬剤治療管理料として診療報酬が算定できる．**表 10-9** に特定薬剤治療管理料が算定できる抗てんかん薬を示す．診療報酬の算定にあたっては，血中濃度を測定するのみでなく，投与計画を診療録(カルテ)に記載しなければならず，また算定回数は限られているなどの条件があり，算定の要点を下記に示す(**表 10-10**)．

- 投与薬剤の血中濃度を測定し，その結果に基づき当該薬剤の投与量を精密に管理した場合，月 1 回に限り 470 点を算定する．初回月に限り 280 点を加算できる．
- 本管理料には，薬剤の血中濃度測定，当該血中濃度測定に係る採血および測定結果に基づく投与量の管理にかかる費用が含まれるものであ

表 10-9　特定薬剤治療管理料の算定できる抗てんかん薬

フェノバルビタール，プリミドン，ジアゼパム，フェニトイン，遊離フェニトイン，カルバマゼピン，ゾニサミド，エトスクシミド，アセタゾラミド，クロバザム，バルプロ酸ナトリウム，遊離バルプロ酸ナトリウム，トリメタジオン，クロナゼパム，スルチアム，ガバペンチン，レベチラセタム，トピラマート，ラモトリギン，ニトラゼパム

表 10-10　抗てんかん薬の特定薬剤治療管理料の算定について

	初回月	2 か月目以降
単剤投与	280＋470 点	470 点
多剤併用	280＋470×1～2 点	470×1～2 点
重積発作	470 点の代わりに 1 回のみ 740 点	

り，1 か月のうちに 2 回以上血中濃度を測定した場合であっても，それにかかる費用は別に算定できない．

・薬剤の血中濃度，治療計画の要点をカルテに記載する．
・算定対象薬が複数あり，異なる疾病に対して別の薬を投与した場合は，それぞれを算定することができる(抗てんかん薬とテオフィリンなど)．また，抗てんかん薬の多剤併用の場合は，同じ月に 2 回に限り所定点数が算定可能．
・初回の算定から 4 か月目以降に本管理料を算定する場合は，抗てんかん薬・免疫抑制薬を除き，所定点数の 50% の算定となる．
・抗てんかん薬の注射剤をてんかん発作重積に使用した場合は，所定点数 470 点の代わりに 1 回に限り 740 点を算定できる．

(2) 採血にあたって

a．採血部位

一般的に静脈採血が行われるが，動脈採血でも問題はない．抗てんかん薬を点滴静注で投与している場合は，点滴ルート側と異なる体幹躯から採血する．また，通常点滴ルートからの採血は避けるが，点滴ルートから採血を行う場合には，生理食塩液などによりルート内洗浄を行う．

b．採血試料と採血管

免疫抑制薬であるシクロスポリンなどは血球移行率が高いため，血中濃度測定には全血が使用されるが，抗てんかん薬の測定に用いる試料は，通常，血清または血漿である．血漿の場合，抗凝固剤が必要でありヘパリン，EDTA(エチレンジアミン四酢酸)，フッ化物，クエン酸，シュウ酸などの添加された採血管などがあるが，測定法により使用できない抗凝固剤があり，検査案内を各々確認する必要がある．例えばバルプロ酸の測定においてエミット 2000® による測定では EDTA，ヘパリン，クエン酸，シュウ酸塩およびフッ化物は使用できるが，ビトロス® では EDTA，ヘパリンは使用可能であるがクエン酸，シュウ酸塩，フッ化物は使用できない．また，採血管には血漿分離剤を使用しているものがあり，薬物によっては分離剤に吸着される可能性のあることが知られているが，詳細な検討はなされていないことが多く，一般的には血漿分離剤の使用は推奨されないことが多い．それぞれの分離剤と薬剤に合わせた確認が必要である．

c．検体保管

検体の保管時間は処理方法や保管温度，薬剤の安定性などに依存しているが，検証の方法によって添付文書や文献の記載内容が異なっている．一般的に血漿(血清)分離は速やかに行い，測定までに時間がかかる場合には冷所(2～8℃)に保管し，24(～48)時間以内に測定できない場合には血漿(血清)を凍結保存(－20～－15℃)する．例えば，レベチラセタムでは β-エステラーゼ阻害薬を添加せず全血放置にて，2 日で 11% の分解促進が認められている[1]．凍結保管した検体は数か月は安定なことが多いが，凍結検体の融解は検体中の分析物が劣化する恐れがあるため，測定まで融解しないように注意しなければならない．

(3) 薬物血中濃度の測定

a．血中濃度測定方法

薬物血中濃度の測定法には，大別すると簡便で迅速な免疫学的測定法と分離分析法〔HPLC 法：

high performance liquid chromatography，GC/MS/MS法：ガスクロマトグラフ質量分析計〔gas chromatograph；GC/mass spectrometer；MS）と質量分析計（MS）が連動した分析装置〕がある．免疫学的測定法が用いられている場合には，通常，測定試薬のキット製品が発売されている．それぞれの測定法間に相関はあるが，測定原理や試薬により同一検体を測定しても誤差のあることが知られている．各企業間で十分に検討がなされていないことが多いため，各医療機関で測定方法を変更する場合はよく調査を行ったうえで，施設での検討が必要になる場合がある．測定法が異なる施設間でのデータの取り扱いには注意が必要である．HPLC法やGC/MS/MS法は，あらゆる薬剤の血中濃度を測定できる方法であるが，血清からの除蛋白などの前処理や機器の設定などが煩雑であり測定に時間を要するため，キット製品などコマーシャルベースになっていない薬物血中濃度の測定に用いられる．測定施設（検査会社）によって測定条件が異なることが多い．

HPLCで血中濃度を測定する薬物：ジアゼパム，アセタゾラミド，クロバザム，クロナゼパム，ガバペンチン，ラモトリギン，ニトラゼパム，スルチアム，ゾニサミドほか

GC/MS/MSで血中濃度を測定する薬物：トリメタジオン，レベチラセタム，トピラマートほか

免疫学的測定法で測定可能な薬物：フェニトイン，カルバマゼピン，バルプロ酸ナトリウム，プリミドン，エトスクシミド，ゾニサミド，トピラマート．

遊離型濃度の測定に関しては，限外濾過法や平衡透析法により，遊離型薬物を分離したのち，免疫学的測定法など種々の測定法を用いることにより，遊離型濃度が測定される．

b．抗てんかん薬の代謝物および交差反応性

抗てんかん薬には代謝を受け薬理活性をもつ場合がある．例えば，クロバザムの代謝物であるN-デスメチルクロバザムもクロバザム同様に薬理活性のあることが知られている．クロバザムはHPLCで血中濃度が測定方法されており，特定薬剤治療管理料が認められていないが，外注測定ではN-デスメチルクロバザムも同時に報告されている．これらの代謝物は親化合物と類似した化学構造をもち，HPLC法やGC/MS/MSでは分離定量がなされるが，抗体を用いる免疫学的測定法の場合には，親化合物と交差反応を生じる可能性が存在する．通常，免疫学的測定法の場合には主要な化合物の交差反応性は確認されていることが多い．

例えば，プリミドンはフェノバルビタール（PB）および2-フェニル-2-エチル-マロン酸ジアミド（PEMA）が活性代謝物として知られているが，EMIT（enzyme multiplied immunoassay technique）法ではプリミドン；10 μg/mLに対してPB；200 μg/mL，PEMA；1,000 μg/mLとの交差反応において測定妨害は認められていない[2]．

注意を要するのはカルバマゼピンである．カルバマゼピンは，カルバマゼピンと同等の効果・毒性を有するカルバマゼピン-10, 11-エポキシドに肝臓で代謝されることが知られており，体内には-10, 11エポキシド体がカルバマゼピンの10～50％の濃度で存在し[3-5]，小児ではカルバマゼピンと同程度に上昇する報告がある[5-7]．カルバマゼピンの血中濃度が上昇せず，-10, 11エポキシド体が蓄積し有害事象が現れる症例も認められ-10, 11エポキシド体のTDMを勧める報告もある．一方，カルバマゼピンの免疫学的血中濃度測定に関しては，-10, 11エポキシド体との交差反応性のあることも知られており，セディア®；4.26％，アーキテクト®；5.1％，コバス®；14.02％ほか，フレックスカートリッジ®では-10, 11エポキシド体の90％が測定されることが体外診断用医薬品添付文書に記載されている．

文献

1）Patsalos PN, et al: In situ metabolism of levetiracetam in blood of patients with epilepsy. Epilepsia 47: 1818-1821, 2006
2）エミット2000体外診断用医薬品添付文書
3）Gilman A, et al: The Pharmacological Basis of Ther-

apeutics. pp458-459, Macmillan Publishing Co, New York, 1985
4) Shen S, et al: Characterization of cross reactivity by carbamazepine-10, 11-epoxide with carbamazepine assays. Clin Biochem 34: 157-158, 2001
5) Bertilsson L, et al: Clinical Pharmacokinetics and Pharmacological Effects of Carbamazepine and Carbamazepine-10, 11-epoxide. An Update. Clin Pharmacokinet 11: 177-198, 1986
6) Burtis CA, et al, eds: Tietz Textbook of Clinical Chemistry, 2nd Edition. p2212, W. B. Saunders Co., Philadelphia, 1994
7) Hundt HK, et al: Carbamazepine and its major metabolites in plasma: a summary of eight years of therapeutic drug monitoring. Ther Drug Monit 5: 427-435, 1983

（木村利美）

2 末梢血液像

(1) 薬剤の副作用として発症する血液疾患

薬剤性の血球異常には，血球の分化・増殖過程が直接障害される場合と，成熟血球が免疫学的機序によって破壊される場合とがある．凝固障害には線溶亢進，血栓形成，血栓形成後の凝固因子消費に伴う出血がある．

抗てんかん薬(特に従来薬)は，軽度の血球減少から，非常にまれだが再生不良性貧血といった重度の副作用を生じうる．

(2) 赤血球系の障害

骨髄の障害(赤芽球癆(ろう)，鉄芽球性貧血，巨赤芽球性貧血)と，末梢血中の赤血球の障害(メトヘモグロビン血症，溶血性貧血)とに大別される．

網状赤血球の増加を認めない場合には骨髄穿刺を行う．薬剤性の赤芽球癆は通常開始の数か月後に発症する．大球性貧血には，薬剤性の葉酸代謝阻害，ビタミンB_{12}代謝阻害，胃酸産生阻害(H_2ブロッカー)が原因となりうる．

溶血性貧血では網状赤血球数が著しく増加するが，骨髄障害が併存する場合には増加しない．ポルフィリン症ではフェニトイン(PHT)で溶血性貧血を生じうる[1]．赤血球グルタチオンペルオキシダーゼ活性低下はカルバマゼピン(CBZ)による溶血性貧血に関連するとの報告がある[2]．

(3) 血小板減少

血小板数10万/μL以下を血小板減少症とするが，症状は5万/μL以下で主に出血傾向を認める．好発時期は投与開始後7日～2週間で，一度感作されると数時間～5日以内に生じる．バルプロ酸(VPA)による血小板減少は比較的多く，機序として骨髄での血小板産生に対する毒性と，自己抗体による血小板の破壊とが想定される[3]．CBZによる血小板減少では，血清中の血小板関連IgGとIL-6上昇の報告がある[4]．VPAでは血小板の機能異常，低フィブリノーゲン血症，von Willebrand病type Iの報告もある[5-8]．多くは被疑薬の中止により5～8日で回復するが，重篤な場合は副腎皮質ステロイドやγ-グロブリン大量療法，著しい出血には血小板輸血が行われる．

(4) 再生不良性貧血

造血幹細胞障害による汎血球減少と骨髄細胞の減少を特徴とする．初期症状は四肢の出血斑や粘膜出血，発熱，疲労感，動悸，息切れなどで，貧血は遅れて観察される．CBZ, VPA, PHT使用患者ではオッズ比が9倍[9]だが好発時期に一定の傾向はみられない．薬剤代謝産物の解毒作用の減弱[10]，グルタチオン-S-トランスフェラーゼ遺伝子多型の関与が報告されている[11,12]．被疑薬を中止し，程度に応じて赤血球・血小板の輸血，顆粒球コロニー刺激因子を投与，4週間たっても回復傾向がみられない場合には造血幹細胞移植，免疫抑制療法，蛋白同化ホルモンによる治療も考慮する．重症感染症にも適切な処置を要する．

(5) 好中球減少

好中球数1,500/μL未満への低下を指し，500/μL以下は無顆粒球症と定義される．被疑薬中止後1～3週間で回復することが多いが，致死的な場合もあり，感染症への十分な対処が必要である．

文献

1) Verrotti A, et al: Anticonvulsant drugs and hematological disease. Neurol Sci 35: 983-993, 2014
2) Yamamoto M, et al: Carbamazepine-induced hemo-

lytic and aplastic crises associated with reduced glutathione peroxidase activity of erythrocytes. Int J Hematol 86: 325-328, 2007
3）Nasreddine W, et al: Valproate-induced thrombocytopenia: a prospective monotherapy study. Epilepsia 49: 438-445, 2008
4）Ishikita T, et al: Carbamazepine-induced thrombocytopenia defined by a challenge test. Am J Hematol 62: 52-55, 1999
5）Chen HF, et al: Valproic acid-associated low fibrinogen and delayed intracranial hemorrhage: case report and mini literature review. Drug Des Devel Ther 7: 767-770, 2013
6）Kreuz W, et al: Valproate therapy induces von Willebrand disease type I. Epilepsia 33: 178-184, 1992
7）Köse G, et al: Valproate-associated coagulopathies in children during short-term treatment. J Child Neurol 24: 1493-1498, 2009
8）Gerstner T, et al: Valproate-associated coagulopathies are frequent and variable in children. Epilepsia 47: 1136-1143, 2006
9）Handoko KB, et al: Risk of aplastic anemia in patients using antiepileptic drugs. Epilepsia 47: 1232-1236, 2006
10）Gerson WT, et al: Anticonvulsant-induced aplastic anemia: Increased susceptibility to toxic drug metabolites in vitro. Blood 61: 889-893, 1983
11）Dirksen U, et al: Glutathione S transferase theta 1 gene（GSTT1）null genotype is associated with an increased risk for acquired aplastic anemia in children. Pediatric Res 55: 466-471, 2004
12）Lee KA, et al: Increased frequencies of glutathione S-transferase（GSTM1 and GSTT1）gene deletions in Korean patients with acquired aplastic anemia. Blood 98: 3483-3485, 2001

（向田壮一・木下真幸子）

3　アンモニア

てんかん診療で血中アンモニアが注目されるのは，てんかんの代表的治療薬であるバルプロ酸(VPA)の副作用として上昇する場合と，全身けいれん発作後に血中アンモニアが一時的に上昇することで，アンモニア測定がけいれん発生の指標になり得るかという2点にある．

(1) VPAの副作用としての高アンモニア血症

VPA服用により血中アンモニアが上昇することは以前からよく知られているが，肝機能障害とは別の機序で発生するといわれている．これまでわかっている事項を整理する．

①VPA単独投与でも用量依存的に血中アンモニアは高くなるが，ほかの抗てんかん薬(特にPHT：フェニトイン，PB：フェノバール)との併用でさらに高くなる傾向がある[1]．

②アンモニア上昇のメカニズムとして，これまで尿素産生過程のvalproyl-CoAの抑制，ミトコンドリアのacetyl-CoAの抑制などが報告されてきたが，最近注目されているのはVPAの長期投与や大量投与によって引き起こされるカルニチン低下の関与である．カルニチンは長鎖脂肪酸をミトコンドリア内に輸送して脂肪酸の分解を促進させるが，カルニチンが減少すると脂肪酸のベータ酸化が抑制され，これが二次的に尿素サイクルに影響してアンモニアが上昇するとされている[2]．

③VPA投与によるカルニチンの低下は尿中へのカルニチン排泄の増加，カルニチン生合成の減少，尿細管におけるカルニチン再吸収の減少により体内のカルニチン貯蔵が減少するためと推察されている．レボカルニチン製剤の投与で血漿アンモニア濃度が低下したとする報告[3]もあるので，VPA減量が困難な高アンモニア血症の対応策として，アルギニン，ラクツロースとともに今後期待できる．

④VPA服用によるアンモニア値上昇の多くは無症状で肝機能との関連はないが，その程度に応じての臨床症状や中枢神経障害，脳波異常がみられた場合はVPAの減量を余儀なくされる．一般にはアンモニア値が正常の1.5倍程度になればまず減量を試みる．減量が困難な場合で臨床症状がみられれば対応策が必要となる．VPA服薬中は定期的な血中アンモニア測定が必要と思われる．

(2) 全身けいれん発作後にみられる血中アンモニアの上昇

肝性脳症に代表される高アンモニア血症が急性症候性発作として全身けいれん発作を誘発することは知られているが，高アンモニア血症のない人が全身けいれん発作後に一時的に血中のアンモニアが上昇することも最近報告されている[4]．この報告には，けいれん発作と思われる症状で緊急入院した患者の68%で血中アンモニアが上昇していたと記載されている．強直間代性以外のけいれん発作より全身強直間代発作でアンモニアの上昇がみられやすいので，骨格筋の急激な収縮によるものと考えられているが，けいれん発作が抑制されれば速やかに正常化する．よって全身けいれん発作後にアンモニアの上昇がみられた場合，けいれん鎮静後にアンモニア値が正常化していれば全身強直間代発作後の一過性上昇で，依然高値であればけいれん発作の原因として高アンモニア血症が存在していたと推測される．また急性の意識障害患者の診療で血中アンモニアが上昇していれば，少なくとも失神は除外できるかもしれない．このように血中アンモニアの測定は全身けいれん発作やけいれん重積の指標になり得る可能性はあるが，採血検査のタイミングの問題など今後検討する余地が残っている．

文献

1）Williams CA, et al: Valproic acid-induced hyperammonemia in mentally retarded adults. Neurology 34: 550-553, 1984
2）山内俊雄：バルプロ酸ナトリウムの副作用について，改訂第三版．pp54-76，協和発酵キリン株式会社，2013
3）Böhles H, et al: The effect of carnitine supplementation in valproate-induced hyperammonaemia. Acta Paediatr 85: 446-449, 1996
4）Hung TY, et al: Transient hyperammonemia in the seizures; a prospective study. Epilepsia 52: 2043-2049, 2011

（大沼　歩）

 電解質

(1) ナトリウム

ナトリウム異常のなかで低ナトリウム血症（115 mEq/L以下）は臨床で頻繁に遭遇する．低ナトリウム血症では浸透圧の変化に伴う細胞浮腫が重要で，急速に生じればけいれん発作などの神経徴候に発展する．利尿薬使用や抗利尿ホルモン分泌異常症（syndrome of inappropriate secretion of ADH：SIADH），急性水中毒に伴う低ナトリウム血症でけいれん発作発症が報告されており，その場合の発作型は全身強直間代発作が多く，部分発作はまれである．特に24時間以内に120 mEq/L以下に急速に低下した場合は注意が必要である[1]．自験例ではあるが低ナトリウム血症で三相波の出現した症例を経験した．この例はてんかん症候群ではないが，脳波所見上，てんかん形波形との鑑別が必要であった．

てんかん患者に低Na血症が合併した場合は，その患者固有のてんかん発作が誘発されやすくなる．カルバマゼピン（CBZ）服用にて低浸透圧性の低ナトリウム血症を発生することがあり[2]，これらの服用中に塩分を制限した場合や利尿薬を内服しているときには注意が必要であろう．

高ナトリウム血症（145 mEq/L以上）は一般にけいれん発作の原因にはなりにくいといわれているが，新生児においては不適切な水分補給などによる高ナトリウム血症でけいれん発作を起こすことがある[3]．

(2) マグネシウム

マグネシウムはカルシウムやカリウム代謝に関与しているといわれている．またGABA（gamma-aminobutyric acid）の合成に不可欠であり，さらにNMDA（N-メチル-D-アスパラギン酸）受容体も調節しているといわれているが明確な機序は不明である．血漿マグネシウム濃度の基準範囲は1.4～2.1 mEq/L（0.70～1.05 mmol/L）であり，1.4 mEq/L未満を低マグネシウム血症と定義されるが，血漿マグネシウム値が0.8 mEq/L以下になるとけいれんが起こる[2]．これは後述するカルシウムと連動して変容するので，低カルシウム血症ではマグネシウムの測定も必要とされている．

(3) リン

低リン血症はアルコール離脱，糖尿病性ケトアシドーシス，リン含有制酸薬の長期服用などに伴ってみられるが，1 mg/dL以下になると全身の強直間代発作を起こすと報告されている．抗て

んかん薬への反応が乏しいこともある[4].

(4) カルシウム

低カルシウム血症は，総血漿カルシウム濃度が8.8 mg/dL(2.20 mmol/L)未満を示す．6 mg/dL以下の高度な低カルシウム血症でまれにけいれん発作が引き起こされ，その25%は緊急を要する[2]．脳波では徐波化や棘の全般性バーストがみられる[3]．急性の低カルシウム血症は甲状腺や副甲状腺の切除後にみられるが，広範な甲状腺切除では数年経過したのちに低カルシウム血症がけいれん発作を伴って現れることがある．テタニーは低カルシウム血症で最も頻度の高い症状で，一見，脳由来のけいれん発作様にみえるが末梢神経由来の症状であり，厳密に鑑別されるべきである．一方，原因の代表である副甲状腺機能低下症からみれば，30～70%に全身の強直間代発作，部分発作がみられるというが，多くは低カルシウム血症を伴っている．

文献

1）池田　仁：低ナトリウム血症に伴うけいれん．兼本浩祐，他(編)：精神科領域におけるけいれん・けいれん様運動．pp130-138，中山書店，2009
2）Gilmore RL: Seizure associated with nonneurologic medical conditions. In: Wyllie E, ed: The treatment of epilepsy-principles and practice-Second edition. pp654-665, Williams & Wilkins, Baltimore, 1997
3）Niedermeyer E: Epileptic Seizure Disorders. In: Niedermeyer E, et al, eds: Electroencephalography-Basic principles, Clinical applications, and Related fields-third edition. pp461-564, Williams & Wilkins, Baltimore, 1993
4）Knochel JP: The pathophysiology and clinical characteristics of severe hypophosphatemia. Arch Intern Med 137: 203-220, 1977

（大沼　歩）

5 その他の生化学検査

(1) アミラーゼ

バルプロ酸ナトリウム(VPA)治療中に血清アミラーゼ値が上昇することがある．多くは多剤併用例における一過性の上昇で，膵炎の症状を呈するのはまれであるが，腎不全を有する患者がVPAを服用したときは血清アミラーゼ値が上昇しやすく注意が必要である[1]．まれではあるが膵炎を生じる例もあるので，嘔吐などの腹部症状を思わせる症状がみられたときは測定すべきである．残念ながらVPA減量の目安となる血清アミラーゼ値は定まっていない．

(2) 血清プロラクチン[2,3]

プロラクチンは下垂体の好酸性細胞で産生されるホルモンで，健常人の血清プロラクチンは日中ほとんど変動しないといわれている．電気けいれん療法後にプロラクチンが一時的に上昇することに気づき，以降種々の脳刺激実験でのプロラクチン変動が報告されるようになった．臨床的には全般強直間代発作(generalized tonic-clonic seizure；GTC)と心因性発作との鑑別が可能か否かが最大の焦点であり，前者では発作後80～100%の患者で血清プロラクチンは上昇するが，後者では上昇はみられないとした報告がある．ちなみに同じ全般発作でも欠神発作，ミオクロニー発作，脱力発作では上昇せず，部分発作でも複雑部分発作(complex partial seizure；CPS)では高率に上昇する(前頭葉てんかんのCPSでは上昇しない)．今後，多数の報告によっては，血清プロラクチン上昇の有無が心因性発作とGTC，CPS，さらには欠神発作との鑑別の指標になる可能性がある．また血清値は発作後1時間には下降するので，検査のタイミングや異常値判定の基準値，さらには測定可能な環境にあるかなどの問題も今後解決しなければならない．

(3) CK(creatine kinase)

骨格筋由来の血清CKもけいれん発作後に上昇することが知られており，ある報告ではGTCを起こした患者の半数でCKの上昇がみられたとされる[4]．毎回のGTCで上昇するわけではないが，欠神発作，CPS，心因性発作では激しい筋活動があっても上昇しないので，血清プロラクチン測定を併用することによりGTCと心因性発作との鑑別には有用とされている．

(4) 血糖

低血糖や非ケトン性高血糖でけいれん発作が誘発されることはよく知られている．前者では血糖値が 50～55 mg/dL 未満になると中枢神経系の低血糖症状が出現するようになりけいれん発作も起こす．後者では患者の 20% に限局性の運動発作や持続性部分てんかん（Epilepsia partialis continua；EPC）が起こるとされている[5]．

なおケトン性高血糖状態では，GABA（gamma-aminobutyric acid）濃度が上昇しており，またケトン体そのものがけいれん閾値を上昇させるので，むしろ発作は起こしにくい．

文献

1）山内俊雄：バルプロ酸ナトリウムの副作用について，改訂第三版．pp77-83，協和発酵キリン株式会社，2013
2）Kaplan PW, et al（編），吉野相英，他（訳）：てんかん鑑別診断学．pp82-88，医学書院，2010
3）Fisch BJ: Generalized Tonic-Clonic Seizures. In: Wyllie E, ed: The treatment of epilepsy-principles and practice-Second edition. pp502-521, Williams & Wilkins, Baltimore, 1997
4）Wyllie E: Postictal serum creatine kinase in the diagnosis of seizure disorders. Arch Neurol 42: 123-126, 1985
5）Singh BM, et al: Nonketotic hyperglycemia and epilepsia partialis continua. Arch Neurol 29: 187-190, 1973

（大沼　歩）

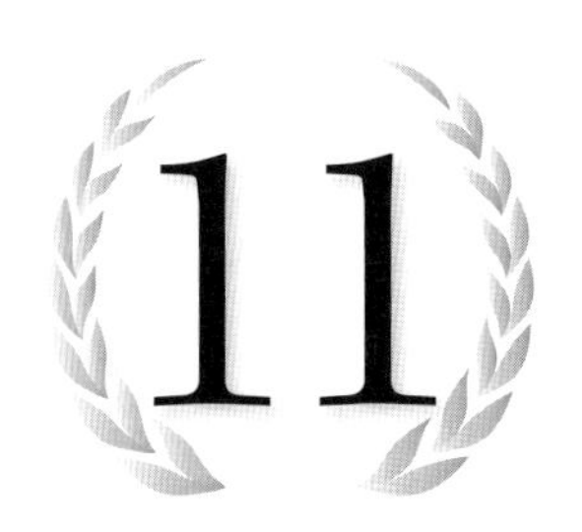

てんかんおよびてんかん類似症候群

A 特発性全般てんかん

1 小児欠神てんかん

疫学

小児欠神てんかん(childhood absence epilepsy；CAE)は，1989年に国際抗てんかん連盟(ILAE)分類[1]で特発性全般てんかんに分類されたてんかん症候群である．欠神発作は，学童期に一見正常な小児に発症し，1日に頻回に欠神発作が起きる．脳波は通常3 Hzの両側性・同期性・対称性の棘徐波を認め，背景活動は正常である．思春期には全般性強直間代発作をしばしば起こす．一方，欠神発作は寛解するか，ごくまれに唯一の発作型として残る．

頻度は，16歳以下の小児てんかんの10～12.3%と報告されている．女児が，男児より多く，60～70%を占める．発症年齢は4～10歳で，ピークは5～7歳である．家系内発症が多く，遺伝的素因が強いが，遺伝子の同定には至っておらず1つの遺伝子だけでなく他の因子も関与していると考えられている[2]．近年染色体5に存在する $GABA_A$ 受容体γ2サブユニット遺伝子[3]やT型カルシウムチャネル遺伝子(*CACNA1H*)の変異[4]が関係するという報告もある．

国際分類の中の位置づけ

CAEは1989年にILAEの分類[1]にててんかん症候群として認識されるようになった．特発性全般てんかんの1つに分類され，定型欠神を発作型とする若年欠神てんかん(JAE)，若年ミオクロニーてんかん(JME)と区別された．さらに，2001年には特発性全般てんかん症候群[5]，2010年には素因性脳波・臨床症候群[6]に分類されている．

臨床症状[2]**(表11-1)**

欠神発作は，完全に意識が消失する発作で，自発運動が中断し，発作中のことは記憶していない．発作は突然始まり，突然終わるので，患者は何もなかったように発作前の行動をし続けることができる．もし前兆があればCAE以外の診断を疑うべきである．欠神発作は1日数十～数百回起こり，持続時間は4～20秒で，通常10秒前後である．持続時間が4秒未満や30秒以上のときは，CAEではないかもしれない．自動症も発作中によくみられるが，診断には重要ではない．患者は

表 11-1　小児欠神てんかん(CAE)の診断基準と除外基準[2)]

診断基準
・発症年齢が 4～10 歳で 5～7 歳が最も多い.
・神経学的所見や発達は正常.
・完全な意識消失が突然起こる欠神発作で，発作時間は短く(4～20 秒だが，それより長いこともある)，頻度が多い(1日数十回)．自動症はしばしば起こるが診断に重要ではない.
・発作時脳波では規則正しい 3 Hz の全般性高振幅棘徐波複合を認め，棘波は 3 つまで連続して多棘徐波になることもある．周波数は発作の初めから終わりにかけて徐々に遅くなっていく．発作波の持続時間は 4～20 秒である.
除外基準(以下の項目は CAE に該当しない可能性がある)
・欠神発作発症以前または欠神活動期に全身強直間代発作やミオクロニーれん縮のような定型欠神発作以外の発作が出現する.
・眼瞼ミオクロニー，口周囲ミオクロニー，規則的な汎発性の四肢のれん縮や身体各部頭部，体幹，四肢に出現する単一または不規則なミオクロニーれん縮．しかしながら，眼球，眉毛や眼瞼の軽度のミオクロニーれん縮は欠神発作の最初の 3 秒以内には出現してもよい.
・3～4 Hz の突発波の続く間に意識低下がないか軽度.
・3～4 Hz の棘徐波が 4 秒より短く，多棘波(4 つ以上)で突発波が断続的である.
・視覚(光)や他の感覚刺激にて臨床発作が誘発される.

食事や歩行のように発作前の行動を継続し続けたり，唇をなめたり飲み込みのような簡単な動作からぶつぶつ不平を言ったり，歌を歌ったりというような複雑な動作まである．しかし，これらの複雑な動作の自動症は部分発作に伴う自動症ほど持続時間が長くはなく，複雑でもない．CAE の欠神発作は過呼吸で簡単に誘発でき，診察時に利用できる．欠神発作の最初の 1 秒以内に軽度な強直または間代性の症状をしばしば認める．持続する眼瞼ミオクロニー，口周囲ミオクロニー，四肢や体幹のミオクロニーれん縮はCAEに合致しない．しかし，発作波の初めに起こる軽度のミオクロニーはCAEでも認められる．

定義上 CAE は神経学的に知的に正常である小児に起こるとされているが，1/3 の患者では社会適応が不良で，注意障害や学習困難を認めることもある．

検査[2)]

発作時脳波は全般性両側同期性対称性の規則正しい 3 Hz の高振幅棘徐波が特徴で，棘波成分は 3 つまで連続して多棘徐波となることがある．周波数は 3 Hz(2.7～4 Hz)で発作開始から終了にかけて徐々に減少していく．また，最初の 1～2 秒間は周波数が速く，不規則で，非同期性のこともある(**図 11-1**)．持続時間は通常約 10～12 秒で，4 秒未満や 20 秒より長くなることは例外的である．さらに，発作波が断続的に出現することはない．未治療の患者では過呼吸をすることによって通常発作が誘発されるので，検査では過呼吸をさせることが重要である．過呼吸により，発作波の出現後 3 秒以内に欠神発作が起こる．

発作間欠期脳波は正常で，時々後頭部に規則正しい δ 波が認められる．発作間欠期の発作波はノンレム期に単発または短い両側性の棘徐波複合が出現し得る．発作時または発作間欠期の棘徐波複合の非対称性は未治療患者ではしばしば認められる．中心側頭部鋭波のような異常や持続する局在性異常波が認められることもある．

頭部 MRI は正常であるが，器質的疾患除外のために行うべきである．頭部 MRI・SPECT 同時記録検査では，発作時は脳血流が広範囲に低下し，発作後には上昇することが報告されている[7)]．

治療・予後[2)]

1 日に発作が多く，認知機能に影響する可能性が高いため治療は必要である．

第 1 選択はバルプロ酸(VPA)，エトスクシミド(ESM)，ラモトリギン(LTG)の単剤か併用で

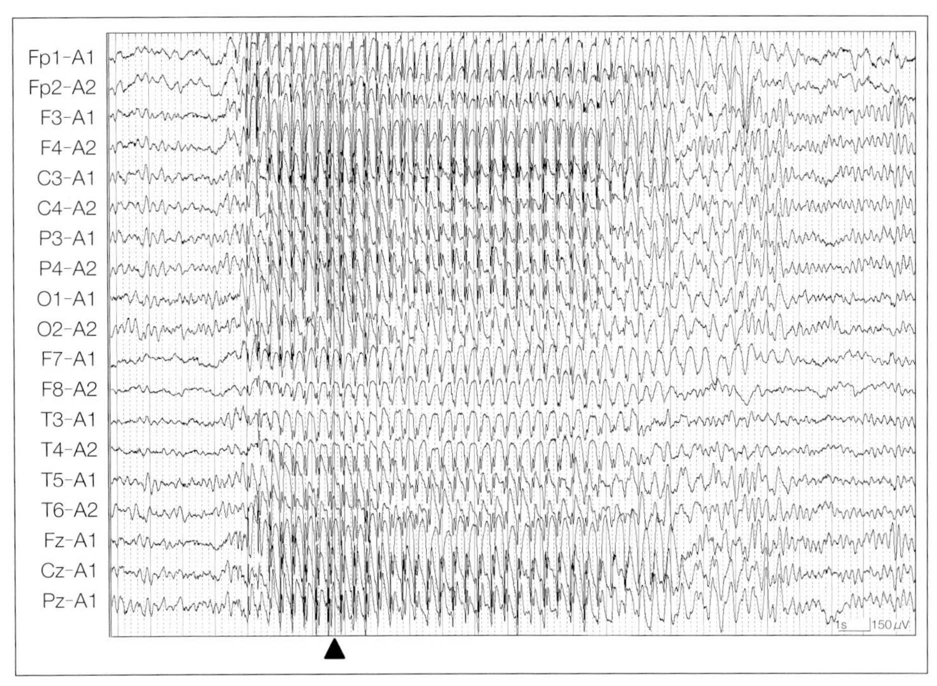

図 11-1　小児欠神てんかんの発作時脳波(3 歳 10 か月，女児)

過呼吸開始 2 分 45 秒後，不規則な棘徐波複合を認めたあと，両側同期性対称性の律動的な全般性 3 Hz 棘徐波複合が 15 秒間持続する．発作波の開始約 2 秒後に技師が意識状態の確認のため「みかん」と言った(▲)が，何を言われたか患者は覚えていなかった．

ある．VPA は欠神発作(75%)と全般性強直間代発作(70%)に有効である．しかし，10 代の女性や若い女性では妊娠による胎児への悪影響について注意が必要である．ESM は欠神発作(70%)に有効であるが，全般性強直間代発作には無効である．LTG は欠神発作と全般性強直間代発作への有効率はともに 50～60% と低い．しかし，VPA と少量の LTG の併用が有効である可能性もある．クロナゼパム，クロバザム，アセタゾラミドは第 2 選択である．アマンタジンは難治性の欠神てんかんの第 3 選択である．レベチラセタムは欠神発作を悪化させるかもしれないが，難治性の欠神発作には有効なこともある．カルバマゼピン，ビガバトリン(国内未承認)，ガバペンチンは症状を悪化させる．トピラマート，フェニトインやフェノバルビタールはたいてい無効である．

1～2 年発作がなく，脳波が正常化したら，徐々に減量していくのがよい．

通常，欠神発作の発症年齢が 10 歳以下で治療反応が良い症例では予後がよい．しかし，36～60% は全般性強直間代発作を起こす．全般性強直間代発作は欠神発作発症後 5～10 年で起こり，20～30 歳以上でも起こり得る．

主要な鑑別診断

- グルコーストランスポーター 1(GLUT1)欠損症

グルコースの中枢神経系への取り込み障害により生じる代謝性脳症で，乳児期早期に発症し，抗てんかん薬に抵抗性を示す難治性てんかん(欠神発作，ミオクロニー発作，部分発作や失立発作)，精神発達遅滞，後天性小頭症，筋緊張低下，痙性麻痺，小脳失調やジストニアなどの症状を示す疾患である．背景脳波の徐波化を認める[8]．乳児に焦点性棘波が出現し，幼児期になると 2.5～4 Hz の全般性棘徐波を認めることがある[9]．脳波異常は食事摂取やグルコース静注で改善する．

- 前頭欠神[10]

欠神発作に伴い，全般性両側性 3 Hz 棘徐波複合を認めるが，全般性の3 Hz 棘徐波に先行して前頭部に棘波を認めることがある．部分発作を合併することもあり，局在性病変の関与，非対称性・非同期性の発作波，発作間欠期の前頭部の脳波異常が鑑別に有用である．前頭欠神を疑うときは，頭部MRIや発作時SPECTを行い，局在病変の検索を行う必要がある．

• 若年欠神てんかん(JAE)[11]

発症のピークは10～12歳であるが，10歳前発症のJAEと10歳以降発症のCAEは重複しており，発症年齢だけでは鑑別できない．欠神発作の頻度は1日に数回程度で，CAEより持続時間はやや長く，意識消失の程度が比較的軽度である．発作時脳波では全般性棘徐波複合または多棘徐波複合であり，周波数は3.5～4 Hz とやや速い．CAEと異なり，発作波の断片化が認められることもある．全般性強直間代発作は80％で合併し，ミオクロニー発作は20％に合併する．

• 若年ミオクロニーてんかん(JME)[12]

ミオクロニー発作が主な症状で，CAEでは認められない症状である．欠神発作がミオクロニー発作出現前に発症することがあり，約1/3で欠神発作を認める．しばしば，欠神発作は軽度で，発作時脳波では両側同期性・対称性の多棘徐波が特徴で，ミオクロニー発作に先行して多棘徐波が認められる．棘波成分は5～20個とCAEに比べて多い．

• 小児期早期の欠神てんかん[13]

3歳以前に発症する欠神てんかんで，0.7～1％とまれである．早期発症のCAE，乳児良性ミオクロニーてんかん，欠神発作を伴う眼瞼ミオクローヌス，ミオクロニー欠神てんかんに分類できる群と，どのてんかん症候群にも分類不能な群が含まれた疾患群である．CAEや乳児良性ミオクロニーてんかんに分類できる群は予後が良いが，それ以外では難治で，行動異常や発達遅滞を認める症例もある．

• ミオクロニー欠神てんかん(Tassinari症候群)[13]

両側同期性・対称性の3 Hz 棘徐波複合を示す欠神発作に律動性の強いミオクロニー発作を伴うミオクロニー欠神発作を特徴とするてんかん症候群で，全てんかん患者の0.5～1％である．発症年齢は平均7歳で，男児に多い．治療抵抗性で，45％で発症前に精神発達遅滞を認める．

• 欠神を伴う口周囲ミオクローヌス[13]

小児期または思春期に発症する特発性全般てんかん症候群で，さまざまな程度の意識低下を起こす頻回の定型欠神発作と口周囲や咀嚼筋の顔面筋の律動的なミオクロニー発作が特徴的である．定型欠神発作の持続時間は2～10秒である．発作時脳波は3～5 Hz の全般性の棘徐波で，多くの場合不規則な多棘波徐波を認める．これらの発作波は閉眼や光感受性と関係はない．欠神を伴う口周囲ミオクローヌスはしばしば欠神重積状態となる．全般性強直間代発作は欠神発作発症後早期に起こるが，頻度は少ない．この症候群は，投薬治療に抵抗性を示す．

• 欠神発作を伴う眼瞼ミオクローヌス(Jeavons症候群)[2]

頻回の欠神発作を認める特発性てんかん症候群で，欠神発作に関連して眼瞼ミオクローヌスが起こる．発症は通常小児期早期で，発作は短く(3～6秒)主に閉眼後に起きる．眼瞼ミオクローヌスを伴わない欠神発作はない．発作が遷延すると意識の低下が起こる．全例で小児期に強い光過敏性を認めるが，年齢とともに低下する．全般性強直間代発作の頻度は少ないが起こり得る．眼瞼ミオクローヌスは治療に抵抗性を示す．欠神発作は年齢とともに減少する．発作時脳波では，3～6 Hz の全般性多棘徐波からなり，照明のある部屋で，閉眼後にみられる傾向がある．

文献

1）Proposal for revised classification of epilepsies and epileptic syndromes. Commission on Classification and Terminology of the International League Against Epilepsy. Epilepsia 30: 389-399, 1989
2）Bureau M, et al: Childhood absence epilepsy. In: Bureau M, et al, ed: Epileptic syndromes in infancy, childhood and adolescence. 5 th. pp277-295, John Libbey, London, 2012
3）Marini C, et al: Childhood absence epilepsy and febrile seizures: a family with a GABA(A) receptor mutation. Brain 126 (Pt 1): 230-240, 2003

4）Chen Y, et al: Association between genetic variation of CACNA1H and childhood absence epilepsy. Ann Neurol 54: 239-243, 2003
5）Engel J, Jr: A proposed diagnostic scheme for people with epileptic seizures and with epilepsy: report of the ILAE Task Force on Classification and Terminology. Epilepsia 42: 796-803, 2001
6）Berg AT, et al: Revised terminology and concepts for organization of seizures and epilepsies: report of the ILAE Commission on Classification and Terminology, 2005-2009. Epilepsia 51: 676-685, 2010
7）Nehlig A, et al: Ictal and interictal perfusion variations measured by SISCOM analysis in typical childhood absence seizures. Epileptic Disord 6: 247-253, 2004
8）Leen WG, et al: Glucose transporter-1 deficiency syndrome: the expanding clinical and genetic spectrum of a treatable disorder. Brain 133(Pt 3): 655-670, 2010
9）Leary LD, et al: Seizure characterization and electroencephalographic features in Glut-1 deficiency syndrome. Epilepsia 44: 701-707, 2003
10）Lagae L, et al: Frontal absences in children. Eur J Paediatr Neurol 5: 243-251, 2001
11）Gelisse P: Juvenile absence epilepsy. In: Bureau M, et al, ed: Epileptic syndromes in infancy, childhood and adolescence. 5 th ed. pp329-339, John Libbey, London, 2012
12）Thomas P: Juvenile myoclonic epilepsy. In: Bureau M, et al, ed: Epileptic syndromes in infancy, childhood and adolescence. 5 th ed. pp305-328, John Libbey, London, 2012
13）Bureau M: Myoclonic absences and absences with myoclonias. In: Bureau M, et al, ed: Epileptic syndromes in infancy, childhood and adolescence. 5 th ed. pp297-304, John Libbey, London, 2012

（岩谷祥子・永井利三郎）

2 若年欠神てんかん

疫学（頻度，性差，発症年齢，家族歴・遺伝性）

a．頻度

若年欠神てんかん（juvenile absence epilepsy；JAE）は特発性全般てんかん（idiopathic generalized epilepsy；IGE）に分類される．JAE は IGE の約 10% を占め，全てんかんの 2% を占める[1]．

b．性差

性差はないとされているが，女性優位とする報告もある[1]．

c．発症年齢

ほとんどは 8～16 歳の間に発症し，ピークは 10～12 歳である[2]．

d．家族歴・遺伝性

てんかんの家族歴がしばしばみられるが，JAE の家系での表現系の一致は 10% であり，他の特発性全般てんかんに比べ低い[1]．また JAE 患者の血縁者では 31% に小児欠神てんかん（CAE）が存在するが，若年ミオクロニーてんかん（JME）は 2.5% しか存在せず，JAE は CAE と遺伝的関連が深く，JME とは遺伝学的に異なった関係にあると考えられる[1]．JAE あるいは欠神発作に関連すると推測される遺伝子座や遺伝子異常が報告されているが確定されたものはない．

国際分類の中の位置づけ

国際抗てんかん連盟（ILAE）の 1989 年のてんかん分類では，年齢依存性の特発性全般てんかんに属する．2010 年の改訂分類[3]では脳波・臨床症候群の中に含まれ，青年期・成人期発症のてんかん症候群として分類されている．

臨床症状（発作症状，その他の臨床的特徴）

a．発作症状

JAE は CAE と多くの臨床脳波学的特徴を共有する．CAE に比べ JAE の定型欠神発作はより軽症で，頻度は少なく，持続は長い．欠神発作を主症状とし，しばしば強直間代発作が併存する．少なからずミオクロニー発作も有する．

●定型欠神発作

CAE の欠神発作との比較では，発作頻度は少なく日単位以下（1～10 回/日）で散発的，発作の持続は 4～30 秒，平均 16 秒とやや長く，意識障害の程度はより軽度である．突然に生じ，随意運動の停止を示すが，発作の途中から随意運動が部分的に回復することがある[4]．後屈する動きを伴うことはまれで，軽度の眼瞼ミオクローヌスはよくみられる．起床直後に群発することがある[1]．欠神重積状態は 20% との報告もあり[5]，非誘発性に生じることもあるが，断薬や不適切な治療，特にカルバマゼピンやオクスカルバゼピンの使用などによって誘発されることがある[1].

●強直間代発作

少なくとも80%の大多数の患者でみられる[4]. 起床直後に好発し，頻度は少ないが，まれに難治なことがある[4].

●ミオクロニー発作

15〜20%の患者でみられる[4]. JMEと同様だが頻度が少なく軽度である.

b．特有の誘発因子．反射発作およびその傾向

●行為誘発

JMEに比べると頻度は少ない(3/32人)と報告されている[1]

●光過敏性

JAEでは7.5%[1]と報告され，他のIGEよりも少ないとするものもあるが，56%に光突発反応がみられたとする報告もある[1].

検査(脳波や画像の所見)

a．脳波

●発作間欠期

典型的には背景活動は正常である．3〜4 Hzの棘徐波複合や多棘徐波複合が全般性だが前頭部優位に対称性にみられ[4]，覚醒時より睡眠時にみられやすい[1]．過呼吸賦活が異常波の誘発に有用なことがある．非対称性や焦点性の異常波がみられることもあるが，一貫した側方性は示さない.

●発作時脳波

欠神発作に対応して3〜4 Hzの全般性棘徐波あるいは多棘徐波複合がみられる．発作起始から終了に向かって周波数が漸減する(**図11-2**).

b．神経画像

CTやMRIに異常を認めない.

治療・予後

a．治療

いずれの発作型もバルプロ酸が第1選択である．欠神発作に対してはラモトリギン，エトスクシミドが選択肢となる．エトスクシミドの有効性は欠神発作に限られる．ゾニサミドも有効の報告がある[1]．妊娠可能年齢の女性にはラモトリギンが第1選択かもしれない[4]．ラモトリギンはミオクロニー発作を悪化させることがあるので注意が必要である．チアガビン，ビガバトリン，ガバペンチン，カルバマゼピン，オクスカルバゼピンは欠神発作を増悪させることがあるため使用しない[1]．強直間代発作が十分抑制されない場合の選択肢としては，ラモトリギン，レベチラセタム，トピラマート，ゾニサミド，フェノバルビタールなどがある．ミオクロニー発作が抑制されない場合，クロナゼパムやレベチラセタムの併用が有効である.

b．発作予後

治療に対する反応は良いが，生涯にわたり続く病態である[1]．欠神発作を唯一の発作型とする場合は全例で消失，10回以上の強直間代発作の既往がある患者では治療反応性は良好なものの24%は発作消失しなかったとの報告[1]，欠神発作も強直間代発作も40%程度の患者で残存するという報告[1]，JAEの62%で最低2年間の発作消失が得られたとする報告[1]がある.

主要な鑑別診断

a．鑑別診断

●グルコーストランスポーター1(GLUT1)欠損症

血液から脳実質にグルコースを運搬する蛋白であるGLUT1の活性低下により，難治性てんかん，精神運動失調，不随意運動，運動発達遅滞をきたし，これらの症状が空腹時や運動後，疲労時に悪化し，食事や休息で軽減することを特徴とする.

*SLC2A1*変異をもつ家族性GLUT1欠損症で小児期から成人発症の欠神発作を呈することがあり，脳波臨床学的にIGEの欠神てんかんと区別しがたい[6].

●部分てんかん

欠神発作が20秒以上続き，自動症を伴うような場合には，また脳波異常の非対称性や焦点性が

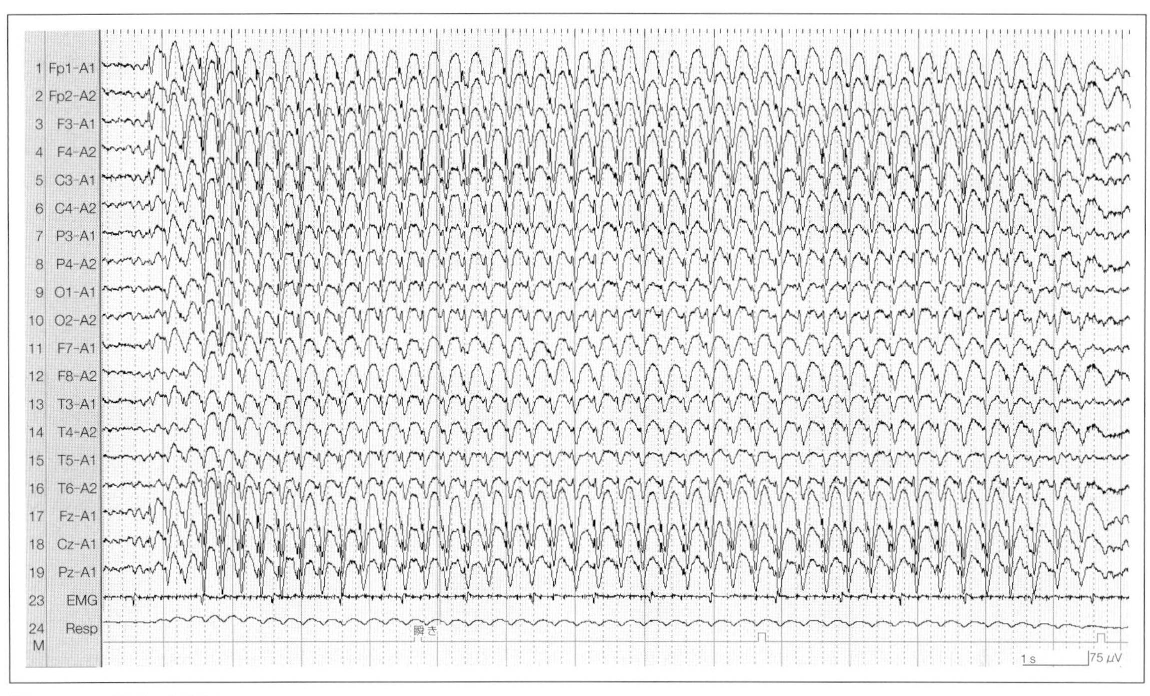

図 11-2　発作時脳波

存在する場合には，複雑部分発作と解釈される可能性がある．

●他の特発性全般てんかん

JME や EGMA あるいは CAE との疾病分類上の不明確さが存在するが，IGE という連続体として解釈すべきものである．

文献

1）Gelisse P, et al: Juvenile absence epilepsy. In: Bureau M, et al, eds: Epileptic Syndrome in Infancy, Childhood and Adolescence, 5th ed. pp329–339, John Libbey Eurotext, Montrouge, 2012
2）Panayiotopoulos CP, et al: The clinical spectrum of typical absence seizures and absence epilepsy. In: Malafosse A, et al, eds: Idiopathic generalized epilepsies: clinical, experimental and genetic aspects. pp75–85, John Libbey Eurotext, London, 1994
3）Berg AT, et al: Revised terminology and concepts for organization of seizures and epilepsies: report of the ILAE Commission on Classification and Terminology, 2005–2009. Epilepsia 51: 676–685, 2010
4）Thomas P, et al: Juvenile Absence Epilepsy. In: Panayiotopoulos CP, ed: Atlas of Epilepsies. Vol.2. pp1029–1032, Springer Science & Business Media, 2010
5）Agathonikou A, et al: Typical absence status in adults: diagnostic and syndromic considerations. Epilepsia 39: 1265–1276, 1998
6）Mullen SA, et al: Absence epilepsies with widely variable onset are a key feature of familial GLUT1 deficiency. Neurology 75: 432–440, 2010

（池田　仁）

3　若年ミオクロニーてんかん

疫学（頻度，性差，発症年齢，家族歴・遺伝性）

a．頻度

若年ミオクロニーてんかん（juvenile myoclonic epilepsy；JME）は特発性全般てんかん（idiopathic generalized epilepsy；IGE）に分類される．JME は IGE の 26% を占め，全てんかんの 5～10% を占める[1]．一般人口における JME のリスクは 1,000～2,000 人に 1 人と推測される[2]．

b．性差

一般に男女差はないとされているが，女性優位とする報告もある[2]．

c．発症年齢

8〜26歳の間に発症するが，8割近くは12〜18歳(平均14歳)に発症する[3]．ミオクロニー発作の発症年齢は強直間代発作よりも通常早い．JMEの発症年齢は，光過敏をもたない患者よりも光過敏をもつ患者のほうが早い[2]．

d．家族歴・遺伝性

てんかんの家族歴が約3割にみられる[3,4]．家族に認められたてんかん症候群は，JME 31.4%，欠神てんかん34.3%，全般性強直間代発作を伴うてんかん28.6%，その他のてんかん5.7%，と報告され，第1度近親におけるてんかんの累積発症率は5.8%，両親で3%，同胞で7.7%，子で6.6%であった[5]．

JMEに関連するいくつかの遺伝子異常が報告されている．*GABRA1*は$GABA_A$受容体のα_1サブユニットをエンコードし，フランス系カナダ人の家系でこの遺伝子の変異が報告されている[6]．*EFHC1*はR型電位依存性Ca^{2+}チャンネルに関連し，この遺伝子のミスセンス変異が6家系のJMEで報告された[7]．また，bromodomain含有遺伝子*BRD2*もJMEとの関連が報告されている[8]．JMEは遺伝学的には不均一であると考えられている．

国際分類の中の位置づけ

国際抗てんかん連盟(ILAE)の1989年のてんかん分類では，特発性全般てんかんに属する1つの症候群単位とされている．2010年の改訂分類[9]では脳波・臨床症候群に属する．

臨床症状(発作症状，その他の臨床的特徴)

a．発作症状

ミオクロニー発作を主症状とし，しばしば強直間代発作が併存する．欠神発作は少ない．

●ミオクロニー発作

定義上不可欠な発作型で，JMEの全例にみられる．主に両上肢に生じる瞬間的な不随意なれん縮である．顕著な非対称を示すこともある．まれに下肢にも生じ転倒することもある．明らかな意識の減損は伴わない．起床後1時間以内の覚醒時に好発し，歯ブラシや箸を投げ出す，茶碗を落とすなどが起こりえる．しかし，患者や家族はあまり認識していないことが多く，自ら症状として訴えることは少ないため，積極的に聞き出す必要がある．

●強直間代発作

およそ9割の患者でみられる[3]．ミオクロニー発作と同様の日内分布と誘発因子を共有する[10]．起床後まもない時間帯や夕方のほっとした時間帯に好発する．ミオクロニー発作の群発が先行することがあり，これが間代様にみえるため，間代-強直-間代のシークエンスと称することもある．一般に発作頻度は少なく年単位である．

●欠神発作

単純定型欠神発作としてみられる．聴取されることはまれで，持続も短く気づかれにくい．長時間ビデオ脳波モニタリングによる報告では頻度が増える．JMEでは10〜40%程度と報告されている[3]．

b．重積状態

強直間代発作の重積状態はまれであり，生じる場合には有効薬剤の離脱が契機となっている[11]．欠神発作の重積(定型欠神重積)は1.2/100人/年の頻度で生じるという報告がある[12]．誘因として，月経，薬剤離脱，不適切な薬剤，低血糖，過呼吸，光刺激，断眠，疲労，ストレス，悲嘆などが挙げられる[11]．ミオクロニー発作の重積は定型欠神重積よりもずっと頻度は少ないが，覚醒直後に起こることがある[12]．

c．特有の誘発因子，反射発作およびその傾向

●口顔面の反射性ミオクローヌス

会話や読書(音読，黙読)により，口周囲の筋，舌，喉，顎などに単発あるいは非律動的なミオクローヌスがみられることがある．JMEでは26%にみられ，会話中が多く読書中は少ない[13]．

●行為誘発

計算，カードゲーム，書字，描画など，複雑な空間的課題を思考し，意志決定を伴い，指の操作

を行うような状況で上肢のミオクロニー発作が誘発されることがある．行為誘発(praxis induction)[14]として概念化されている．行為を伴わず思考や計画するだけで誘発される場合もある[15]．

●光過敏

脳波上の光突発反応は女性に多く，ときにミオクローヌスを伴う．JMEでの光過敏性は海外の報告では30～54%[16]，日本人を対象にした研究では17.4% と報告されている[17]．脳波上の光感受性は珍しくないが，日常生活に影響するような臨床的光過敏性を示す例は少ない．

●閉眼に対する過敏性

光過敏性と重複することもあるが，独立した反射てんかん性現象である．閉眼後2秒以内に発作あるいは棘徐波が出現する．誘発される発作は眼瞼ミオクローヌスで欠神を伴うことがある．JMEでは20% にみられる[18]．

d．その他の臨床的特徴

●発作の誘発因子

一般的な誘因として，睡眠不足，アルコール多飲，ストレス，疲労などがある．睡眠中に急に起こされる断眠は強い誘因となる．

●特有の概日リズム

JMEは特徴的な睡眠覚醒リズムを示し，側頭葉てんかんに比べ，夜遅く就寝し，朝遅く覚醒する傾向があり，この「夜型」のライフスタイルは発作の増悪因子というよりもJMEの一症状である[19]．

●パーソナリティの特徴

JMEは一般に神経学的・精神医学的な障害を示さない．しかし，一部の患者では，“愛嬌はあるが未熟”な人格が指摘され[20]，社会適応の障害，治療に対するコンプライアンスの不良，それに起因する発作コントロールの問題などを生じる．神経心理学的評価にて前頭葉機能障害との関連が指摘されている[21]．

検査(脳波や画像の所見)

a．脳波

●発作間欠期

典型的には背景活動は正常で，3～6 Hzの棘徐波複合や多棘徐波複合が両側広汎性だが前頭部優位に対称性にみられる(**図11-3**)．振幅が小さい場合には前頭部に限局することもある．睡眠時脳波は覚醒時より異常を示しやすい．非対称や不規則な棘徐波はまれではなく，側方性が一定しない非対称性や焦点性の鋭波・棘波にもよく遭遇する．ルーチン脳波では全く脳波異常がないことすらある．脳波異常が乏しい場合，過呼吸賦活や断眠負荷が異常波の誘発に有用なことがある．不適切な治療下では背景脳波活動は徐化し組織化が不良となることがある．

●発作時脳波

全般性の多棘徐波複合がミオクロニー発作による筋放電に先行してみられる．欠神発作には全般性の棘徐波複合の群発が対応する．

b．神経画像

臨床的に施行されるCTやMRIでは異常を認めない．しかし近年，定量的MRI，MR spectroscopy，拡散テンソル画像，PET，機能的MRIなどを用いた研究により，前頭葉皮質や視床の構造的異常や機能的連結性の異常，背外側前頭前野の代謝および神経伝達物質の変化，視床の機能障害，補足運動野近傍の前頭葉内側領域の灰白質の異常，認知課題下での運動システムと前頭・頭頂認知ネットワークの機能的結合の亢進などが報告されている[22]．これらの知見により，神経心理学的な前頭葉機能障害や認知課題によるミオクローヌス誘発の機序などが明らかになりつつある．

治療・予後

a．治療

治療は薬物療法と誘発因子の除去である．

●薬物療法

バルプロ酸がすべての発作型に対し第1選択となり，単剤治療で8割以上の患者の発作が抑制さ

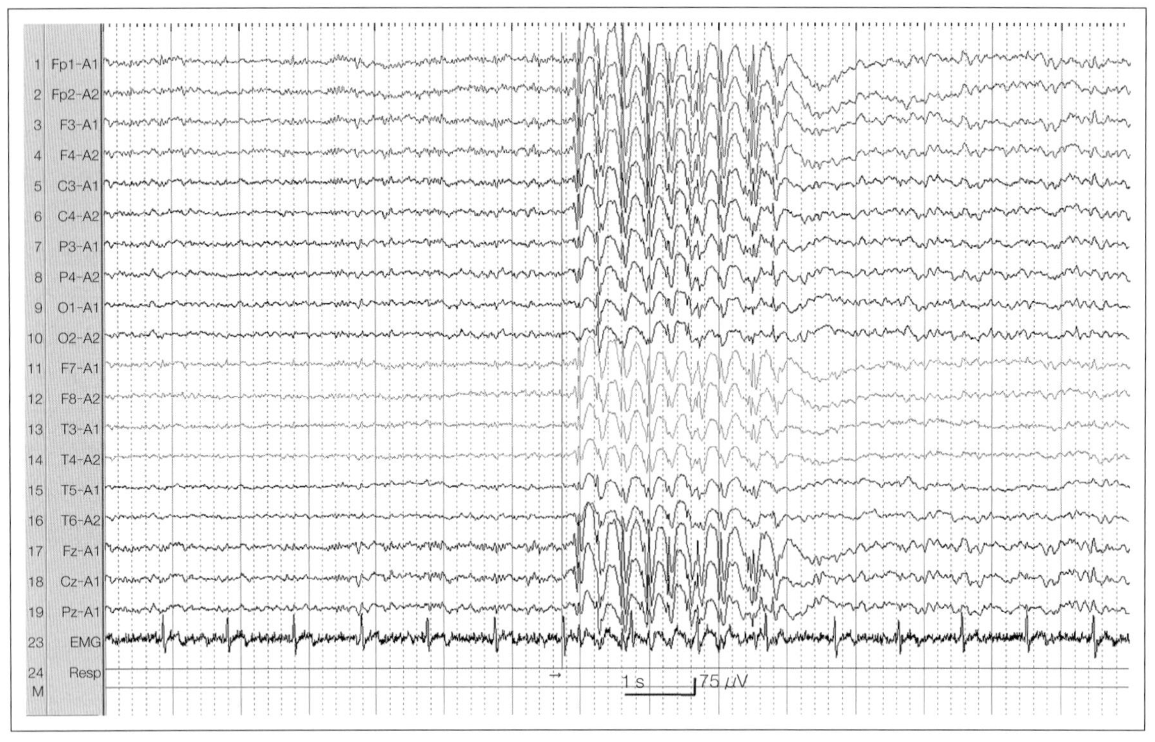

図 11-3　発作間欠期脳波
両側広汎性で前頭部優位に 3 Hz 棘徐波複合を認める．

れる．ミオクローヌスが抑制されない場合，クロナゼパムやレベチラセタムの併用が有効である[23]．強直間代発作が十分抑制されない場合の付加薬剤としては，レベチラセタム，トピラマート，ゾニサミド，フェノバルビタール，プリミドン[24]，ラモトリギン，フェニトイン，カルバマゼピンなどが候補となる．

●妊娠可能女性に対する薬剤選択

バルプロ酸は催奇形性，児の認知機能への悪影響などから，妊娠可能女性には可能なら避けるべき薬剤とされている．代替としてラモトリギン，レベチラセタム，ゾニサミド，トピラマートなどが候補となる．バルプロ酸を使用する場合は 500～600 mg/日以下の使用量で徐放剤とすることが推奨されている[25]．

●注意すべき薬剤

強直間代発作に有効なこともあるカルバマゼピンやフェニトインは，ミオクロニー発作や欠神発作を悪化させることがあるため，使用する場合は慎重を要する[26]．ラモトリギンでもミオクロニー発作増悪の報告がある[27]．

●生活指導

睡眠不足や過量飲酒，服薬不履行などの発作の誘因を避け，睡眠覚醒リズムを保つよう指導する．特に一部の患者では，先述した性格傾向や特有の概日リズムが障壁となり，入眠困難のために飲酒をするような悪循環もみられる．特に親元から離れた学生時代には生活リズムが乱れやすい．運転免許取得や就労に際し発作抑制が大切であることを説き，誘因を避ける動機づけとするのもよい．

b．発作予後

薬物治療により 80～90% の患者で完全に発作は抑制される[3]．不規則な生活スタイルや服薬不履行などの見せかけの難治が，難治例全体の 9.7～16.7%[28, 29] を占めている．真の難治例は JME 患者の 15.5～16.7% である[28, 29]．低い IQ，非典型的な脳波所見，非典型的な臨床所見[30]，3 種類すべての発作型があること，精神医学的問題の存在[28]，小児欠神てんかんからJMEへの移行例[31]，欠神発作があること[24]などが難治性と関連する要因として報告されている．

長期予後については，2年の発作抑制期間があっても薬剤中止により80〜90%が再発するという報告[32,33]から，JMEは生涯にわたり抗てんかん薬治療を要すると考えられており，発作がない患者でも断薬することは一般的ではない．各ガイドライン[34-36]でもJMEの断薬後の再発率の高さは強調され，断薬に慎重であるべきとされている．しかし，長期経過を検討した最近の研究[24,37,38]では，薬物治療で発作が消失した患者のうち，断薬後も再発なく経過している率が28〜33%と報告され，従来よりも高い断薬の可能性が示唆されている．ミオクロニー発作は加齢とともに減少し，特に30歳以降では頻度も強度も低下する[29]．

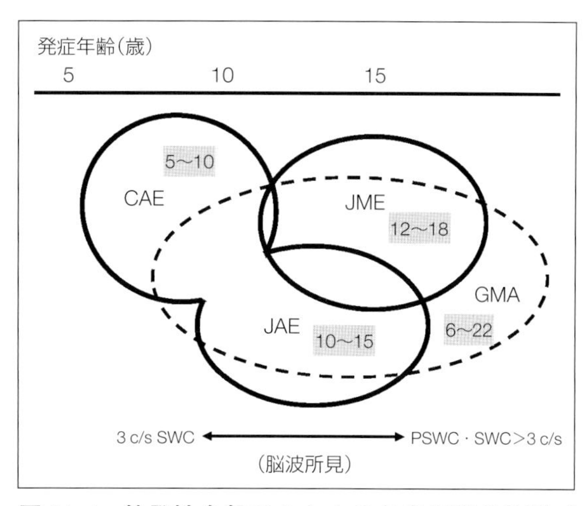

図 11-4 特発性全般てんかんの各症候群の位置づけ—発症年齢と脳波

(CAE：小児欠神てんかん，JAE：若年欠神てんかん，JME：若年ミオクロニーてんかん，GMA：覚醒時大発作てんかん，SWC：棘徐波複合，PSWC：多棘徐波複合)

(Janz D: Juvenile myoclonic epilepsy. In: Dam M, et al, eds: Comprehensive Epileptology. pp171-185, Raven Press, New York. 1990 を改変)

主要な鑑別診断

●進行性ミオクローヌスてんかん progressive myoclonic epilepsy：PME

若年成人期に発症するPME(Unverricht-Lundborg病，歯状核赤核ルイ体萎縮症，Lafora病など)は，病初期には症状が出揃わず，JMEと類似した発作型，脳波所見を呈し，鑑別が難しいことがある．血族婚の有無，神経疾患の家族歴，giant SEP，脳波所見，遺伝子診断などが鑑別の手段となる．

●良性成人家族性ミオクローヌスてんかん(BAFME)

BAFMEとJMEは，強直間代発作，ミオクロニー発作，光過敏性などの特徴を共有する．BAFMEは家族歴が濃厚で同一家系に集積すること，振戦様ミオクローヌスが持続的にみられること，giant SEPが高率に陽性であることなどが鑑別点となる．

●部分てんかん

ミオクロニー発作を部分発作の運動症状と解釈されることがある．脳波所見の左右差や焦点性から部分てんかんを疑われることもある．詳細な聴取により運動症状をミオクロニー発作と認識すること，脳波異常の側方性が一定しないこと，などが鑑別点となる．

●他の特発性全般てんかん

特に発症年齢が同時期の若年欠神てんかんや覚醒時大発作てんかんは，JMEと脳波臨床学的特徴を共有するスペクトラムのなかで位置づけられるものである[39](**図 11-4**)．それぞれの特徴が顕著な典型例に各症候群名が与えられるのであり，明瞭な境界があるわけではない．

●特有の誘発様式を共有する他の症候群

原発性読書てんかん，特発性光過敏性後頭葉てんかん，欠神を伴う眼瞼ミオクローヌス(Jeavons症候群)などがある．JMEとの重複例も報告されている[40]．

文献

1) Panayiotopoulos CP, et al: Juvenile myoclonic epilepsy: factors of error involved in the diagnosis and treatment. Epilepsia 32: 672-676, 1991
2) Kobayashi E, et al: Juvenile myoclonic epilepsy. In: Engel J, et al, eds: Epilepsy: A comprehensive textbook. pp2455-2460, Lippincott Williams & Wilkins, Philadelphia, 2008

3）Thomas P, et al: Juvenile myoclonic epilepsy. In: Roger, J, et al, eds: Epileptic Syndromes In Infancy, Childhood and Adolescence 4th ed. John Libbey Eurotext, Montrouge, 2005
4）小国弘量，他：若年性ミオクロニーてんかんの臨床脳波学的検討．てんかん研究 6：39-46, 1988
5）Janz D, et al: Do idiopathic generalized epilepsies share a common susceptibility gene? Neurology 42: 48-55, 1992
6）Cossette P, et al: Autosomal dominant juvenile myoclonic epilepsy and GABRA1. Adv Neurol 95: 255-263, 2005
7）Suzuki T, et al: Mutations in EFHC1 cause juvenile myoclonic epilepsy. Nat genet 36: 842-849, 2004
8）Pal DK, et al: BRD2(RING3) is a probable major susceptibility gene for common juvenile myoclonic epilepsy. Am J Hum Genet 73: 261-270, 2003
9）Berg AT, et al: Revised terminology and concepts for organization of seizures and epilepsies: report of the ILAE Commission on Classification and Terminology, 2005-2009. Epilepsia 51: 676-685, 2010
10）Genton P, et al: Juvenile myoclonic epilepsy today: current definitions and limits. In: Schmitz B, et al, eds: Juvenile myoclonic epilepsy. The Janz syndrome. pp11-32, Wrightson Biomedical Publishing Ltd, Petersfield, Philadelphia, 2000
11）Shorvon S, et al: Status epilepticus in idiopathic generalized epilepsy. Epilepsia 46: 73-79, 2005
12）Dziewas R, et al: Nonconvulsion status epilepticus in patients with juvenile myoclonic epilepsy: types and frequencies. Seizure 11: 335-339, 2002
13）Mayer TA, et al: Perioral reflex myoclonias: a controlled study in patients with JME and focal epilepsies. Epilepsia 47: 1059-1067, 2006
14）Inoue Y, et al: Juvenile myoclonic epilepsy with praxis-induced seizures. In: Schmitz B, et al, eds: Juvenile myoclonic epilepsy. The Janz syndrome. pp73-81, Wrightson Biomedical Publishing Ltd, Petersfield, Philadelphia, 2000
15）Inoue Y, et al: Praxis induction and thinking induction: one or two mechanisms? A controversy. In: Wolf P, et al, eds: Reflex epilepsies: progress in understanding. pp41-55, John Libbey Eurotext, London, 2004
16）Covanis A: Photosensitivity in idiopathic generalized epilepsies. Epilepsia 46: 67-72, 2005
17）Shiraishi H, et al: Photosensitivity in relation to epileptic syndromes: a survey from an epilepsy center in Japan. Epilepsia 42: 393-397, 2001
18）Wolf P: Reflex epileptic mechanisms in humans: Lessons about natural ictogenesis. Epilepsy Behav (2015)
http://dx.doi.org/10.1016/j.yebeh.2015.01.009
19）Pung T, et al: Circadian rhythm and personality profile in juvenile myoclonic epilepsy. Epilepsia 47: 111-114, 2006
20）Janz D, et al: Impulsive petit mal. Idiopathic generalized epilepsies: clinical, experimental and genetic aspects. pp229-251, John Libbey Eurotext, London, 1994
21）Piazzini A, et al: Frontal cognitive dysfunction in juvenile myoclonic epilepsy. Epilepsia 49: 657-662, 2008
22）Koepp MJ, et al: Juvenile myoclonic epilepsy—neuroimaging findings. Epilepsy Behav 28: S40-S44, 2013
23）新規発症の全般てんかんでの選択薬はなにか，避ける薬物はなにか(神経学会ガイドライン)
http://www.neurology-jp.org/guidelinem/epgl/sinkei_epgl_2010_04.pdf
24）Senf P, et al: Prognosis of juvenile myoclonic epilepsy 45 years after onset Seizure outcome and predictors. Neurology 81: 2128-2133, 2013
25）Tomson T, et al: Valproate in the treatment of epilepsy in girls and women of childbearing potential. Epilepsia: 1-14, 2015 doi: 10.1111/epi.13021.
26）Genton P, et al: Do carbamazepine and phenytoin aggravate juvenile myoclonic epilepsy? Neurology 55: 1106-1109, 2000
27）Crespel A, et al: Lamotrigine associated with exacerbation or de novo myoclonus in idiopathic generalized epilepsies. Neurology 65: 762-764, 2005
28）Gelisse P, et al: Clinical factors of drug resistance in juvenile myoclonic epilepsy. J Neurol Neurosurg Psychiatry 70: 240-243, 2001
29）Baykan B, et al: Myoclonic seizures subside in the fourth decade in juvenile myoclonic epilepsy. Neurology 70(22 Part 2): 2123-2129, 2008
30）Fernando-Dongas MC, et al: Characteristics of valproic acid resistant juvenile myoclonic epilepsy. Seizure 9: 385-388, 2000
31）Martínez-Juárez IE, et al: Juvenile myoclonic epilepsy subsyndromes: family studies and long-term follow-up. Brain 129: 1269-1280, 2006
32）Delgado-Escueta AV, et al: Juvenile myoclonic epilepsy of Janz. Neurology 34: 285-285, 1984
33）Janz D: Epilepsy with impulsive petit mal(juvenile myoclonic epilepsy). Acta Neurol Scand 72: 449-459, 1985
34）須貝研司，日本てんかん学会ガイドライン作成委員会：小児てんかんの薬物治療終結のガイドライン．てんかん研究 28：40-47, 2010
35）日本神経学会監修，「てんかん治療ガイドライン」作成委員会編集：てんかん治療ガイドライン 2010. pp99-105, 医学書院, 2010
36）日吉俊雄，日本てんかん学会ガイドライン作成委員会：成人てんかんの薬物治療終結のガイドライン．てんかん研究 27：417-422, 2010
37）Geithner J, et al: Predictors for long-term seizure outcome in juvenile myoclonic epilepsy: 25-63 years of follow-up. Epilepsia 53: 1379-1386, 2012
38）Camfield CS, et al: Juvenile myoclonic epilepsy 25 years after seizure onset. A population-based study. Neurology 73: 1041-1045, 2009

39) Janz D: Juvenile myoclonic epilepsy. In: Dam M, et al, eds: Comprehensive Epileptology. pp171-185, Raven Press, New York, 1990
40) Taylor I, et al: Juvenile myoclonic epilepsy and idiopathic photosensitive occipital lobe epilepsy: is there overlap? Brain 127: 1878-1886, 2004

（池田　仁）

4 覚醒時大発作てんかん

疫学

(1) 頻度

覚醒時大発作てんかん(epilepsy with grand mal on awakening；EGMA)は特発性全般てんかん(idiopathic generalized epilepsy；IGE)の 6% を占め，全てんかんの 1% を占める[1]．一般人口における EGMA のリスクは 10 万人あたり 1.8 人と推測される[1]．

(2) 性差

男性が 53～66% とやや多く，欠神発作やミオクロニー発作をもたない EGMA 群で男性がより優位である[2]．

(3) 発症年齢

6～35 歳の間に発症し[2]，平均は 16.6～19.5 歳である[3]．IGE のなかで最も年齢層が広く，平均発症年齢は最も遅い．

(4) 家族歴・遺伝性

てんかんの家族歴が約 10% にみられる[1]．EGMA に特異的な遺伝子異常は知られていないが，ミオクロニー発作と覚醒時の強直間代発作への感受性を決定する遺伝子座が *5q34*，*6p12*，*19q13* に見いだされている[4]．

国際分類の中の位置づけ

国際抗てんかん連盟(ILAE)による 1989 年のてんかん分類では，特発性全般てんかんに属する 1 つの症候群単位とされた．2010 年の改訂分類[5]では，覚醒時大発作てんかんとしては記載されず，青年期・成人期発症の脳波・臨床症候群として「全般強直間代発作のみを示すてんかん」に属するが，これには発作が睡眠中に起きる，あるいは発作に時間依存性がないものも含まれ，EGMA と同一の概念ではない．

臨床症状

強直間代発作を主症状とし，若年ミオクロニーてんかん(JME)と同様にミオクロニー発作や欠神発作が併存することがある．出現時間，誘因など JME と共通する．

a．強直間代発作

すべての患者でみられる．発作頻度は少ない．覚醒後 1，2 時間以内に好発する．次に発作が多い時間帯は夕方のリラックスした時間帯である．前兆はない．多くの発作で誘因が存在し，睡眠不足が主たる誘因であり，過度の飲酒や疲労，怠薬などもある[6]．女性では月経前ということも発作のリスクに関連する[1]．長い経過中に睡眠中の発作が出現し，それが主となることがある[2]．

b．ミオクロニー発作

およそ 2 割の患者でみられる[1,6]．強直間代発作と同様の誘発因子が存在し，強直間代発作に先行することもある[1,2]．

c．定型欠神発作

約 10% とする記述[1]や 46～63% との記述[6]がある．強直間代発作に先行することもある．また，ときに欠神重積状態を呈することもある[2,7]．

検査

(1) 脳波

(発作間欠期)：2～4 Hz の全般性棘徐波複合や多棘徐波複合が通常不規則にみられる[1]．睡眠記録，過呼吸賦活，睡眠からの突然の覚醒などがてんかん性脳波異常の誘発に有効である[2]．光突発反応は 13[2]～74%[1]に見られるが，日常生活での光感受性が問題になる患者はほとんどいない．

(発作時)：JEM と同様である．

(2) 神経画像

通常施行されるCTやMRIでは異常を認めない.

治療・予後

(1) 治療

薬物療法と誘発因子の除去であり，JMEと同様である.

a．薬物療法

バルプロ酸が第1選択となり，単剤治療で9割以上の患者で発作が抑制される[2]．強直間代発作に対する他の選択肢として，レベチラセタム，トピラマート，ゾニサミド，フェノバルビタール，プリミドンなどが挙げられる．フェニトインはバルビツレート系より効果が劣るとされる[2]．ラモトリギン，カルバマゼピンも有効な場合があるが，ミオクロニー発作の増悪に注意する必要がある[1].

b．生活指導

発作はしばしば睡眠不足に関連して生じ，アルコールの過量摂取を伴っていることもある．睡眠不足や過量飲酒，服薬不履行などの発作の誘因を避け，睡眠覚醒リズムを保つよう指導する.

(2) 発作予後

予後は良好で，発作自体もまれであり，治療に対する反応性も良い．しかし，2年以上発作が抑制されていても薬剤減量あるいは中止後の再発が83%[2]と高率であるため，長期的な治療を要すると考えられてきた．最近の長期予後に関する報告[8]では，62%の患者で5年以上発作が消失しており，さらにその19.2%の患者(全患者の11.9%)が5年以上非服薬であった．45.2%の患者で断薬が試みられ，そのうち63.2%の患者で発作が再発した．患者の年齢が高いほど発作消失に至ることから，年齢が高くなれば断薬できる見込みがあるとしている.

主要な鑑別診断

a．焦点性てんかん

二次性全般化を示し，それが主に覚醒後である場合に疑われる．覚醒時にしばしば起こる前頭葉てんかんの過運動発作は，病歴聴取の段階では強直間代発作と誤って表現されるかもしれない[2]．発作症状の側方徴候や脳波の焦点性・非対称性の有無，他の全般発作の発作型，つまりミオクロニー発作や欠神発作の存在が鑑別に有用である.

b．他の特発性全般てんかん

覚醒時の強直間代発作を示し，欠神発作やミオクロニー発作が顕著な場合はそれぞれ若年欠神てんかんやJMEと診断すべきである．EGMAはJMEと多くの特徴を共有し，JMEはEGMAの中核群である，あるいはEGMAはJMEの亜型[6]であるとも言える.

その他，強直間代発作のみが睡眠中のみに出現するepilepsy with grand mal in sleepや睡眠覚醒と無関係に出現するepilepsy with grand mal at randomなどとは誘因や家族歴[9]，断薬後の再発率[2]などに差があるとの報告がある．欠神重積状態が見られる場合，IGE with phantom absencesも鑑別に挙がる[7].

文献

1）Gelisse P, et al: Epilepsy with Generalized Tonic-Clonic Seizures Alone. In: Bureau M, et al, eds: Epileptic Syndrome in Infancy, Childhood and Adolescence, 5th ed. pp341-348, John Libbey Eurotext, Montrouge, 2012
2）Janz D, et al: Epilepsy with Grand Mal on Awakening. In: Engel J, et al, eds: Epilepsy: A comprehensive textbook. pp2455-2460, Lippincott-Raven, Philadelphia, 1997
3）Unterberger I, et al: Epilepsy with Generalized Tonic-Clonic Seizures Only. In: Panayiotopoulos CP, ed: Atlas of Epilepsies. Vol.2. pp1041-1049, Springer Science & Business Media, 2010
4）Hempelmann A, et al: Exploration of the genetic architecture of idiopathic generalized epilepsies. Epilepsia 47: 1682-1690, 2006
5）Berg AT, et al: Revised terminology and concepts for organization of seizures and epilepsies: report of the ILAE Commission on Classification and Terminology, 2005-2009. Epilepsia 51: 676-685, 2010

6）Genton P, et al: Juvenile myoclonic epilepsy and related syndromes: clinical and neurophysiological aspects. In: Malafosse A, et al, eds: Idiopathic generalized epilepsies: clinical, experimental and genetic aspects. pp253-265, John Libbey Eurotext, London, 1994
7）Koutroumanidis M, et al: Idiopathic epilepsy with generalized tonic-clonic seizures only versus idiopathic epilepsy with phantom absences and generalized tonic-clonic seizures: One or two syndromes? Epilepsia 49: 2050-2062, 2008
8）Holtkamp M, et al: Long-term outcome in epilepsy with grand mal on awakening: Forty years of follow-up. Ann neurol 75: 298-302, 2014
9）Unterberger I, et al: Idiopathic generalized epilepsies with pure grand mal: clinical data and genetics. Epilepsy research 44: 19-25, 2001

（池田　仁）

5 乳児ミオクロニーてんかん

疫学

乳児（良性）ミオクロニーてんかん〔(benign) myoclonic epilepsy in infancy；(B)MEI〕は，まれなてんかん症候群の1型であり，すべてのてんかんの1％未満，生後3年以内に発症するてんかんの約2％との報告もある．また，男児に多く発症し，男女比が1.7：1と報告されている．ほとんどは孤発例であるが，約半数に熱性けいれんやてんかんの家族歴を認める[1]．

国際分類の中の位置づけ

乳児ミオクロニーてんかんは，1981年にDravetとBureauにより乳児“良性”ミオクロニーてんかんとして報告され[2]，1989年の国際分類においては特発性全般てんかん症候群の一型に分類された[3]．当初は，乳児“重症”ミオクロニーてんかん（現在はDravet症候群と命名）と対比され，良性のてんかんとみなされていたが，必ずしも良性の経過をたどらない例も報告されるようになり，2006年の改訂案からは「良性」が削除され，「乳児ミオクロニーてんかん」と記載されるようになった[4]．

臨床症状

発症年齢は生後4か月～4歳であり，発症までの発達は正常とされる．従来の診断基準では，熱性けいれん以外にはてんかん発作は先行しないとされていたが[1]，少数回の無熱性全般性強直間代発作が先行する報告もある[5]．発作型は体幹や四肢のミオクロニー発作であり，発症初期には睡眠時のみに出現し，時間経過とともに覚醒時にも出現するようになる．ミオクロニー発作の際に転倒（失立）することはないので，ミオクロニー失立発作てんかんと鑑別できる．ミオクロニー発作以外の発作型は原則合併しないとされているが，一部の例では思春期頃に全般性強直間代発作が出現する．また，接触刺激や音刺激により誘発される“反射性（reflex）”，光刺激により誘発される“光感受性（photosensitive）”，睡眠時のみに発作が出現する“夜型（nocturnal variant）”の乳児ミオクロニーてんかんの報告があるが，いずれも本症候群のスペクトラムの範囲とみなされている[1,6]．本症候群を発症後，小児欠神てんかん，若年ミオクロニーてんかん，欠神発作を伴う眼瞼ミオクローヌス（Jeavons症候群）などに進展したとする症例報告もある[1]．

検査

血液，尿，髄液検査などでは，通常異常を認めないが，glucose transporter type 1（GLUT1）欠損症の患児が初期に本症候群と診断されていたとする報告がある[7]．また，脳MRI検査でも，脳構造に異常は認めない．脳波検査では，発作間欠期および発作時には2.5 Hz以上の全般性棘徐波複合を認め，発作時にはそれに一致した筋放電を認める（**図11-5**）．時に類似した発作症状を呈するWest症候群（点頭てんかん）においては，発作間欠期にヒプサリズミア（hypsarrhythmia）あるいは側頭・頭頂・後頭部優位の多焦点性てんかん波，発作時にβ波を伴う高振幅徐波発射を認めることから，脳波所見からも両者を鑑別できる．

治療・予後

第1選択薬はバルプロ酸ナトリウム（VPA）で

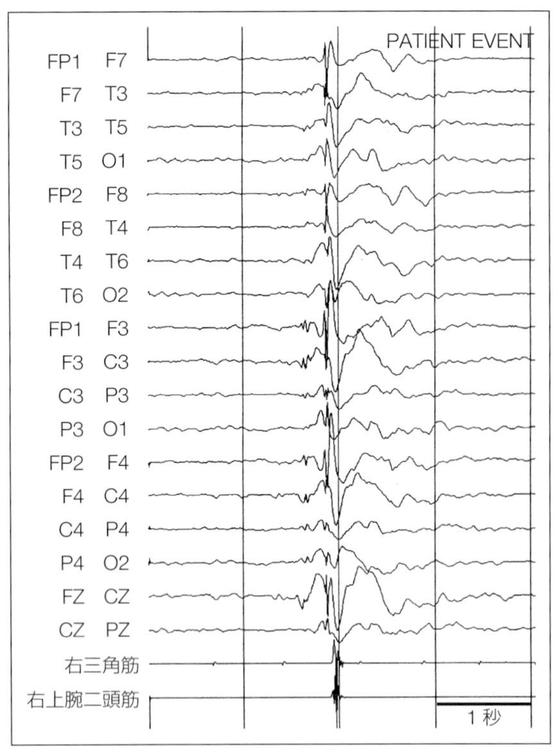

図 11-5　乳児ミオクロニーてんかんの発作時ポリグラフ(3歳9か月，男児)

3歳6か月時より睡眠時，さらに覚醒時に体幹および上肢を巻き込むミオクロニー発作が出現．発作時ポリグラフでは両側前頭部優位の全般性棘徐波に一致した右三角筋および右上腕二頭筋の筋放電を確認．乳児ミオクロニーてんかんによるミオクロニー発作と診断．バルプロ酸ナトリウム内服を開始し以後の発作は抑制．6歳時に断薬し，再発なく知能正常．

ある．VPAは，通常量(処方量15～30 mg/kg/日，最高血中濃度50～100 μg/mL)では発作が抑制できずに，高用量(処方量30～50 mg/kg/日，最高血中濃度100～120 μg/mL)を必要とすることがある[1]．その場合には，十分なインフォームド・コンセントのうえ，肝障害などの副作用に留意しながら，カルニチン製剤(処方量30～50 mg/kg/日程度)の併用も考慮すべきである．VPAで発作が抑制できない場合，第2選択薬はクロナゼパム(CZP)やクロバザム(CLB)，あるいはエトスクシミド(ESM)が候補となる．なお，カルバマゼピン(CBZ)，フェニトイン(PHT)，ガバペンチン(GBP)は，ミオクロニー発作を増悪させうるため使用すべきではない．また，ラモトリギン(LTG)も，一部のミオクロニーてんかんにおいてミオクロニー発作を反対に増悪させたとする報告があり，使用には留意が必要である[8]．

発作予後は通常良好であり，大部分の患者においては適切な治療により発作は抑制され，学童期頃には断薬も可能となる．しかし，本症候群のスペクトラムが拡大するにつれ，一部の患者においては通常の抗てんかん薬では発作が抑制できず，ACTH療法やケトン食療法を必要とする場合もあることも認識されつつある．

知的予後も通常は良好であるが，境界域から中等度までの知的障害，注意欠陥多動性障害，学習障害などを呈する患者も少なからず認める[9]．

主要な鑑別診断

(1)てんかん発作
- West症候群(点頭てんかん)
- Dravet症候群(乳児重症ミオクロニーてんかん)
- Lennox-Gastaut症候群
- ミオクロニー失立発作てんかん

(2)非てんかん発作
- 早期乳児良性ミオクローヌス
- 点頭発作(spasms nutans)
- 身震い発作(shuddering spells)
- 入眠時ミオクローヌス

文献

1) Dravet C, et al: Benign myoclonic epilepsy in infancy. In: Roger J, et al, eds: Epileptic syndromes in infancy, childhood and adolescence. pp77-88, John Libbey Eurotext, London, 2005
2) Dravet C, et al: The benign myoclonic epilepsy of infancy. Rev Electroencephalogr Neurophysiol Clin 11: 438-444, 1981
3) Commission on Classification and Terminology of the International League Against Epilepsy: Proposal for revised classification of epilepsies and epileptic syndromes. Epilepsia 30: 389-399, 1989
4) Engel J Jr: Report of the ILAE classification core group. Epilepsia 47: 1558-1568, 2006
5) Ito S, et al: Benign myoclonic epilepsy in infancy with preceding afebrile generalized tonic-clonic seizures in Japan. Brain Dev 34: 829-833, 2012
6) Prabhu AM, et al: Nocturnal variant of benign myo-

clonic epilepsy of infancy: a case series. Epileptic Disord 16: 45-49, 2014
7) Gaspard N, et al: "Benign" myoclonic epilepsy of infancy as the initial presentation of glucose transporter-1 deficiency. Epileptic Disord 13: 300-303, 2011
8) Crespel A, et al: Lamotrigine associated with exacerbation or de novo myoclonus in idiopathic generalized epilepsies. Neurology 65: 762-764, 2005
9) Caraballo RH, et al: Myoclonic epilepsy in infancy: an electroclinical study and long-term follow-up of 38 patients. Epilepsia 54: 1605-1612, 2013

（伊藤　進・小国弘量）

6　ミオクロニー脱力てんかん

疫学

全てんかんの1〜2%程度を占めるまれなてんかん症候群である．幼児期に好発し，約2/3が男児である．てんかんの家族歴が14〜32%に認められ，また家族脳波研究でも多因子遺伝が想定されている．少数の本症患児に*SCN1A*あるいは*SLC2A1*遺伝子変異の存在が報告されている．

国際分類の中の位置づけ

Dooseらは，乳幼児期に遺伝性素因を背景としミオクロニー失立発作を主徴とするミオクロニー・失立てんかんを提唱した．潜因性Lennox-Gastaut症候群，Dravet症候群や乳児(良性)ミオクロニーてんかんとの異同が問題となった時期もあったが，1989年国際てんかん症候群分類で潜因性/症候性全般てんかんとして認知された．その後2001年，2006年分類案で特発性全般てんかん症候群に分類され，2010年分類案では小児期の脳波臨床症候群に分類されている．

臨床症状

てんかん発症前の発達は正常であり，2〜5歳に全般性強直間代発作で初発することが多い．引き続き繰り返す転倒発作が出現する．発作型としてミオクロニー屈曲発作，ミオクロニー脱力発作によるてんかん性転倒発作が最も重要である[1)]．その他に非定型欠神発作(重積)，全般性強直間代発作を合併する．睡眠時の全般性強直発作は，一部の予後不良例に合併することが多い．

検査

(1)脳波検査
- 発作時脳波(ポリグラフ)検査：ミオクロニー・脱力発作は，いずれも全般性高振幅棘徐波，多棘徐波複合に一致して生じる(**図11-6**)．
- 発作間欠期脳波：覚醒時背景脳波では，経過とともに中心頭頂部優位の6〜7 Hz θ 波が優勢となり，極期では δ 波も混在するようになる．睡眠時には全般性高振幅1.5〜2 Hz棘徐波複合が出現するが，rapid rhythmを呈することはない．焦点性徐波や棘徐波などはまれである．

(2)頭部画像所見
- CT，MRI：通常は正常である．

治療・予後

バルプロ酸，エトスクシミド，ラモトリギンなどで効果が期待される．無効の場合ケトン食，ACTH治療の有効性が高い[1)]．長期予後として50〜80%の症例で発作は軽快する．

主要な鑑別診断

- 潜因性Lennox-Gastaut症候群
- 乳児(良性)ミオクロニーてんかん
- 非定型良性小児部分てんかん
- Dravet症候群

文献

1) Oguni H, et al: Idiopathic Myoclonic-Astatic Epilepsy of Early Childhood-Special consideration on the nosology of the syndrome based on the electrophysiological and long-term follow-up study. In: Delgado-Escueta AV, et al, eds: Advances in Neurology vol 95, Myoclonic epilepsies. pp157-174, Lippincott Williams & Wilkins, Philadelphia, 2005

（小国弘量）

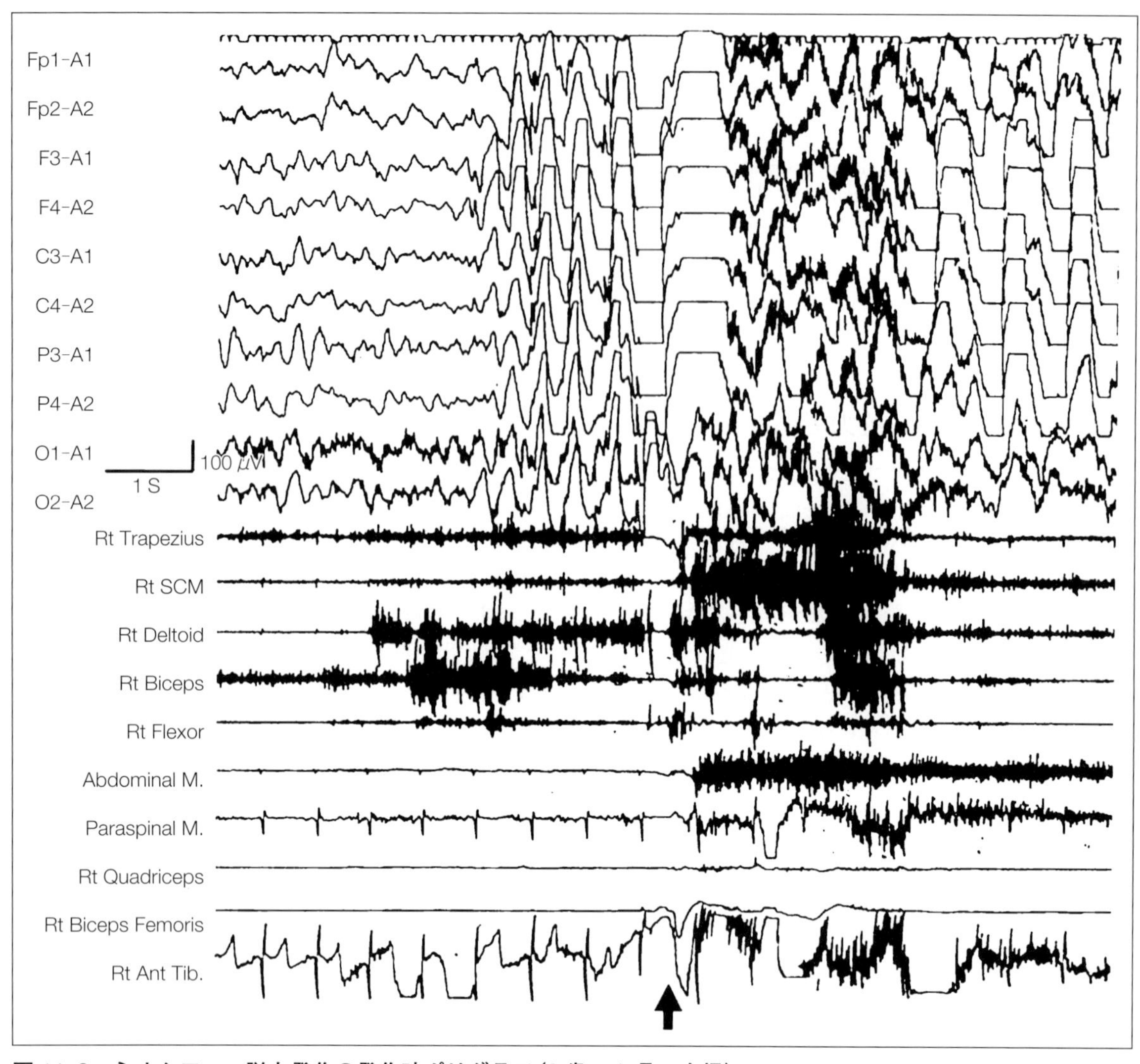

図 11-6　ミオクロニー脱力発作の発作時ポリグラフ（3 歳 1 か月，女児）
繰り返す転倒発作時のポリグラフで全般性高振幅棘徐波複合に一致して筋放電の短時間の消失に起因する脱力発作を認めた．

B　年齢依存性焦点性てんかん

1　中心・側頭棘波を示す良性てんかん

中心・側頭棘波を示し，夜間の焦点性運動発作を特徴とする良性小児部分てんかんである．

疫学

発症年齢は 1〜14 歳で，多くが学童期に発症する．15 歳までの無熱時けいれんの約 15% が本症である．男児に多く遺伝素因が大きくかかわるてんかんとされている[1)]．

国際分類の中の位置づけ

2010年のILAEの国際分類の中でもbenign epilepsy of childfood with centrotemporal spikes (BECTS)として小児期発症の臨床脳波相関のあるてんかんの1つに挙げられているが，この良性benignという言い方には異論が多く，self-limited（自然軽快する）に変更することが提案されている[2]．

臨床症状

主要発作型はローランド発作あるいはシルビウス発作とよばれる睡眠中の持続の短い一側顔面，特に口角周囲のけいれんを主とする焦点性運動発作である．口腔内のしびれなどの感覚徴候を伴うことも多い．発作は入眠期に最も多く，唾液を飲むような音に気づかれ，意識の保たれる場合は，発作中の発声困難を訴える．半数の症例で全身けいれんに発展する．頻度は低く単発例もあるが頻回例も経験する[1]．

検査

脳波上，ローランド棘波(Rolandic spike)とよばれる中心・側頭部優位にみられる高振幅の鋭波が特徴であり，形態は三相性を示す(**図11-7**)．ローランド溝下部にてんかん焦点が存在すると類推されているが[3]，両側に出現したり，発作抑制後も脳波異常が長く残存することがある．画像に異常はなく，知能正常である．

治療・予後

過剰に薬剤を投与する必要はなく，むしろ第1選択薬であるカルバマゼピンで，脳波が悪化し非典型化することがあるので注意する[5]．注意欠如多動性障害，学習障害などの認知機能障害合併例が存在することが近年注目されている[5]．

主要な鑑別診断

- Panayiotopoulos症候群

発作症状が異なるが，ローランド棘波を示す例も多く，BECTSとの移行例，兄弟例の報告がある[6]．

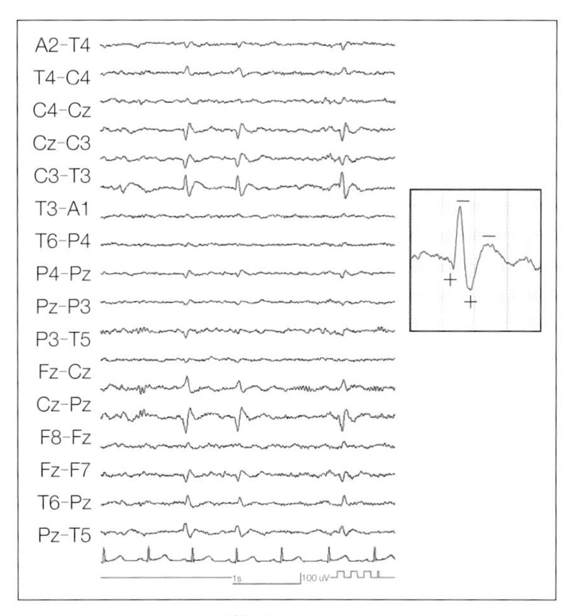

図11-7　ローランド棘波

睡眠時脳波で左中心側頭部にみられている．図右に典型的な形態を図示した．

- 睡眠時持続性棘徐波(CSWS)を示すてんかん性脳症

徐波睡眠時に脳波で棘徐波複合が持続性に出現し，これに伴ってさまざまな神経心理学的障害，退行を示す．脳波異常に伴い失語を呈する後天性てんかん性失語も一連の病態である．いずれも覚醒時や病初期にはBECTSと同様のローランド棘波を示すものが多い．

文献

1) Panayiotopoulos CP, et al: Idiopathic focal epilepsies in childhood. In: Bureau M, et al, eds: Epileptic syndromes in infancy, childhood and adolescence. Fifth edition. pp217-254, John Libbey Eurotext, Paris, 2012

2) Berg AT, et al: Revised terminology and concepts for organization of seizures and epilepsies: report of the ILAE commission on classification and terminology 2005-2009. Epilepsia 51: 676-685, 2010

3) Yoshinaga H, et al: Dipole tracing in childhood epilepsy with special reference to rolandic epilepsy. Brain Topogr 4: 193-198, 1992

4) Namba Y, et al: Epileptic negative myoclonus induced by carbamazepine in a child with BECTS. Pediatr Neurol 21: 664-667, 1999

5) Datta A, et al: Cognitive impairment and cortical re-

organization in children with benign epilepsy with centrotemporal spikes. Epilepsia 54: 487-494, 2013
6）Panayiotopoulos CP, et al: Benign childhood focal epilepsies: assessment of established and newly recognized syndromes. Brain 131: 2264-2286, 2008

（吉永治美）

2　Panayiotopoulos 症候群

疫学

Panayiotopoulos（パナイオトポーラス）症候群は，小児てんかんの6％を占め，中心側頭棘波を有する良性てんかん（BECCT）に次いで多い．発症年齢は1～12歳とされるが，多くは3～6歳の正常発達の幼児にみられる[1)]．性差はない．熱性けいれんの既往があることが多く，またけいれん性疾患の家族歴も多い．

国際分類の中の位置づけ

1988年に報告され，2001年，2006年のILAE国際てんかん分類案より採用されたてんかん症候群で，特発性部分てんかんに分類される．2010年案では小児期の脳波臨床症候群に分類されている．

臨床症状

非常に強い自律神経症状から始まる．最も特徴的な症状は，発作性嘔吐や吐き気で100％にみられる．自律神経症状に引き続き，眼球偏位や時に頭部向反などを認めた後，全般性または片側性の間代発作，失神様の特異な四肢の脱力発作症状（ictal syncope）が続く．発作は睡眠時に多く（約2/3），重積しやすいため（44％），初回発作の際は夜間救急搬送されることが多い．しかし，神経学的所見や画像所見には異常はなく，数時間後には後遺症なく回復する[2)]．

Panayiotopoulos症候群に発達障害が併存すると治療抵抗性で，発作回数が多くなるとされる[3)]．

検査所見

確定診断には脳波検査が必須である．発作間欠期の背景脳波は覚醒睡眠ともに正常である．てんかん波は年齢に応じて移動するか多焦点性となるのが特徴である．幼児期早期には後頭部領域に棘波を認めることが多いが，幼児期後期以降では前頭極部や中心・側頭領域に出現し，多焦点性となる（**図11-8**）．特に，前頭極部-頭頂・後頭部に同期または独立してみられることが多い[4)]．時に，全般化や，徐波睡眠時の持続性棘徐波複合（continuous spike-wave during slow wave sleep；CSWS）様に連続して出現することもある．しかし，次第に前頭極部のみに限局し，最終的には消失する．神経学的所見や血液髄液検査，頭部画像検査での異常はない．

治療・予後

基本的に発作回数は少なく，50％以上の患者では5回以内に留まる．発作持続期間も70％以上では3年以内であり，予後は非常によい．よって，抗てんかん薬による慢性治療は必ずしも必要ではない．初回発作に対しては無投薬で経過観察し，繰り返す場合にのみ抗てんかん薬治療を開始することが望ましい．また，2年程度発作が抑制されれば，脳波異常が残存していても内服薬の漸減中止を検討してよい．バルプロ酸，クロバザム，カルバマゼピンなどが選択されるが，カルバマゼピンでは脳波や発作が悪化する報告があるので留意する必要はある．

主要な鑑別診断[5)]

- 発作時に発熱していた場合：熱性けいれん複雑型や急性脳症など．
- 繰り返す嘔吐やictal syncope：失神，片頭痛，周期性嘔吐症，テオフィリン中毒など．
- てんかん症候群：内側側頭葉てんかん，小児期の特発性部分てんかんなど．

文献

1）Covanis A, et al: Epileptic syndromes in infancy, childhood and adolescence, 4th edition. pp227-253, John Libbey Eurotext, London, 2005
2）平野嘉子，他：Panayiotopoulos症候群106例の臨

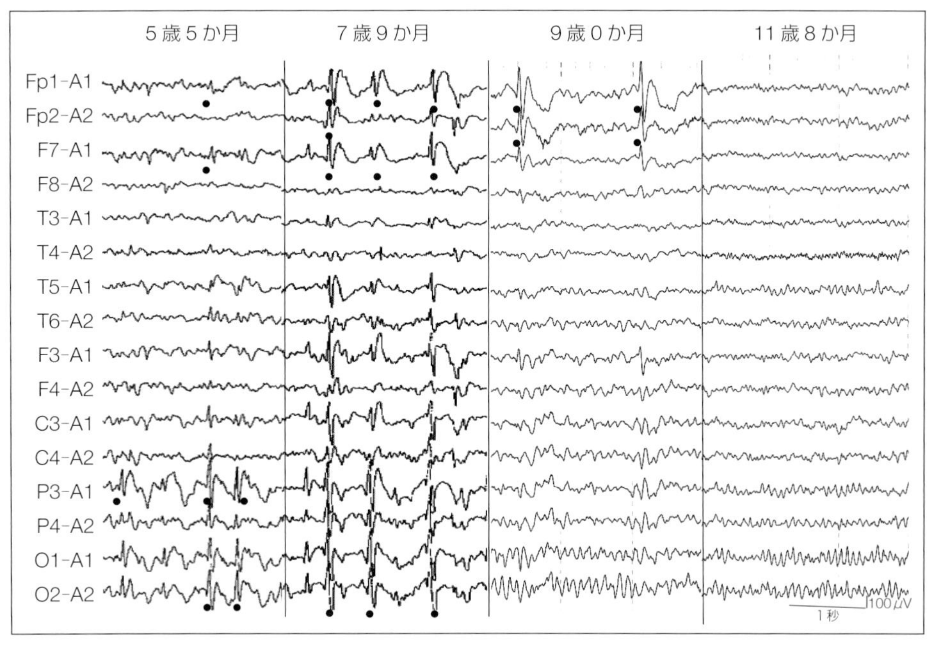

図 11-8　Panayiotopoulos 症候群の脳波変化

5歳3か月時，睡眠中に突然嘔吐，眼球偏位を認めた後，半身の間代けいれんが重積した．脳画像検査を含め異常はなく，翌日には後遺症なく軽快した．その後2年間で3回発作を認めたが，ジアゼパム坐薬を使用し，重積することはなかった．脳波では，最初は後頭部優位に出現していた棘波は，経過中に前頭極-後頭部に同期性，非同期性に出現した後，前頭極部のみとなり以後消失した．

床・脳波学的検討．日本小児科学会雑誌 113：522-527，2009

3）Hirano Y, et al: Neurobehavioral Abnormalities May Correlate With Increased Seizure Burden in Children With Panayiotopoulos Syndrome. Pediatr Neurol 40: 443-444, 2009

4）Ohtsu M, et al: EEG in children with early-onset benign occipital seizure susceptibility syndrome: Panayiotopoulos syndrome. Epilepsia 44: 435-442, 2003

5）Covanis A: Panayiotopoulos syndrome: A benign childhood autonomic epilepsy frequently imitating encephalitis, syncope, migraine, sleep disorder or gastroenteritis. Pediatrics 118: 1237-1234, 2006

（平野嘉子・小国弘量）

3　遅発性後頭葉てんかん

1950年にGastautにより後頭部に突発波を有し，視覚発作を示す良性小児てんかんとして報告された[1]．

疫学

発症年齢は3～16歳，平均8歳である．発症は全てんかんの0.3%，良性小児部分てんかんの2～7%にすぎない[2]．性差はない．

国際分類の中の位置づけ

より年少の幼児期に視覚症状を伴わないタイプの後頭葉てんかんの早発型が，Panayiotopoulosにより提唱された（後のPanayiotopoulos症候群[2]）ため，本症候群は遅発型後頭葉てんかんと分類された[3]．前者は，後頭葉てんかんではないとの論争もあり一部ではいまだ混乱があるが[4]，本症候群は遅発型小児後頭葉てんかんという名前で現在も分類されている[5]．

臨床症状

主要症状は視覚症状であり，中でも幻視，次いで眼前暗黒感の頻度が多い．症例の約2/3に要素性の幻視がみられる．しばしば視野周辺または中心に多彩な色つきの大小不同の円が多数，光ったり水平移動したりしながらみえるが，同一個人ではみえるものやその様相はおおむね同一性を保つ．図形や人の顔といった具体的な複雑性の幻視を有するのは1割程度とされる．

眼球偏倚を認めることも多く，二次性に全身けいれんに至ることもある．発作後に頭痛を訴えることが多い[2]．

発作頻度は多く，昼間覚醒時にみられる．

検査

脳波検査で後頭葉の棘波，棘徐波が時に連発してみられる．覚醒時には閉眼や注視をはずすことで誘発され，fixation-off sensitivity とよばれる．しかし睡眠時にしか異常波が検出されなかったり，逆に発作抑制後に長年脳波異常が続くこともあり，臨床発作の重症度と脳波異常の程度の相関が乏しい[2]．

神経画像は正常であり，知能も正常である．

治療・予後

抗てんかん薬カルバマゼピンなどの単剤治療により数年で発作が消失する症例が多く，当初は予後良好とされていた．しかし Panayiotopoulos 症候群をはじめとした他の良性部分てんかんに比較すると，発作頻回例や長年発作が持続する症例も存在する[2]．

主要な鑑別診断

- 片頭痛

脳底型片頭痛や前兆を伴う片頭痛では閃輝暗点，頭痛の存在のため鑑別を要するが，頭痛の持続が長く，発作頻度は低い．脳波上てんかん発射を認めない．

- Panayiotopoulos 症候群

脳波所見は類似するが発症年齢，発作症状が異なり，嘔吐を主とする自律神経発作が主であり，視覚症状はまれである[4]．

- 光過敏性を伴う後頭葉てんかん

Guerrini ら[6]が提唱した後頭葉てんかんで，テレビや光刺激で発作が誘発され国際分類では反射てんかんの項目に分類される．

- 症候性後頭葉てんかん

ミトコンドリア異常症，Lafora 病などの疾患が同様の視覚発作症状で発症することがある．付帯する徴候，画像所見に注意する[7]．

文献

1）Gastaut E: Benign epilepsy of childhood with occipital paroxysms. In: Roger J, et al, eds: Epileptic syndromes in infancy, childhood and adolescence. 1st edition. pp201–217, John Libbey & Company Ltd, London, 1992
2）Panayiotopoulos CP, et al: Idiopathic focal epilepsies in childhood. In: Bureau M, et al, eds: Epileptic syndromes in infancy, childhood and adolescence. Fifth edition. John Libbey Eurotext, Paris, 2012
3）Engel J, Jr: A proposed diagnostic scheme for people with epileptic seizures and with epilepsy: report of the ILAE task force on classification and terminology. Epilepsia 42: 796–803, 2001
4）Panayiotopoulos CP, et al: Benign childhood focal epilepsies: assessment of established and newly recognized syndromes. Brain 131: 2264–2286, 2008
5）Berg AT, et al: Revised terminology and concepts for organization of seizures and epilepsies: report of the ILAE commission on classification and terminology 2005–2009. Epilepsia 51: 676–685, 2010
6）Guerrini R, et al: Idiopathic photosensitive occipital lobe epilepsy. Epilepsia 36: 883–891, 1995
7）Kuzniecky R: Symptomatic occipital lobe epilepsy. Epilepsia 39(suppl. 4): S24–S31, 1998

（吉永治美）

4　良性家族性新生児てんかん（表 11–2）

疫学

日本における良性家族性新生児てんかんの頻度は不明であるが，まれな疾患である．性差は認めないと推測される．大半の症例が日齢1～7に発症するが，それより遅く発症する症例もある[1]．常染色体優性遺伝を示し，主な責任遺伝子は，*KCNQ2* および *KCNQ3* である．

国際分類の中の位置づけ

2010年の国際分類では，臨床・脳波症候群のうち新生児期に発症するものに含まれている．こ

表 11-2　良性家族性新生児てんかんの診断の目安

- 正期産児である
- 予後良好な新生児てんかんの家族歴を認める
- 発症前後に神経学的な異常を認めない
- 検査所見（発作間欠期脳波，頭部 MRI）に異常を認めない
- 精神運動発達が正常である
- 後のてんかん発症を認めない

の位置づけは従来のものと大きな変更はない．

臨床症状

発作症状は焦点性の間代けいれんが多く，無呼吸を伴う場合もある[2]．間代けいれんは身体の一側から始まり対側へ移動することもあるが，完全に全般化することはない．酸素飽和度の低下などの自律神経症状や自動運動などが主たる発作症状であることもある．1 回の発作の持続時間は 1～2 分程度であるが，群発することが一般的である．一方，重積状態になることは例外的である．一般に神経学的に問題を認めないが，発作が頻発すると傾眠や低緊張がみられることがある．

検査

発作間欠期の脳波には異常を認めない．発作間欠時に“theta pointu alternant”という特徴的な所見を高率に認めるという報告もあるが[3]，その検証は十分ではなく診断に必須ではない．発作時の脳波変化は多彩で症例によって異なる．同一症例でも発作の起始部位が発作ごとに異なることがあり，1 回の発作の間に発作波焦点が同一半球内であるいは対側半球へと移動することもある．頭部 MRI などの神経画像には異常は認めず，採血でも異常は認めない．

責任遺伝子として *KCNQ2* と *KCNQ3* とが知られている[4,5]．常染色体優性遺伝形式で遺伝するが，浸透率は 85% 程度で，遺伝子変異をもっていてもてんかんを発症しないことがある．一方で突然変異も知られており，孤発例でも遺伝子変異をもつことがある．日本の良性家族性新生児てんかんでは *KCNQ2*・*KCNQ3* 変異の割合は 25% 程度であり，欧米に比べて頻度が低い．

治療・予後

治療の明確な指針はない．典型例では生後 1 か月以内に発作が自然に消失するため，診断が確実であれば抗てんかん薬による治療は不要である．発作頻度が多い場合は，抗てんかん薬の投与を考慮する．多くの症例で静注用フェノバルビタールの使用（初回 20 mg/kg，維持 5 mg/kg を 1 日 1 回）で発作が消失するとされている．治療抵抗性の場合は，良性家族性新生児てんかん以外のてんかんの可能性が高い．

予後は良好で，一般には新生児期以降には発作は認めない．しかし，一部の症例で新生児期以降に発作の再発を認める[1]．発達予後も良好で正常発達を示すが，一部の症例に軽度の発達遅滞を認めたという報告もある．

主な鑑別診断

- 非てんかん性疾患

良性新生児睡眠ミオクローヌス，驚愕病（hyperekplexia），胃食道逆流など

- 良性新生児発作
- その他の新生児期に発症するてんかん

文献

1）Watanabe K, et al: Epilepsies of neonatal onset: seizure type and evolution. Dev Med Child Neurol 41: 318-322, 1999
2）Plouin P, et al: Benign familial and non-familial neonatal seizures. In: Bureau M, et al, eds: Epileptic syndromes in infancy, childhood and adolescence. 5 th edition. pp77-88, John Libbey Eurotext, Montrouge, 2012
3）Dehan M, et al: Convulsions in the fifth day of life: a new syndrome? Arch Fr Pediatr 34: 730-742, 1977
4）Singh NA, et al: A novel potassium channel gene, KCNQ2, is mutated in an inherited epilepsy of newborns. Nat Genet 18: 25-29, 1998
5）Charlier C, et al: A pore mutation in a novel KQT-like potassium channel gene in an idiopathic epilepsy family. Nat Genet 18: 53-55, 1998

（奥村彰久）

5 良性新生児発作(表 11-3)

疫学

日本における良性新生児発作の頻度は不明である．性差は認めないと推測される．一般に日齢1〜7の間に発症したものを良性新生児発作として取り扱うことが多いが，その客観的根拠は提示されていない．家族性を認めるものは良性家族性新生児てんかんに含めるため，その結果として孤発例のみである．

国際分類の中の位置づけ

2010年の国際分類では，臨床・脳波症候群のうち新生児期に発症するものに含まれている．注釈にこれまで国際分類ではてんかんとして扱っていなかったことが記述されているように，2010年の改訂で初めて「てんかん」として明記された．

臨床症状

欧米のテキストの記載では，発作は間代けいれんを伴い，無呼吸を伴うことも伴わないこともあるが，強直けいれんを伴うことはないとされている[1]．間代けいれんは片側性であることが多く，発作の途中で起始側と対側へ移動することもあるが，完全な全般化はまれであるとの報告もある[2]．しかし，これらの報告は発作時脳波に基づいた観察ではなく，今後の検証が必要であると思われる．発作の持続は1〜3分であるが，群発することが一般的である．良性新生児発作の症状は，良性家族性新生児てんかんの症状と類似している点が多く，両者の相違ははっきりしない．

表 11-3　良性新生児発作の診断の目安

- 正期産児である
- 発症前後に神経学的な異常を認めない
- 検査所見(発作間欠期脳波，頭部MRI)に異常を認めない
- 精神運動発達が正常である
- 後のてんかん発症を認めない

検査

一般に発作間欠期の脳波には異常を認めないが，焦点性あるいは多焦点性の異常を認めたという報告もある．良性家族性新生児てんかんと同様に，発作間欠期に“theta pointu alternant”という所見を認めるという報告もあるが[3]，現時点ではその診断的意義は十分に確立していない．良性家族性新生児てんかんと同様に，発作時の脳波変化には明確な特徴はなく症例によって異なる．頭部MRIなどの神経画像には異常は認めず，採血でも異常は認めない．現時点では責任遺伝子として確立しているものはないが，良性家族性新生児てんかんの原因遺伝子である *KCNQ2* および *KCNQ3* の突然変異で発症することがあることは知られている．また，*KCNQ2* または *KCNQ3* の全体あるいは一部を含む染色体領域の *de novo* の微小欠失や微小重複が原因となることもあり得る．

治療・予後

治療の明確な指針はない．さまざまな抗てんかん薬が使用されてきたが，その効果は不定である．発作は自然に消失するため，診断が確実であれば抗てんかん薬による治療は不要である．予後は良好で，一般には新生児期以降には発作は認めない．発達予後も良好で，原則として正常発達を示す．

主な鑑別診断

- 非てんかん性疾患

　良性新生児睡眠ミオクローヌス，驚愕病(hyperekplexia)，胃食道逆流など．

- 良性家族性新生児てんかん
- その他の新生児期に発症するてんかん

文献

1) Plouin P, et al: Benign familial and non-familial neonatal seizures. In: Bureau M, et al, eds: Epileptic syndromes in infancy, childhood and adolescence. 5th Edition. pp77-88, John Libbey Eurotext, Montrouge, 2012
2) North KN, et al: Fifth day fits in the newborn. Aust

Paediatr J 25: 284-287, 1989
3）Dehan M, et al: Convulsions in the fifth day of life: a new syndrome? Arch Fr Pediatr 34: 730-742, 1977

（奥村彰久）

6 良性乳児てんかん

疫学

1歳未満に発症するてんかんの中では頻度が高い．筆者らの調査において2歳未満で発症したてんかんの29％を占めていたように[1)]，乳児期のてんかんでは最も多いものの1つである．明らかな性差は認めない．発症年齢は生後3〜12か月，特に生後4〜8か月が多い[2)]．家族歴を約半数に認める．

国際分類の中の位置づけ

2010年の国際分類では，臨床・脳波症候群のうち乳児期に発症するものに含まれている．家族歴があるものを良性家族性乳児てんかんとして別に記述しているが，家族歴がないものとの本質的な相違はないと思われる．

臨床症状

表11-4に診断の目安を示す．発作症状としては，反応性の低下や消失，眼球変異やうつろな目，チアノーゼなどの自律神経症状が多く，運動症状は四肢の筋緊張が軽度に増す程度のことが多い[3)]．二次性全般化して全身けいれんに進展することもまれではない．発作の持続は1〜3分であるが，群発することが多い．群発発作にはカルバマゼピン内服が有効だが，ベンゾジアゼピン系抗てんかん薬は有効率が低い．群発中でも発作間欠期には意識は清明になり，神経学的異常を認めない．重積発作を認めることはない．10％程度の症例が幼児期から学童期に発作性運動誘発性ジスキネジアを発症する[2)]．胃腸炎に伴うけいれんも一般人口に比べて高率である[2)]．

表11-4　良性乳児てんかんの診断の目安

- 生後3〜12か月に発症
- 発作型が部分発作または二次性全般化発作
- 発症前後に明らかな発達遅滞を認めない
- 発作間欠時脳波に異常を認めない
- 神経学的異常を認めない
- 画像所見に異常を認めない
- 新生児発作の既往がない

検査

発作間欠期の脳波には異常を認めない．頭部MRIなどの神経画像も正常で，採血でも異常は認めない．発作時脳波では焦点性の発作時変化を認めるが，起始部位は側頭部が多く，後頭部がそれに次ぐ[4)]．同一症例で複数の起始部位から始まる発作を認めることが時にある．二次性全般化を認めることは少なくない．まれに1回の発作中に発作波焦点が移動することがある．

責任遺伝子として，*PRRT2*が知られている[5)]．てんかんや発作性運動誘発性ジスキネジアの家族歴を認める症例では過半数に*PRRT2*遺伝子変異を認める．あらゆる人種でc. 649_650 insC変異が大多数を占めており，ホットスポットになっている．家族歴を認めない症例では*PRRT2*遺伝子変異の割合は1/3程度であり，未知の責任遺伝子が存在すると推測される．また，*PRRT2*変異をもっていても全く症状を認めない無症候性キャリアも存在する．

治療・予後

自然に発作が消失するため，発作頻度が少ない場合は抗てんかん薬の投与は不要である．発作頻度が多い場合は抗てんかん薬を投与する．カルバマゼピンは群発の頓挫にも有効で，第1選択と思われる．しかし，バルプロ酸やフェノバルビタールなども同様に有効であり，エトスクシミド以外の抗てんかん薬は有効であると推測される．1歳6か月までにほとんどの症例で発作が消失するため，1歳6か月までに薬剤を減量中止することが望ましい[2)]．発達予後も良好で，精神運動発達は正常である．

主な鑑別診断

- 胃腸炎に伴うけいれん

• その他の乳児期に発症するてんかん

文献

1）Okumura A, et al: Benign partial epilepsy in infancy. Arch Dis Child 74: 19-21, 1996
2）Okumura A, et al: Long-term follow-up of patients with benign partial epilepsy in infancy. Epilepsia 47: 181-185, 2006
3）Okumura A, et al: The clinical characterizations of benign partial epilepsy in infancy. Neuropediatrics 37: 359-363, 2006
4）Okumura A, et al: Ictal EEG in benign partial epilepsy in infancy. Pediatr Neurol 36: 8-12, 2007
5）Okumura A, et al: PRRT2 mutation in Japanese children with benign infantile epilepsy. Brain Dev 35: 641-646, 2013

（奥村彰久）

7　CSWS 症候群

睡眠時持続性棘徐波(continuous spike-wave during slow wave sleep；CSWS)を示すてんかん性脳症[1]は，文字どおりの激烈な脳波異常に伴いさまざまな神経心理学的障害・退行・行動異常を示し，包括的にCSWS 症候群またはESES(electrical status epilepticus during slow sleep)症候群とよばれる[2]．

疫学

稀少であるが，睡眠時脳波を記録しなければ診断できないため正確な頻度は不明である．4～14歳で認められることが多い．

国際分類の中の位置づけ

小児期発症の脳波・臨床症候群に属する[3]．これが1つの症候群であるのか，それとも単に特殊な脳波像であるのかについては議論がある．CSWS は皮質性焦点からの二次性両側同期であると示唆されている[4]．

臨床症状

臨床発作は焦点性あるいは全般性けいれん発作，非定型欠神発作や脱力発作を認め，特に epileptic negative myoclonus(ENM)が特徴的である．けいれん発作は4～5歳を中心として乳児期から幼児期後半まで幅広い年齢で認め，睡眠中に起こりやすい．強直発作は認めない．CSWS は数か月～数年にわたり持続し，寛解と増悪を繰り返す症例もある．CSWS は小児期ではしばしば治療に抵抗するが，年齢依存性があり思春期以降は通常は消退する．

検査

棘徐波が徐波睡眠において占める割合(spike-wave index)が85% 以上であるのが典型的なCSWS とされた[1,2]．しかしCSWS の定義は施設により異なり統一されていない[5]．睡眠中の棘徐波の主体を成すのは緩徐性棘徐波複合である(**図11-9**)．覚醒時には焦点性発射や全般性棘徐波あるいはその両方を認める．神経画像において多葉性多小脳回を認める症例もある．

治療・予後

治療法は確立されていないが，バルプロ酸単剤大量あるいはエトスクシミドとの併用療法[6]，ステロイド療法，ジアゼパム短期大量投与などが有効とされる．手術療法の試みもある．カルバマゼピンはCSWS を惹起するため使用すべきではない[7]．

主要な鑑別診断

• Landau-Kleffner 症候群(後天性てんかん性失語，LKS)

2～8歳で，てんかん発症に伴い失語特に感覚失語をきたす．脳波はCSWS 様の例が多く，LKS とCSWS 症候群はむしろ一連の疾患であるという意見がある[8]．

• Lennox-Gastaut 症候群(LGS)

LGS もけいれん，非定型欠神や脱力発作と脳波の緩徐性棘徐波複合を認めるが，CSWS 症候群はLGS の特徴である強直発作を欠く点が異なる．

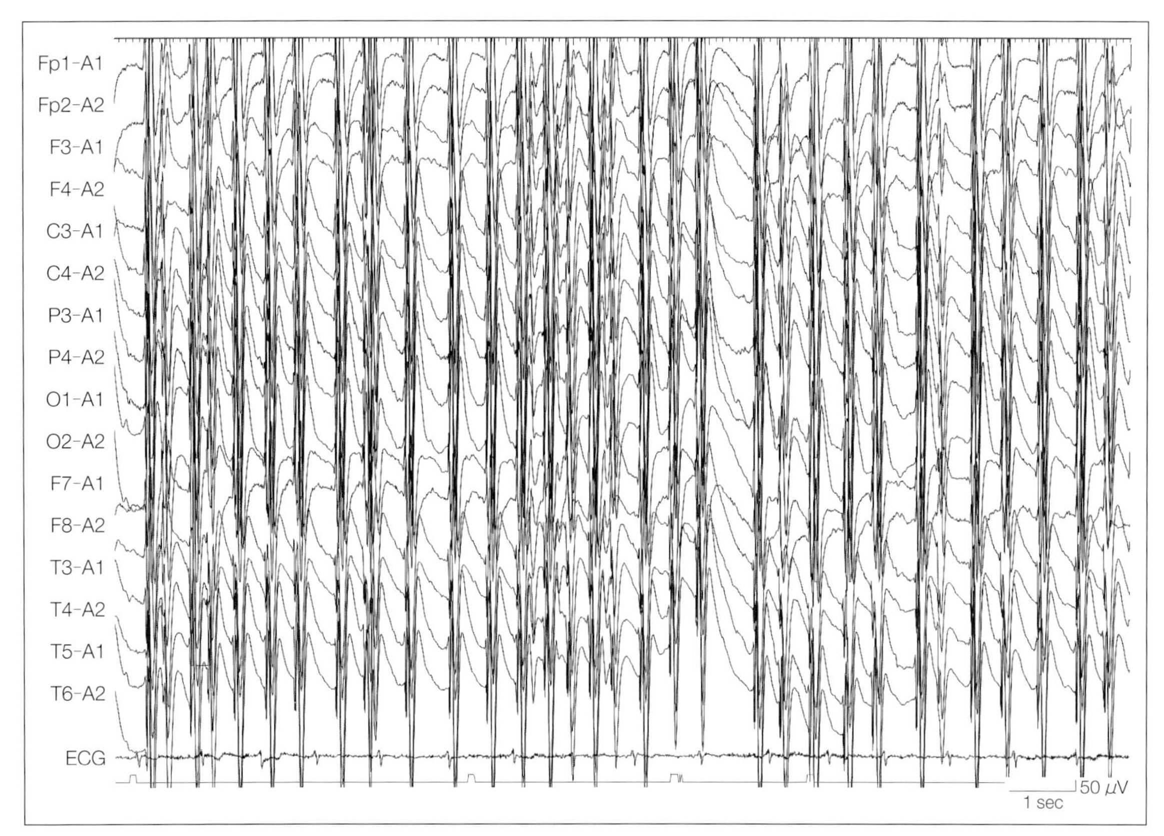

図 11-9　睡眠時持続性棘徐波を示すてんかん性脳症の睡眠時脳波(6 歳)
広汎性緩徐性棘徐波群発が途切れることなく出現する．

文献

1）Patry G, et al: Subclinical "electrical status epilepticus" induced by sleep in children. Arch Neurol 24: 242-252, 1971
2）Tassinari CA, et al: Encephalopathy with electrical status epilepticus during slow sleep or ESES syndrome including the acquired aphasia. Clin Neurophysiol 111(Suppl. 2): S94-S102, 2000
3）Berg AT, et al: Revised terminology and concepts for organization of seizures and epilepsies: report of the ILAE Commission on Classification and Terminology, 2005-2009. Epilepsia 51: 676-685, 2010
4）Kobayashi K, et al: Epilepsy with electrical status epilepticus during slow sleep and secondary bilateral synchrony. Epilepsia 35: 1097-1103, 1994
5）Scheltens-de Boer M: Guidelines for EEG in encephalopathy related to ESES/CSWS in children. Epilepsia 50(Suppl. 7): 13-17, 2009
6）Inutsuka M, et al: Treatment of epilepsy with electrical status epilepticus during slow sleep and its related disorders. Brain Dev 28: 281-286, 2006
7）Veggiotti P, et al: Therapy of encephalopathy with status epilepticus during sleep (ESES/CSWS syndrome): an update. Epileptic Disord 14: 1-11, 2012
8）Hirsch E, et al: Landau-Kleffner syndrome: a clinical and EEG study of five cases. Epilepsia 31: 756-767, 1990

（小林勝弘）

8　Landau-Kleffner 症候群

疫学

Landau-Kleffner症候群(ランドー・クレフナー症候群，LKS)の典型例はまれであり，5～14 歳までの小児典型例の年間発生頻度はおよそ 100 万人に 1 人，20 歳未満で医学的治療を必要とする LKS は 15 万～20 万人に 1 人と推定されている．4 歳以下発症例を含めても発生頻度の増加はわずかであると想定される．典型例では男児の発症率がやや高い．家族歴のあるものはまれでこれまで兄弟例が 2 組報告されているのみで，遺伝性は確認されていない．

国際分類の中での位置づけ

てんかん発作型国際分類の中には分類されず，2010年てんかん症候群国際分類改訂提案では小児期発症の脳波・臨床症候群に分類されている．

臨床症状

就学前後の小児に発症し，聞きかえしが増え，聴力が悪くなったような感じで気づかれ，発話低下や逆に多弁といった症状で初発する．2歳代での発症も確認されており，早期発症例は言語発達の予後が悪くなりやすい．てんかん性の高度異常脳波を呈するが，全例に臨床発作があるわけではなく70～90％の合併率である．てんかん発作には特異的なタイプはなく，全身性強直間代発作，部分運動発作，非定型欠神発作などさまざまであり，複雑部分発作の頻度が比較的高い．発作波が頻発する割に発作頻度は多くなく，通常の薬物治療でのコントロールは比較的容易である．本症候群の臨床特徴はてんかん発作よりは聴覚言語症状であるといえる．急性期には全失語の様相を示すことがあるが，多くの場合気づかれた時点で言語性聴覚失認であることが多い．

検査

てんかん発作の有無にかかわらず，脳波には棘波，棘徐波が頻発する．棘波は側頭部，頭頂後頭部に多くみられるが，片側性のこともあり，全般性発作波を示すことも多い．睡眠時には全般性棘徐波が増悪し，電気的てんかん重積同様の脳波所見を示す．

MEGでは側頭葉に棘波が集積されることが多いが，左右いずれにも存在し，左頭頂葉の報告もある．SPECT，PET所見は主として発作間欠期に記録されており，左右側頭葉，前頭葉，頭頂葉などの集積低下の報告がある．

純音聴力検査は変動することもあるが基本的にはほぼ正常であり，そのわりに語音聴力検査は著しい低下を示す．聞き誤りは**図11-10**に示すような書字の誤りとして確認されることもある．聴性脳幹反応は正常で，MRIやCTには原則として異常は認めない．全般的知能は正常で，視覚的な判断力は高いが，言語力は低く，言語性IQは低値を示すことが多い．

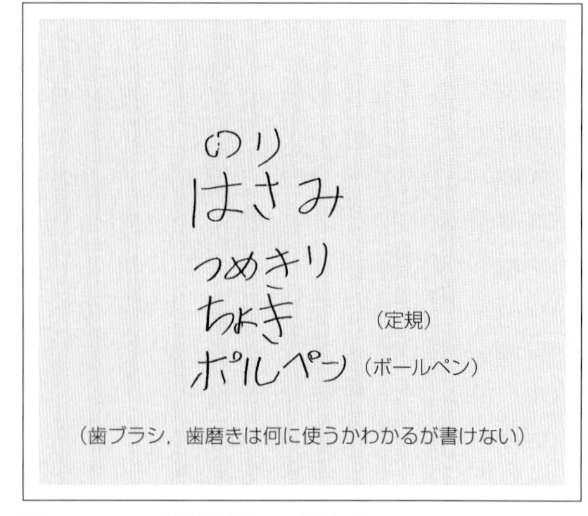

図11-10　6歳男児例の自発書字
聞きまちがいが想像される．

治療・予後

てんかん発作に対しては発作型に応じた抗てんかん薬を使用して比較的容易にコントロールされるが，高度の脳波異常は容易には改善しないこともあり，また脳波の改善に並行して言語聴覚症状が改善するとは限らない．現時点では早期にステロイドパルス療法を行うことが勧められており，経口ステロイドを使用することもある．言語療法も必要となるが，内耳性聴覚障害とは異なり，通常の難聴児教育のみでは不十分なことが多い．いずれにしてもコミュニケーション手段を確保する必要がある．

大部分の小児では中学卒業頃までにはてんかん発作は消失し，脳波も改善する．言語聴覚症状も大部分は完全に回復するが一部に後遺症を残し，成人になっても聴覚失認類似の症状のため，日常生活上大きなハンディキャップを伴う人もある．

主要な鑑別診断

• 難聴

多くは後天的に発症した末梢性難聴と誤ら

れる．

- 心因反応
- ふざけている，大人を馬鹿にしているなどと考えられることもある
- ADHD

多動・多弁になることがあり ADHD を疑われることもあるが，後天性の ADHD はあり得ない．

- 脳腫瘍・精神疾患

人格変化にみえるため脳腫瘍や精神疾患が疑われたこともある．

- 自閉症

ごくまれに自閉症類似の症状を示す．

- electrical status epilepticus in slow sleep（ESES）

明らかなてんかん発作を示さないのに，睡眠時にてんかん重積様の高度異常脳波を示す状態をいい，LKS の臨床症状が著しいときには ESES というのがふさわしい時期を経ることが多い．鑑別診断というより脳波所見としてとらえるべきであろう．

- continuous spike-wave during slow wave sleep（CSWS）

ESES と同様であり，鑑別診断というよりは特徴的脳波所見としてとらえるべきもので，深い睡眠（徐波睡眠）のステージで脳波上著しいてんかん波を示す状態を指している．LKS の脳波所見としてこちらを主張する向きもある．

（加我牧子）

9 非定型ローランドてんかん

疫学

本症候群に関して，平成 25 年度厚生労働省難治性疾患克服研究事業研究班（加藤光広班）の調査により，国内に約 200 名の患者が存在すると推定されている．発症は 4〜5 歳で，発作は 15 歳頃までに収束することが多い．家族歴・遺伝性に関して詳細な報告はないが，筆者の自験例で親子例が存在する．

国際分類の中の位置づけ

本疾患は徐波睡眠時に持続性棘徐波を示すてんかん（epilepsy with continuous spikes and waves during slow sleep；ECSWS）の 1 型に分類されていた．しかしながら，病初期における症状が，中心側頭棘波を示す良性てんかん（benign epilepsy of childhood with centrotemporal spikes；BECTS）と類似し，病期には知的障害を合併することが多いものの，年齢依存性に発作が消失し，再発をきたさないことから，本疾患を BECTS の亜型，近縁群であるとする考え方がされてきている．

臨床症状

非定型ローランドてんかん（atypical Rolandic epilepsy；ARE）は，非定型良性小児部分てんかん（atypical benign partial epilepsy in childhood；ABPE）と同義である．ABPE は Aicardi らが，1982 年に記載したてんかん症候群で，睡眠に関連する局所性運動発作，覚醒時に出現する欠神発作に類似する意識消失発作，覚醒時に転倒を伴う脱力発作をきたす[1)]．多くの症例では，睡眠関連性の発作症状が出現した後に，覚醒時の発作症状が出現してくる．上記の発作症状に加え，食べ物・飲み物が飲み込みづらい，むせるなどの仮性球麻痺症状をきたすことがある．

検査

睡眠脳波所見として，徐波睡眠時に持続性棘徐波をもつ．両側中心部，中側頭部に重心をもつ，両側広汎性の棘徐波複合が，睡眠時に連続して，持続的に出現する．深睡眠期に入るとその頻度は増し，spike and wave index（SWI）は 85% 以上となる（**図 11-11**）．CSWS では，SWI が 85% 以上となることを定義しているが，必ずしも終夜脳波が施行できる訳ではないため，検査室における 2 時間程度の脳波検査で，睡眠期に 65% 程度の SWI があれば，診断しても差し支えない．

脳磁図では，てんかん性棘波の磁場源は，シルビウス裂周辺，あるいは中心溝下縁に集積する．病期では，両側広汎性棘徐波複合が出現するが，棘徐波複合の重心は同様にシルビウス裂周辺，あるいは中心溝下縁に位置する（**図 11-12**）．

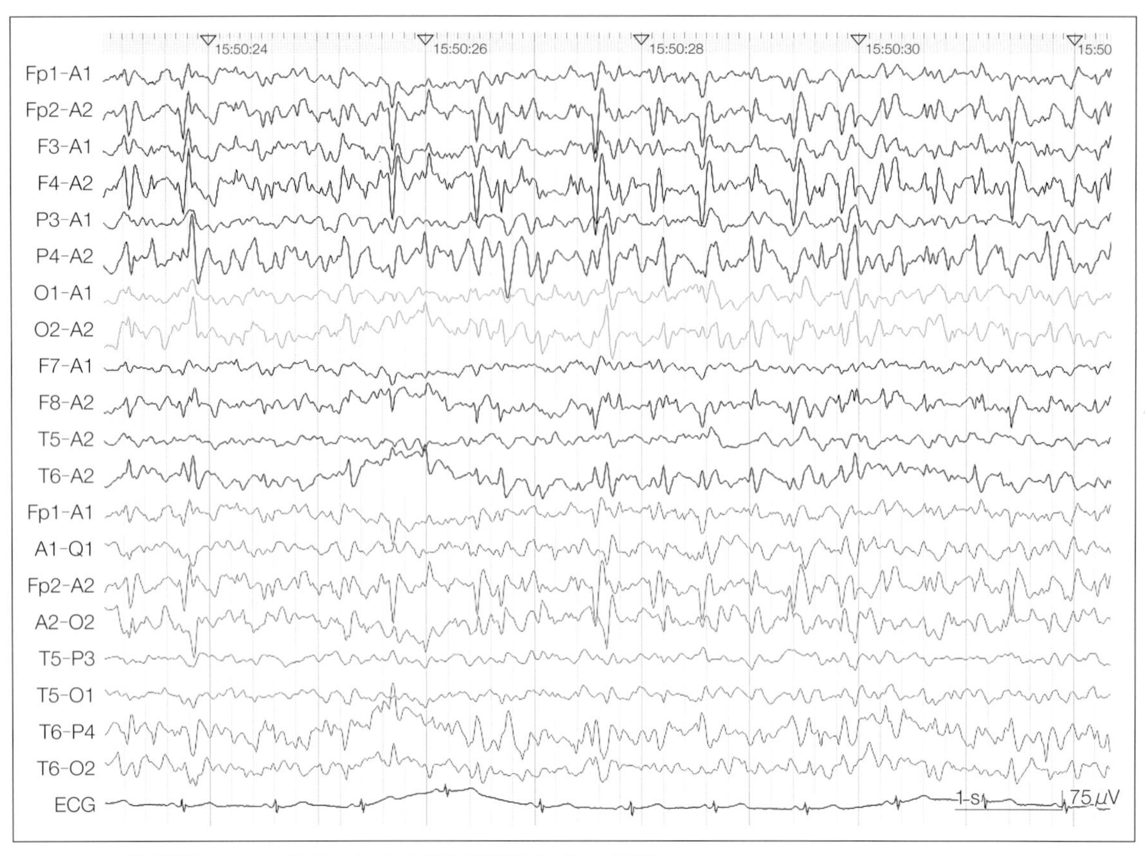

図 11-11　非定型ローランドてんかんの発作時脳波（5 歳，女児）
右半球優位であるが，両側広汎性に拡延傾向を示す棘徐波複合が連続出現している．spike and wave index は約 90% であった．

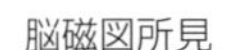

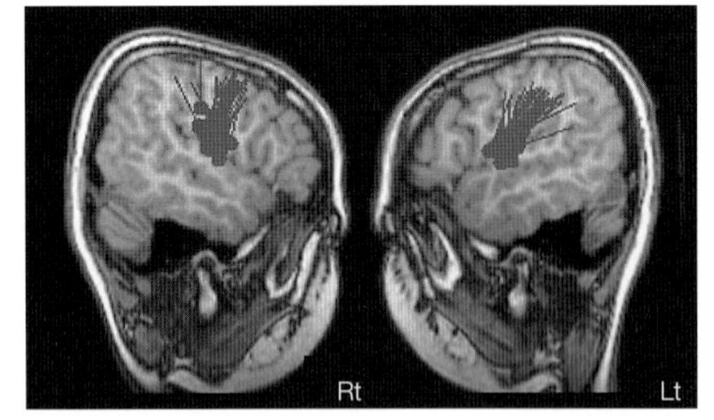

図 11-12　非定型ローランドてんかんの脳磁図所見
両側中心溝下縁，前頭弁蓋部に脳磁図棘波の磁場源集積を認めた．

治療・予後

病初期は，BRE に類似する発作症状をもつために，カルバマゼピン（CBZ）の内服が施行される例が多い．しかし，前述の覚醒時発作が生じてきた場合には，エトスクシミド（ESM）が著効する場合が多い[2]．この際，CBZ はむしろ発作症状を助長する場合があるので，漸減，中止を考慮したほうがよい．治療の過程において，年齢依存性に発作症状は消失し，脳波所見も改善・消失する．発作は 9 歳前後まで，脳波，脳磁図所見は 15 歳までに消失する．

主要な鑑別診断

• 中心・側頭棘波を示す良性てんかん（BECTS）

脳波上，中心・側頭部に棘波を認めるのが特徴で，時に両側広汎性に拡延傾向を示すことが多く経験されるが，連続性を示すことは少なく，SWI が 85% を超えることがない，知的障害を認めることがないことが鑑別点とされている．

• Lennox-Gastaut 症候群

発作型として強直発作，非定型欠神発作，脱力発作，ミオクロニー発作をきたし，脳波では両側広汎性棘・徐波複合に加え，両側広汎性 fast rhythm をきたす．ARE では強直発作がなく，また，それに対応する両側広汎性 fast rhythm が出現していないことから鑑別が可能である．また，知的予後は一般に ARE のほうが良い．

• Landau-Kleffner 症候群(LKS)

後天性獲得性失語とてんかん発作が併存し，脳波所見として CSWS を示す．ARE における知的退行では，語彙力，文法力の障害に基づく，言語表現力障害を示すが，LKS における言語障害は，聴覚失認に由来するとされ，特に感覚性失語をきたす．

文献

1）Aicardi J, et al: Atypical benign partial epilepsy of childhood. Dev Med Child Neurol: 24: 281-292, 1982
2）Shiraishi H, et al: Magnetoencephalography localizing spike sources of atypical benign partial epilepsy. Brain Dev 36: 21-27, 2014

（白石秀明）

C　てんかん性脳症

1　West 症候群

疫学

West(ウェスト)症候群は乳児期にさまざまな大脳異常を原因として発症する難治性てんかんであり，精神運動発達の退行を伴う．有病率は 13 歳人口の 0.26/1,000 人であり，既知の潜因性，症候性全般てんかん症候群の中では最も多い[1]．性差は報告されていない．発症年齢は生後 3～11 か月で 2 歳以上の発症はまれとされる．家族歴・遺伝性はまれである．基礎疾患として大脳形成異常や先天性脳代謝異常，後天的な新生児無酸素性虚血性脳症後遺症が多いが，一部の例で最近 *ARX*，*STK9/CDKL5*，*SPTAN1*，*STXBP1* などの遺伝子変異が発見されている．発症までの発達が正常であり，脳画像所見を含む各種検査で異常がない潜因性群と，異常の存在する症候性群に大別されている．

国際分類の中の位置づけ

1989 年国際てんかん症候群分類では全般てんかんに分類され，潜因性もしくは症候性に分類される．2006 年分類案，2010 年分類案では，てんかん性脳症の概念が新たに提唱されたが，乳児期を代表するてんかん性脳症である．

臨床症状

発作は覚醒直後に好発するシリーズ形成性のてんかん性スパズム(詳細は 7 章 D. 7 てんかん性スパズムを参照)，脳波上のヒプサリズミアと精神運動発達の停止，退行を 3 主徴とする．

検査

• 脳波検査(**図 11-13**)

ヒプサリズミアとよばれる無秩序な高振幅徐波と棘波から構成される特異な発作間欠期脳波を呈する．その連続性は覚醒時と睡眠第 1 期に最もよくみられ，2～3 期に減少するとされる．睡眠時 2～3 期には間欠性に出現する[2]．

• 頭部 CT，MRI 検査

成因により特徴的な所見を呈する．

• その他の検査

染色体検査，アミノ酸・有機酸などの代謝異常検査，髄液検査，一部で遺伝子検査などが必要となる．

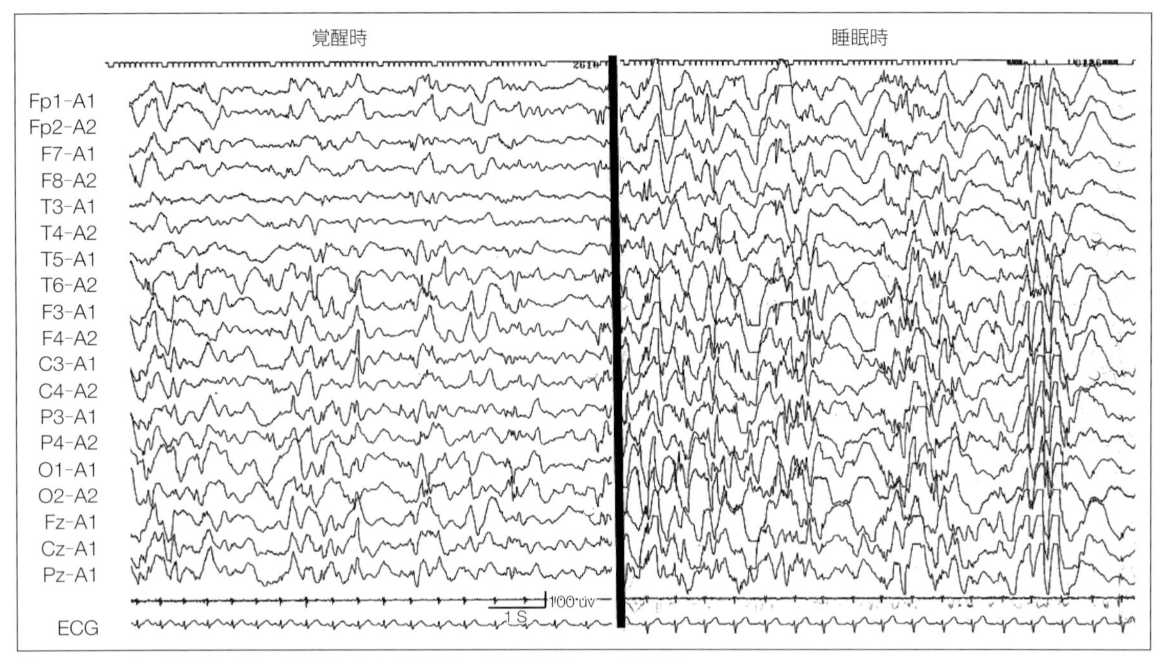

図 11-13　ヒプサリズミア(生後3か月男児，症候性 West 症候群)
覚醒時脳波では，やや頭頂後頭葉優位の多焦点性棘波，棘徐波，徐波が非同期性，不規則性に認められ，睡眠時では高振幅で不規則，周波数の異なる棘波，徐波群発が出現する．

治療・予後

第1選択薬は日本では ACTH 治療であるが，EU 諸国では Vigabatrin(日本では治験中)である．ゾニサミド，バルプロ酸，クロナゼパムやビタミン B_6 大量療法なども試みられる．頭部画像診断で限局性皮質脳異形成や片側巨脳症が存在する場合にはてんかん外科治療も考慮される．発作の短期予後では ACTH 療法などにより 50〜80% の症例が軽快するが，長期予後では約 50% の症例でてんかんが持続する．また 80〜90% の症例で精神遅滞を呈し，自閉症の合併も高率である．

主要な鑑別疾患

- 乳児ミオクロニーてんかん
- 早期乳児良性ミオクローヌス
- 点頭発作(spasms nutans)
- 身震い発作
- 入睡時ミオクローヌス

文献

1）Oka E, et al: Prevalence of childhood epilepsy and distribution of epileptic syndromes: a population-based survey in Okayama, Japan. Epilepsia 47: 626-630, 2006
2）Watanabe K, et al: Reappraisal of interictal electroencephalograms in infantile spasms. Epilepsia 34: 679-685, 1993

(小国弘量)

2　Lennox-Gastaut 症候群

疫学

岡山県の 13 歳未満の小児人口における Lennox-Gastaut(レンノックス・ガストー/レノックス・ガストー)症候群(LGS)の有病率は 10 万人に対し 2.8 人で，比較的まれである[1]．明らかな男女差はない．好発年齢は 1〜8 歳．一般に遺伝性はないが，遺伝性の基礎疾患をもつ症例もある．

概念と国際分類の中での位置づけ

Gibbs らおよび Lennox らが slow spike-waves (petit mal variant)とこの脳波像を示す症例の特

徴を明らかにし，1966年にGastautらがdiffuse slow spike-waves（DSSW）と難治な小型発作を示す特徴的な臨床像が1つのclinicoelectrical entityを形成することを記載し[2]，後にLGSとよばれるに至った．

1976年大田原は大田原症候群，West症候群（WS），LGSを包括する概念として，年齢依存性てんかん性脳症を提唱した[3]．年齢依存性てんかん性脳症は，①特定の好発年齢，②特有の短い全般発作の頻発，③激烈なてんかん性脳波異常，④多彩な原因，⑤知能障害を高率に重複，⑥難治で予後不良，という共通の特徴を示す．それぞれ新生児期，乳児期，幼児期に好発するが，経年的に変容することが多く，脳の発達段階に加わった非特異的原因に対する年齢特異的なてんかん性反応形式とみなされる．3型とも国際分類でてんかん性脳症に分類される．

臨床症状

病因は脳形成異常，周生期障害，脳炎後遺症などさまざまであるが，原因不明の症例もある．多様な原因にもかかわらず同じ病像を呈することが特徴で，皮質構造と皮質下構造（脳幹，視床など）の相互関係の機能障害を基盤に年齢依存性に発症する病態と考えられる．

発作型は短い強直発作が最も特徴的であるが，これに非定型欠神，脱力発作，頻度は下がるがミオクロニー発作，強直間代発作，複雑部分発作などの複数の発作型を合併することが多い．発作時に転倒することが多く，患者のQOLを著しく阻害する．非けいれん性およびけいれん性てんかん重積状態の合併も多い．

てんかん性脳症の名称のように，発作の頻発と持続的で強い脳波異常により表現されるてんかん性活動のために，脳機能障害，とくに知能障害と行動障害が進行する．

検査

診断時には発作間欠時脳波にDSSWを認めることが必要であるが，睡眠時には特異な速波バースト（rapid rhythm，fast rhythm）が特徴的である[4]．年長になるとDSSWは消失し，多焦点性てんかん発射などが主になる症例が多いが[5]，睡眠時のrapid rhythmは存続する例が多い．基礎波には徐波性律動異常を認める．

原因検索のための検査として，神経画像検査では脳形成異常，結節性硬化症，変性疾患などでは特有の変化を示す．代謝異常のスクリーニングも必要である．

治療・予後

発作と知能の予後は一般に不良．抗てんかん薬療法ではバルプロ酸が第1選択薬で，少量のベンゾジアゼピン系薬物の併用が行われてきた．新薬ではラモトリギンとルフィナミドがLGSへの適応をもつ．ゾニサミド，トピラマートも有効．ケトン食，迷走神経刺激も有効である．転倒発作には脳梁離断術も行われる．局在性脳病変は切除術の対象となる例もある．抗てんかん薬の多剤併用や過量投与に陥りやすいが，催眠作用の強い薬，特にベンゾジアゼピン系薬物による発作の悪化（induced microseizures，非けいれん性てんかん重積状態）に留意する必要がある．

主要な鑑別診断

- WS

  LGSに変容する症例がある一方，年長になってもシリーズ形成性発作が主要発作型で，ヒプサリズミア（hypsarrhythmia）の様相を残す症例がある．

- ミオクロニー失立発作てんかん

  ミオクロニー失立発作が特徴．

- 二次性両側同期を示す部分てんかん

  焦点性発射（特に前頭葉）が二次性両側同期を示し，一見DSSWを呈する．部分発作以外に小型全般発作を合併する．

- 徐波睡眠時に持続性棘徐波を示すてんかん

  睡眠時にはDSSW様の波形を示し知的退行もみられるが，発作型が異なる．

- 非定型良性部分てんかん（atypical benign partial epilepsy）

  良性小児部分てんかんの経過中に焦点性棘徐波

の広汎化が顕著になり，小型全般発作が頻発する．

文献

1）Oka E, et al: Prevalence of childhood epilepsy and distribution of epileptic syndromes: a population-based survey in Okayama, Japan. Epilepsia 47: 626-630, 2006
2）Gastaut H, et al: Childhood epileptic encephalopathy with diffuse slow spike-waves (otherwise known as "petit mal variant" or Lennox syndrome). Epilepsia 7: 139-179, 1966
3）大田原俊輔：年齢依存性てんかん性脳症に関する研究．脳と発達 9：2-21，1977
4）Arzimanoglou A, et al: Lennox-Gastaut syndrome: a consensus approach on diagnosis, assessment, management, and trial methodology. Lancet Neurol 8: 82-93, 2009
5）Ohtsuka Y, et al: Long-term prognosis of the Lennox-Gastaut syndrome. Jpn J Psychiatr Neurol 44: 257-264, 1990

（大塚頌子）

3　早期ミオクロニー脳症

疫学

(1) 頻度，性差

早期ミオクロニー脳症(early myoclonic encephalopathy；EME)は，地域調査では 13 歳以下の小児てんかんの 0.08% という報告がある．男女差はない．

(2) 発症年齢

生後 1 か月以内がほとんどで，まれに 3 か月以内もある．わが国の 34 例では 9 割は 1 か月以内の新生児期に発症し，なかでも生後 1 週間以内の早期新生児期発症が 3/4 を占めている．

(3) 家族歴，遺伝性

病因として代謝異常症が多いとされるが，代謝異常症は家族発症が少なくないので，代謝異常症による本症では家族発症が起こり得(Aicardi らの 12 家系中 4 家系など)[1]，常染色体劣性遺伝形式が疑われている．わが国でも同胞例が 2 組報告されている．

遺伝子異常は，同胞例でミトコンドリアの glutamate/H＋symporter SLC25A22 をコードする遺伝子の変異と，Schinzel-Giedion 症候群で EME の 1 男児で glycosylphosphatidylinositol (GPI)アンカーの生合成にかかわる *PIGA* の変異がみつかっているのみである．

国際分類の中の位置づけ

国際抗てんかん連盟(International League Against Epilepsy；ILAE)の 1989 年の国際分類では，全般てんかんおよび症候群で，症候性の非特異的病因のてんかんに分類されていたが，2010 年分類案では，脳波・臨床症候群で，新生児期発症のてんかんに分類されている．

臨床症状

(1) 発作症状

睡眠時・覚醒時共にみられる不規則で部分的なミオクローヌス(erratic myoclonus；眼瞼，顔面，四肢の小さなぴくつきで始まり，ある部位からほかの部位に移動し，ばらばらで同期しない，一見，部分間代発作様)で発症し，次いで微細な発作，自動症，無呼吸，顔面紅潮などを伴う多彩な部分発作を示す．erratic myoclonus は通常は 2, 3 週～2, 3 か月で消失する．まれに全身性ミオクローヌス，3, 4 か月頃に強直発作や反復するスパズムを示すこともある．

(2) その他の臨床的特徴

新生児期に，反応が乏しい，筋緊張低下または亢進などの異常が認められることが多く，また EME を発症すると精神運動が退行して動きが減少し，周囲への反応がさらに乏しくなる．

検査

(1) 脳波

発作間欠時に正常な背景活動や睡眠活動はなく，覚醒，睡眠ともに suppression-burst パターン(SBP)を示す(図 11-14)．本症の SBP は睡眠時により顕著になり，睡眠時のみのこともある．

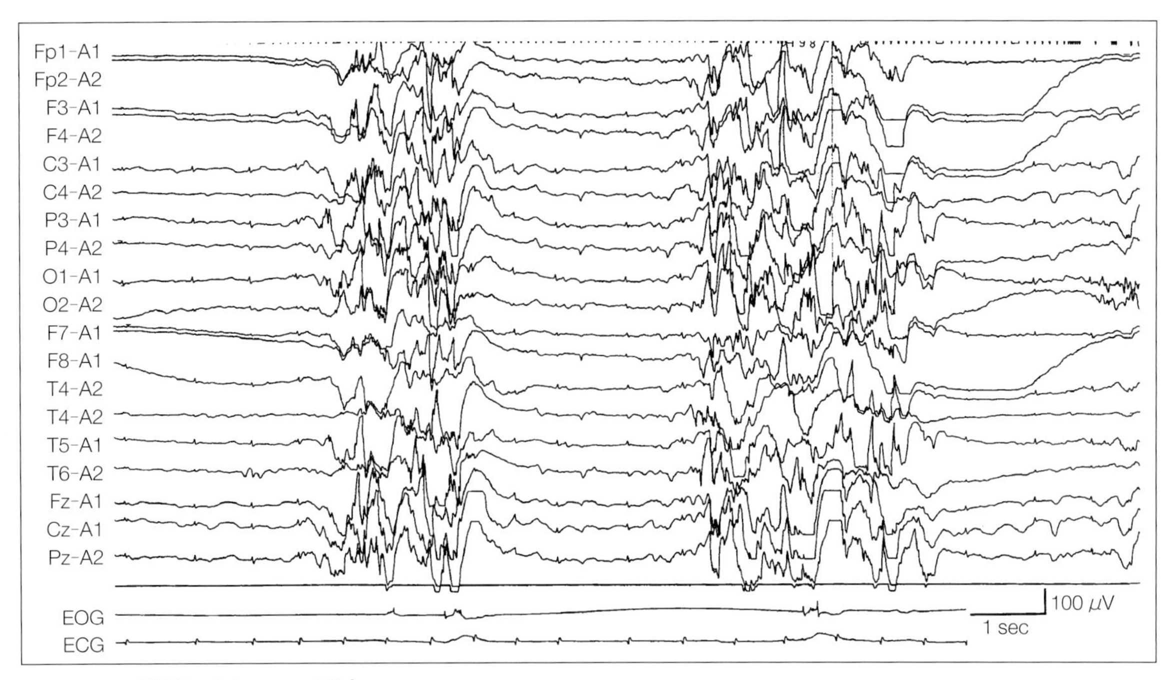

図 11-14　早期ミオクロニー脳症

6 か月男児．日齢 2 発症．発作間欠期の睡眠時脳波．spike，sharp wave，徐波が不規則に混在した全般性のバーストと平坦な部分からなる suppression-burst パターン．

2, 3 か月後に非定型 hypsarrhythmia または多焦点性発作波となるが，SBP が数か月～数年持続する場合や，非定型 hypsarrhythmia から SBP に戻る場合もある．

(2) 画像その他

基礎疾患に代謝異常症が多く，脳形成異常はまれとされているが，わが国の例では全前脳胞症，滑脳症，限局性皮質形成異常などの脳内病変も少なくないので，MRI も必須である．

基礎疾患に代謝異常症が多いとされるので，血液・尿のアミノ酸，尿有機酸，血液および髄液の乳酸・ピルビン酸の検査とビタミン B_6 静注試験を行う．

治療・予後

(1) 治療

ビタミン B_6 依存性が原因である場合はビタミン B_6 が著効するが，それ以外では有効な治療方法はなく，通常の抗てんかん薬も ACTH も無効である．非ケトン性高グリシン血症など代謝異常症が基礎にある場合はその治療で改善する場合もある．

(2) 予後

部分発作はきわめて難治で，抗てんかん薬でも ACTH でも抑制できず，発作予後・発達予後共にきわめて不良であり，半数以上は 1 歳以内に死亡し，生存例でも全員最重度の精神運動発達遅滞で，寝たきりの植物状態になる．

主要な鑑別診断

(1) 診断基準

erratic myoclonus と脳波で SBP を示すことが必須で，診断上は，①生後 1 か月以内(多くは 1 週間以内，まれに 3 か月以内)の発症，②睡眠時・覚醒時ともにみられる erratic myoclonus で発症，③多彩な部分運動発作，④脳波で覚醒，睡眠共に SBP を示す，⑤抗てんかん薬にきわめて難治，が重要であり，経過からは⑥発作予後，発達予後ともにきわめて不良，も加えられる．

(2) 鑑別診断

erratic myoclonusを示す疾患と，脳波でSBPを示す疾患が問題となり，大田原症候群が最も問題である．SBPは，新生児期の重篤な脳症(低酸素性虚血性脳症，脳卒中，脳炎，髄膜炎)や代謝異常症(Menkes病，モリブデン補酵素欠損，Leigh脳症，非ケトン性高グリシン血症，アデニルサクシナーゼ欠損症)，昏睡状態になっている無酸素性脳症，中毒性脳症でも認められる．

文献

1）Aicardi J, et al: Severe neonatal epilepsies with suppression-burst pattern. In: Roger J, et al, eds: Epileptic syndromes in infancy, childhood and adolescence 4th ed. pp39-50, John Libbey Eurotext, Montrouge, 2005
2）須貝研司：早期ミオクロニー脳症(EME)．別冊日本臨床　新領域別症候群シリーズ No.29　神経症候群Ⅵ—その他の神経疾患を含めて—(第2版)．pp130-135，日本臨牀社，2014

(須貝研司)

4　大田原症候群

新生児期〜乳児期早期に発症し，主要発作型はてんかん性スパズムであり，脳波で覚醒時と睡眠時を通じて出現するサプレッション・バースト(suppression-burst；SB)を特徴とする[1,2]．年齢依存性てんかん性脳症の最早発型である．

疫学

きわめてまれで正確な頻度は不明である．発症年齢は定義上生後3か月以内で，特に新生児期に多い．家族性報告はまれである[3]．

国際分類の中の位置づけ

非特異的病因による年齢依存性の脳波・臨床症候群である[4]．

臨床症状

ESはシリーズ(クラスター)形成性あるいは単発で出現し，覚醒時・睡眠時のいずれでも起こる．部分発作を合併する例もある．

発達に伴いWest症候群へ年齢的変容を示す．

検査

脳波は発作間欠時において，覚醒時と睡眠時ともに持続するSBパターンが診断に必須である(**図11-15**)．SBは高振幅徐波に棘波を混在した1〜3秒の群発部分と，3〜4秒のほとんど平坦な抑制部分が交互に出現するパターンで，もしSBが睡眠時脳波のみに出現し覚醒時に認められなければ，大田原症候群とは言いがたい．

多様な脳障害を基礎疾患とする．神経画像所見は多彩であるが，脳形成異常すなわち片側巨脳症や局在性皮質形成異常などを神経画像で認める例がある．*ARX*[5]，*STXBP1*[6]，*KCNQ2*，*SCN2A*，*KCNT1*などの遺伝子変異の報告もある．

治療・予後

特効的治療はない．治療に対する反応は悪く，フェノバルビタール大量療法，ベンゾジアゼピン系薬剤，バルプロ酸などが試みられている．合成ACTH療法の効果もWest症候群に比較すると低い．片側巨脳症など脳形成異常を基礎疾患とする手術可能な症例は，早期にこれを考慮する．経過については，多くは重度の精神発達遅滞を示し，運動障害を伴う．

主要な鑑別診断

- 早期ミオクロニー脳症(early myoclonic encephalopathy；EME)

脳波でSBパターンを認めESが乳児期の比較的早期から出現することがあるが，EMEでは病初期には器質性脳病変を欠き，分節性ミオクローヌスが主要症状でありESの出現は遅れる．EMEでは脳波のSBが大田原症候群のそれに比較して非典型的で，覚醒時には必ずしも認めない[7]．

- West症候群

発症年齢や脳波像が異なるが，変容過程にある症例も存在するため病期と経過から総合的に診断する．

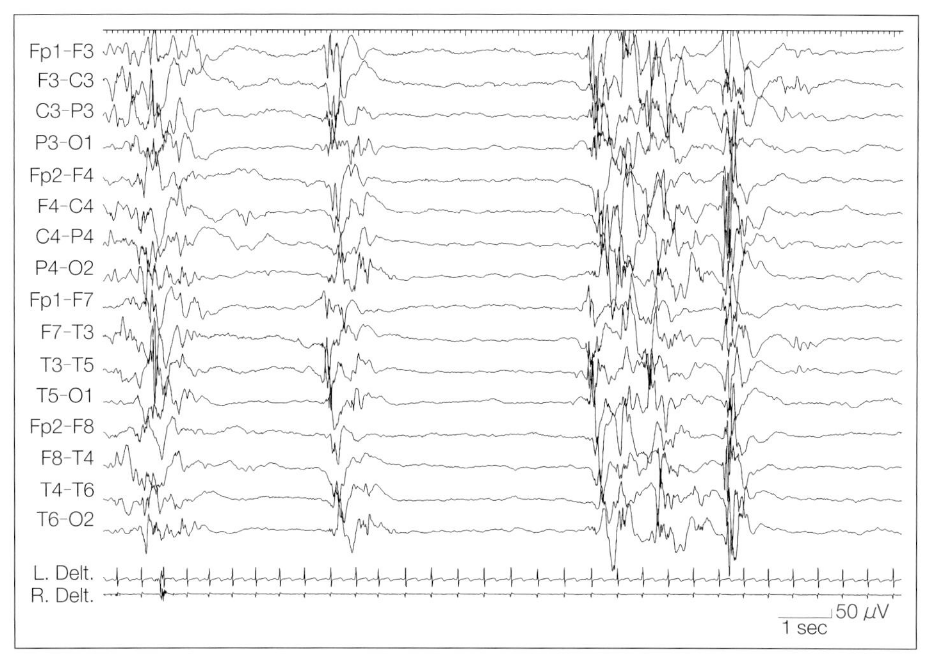

図 11-15　大田原症候群の覚醒時脳波（生後 1 か月）
高振幅徐波に棘波が混在した群発と比較的平坦な抑制部分が交互に周期的に出現し suppression-burst パターンを示す．Delt：三角筋．

文献

1）大田原俊輔，他：特異な年齢依存性てんかん性脳症 the early-infantile epileptic encephalopathy with suppression-burst に関する研究．脳と発達 8：270-280, 1976
2）Ohtahara S, et al: The early-infantile epileptic encephalopathy with suppression-burst: developmental aspects. Brain Dev 9: 371-376, 1987
3）Fullston T, et al: Ohtahara syndrome in a family with an ARX protein truncation mutation (c. 81C>G/p. Y27X). Eur J Hum Genet 18: 157-162, 2010
4）Berg AT, et al: Revised terminology and concepts for organization of seizures and epilepsies: report of the ILAE Commission on Classification and Terminology, 2005-2009. Epilepsia 51: 676-685, 2010
5）Kato M, et al: A longer polyalanine expansion mutation in the ARX gene causes early infantile epileptic encephalopathy with suppression-burst pattern (Ohtahara syndrome). Am J Hum Genet 81: 361-366, 2007
6）Saitsu H, et al: De novo mutations in the gene encoding STXBP1 (MUNC18-1) cause early infantile epileptic encephalopathy. Nat Genet 40: 782-788, 2008
7）Aicardi J, et al: Severe neonatal epilepsies with suppression-burst pattern. In: Roger J, et al, eds: Epileptic Syndromes in Infancy, Childhood and Adolescence, 4th ed. pp39-50, John Libbey Eurotext, Montrouge, 2005

（小林勝弘）

5　ミオクロニー欠神てんかん

疫学

頻度：まれなてんかん症候群で，フランスの Centre Saint Paul 病院では全てんかん患者の 0.5～1％ との報告がある．
性差：男性優位（70％）
発症年齢：11 か月～12 歳 6 か月（平均 7 歳）
家族歴・遺伝性：てんかんの家族歴は，約 20％[1]，熱性けいれんは 9 例中 4 例[2] との報告がある．

国際分類中の位置づけ

1989 年，てんかんおよび症候群の国際分類において「ミオクロニー欠神」を主たる発作とする独立した特異な症候群「ミオクロニー欠神てんかん」として潜因性あるいは症候性全般てんかんに分類された．2006 年，2010 年の分類案では，「脳波・臨床症候群」の１つとなっている．

臨床症状（発作症状・その他の臨床的特徴）

(1) ミオクロニー欠神

律動的なミオクローヌスに，程度の差はあるが，明らかな強直性収縮を伴う運動症状が特徴的である．ミオクローヌスは主に肩，上肢に強く，時に下肢にもみられる．顔の筋肉の巻き込みは少ないが，顎や口の周辺，時に眼瞼にみられることもある．発作中増強する強直性収縮のために，腕のミオクローヌスを繰り返しながら段々と上肢を挙上させることが多い．発作開始と終了が突然で10〜60秒間持続する．意識障害の程度はさまざまである．発作の最中の記憶が残っていることもある．呼吸の変化や尿失禁などの自律神経症状を認めることもある．発作頻度は多く１日数回〜しばしば数十回になる．時に重積状態になることも少ないながら経験する[3]．

(2) ミオクロニー欠神以外の発作

全般性強直間代発作（GTC）がみられる．

検査

脳波：発作間欠期脳波は，正常あるいは徐波化傾向のみられる背景活動を示す．全般性棘徐波を認め，時に焦点性または多焦点性の棘波や棘徐波がみられることもある．光過敏を呈する患者もいる．ミオクロニー欠神発作の発作時脳波は，3 Hzの両側同期対称性の棘徐波律動が典型的である．ポリグラフでは，強直性筋収縮を伴う棘波成分と同じ周期の両側性律動性のミオクローヌスがみられる．

画像：局所的な病変はみられないが，びまん性で非特異的な脳の萎縮を17％に認める．

背景疾患：原因不明が多い．背景疾患として，周産期障害，Angelman症候群，12pトリソミー，14番染色体長腕の部分トリソミー，inv dup(15)，グルコーストランスポーター１欠損症候群などの報告がある．

治療・予後

バルプロ酸とエトスクシミドの併用が有効[2,3]．そのほかにラモトリギン，ベンゾジアゼピン，アセタゾラミド，臭化カリウムの併用の有用性も報告されている．一部の症例では治療抵抗性である[3]．BureauとTassinariらは37.5％でミオクロニー欠神発作は消失を認め，全般性強直間代発作を合併するとてんかんの経過はより不良であると報告している[1,2]．

最終的には70％が知的障害を伴うといわれる[2]．

主要な鑑別診断

- 間代性の軽微なミオクローヌスを伴う欠神発作をもつ小児欠神てんかん
- 若年ミオクロニーてんかん

文献

1）Tassinari CA, et al: Myoclonic absence epilepsy. In: Duncan JS, et al, eds: Typical absences and related syndromes. pp187-195, Churchill Livingstone, London, 1995

2）Bureau M, et al: The syndrome of myoclonic absences. In: Roger J, et al, eds: Epileptic syndromes in infancy, childhood and adolescence. pp297-304, John Libbey Eurotext, Montrouge, 2005

3）池田浩子，他：ミオクロニー欠神てんかんの臨床症状と経過．脳と発達 43：14-18，2011

（池田浩子）

D 年齢非依存性焦点性てんかん

1 側頭葉てんかん

側頭葉てんかんは，てんかん発作が側頭葉から起始する局在関連てんかんであり，さらに内側側頭葉てんかん，外側側頭葉てんかんに分類される．病因が多種多様な症候群である一方で，解剖学的に内側側頭葉は辺縁系，外側側頭葉は新皮質に属しており，それぞれ異なる特徴を有している．とりわけ，海馬硬化症を伴う内側側頭葉てんかんは内側側頭葉てんかんの主病変であり，薬剤に対して難治である反面，手術成績が良好であることから適切に診断することが重要である．

疫学

側頭葉てんかんは，局在関連てんかんのなかで最も多く，そのうち内側側頭葉てんかんが大半を占めており，外側側頭葉てんかんは10% 以下とされる[1]．病因としては，海馬硬化が最も多く，ほかには腫瘍性病変〔ガングリオグリオーマ，グリオーマ，胚芽異形成性神経上皮腫瘍(dysembryoplastic neuroepithelial tumor；DNT)〕，血管病変(脳動静脈奇形，海綿状血管腫，静脈血管腫など)，外傷，感染症，皮質形成異常などがある[2]．

海馬硬化症に伴う内側側頭葉てんかんでは，多くの患者が4〜16 歳頃からてんかん発作を繰り返すようになり，一般にほかの病変による内側側頭葉てんかん，外側側頭葉てんかんより発症が早いとされる[3,4]．熱性けいれん(特に複雑型熱性けいれん)，低酸素脳症，中枢神経の感染症，頭部外傷など既往歴(initial precipitating incidents；IPIs)をもつことが多く，これらの既往は通常5 歳頃までに認められる．これに対して，海馬硬化症以外の内側側頭葉てんかん，外側側頭てんかんではIPIs を認めないことが多い[3,4]．海馬硬化症を伴う内側側頭葉てんかんでは，IPIs から，てんかん発作の発症までに数年間以上の無症状期が存在し，てんかん発作は抗てんかん薬によっていったん軽快したのち，薬剤に対して難治になることが典型である．

国際分類の中の位置づけ

1989 年のてんかん症候群分類では，「局在関連性てんかんおよび症候群」の「症候性」に分類されている．このなかで，さらに内側側頭葉てんかん，外側側頭葉てんかんの特徴が記載されている[5]．近年の「てんかん発作およびてんかんを体系化するための用語と概念の改訂(国際抗てんかん連盟2010 年提言)」においては，側頭葉てんかんの主病変である海馬硬化症を伴う内側側頭葉てんかんが，臨床上明確な特徴をもつ症状群として「明確な特定症候群(distinctive constellations)」の1 つに挙げられている[6]．

臨床症状

内側側頭葉と外側側頭葉の間には双方向性の線維連絡があり，これを介して，てんかん発作が伝播しうる．このため，発作症状のみから内側側頭葉てんかんと外側側頭葉てんかんを区別することは，しばしば困難となる．以下に，それぞれの一般的な特徴を挙げる．

内側側頭葉てんかんでは，意識減損，運動停止・凝視から口部・上肢の自動症を伴う複雑部分発作を示すことが多い．辺縁系の賦活・変容による症状として，何らかの前兆(単純部分発作)から始まることが多い．上行性上腹部不快感(epigastric rising sensation)が最も多く，ほかに恐怖感，既視感(déjà vu)，未視感(jamais vu)，嗅覚・味覚症状などが挙げられる[7]．中高年の患者では一過性の記憶障害を主徴とすることがあり，一過性てんかん性健忘(transient epileptic amnesia；TEA)とよばれ，ほかの記憶障害を起こす疾患との鑑別を要する[8]．

一方，外側側頭葉てんかんでは，聴覚性幻覚，錯聴，幻視，優位半球では言語障害を前兆とすることがあり，内側側頭葉てんかんと比べて発作の持続時間が短く，全般化しやすいとされる[1]．

また，外科治療の候補となる側頭葉てんかんにおいて，患側の決定は重要である．患側の決定に有用な発作時症状は側方性徴候(lateralizing sign)とよばれており，以下に信頼度の高いものを挙げる[9]．

一側ジストニー肢位(unilateral dystonia, 信頼度≒100%)は，側頭葉の発作発射が同側の基底核へ伝播して対側肢に生じると考えられており，発作焦点と同側の一側自動症(unilateral automatism)を伴うことがある．二次性全般化発作(強直間代発作)に進展する前(通常10秒以内)に，強制的で持続する頭部偏向(forced, sustained head version)がみられた場合には，頭部の向きと反対側からの発作を示唆する．発作時・発作後失語(ictal aphasia/dysphasia, postictal aphasia/dysphasia, 信頼度≒100%)は優位半球からの発作を，発作時発語(意味のある内容の発語，ictal speech, 信頼度83%)は非優位半球からの発作を通常示唆する．発作後鼻ぬぐい(postictal nosewiping, 側頭葉てんかんにおける信頼度92%)は発作終了後に同側の手で鼻をぬぐう動作を示すものである．発作時嘔吐(ictal vomiting, 信頼度81%)は非優位半球，特に側頭葉からの発作に多くみられる．

発作間欠期にみられる症状としては，長年の発作発射による海馬・辺縁系の障害に伴う記憶障害および粘着気質や抑うつ症状などの精神症状を認めることがある．

検査所見

(1) 脳波

内側側頭葉てんかんでは，発作間欠期てんかん性放電は前側頭部に最大点を示し(図11-16)，T1/T2電極(外耳口から外眼角への3等分点から1 cm上方)などを追加して記録する．同部に徐波を認めることも多く，特に側頭部の間欠性律動性デルタ波(temporal intermittent rhythmic delta activity；TIRDA)については側頭葉てんかんとの関連性が示唆されている[10]．同側の前頭極に最大点を有するてんかん性放電を認めることもあり，内側側頭葉から前頭極部への伝播の可能性，内側側頭葉における電気的双極子が前後方向に位置して上眼窩裂を介して前頭極でてんかん性放電が記録される可能性が推定されている[11]．発作時の頭皮上脳波では，θ帯域の前側頭部を中心とした限局性の律動性放電から始まることが多く，脳波変化の開始時から30秒以内に現れるとされる[12]．頭皮上での発作時脳波変化は前兆(単純部分発作)のみではみられないことが多く，複雑部分発作に進展してはじめて出現することがしばしば経験される．また，側頭葉内側に限局する発作発射の電気的双極子の向き(上下方向)によっては，発作起始時に対側よりの頭蓋頂から傍正中部にかけてθ帯域の律動性放電が認められることもある[13]．頭皮上脳波で外側側頭葉てんかんに特異的な所見はないが，一般に発作間欠期てんかん性

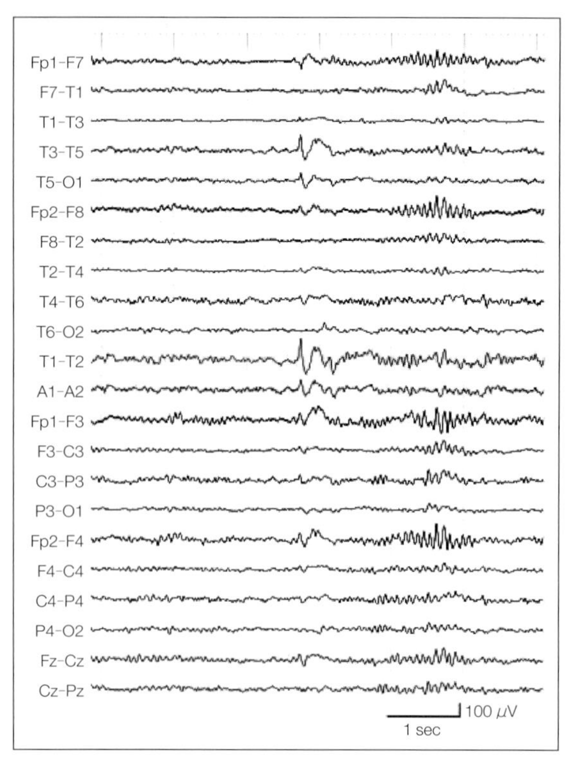

図11-16　発作間欠期脳波
左内側側頭葉てんかん(34歳，右利き，女性)．左前〜中側頭部に棘波を認める．

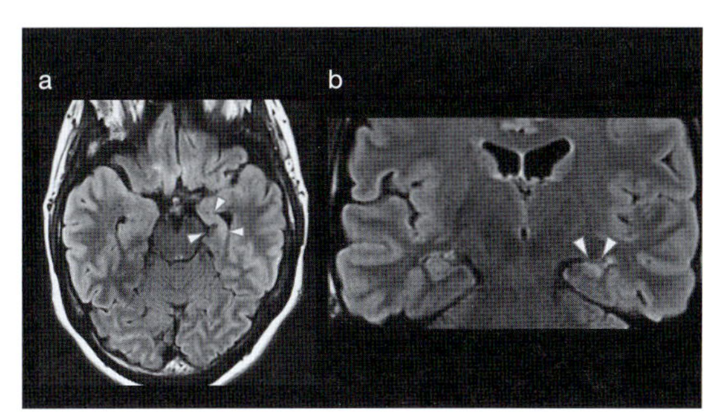

図 11-17　MRI：FLAIR（図 11-1 と同一症例）
a：水平断，b：冠状断．左海馬の高信号，萎縮を認める（矢頭）．

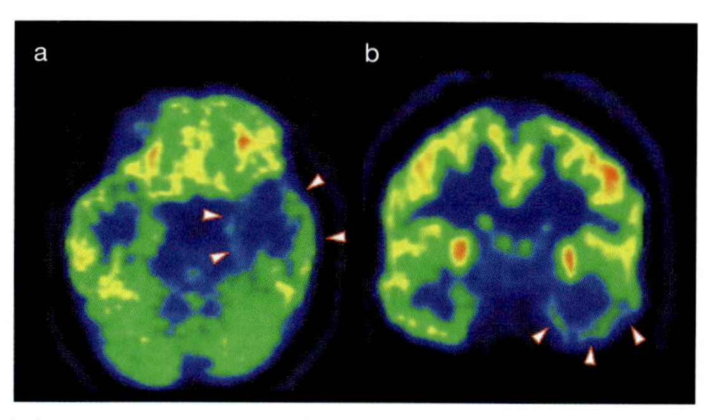

図 11-18　FDG-PEG（図 11-1 と同一症例）
a：水平断，b：冠状断．左側頭葉内側から底面の低代謝を認める（矢頭）．

放電の分布はより後方（中～後側頭部），発作時の律動性放電が遅い周波数帯を示すとされる[13, 14]．

(2) MRI

海馬硬化症では，海馬の信号変化・萎縮を認め，冠状断での内部構造の消失も診断に有用である（**図 11-17**）．海馬硬化以外の病変（腫瘍，血管病変，限局性皮質異形成など）の検出にも有用である．最近では，側頭葉白質の高信号化・皮質との境界の不明瞭化が Anterior Temporal Lobe Abnormal Signal（ATLAS）とよばれ，患側の決定に有用とされている．撮像シーケンスによっては，FDG（fluorodeoxy-glucose）-PET と同等に患側の検出が可能との報告がある[15]．

(3) PET, SPECT

焦点およびその周囲では，発作間欠期のてんかん性放電に慢性に曝されることにより，機能障害が出現することが多い（functional deficit zone）．FDG-PET は，発作間欠期の機能障害（低代謝）を検出することが可能であり，特に MRI で異常がない症例では焦点同定に有用である．

内側側頭葉てんかんでは側頭葉内側を中心に外側・底面を含め焦点側の側頭葉に低代謝を認めることが多く，側頭葉以外では同側の視床，基底核などにもしばしば低代謝がみられる（**図 11-18**）．一方，外側側頭葉てんかんでは，側頭葉外側を中心に低代謝を示すことが多い[16]．脳血流トレーサーを用いた SPECT では，発作間欠期に焦点側の側頭葉に低灌流が認められるが，病変と対側優位に認める場合がある（false lateralization）．発作時 SPECT では側頭葉に高灌流を認め，false lateralization はまれである[3]．

(4) 脳磁図

脳波に比べて脳表からセンサーの間に存在する組織の影響を受けにくいという利点がある．また，脳表に対して接線方向に向かう電流源の検出に優れ，法線方向の電流源を検出しやすい，脳波と相補的な役割ももつ．内側側頭葉てんかんでは，前部側頭葉に等価電流双極子の集積を認めることが多く，水平方向より垂直方向の等価電流双極子が内側側頭葉の活動を反映するとされる[17]．一般に内側側頭葉てんかんと比べて，新皮質てんかんのほうが検出率が高い[17]．

治療・予後

抗てんかん薬による治療では，局在関連てんかんに治療スペクトラムを有する薬剤を選択する．しばしば，薬剤に対して難治に経過するため多剤併用となることが多く，薬物間の相互作用，副作用プロファイルに注意を払う必要がある．精神症状を合併する場合には，精神症状を惹起する可能性のある薬剤（ゾニサミド，フェニトイン，トピラマートなど）の投与は慎重に行う．難治例では，外科治療を考慮する．

特に内側側頭葉てんかんでは，ランダム化比較試験によって薬物治療の継続より外科治療のほうが，発作の抑制率が高いことが示されている[18,19]．内側側頭葉てんかんでは，選択的扁桃体海馬切除術，標準的な前部側頭葉切除術などが行われる．筆者らの施設では，選択的扁桃体海馬切除を行う場合，側頭葉下面から内側側頭葉へアプローチすることで側頭葉底面の言語(特に意味認知)関連領域および側頭幹を通る白質線維を温存している[20]．外側側頭葉てんかんでは，画像・皮質脳波などから同定された皮質焦点切除術を行うことが多い[3,21]．海馬硬化症を伴う内側側頭葉てんかんは約7割で術後に発作が消失するが[22]，長期間の追跡によると術後10年では5割程度とされる[23,24]．術後の発作再発のリスクとして，頻回の発作，二次性全般化の既往，MRIで両側の異常がある場合，FDG-PETで広範な異常を認める場合などが挙げられている[23,25]．

主要な鑑別診断

- ほかの脳葉に起始する局在関連てんかん(特に"silent area"から側頭葉に伝播する場合)
- 一過性の意識減損を主徴とするもの
  ①欠神てんかん：前兆のない持続時間の短い意識減損を頻回に認め，脳波で全般性棘徐波を示す．
  ②前頭葉てんかん：側頭葉てんかんと比べて持続時間が短く複雑で粗大な自動症を伴う複雑部分発作を呈することがあり，睡眠中に好発し群発傾向がある．
  ③失神発作：眼前暗黒感などの前駆症状から脱力を伴う短時間の意識消失を起こし，発作後は速やかに意識清明となる．
- 記憶障害を主徴とするもの
  ①認知症
  ②一過性全健忘

文献

1) Blume WT, et al: Epilepsy: A Comprehensive Text Book second edition. In: Engel JJ, et al, eds: Lippincott, Philadelphia, 2007
2) Wieser HG, et al: Surgical Treatment of the Epilepsies 2nd edition. In: Engel JJ, ed: pp49-63, Raven press, New York, 1993
3) Wieser HG, et al: ILAE Commission Report. Mesial temporal lobe epilepsy with hippocampal sclerosis. Epilepsia 45: 695-714, 2004
4) Pacia SV, et al: Clinical features of neocortical temporal lobe epilepsy. Ann Neurol 40: 724-730, 1996
5) Epilepsy CoCaTotILA: Proposal for revised classification of epilepsies and epileptic syndromes. Commission on Classification and Terminology of the International League Against Epilepsy. Epilepsia 30: 389-399, 1989
6) Berg AT, et al: Revised terminology and concepts for organization of seizures and epilepsies: report of the ILAE Commission on Classification and Terminology, 2005-2009. Epilepsia 51: 676-685, 2010
7) French JA, et al: Characteristics of medial temporal lobe epilepsy: I. Results of history and physical examination. Ann Neurol 34: 774-780, 1993
8) Zeman A, et al: Novel forms of forgetting in temporal lobe epilepsy. Epilepsy Behav 26: 335-342, 2013
9) Loddenkemper T, et al: Lateralizing signs during seizures in focal epilepsy. Epilepsy Behav 7: 1-17, 2005
10) Di Gennaro G, et al: Localizing significance of temporal intermittent rhythmic delta activity (TIRDA) in drug-resistant focal epilepsy. Clin Neurophysiol 114: 70-78, 2003
11) Mikuni N, et al: Frontopolar ictal epileptiform discharges on scalp electroencephalogram in temporal lobe epilepsy. J Clin Neurophysiol 14: 507-512, 1997
12) Risinger MW, et al: Ictal localization of temporal lobe seizures with scalp/sphenoidal recordings. Neurology 39: 1288-1293, 1989
13) Ebersole JS, et al: Localization of temporal lobe foci by ictal EEG patterns. Epilepsia 37: 386-399, 1996
14) Foldvary N, et al: Clinical and electrographic manifestations of lesional neocortical temporal lobe epilepsy. Neurology 49: 757-763, 1997
15) Morimoto E, et al: Evaluation of focus laterality in temporal lobe epilepsy: a quantitative study comparing double inversion-recovery MR imaging at 3T with FDG-PET. Epilepsia 54: 2174-2183, 2013
16) Hajek M, et al: Mesiobasal versus lateral temporal lobe epilepsy: metabolic differences in the temporal lobe shown by interictal 18F-FDG positron emission tomography. Neurology 43: 79-86, 1993
17) Baumgartner C, et al: Revisiting the role of magnetoencephalography in epilepsy. Curr Opin Neurol 19: 181-186, 2006
18) Wiebe S, et al: A randomized, controlled trial of surgery for temporal-lobe epilepsy. N Engl J Med 345: 311-318, 2001
19) Engel J Jr, et al: Early surgical therapy for drug-resistant temporal lobe epilepsy: a randomized trial. JAMA 307: 922-930, 2012
20) Mikuni N, et al: Subtemporal hippocampectomy preserving the basal temporal language area for intrac-

table mesial temporal lobe epilepsy: preliminary results. Epilepsia 47: 1347-1353, 2006
21）Bercovici E, et al: Neocortical temporal lobe epilepsy. Epilepsy Res Treat 2012: 103160, 2012
22）Wieser HG, et al: ILAE Commission Report. Proposal for a new classification of outcome with respect to epileptic seizures following epilepsy surgery. Epilepsia 42: 282-286, 2001
23）Jeha LE, et al: Predictors of outcome after temporal lobectomy for the treatment of intractable epilepsy. Neurology 66: 1938-1940, 2006
24）Salanova V, et al: Longitudinal follow-up in 145 patients with medically refractory temporal lobe epilepsy treated surgically between 1984 and 1995. Epilepsia 40: 1417-1423, 1999
25）Thom M, et al: Mesial temporal lobe epilepsy: How do we improve surgical outcome? Ann Neurol 68: 424-434, 2010

（井内盛遠・松本理器）

2　前頭葉てんかん（Jackson 発作を除く）

疫学

全局在関連てんかんの 20～30% を占めるてんかんであり[1]，側頭葉てんかんに次いで遭遇頻度の高い局在関連てんかんである．とくに 90% 以上の発作が夜間に起こるものを夜間前頭葉てんかん(nocturnal frontal lobe epilepsy；NFLE）とよぶ[2]．100 例の夜間前頭葉てんかんを検討した Provini らの報告では，頻度の性差は 7：3 で男性が多く，小児～若年期に発症する傾向にあり，てんかん発作の家族歴は 25% と報告された[2]．また，1/3 に睡眠随伴症(parasomnia)などの発作性睡眠時運動障害を合併し[3]，夜間前頭葉てんかんとそれとの共通の病態生理が示唆される．また，家族歴がある夜間前頭葉てんかんの 10% 未満を占める常染色体優性夜間前頭葉てんかん(autosomal dominant NFLE；ADNFLE）においては，一部の患者で原因遺伝子が同定されており(*CHRNA4*, *CHRNA2*, *CHRNB2*)，アセチルコリン受容体の異常な機能獲得がてんかん原性の素因となっていると考えられている[4]．しかし，大多数を占める他の ADNFLE ではアセチルコリン受容体の異常は確認されておらず，原因は不明のままである．他の一般の前頭葉てんかんの原因には，他の局在関連てんかんと同じく，外傷痕，

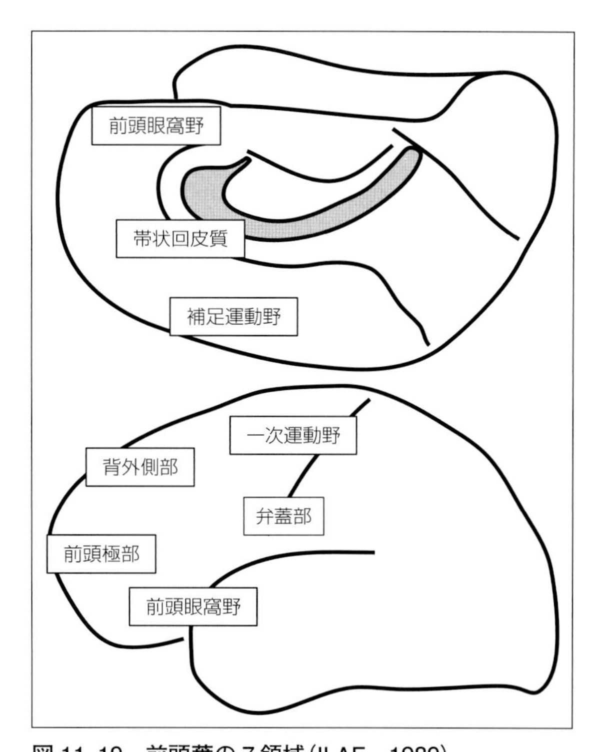

図 11-19　前頭葉の 7 領域(ILAE, 1989)
(松本理器，他：前頭葉てんかん．神経内科 58：178-184, 2003 より一部改変)

脳血管障害，炎症，出生時障害，過誤腫，囊胞，皮質異形成があるが，症候学的，電気生理学的に前頭葉の病変の存在が疑われながら画像上病変を認めない(non-lesional)症例も存在する．

国際分類の中の位置づけ

1989 年の国際抗てんかん連盟(ILAE)によるてんかん分類において，症候性局在関連てんかんに分類される[5]．そこでは前頭葉を一次運動野(primary motor cortex)，補足運動野(supplementary motor area；SMA)，帯状回皮質(cingulate cortex)，前頭極(frontopolar)，前頭眼窩野(orbitofrontal)，背外側(・運動前野)〔dorsolateral (・premotor)〕，弁蓋部(operculum)の 7 領域に分けて各々をてんかん原性とする場合の発作徴候を比較している(**図 11-19**，**表 11-5**)．

2010 年の改訂提案版分類では，前述した ADNFLE が年齢依存性てんかんとして小児期に分類されるが，他は年齢非依存性焦点性てんかんに属

表 11-5　前頭葉てんかんの発作型分類(ILAE, 1989)

発作起始	典型的な発作徴候
一次運動野	somatotopy に従った対側の強直性あるいは間代性けいれん，発話停止と嚥下．しばしば全般化．中心傍葉由来では同側下肢も巻き込むことがある．
補足運動野	発声を伴う単純な局所性強直発作，発話停止，フェンシング姿勢，尿失禁を伴う複雑な局所性運動症状．
帯状回皮質	発作起始時に自動症を伴う複雑な局所性運動症状，性的自動症や植物状態の徴候，気分や感情の変調，尿失禁．
前頭極	発作起始時に意思疎通が取れなくなる．頭部・眼球の向反運動，体軸性間代性れん縮，転倒，自律神経症状．しばしば全般強直間代発作を伴う．
前頭眼窩野	複雑な局所性運動症状で発作起始時に自動症や嗅覚性幻覚，自律神経症状，尿失禁を伴う．
背外側(・運動前野)	向反性運動を伴う単純な局所性強直発作，失語，発作起始時に自動症を伴う複雑な焦点性運動発作．
弁蓋部	咀嚼，流涎，嚥下，発話停止で心窩部の前兆や恐怖，自律神経症状を伴う．部分的な顔面の間代性けいれんは同側であることもある．味覚性幻覚がよくみられる．

(O'Muircheartaigh J, et al: Epilepsy and the frontal lobes. Cortex 48: 144-155, 2012 より一部改変)

する[6]．

臨床症状

前頭葉の各脳部位をてんかん原性とする発作徴候を**図 11-19**，**表 11-5** に示す．しかし，前頭葉は脳葉内外の神経線維連絡が密であり，てんかん焦点の活動による発作徴候に加えて，てんかん性活動が急速に他の領域に伝播して他の徴候を合併しうるため，症候からてんかん原性部位を正確に推定できることは少ない[7]．さらに他の脳葉に焦点があって脳葉間結合により前頭葉にてんかん性活動が拡延して発作徴候をきたす場合もあることに注意が必要である[8]．一次運動野由来の間代性けいれんについては他項(Jackson 発作関連てんかん)に詳細を委ねる．

前頭葉由来の発作で特徴的なものとしては，意識が保たれたまま四肢の症状を呈する非対称性強直発作(asymmetric tonic seizure：補足運動野を含むときに呈する)や，四肢を激しく動かしたりする過運動発作(hypermotor seizure)がある．補足運動野吻側を巻き込んで，意識が保たれたまま運動・発話停止を呈する特殊な発作も報告されている(negative motor seizure)[9]．

眼球偏倚が一側に起きるときは対側の前頭眼野が巻き込まれていることを示唆し，通常眼球偏倚と同方向への頭部向反を伴う．特に二次性全般化開始直前の対側への向反は側方徴候として有用である．また，前頭葉が責任病巣で失語が存在していれば言語優位側のブローカ野が巻き込まれていることを示唆する[10]．欠神発作のように意思疎通がとれなくなり，動作・発話が停止する症例もある(frontal absence seizure)．ADNFLE では四肢の激しい運動や強直性のけいれん，ジストニア肢位を主徴とし，恐怖や呼吸苦を前兆として自覚することがある[4]．

また，一般的に前頭葉由来のてんかん発作は睡眠との関連も深く，他の脳葉由来のてんかんと比較して発作が夜間のノンレム睡眠時に起こりやすい[11]．睡眠時の皮質の興奮性が高いためではないかとも考えられているが詳細は不明である[11]．したがって，前頭葉てんかんは，前頭葉てんかんの発作と同じく睡眠時に症状の出る睡眠随伴症との鑑別が必要になる[2]．

以上のように，前頭葉てんかんの発作症状は複雑・多彩である．したがって専門家でも診断に苦慮することがまれではない．非てんかん性の発作であると誤診されることも多いが，①一個人内では発作症状は常同性(stereotypy)があること，②持続時間が比較的短いこと(長くても 3 分を超えることはない)，③意識減損がない(単純部分発作)こと，あるいは複雑部分発作であっても発作後のもうろう状態の持続時間が比較的短いことが他の疾患との鑑別のポイントとなる．他にも夜間(特にノンレム睡眠 II 期，70% 近くは睡眠 I〜II 期に起こる)に何度も群発し(平均 3 回以上)，月平均にすると 20 回に及ぶことは診断の参考になる[2]．これらの発作症状は診察室で確認できず，前述したように夜間の発症も多いため，疑わしい症例では可能な限り患者の同居者に頼んで，発作時の様子をビデオあるいは手軽に撮影できる携帯電話やスマートフォンなどで記録してもらい，それを診察時に確認するのがよい．

検査

前頭葉てんかんにおける脳波検査では，①発作症状で激しい運動症状を伴うことが多く，発作時脳波に筋電図が混入しやすい，②てんかん性放電がすぐに他の領域に拡延してしまう，③前頭葉は広い領域を占めており，頭皮に平行な向きに電極双極子を形成するような脳溝内や，前頭葉内側，眼窩面，弁蓋部といった脳深部にてんかん原性をもつ領域があることもまれでない，といった理由で，発作時・非発作時のてんかん性活動の検出やてんかん焦点の同定に苦慮することが多い(頭皮上脳波による発作起始部の同定率は，内側側頭葉てんかんの 93% に対して，外側前頭葉が 65%，内側前頭葉が 12% という報告もある[12])．これは逆に，発作時・非発作時脳波で明らかなてんかん性放電が検知できないからといって前頭葉てんかんを否定できないことを意味し，実臨床上特に留意すべきである．外側に比して内側由来の前頭葉てんかんでは，びまん性の脳波平坦化や発作後の中心部付近の律動性徐波はあるものの，発作時には脳波活動を認めなかったり，発作間欠期に多焦点性のてんかん性放電を認めたりするなど局在性がはっきりしなかったりすることも多い[13]．覚醒時発作間欠期の律動性正中部 θ 波(rhythmic midline theta；RMT)の出現が特徴的であると近年報告されたが，症例蓄積が望まれる[14]．臨床症状から前頭葉てんかんの可能性があっても他疾患との鑑別が困難な症例は，睡眠時を含むビデオ脳波モニタリングやポリソムノグラフィの適応も考慮して専門機関に依頼するのが望ましい．

前述の前頭葉てんかんの原因となる局在性のてんかん原性病変の可視化には高磁場～超高磁場のMRI 検査が欠かせない．皮質形成異常では，異常な脳溝や皮髄境界の不明瞭化に注意して読影を行う．薬剤難治でてんかん外科を考慮する症例では，空間解像度が MRI には劣るものの，発作時 SPECT(発作時の焦点での脳血流増加を可視化)，FDG-PET(慢性的な発作活動で焦点およびその周囲の代謝が低下)といった機能画像検査を考慮する．発作間欠期の評価となるが，脳磁図(てんかん性放電の電流源の推定)および脳波-機能 MRI 同時記録(EEG-fMRI：頭皮上脳波がとらえるてんかん性活動に関連する脳の賦活領域を可視化，保険適用外の研究的検査)による焦点同定も試みられている．

治療・予後

他の局在関連てんかんと同様，第 1 選択薬はカルバマゼピンであり，夜間前頭葉てんかんでは 20% 近くの患者で発作が消失し，約 50% で発作が軽減する[2]．効果が乏しい場合は，局在関連てんかんにスペクトラムをもつ他の薬剤を使用する．薬剤難治性の症例で前頭葉に画像検査で可視化できる局在病変があれば，これまで述べた各種の非侵襲的検査に基づいて一期的な手術が可能となっている．一方で，種々の検査結果が合致しない場合や非侵襲的検査で焦点局在が特定できない場合，また，焦点が機能野近傍に推定される場合は，硬膜下電極や stereo-EEG によるてんかん焦点の同定，皮質電気刺激による脳機能マッピングを行ったうえで機能野の温存を最大限に図りつつ，てんかん外科的にてんかん焦点切除術を行う二期的手術の対象となる．機能野に焦点がある場合は軟膜下多切術(multiple subpial transection)の対象となる．焦点切除術で発作消失に至るのは 30～70% であるが[11]，特に焦点を可視化できない(non-lesional)症例において術前に施行した複数の検査結果に一致がみられない症例では成績が不良となる．

前頭葉てんかんの発作コントロール不良は注意障害や衝動反応の抑制能力低下の危険因子とみなされるが，てんかんに罹患することと認知・遂行機能低下との関係性や，発作起始の側方性と認知・遂行機能低下との関係性は明らかになっていないことが多く，低発症年齢が認知機能低下の危険因子と目される以外確実なものはない[17].

主要な鑑別診断

- 前頭葉以外を発作起始とする局在関連てんかん
- 心因性非てんかん性発作
- パニック発作
- 睡眠随伴症(parasomnia)：夢遊病，レム睡眠行動障害など
- 睡眠関連運動障害(sleep-related movement disorder)

文献

1) Manford M, et al: The National General Practice Study of Epilepsy. The syndromic classification of the International League Against Epilepsy applied to epilepsy in a general population. Arch Neurol 49: 801-808, 1992
2) Provini F, et al: Nocturnal frontal lobe epilepsy. A clinical and polygraphic overview of 100 consecutive cases. Brain 122: 1017-1031, 1999
3) Tinuper P, et al: Movement disorders in sleep: guidelines for differentiating epileptic from non-epileptic motor phenomena arising from sleep. Sleep Med Rev 11: 255-267, 2007
4) Marini C, et al: The role of the nicotinic acetylcholine receptors in sleep-related epilepsy. Biochem Pharmacol 74: 1308-1314, 2007
5) Proposal for revised classification of epilepsies and epileptic syndromes. Commission on Classification and Terminology of the International League Against Epilepsy. Epilepsia 30: 389-399, 1989
6) Berg AT, et al: Revised terminology and concepts for organization of seizures and epilepsies: report of the ILAE Commission on Classification and Terminology, 2005-2009. Epilepsia 51: 676-685, 2010
7) O'Muircheartaigh J, et al: Epilepsy and the frontal lobes. Cortex 48: 144-155, 2012
8) 松本理器，他：前頭葉てんかん．神経内科 58：178-184，2003
9) Ikeda A, et al: Negative motor seizure arising from the negative motor area: is it ictal apraxia? Epilepsia 50: 2072-2084, 2009
10) Lee RW, et al: Dorsolateral frontal lobe epilepsy. J Clin Neurophysiol 29: 379-384, 2012
11) Crespel A, et al: The relationship between sleep and epilepsy in frontal and temporal lobe epilepsies: practical and physiopathologic considerations. Epilepsia 39: 150-157, 1998
12) Foldvary N, et al: The localizing value of ictal EEG in focal epilepsy. Neurology 57: 2022-2028, 2001
13) Unnwongse K, et al: Mesial frontal lobe epilepsy. J Clin Neurophysiol 29: 371-378, 2012
14) Beleza P, et al: Interictal rhythmical midline theta differentiates frontal from temporal lobe epilepsies. Epilepsia 50: 550-555, 2009
15) Stefan H, et al: MEG in frontal lobe epilepsies: localization and postoperative outcome. Epilepsia 52: 2233-2238, 2011
16) Moeller F, et al: EEG-fMRI: adding to standard evaluations of patients with nonlesional frontal lobe epilepsy. Neurology 73: 2023-2030, 2009
17) Braakman HM, et al: Cognitive and behavioral complications of frontal lobe epilepsy in children: a review of the literature. Epilepsia 52: 849-856, 2011

(宇佐美清英・松本理器)

3　後頭葉てんかん

疫学

後頭葉てんかんの頻度は，外科症例の検討では2～8%である[1]．脳室周囲異所性灰白質が原因である場合，および特発性光過敏性後頭葉てんかんの場合は女性の割合が高い[2]．発症好発年齢は，症候性では，皮質発達異常で20歳頃まで，ラフォラ病(Lafora disease)は11～18歳，ミトコンドリア病は小児～成人期，両側後頭部の石灰化を伴う後頭葉てんかんでは10歳頃までと報告されている[2]．また，特発性では，後頭部に突発波をもつ小児てんかんでは早発型で1～14歳，遅発型で3～16歳，特発性光過敏性後頭葉てんかんでは5～17歳と報告されている[2]．ミトコンドリア病では母系遺伝を示唆する家族歴が，特発性後頭葉てんかんでも家系内に類症のあることがある[2]．

国際分類の中の位置づけ

1989年の国際抗てんかん連盟が提唱したてんかんおよびてんかん症候群の分類において，症候性の場合は「1. Localization-related (focal, local, partial) epilepsies and syndromes」の中の「1.2 Symptomatic」，中でも「Occipital lobe epilepsies」に位置づけられ，特発性の場合は，「1. Localization-related (focal, local, partial) epilepsies and syndromes」の中の「1.1 Idiopathic (with age-related onset)」に位置づけられる．

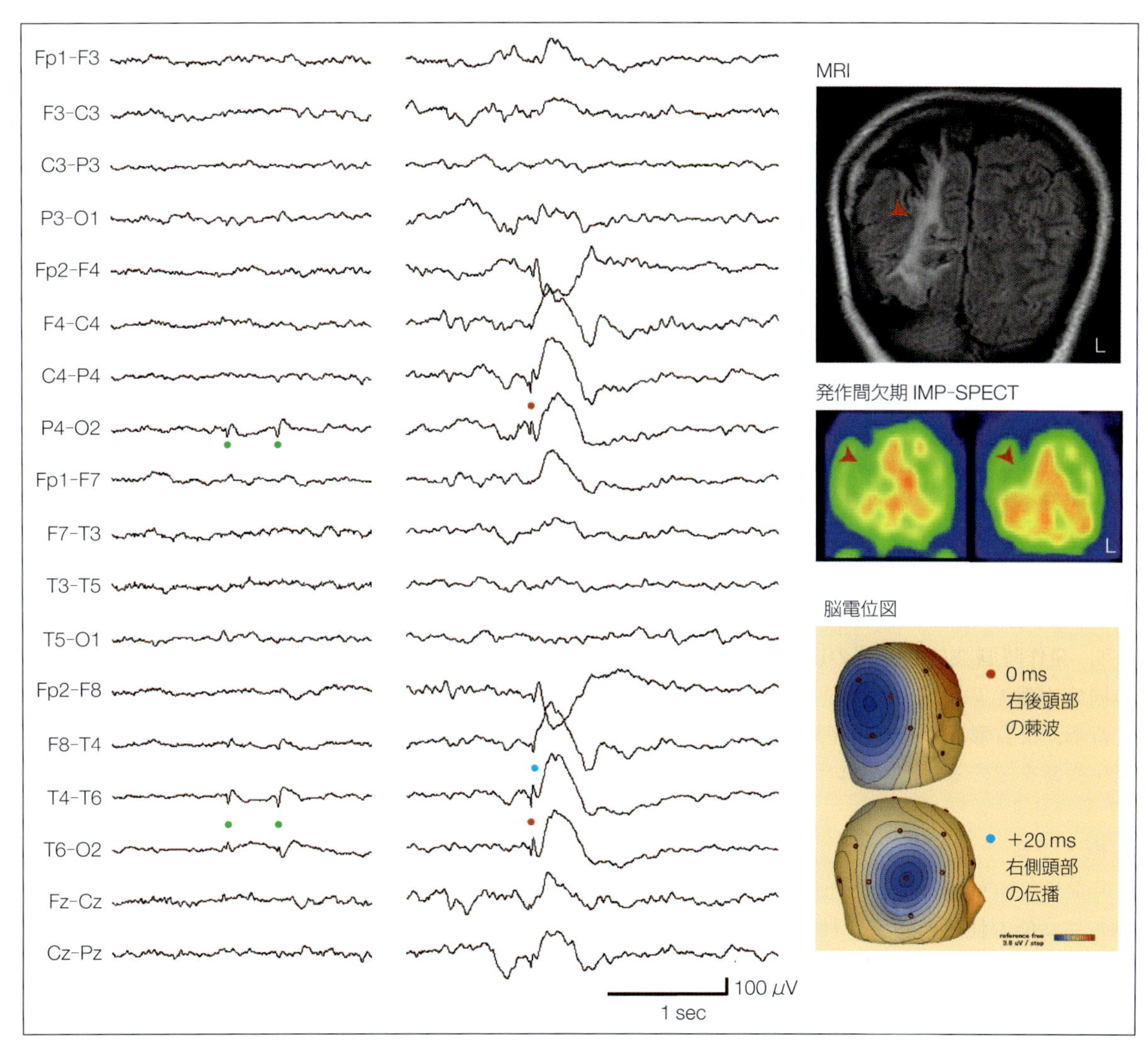

図 11-20　周産期の脳虚血による右後頭葉てんかん症例の発作間欠期てんかん性放電

右後頭部(T6, O2)に棘波を認めた(図左，緑丸)．右後頭部の棘波(図中，赤丸)の約 20 ms 後に棘波が右側頭部(図中，水色の丸)に記録されることがあり，右後頭葉の焦点から皮質間結合を介して右側頭葉に伝播した棘波が記録されたと考えられる(脳電位図参照)．発作時症状は，前兆を伴わない手の自動症と意識減損であり，伝播先の側頭葉の症状と考えられる．
〔松本理器，他：側頭葉・後頭葉てんかんの脳波．斉藤延人(編)：図説脳神経外科シリーズ 2 側頭葉・後頭葉．pp86-93，メジカルビュー社，2010 より〕

臨床症状

約 80% の症例で視覚症状を前兆として認め，形はないが白色あるいはその他の色の光が見える，あるいは点滅しているというものから，より複雑な幻視まで多彩である．大きさ(macropsia, micropsia)，形(metamorphopsia)，色(dyschromatopsia)が変容して見えることもある[2]．視覚症状は焦点の対側の視覚野に認めることが多いが，加えて同側にも認めることがある[1]．発作時の盲目も報告されている[3]．また，視覚性前兆がみられない場合は，発作発射が伝播した領域の症状(既視感/未視感，腹部症状，体性感覚症状)が初発症状としてみられることがある．同様に，前兆がない場合は，伝播先の症状(例えば側頭葉に伝播すれば典型的な側頭葉てんかんの複雑部分発作，前頭葉内側に伝播すれば補足運動野由来の非対称性強直発作など）のみが出現し，一見，側頭葉や前頭葉由来の発作に見誤られることもある[4]．後頭葉てんかんにおける複雑部分発作，二次性全般運動発作の頻度はほぼ同等で[1]，前者では，自動症，頭部偏位，部分運動発作を認めることが多い[3]．発作後に半側あるいは両側視野の盲目を認めることがある[2]．

検査

50〜80％の症例で，発作間欠期に焦点を示唆する棘波を認める[1,3,5]．一方，後頭葉の焦点から皮質間結合を介して前頭葉や側頭葉に伝播した棘波が記録されることもある（**図 11-20**）[6]．特発性後頭葉てんかんでは，2〜3 Hz の高振幅律動性鋭徐波をほぼ持続性に片側あるいは両側後頭部に認め，同放電が固視により抑制されることがある[2]．発作時脳波は発作波の広がりが速く，焦点の同定が難しいことが多い．MRI では腫瘍，血管奇形，皮質形成異常や周産期の血管障害などの発生異常を認めることが多い[2,5]．

治療・予後

特発性後頭葉てんかんで光過敏がある場合にはバルプロ酸の使用が考慮される[2]．成人の症候性後頭葉てんかんでは通常の部分てんかん同様にカルバマゼピンが第1選択である．薬剤抵抗性の場合は焦点切除術も考慮され，てんかん性放電が後頭葉に限局している症例のほうが予後がよい[2]．

主要な鑑別診断

後頭葉てんかんの原因疾患として，以下が挙げられる．

- 腫瘍
- 外傷/血管障害
- 代謝異常/神経変性疾患（ミトコンドリア病など）
- 感染/炎症（Rasmussen 病など）
- 発生異常
- 特発性良性小児部分てんかん

文献

1）Blume WT, et al: Epilepsy surgery in the posterior cortex. Ann Neurol 29: 638-645, 1991
2）Taylor I, et al: Occipital epilepsies: identification of specific and newly recognized syndromes. Brain 126: 753-769, 2003
3）Salanova V, et al: Occipital lobe epilepsy: electroclinical manifestations, electrocorticography, cortical stimulation and outcome in 42 patients treated between 1930 and 1991. Surgery of occipital lobe epilepsy. Brain 115 (Pt 6): 1655-1680, 1992
4）Williamson PD, et al: Occipital lobe epilepsy: clinical characteristics, seizure spread patterns, and results of surgery. Ann Neurol 31: 3-13, 1992
5）Aykut-Bingol C, et al: Surgical outcome in occipital lobe epilepsy: implications for pathophysiology. Ann Neurol 44: 60-69, 1998
6）松本理器，他：図説脳神経外科シリーズ 2 側頭葉・後頭葉．斉藤延人（編），pp86-89，メジカルビュー社，2010

（金澤恭子・松本理器）

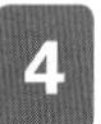

4　Jackson 発作関連てんかん

疫学

Jackson 発作関連てんかんの頻度，性差，発症年齢，家族歴・遺伝歴に関した体系的な研究はこれまでなされていない．その頻度に関しては本邦では年齢非依存性焦点性てんかん群の1割程度という報告がなされている[1]．

運動性 Jackson 発作に関しては，単純運動発作の一部としてその頻度が報告されている．フランスの大学病院での調査によると，10年間の入院てんかん患者のうち 2.23％ に運動性 Jackson 発作がみられた[2]．感覚性 Jackson 発作は患者の主観的な症状の聴取が診断の中心となり，運動性 Jackson 発作と比べてその報告はまれである．ある単一施設からは 20 年間で 42 症例の感覚性 Jackson 発作の報告がなされている[3]．

また，英国の集団研究によると，部分発作を示したてんかん患者のうち，中心溝近傍由来の部分発作を示した患者は 32.5％ であった[4]．

国際分類の中の位置付け

Jackson 発作関連てんかんは，病態と治療戦略の共通性を重視した兼本により，年齢非依存性焦点性てんかん群の1つとして提唱された[1]．年齢非依存性焦点性てんかん群は，1989年度版国際分類の症候性局在関連てんかんにほぼ相当し，Jackson発作関連てんかんは同分類の前頭葉てんかんあるいは頭頂葉てんかんに属する[1]．後述のように構造的な病変を中心前・後回に認める際には，2010年度版国際分類では，構造的/代謝性の原因に帰するてんかんに分類される．

Jackson発作は，身体の一部で起きた症状が他の部位へ波及する単純部分発作(1981年度版国際分類)の1つである[5]．単純部分発作の中で，運動性Jackson発作は運動徴候を呈するもの・マーチを示す焦点運動性(Jackson型)に，感覚性Jackson発作は体性感覚あるいは特殊感覚症状を呈するものに分類される．2010年度版国際分類では，焦点発作・意識障害なしに相当する．

臨床症状

症状は，大脳皮質の責任部位から，一次運動野由来(運動性)，感覚野由来(感覚性)，補足運動野由来のJackson発作に分類できる．症状の波及は，その部位における大脳皮質の身体機能局在の配列に従う．

運動性Jackson発作では，けいれんが，手や顔面(特に口角部と舌)，足の限局した部位から起こり，次第に隣り合う領域に及んで，全身の強直間代発作を起こす[5]．時にその波及(Jacksonマーチ)は，身体のある部位をスキップして次の部位へ広がることもある[6]．発作パターンは手から始まって顔面へ上行する上肢-顔面型が最も多く，次いで手から下肢へと下行する上肢-下肢型が多い[5]．発作後に当該部位に一過性(最長48時間の報告もあり)の麻痺(Todd麻痺)がしばしば出現し，発作持続時間との関連が指摘されている．通常，Todd麻痺は，発作焦点側の反対側に出現する[6]．

感覚性Jackson発作では，しびれ感などの異常感覚が上肢，下肢，あるいは顔面に自発性に生じ，他の部位へ広がっていく．運動症状を伴うこともある[3,7]．発作の開始部位は，上肢，下肢，顔面の順で多く，それらの遠位部から生じ近位の方向へ症状が波及することが多い．運動発作では発作の開始部位になることが少ない殿部や大腿からも発作症状が開始することがある[3]．感覚症状の中では，しびれ感などの異常感覚が最も多いが，痛みを示すものもあり，まれには熱感・冷感，身体の一部が動くように感じるなどの身体認知障害を伴うものもある[2]．

補足運動野由来のJackson発作では，強直肢位が他の部位へ広がっていく．補足運動野発作の50%の患者にそのようなマーチがみられたという報告がある[8]．

検査

• 脳波所見

中心・頭頂部の棘波・鋭波が発作間欠期にみられることがある．一方，突発波が頭皮上脳波では発作間欠期に出現しない例も多い[1]．発作期には，律動的な脳波活動が大脳皮質の隣接部位へ広がり，症状の波及が生じる[8]．

• 画像所見

皮質形成異常，頭部外傷，脳腫瘍，血管性病変などを中心前・後回に認めることがある．画像にて有意な所見を認めた症例において，運動性Jackson発作を示した症例では一次運動野に，局所的な体性感覚の症状を示した症例では中心溝近傍に，他部位と比較して有意に高い頻度で，その病変が存在したという報告がある[7]．なお，一次感覚野に病変がある場合には，むしろfocal inhibitory seizure，ictal monoparesisといったてんかん性麻痺が，一次感覚・運動野での発作発射によって生じうる．一次感覚野に病変がある状況では，皮質内抑制系の賦活が中心となり，てんかん性麻痺が出現すると推定されている[9]．

治療・予後

他の局在関連性てんかんと同様にカルバマゼピン(CBZ)が第1選択薬となる[10]．薬剤への反応性に，てんかん焦点の解剖学的部位による差異はみられない[6]．Jackson発作関連てんかんの発作予後についての体系的な研究はなされていないが，ある単一施設では外来患者における完全寛解率は

35% 程度であった[1]．英国の集団研究の報告によると，中心溝近傍由来の部分発作を示す患者の50% で発作がほぼ消失した[4]．

薬剤難治のときは外科的治療を考慮する．てんかん焦点が脳機能部位に近接あるいは部位内に存在していることがあるため，頭蓋内電極を用いた焦点探索と脳機能マッピングは術前検査に不可欠である．

主要な鑑別疾患

単純運動発作としての鑑別疾患には，以下がある[6]．

- 非てんかん性ミオクローヌス
- チック症候群
- 振戦
- ミオキミア
- 発作性舞踏病

文献

1）兼本浩祐：てんかん学ハンドブック　第3版．医学書院，2012
2）Mauguiere F, et al: Somatosensory epilepsy. A review of 127 cases. Brain 101: 307-332, 1978
3）Lende RA, et al: Sensory jacksonian seizures. J neuro 44: 706-711, 1976
4）Hart Y, et al: National General Practice Study of Epilepsy (NGPSE) Partial seizure patterns in a general population. Neurology 42: 1911-1911, 1992
5）日本てんかん学会(編)：てんかん学用語事典．pp86-87，2006
6）Engel J, et al: Epilepsy: a comprehensive textbook. Lippincott Williams & Wilkins, Philadelphia, 2008
7）Manford M, et al: An analysis of clinical seizure patterns and their localizing value in frontal and temporal lobe epilepsies. Brain 119: 17-40, 1996
8）Ohara S, et al: Propagation of tonic posturing in supplementary motor area (SMA) seizures. Epilepsy research 62: 179-187, 2004
9）Matsumoto R, et al: Ictal monoparesis associated with lesions in the primary somatosensory area. Neurology 65: 1476-1478, 2005
10）日本神経学会(監修)：てんかん治療ガイドライン2010．pp27-28，医学書院，2010

（芝田純也・松本理器）

5　頭頂葉てんかん

疫学

頭頂葉てんかん(parietal lobe epilepsy；PLE)は部分てんかんのなかでは約5% と頻度が少ない[1]．男女での発症性差はなく，あらゆる年齢で起こりうる．原因としては脳腫瘍が多く，ほかに周産期障害，外傷のほか，原因不明のものが20% ある．限局性皮質異形成，神経細胞遊走障害，神経線維腫症なども原因になりうる．高齢になると脳血管障害が多くなり，脳出血後のてんかん発作は頭頂葉病変を伴う場合によくみられる[2]．

国際分類の中の位置づけ

1989年のてんかん国際分類においては，局在関連性てんかんおよび症候群のなかの「症候性」に分類される．

臨床症状

頭頂葉てんかんでは，てんかん発作の臨床症状は，頭頂葉固有の症状に加え，明らかにほかの脳葉由来の部分てんかんと区別できないものも多い．焦点が前部頭頂葉(体性感覚野)あるいは後方の後部頭頂葉(頭頂葉連合野)に位置するかで，頭頂葉てんかんの発作症状は以下の2つに大きく分類される[3]．

前部頭頂葉(中心後回およびその近傍)に焦点が存在する場合は，体性感覚野の過剰興奮により，陽性症状としては，チクチクした感じ，しびれ感，痛み，灼熱感などの知覚異常．身体の一部がねじれたり，勝手に動かされる感覚(身体イメージの異常)などがあり，陰性症状としては，体性感覚の低下などがあり，体性感覚前兆(somatosensory aura)あるいは体性感覚症状の単純部分発作と称される．筋緊張の喪失・運動麻痺といった症状を呈する場合もある．

一方，後部頭頂葉からの発作では，頭頂葉連合野が聴覚・視覚・体性感覚の統合処理という高次脳機能を担うため，てんかん性の過剰興奮により，その本来の機能が変容して複雑な症状が出現する．例えば，変形視(種々のものが変容して見える)，錯視(外界物が回転して見えるなど)，複雑な幻視(過去の出来事が見えるなど)，幻聴を伴った幻視などがあり，このような症状では，後部頭頂葉から隣接する側頭・後頭葉皮質への発作発射の拡がりが示唆される．頭頂・側頭葉接合部の症状として前庭機能の発作性変容としてのめまい感が出現することもある．言語優位半球の場合，発作発射がウェルニッケ野から起始ないし同部位に波及すると，発語・言語理解が困難になる失語発作(aphasic seizure)を認めることもある．発作時の身体の一部あるいは半身の認知が失われる感覚(身体失認)も高次の陰性症状に相当する．

頭頂葉連合野は，種々の感覚を統合する領域でもあり，頭頂葉由来のてんかん発作によって，本来の高次脳機能が変容あるいは低下した特殊な症候を示すことがある[4]．Gerstmann 症候群は，一般に優位半球頭頂葉・後頭葉の移行部の慢性病変で出現し，手指失認，失書，左右失認および失算症を呈する．Morris ら[5]は，左角回の比較的限局した領域の高頻度皮質電気刺激で Gerstmann 症候群の症状が誘発されることを報告し，急性の刺激介入の手法から同部位が責任病巣であることを報告している．筆者らは，同部位の発作時発射によっても Gerstmann 症候群の症状がてんかん発作として出現することを報告した[6]．この症例では，左右失認を除く 3 徴が，2～3 分間出現することが繰り返しみられた(**図 11-21**)．

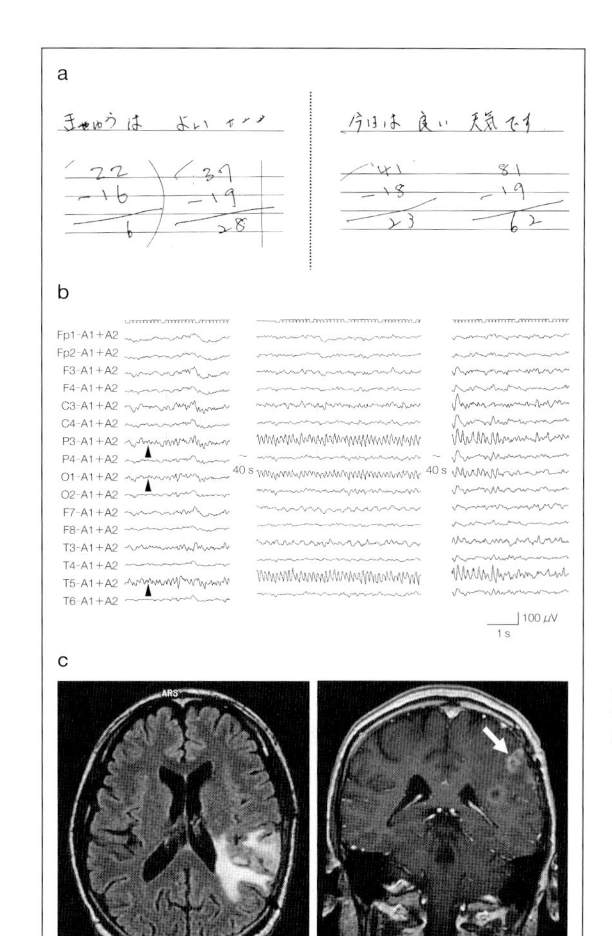

図 11-21　発作時に Gerstmann 症候群を呈した症例の発作性の失算と失書

a)「今日は良い天気です」の書き取りと計算課題．
左段：発作時の失書と失算．22-16 の回答には 30 秒を要している．いずれも意識は清明であった．
右段：別の機会に再度課題を行ったが，このときはすべて即座に正答を得た．
b) 脳波所見．左頭頂側頭部に限局した発作時脳波変化を認める(約 80 秒間)．
c) 頭部 MRI 像．左角回を含む頭頂葉皮質下白質の FLAIR 画像での高信号域(左図)を認め，一部は造影効果を示す(右図矢印)．
(下竹昭寛，他：発作時に Gerstmann 症候群を呈した症候性頭頂葉てんかんの 1 例．臨床神経学 48：208-210，2007 から許諾にて引用改変)

頭頂葉の機能の 1 つに，身体の位置覚(proprioception)，触覚，視覚および前庭感覚の統合があり，運動や感覚を介した身体内空間(personal space)の統合と，身体外空間(extrapersonal space)での位置の統合に欠かせない．これらの統合障害が身体内空間と身体外空間の解離を引き起こし，out-of-body experience(体外離脱体験)が出現することが知られている．てんかん患者の術前評価での発作時皮質脳波所見や，皮質電気刺激から角回や角回前方・上側頭回後方を含む側頭葉・頭頂葉境界領域に本症候の責任領域が推定されている[7,8]．自験例でも，発作時に“魂が抜ける感じ”が出現した．一般に out-of-body experience については，“魂が抜ける感じ”というものから，“身体が垂直に浮かび横たわった自分自身を見下ろしている”というものまで程度はさまざまにみられる．

Gerstmann 症候群や out-of-body experience は，頭頂葉てんかんの発作症状としては決して頻度の高い発作症状ではない．頭頂葉のてんかん焦点を疑う患者においては，発作時症候が一過性の高次脳機能の変容症状として出現し得るので，これらの症状を含めた詳細な病歴聴取が望まれる．

頭頂葉特有の発作症状を述べてきたが，一方で，頭頂葉は前頭葉，側頭葉と密に連結しているため，後頭葉てんかんと同様に，頭頂葉てんかん患者では，発作発射が頭頂葉外へ進展し，その皮質領野の発作症状を呈する．例えば，発作発射が前頭葉内側の補足運動野に進展すれば非対称性強直発作を呈し[9]，前頭葉外側の中心前回運動野・前頭眼野に進展すれば，焦点と対側肢の間代発作や向反発作(対側への頭部回旋・眼球偏倚)が出現する．側頭葉内側および辺縁系に進展すると，内側側頭葉てんかんの発作症状(手・口部自動症を伴う意識減損)が出現する．発作時脳血流 SPECT での検討では，後部頭頂葉に起始する発作は，前部頭頂葉の場合と比べて，意識が減損する発作(複雑部分発作)が多いと報告されている[10]．これはおそらく発作発射が中心脳構造物あるいは辺縁系に進展するためと推測される．このように多彩な伝播により，同一患者が複数の発作型を示すこともある．

診断が難しい頭頂葉てんかんとして，頭頂葉内側の後部帯状回由来のてんかんが挙げられる．深部電極(stereo EEG)を用いた解析から，発作時発射の伝播先の症状が出現することが報告されている[11]．前頭葉(外側運動前野，補足運動野，前部帯状回)へ拡がれば，運動症状を呈し，内側側頭葉へ拡がれば自動症を伴う複雑部分発作が出現した．てんかん性放電の伝播に皮質間結合はかかせなく，実際，頭頂葉皮質の単発電気刺激にて外側前頭葉，内側前頭葉，および側頭葉に皮質皮質間誘発電位(CCEP)が誘発されて，これらの発作症候の伝播経路を示す知見と捉えられる[12]．

検査

(1) 脳波

Salanova らによる 66 例の手術対象となった頭頂葉てんかん患者の検討では，発作間欠期のてんかん放電がみられた部位は，前頭・中心・頭頂部 33%，頭頂・後側頭部 14%，頭頂部 14%，頭頂・後頭部 9%，前頭・中心・側頭部 4.5%，半球性(最大点後頭部)9% であり，難治例では発作間欠期てんかん性放電は必ずしも頭頂部に限局しない[13]．頭皮上の発作時脳波でも，発作発射は頭頂部から起始する場合もあれば，伝播先の側頭部，前頭部に発作発射がみられる場合もある．脳波所見が明らかに頭頂部の起始を示唆すれば診断に有用だが，臨床症状と同じく，必ずしも頭頂部に限局しないこともある点を留意する必要がある．発作間欠期のてんかん性放電が頭頂部に限局する場合は，脳磁図による電流源推定がてんかん外科の術前評価には有用である[14]．

(2) 画像検査

頭頂葉てんかんでは，前述のとおり，臨床症状・脳波検査のみでは頭頂部に限局性を示さない可能性があり，診断が困難なことが多い．MRI，SPECT，FDG-PET などによる複合的な解剖・機能画像検索が欠かせない[15]．頭部 MRI は皮質形成異常，脳腫瘍，脳血管障害など症候性部分てんかんのてんかん原性病変(epileptogenic lesion)検索にきわめて重要である．発作間欠期 FDG-PET による焦点およびその周囲の局所糖代謝低下や発作時脳血流 SPECT による発作焦点の高灌流域の同定は，てんかん外科の術前評価に有用である．

治療・予後

抗てんかん薬による内科的治療は，ほかの局在関連性てんかんの場合とほぼ同様である．難治例はてんかん外科(てんかん焦点切除術)の適応が考慮される．側頭葉外(extratemporal lobe epilepsy)のてんかん外科のなかでは，頭頂葉てんかんは比較的まれである[16]．内側側頭葉てんかんに比べるとてんかん外科の治療成績は一般的に劣るため，電気生理・画像的検査による包括的な術前評価が必要となり，しばしば頭蓋内電極を用いた術前評価が行われる．予後は，原因となる疾患および焦点と機能野との重畳の度合いなどにより異なる．

主要な鑑別診断

臨床症状として視覚前兆を伴うことから片頭痛が鑑別に挙がる．一過性脳虚血発作（TIA）も鑑別診断になりうるがTIAは一般的に陰性症状を示す．臨床症状・脳波検査からは頭頂部に限局性を示さず，ほかの脳部位由来のてんかん発作が考えうる場合も，画像にて頭頂葉病変を認めるような場合には，頭頂葉てんかんが鑑別に加えられる．

文献

1）Siegel AM: Neocortical epilepsies. Adv Neurol 84: 189-199, 2000
2）Sveinbjornsdottir S, et al: Parietal and occipital lobe epilepsy: a review. Epilepsia 34: 493, 1993
3）Browne TR, et al: Handbook of Epilepsy third edition. Lippincott Williams & Wilkins, Philadelphia, 2004
4）下竹昭寛，他：頭頂葉てんかん．Clin Neuro 27：452-454，2009
5）Morris HH, et al: Transient neuropsychological abnormalities (including Gerstmann's syndrome) during cortical stimulation. Neurology 34: 877-883, 1984
6）下竹昭寛，他：発作時にGerstmann症候群を呈した症候性頭頂葉てんかんの1例．臨床神経学48：208-210，2007
7）Blanke O, et al: Out-of-body experience and autoscopy of neurological origin. Brain 127: 243-258, 2004
8）Blanke O, et al: Stimulating illusory own-body perceptions. Nature 419: 269-270, 2002
9）松本理器，他：神経内科疾患と脳波 1．てんかん発作．臨床脳波46：442-449，2004
10）Ho SS, et al: Parietal lobe epilepsy: Clinical features and seizure localization by ictal SPECT. Neurology 44: 2277-2284, 1994
11）Enatsu R, et al: Posterior cingulate epilepsy: clinical and neurophysiological analysis. J Neurol Neurosurg Psychiatry 85: 44-50, 2014
12）Matsumoto R, et al: Parieto-frontal network in humans studied by cortico-cortical evoked potential. Hum Brain Mapp 33: 2856, 2012
13）Salanova V, et al: Parietal lobe epilepsy. Clinical manifestations and outcome in 82 patients treated surgically between 1929 and 1988. Brain 118: 607-627, 1995
14）服部英司，他：脳磁図で焦点を同定した頭頂葉てんかんの2例．脳と発達34(suppl)：S266，2002
15）松本理器，他：難治部分てんかんの術前評価．脳神経外科速報14：547-555，2004
16）Binder DK, et al: Surgical treatment of parietal lobe epilepsy. J Neurosurg 110: 1170, 2009

（下竹昭寛・松本理器）

E 反射てんかん

1 光，開閉眼，暗黒，模様関連

疫学

視覚刺激で誘発される視覚誘発てんかん（visual sensitive epilepsy）[1]は反射てんかんの中で最も頻度が高く，てんかんの2～5%を占める[2]．若年の女性に多く，高率の素因性を示す[3]．

国際分類の中の位置づけ

視覚誘発発作は国際分類（1989年）[4]の主に局在関連てんかん，特発性全般てんかん，全般てんかんの中の特異症候群に起こる（**表11-6**）．

臨床症状

発作症状は局在関連性（幻視や向反運動を伴う後頭部型の単純焦点発作）と全般性（ミオクロニー，欠神，全般性強直間代発作）がある[5]．

解剖・生理

図形点滅と赤点滅によるPPRと，眼球運動の主に閉眼で誘発された突発波の生起部位をみると，図形点滅は後頭部生起に限られ（図形の凝視でも同様），赤点滅では後頭>前頭部生起である．眼球運動では前頭>後頭部生起であり，各刺激は異なる領域を選択的に賦活することを示唆する．

図形点滅と赤点滅では刺激伝搬の経路が異なり，図形点滅では外側膝状体のM系から視覚領

表 11-6 視覚誘発発作が起こる主なてんかん症候群

局在関連てんかん	後頭葉てんかん 特発性光感受性後頭葉てんかん(IPOE)
特発性全般てんかん	若年欠神てんかん 若年ミオクローヌスてんかん 覚醒時大発作てんかん
全般てんかん(特異症候群)	良性成人型家族性ミオクローヌスてんかん(BAFME) 進行性ミオクローヌスてんかん 歯状核赤核淡蒼球ルイ体萎縮症(DRPLA)

への刺激は背側経路-頭頂部後部へ伸び，赤点滅ではP系から視覚領へのそれは腹側経路-側頭葉に達する．この推論は，運動や奥行きの情報伝達は主にM系(magnocellular system)，色や形のそれはP系(parvocellular system)が関与するという基礎的視覚研究成果に由来する．視覚誘発発作もそのような背景があっての生起と考えられる[3, 6]．

検査

発作の誘因として光，暗黒，模様などの視覚刺激に加え，開閉眼に伴う眼の運動要因は看過できない．脳波診断には開眼下で行う視覚感覚刺激，眼球運動賦活に2類別した検査が役立つ．

(1) 視覚感覚刺激[3)]

低輝度(20～30 cd/m^2)の点滅，図形，色の単独と組み合わせ刺激中，図形点滅と赤点滅による光突発反応(photoparoxysmal response；PPR)の誘発率は，従来の閃光刺激によるてんかん患者PPR賦活5%の成績に比較して，18%の高率である．1997年12月，アニメ番組「ポケットモンスター」を視聴中に同時多発した視覚誘発発作の誘因は，4秒続いた青/赤の12 Hz点滅映像であった．

図 11-22は光感受性を伴ったBAFME患者の縦縞，水玉図形点滅，赤点滅によって誘発されたPPRを示す．幾何学図形によってPPRが誘発される若年てんかん患者に，ドラベ症候群(Dravet syndrome)がある．**図 11-22**左に示した図形感受性は，全てんかん患者の約7%に認められる．視覚誘発発作はまれに，明から急な暗黒への変化や，持続する暗黒が誘因となって起こる．

(2) 眼球運動賦活[3)]

開閉眼を含む"眼球運動"の検査中，閉眼による突発波の賦活効果は最大である．閉眼で突発波が誘発されたてんかん患者26例(平均年齢：24.4±12.3歳/全般てんかん：18例，局在関連てんかん：8例)についてみると，21例が女性であり，18例がPPR(＋)，うち5例に視覚誘発発作が認められた．1例は全体野刺激によって全般性突発波が誘発された．これには暗黒に加え中心視の遮断が主因になっており，中心視遮断感受性(fixation-off sensitivity；FOS)とよばれる．FOS誘発の後頭部突発波は小児，特に特発性局在(後頭葉)関連てんかん患者に多い[7)]．

治療・予後[3, 5)]

治療にはバルプロ酸，レベチラセタムが奏効する．強い光刺激の回避を指導し，過剰な投薬を避ける．非薬物療法の1つに青サングラスの着用がある．テレビ視聴時には十分明るい部屋で2 m以上離れて見るなどの指導は欠かせない．視覚誘発てんかんの治療反応は一般に良好である．

主要な鑑別診断[3)]

発作はテレビ視聴やテレビゲーム中に多く，それに伴う以下の発作がある．

- 不安や興奮由来の発作
- 疲労や断眠誘発の発作
- 偶発的な自発性発作

文献

1) Kasteleijn-Nolst Trenité D, et al, 井上有史(監訳)：光感受性と症候群．てんかん症候群—乳幼児・小児・青年期のてんかん学(原書第5版)．pp522-546，中山書店，2015
2) 大熊輝雄：臨床脳波学第5版．pp234-236，医学書院，1999
3) 髙橋剛夫：開業医の光感受性てんかん国際研究協力の

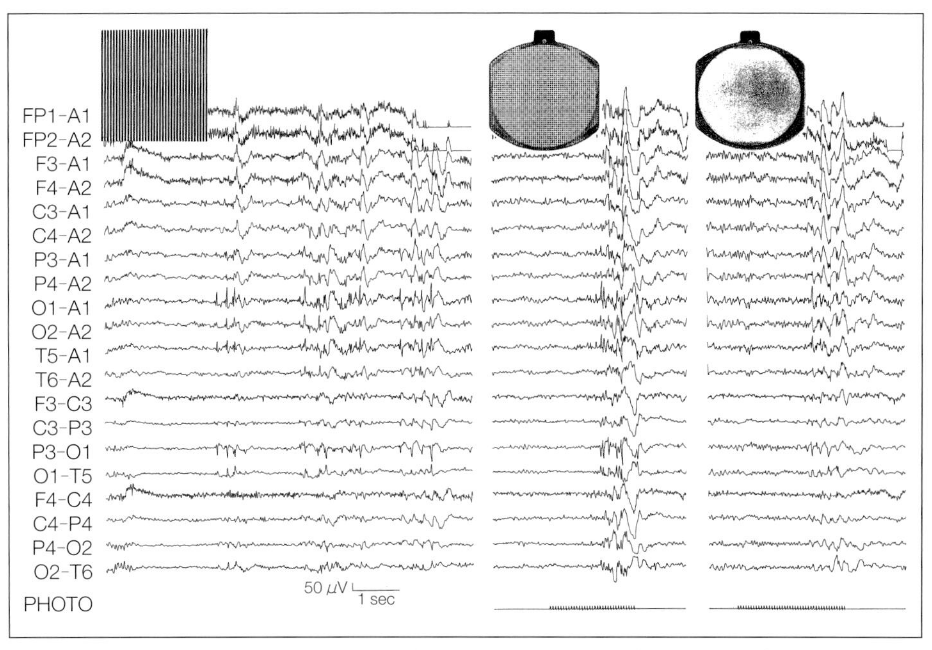

図 11-22 良性成人型家族性ミオクローヌスてんかん患者(21 歳，女性)の視覚刺激によって誘発された PPR

縦縞には正方形フィルター，水玉点滅(中)と赤点滅(右)には円形フィルターによる 18 Hz 点滅光を用い，検査は服薬なしで施行.

先端に立って．東北大学出版会，2012

4）Commission on Classification and Terminology of the International League Against Epilepsy: Epilepsia 30: 389-399, 1989

5）日本てんかん学会(編)：視覚誘発てんかん．てんかん専門医ガイドブック．pp246-247，診断と治療社，2014

6）Takahashi T: EEG atlas of photosensitive epilepsy studied using low-luminance visual stimulation. pp14-17, Tohoku University Press, 2008

7）Fattouch J, et al: The spectrum of epileptic syndromes with fixation off sensitivity persisting in adult life. Epilepsia 54 (Suppl. 7): 59-65, 2013

（髙橋剛夫）

2 Jeavons 症候群

疫学

6～8 歳をピークとする若年者(女性＞男性)に発症し，素因性が示唆される[1].

国際分類の中の位置づけ

小児欠神てんかんおよび関連症候群のなかの一型として，眼瞼ミオクローヌスと欠神〔ジーボンス症候群(Jeavons syndrome), eyelid myoclonia with absences〕が記載された[1,2].

臨床症状[1,3]

以下の臨床・脳波所見をもつ.

①頻発する閉眼ミオクローヌスがあり，それには欠神あり/なしの両者が含まれ，発作時には高振幅の全般性多棘波ないし多棘・徐波複合が出現する.

②全般性の光突発反応(photoparoxysmal response；PPR)[1~5]を呈し，多くが視覚誘発発作[6]を伴う.

③若年発症である.

発作は閉眼直後に生じ，眼球上転や頭部後屈を伴う特徴がある．自己誘発の発作もあり，まれに全般性強直間代発作が起こる．本症候群の少数“中核群”例では知的水準の低下がみられる[7].

検査

閉眼で誘発される高振幅の全般性突発波は単なる閉眼ではなく，明るい記録室で意図的に行う閉眼が賦活効果を増す[5,8]．光感受性を伴うため，脳波検査にはPPRの有無を確かめる(第11章E.1光・暗黒・模様関連参照)．診断にはビデオ脳波モニタリングが有用である．

治療・予後[1]

光感受性は長ずるに及んで減弱し，治療にはレベチラセタムとゾニサミドが奏効する．

主要な鑑別診断[1,6]

- 視覚誘発てんかん
- チック

文献

1）Striano S, et al: Eyelid myoclonia with absences (Jeavons syndrome): a well-defined idiopathic generalized epilepsy syndrome or a spectrum of photosensitive conditions? Epilepsia 50 (Suppl. 5): 15-19, 2009
2）Hirsch E, et al: Childhood absence epilepsy and related syndromes. In: Roger J, et al, eds: Epileptic syndromes in infancy, childhood and adolescence 4th ed. p328, John Libbey Eurotext, Montrouge, 2005
3）Jeavons PM: Nosological problems of myoclonic epilepsies in childhood and adolescence. Dev Med Child Neurol 19: 3-8, 1977
4）Viravan S, et al: Jeavons syndrome existing as occipital cortex initiating generalized epilepsy. Epilepsia 52: 1273-1279, 2011
5）髙橋剛夫：開業医の光感受性てんかん国際研究協力の先端に立って．東北大学出版会，2012
6）日本てんかん学会(編)：視覚誘発てんかん．てんかん専門医ガイドブック．pp246-247，診断と治療社，2014
7）Capovilla G, et al: Eyelid fluttering, typical EEG pattern, and impaired intellectual function: a homogeneous epileptic condition among the patients presenting with eyelid myoclonia. Epilepsia 50: 1536-1541, 2009
8）兼本浩祐：てんかん学ハンドブック第3版．pp210-212，医学書院，2012

(髙橋剛夫)

3　体性感覚

疫学

まれなてんかんであり，発症年齢は10代の報告が多い[1,2]．通常，精神遅滞や神経学的所見は伴わない[2]．右前頭部に貫通創を受け，数年して左下肢を受傷してから左下肢をさすると発作が誘発されるようになった例[3]も報告されている．

国際分類の中の位置づけ

2010年の国際分類では，反射てんかん症候群の1つに含まれる[4]．

臨床症状

典型的には身体の特定の部位を反復して，さすったり，なでたりすることによって引き起こされる[2,4]．通常発作を引き起こす皮膚領域は一側に限局して存在する[2,4]．特定部位を刺激すると，同部位に感覚過敏帯が前兆として出現し，一側上下肢の強直を伴う非対称な部分運動発作を引き起こすのが典型である[2,4,5]．すなわち，感覚性ジャクソン発作が起こり，続いて補足運動野領域の発作である強直発作が起こると考えられている[4,5]．二次性全般化も起こりうるが，少なくとも発作の最初は意識が保たれていることが多い[4]．夜間睡眠時に発作が群発することもある[5]．

発作出現後，しばらく不応期があり，その間は当該部位を刺激しても発作は起こらない[5]．また，発作が頻発している時期には摂食や温度差などによっても発作が誘発されることがある[5]．発作時に痛みを伴い，自発的な防衛行動を伴う例も報告されている[4]．精神遅滞を伴った例では，強迫的な自己誘発性発作を引き起こすことがある[4]．

検査

発作間欠期脳波では異常は認められないことが多い[2]．頭皮上発作時脳波では，低振幅速波が中心部，頭頂葉に出現し，強直発作出現時に中等度振幅の速波が重畳した例[2]やびまん性に低振幅速波が認められた例[2)]が報告されている．発作はてんかん放電が中心後回から補足運動野領域に伝播することによって引き起こされると考えられている[2, 4)]．大脳皮質の発達奇形が示唆されている[4)]が，MRIでは異常が認められないことも多い[2)]．

治療・予後

カルバマゼピンなどの部分てんかんの薬が第1選択薬である[5)]．

主要な鑑別診断

• tap epilepsy

6か月～3歳の正常な子どもの頭を軽く叩くことで発作が誘発される"tap epilepsy"は比較的良性の全般性の反射てんかんである[4)]．発作間欠期脳波は通常正常で，感光性は認められない[4)]．発作時脳波は前方優位の両側性のspike & waveが認められることが多い[4)]．

• びっくりてんかん

びっくりてんかんは音刺激による驚愕発作が最も典型的であるが，触覚刺激による驚愕も発作を引き起こすことがある[4, 5)]．重度脳損傷により，大部分が片麻痺と中等度以上の精神遅滞を伴う[4, 5)]．非対称性の強直発作が最も特徴的であり，二次性全般化することもある[4, 5)]．刺激が繰り返されると，刺激に慣れて徐々に反応しなくなる[4)]．自己誘発性の発作は通常認められない．

• 歯磨きてんかん

歯磨きの際に歯茎を刺激することで発作が誘発される歯磨きてんかんは，歯磨きの後，複雑部分発作が誘発されることが多い[5)]．発作を誘発する歯茎の刺激は片側とは限らず，両側とも発作が誘発される場合が多く[2)]，責任病巣として一次運動野が示唆されている[2)]．

文献

1) Foster FM: Reflex epilepsy, behavioral therapy and conditional reflexes. pp135-155, Charles C Thomas, Springfield, 1977
2) Kanemoto K, et al: Rub epilepsy: a somatosensory evoked reflex epilepsy induced by prolonged cutaneous stimulation. J Neurol Neurosurg Psychiatry 70: 541-543, 2001
3) Rae JW: Case report. Reflex epilepsy and peripheral injury. J Neurol Neurosurg Psychiatry 15: 134-136, 1952
4) Benjamin G, et al: Reflex seizures. In: Jerome E, et al, ed: Epilepsy A Comprehensive Textbook. pp2559-2572, Lippincott Williams & Wilkins, Philadelphia, 2008
5) 兼本浩祐：てんかん学ハンドブック第3版. pp206-221, 医学書院, 2012

（加藤悦史）

4 摂食

疫学

摂食により誘発される反射てんかんであるeating epilepsy（EE）は非常にまれであり，てんかん患者全体の0.11～0.067％で，男性に多い傾向がある[1, 2)]．器質的脳病変を有する症例が多く，病因として低酸素性虚血性脳症，皮質形成異常などが報告されている[2, 3)]．発症年齢は10～20歳代が多く[1-4)]，発症時からEEを示す症例もあるが，自発的な発作でてんかんを発症し，その後EEになる症例も多い．

発症には地域差があり，特にスリランカではてんかん患者全体の5～10％と高頻度で，その一部にてんかんやEEの家族歴が確認されている[4)]．

国際分類の中の位置づけ

EEは焦点発作を主たる発作型とする反射てんかんに分類される[5)]．

臨床症状

焦点発作を主たる発作型とし，発作症状は側頭葉てんかんに似る[1, 3)]．近年，てんかん性スパズムを主症状とするEEの報告が相次いでいる[6, 7)]．発作のタイミングは食事開始後数分から食事の中期にかけてが多い[1-3)]．誘因として咀嚼・嚥下，消化管の刺激，食事の内容，箸の使用などさまざまな報告があるが，個々の患者において発作の誘因はおおむね一定している．少数ながら食事以外の誘因による誘発発作を有する症例もある[8)]．多くの患者は自発的な発作を合併し，ほとんどは焦点発作であるが，非定型欠神発作やミオクロニー発作などの報告もある[6]．

検査

頭部画像検査で脳の器質的病変を認める症例が多いが，特に弁蓋部やシルビウス裂周囲が主で，EE の病態と深くかかわると推測されている[3,9]．発作間欠時脳波では側頭部にてんかん発射を認める例が多いが[1,2]，その他の部位からの発射や広汎性発射もまれでない．焦点発作の発作時脳波は側頭部または前頭部起始が多い[1-3,8]．てんかん性スパズムの発作時脳波では，全般性の高振幅徐波が記録される[6]．

治療・予後

EE は一般に薬剤抵抗性である[1-3]が，カルバマゼピン，バルプロ酸，クロバザム，ビガバトリン(国内未承認)，メキシレチン塩酸塩が有効であったとする報告もある．

外科的治療の有効性は確立されていないが，少数例では切除手術が有効であった[7,10]．近年，迷走神経刺激療法が著効を示した例もあり[8]，EE の治療選択肢として今後期待される．

鑑別診断

発作が食事の時間に起こる傾向がある症例で，食事以外の誘因，例えば覚醒・睡眠リズム，食事中に一緒に行う習慣などを注意深く観察することで EE の可能性を考える．EE を疑えば，ビデオ脳波モニタリング下で食事をさせて発作を誘発することで診断が可能である．

文献

1）Nagaraja D, et al: Eating epilepsy. Clin Neurol Neurosurg 86: 95-99, 1984
2）Kokes U, et al: Eating epilepsy is associated with initial precipitating events and therapy resistance. Clin EEG Neurosci 44: 161-166, 2013
3）Patel M, et al: Eating epilepsy: phenotype, MRI, SPECT and video-EEG observations. Epilepsy Res 107: 115-120, 2013
4）Seneviratne U, et al: High prevalence of eating epilepsy in Sri Lanka. Seizure 12: 604-605, 2003
5）Berg AT, et al: Revised terminology and concepts for organization of seizures and epilepsies: Report of the ILAE Commission on Classification and Terminology, 2005-2009. Epilepsia 51: 676-685, 2010
6）井上拓志，他：食事によって誘発されるシリーズ形成性 spasms を認めた小児例．臨床脳波　50：246-250, 2008
7）澤井康子，他：Periodic spasms を呈する食事誘発性発作が認められた 5p-症候群の 1 例．てんかん研究　30：511-516, 2013
8）Cukiert A, et al: Vagus nerve stimulation might have a unique effect in reflex eating seizures. Epilepsia 51: 301-303, 2010
9）Manyam SC, et al: Unilateral opercular lesion and eating induced seizures. Epileptic Disord 12: 309-313, 2010
10）Gujjar AR, et al: Eating Epilepsy in Oman: A case series and report on the efficacy of temporal lobectomy. Sultan Qaboos Univ Med J 13: 156-161, 2013

（井上拓志）

5　湯浴み

疫学

入浴により誘発される反射てんかんである hot water epilepsy(HWE)は地域差があり，インドやトルコで多く，その他の地域ではまれである[1-4]．日本からは比較的多数の報告がある[5]．男女比は 2〜4：1 で，多くは学童期〜20 歳ごろまでに発症する．てんかんの家族歴を有することが多く(20〜40%)，HWE の家族歴を認めることもある．熱性けいれんの既往歴や家族歴を認める例が多いともいわれる．家族性の HWE に関係する遺伝子座として，10 番染色体(10q21.3-22.3)と 4 番染色体(4q24-q28)が 2009 年に報告された[6]．

国際分類の中の位置づけ

HWE は反射てんかんに分類される[7]．

臨床症状

患者の多く(60〜80%)が意識障害を伴う焦点発作を主たる発作型とし，全身けいれんをきたすこともある．発作症状として，呆然とした状態，恐怖，快感，見当外れの発話，視覚または聴覚性の幻覚，複雑な自動症などが知られている．発作の誘因は高温の湯(40〜50℃)が皮膚に接触することであり，頭から湯をかぶる行為は特に発作を誘発しやすい．湯の温度を上げたり頭から湯を浴びたりすることによる発作の自己誘発が10〜30％の症例で認められるが，このうち多くの例で，発作中に快感を覚えるという患者の証言が得られている[1-4]．

患者の16〜38％で誘因のない自発的発作を合併する．これらはHWEの発症前に出現することはまれで，通常はHWEの発症から数年のうちに出現する[1-4]．

検査

通常，頭部画像検査には異常を認めない．

発作間欠時脳波は正常であることが多いが10〜40％でてんかん発射を認め，全般性[2]のことも局在性[1,3,4]のこともある．局在性てんかん発射は側頭部に出現することが多い．発作時脳波の報告は多くないが，側頭部起始の焦点発作を示す複数の報告がある[2,5]．脳波所見や発作症状から，側頭葉がHWEの病態と関与していることが疑われている．

治療・予後

HWEは発作予後・発達予後ともに良好で，典型例では高温の湯や頭から湯を浴びる行為を避けることで良好な発作コントロールが得られる．カルバマゼピンを中心とした各種抗てんかん薬も有効で[1-4]，治療により60％の症例で発作が消失するとされる[2]．入浴の数時間前の抗てんかん薬の頓用も有効である[1,2,4]．

治療の手順としては，まずは誘因を避ける入浴習慣で発作コントロールを試み，効果不十分の患者や自発的発作を合併する患者に対しては抗てんかん薬を投与すべきである．

鑑別診断

- Dravet症候群の高体温誘発発作
- 湯の刺激による迷走神経性失神

文献

1) Bebek N, et al: Hot water epilepsy: clinical and electrophysiological findings based on 21 cases. Epilepsia 42: 1180-1184, 2001
2) Satishchandra P: Geographically specific epilepsy syndromes in India, hot-water epilepsy. Epilepsia 44: 29-32, 2003
3) Yalcin AD, et al: Hot water epilepsy: clinical and electroencephalographic features of 25 cases. Epilepsy Behav 9: 89-94, 2006
4) Meghana A, et al: Hot water epilepsy clinical profile and treatment-a prospective study. Epilepsy Res 102: 160-166, 2012
5) 石黒信久，他：入浴てんかんの1例．小児科臨床 43：145-150，1990
6) Ratnapriya R, et al: Familial autosomal dominant reflex epilepsy triggered by hot water maps to 4q24-q28. Hum Genet 126: 677-683, 2009
7) Berg AT, et al: Revised terminology and concepts for organization of seizures and epilepsies: Report of the ILAE Commission on Classification and Terminology 2005-2009. Epilepsia 51: 676-685, 2010

（井上拓志）

6 驚愕

疫学

びっくりてんかんは，先天性あるいは2歳までに起こった重度脳損傷をもつ症例が典型的であり，大部分は片麻痺と中等度以上の精神遅滞を伴う[1,2]．多くは幼少期に発症するが[1]，ダウン症候群に合併する驚愕てんかんは片麻痺を伴わず，思春期以降に発症しやすい[3]．また，アスパルチルグルコサミン尿症との合併例[4]も報告されている．

国際分類の中の位置づけ

2010年の国際分類では，反射てんかん症候群の1つに含まれる．

臨床症状

音刺激による驚愕発作が最も典型的であるが[1,2]，触覚刺激[1,2]や視覚刺激[5]による驚愕も発作を引き起こすことがある[2]．非対称性の強直発作が最も特徴的である[1,2,6]．ミオクロニー脱力発作や脱力発作を引き起こすこともある[1,2,6]が，その場合はてんかん性を立証するのがしばしば困難である[1,2]．二次性全般化により大発作が引き起こされることもあるが，発作時間は30秒以内であることが多い[1]．刺激が繰り返されると，刺激に慣れて徐々に反応しなくなる[1]．

検査

頭皮上の発作時脳波では，diffuse electrodecremental pattern(DEP)が認められることが多い[7]．深部脳波から，病巣側の補足運動野や背外側前頭前野がてんかん焦点であり，刺激により急速に両側前頭葉内面，頭頂葉へ伝播すると推定されている[1]．頭部MRIでは，中心前回やシルビウス裂周囲の形成異常が認められることが多く[1]，裂脳症を伴うこともある[1]が，明らかな異常が認められない場合もある．

治療・予後

部分てんかんに対する薬物が用いられるが，難治であることが多い[1]．脳梁離断術[8]などの外科治療が行われることもある．

主要な鑑別診断

• 驚愕反応(startle reflex)

音，触覚，視覚などの刺激によりミオクローヌスが生じる防御反応であり，正常人でも生じうる[9]．驚愕反応は，Alzheimer病やWilson病などの変性疾患，多発性硬化症などの脱髄疾患，Creutzfeldt-Jakob病などの感染性疾患，Tay-Sach病などの脂質代謝異常，腫瘍や血管奇形などの局所病変ではしばしば認められる[9]．

• びっくり病(hyperekplexia)

驚愕反応，全身の筋緊張，脳幹反射の病的な亢進によって，刺激によって飛び上がったり，倒れ込んだりする疾患である[2,9]．重症例では夜間に数分間のクローヌスが四肢に起こることもある[2]．多くは常染色体優性遺伝であるが，常染色体劣性遺伝や孤発例もある[2,9]．新生児期に発症し，多くは数年以内に症状が軽減するが，成人になっても症状が改善しない例も報告されている[9]．グリシン作動性神経伝達系の異常が原因と考えられており，*GLRA1*などいくつかの原因遺伝子が同定されている[9]．発作時の脳波変化は認められず[2,9]，クロナゼパムが効果的である[2,9]．

文献

1）Benjamin G, et al: Reflex seizures. In: Jerome E, et al, eds: Epilepsy A Comprehensive Textbook. pp2559-2572, Lippincott Williams & Wilkins, Philadelphia, 2008
2）兼本浩祐：てんかん学ハンドブック第3版. pp214-215, 医学書院, 2012
3）Stafstorm CE, et al: Seizures in persons with Down's syndrome: Cause and prognosis. Ann Neurol 24: 308, 1988
4）Labate A, et al: Startle epilepsy complicating aspartylglucosaminuria. Brain Dev 26: 130-133, 2004
5）Foster FM: Reflex epilepsy, behavioral therapy and conditional reflexes. Charles C Thomas, Springfield, 1977
6）Aguglia U, et al: Startle-induced epileptic seizures. Epilepsia 25: 712-720, 1984
7）Tibussek D, et al: Proven startle-provoked epileptic seizures in childhood: semilogic and electrophysiologic variability. Epilepsia 47: 1050-1058, 2006
8）Gómez NG, et al: Corpus callosotomy in a patient with startle epilepsy. Epileptic Disord 15: 76-79, 2013
9）詫間浩，他：ビックリ病(hyperekplexia)：グリシン受容体チャネロパチー．神経進歩 47：239-246，2003

（加藤悦史）

7　受動運動

疫学

受動運動による固有感覚刺激によって誘発される発作は，本来の意味での反射てんかんと代謝疾患による症候性のものとに大別される[1]．本来の意味での反射てんかんは，眼球運動や書字の際の利き手の運動など，特定の運動が当該部位の局在性のけいれんを引き起こすのが典型的であり[1]，さらに閉眼は光刺激，書字は言語性高次大脳機能刺激と組み合わさって初めて発作が誘発されるという具合に，固有感覚刺激だけが独立して受動運動として入力された状態では発作を誘発しにくい[1]．そのため，固有感覚刺激のみで起こる発作はまれであり[2]，若年者の精神遅滞を伴う例が多い[1]．

一方，症候性の場合は，広範な身体各部位の能動・受動運動で発作が誘発され[1]，非ケトン性高血糖に一過性に認められるものが知られており[2]，中高年者に多い[3]．

国際分類の中の位置づけ

固有感覚刺激によって誘発される本来の意味での反射てんかんは，2010年の国際分類において，反射てんかん症候群の1つに含まれる[2]．

臨床症状

一側性の強直発作が起きることが最も多く，大発作へ発展することもしばしばある[1]．

検査

受動運動による固有感覚刺激によって誘発される本来の意味での反射てんかんの場合，てんかん焦点は補足運動野が示唆されている[2,4]．非ケトン性高血糖で誘発される場合の発作時脳波は，前頭葉，頭頂葉，側頭葉に突発波が認められる例から，異常が認められない例までさまざまである[5]．非ケトン性高血糖では，頭部MRIが正常な場合が多い[6,7]．

治療・予後

30歳以上で精神遅滞のない者が，受動・能動運動によって誘発される発作が急性に出現した場合，非ケトン性高血糖などの代謝疾患を疑って迅速に血液検査を行う必要がある[1,2]．その場合，通常の抗てんかん薬は無効であり[1]，血糖コントロールが重要である[5]．

主要な鑑別診断

- 発作性運動誘発性ジスキネジア

急な運動の開始によって誘発される不随意運動であり，踊るような恰好で転倒したり，上下肢の硬直が数秒～十数秒持続する[1]．小児期～思春期に発症することが多い[1]．男性に多く，常染色体優性遺伝を示すことが多いが，4割は孤発例である[1]．大脳皮質由来ではない可能性が高く，発作時脳波では通常異常は認められない[1]．カルバマゼピンが少量でもきわめて有効である[1]．

- 多発性硬化症の初発症状

特に東洋人では，能動・受動運動により，一側性ないし両側性の疼痛や灼熱感を伴う硬直が1分程度出現することがあり，カルバマゼピンが有効である[1]．

文献

1）兼本浩祐：てんかん学ハンドブック第3版．pp220-250，医学書院，2012
2）Benjamin G, et al: Reflex seizures. In: Jerome E, et al, eds: Epilepsy A Comprehensive Textbook. pp2559-2572, Lippincott Williams & Wilkins, Philadelphia, 2008
3）Sddiqi ZA, et al: Reflex seizure and non-ketotic hyperglycemia: an unresolved issue. Seizure 11: 63-66, 2002
4）Pierelli F, et al: Movement-induced seizures: a case report. Epilepsia 38: 941-944, 1997
5）Tiras R, et al: Forced eye closure-induced reflex seizure and non-ketotic hyperglycemia. Ann Saudi Med 29: 313-315, 2009
6）Ozer F, et al: Reflex epilepsy and non-ketotic hyperglycemia. Epileptic Disord 5: 165-168, 2003
7）Wu YJ, et al: Nonketotic hyperglycemia-related reflex epileptic seizures induced by Mah-Jong playing. Epilepsy Behav 19: 533-535, 2010

（加藤悦史）

8　音楽・特定の音

疫学

音楽てんかんは音楽を聴くことでてんかん発作が誘発されるもので，Critchley[1]が最初に提唱した．本邦ではFujinawaらが初めて報告した[2]．頻度は1,000万人に1人といわれ，非常にまれである[3]．音楽てんかん患者77例についてまとめた報告[4]によると，発症年齢は平均28歳で多くは20歳以降に発症する．女性56%，男性44%でやや女性に多い．音楽てんかんの家族歴や遺伝歴のあった報告は認めない．

国際分類の中の位置付け

音楽てんかんは反射てんかんの分類に入る．音楽てんかんの多くは側頭葉てんかんである．

臨床症状

音楽賦活後数分～15分の潜時の後，発作が起こる．前兆として上腹部不快感やめまい，回転感，déjà-vu感，口部自動症などを伴う複雑部分発作や二次性全般化発作が多い．誘発される音楽の条件は，特定の音楽ジャンル，楽器の種類，音楽の情感的要素，特定の作曲家など，個人によってさまざまである．自ら音楽を演奏したり，想起することで起こることもある．曲への感情・情動的要素の関連も多くの例で示唆されている．

自験例は，19歳頃より洋楽ポップスを聞くと複雑部分発作が起こり，発作時脳波では右側頭部起源の律動性速波，棘徐波複合がみられ，音楽負荷後発作が始まるまでの潜時は約3分間で再現性があった[5]．

検査

音楽で誘発された発作時脳波を記録することが，音楽てんかんの診断を確実にする．発作時脳波で側性が明確な60例のレビューによると，発作焦点は右側頭葉が48%，左側頭葉が32%であった[4]．

発作時 ^{99m}Tc-ECD SPECTで右側の側頭部で血流増加を認めた報告が多い．

治療・予後

難治な例もあるが，年齢とともに慣れの現象が現れ，音楽により発作が誘発される頻度は減少することが多い．条件付けを利用して，音楽を聞かせる時間を長くして音楽に慣れさせることに成功した例もある[6]．

主要な鑑別診断

突然の音刺激で発作が誘発される驚愕てんかんは単純な反射てんかんであるが，音楽てんかんは音楽を聴き始めてから発作が起こるまでに数分間を要し，複雑性反射てんかんに分類される[7]．音楽てんかんにおいて，発作が誘発されるまでに時間を要するのは，聴覚の一次中枢であるHeschl横回のみが働くのではなく，情動反応に関係する眼窩前頭回や辺縁系を含むより高次の連合皮質レベルの神経細胞の統合が関与しているためと考えられている[8]．

文献

1）Critchley M: Musicogenic epilepsy. Brain 60: 13-27, 1937
2）Fujinawa A, et al: A case of musicogenic epilepsy. Folia Psychiatr Jpn 3: 463-472, 1977
3）Critchley M, et al: Music and the Brain: studies in the neurology of music. Heinemann, London, 1977
4）Pittau F, et al: Videopolygraphic and functional MRI study of musicogenic epilepsy: a case report and literature review. Epilepsy Behav 13: 685-692, 2008
5）中野美佐，他：洋楽ポップスで誘発される音楽てんかんの一例．臨床神経 38：1067-1069，1998
6）Forster FM, et al: Modification of musicogenic epilepsy by extinction techniques. Trans Am Neurol Assoc 90: 179, 1965
7）Vizioli R: Musicogenic epilepsy. Int J Neurosci 47: 159-164, 1989
8）Kaplan PW: Musicogenic epilepsy and epileptic music: a seizure's song. Epilepsy Behav 4: 463-473, 2003

（中野美佐）

9　言語性高次大脳機能刺激

てんかん発作が，音楽，ゲーム，描画，空間作業，計算，書字，読書，会話，談話聴取，意思決定，思考，緊張などの高次脳機能と関連して誘発されることは，古くから知られてきた[1]．そのうち，“読み”，“書き”，“話す”，“聞く”などの言語が関与するものに，読書てんかん，書字てんかん，言語誘発てんかん，談話聴取てんかんがあるが，報告の多い原発性読書てんかん（次項）ですらいまだに概念自体が混乱している[1,2]．

筆者らは，480名のてんかん患者（連続症例：男女比1.1，検査時年齢10～66歳）を対象に，黙読，音読，会話，暗算，筆算，書字，構成行為による神経心理学的脳波賦活（neuropsychological EEG activation；NPA）を行ってきた[3]．ここではNPAでてんかん性脳波異常が誘発された38例（7.9%）のうち，読書（2例）を除く言語活動で誘発された26例（検査時年齢27.4±9.2歳）の特徴をまとめる[3]．

疫学

26例(5.4%)のうち，反射てんかん(臨床発作の80%以上が特定の言語活動で誘発)と診断されたのは4例(0.83%：筆者らの分類[4])で，言語性行為プログラムてんかん3例，言語性思考てんかん1例)であった．26例の男女比は0.63(女性優位)，平均発症年齢は16.3±4.1歳(8〜28歳：80%は10歳代)，てんかんの家族歴は8例(31%：同胞例2組を含む)でみられた．

国際分類の中の位置づけ

全例が特発全般てんかんで，内訳は若年ミオクロニーてんかんが17例，覚醒時大発作てんかんが4例，若年欠神てんかんと小児欠神てんかんが各1例，特定不能が3例であった．

臨床症状

全例が全般発作で，ミオクロニー発作が24例，強直間代発作が16例，欠神発作が13例で認められた(重複を含む)．

検査

脳波検査で全般性(多)棘徐波複合や中心部優位の両側性棘徐波複合を認め，しばしば棘波に同期して上肢ミオクロニー発作を認めた．言語性行為プログラミングてんかん3例での詳細な分析から，書字行為の直前約700±125 msecに棘波が出現した．MRIは大半が正常であった．

治療・予後

半数はバルプロ酸単剤でコントロール可能であったが，他はフェニトインやクロナゼパムとの併用が必要であった．寛解に至らず薬物療法が長年必要な例もあった．

主要な鑑別診断

ミオクロニー発作は，非てんかん性の病態(転換ヒステリー，書痙，振戦など)や運動性(手の強直，挙上)，感覚性(しびれ，知覚喪失，痛み)の単純部分発作と誤診されることがある．高次大脳機能活動で誘発されるてんかんの分類は混乱しており，筆者は，この一群の病態を2次元の軸(言語vs構成行為，思考vs行為プログラミング)を基にした連続体モデルで分類することを推奨している[3, 4]．NPAの結果から，上記26例中20例が言語と構成行為の両方の行為プログラミング，5例が言語性行為プログラミング(書字てんかん)，1例が言語性思考にそれぞれ感受性があると結論した．

今後は，脳機能画像を用いて各言語活動に対応する脳機能システム[1, 2]の視点からこの一群の病態解明が望まれる．

文献

1）松岡洋夫：認知誘発発作．鈴木二郎，他(編)：臨床精神医学講座　第24巻　てんかん．pp375-381，中山書店，1998
2）Wolf P, et al: Reflex epilepsies. In: Stefan H, et al, eds: Handbook of Clinical Neurology, Vol 107 (3rd series), Epilepsy, Part 1. pp257-276, Elsevier, Amsterdam, 2012
3）Matsuoka H, et al: Neuropsychological EEG activation in patients with epilepsy. Brain 123: 318-330, 2000
4）Matsuoka H: Behavioral precipitants of seizures. In: Schachter SC, et al, eds: Behavioral Aspects of Epilepsy: Principles & Practice. pp131-137, Demos, New York, 2008

(松岡洋夫)

10　原発性読書てんかん

疫学

原発性読書てんかんは，1956年にBickfordらが初めて報告した読書によって発作が誘発されるまれな疾患である[1]．しかし，てんかん発作と気づかれずに未診断の患者もいると思われる．遺伝素因が強く，Wolfによると75例中34例(45%)にてんかんの家族歴を認め，詳細な情報が得られた20例中11例が読書てんかんであった[2]．発症年齢は，12〜25歳(平均17.7歳)，男性に多く男女比は1.8であった．

国際分類の中の位置づけ

原発性読書てんかんは，1989年の国際てんかんおよび，てんかん症候群分類では，特発性局在関連性てんかんに分類された．しかし，2010年の分類では，発症年齢によって分類されるてんかん症候群の中に，反射てんかんとして一括されている．

臨床症状

発作は，読書によって誘発される．一定量の読書後に，意識は保たれたまま読書に関連する筋群（舌，顎，咽頭，口唇など）の運動発作や感覚発作が起こる．自覚的には，硬直，しびれ，張った感じなどと表現され，他覚的には，ミオクローヌスや硬直としてとらえられる．そのまま読書を続けていると全般性強直間代発作に移行する．無意味な文字，外国語，速記などでも発作が誘発された報告があり，内容を理解する必要はない．音読のほうが黙読より発作を誘発しやすく，読むのが難しいほうが発作誘発効果は高い．日本人男児では，英語を読むときのほうが日本語より発作が誘発されやすかったという報告もある[3]．自発発作はまれである．

検査

発作間欠期の脳波は正常であることが多い．

読書による誘発脳波では，77％に突発性活動を単発または短い群発で認める．CTやMRIは通常，異常所見は認められない．発作時SPECTでは両側前頭葉，左側頭部，右上側頭部などの血流増加，PETでは両側側頭葉，左前頭葉に所見の報告がある．棘波をトリガーとしたfMRI検査では，左中前頭回の活動性を認め，読書による活動部位と一致していた[4]．発作時の脳磁図，脳波と連動したfMRIの解析では，左深部の梨状前回および左前中心回に引き続き，視床や右下前頭回の活動性が変化していた[5]．読書てんかんは，読書にかかわる皮質-皮質下の神経ネットワークの過剰興奮がてんかん活動にかかわっている．

予後

バルプロ酸，クロナゼパム，レベチラセタムが有効であり，予後は良好である．しかし，完全寛解は少ない．発作を防ぐために読書を避けることは，日常生活に支障となる．

鑑別診断

- 若年性ミオクロニーてんかん
- 口周囲反射ミオクローヌス
- 行為誘発発作：計算，描画など特定の高次精神活動によって誘発される発作

文献

1）Bickford RG, et al: Reading epilepsy: clinical and electroencephalographic studies of a new syndrome. Trans Am Neurol Ass 81: 100-102, 1956
2）Wolf P: Reading epilepsy. In: Roger J, et al, eds: Epileptic syndromes in infancy, childhood, and adolescence. 2nd ed. pp281-298, London, 1992
3）Miyamoto A, et al: Ictal HMPAO-single photon emission computed tomography findings in reading epilepsy in a Japanese boy. Epilepsia 36: 1161-1163, 1995
4）Wolf P, et al: Complex reflex epilepsies: reading epilepsy and praxis induction. In: Roger J, et al, eds: Epileptic syndromes in infancy, childhood, and adolescence. 4th ed. pp347-358, Montrouge, 2005
5）Vaudano AE, at al: Networks involved in seizure initiation. A reading epilepsy case studied with EEG-fMRI and MEG. Neurology 79: 249-253, 2012

（宮本晶恵）

F その他のてんかん症候群

1 遊走性焦点発作を伴う乳児てんかん

疫学

遊走性焦点発作を伴う乳児てんかん(migrating partial seizures in infancy；MPSI)は，診断基準が明確でないため頻度や男女比は明らかになっていない．発症年齢は生後6か月以内であるが，生後1～2か月で発症するものが多い．孤発例がほとんどであるが，家系内発症も報告されている．

国際分類の中の位置づけ

2010年の国際分類で，臨床・脳波症候群のうち乳児期に発症するものに含まれている．従来の国際分類には含まれておらず，今回の改訂で初めて明記された．

臨床症状

1回の発作の間に発作波焦点が起始側から反対側へ移動する焦点発作が診断に重要である[1]．ただし，乳児期の焦点発作では発作波焦点の移動はまれでないため，それのみを根拠にMPSIと診断してはならない．確立された診断基準はないが，**表11-7**に診断の目安を示す．発作症状としては，眼球偏位，頭部回旋，眼瞼・顔面のけいれん，無呼吸やチアノーゼなどの自律神経症状，口部自動症から一側上下肢のけいれんなど多彩で，発作波焦点の移動に伴って変化する．スパズムやミオクロニー発作は原則として認めない．発症後は発作頻度が急激に増加し，ほぼ持続的に発作を認めることが多い．

表11-7　遊走性焦点発作を伴う乳児てんかんの診断の目安

- 生後6か月以内に発症
- 発症前の発達は正常
- 部分発作で始まり多焦点を巻き込んでほぼ持続的に出現する発作
- 抗てんかん薬に対する著しい抵抗性
- 明らかな基礎疾患を認めない
- 重度の精神運動発達遅滞を残す

検査

発作間欠期の脳波にはさまざまな異常を認め，MPSIに特異的な所見は知られていない．発症後早期にはてんかん性突発波はまれで，背景活動の徐波化を認める．その後，多焦点性の突発波を認めるようになる．発作時脳波が診断に必須であり，1回の発作の間に発作波焦点が一側から反対側へ移動することを確認する必要がある．1つの発作が終わる前に他の部位から次の発作が始まり，発作が立て続けに起きるのが特徴的である．発作波焦点は，徐々に移動することも突然移動することもある．発作波焦点の移動に伴って発作症状も焦点部位に対応する症状に変化する．

発症後早期には頭部MRIなどの神経画像には異常は認めないが，その後脳萎縮を認めることが多い．生化学検査や代謝スクリーニングには異常を認めない．近年，*KCNT1*[2]，*SCN1A*，*SCN2A*，*PLCB1*[3]，*SLC25A22*[4]，*TBC1D24*[5]などの遺伝子変異の報告がある．

治療・予後

著しい治療抵抗性を示し，発作の抑制はきわめて困難である．臭化物，スチリペントール＋クロナゼパム，ケトン食，迷走神経刺激，クロラゼプ酸などの有効性の報告はあるが，その再現性は十分でない．発症前には明らかな発達の遅れは指摘されないが，発症後の発達予後は不良で，重度の精神運動発達を呈し寝たきりになる．死亡することもまれでない．

主な鑑別診断

- 早期乳児てんかん性脳症(大田原症候群を含む)
- 早期ミオクロニー脳症

- ピリドキシン依存症，ピリドキシンリン酸依存症
- その他の新生児期および乳児期に発症するてんかん

文献

1）Coppola G: Malignant migrating partial seizures in infancy. Handb Clin Neurol 111: 605-609, 2013
2）Barcia G, et al: De novo gain-of-function KCNT1 channel mutations cause malignant migrating partial seizures of infancy. Nat Genet 44: 1255-1259, 2012
3）Poduri A, et al: Homozygous PLCB1 deletion associated with malignant migrating partial seizures in infancy. Epilepsia 53: e146-150, 2012
4）Poduri A, et al: SLC25A22 is a novel gene for migrating partial seizures in infancy. Ann Neurol 74: 873-882, 2013
5）Milh M, et al: Novel compound heterozygous mutations in TBC1D24 cause familial malignant migrating partial seizures of infancy. Hum Mutat 34: 869-872, 2013

（奥村彰久）

2　非進行性疾患のミオクロニー脳症

疫学

(1) 頻度，性差

有病率は不明だが，小児の難治てんかんの0.5〜1%という報告がある．男：女＝1：2で女児に多い．

(2) 発症年齢

日齢1〜5歳までで，ピークは12か月．

(3) 家族歴，遺伝性

1/5は家系内にけいれんまたはてんかんがある．特有の遺伝形式，遺伝子はわかっていない．基礎疾患として，染色体異常(特にAngelman症候群が多く，Prader-Willi症候群，Wolf-Hirschorn症候群など)約50%，遺伝子異常(Rett症候群など)，大脳皮質形成異常，代謝異常症(非ケトン性高グリシン血症)があり，1/5は不明である．胎生期・新生児期の低酸素状態が20%という報告もある．

国際分類の中の位置づけ

国際抗てんかん連盟(International League Against Epilepsy；ILAE)の2010年の国際分類案では，脳波・臨床症候群で，2歳未満の乳幼児期発症のてんかんに分類されている．

臨床症状

(1) 発作症状

ほぼ持続する欠神発作，ミオクロニー欠神発作を伴い，ミオクロニー発作重積を数日〜数週間繰り返す．ミオクロニー発作は，眼瞼，顔面，四肢に起こり，多くは非同期性で不規則なミオクローヌス(erratic myoclonus)であり，欠神発作時はより律動的になる．乳児期にはミオクロニー発作が目立たないこともある．周囲に対する反応性の低下，流涎，活動性の低下，協調運動障害を示すこともある．典型的には陰性ミオクロニー発作や脱力発作が併存し，頭部前屈や転倒が起こる．企図振戦や企図ミオクローヌスが起こることもある．

ミオクロニー発作重積で初発する場合もあるが，多くは部分運動発作，ミオクロニー欠神発作，全身性ミオクローヌスで初発し，発熱時には半身間代けいれんや全身性間代けいれんを示すこともあるが，強直発作はみられない．

(2) その他の臨床的特徴

基礎疾患があれば，それぞれの症状を示す．

検査

(1) 脳波

背景波は中心部あるいは頭頂後頭部優位に全般性あるいは局在性に3〜6 Hzの徐波からなる．発作間欠期は多焦点性の棘波，鋭波，徐波が連続する．閉眼により頭頂後頭部の徐波に棘波が重畳することもある．睡眠初期には発作波は増加し，時にESES(electrical status epilepticus during sleep)様になることもあるが，睡眠が深くなると発作波は軽減する．

発作時脳波は種々であり，ミオクロニー発作は全般性あるいは多焦点性の緩徐性(<2 Hz)棘徐波

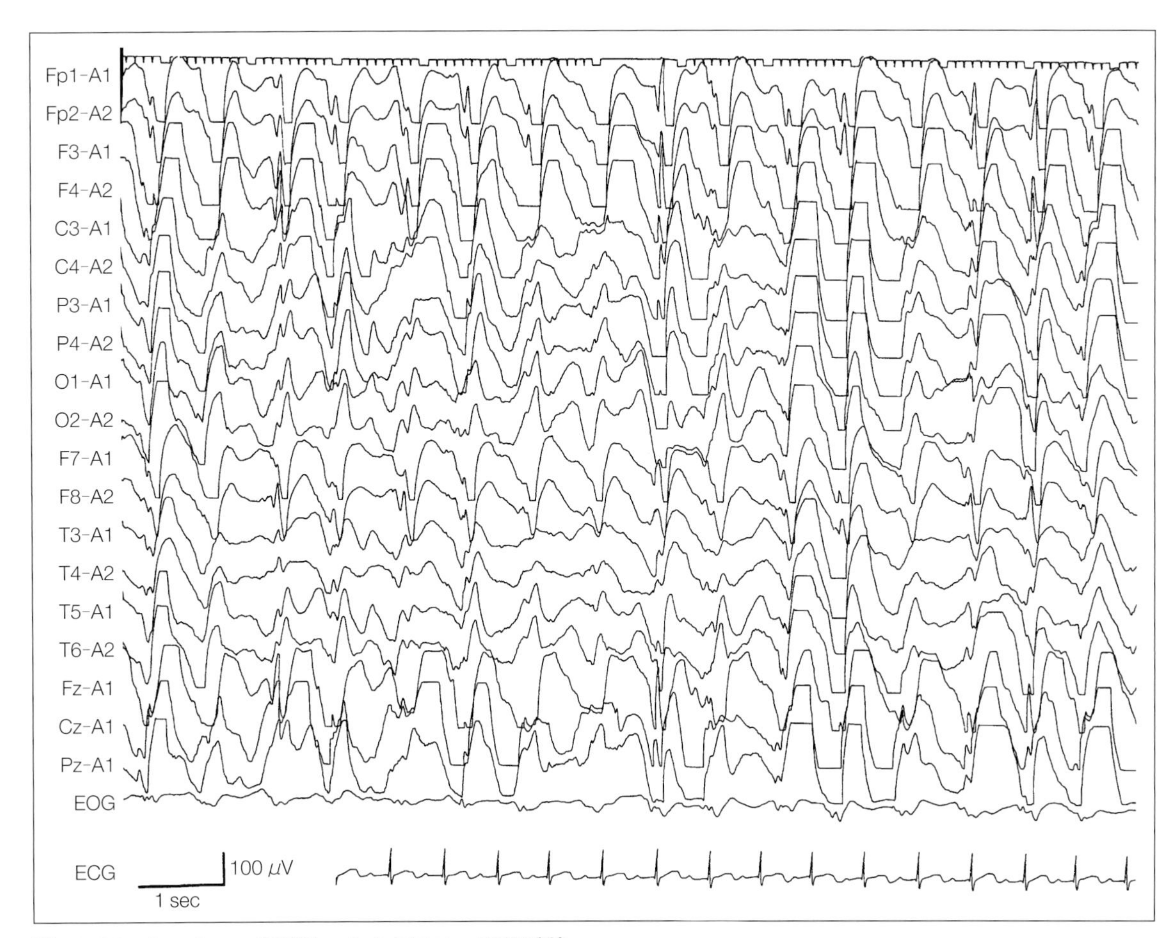

図 11-23 Angelman 症候群 ミオクロニー発作重積

2 歳 9 か月，男児．Angelman 症候群．ボーとして動作停止，持っている物を落とす，膝がカクンとして転倒，体がピクンとしてふらつく．

(図 11-23)，または前頭部優位の律動性の θ 波ないし δ 波を伴うこともあるが，脳波変化と関連しないこともある．

(2) 画像，その他

基礎疾患による．脳形成異常や低酸素性脳症の所見が認められることもある．染色体異常が半数を占めるので，染色体検査(G-バンドだけでなく疑えば FISH 法も)，疑えば Rett 症候群などの遺伝子検査も必要である．

治療・予後

(1) 治療

通常の抗てんかん薬には難治なことが多い．ミオクロニー発作重積にはベンゾジアゼピン系薬剤が有効であるが一時的であることが多い．バルプロ酸＋エトスクシミドあるいはクロバザム，バルプロ酸単剤，ラモトリギン，ピラセタムが有効との報告がある．基礎疾患によっても異なる．

(2) 予後

ミオクロニー発作重積は年齢とともに軽減するが，発達予後は不良で，退行し，重度の知的障害と神経障害を残す．

主要な鑑別診断

乳幼児期発症でミオクロニー発作または erratic myoclonus を示すものが対象となり，早期ミオクロニー脳症，乳児良性ミオクロニーてんかん，遊走性焦点発作を伴う乳児てんかん，Dravet 症候群，進行性ミオクローヌスてんかん症候群(神経セロイドリポフスチン症，Alpers 病など)，過剰驚愕反応(hyperekplexia)などがある．

文献

1）The ILAE Commission on Classification and Terminology. EpilepsyDiagnosis. org. Myoclonic encephalopathy in non-progressive disorders. https://www.epilepsydiagnosis.org/syndrome/menpd-overview.html
2）Elia M: Myoclonic status in nonprogressive encephalopathies: an update. Epilepsia 50 (Suppl 5): 41-44, 2009

(須貝研司)

3　環状 20 番染色体

環状 20 番染色体症候群(ring chromosome 20 epilepsy syndrome；r20S)はまれな染色体異常症の 1 つで，薬物抵抗性のてんかん，さまざまな程度の知的障害，行動異常を認める．一方，多くの染色体異常症と異なり，特徴的な外表奇形に乏しく，染色体検査が遅れる一因となっている．てんかん発作の中核は難治な非けいれん性てんかん重積状態(nonconvulsive status epilepticus；NCSE)で，特徴的な脳波所見を認める．

疫学

1972 年に環状 20 番染色体をもつ患者が報告されて以降，まれではあるが，r20S 症例は徐々に増えてきている．しかし，r20S の正確な有病率や頻度についての報告は今現在ない．文献例と自験例 20 例をあわせた 104 例を対象とした井上による報告[1]では，てんかんの平均発症年齢は 6 歳(0～24 歳)，NCSE の発症平均年齢は 9.5 歳(1～24 歳)であった．少数ながら家族例の報告例[2]もあるが，症例の多くは孤発例である．

臨床症状

(1) てんかん

r20S において，てんかんはほぼ必発であり，薬物抵抗性である．NCSE は，数分～時間単位で持続する動揺性の意識障害や認知機能障害が主徴となる．NCSE に口周囲などのミオクローヌスを伴うこともある．複雑部分発作，強直発作，また幻視や恐怖感などがみられることもある．小児期の発作は短く，夜間に好発し，運動性の要素をもつことが多い[3]．

(2) 知的障害，行動異常

知的には正常あるいは軽度低下であることが多いが，重度の障害がみられることもあり，発症後に知的障害が目立ってくることもある．行動面の問題は軽度の注意力低下から衝動性や攻撃性を示す状態までさまざまである．発作の頻度や抗てんかん薬の多剤内服が影響する可能性もある．NCSE 中の行動異常が心因性の病態と誤認されることもある．

検査

(1) 脳波

発作間欠期には高振幅鋭波や徐波が一側性や両側性に，単発あるいは短い連続で頻回に出現する．発作時には前頭部領域に優位な高振幅徐波律動が連続し，棘波や棘徐波が重畳する(**図 11-24**)．周波数はしばしば変動し，長時間持続する[4]．小児期は脳波異常に乏しいことがあるが，年齢を重ねると脳波異常は明瞭となる．

(2) 染色体検査

染色体検査(G-band)を行う．20 番染色体の多くは正常細胞と環状体をもつ細胞とのモザイクで成り立っており，その比率もさまざまである．r20S が強く疑われるときは 100 細胞まで検査を行うことが望ましい．

治療・予後

運動発作は薬物治療が奏効する場合もあるが，NCSE は一般に難治である．バルプロ酸ナトリウム(VPA)，ラモトリギン(LTG)，トピラマートなどがまず試みられ，VPA と LTG 併用で軽症化した報告もある[5]．認知行動面も考慮し，できるだけ多剤にならないように注意が必要である．

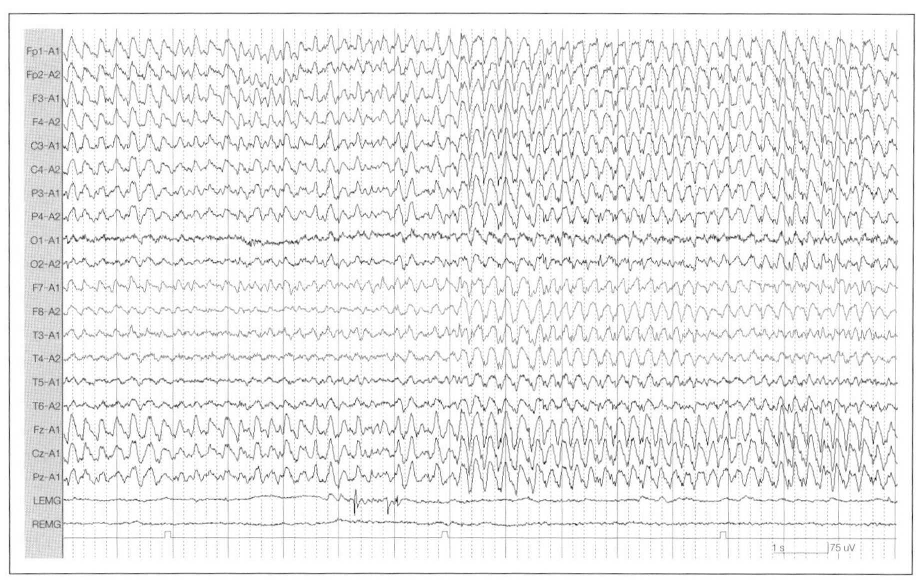

図 11-24 環状 20 番染色体患者の非けいれん性重積状態時の脳波

10 歳頃には発作や脳波はほぼ固定し，その後進行性に増悪することはないが，発作は難治のまま経過する．切除外科治療は無効である．

主要な鑑別診断

小児期の短い運動発作や NCSE を起こしうる病態が鑑別に挙がる[6]．代表的なものとして下記が挙げられる．

- 夜間に多い前頭葉発作
- 徐波成分の多い脳波異常を呈する Lennox-Gastaut 症候群
- NCSE を起こしうる病態(前頭葉てんかん，代謝障害や薬物離脱など)

また NCSE を心因性発作と鑑別することも必要である．

文献

1）井上有史：専門医のための精神科リュミエール 14. pp 89-92，中山書店，2009
2）Back E, et al: Familial ring (20) chromosomal mosaicism. Hum Genet 83: 148-154, 1989
3）Robert RD, et al: Ring chromosome 20. Eur J Med Genet 55: 381-387, 2012
4）池田仁：環状 20 番染色体症候群．Epilepsy 6：107-114，2012
5）Canevini MP, et al: Chromosome 20 ring: a chromosome disorder associated with a particular electroclinical pattern. Epilepsia 39: 942-951, 1998
6）Peter WK, et al: Nonconvlsive status epilepticus. pp11-22, Demos Medical Publishing, New York, 2009

（松平敬史・井上有史）

4 Dravet 症候群（乳児重症ミオクロニーてんかん）

疫学

頻度は 40,000 人に 1 人との報告あり，てんかんの中でも稀少疾患である．性差は男児に多い傾向あり．

発症年齢はほぼ全例が 1 歳未満に発症する．平均発症月齢は 5～8 か月である．

家族歴・遺伝性はてんかんや熱性けいれんの家族歴が，報告により差があるものの 25～70% と多くみられる．ナトリウムチャネル遺伝子 *SCN1A* のヘテロ変異を 70～80% の症例に認め，その 90% 以上が *de novo* 変異である．

国際分類の中の位置づけ

国際てんかん分類 1989 年版では全般てんかんと部分てんかんの両者の特徴を併有する未決定てんかんに，2010 年分類試案では乳児期発症のてんかん性脳症に含まれる．命名は変遷しており[1]，かつては乳児期発症でミオクロニー発作を含む難治な発作を伴うことより“乳児重症ミオクロニーてんかん”とよばれたが，経過や予後が同じでもミオクロニー発作が中核ではない症例も存在することなどより，最近では1978年に最初に本症候群を提唱[2]したDravetの名に因んでDravet(ドラベ)症候群とよぶのが一般的である．

臨床症状

乳児期に有熱性全身けいれんで発症することが多く，入浴や発熱で誘発されやすい焦点性，片側性もしくは全般性の間代性けいれん発作を繰り返し，重積・群発傾向があるのが特徴である．1歳頃より，けいれん発作以外にもミオクロニー発作や非定型欠神発作，複雑部分発作が出現し，この頃より精神運動発達も停滞する．また一部の例では光・図形過敏を呈する．単一の発作型のみで経過することはなく，少なくとも2種類以上の多彩な発作型を経験する．最近，1歳までの経過によるスクリーニングテスト[3]が開発され，早期診断に有用とされている．

発作症状は以下のとおりである．

(1) 全般性もしくは交代性片側けいれん発作

発症初期の発作の多くはこの発作型であり，(強直)間代発作は生涯持続する．片側発作は乳児期に多く，1回の発作中に左右交代性の片側発作を起こすことも本症の特徴の1つである．

(2) ミオクロニー発作

乳児期にはまれであり，1歳以降に出現する．一瞬の動きから転倒するものまでさまざまである．また，ポリグラフ記録により発作間欠期に非てんかん性の分節性ミオクローヌスも確認される．

(3) 非定型欠神発作

ミオクロニー発作と同時期かそれ以降の，さまざまな年齢で現れる．ミオクロニーや短い脱力を伴って段付きで前傾することがある．

(4) 部分発作

焦点性の運動発作から二次性に片側ないしは全般化する場合や，眼球偏位や硬直性肢位，チアノーゼなどの自律神経症状を伴う複雑部分発作となる場合もある．

(5) 意識混濁状態 Obtundation state

不規則なミオクロニーを伴う変動性意識減損状態が長時間持続する発作であるが，比較的まれである．

検査

(1) 脳波

乳児期には正常あるいは非特異的背景脳波活動の徐波化のみであるが，1歳頃より広汎性棘波複合，多焦点性棘波が出現する．

(2) MRI

乳児期は正常だが幼児期以後は非特異的萎縮が多く，海馬硬化を伴うことがある．

(3) 遺伝子検査

SCN1A 遺伝子のヘテロ変異を70〜80%に，微小欠失を数%に認める．*SCN1B*，*SCN2A*，*GABRG2* 変異の報告もまれにある．遺伝子解析は有用であるが，*SCN1A* 遺伝子変異を伴わない症例も20〜30%あるので臨床診断が重要である．

治療・予後

非常に難治で，重積発作を繰り返すため多剤併用が一般的である．日本では従来臭化カリウムを軸としてバルプロ酸(VPA)，クロナゼパム(CZP)，クロバザム(CLB)などを併用していたが，近年では本症の特異的治療薬であるスチリペントールを軸としてVPA+CLBを併用する治療法が普及しつつある．カルバマゼピン(CBZ)，ラモトリギン(LTG)，フェニトイン(PHT)は発作を悪化させる可能性があるため，避けるべき薬剤である．

発作・知的予後ともに不良であるが，けいれん発作自体は学童期以降に軽減する場合が多い．中等度以上の知的障害を伴うことが多く，運動失調や下肢痙性など神経症状を伴う．日本における全国調査では死亡率が約10％との報告[4]があり，突然死や急性脳症による死亡率が高いとされる．

主要な鑑別診断

- 複雑型熱性けいれん
- 全般てんかん熱性けいれんプラス
- 難治性焦点性てんかん
- PCDH19変異を伴うてんかん(女児)
- ミオクロニー失立てんかん，など

文献

1）Dravet C, et al: Epileptic syndromes in infancy, childhood and adolescence, 5 th ed. pp125-156, John Libbey Eurotext, Paris, 2012
2）Dravet C: Les epilepsies graves de l'enfant. Vie Med 8: 543-548, 1978
3）Hattori J, et al: A screening test for the prediction of Dravet syndrome before one year of age. Epilepsia 49: 626-633, 2008
4）Sakauchi M, et al: Mortality in Dravet syndrome: Search for risk factors in Japanese patients. Epilepsia 52(suppl2): 50-54, 2011

(坂内優子)

5 熱性けいれんプラス

熱性けいれんプラス(febrile seizures plus；FS＋)は，小児期の発熱誘発性発作を中核発作とし，熱性けいれん(熱性発作：FS)だけでは説明できない発作(6歳以後も発熱誘発性発作が出現するか，無熱性発作を伴う)を併有する．家系内に2人以上が罹患し無熱性発作を併有する場合はgenetic epilepsy with FS＋(GE-FS＋)となる．

疫学

有病率は明らかではない．平均発症年齢は1歳で発熱誘発性発作である．性差はない．最初の報告は不完全浸透率の優性遺伝を示す大家系で，発熱による発作誘発という共通する特徴を有するが，単純型熱性発作からFS＋，無熱性発作のみの特発性全般あるいは焦点性てんかん，Doose症候群やDravet症候群などてんかん表現型は同一家系内でも多様である．原因として修飾遺伝子，遺伝子発現修飾因子，環境要因が想定されている．その後の報告の多くは小家系で，孤発例も存在する．劣性遺伝の報告もまれにある．優性遺伝家系の20％以下で遺伝子異常が見いだされ，大部分は*SCN1A*異常だが，*SCN1B, SCN2A, GABARG2, GABARD*などの異常の報告もある．

国際分類の中の位置づけ

当初はFS，FS＋，無熱性全身けいれん，欠神，ミオクロニー，脱力などの全般発作が主体であったためにgeneralized epilepsy with febrile seizures plusとして報告されたが，ビデオ脳波同時記録により13％が前頭葉てんかんや側頭葉てんかんを呈することがわかり，略号はGEFSプラスのままでgenetic epilepsy with FS＋に名称変更された．1989年の国際分類には含まれていないが，2006年の分類試案ではspecial epilepsy conditionsのなかにFS＋が含まれ，2010年改訂試案では発症年齢別脳波・臨床症候群の小児期発症に分類されつつも，乳児期から発症することがあると補足されている．

臨床症状

主症状は熱性けいれん(強直間代発作)であり，75％の患者は発熱発作のみである．GE-FS＋では無熱性の強直間代や欠神，ミオクロニー・脱力などの全般発作を伴うが，発作頻度は少ない．前頭葉あるいは側頭葉起始の焦点性発作を伴うこともある．Dravet症候群やDoose症候群を呈する場合には各症候群に相応する発作が出現する．発作型，頻度，重症度，予後などの表現型は家系内でも家系間でも多様である．

検査

脳波はFS＋では通常は異常所見を認めないが，GE-FS＋では全般性棘徐波や前頭部や側頭部の局在性鋭波などを認める．Dravet症候群やDoose症候群を呈する場合には各症候群に相応する脳波所見を呈する．MRIは一般に特異的異常を認めない．

治療・予後

治療不要なことも多い．発熱誘発性発作は熱性けいれんの治療方針に準じ，無熱性発作を反復する場合には抗てんかん薬による治療を考慮する．VPA（バルプロ酸）に加えてTPM（トピラマート），LEV（レベチラセタム），ZNS（ゾニサミド）などが有効とされるが一部難治例もある，治療反応良好例では平均11歳で発作消失し，薬剤治療中止も可能で知的障害や運動障害を一般に伴わない．LTG（ラモトリギン），CBZ（カルバマゼピン）が有効との記載もあるが悪化のリスクも指摘されている．GE-FS＋家系内の側頭葉てんかんでは海馬硬化の有無を問わず側頭葉切除による発作消失の報告がある．Dravet症候群やDoose症候群を呈する場合は治療・予後ともに各症候群に準じる．

主要な鑑別診断

- 熱性けいれん
- 特発性全般てんかん（小児欠神，若年欠神，若年ミオクロニーなど）
- 潜因性焦点性てんかん（前頭葉，側頭葉）
- Doose症候群
- Dravet症候群

文献

1）Scheffer IE, et al: Generalized epilepsy with febrile seizures plus. A genetic disorder with heterogeneous clinical phenotypes. Brain 120: 479-490, 1997
2）Singh R, et al: Generalized epilepsy with febrile seizures plus: a common childhood-onset genetic epilepsy syndrome. Ann Neurol 45: 75-81, 1999
3）Scheffer IE, et al: Dravet syndrome or genetic (generalized) epilepsy with febrile seizures plus? Brain Dev 31: 394-400, 2009
4）Camfield PR, et al：熱性けいれんと遺伝性てんかん 熱性けいれんプラス（GEFS＋）．Bureau M, 他（編），井上有史（監訳）：てんかん症候群，乳幼児・小児・青年期のてんかん学（第5版）．pp182-195，中山書店，2014

（山口解冬・今井克美）

G 急性症候性発作

国際抗てんかん連盟（International League Against Epilepsy；ILAE）の疫学・予後委員会では，「急性症候性発作とは，急性全身性疾患，急性代謝性疾患，急性中毒性疾患，急性中枢神経疾患（感染症，脳卒中，頭部外傷，急性アルコール中毒，急性アルコール離脱など）と時間的に密接に関連して起こる発作である」と定義されている[1]．

疫学・病因

発症率は，年間10万人対29[2]，もしくは35[3]という疫学調査がある．発症年齢は，新生児期・乳児期を除くと高齢者で最も高く，65歳で年間10万人対82，75歳以上で123とされ[3]，U字型の発病率曲線を示すことは，てんかんと同様である．

病因は，脳血管障害（発症7日以内），中枢神経系感染症（活動期），頭部外傷（受傷後7日以内），代謝性（電解質異常，低血糖など），中毒（麻薬，処方薬など），薬剤過剰摂取，環境からの曝露（一酸化炭素など），アルコール（急性アルコール中毒など），離脱（アルコールや薬剤など）と非常に多彩である[4]．

国際分類の中の位置づけ

この一部は，ILAEのてんかんおよびてんかん症候群の分類（1989）では，「4. Special syndromes」の「4.1 Situation-related seizures」に位置づけられる[5]．

臨床症状

基礎疾患となる急性病態と同時にてんかん発作が1回起こることが多いが，重症度により，けいれん発作が再発したり，けいれん重積状態に至る可能性もある．

検査

急性病態であるため，限られた時間内で，適切かつ迅速な初期対応，病歴聴取，一般身体・神経学的診察を行い，考えうる病態を念頭に置き各種検査を実施する．

病歴はインスリン注射や，抗精神病薬を中心とした薬物内服の有無，アルコール飲酒の有無，頭部外傷歴などを聴取する．一般身体診察は，Trousseau 徴候，Chvostek 徴候をはじめ，脈の不整や心雑音，チアノーゼの有無など循環器系の診察，その他呼吸状態，貧血の有無，発汗もしくは脱水状態などを観察する．神経学的診察は，髄膜刺激症候，乳頭浮腫，脳局所症候の有無，さらに頸部・頭部血管雑音を聴取する．

検査所見とその解釈としては，血液検査で血糖値が低値であれば低血糖症，血清カルシウム・ナトリウム値が低値であれば低カルシウム・ナトリウム血症，血清 Cre 値が高値であれば尿毒症性脳症などを考慮する．頭部 MRI などの画像検査は，頭蓋内病変の診断に有効である．髄膜炎や脳炎が疑われる場合には，脳脊髄液検査を施行する．

治療・予後

原因となる基礎疾患の治療が最優先される．初期対応として，けいれん発作がある場合には外傷予防，誤嚥予防などの処置を行う．その後バイタルサインの確認，静脈確保，気道確保，酸素投与などの必要な救急処置を行う．けいれん発作の再発の可能性が高いと考えられる場合やけいれん重積状態が継続している場合には，抗てんかん薬による治療を開始する．抗てんかん薬の内服が困難な場合には，ホスフェニトイン，フェノバルビタールの静注，抗てんかん薬の内服が可能な場合には，カルバマゼピンまたは oxcarbazepine の投与が推奨される．

基礎疾患に対する治療が適切になされ，病状が消退すれば抗てんかん薬が長期投与となることはまれであり，この点は慢性疾患と定義されるてんかんとは異なる．急性症候性発作がてんかんに移行する率は 0～30% とされ，基礎疾患により異なる[4]．

てんかんとの主な鑑別点

①明確に同定される基礎疾患となる急性病態の存在，②発症後 30 日以内の死亡率が first unprovoked seizure の約 8.9 倍と高率[6]，③急性疾患が再発しなければ基本的には発作の再発がないことが，てんかんとの主な鑑別点である．

文献

1）Guidelines for epidemiologic studies on epilepsy. Commission on Epidemiology and Prognosis, International League Against Epilepsy. Epilepsia 34: 592-596, 1993
2）Loiseau J, et al: Survey of seizure disorders in the French southwest. I. Incidence of epileptic syndromes. Epilepsia 31: 391-396, 1990
3）Annegers J, et al: Incidence of acute symptomatic seizures in Rochester, Minnesota, 1935-1984. Epilepsia 36: 327-333, 1995
4）日本神経学会(監修),「てんかん治療ガイドライン」作成委員会(編集)：てんかん治療ガイドライン 2010. p 135, 医学書院, 2010
5）Proposal for revised classification of epilepsies and epileptic syndromes. Commission on Classification and Terminology of the International League Against Epilepsy. Epilepsia 30: 389-399, 1989
6）Hesdorffer DC, et al: Is a first acute symptomatic seizure epilepsy? Mortality and risk for recurrent seizure. Epilepsia 50: 1102-1108, 2009

（山野光彦・赤松直樹・辻　貞俊）

H 状況依存性機会性けいれん

1 熱性けいれん

疫学

熱性けいれんは，通常は生後3か月～5歳の小児において発熱に伴って起こる発作で，頭蓋内感染症など明らかな発作の原因がみられないものとされる．欧米では人口の2～4% に熱性けいれんがみられるが，日本では8% 前後と頻度が高い．熱性けいれんの家族歴がある場合，発症の危険率は高くなる．

初発の患者において，熱性けいれんが再発するリスクは30～40% である．再発する危険因子には，若年発症(12～18か月以下)，熱性けいれんの家族歴(第一度近親)，発熱が低いこと，発熱から発作までの時間が短いことがある．てんかんに移行する危険因子には複雑型熱性けいれん，発達遅滞，神経学的異常所見，てんかんの家族歴の存在が挙げられる．これらの危険因子がない場合，てんかん発症のリスクは約2% と低い．

国際分類の中の位置づけ

2010年にILAEの分類・用語委員会から報告された分類では，熱性けいれんは「てんかん発作を伴う疾患であるがそれ自体は従来の分類ではてんかん型として診断されないもの」に分類されている．

臨床症状

(1) 単純型と複雑型

複雑型熱性けいれんは，①部分発作の要素，②10分または15分以上持続，③1度の発熱性疾患の間に複数回の発作，の3つの項目のうち1つ以上があるもの，単純型はそれらのいずれにも該当しないものである．熱性けいれんのうち30～40% が複雑型である．単純型でてんかんに移行する患者は約2%，複雑型では4～12% とされる．

(2) 熱性けいれん重積

発作が長時間(通常は30分以上)持続，または反復してその間に意識が回復しない状態をてんかん重積状態とよぶ．ただし発作が10分または5分以上続けば重積として治療を始めることも推奨されている．熱性けいれんでてんかん重積状態に合致する場合，熱性けいれん重積とよばれる．

検査

(1) 腰椎穿刺

髄膜炎，急性脳炎・脳症を鑑別することは重要だが，発熱時の発作がみられた患者のうち細菌性髄膜炎の頻度は1% 未満と低く，意識障害，髄膜刺激症状，神経症状なども考慮して腰椎穿刺の適応を決定する．

(2) 神経画像

通常はCTやMRIは不要である．神経学的異常，精神運動発達遅滞，頭蓋内圧亢進症状などから中枢神経病変が疑われるときに適応がある．熱性けいれん重積では急性期に海馬の高信号がみられることがあり，内側側頭葉てんかんとの関連が議論されている．

(3) 脳波

特に単純型ではルーチンの脳波検査は不要との報告が多い．複雑型熱性けいれんなどで脳波異常とてんかん発症の関連についての報告もある．

治療・予後

多くの患者では特別な治療を必要としない．発作が遷延している場合は薬物治療が必要である．予防法として発熱時ジアゼパム投与があり，日本では発熱の最初と8時間後に坐剤または経口で投与する2回法が広く用いられている．ただし，すべての熱性けいれんの患者に本予防法を行う必要はなく，発作が遷延したり再発の多い患者に適応する．

海馬硬化症をもつ内側側頭葉てんかんの患者の30〜40％に熱性けいれん重積の既往がみられる．一方，熱性けいれん重積を起こした小児のうち内側側頭葉てんかんを発症する患者はまれで，両者の関連には議論がある．

主要な鑑別疾患

- Dravet 症候群
- 全般てんかん熱性けいれんプラス（GEFS＋）
- 二相性発作と遅発性拡散能低下を呈する急性脳症（AESD），けいれん重積型急性脳症，両側前頭葉を障害する乳児急性脳症（AIEF）

（夏目　淳）

I　進行性ミオクローヌスてんかん

1　シアリドーシス

疫学

正確な頻度は不明だが，Gaucher（ゴーシェ）病より頻度は少ない．発症に性差はない．1型は軽症型であり，10歳以降の発症，2型は1型より早期に発症する．常染色体劣性遺伝形式をとり，遺伝子検査では，ライソゾーム酵素の1つであるシアリダーゼ（NEU1）の遺伝子変異を認める．

国際分類の中の位置づけ

シアリドーシス（sialidosis，進行性ミオクローヌスてんかん）は国際抗てんかん連盟のてんかん症候群国際分類（2010年改訂版分類）では，脳波臨床症候群の中で青年期〜成人期に発症するものとして分類される．

臨床症状

シアリダーゼ活性の低下により，非還元末端にシアル酸残基をもつオリゴ糖や糖蛋白質および糖脂質が分解されず細胞内に蓄積して中枢神経系，全身臓器に種々の症状を呈する[1,2]．臨床症状から1型と2型に分類される．1型は軽症型であり，cherry-red spot myoclonus（チェリーレッドスポットミオクローヌス）症候群ともよばれる．10歳以降に，視力低下，ミオクローヌス，てんかん発作（全般発作が多い）が出現するが，知的障害は伴わないことが多い．2型は粗な顔貌や骨異常を伴い，1型より早期に発症し，進行性である．cherry-red spot は両病型で認め，2型では肝脾腫を認める[1]．

検査

末梢血リンパ球や皮膚線維芽細胞のシアリダーゼ活性が低下している．尿検査ではオリゴ糖の増加を認める．網電位図検査は反応の減弱や消失を認める．体性感覚誘発電位（somatosensory evoked potential；SEP）の早期皮質成分の巨大化（giant SEP）の所見を認める．脳波上，背景脳波活動に低振幅速波が増加し，病状の進行とともに徐波化，全般性の棘徐波複合を認める例もある．頭部MRIでは，進行とともに小脳，脳幹，大脳の萎縮を認める例もある．

治療・予後

根治療法はない．各種抗てんかん薬（バルプロ酸ナトリウム，クロナゼパム，レベチラセタム，フェノバルビタールなど），抗ミオクローヌス薬（ピラセタム）による対症薬が中心となる[3]．フェニトインは，小脳症状や Unverricht-Lundborg（ウンフェルリヒト・ルンドボルグ）病の生命予後を悪化させる一方，てんかん発作に対して有用とする報告もあり[4]，さらなる検討が望まれる．

主要な鑑別診断

ミオクローヌスをきたすライソゾーム病が主な鑑別診断となる．以下に主な鑑別点を列挙する．

表 11-8　進行性ミオクローヌスてんかんの主な原因疾患の特徴

	ULD	Lafora 病	DRPLA	NCL	MERRF	シアリドーシス	Gaucher 病
臨床症候							
中年期以降発症	なし	なし	なし	成人型のみあり	時にあり	なし	なし
視覚前兆あるいは単純部分発作(後頭葉由来)	なし	あり	なし	なし	なし	なし	なし
筋症状	なし	なし	なし	なし	あり	なし	なし
眼底異常	なし	なし	なし	あり 網膜色素変性・黄斑変性	あり 時に網膜病変	あり cherry-red spot	なし
肝脾腫	なし	なし	なし	なし	なし	あり	あり
電気生理学的検査							
巨大 SEP	あり	あり	なし	あり	あり	あり	あり
病理学的検査	なし	生検 (皮膚など) Lafora 小体	なし	生検 曲線状体(電顕) 指紋プロフィール(電顕)	生検(筋) 赤色ぼろ線維	なし	生検(骨髄) Gaucher 細胞
その他特異的検査	なし	なし	なし	ライソゾーム酵素の欠損	なし	シアリダーゼ活性低下 尿中オリゴ糖増加	β glucocerebrosidase 活性低下
遺伝子検査(原因遺伝子)	EPM1 (CSTB)	EPM2A EPM2B	ATN1 (DRPLA)	表 11-9 (⇨p409)参照	tRNA Lys	NEU1	GBA

ウンフェルリヒト・ルンドボルグ病(Unverricht-Lundborg disease；ULD)，歯状核赤核淡蒼球ルイ体萎縮症(dentate-rubral-pallido-luysian atrophy；DRPLA)，セロイドリポフスチン症(neuronal ceroid lipofuscinosis；NCL)，赤色ぼろ線維・ミオクローヌスてんかん症候群(myoclonus epilepsy with ragged-red fibers；MERRF)，体性感覚誘発電位(somatosensory evoked potential；SEP)

- Gaucher 病

肝脾腫はあるが，水平性眼球運動障害や眼底異常は通常ない．

- 神経セロイドリポフスチン症

肝脾腫はなく，cherry-red spot や網膜色素変性を有する．

- Niemann-Pick 病 C 型

肝脾腫，垂直性眼球運動障害，カタプレキシーを有する．

- GM1 ガングリオシドーシス

肝脾腫，cherry-red spot(乳児型)，粗な顔貌(乳児型)を有する．

- GM2 ガングリオシドーシス

肝脾腫はないが，cherry-red spot(乳児型)や聴覚過敏(Tay-Sachs 病)を有する．

- その他の進行性ミオクローヌスてんかん

臨床症候および最終的には遺伝子検査で鑑別を行う(**表 11-8**)．

文献

1）Online Mendelian Inheritance in Man (OMIM): NEURAMINIDASE DEFICIENCY (#256550). Johns Hopkins University. Baltimore. 2008 http://omim.org/entry/256550

2）厚生労働省難治疾患克服事業：ライソゾーム病(Fabry 病を含む)に関する調査研究班：ガラクトシアリドーシス http://www.japan-lsd-mhlw.jp/lsd_doctors/galactosialidosis.html

3）人見健文，他：稀少難治てんかん診療マニュアル．進行性ミオクローヌスてんかん．pp 43-46，診断と治療社，2013

4）Miyahara A, et al: Reassessment of phenytoin for treatment of late stage progressive myoclonus epilepsy complicated with status epilepticus. Epilepsy Res 84: 201-209, 2009

(井上岳司・人見健文)

2 Gaucher 病

疫学

Gaucher(ゴーシェ)病は民族間に大きな差があり，本邦における発症頻度は4万〜6万人あたりに1人と推定されている．発症に性差はない[1]．1型は幼少期〜成人期，2型は乳児期，3型は乳児期〜成人期に発症する．常染色体劣性遺伝形式をとる[1]．遺伝子検査では，ライソゾーム酵素の1つであるグルコセレブロシダーゼの(GBA)遺伝子変異を認める．

国際分類の中の位置づけ

Gaucher 病(進行性ミオクローヌスてんかん)は国際抗てんかん連盟のてんかん症候群国際分類(2010年改訂版分類)では，脳波臨床症候群の中で青年期〜成人期に発症するものとして分類される．

臨床症状

GBA 活性の低下により，グルコセレブロシドが体中のマクロファージに蓄積し，肝脾腫，貧血・血小板減少，骨痛・病的骨折など種々の病態を呈する[1,2]．神経症状の有無，重症度により，1型(非神経型)と2型(急性神経型)，3型(亜急性神経型)に分類され，世界的には1型が大部分だが，本邦では神経型が過半数を占める[1]．2型は乳児期に発症し，筋緊張亢進，後弓反張，著明な肝脾腫を認める．経過中，てんかん，不随意運動，発達の退行を急速に認める．3型は，2型よりも進行は緩徐である．異常眼球運動(水平性律動性眼球運動障害)が初発症状として特徴的で[2]，ミオクローヌス，小脳失調，てんかん発作など多彩な症状をきたす．てんかん発作型は，ミオクロニー発作を含む全般発作，部分発作など多岐にわたる．

検査

血液検査では，総酸性ホスファターゼやアンギオテンシン変換酵素の上昇を認める．リンパ球または培養皮膚線維芽細胞の GBA 活性測定では，通常は活性が正常の15% 以下となる．ただし酵素活性と臨床症状の重症度は一致しない[1]．骨髄検査ではゴーシェ細胞を認める．体性感覚誘発電位(somatosensory evoked potential；SEP)の早期皮質成分の巨大化(giant SEP)の所見を認める．脳波上，病状の進行とともに背景脳波活動が徐波化，全般性の棘徐波複合，局在性棘波を認める例など多様である．頭部 MRI では，進行とともに小脳，脳幹，大脳の萎縮を認める例もある．近年，光刺激に対する瞳孔径の変化が神経型の症状，治療効果判定に有用との報告がある[2]．

治療・予後

根治療法はない．保険適用となっている酵素補充療法により，肝脾腫や貧血・血小板減少などの症状は改善する．しかし，酵素製剤は血液-脳関門を通過しないため，中枢神経に対する効果は乏しい[1]．現在，分子シャペロン療法，基質合成抑制療法などにより，中枢神経の予後改善を図る試みがなされている[3]．骨髄移植も保険収載されているが，移植片対宿主病(GVHD)などの合併症などのリスクがあるため実際に行われる症例は限定されている[1]．てんかん発作，ミオクローヌスに対しては，対症療法が中心となる(前項参照)．症状の進行が速い2型は，2歳頃までに死亡することが多いとされるが，近年は上記治療，全身管理の向上により改善されつつある．

鑑別診断

進行性ミオクローヌスてんかんの中でもライソゾーム病が主な鑑別診断となる．

その他進行性ミオクローヌスてんかんについても，臨床症候および最終的には遺伝子検査で鑑別を行う(前項および表 11-8)．

文献

1）厚生労働省難治疾患克服事業：ライソゾーム病(Fabry 病を含む)に関する調査研究班；ゴーシェ病 http://www.japan-lsd-mhlw.jp/lsd_doctors/gaucher.html
2）Narita A, et al: Abnormal pupillary light reflex with chromatic pupillometry in Gaucher disease. Ann Clin Transl Neurol 1: 135-140, 2014
3）Suzuki Y: Chaperone therapy update: Fabry disease, GM1-gangliosidosis and Gaucher disease. Brain Dev 35: 515-523, 2013

（井上岳司・人見健文）

3 赤色ぼろ線維・ミオクローヌスてんかん症候群(MERRF)

疫学

赤色ぼろ線維・ミオクローヌスてんかん症候群(myoclonus epilepsy associated with ragged-red fibers；MERRF)(別名：福原病)は，進行性ミオクローヌスてんかんの原因疾患として本邦では歯状核赤核淡蒼球ルイ体萎縮症に次いで多いとされる．発症年齢は乳幼児期から青年期とさまざまだが，若年発症が比較的多い．明らかに母系遺伝を示す症例があり，それ以外は孤発性か常染色体遺伝である[1]．遺伝子検査では約 80% 以上の症例で tRNA Lys をコードするミトコンドリア遺伝子の点変異(8344A>G，8356T>C，8363G>A)を認める．

国際分類の中の位置づけ

MERRF(進行性ミオクローヌスてんかん)は国際抗てんかん連盟のてんかん症候群国際分類(2010 年改訂版分類)では，脳波臨床症候群の中で青年期～成人期に発症するものとして分類される．

臨床症状

発作症状としては，ミオクロニー発作，全般発作を主とする．その他の臨床的特徴として小脳失調や筋力低下以外に，難聴，視神経萎縮，末梢神経障害，認知症，低身長がある．また比較的まれに合併するものとして，心筋症，眼筋麻痺，色素性網膜症，錐体路徴候，脂肪腫，糖尿病がある[1]．

検査

血液検査ではミトコンドリア病の特徴である乳酸・ピルビン酸の上昇がある．脳波は後頭部優位律動の徐波化，2～5 Hz の全般性の多棘徐波複合・棘徐波複合，光突発反応の出現を認める．局所性のてんかん性放電を認めることもある．てんかん性放電が睡眠中に抑制されるのが特徴である．体性感覚誘発電位(somatosensory evoked potential；SEP)の早期皮質成分の巨大化(giant SEP)の所見を認める．頭部 CT では，大脳，小脳，脳幹の萎縮，大脳基底核の石灰化，脳 MRI では大脳基底核の信号変化(T2 強調画像で淡蒼球に低信号)を認める．筋生検では筋線維の大小不同および異常ミトコンドリアの染色像である赤色ぼろ線維，シトクローム c オキシダーゼ染色で陰性線維，SSV-COX 低下の所見がある[1-3]．

治療・予後

根治療法はない．抗酸化ビタミンと CoQ_{10} やカルニチンなどの共因子を組み合わせて処方する．てんかん発作に対してバルプロ酸を投与するが，細胞におけるカルニチン吸収を阻害するので注意が必要である．ミオクロニー発作に対してはクロナゼパムを投与する．多くの症例で単剤でのコントロールが困難で多剤併用となる．皮質ミオクローヌスに対してはレベチラセタムも用いられる．予後は不良で，数年～数十年単位で症状が進行し植物状態となり死亡することが多い[3]．

主要な鑑別診断

- 進行性ミオクローヌスてんかんを呈する他疾患(他項参照)
- 良性成人型家族性ミオクローヌスてんかん(BAFME)
- Lennox-Gastaut 症候群

上記が挙げられるが，臨床症候および最終的には筋生検や遺伝子検査で鑑別を行う(⇨p404，**表 11-8**)．

文献

1) Shahwan A, et al: Progressive myoclonic epilepsies: a review of genetic and therapeutic aspects. Lancet Neurol 4: 239-248, 2005
2) de Siqueira LF: Progressive myoclonic epilepsies: review of clinical, molecular, and therapeutic aspects. J Neurol 257: 1612-1619, 2010
3) Neubauer BA, et al: Progressive and infantile myoclonic epilepsies. In: Wyllie's Treatment of Epilepsy principles and practice. pp 269-280, LW&W, Philadelphia, 2011

(村井智彦・人見健文)

4 Lafora 病

疫学

Lafora(ラフォラ)病は，南ヨーロッパ，北アフリカ，中東などの地中海沿岸地方には比較的多く，約2万人に1人発症するとされているが，日本ではそれよりもまれである．男女差はない．発症年齢は10歳代前半が多いとされている．常染色体劣性遺伝を呈し，発症様式は同胞発症が多く，両親の血族結婚は約1/3にみられる．原因遺伝子は，1998年に *EPM2A*(laforin をコード)，2003年には *EPM2B*(別名 NHLRC1，Malin をコード)が同定されたが，なお20%の患者の遺伝子は不明である[1]．

国際分類の中の位置づけ

Lafora 病(進行性ミオクローヌスてんかん)は国際抗てんかん連盟のてんかん症候群国際分類(2010年改訂版分類)では，脳波臨床症候群の中で青年期～成人期に発症するものとして分類される．

臨床症状

進行性ミオクローヌスてんかんに見られる，小脳症状，てんかん発作，認知機能低下(精神発達遅滞)，ミオクローヌスを特徴とする．初発症状はてんかん発作のことが多い．光刺激などで誘発されることが多い後頭葉由来のてんかん発作を特徴とし，発作時に一過性視機能低下や幻視を伴うこともある．ミオクローヌスは，光刺激などで誘発されやすい[2]．認知機能低下(精神発達遅滞)は初期に性格変化をきたし，その後抑うつなどの精神症状を併発しながら進行する．そのため10代後半には日常生活に介助が必要となる．小脳症状は初期には比較的軽度だが，徐々に進行し運動失調や動作時ミオクローヌスをきたす．

検査

脳波では，後頭部優位律動の徐波化，全般性の多棘徐波複合・棘徐波複合や局在性～多巣性(特に後頭葉に目立つ)のてんかん性放電を認め，多くの場合，光過敏性を有する．進行すると，てんかん性放電は増加するが光過敏性は徐々に減少する．体性感覚誘発電位(somatosensory evoked potential；SEP)の早期皮質成分の巨大化(giant SEP)を認める．進行するにつれ非特異的な脳萎縮をきたすとの報告[3]もあるが，通常の MRI 画像では，疾患特異的な所見は報告されていない．近年，MR spectoscopy[4]を用いた検討では，脳萎縮がみられなくとも，N-acetyl aspartate/creatinine 比の低下が前頭葉，後頭葉，小脳，基底核でみられると報告されている．FDG-PET 検査では，小脳に目立つびまん性の糖代謝率の低下を示すが，非特異的な所見である．病理学的検査では，好塩基性，PAS 強陽性の細胞内封入体である Lafora 小体が皮膚，肝臓，骨格筋，心筋，神経細胞で観察されるので，腋窩などの皮膚生検などで診断する．

治療・予後

根治療法はない．てんかん発作に対してバルプロ酸がある程度有効[5]だが，ミオクローヌスとてんかんに対してゾニサミド，レベチラセタム，クロナゼパムなど多剤併用療法で治療することが多い．カルバマゼピンなどミオクローヌスを悪化させる薬剤は避ける．予後は不良で，数年～10年で症状が進行し30歳くらいで死亡することが多い[6]．

主要な鑑別診断

進行性ミオクローヌスてんかんを呈する他疾患

(他項参照)，Lennox-Gastaut 症候群，亜急性硬化性全脳炎(SSPE)が挙げられる[6]が，臨床症候および最終的には生検と遺伝子検査で鑑別する(⇨p404，**表 11-8** 参照)．

文献

1）Singh S, et al: Lafora progressive myoclonus epilepsy: A meta-analysis of reported mutations in the first decade following the discovery of the *EPM2A* and *NHLRC1* genes. Hum Mutat 30: 715-723, 2009
2）Kumada S, et al: Fixation-sensitive myoclonus in Lafora disease. Neurology 66: 1574-1576, 2006
3）Zupanc ML, et al: Progressive myoclonic epilepsy. The Cerebellum 3: 156-171, 2004
4）Villanueva V, et al: MRI Volumetry and Proton MR Spectroscopy of the Brain in Lafora Disease. Epilepsia 47: 788-792, 2006
5）Shahwan A, et al: Progressive myoclonic epilepsies: a review of genetic and therapeutic aspects. Lancet Neurol 4: 239-248, 2005
6）Neubauer BA, et al: Progressive and infantile myoclonic epilepsies. In Wyllie's Treatment of Epilepsy principles and practice. pp269-280, LW&W, Philadelphia, 2011

(太田真紀子・人見健文)

5 セロイドリポフスチン症

疫学

セロイドリポフスチン症(neuronal ceroid lipofuscinosis；NCL)の疾患頻度は欧米では NCL 全体として約 1 万人あたり 1 人とされる．性差は明らかではない．従来，発症年齢により 5 つのタイプ(乳児型：6 か月～2 歳，遅発乳児型：2～4 歳，若年型：5～8 歳頃，成人型：10 歳以上，非定型型)に分類されていた．常染色体劣性遺伝を示すが，CLN4B のみ常染色体優性遺伝を呈する．近年，順次原因遺伝子が同定されたため遺伝学的分類も用いられてきている(**表 11-9**)[1,2]．報告されている変異の大部分は CLN1(乳児型)，CLN2(遅発乳児型)，CLN3(若年型)であるが，多様な臨床病理や地域人種分布を示す．

国際分類の中の位置づけ

PME(進行性ミオクローヌスてんかん)は国際抗てんかん連盟のてんかん症候群国際分類(2010 年改訂版分類)では，脳波臨床症候群の中で青年期～成人期に発症するものとして分類されるが，実際には NCL は幼児期に発症する型もある．

臨床症状

NCL はライソゾーム蓄積病の 1 つで，ライソゾーム内に自家蛍光を示すリポフスチン顆粒の蓄積を認める．進行性の難治性てんかん発作，ミオクローヌス，視力障害，小脳失調，精神発達退行などを認める．臨床的にも遺伝学的にも多様な症候群である．近年，他の遺伝性疾患でみられる遺伝子異常と共通の遺伝子異常を有する病型(オーバーラップ疾患)も報告されている(**表 11-9**)．

検査

ライソゾーム酵素の欠損(CLN1 は PPT1 活性低下，CNL2 は TPP1 活性低下)を認める．脳波では背景活動の徐波化と全般性突発波を認めることが多い．頭部 MRI では大脳・小脳のびまん性萎縮を認める．皮膚もしくは直腸粘膜生検にて，電子顕微鏡での curvilinear body などの封入体を認める．その他にライソゾーム膜蛋白の障害，アポトーシスやミトコンドリアのターンオーバー異常，後期エンドソーム膜の形態形式と膜輸送に関与する BMP(bis monoacylglycerol phosphate)の合成の異常(CLN3)など，多くの細胞機能に関与するとされるが，それらの病態に関しては不明な点も多い．

治療・予後

根治治療はない．てんかん発作やミオクローヌスに対する対症療法(バルプロ酸，クロナゼパム，ラモトリギン，レベチラセタムなど)が中心となるが，予後不良である．

主要な鑑別診断

進行性ミオクローヌスてんかんの中でもライソゾーム病が主な鑑別診断となる(本章 E. 1 シアリドーシス，2 Gaucher 病参照)．その他の進行性ミオクローヌスてんかんについても，臨床症候お

表 11-9　セロイドリポフスチン症の分類と原因遺伝子

疾患	OMIM (phenotype)	他の病名	原因遺伝子/蛋白	遺伝子座位	臨床像	オーバーラップ疾患
CLN1	256730	Haltia-Santavuori 病	*CLN1/PPT1*	1p32	幼児型	
CLN2	204500	Jansky-Bielschowsky 病	*CLN2/TPP1*	11p15	遅発幼児型 (curvilinear bodies)	SCAR7
CLN3	204200	Batten 病	*CLN3*	16p12	小児型 (fingerprint profiles)	
CLN4B	162350	Kufs 病	*DNAJC5*	20q13.33	成人型	
CLN5	256731		*CLN5*	13q22	フィンランド異型 遅発幼児型	
CLN6	601780		*CLN6*	15q21	ポルトガル異型 遅発幼児型	
CLN7	610951		*CLN7/MFSD8*	4q28	トルコ異型 遅発幼児型	
CLN8	600143	northern epilepsy syndrome	*CLN8*	8p23	異型遅発幼児型	
CLN10	610127		*CLN10/CTSD*	11p15	congenital	
CLN11	614706		*GRN*	17q21	未分類	FTLD-GRN
CLN12	606693		*ATP13A2*	1p36	未分類	PARK9, Kufor-Rakeb 症候群
CLN13	615362		*CTSF*	11q13	成人型	
CLN14	611726		*KCTD7*	7q11.2	未分類	EPM3

※CLN9 は原因遺伝子はまだ同定されていない.

よび最終的には病理学的検査や遺伝子検査で鑑別を行う(⇨p404, 表 11-8 参照).

文献

1) Bennett MJ, et al: The neuronal ceroid-lipofuscinoses. Dev Disabil Res Rev 17: 254-259, 2013
2) Mink JW, et al: Classification and natural history of the neuronal ceroid lipofuscinoses. J Child Neurol 28: 1101-1105, 2013

(小林勝哉・人見健文)

6 Unverricht-Lundborg 病

疫学

Unverricht-Lundborg(ウンフェルリヒト・ルンドボルグ)病(Unverricht-Lundborg disease；ULD)は ULD もしくは epilepsy progressive myoclonus type I(EPM1A) とよばれる(OMIM：254800). バルト海沿岸や地中海沿岸など欧州からの報告が多いが, 近年本邦も含めて世界中からの報告もみられる[1]. 本邦での頻度は低いが, フィンランドでは人口 2 万人当たり 1 人程度と比較的高い. 性差は明らかではない. 発症年齢は 6〜16 歳頃である. 常染色体劣性遺伝形式をとる. 遺伝子検査では, 21 番染色体長腕に存在する CystatinB(CSTB) 遺伝子の変異(CCCC-GCCCCGCG の 12 塩基配列：ドデカマーリピート)を認める[2].

国際分類の中の位置づけ

ULD(進行性ミオクローヌスてんかん)は国際抗てんかん連盟のてんかん症候群国際分類(2010

年改訂版分類)では，脳波臨床症候群の中で青年期〜成人期に発症するものとして分類される．

臨床症状

ミオクローヌス，てんかん発作で発症する．てんかん発作型は主に全般強直間代発作で，欠神発作なども起こりうる．ミオクローヌスは顔面および四肢にみられ，主に動作時に増強し，感覚刺激で誘発されることも多い．発症後に小脳失調症状，認知機能障害が出現するが，いずれの症状も進行は比較的緩徐である．興奮や抑うつなどの精神症状も時にみられる．

検査

脳波では基礎律動の徐波化，全般性てんかん性放電，光突発反応を認める．大脳皮質過興奮性・刺激反射性を反映して，皮質反射性ミオクローヌスの特徴である体性感覚誘発電位(somatosensory evoked potential；SEP)の早期皮質成分の巨大化(巨大SEP)，C反射，jerk-locked averaging法でミオクローヌスに先行する陽性棘波を認める．神経病理学的検討では，非特異的な大脳神経細胞変性と小脳プルキンエ細胞脱落がびまん性にみられる．

治療・予後

てんかん発作の治療として抗てんかん薬，ミオクローヌスの治療として抗ミオクローヌス薬が用いられる．抗てんかん薬としてはバルプロ酸やフェノバルビタールが用いられる．フェニトインは以前使用されていたが，小脳失調もさらに増悪させるため，大発作時あるいは重積時など緊急時を除いて漫然とした使用は控える．抗ミオクローヌス薬としては，クロナゼパム，ピラセタム，レベチラセタムなどが用いられる．

症状は学童期には進行がみられるが，青年期から中年期以降は症状の進行が緩徐もしくは停止する傾向が，あるいは亜群がある[3]．従来予後不良とされてきたが，近年，進行期の対症療法の充実，介護サービスなどの改善に伴い，健常者に近い寿命の例もみられる．

主要な鑑別診断

- 進行性ミオクローヌスてんかんを呈する他疾患(主にDRPLA，Lafora病，MERRFなど，他項参照)
- 若年ミオクロニーてんかん
- 良性成人型家族性ミオクローヌスてんかん

上記が挙げられるが，臨床症候および最終的には遺伝子検査で鑑別を行う(⇨p404，**表11-8**参照)．

文献

1) 近藤孝之，他：振戦様ミオクローヌスと稀発大発作とをみとめたUnverricht-Lundborg病の成人例．臨床神経 49：43-47，2009
2) Lalioti MD, et al: Dodecamer repeat expansion in cystatin B gene in progressive myoclonus epilepsy. Nature 386: 847-851, 1997
3) Magaudda A, et al: Unverricht-Lundborg disease, a condition with self-limited progression: long-term follow-up of 20 patients. Epilepsia 47: 860-866, 2006

(小林勝哉・人見健文)

7 歯状核赤核淡蒼球ルイ体萎縮症(DRPLA)

疫学

歯状核赤核淡蒼球ルイ体萎縮症(dentate-rubro-pallido-luysian atrophy；DRPLA)は日本で多く，本邦での有病率は人口100万人あたり4.8人程度と推測されている[1]．少なくとも明らかに性差があるという報告はない．DRPLAは進行性ミオクローヌスてんかんの病型をとる若年型，小脳性運動失調が前景に立つ遅発成人型，両者の中間に位置する病像を呈する早発成人型に分類される[2]が，ここでは主に20歳以前に発症する若年型について述べる．浸透率の高い常染色体優性遺伝性疾患を呈する．DRPLAは第12染色体にあるATN1(DRPLA)遺伝子のCAGリピート配列の異常伸長により発症するポリグルタミン病である．そのため，CAGリピートが長くなると発症年齢が若年化し，臨床症状もより重篤化するという表現促進現象がみられる[3]．

国際分類の中の位置づけ

DRPLA(進行性ミオクローヌスてんかん)は国際抗てんかん連盟のてんかん症候群国際分類(2010年改訂版分類)では，脳波臨床症候群の中で青年期〜成人期に発症するものとして分類される[4].

臨床症状

若年型は進行性ミオクローヌスてんかんの病型をとり，ミオクローヌス，てんかん，小脳性運動失調，認知機能障害を呈する．またこれらに加えて，舞踏病アテトーゼも時にみられる．

検査

(1) 脳波

若年型では発作間欠期脳波において3〜5 Hzの全般性棘徐波複合，基礎律動の徐波化，光刺激による光突発反応がみられる[5].

(2) 誘発電位

一般に進行性ミオクローヌスてんかん症候群では体性感覚誘発電位(somatosensory evoked potential；SEP)で早期皮質成分の巨大化(giant SEP)を通常認めるが，DRPLAは例外的にgiant SEPを認めない[6].

(3) 脳MRI

小脳および脳幹の萎縮，深部白質や視床，脳幹にT2強調画像で高信号を認めることがある．

治療・予後

根治療法はない．てんかん発作やミオクローヌスに対しては，他の進行性ミオクローヌスてんかんと同様，抗てんかん薬(バルプロ酸，クロナゼパムなど)や抗ミオクローヌス薬(ピラセタムなど)で対応する．DRPLAは進行性の疾患であり，発症から10年後の時点で杖などを用いずに歩行できる患者は約30%である[3].

主要な鑑別疾患

進行性ミオクローヌスてんかんを呈する他疾患(他項参照)が挙げられるが，臨床症候および最終的には遺伝子検査で鑑別を行う(⇨p404，**表11-8**)．

文献

1) Tsuji S, et al: Sporadic ataxias in Japan a population-based epidemiological study. Cerebellum 7: 189-197, 2008
2) 辻省次，他：DRPLA臨床神経学から分子医学まで．pp13-32，医学書院，1997
3) Tsuji S: Dentatorubral-pallidoluysian atrophy. Handb Clin Neurol 103: 587-594, 2012
4) Berg AT, et al: Revised terminology and concepts for organization of seizures and epilepsies: report of the ILAE Commission on Classification and Terminology, 2005-2009. Epilepsia 51: 676-685, 2010
5) 中山智博，他：若年発症歯状核赤核淡蒼球ルイ体萎縮症の脳波所見．臨床脳波39：624-628，1997
6) Kasai K, et al: Differences in evoked potential characteristics between DRPLA patients and patients with progressive myoclonic epilepsy: preliminary findings indicating usefulness for differential diagnosis. Epilepsy Res 37: 3-11, 1999

(十川純平・人見健文)

8 良性成人型家族性ミオクローヌスてんかん(BAFME)

疫学

良性成人型家族性ミオクローヌスてんかん(benign adult familial myoclonus epilepsy；BAFME)の正確な頻度は不明だが，本邦では35,000人に1人程度という推計がある[1]．明らかな性差は認めない．10歳以降，多くは若年成人以降に発症する．皮質振戦が全般発作よりも先行することが多い[2]．浸透の高い常染色体優性遺伝を呈する[1]．また次世代の発症年齢の若年化も近年報告されている[3]．原因遺伝子は不明だが，8番染色体長腕に連鎖がある[4]．なお，欧州から類似の症候をきたす家系が報告されているが，これは2番染色体短腕に連鎖がある[4].

国際分類の中の位置づけ

BAFMEは国際抗てんかん連盟の国際てんかん分類には含まれていないが，特発性全般てんかん[5]あるいは最近の検討からは，軽度進行性の症候性全般てんかん(進行性ミオクローヌスてんかん症候群の一型)の範疇に含まれると考えられている.

臨床症状

数年に1回程度の稀発てんかん発作を有し，全般強直間代発作を呈することが多い．加えて皮質振戦とよばれる振戦様の微細なミオクローヌスを主に手指に認める[6]．明らかな認知機能低下や小脳失調などの他の神経症候は認めない.

検査

脳波上は全般性突発波，光過敏性を特徴とする．また皮質反射性ミオクローヌスの特徴である体性感覚誘発電位(somatosensory evoked potential；SEP)の早期皮質成分の巨大化(巨大SEP)，C反射，jerk-locked averaging法でミオクローヌスに先行する陽性棘波を認める[6]．形態画像，機能画像ともに明らかな異常を認めないことが多い.

治療・予後

治療としてはバルプロ酸，クロナゼパム，レベチラセタムがてんかん発作および皮質振戦の両者に有用である．本態性振戦に用いられるβ遮断薬は無効なことが多い．ただし，ガバペンチン，カルバマゼピンによる症状悪化が報告されており注意が必要である．生命予後は特に問題なく，てんかん発作のコントロールも良好である．皮質振戦もある程度薬剤コントロール可能だが，高齢になると症状が悪化するという報告もある[2].

主要な鑑別診断

同様にミオクローヌス，てんかん発作をきたす進行性ミオクローヌスてんかんを呈する各種疾患が鑑別疾患に挙げられるが，顕著な症状進行やその他の神経症候がない点や遺伝形式から鑑別可能である.

文献

1) Uyama E, et al: Familial adult myoclonic epilepsy (FAME). Adv Neurol 95: 281-288, 2005
2) Hitomi T, et al: Increased cortical hyperexcitability and exaggerated myoclonus with aging in benign adult familial myoclonus epilepsy. Mov Disord 26: 1509-1514, 2011
3) Hitomi T, et al: Clinical anticipation in Japanese families of benign adult familial myoclonus epilepsy. Epilepsia 53: e33-e36, 2012
4) Striano P, et al: Familial benign nonprogressive myoclonic epilepsies. Epilepsia 50 S5: 37-40, 2009
5) Panayiotopoulos CP: Syndromes of idiopathic generalized epilepsies not recognized by the International League Against Epilepsy. Epilepsia 46 S9: 57-66, 2005
6) Ikeda A, et al: Cortical tremor: a variant of cortical reflex myoclonus. Neurology 40: 1561-1565, 1990

(人見健文・池田昭夫)

J　てんかん類似症候群

心因性非てんかん性発作

疫学

心因性非てんかん性発作(psychogenic nonepileptic seizure；PNES)は「突発的に生じるてんかん発作に類似する種々の精神および身体症状であるが，身体的生理学的発症機序を持たないもの」と定義される．PNESは非てんかん例に生じる場合と，真のてんかん例に両者が合併する場合とがある．PNESは一般診療の場でしばしば遭遇する病態であり，てんかんを疑われて受診した患者のうち，PNESであった例は3〜20%と報告されている[1,2]．てんかんにPNESが合併する割合は5〜20%といわれる一方，てんかん外科手術例やてんかんセンター入院例などの難治てんかんでは，10〜35% に上ると報告がある[3]．てんかん合併の有無にかかわらず，PNES の発症リスクは女性，軽度知的障害または境界知能例，15〜35 歳の若年層に高い[1-3]．てんかんと PNES の合併例では知的障害を伴う例が伴わない例の 2 倍であったとの報告もある[2]．てんかんや知的障害の原因となる脳器質的障害や抗てんかん薬による認知機能障害も関与する場合がある．また，てんかん罹病期間が長期にわたる例に多いとの報告[1]もあり，真のてんかん発作が抑制されてから PNES のみが前景に現れることもある．この要因として，てんかんの罹病期間が長くなるにつれ，疾病利得や依存的傾向が形成され，保護的な環境に慣れて発作がない状態での生活に適応できなくなるなどの問題が生まれ，PNES の出現を助長すると考えられる．

臨床症状

PNES の症状は多彩であり，真のてんかん発作との鑑別はしばしば困難である．以下によく見られる特徴[4,5]を列記する．通常持続時間は長く，時間や周囲の状況とともに症状が変動することが多い．発作は緩徐に開始し，ゆっくりと進展し，徐々に消退する．運動症状としてみられるものは，頭部の左右への横振りや，全身の突っ張りや身体を弓なりにそらす後弓反張などの強直様症状，または規則的に反復する手や足の屈伸による間代けいれん様の動き，あるいは身もだえや腰ふりといった不規則な運動がある．ぼんやりして呼びかけに返答しない，刺激に反応しない，など複雑部分発作に類似した症状を呈することもある．閉眼していることが多く，開眼させようとすると抵抗する．対光反射は保たれている．発作中にすすり泣く，わめくなどの発声があったり，発作出現に先行して閉眼・動作停止を伴う疑似睡眠状態が出現する場合もある．睡眠中には起こらないが，眠っている間に起こると患者から訴えることはある．発作時の受傷や失禁の有無は必ずしも PNES との鑑別の手がかりにはならない．PNES で咬舌も起こりうるが，てんかん発作では舌側面を咬むのに対し，舌尖を咬むことが多い．PNES と診断するには，1 つひとつの症状にとらわれず，複数回にわたる観察，縦断的経過観察，ビデオ脳波同時記録および治療への反応性などから総合的に判断する必要がある．発作が起こる状況が，口論などの特別な情動的負荷が明らかに関係している場合も鑑別の手がかりになりうる．

検査

PNES では発作時脳波所見にて，発作と一致したてんかん性異常放電を認めないことが真のてんかん発作との鑑別点である．そのため確定診断にはビデオ脳波同時記録による発作時脳波所見を得ることが必要である．発作時には体動，瞬目，眼球運動，発汗などにより脳波の基線が揺れたり，筋電図が混入することがしばしばあるが，こうしたアーチファクトが徐波や棘波と混同されやすいので注意を要する．また，時に徐波や棘波に類似した活動が運動などに伴って律動性に連続して出現することがあり，発作放電と誤認しないようにする．非特異的な異常脳波所見を認めることもあるが，この場合は，発作症状に一致して脳波が変化しているか，発作症状と脳波の異常所見部位や形態とに整合性があるかどうかを見極める．一方，発作波が認められないからといって PNES と断定することはできない．一部の前頭葉てんかんや単純部分発作では発作時脳波所見が得られにくいため，臨床症状から判断する必要がある．持続性部分てんかんを含む運動発作や自律神経発作は，長時間にわたって発作が持続しても頭皮上脳波では異常がとらえられない．前頭葉てんかんでは奇妙な発作症状を呈することがあり，しばしば PNES と間違えられる．鑑別点となるのは，①発作症状が常同的である，②突発的に起こり，短時間で終わる，③睡眠中に頻発する，などである．

たとえ発作時脳波検査を施行できなくとも発作のビデオを撮るだけでも有益である．上記に挙げた PNES の特徴が明らかであれば，臨床症状のみでも診断することは可能である．さらに補助的検査として，発作後プロラクチンの上昇による鑑別がある．しかし，前頭葉てんかん，欠神発作（重積を含む），ミオクローヌス，脱力発作では上昇しない場合があり，一方で，ストレス，外科手術，激しい運動，抗精神病薬などプロラクチン上昇を示す偽陽性があるため，結果の解釈には注意を要する．

診断に際し，患者の心理的要因を検討し，PNESを呈する背景をとらえることも重要である．心理的な機制として，元来の性格傾向(依存的，自己中心的，被暗示性の亢進など)や生育歴に何らかの葛藤状況とそれに伴う不安の関与が発作の発現につながる．さらに発作による疾病への逃避や疾病利得が症状形成を強化する．知能検査や心理検査により患者の知能および性格傾向を把握するのも有用である．解離性尺度評価スケールがPNES合併てんかんの補助診断に有用であったとの報告[6)]もある．

治療・予後

PNESの治療に際しては，まず真の発作との鑑別が必要である．てんかんにPNESが合併している例のほとんどは，すでに複数の抗てんかん薬を服用しているうえ，PNESを発作増悪ととらえられ，しばしば抗てんかん薬を増量される．PNESと診断されたら，まず抗てんかん薬の減量を試みるべきである．なかでも意識水準を下げるベンゾジアゼピン系，バルビツレート系の薬剤は減量中止したほうがよい．使用薬剤の血中濃度を適正に保ち，なるべく薬剤数を減らして処方を単純化する．この間に離脱発作や，真のてんかん発作が生じる可能性もあるが，必要以上に抗てんかん薬を増量しないように一定の観察期間を置いて判断する．抗てんかん薬のみならず種々の向精神薬が併用され，さらに認知機能を低下させていることがある．これらも患者の訴えのたびに追加や増量をされる傾向があるので，できるだけ減量中止に努める．向精神薬を投与する必要がある場合でも，薬物への過度な依存を避けるため最小限にとどめる．発作時にのみ抗不安薬を頓用するのは，暗示的使用の意味もあって有効である．その際，どんな症状のときにどの薬を服用するか，具体的な服用法を指示するとよい．

患者や家族に，現在問題となっている発作が心理的な原因から起こる「別の発作」であり，真のてんかん発作ではないことを理解してもらうように説明する．真の発作がどれでPNESがどれであるかを具体的に示すとわかりやすい．てんかん発作とPNESとをビデオ録画して両者を比べてみせることも有用である．PNES自体は，生命の危険がなく，時間がたてば自然とおさまることを伝えて安心させ，周囲が必要以上に騒ぎ立てず，患者の安静を保って発作がおさまるのを見守るように指導する．

症状への対応と並行して，PNES発現の背景となっている心理的葛藤や社会的問題を明確化し，学校や職場など周囲のスタッフと連携をはかりながら環境調整をはかる．

予後は一定しないが，背景に精神障害がある場合は難治化しやすい．

主要な鑑別診断

非てんかん性発作には，上記PNES以外に，身体因による生理的発作がある．失神発作は頻度が多いため注意を要する．失神をきたす原因別に，①神経調節性，②神経原性，③心原性がある．意識消失や脱力をきたし，時にけいれんを伴うこともあり，しばしばてんかん発作と誤診されやすい．心拍停止とともに全身けいれんが生じる例もあるため，留意されたい．なお，脳波検査中同時に測定している心電図にて不整脈が発見されることもある．その他，低血糖発作，一過性脳虚血発作，一過性全健忘，発作性運動性ジスキネジア，不随意運動(チック，ミオクローヌス)，ナルコレプシー，睡眠時異常行動(パラソムニア，周期性四肢運動)などが挙げられる．乳幼児では息止め発作や夜驚症などがある．鑑別には神経学的所見を含む身体所見，血液検査，心電図，脳波，脳画像検査などの検査および臨床症状から判断する．片頭痛は前兆がてんかん性の視覚発作や感覚発作に似る場合があるが，症状の広がる速度が遅く，その後に起こる特徴的な頭痛の存在により鑑別は困難ではない．PNES以外の心因が関与すると思われるパニック発作は，突然起こる不安，息苦しさ，動悸，胸痛，発汗，震え，吐き気，しびれなどを呈する．発作の持続時間や意識消失の欠如などから比較的容易に診断できるが，時に側頭葉てんかんの発作性恐怖(ictal fear)や自律神経発作と鑑別が困難な例もあり，確定診断には発作時脳波検査が必要なこともある．

文献

1）伊藤ますみ：成人難治てんかんに対する診断・治療ガイドライン研究―精神医学的側面を中心に―．成人てんかん治療における pseudoseizure の特徴と診断．てんかんの診断・治療ガイドライン作成とその実証的研究 厚生労働省精神・神経疾患研究委託費平成 15 年度研究報告書，pp 61-65，2004
2）兼本浩祐，他：てんかん各症候群の寛解率－国際分類による症候群分けに基づいて．精神医学 37：615-620，1995
3）Krumholz A, et al: Coexisting epilepsy and nonepileptic seizures. In: Kaplan PW, et al, eds: Imitator of epilepsy. pp261-276, Demos Medical Publishing INC, New York, 2005
4）Lesser RP: Psychogenic seizures. Neurology 46: 1499-1507, 1996
5）Syed TU, et al: Can semiology predict psychogenic nonepileptic seizures? a prospective study. Ann Neurol 69: 997-1004, 201
6）Ito M, et al: Evaluation of dissociative experiences and the clinical utility of the Dissociative Experience Scale in patients with coexisting epilepsy and psychogenic nonepileptic seizures. Epilepsy Behav 16: 491-494, 2009

（伊藤ますみ）

2 循環器疾患に伴う意識障害(失神)

循環器疾患による意識障害の多くは一過性(いわゆる失神)であり，低酸素脳症や頭部外傷がない限り診療する時点で多くの患者は意識を回復している．一方，バイタルサインが安定しているにもかかわらず意識障害が遷延している症例では神経疾患や代謝性疾患をまず考えるべきである．意識障害の原因が何ら特定できない場合は長時間持続した心停止(心室細動など)による低酸素脳症の可能性を否定できないが，脳症まで発展するような重症不整脈が自然停止(自然回復)することはまれである．したがって本項では心血管系由来の一過性意識障害，すなわち「失神発作」の診断を中心に記述する．

定義と疫学

失神とは自然に寛解する一過性の意識消失を指し，多くの場合，転倒(falling)を伴う．心血管系由来の失神は不整脈(徐脈，頻拍，心停止)や自律神経系の不適切な反応(迷走神経緊張，起立性低血圧)により血圧が低下し，意識を維持するだけの脳血流が保たれないことに起因する．通常では収縮期血圧が 70 mmHg まで低下してもイベントは生じないが，高齢者やもともと高血圧を有している患者ではより軽度の血圧低下でも失神を招来することがある．

失神は緊急外来患者の 3～5% を占め，Framingham 研究によると発生率 6.2/1,000 人年であり，若干女性に多いとされている．また，失神の既往が高齢者において患者の予後を悪化させる要因となることも示されている[1]．

失神の原因を検索するうえで心臓血管系の循環器疾患を念頭に置いた診療方針を立てることはきわめて重要である．本項では，最初に総論として病歴から推察される疾患を概説し，その後，各論として心血管系失神の診断と治療を述べる．以下のような診断法を用いても 20～30% の症例では原因が特定できないといわれており，診断が困難な症候群の 1 つである．

臨床症状(病歴から推察される原疾患)

失神の 3 大原因である，不整脈，自律神経調節性失神(neurally mediated syncope；NMS)，てんかんを鑑別するためには失神発作時の状況，前兆，発作の起こり方，発作の持続時間，覚醒後の症状などの把握が大切であり，本人ならびに目撃者からの情報をしっかり聴取する[2,3]．**表 11-10** に原因別の鑑別点をまとめた．特に NMS では前兆感や誘因となる環境要因などが特徴的であり，症状が典型的な場合は病歴だけで診断が可能なこともある．

表 11-10　失神の原因別鑑別点

		不整脈	NMS	てんかん
発作直前	体位	―	長時間の立位 体位変換 (臥位 → 立位)	―
	身体活動	運動中 特殊疾患では睡眠中[#]	強い運動の直後 咳嗽，排尿・排便後 嚥下，頭部偏位	―
	環境	―	人混み，蒸し暑い 不愉快な光景 痛み，空腹，宿酔	―
	前兆	動悸 狭心症では胸痛	冷汗，あくび 嘔気，腹痛	異臭，視覚異常 手足のしびれ
発作中所見		転倒後のけいれん 失禁	転倒後のけいれん	転倒前のけいれん 失禁
発作持続時間		1～5 分	1～5 分	数秒～数時間 (10 分以上)
転倒後外傷		++	+	+
覚醒後の症状		なし	臥位直後に覚醒	昏迷(ボーっとしている) 四肢麻痺
低酸素脳症		VF ではしばしば	なし	まれ

心臓血管系由来の失神

(1) 失神をきたしうる不整脈

不整脈による失神の最も確実な診断は発作時の心電図記録である．通常は 24 時間心電図(Holter 心電図)記録が行われる．発作頻度が少ない患者においては Holter 心電図による発作時心電図記録の獲得は困難であるが，失神に関連した無症候性の不整脈が記録される場合もある．Holter 心電図で原因が特定できない場合は発作時に患者が自ら心電図を記録するイベント心電計が用いられる．ただし，患者が心電図計を操作する必要があるため，失神発作が突然生じる場合には記録が不可能である．頻回に失神が発生している患者に対しては突然死や外傷のリスクが高いため，早期に入院させてモニター監視を行うほうが無難である．入院中のモニター監視や各種検査によっても発作や失神の原因が不明な場合はメモリースティック程度の大きさの心電計を皮下に埋め込み，数年間にわたって監視する方法もある．

表 11-11　不整脈による失神を示唆する心電図所見(非発作時)

- 2 枝ブロック：完全左脚ブロックまたは完全右脚ブロックと左脚前枝または後枝ブロックの合併
- 3 枝ブロック：上記の 2 枝ブロックに PR の延長(≥ 240 ms)が加わった場合
- Mobitz 型(正確には Mobitz Ⅱ型)のⅡ度房室ブロック
- 完全房室ブロック
- 50/分未満の洞性徐脈
- WPW 症候群
- QT 延長症候群：$QTc(QT/\sqrt{RR}\ sec) > 0.46$ 秒
- Brugada 症候群：$V_{1\text{-}3}$ の特異的な ST 上昇(coved 型，saddle back 型)
- 不整脈源性右室異形成症(不整脈源性右室心筋症)：右脚ブロック，$V_{1\text{-}3}$ の T 波逆転と ε 波(QRS 終末部の遅延電位)

(2) 失神の原因となりうる疾患とその病態

非発作時の 12 誘導心電図によっても失神の原因をある程度推察することも可能である．心電図所見と起こりうる不整脈を表 11-11 に示す．

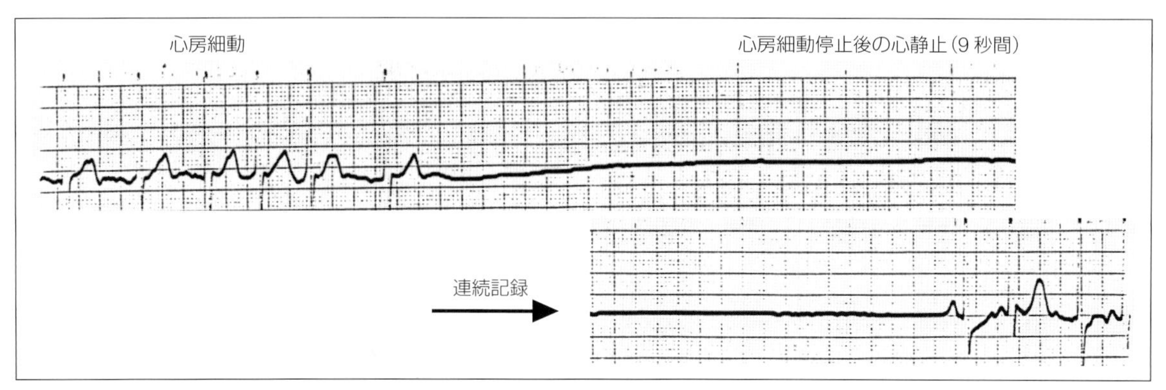

図 11-25　徐脈頻脈症候群(Rubenstein Ⅲ型)における心停止

洞機能不全症候群の中でも徐脈頻脈症候群(Rubenstein Ⅲ型)における心停止は重症である．この患者では心房細動によって洞結節が極端に抑制され，停止後に長い心停止(9 秒間)が誘発され，失神に陥った．

A．補充調律の消失による心停止

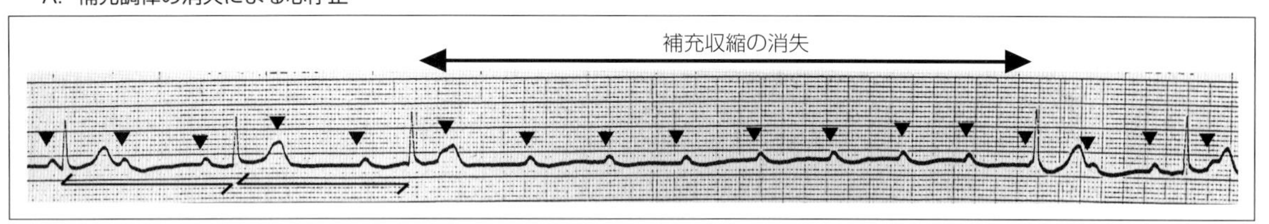

B．QT 延長による多形性心室頻拍

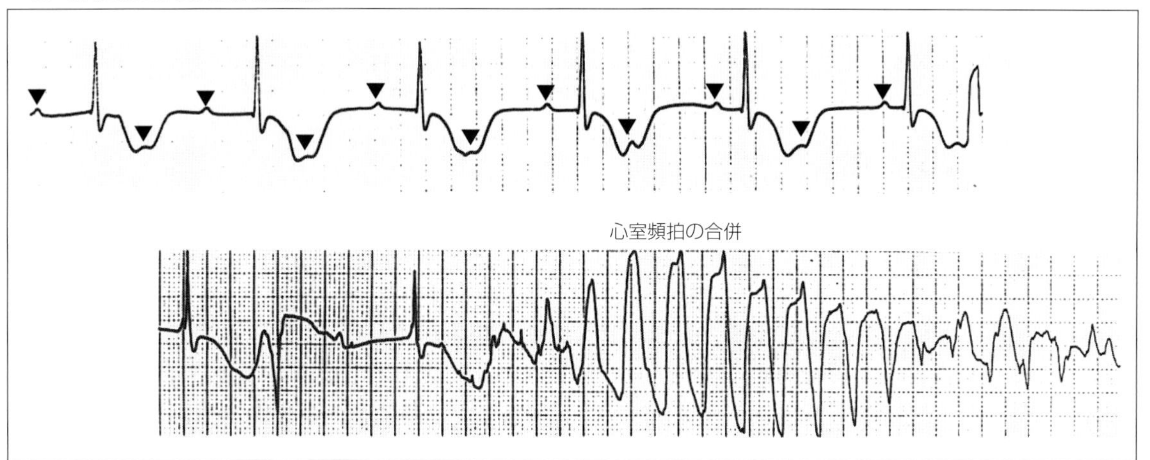

図 11-26　Ⅲ度(完全)房室ブロック患者における失神の原因

A：補充調律を担っていた自動能が突然に消失し，長い心停止に陥った．

B：補充調律は出ているが，徐脈により QT の病的な延長が惹起され，torsade de pointes と称される重症な心室頻拍が合併し，失神した．

a．徐脈性不整脈

徐脈性不整脈の原因には洞不全症候群(sick sinus syndrome；SSS)と房室ブロック(AV ブロック)がある．覚醒時に心静止が 5 秒以上持続すると失神する可能性が高い．薬剤や急性心筋虚血などの原因がはっきりしない場合は人工ペースメーカーの適応となる．

● SSS

SSS は Rubenstein により 3 つのタイプ(Ⅰ型：洞徐脈，Ⅱ型：洞停止，洞房ブロック，Ⅲ型：徐

11　てんかんおよびてんかん類似症候群

A．心房粗動

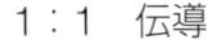

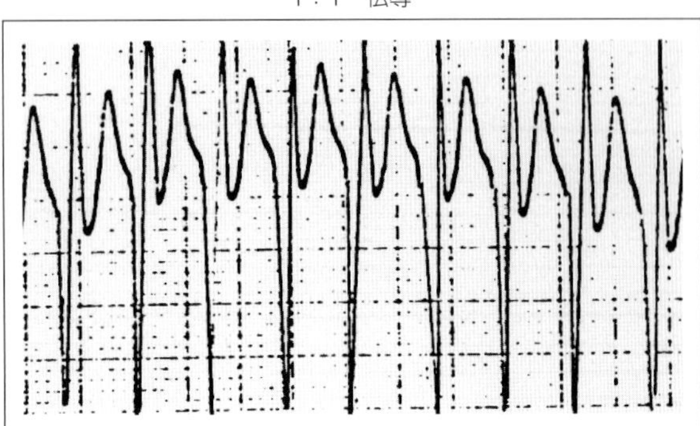

4：1　伝導

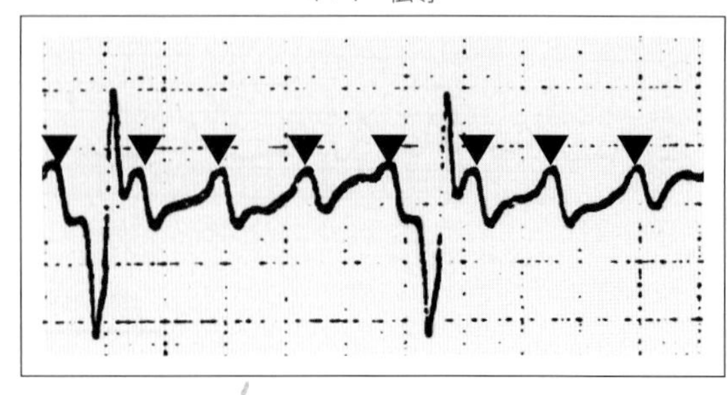

B．発作性上室性頻拍

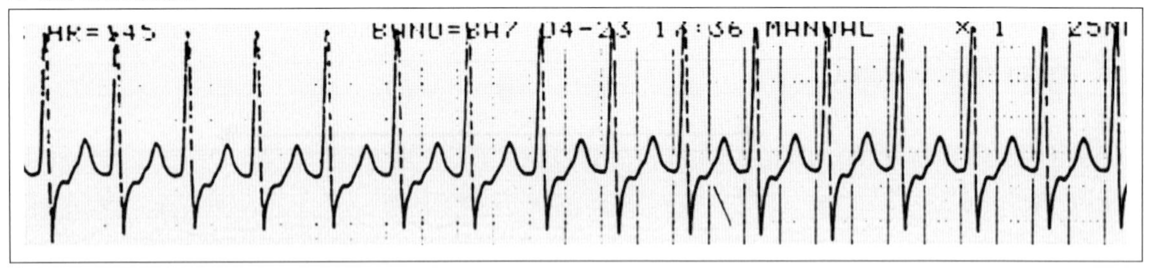

図 11-27　上室性頻拍による失神

A：心房粗動による失神をきたし来院した患者の心電図である．図左は心房粗動がそのまま心室へ1：1伝導し，きわめて心室レートが速くなり血圧が低下した．房室結節を抑制するベラパミル（ワソラン®）を静注したところ4：1の房室伝導となり，心房粗動の診断が確実となった．のこぎりの歯のような粗動波が特徴的である．

B：発作性上室性頻拍（房室回帰性頻拍）の心電図である．時にこの程度の頻拍でも失神をきたすことがある．

脈頻脈症候群）に分類されている．この中で最も失神のリスクが高いのはⅢ型であり，頻拍（多くが心房細動）の停止後に長い心静止が招来される（**図 11-25**）．

●AV ブロック

AV ブロックの重症度はⅠ～Ⅲ度まで分類されるが，失神の原因となるのはⅢ度（完全）AV ブロックがほとんどである．Ⅲ度 AV ブロックであっても房室結節以下の自動能が発火（補充調律が出現）し，最低限度の心拍数が保たれれば失神はしない．しかし，この補充調律を作る自動能が突然に消失したり，徐脈により QT の病的な延長が起こると torsade de pointes（トルサード・ド・ポアンツ）と称される重症な心室頻拍が発生すると失神に至る（**図 11-26A，B**）．

Ⅲ度 AV ブロックに発展する予兆として重要視される心電図所見は Mobitz Ⅱ型のⅡ度 AV ブロック（PR の延長なしに突然 QRS が脱落する）と2枝ないし3枝ブロックである（**表 11-11**）．これらの所見が失神患者に認められた場合は専門医への紹介が必要である．

b．頻拍性不整脈

●上室性頻拍

上室性頻拍ではいきなり失神することはまれで，多くは動悸などの前駆症状を伴う．洞調律中の心電図でデルタ波が認められた場合は上室性頻拍（発作性上室性頻拍または心房細動の合併）による失神を考える．いずれの頻拍であっても発作時の心拍数が200/分を超えると失神に至る可能性がある（**図 11-27**）．

●心室性不整脈

心室頻拍（VT），心室細動（VF）は突然死に直結するきわめて重篤な疾患である．原因に対する治療が不可能な場合でも，植込み型除細動器（ICD）により突然死を回避できるため的確な診断が重要

A. 多形性心室頻拍

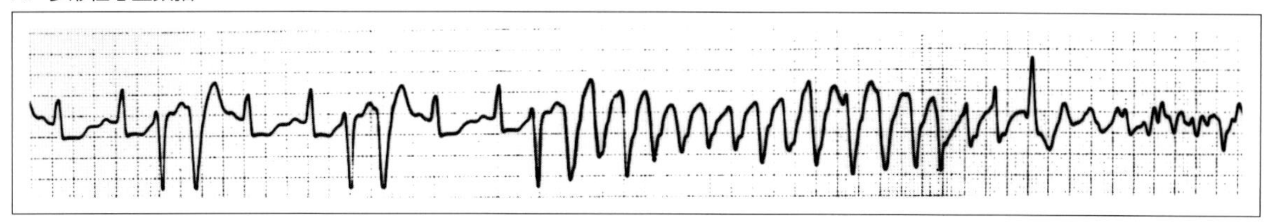

B. 単形性心室頻拍

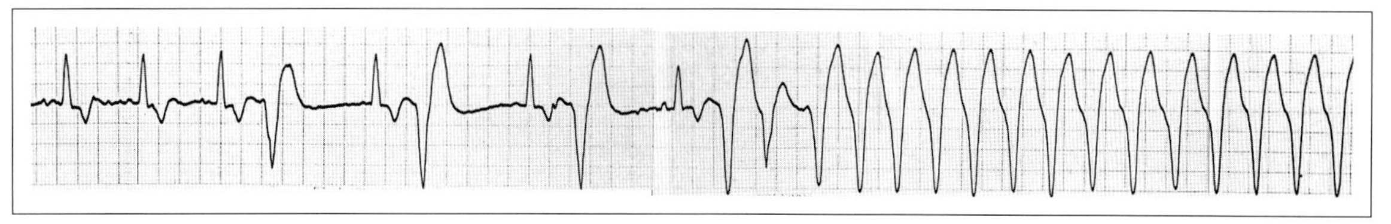

図 11-28　心室頻拍による失神

A：急性心筋虚血と心不全を有する患者に合併した多形性心室頻拍を示す．VT 中の QRS 波形が刻一刻と変化している．血行動態が破綻しやすく，心室細動へ移行するリスクが最も高い心室頻拍である．

B：拡張型心筋症に合併した単形性心室頻拍を示す．VT 中の QRS は一定で，自然停止しない持続型である．多形性のものよりも比較的血圧は保たれるが，心機能が不良であると失神することも多い．

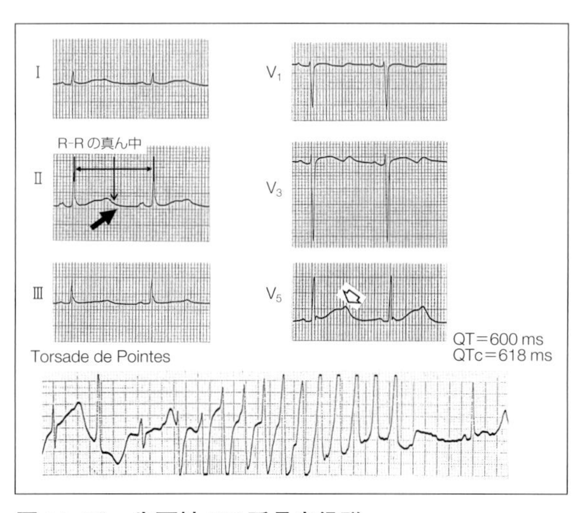

図 11-29　先天性 QT 延長症候群

先天性 QT 延長症候群では torsade de pointes による失神を幼児期から繰り返すことがある．安静時の心電図で T 波の終末が RR（QRS と QRS）の中間（図中矢印）を超えていれば QT 延長を疑う．また，奇妙な形をした（この症例では二相性の）T 波も重要な所見である．

である．

①慢性的な心疾患に起因する VT/VF（**図 11-28**）

失神を伴う陳旧性心筋梗塞や拡張型心筋症の患者は専門医への紹介を行う．Holter 心電図，加算平均心電図，電気生理学的検査などによる評価が行われ，VT/VF による失神の可能性が高い場

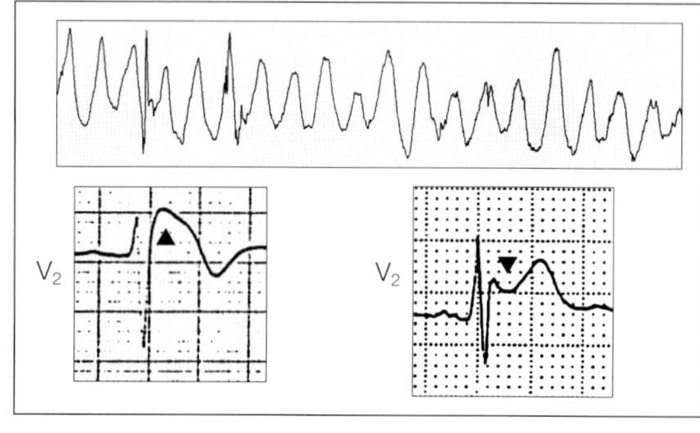

図 11-30　Brugada 症候群

明らかな基礎心疾患がなく心室細動を発症する症候群で，$V_{1\text{-}3}$ の領域に特徴的な ST 上昇が認められる．ST が J 点でいったん大きく上昇した（2 mm 以上）後に下行するパターンで，上段左は coved 型，右は saddle back 型の ST 上昇を示している．VF のリスクは前者において高いといわれている．

合は ICD の適応となる．

②QT 延長症候群による失神

先天性 QT 延長症候群では torsade de pointes による失神を幼児期から繰り返すため，心電図異常を見逃されると小児てんかんと誤診される場合もある．安静時の心電図で T 波の終末が RR（QRS と QRS）の中間を超えていれば QT 延長を疑う（**図 11-29**）．失神や突然死の家族歴が半数の症例に認められる．β 遮断薬の内服が有効なこと

が多いが，重症な場合はICDも考慮される．

③Brugada症候群

Brugada症候群は明らかな基礎心疾患がなく，VFを合併する特異な病態で，20年前から広く知られるようになった．心電図では$V_{1\text{-}3}$の領域に特徴的なST上昇が認められ，重要な診断の根拠となる(**図11-30**)．わが国を含む東アジアの青年から壮年の男性に多く発生し，10〜20%が家族性である．薬剤によるVFの予防は困難であり，ICDが治療の中心となる．

④その他の心疾患による失神

冠動脈れん縮に起因する異型狭心症では時にVT/VFが，右冠動脈のれん縮では洞徐脈や房室ブロックによる失神も生じる．きわめて重症の大動脈弁狭窄症，左室流出路に狭窄を伴う閉塞性肥大型心筋症では狭窄部の高度狭窄により拍出量が減少し，失神をきたすことがある．

⑤自律神経調節性失神(neurally mediated syncope；NMS)

NMSには迷走神経緊張性失神，頸動脈洞症候群，状況失神(situational syncope)の3つがある．NMSでは自律神経の不適当で過剰な反応により，血管が拡張，心拍数が低下し，意識を保つ血圧(脳血流)の維持ができなくなる．

迷走神経緊張性失神では発汗，腹痛，嘔気，あくびなどの前駆症状が数秒〜数分持続し，失神に至る．受動立位試験(tilt table test)が診断に有効な唯一の手段である．本試験は感受性が50%程度と低いが，特異度が高く，陰性であればかなりの確率で迷走神経緊張性失神を否定できる．

頸動脈洞症候群は高齢者に多く，振り向くような動作，きつい襟の着服などが原因で生じる．頸動脈洞マッサージによる徐脈や血圧低下により診断されるが，3か月以内の脳梗塞や血管雑音を聴取する患者には禁忌である．

状況失神は排尿，排便，咳，嚥下などが誘因となるため，これらの病歴が聴取できればかなり診断的である．

文献

1）Savage DD, et al: Epidemiologic features of isolated syncope: the Framingham Study. Stroke 16: 626-629, 1985
2）Miller T, et al: Evaluation of syncope. Am Fam Physician 72: 1492-1500, 2005
3）Grubb BP: Neurocardiogenic syncope. N Engl J Med 352: 1004-1010, 2005

（栗田隆志）

3 片頭痛

疫学

わが国での調査では片頭痛の有病率は6〜8%程度であり，このうち，前兆のある片頭痛のほうが少なく，0.9%という調査結果がある[1]．有病率は女性のほうが高く，30〜40歳代女性では6人に1人の高頻度である．片頭痛は小児期からの発症も多く，当初は周期性嘔吐症として発症する場合がある．てんかんと片頭痛の併存率は高く，それぞれの発作の診断には注意が必要である[2]．

片頭痛には，遺伝性があり，特に前兆のある片頭痛では家系内での発症率が高いことが示されており，最近のゲノムワイド関連解析では多因子の遺伝子群との関連が指摘されている[3]．

臨床症状(発作症状，臨床的特徴)

片頭痛の臨床像がてんかんとの鑑別で問題となるのは，発作性，前兆として陽性あるいは陰性の神経徴候，さらに片頭痛とてんかんの両方の特徴をもつてんかん片頭痛症候群(Gastaut型特発性小児後頭葉てんかん)の存在である[4]．

片頭痛は，頭痛の始まる数時間前より予兆として精神症状や光や音の過敏などの神経症状を認めることが多く，引き続いて20〜30%で前兆としての神経症状を呈する[5]．前兆のみで頭痛を伴わない場合もある．前兆は5〜20分で緩徐に進行し，1時間以内に終了する．視覚性前兆が典型的であり，陽性徴候として閃光，折れ曲がった幾何学図形の幻視などを，陰性徴候として暗点や視野欠損などを呈する．また，視覚の変形や大小の変化などを呈する錯視として「不思議の国のアリス現象」も有名である．その他，可逆性の失語，片側性の感覚障害を認めることがある．

頭痛期は拍動性の頭痛であり，成人では片側性が典型的であるが，小児では両側性が多い．自律神経症状(吐き気，嘔吐，顔色不良)，光や音や嗅覚などの知覚過敏を伴うことが特徴であり，診断基準にも含まれている．サブタイプとしてまれであるが，前兆期の症状として視覚症状(半盲，全盲，複視)，運動失調，回転性めまい，耳鳴りを呈する脳底型片頭痛や，片麻痺型片頭痛，錯乱型片頭痛などがある．

検査

片頭痛に対する特異的な検査方法はないが，片頭痛の前兆期とてんかんとの鑑別に発作時の脳波検査は有用とされている．片頭痛前兆期にもてんかん類似の棘波活動の群発や正常な基礎活動によって分断される漸増漸減パターンを示すことがある[5]．

治療・予後

発作時の治療として軽度～中等度ではNSAIDsを使用し，中等度以上あるいは過去にNSAIDsの無効だった場合にはトリプタン製剤が使用される．吐き気に対しては制吐薬を使用する．月に2回以上，6日以上の片頭痛では，予防薬の使用が検討される．長期予後としては，中高年になると自然に改善していくことが知られている．

主要な鑑別診断

器質的な病変による症候性頭痛やミトコンドリア異常(MELAS)の鑑別を行う．

文献

1) Takashima T: Population-based door-to-door survey of migraine in Japan: the Daisen study. Headache 44: 8-19, 2004
2) Lipton RB: Comorbidity of migraine: the connection between migraine and epilepsy. Neurology 44(10 Suppl 7): S28-32, 1994
3) Ferrari MD: Migraine pathophysiology: lessons from mouse models and human genetics. Lancet Neurol 14: 65-80, 2015
4) Panayiotopoulos CP: Elementary visual hallucinations in migraine and epilepsy. J Neurol Neurosurg Psychiatry 57: 1371-1374, 1994
5) 吉野相英，他訳：片頭痛．てんかん鑑別診断学．pp134-147，医学書院，2010

(岡　明)

4　一過性脳虚血発作

一過性脳虚血発作(transient ischemic attack；TIA)は可逆的な経過をとる脳卒中の1病型である．脳局所の循環障害により神経症状が出現し，短時間で循環が回復するとともに症状も消失する[1]．TIA後には早期に脳梗塞を生じる可能性が高く[2]，脳梗塞への警鐘という点で重要である[3]．

疫学・成因

脳卒中データバンク2009によると，TIAはあらゆる脳卒中の約6%を占める．TIAは脳梗塞の7～40%に前駆すると報告されている[4]．

TIAの成因としては頸動脈のアテローム硬化性病変由来の微小栓子によるartery-to-artery embolismが最も多いが，心原性塞栓や血行力学性機序(椎骨脳底動脈系で多い)もある[1]．ラクナ梗塞に前駆するTIAも存在する．

臨床症状

長らく神経症状が24時間以内に消失するものをTIAと診断してきたが，画像検査の発達に伴い多くの例で脳梗塞を生じていることが明らかとなった[4]．したがって，頭部MRIで脳梗塞が証明できないものをTIAと診断する考えもある[4]．MRIが未施行であれば，神経症状が1時間以内に消失するものをTIAとするのが実用的であろう[5]．実際，典型的なTIAの症状持続は2～15分である[1]．

TIAの症状は一過性であることを除けば脳梗塞に類似する[1]．内頸動脈系TIAでは片麻痺，単麻痺，巧緻運動障害，片側の感覚障害，片眼の視力障害(一過性黒内障)，同名半盲，失語などを生じる．椎骨脳底動脈系TIAでは四肢麻痺，両側の感覚障害，小脳失調症，平衡障害，めまいなどが特徴的である．

TIA の症状として，片側上下肢にけいれんや振戦様不随意運動が一過性に出現することがあり，limb-shaking TIA とよばれる[1)]．多くは内頸動脈の高度狭窄・閉塞を伴い，外科的治療により軽快する．

検査

頭部 MRI を施行し，神経症状に対応する新たな脳梗塞巣がないことを確認する．急性期脳梗塞巣の早期検出には拡散強調画像が有用で，発症後 1 時間前後には高信号を呈する(一部には可逆性病変も含まれる)．脳梗塞の否定という点からは頭部 CT では不十分である．頭部・頸部 MRA により，頭蓋内主幹動脈や内頸動脈の狭窄・閉塞を検索する．頸動脈病変の評価には頸動脈エコーが有用である．臨床的にてんかんが否定できない場合は脳波検査を施行する．

治療・予後

TIA 後には 3 か月以内に 10～15％ の症例で脳梗塞を発症し，そのうち半数は 2 日以内である[4)]．TIA 後の脳卒中リスクの評価には $ABCD^2$ スコアを用いることが多い[3)]．TIA 治療の目的は脳梗塞の防止である．

アテローム血栓が原因の場合は抗血小板薬(点滴製剤およびアスピリン，クロピドグレル，シロスタゾール)の単独・併用療法を行う．降圧薬やスタチンの併用も考慮する[6)]．

心原性塞栓では抗凝固薬が主体となり，急性期にヘパリンを使用後，ワルファリンまたは新規経口抗凝固薬(NOAC，非弁膜症性心房細動のある場合)に移行する．血行力学性では低血圧を避け，原因となる頸動脈病変の検索と治療(頸動脈内膜剝離術やステント留置術)を行う[6)]．

主要な鑑別診断

TIA と鑑別が必要な疾患としては，下記のものがある[1)]．

- てんかん(部分発作)
- 片麻痺性片頭痛
- 低血糖
- 一過性全健忘
- 前庭性めまい(メニエール病など)
- 失神・低血圧・不整脈
- 過呼吸症候群・転換性障害
- ナルコレプシー・カタプレキシー
- 周期性四肢麻痺・低 K 血性ミオパチー

てんかん発作後のトッド麻痺は，前駆するけいれん発作が確認できない場合に TIA との鑑別を要する．TIA では症状の出現が急激で，多くは短時間で急速に回復する．limb-shaking TIA はてんかん(間代けいれん)と紛らわしいことがある．

文献

1）小張昌宏：一過性脳虚血発作の症状．神経内科 72：562-568，2010
2）Rothwell PM, et al: Timing of TIAs preceding stroke: time window for prevention is very short. Neurology 64: 817-820, 2005
3）Johnston SC, et al: Validation and refinement of scores to predict very early stroke risk after transient ischaemic attack. Lancet 369: 283-292, 2007
4）Easton JD, et al: Definition and evaluation of transient ischemic attack. Stroke 40: 2276-2293, 2009
5）Albers GW, et al: Transient ischemic attack: proposal for a new definition. N Engl J Med 347: 1713-1716, 2002
6）篠原幸人，他(編)：脳卒中治療ガイドライン 2009. pp78-84，協和企画，2009

(小張昌宏)

5 一過性全健忘

一過性全健忘(transient global amnesia；TGA)は，1956 年に Bender[1)] によって記述され，その後 Fisher と Adams によって TGA と命名され，詳細な症例報告がなされた[2)]．TGA は初老期～高齢者に多く，突然発症する前向性健忘，逆向性健忘である．通常は数時間程度で症状が消失する．

表 11-12　診断基準

- ・観察者によって証言される前行性健忘が存在する
- ・意識の減損や自己同一性の喪失がない
- ・認知機能障害は健忘に限定される
- ・局在神経徴候やてんかんの徴候がない
- ・24 時間以内に症状が回復する
- ・軽度の自律神経症状（頭痛，悪心，めまい）が急性期に生じる可能性がある

〔Bartsch T, et al: Transient global amnesia: functional anatomy and clinical implications. Lancet Neurol 9: 205-214, 2010 より改変〕

疫学

年間の人口 10 万人対の TGA 発生率は，3～8 人程度と報告されている[3]．初老期～高齢者がその大半を占め，Quinette ら[4]の調査では TGA の 96% は 50～80 歳，平均は 61～62 歳であった．通常，40 歳以下，80 歳以上での TGA の発症はまれである．性差は明らかではないとされる．TGA の危険因子としては，高血圧症，脂質異常症，糖尿病，片頭痛が挙げられている[4]．

臨床症状

TGA の診断基準を**表 11-12** に記載した．TGA は突然発症し，当惑して「今，どこにいるのか」「どこに行こうとしているのか」など同じ質問を，発作中に何回も繰り返す．発作中の意識は清明であり，会話や通常の日常生活動作は可能である．発作中に同じ質問を繰り返すのは，その答えを記銘できないためである．発作は通常 24 時間以内に終結し，逆向性健忘は徐々に回復するが発作中の出来事は思い出せない．

TGA の誘発因子は，不測の事態に伴う情動的ストレス，疼痛，血管造影，性交，肉体疲労，運動，冷水浴，温水浴，自動車やバイクの運転などがある．

発症時刻は，午前から日中に多く，季節は，春と夏が多い．症状の持続時間は平均 4.2 時間（1～8 時間），報告の最短は 15 分，最長は 24 時間である[4]．

検査

ほかの類似の症状を呈する疾患（鑑別診断の項を参照）を除外するために，神経学的診察，血液・尿検査一般，頭部 MRI，脳波検査などを行う．TGA では，急性期に内側側頭葉に血流低下を認めることが報告されている[3]．頭部 MRI の拡散強調画像では何らかの異常所見を 85% に認める[4]．海馬の異常所見を的確にとらえるために，発症後 24～72 時間に撮影することなどが推奨されている[3]．脳波所見は，ほとんどが正常であり，異常所見を認めたとしても，軽度の非てんかん性非特異的異常所見である[5]ため，脳波所見からてんかん発作を鑑別することができる．

治療・予後

通常は 24 時間以内に症状が消失するため，特に治療を必要としない．何らかの虚血性疾患の危険因子をもっている可能性を考え，頭部や循環器の検索，頸動脈エコーなどを実施しておくとよいかもしれない．再発率は 2.9～26.3% と報告によってまちまちだが，この差は，追跡期間の違いなどによるところが大きい[4]．

主要な鑑別診断

- 後大脳動脈系の虚血性疾患
- 中毒性疾患，薬剤の有害事象
- 複雑部分発作，一過性てんかん性健忘，発作後もうろう状態
- 解離性障害
- 外傷後健忘
- 低血糖

などである[3]．TGA をほかの疾患と鑑別するのに役立つ着眼点を**表 11-13** に記載した．

TGA は側頭葉てんかんなどと紛らわしい症状を呈することがあるが，丁寧な病歴聴取，診察，検査を行うことで鑑別可能な疾患である．てんかん発作や一過性てんかん性健忘など類似の症状を呈する疾患を見落とさないことが重要である．

文献

1）Bender MB: Syndrome of isolated episode of confu-

表 11-13　TGA 診断時の着眼点

TGA 診断の支持的な徴候
・激しい運動や強い情動的な出来事が，症状の発症に先行している
・症状が記憶の欠損に限定されている（例：3 単語再生，最近の出来事の想起）
・患者は同じ質問を繰り返し尋ねる
・患者は協力的で，命令に従ったり，物品呼称が正しくできる
TGA 診断の非支持的な徴候
・低血糖，外傷，発作，最近の投薬の変更があった
・神経学的徴候の根拠がある
・患者が興奮または傾眠，緩慢な様子である
・患者が急性期の詳細な様子や一過性の経過を想起できる
・逆向性健忘のみである
・年に 3 回以上，健忘症状の出現を繰り返している

〔Bartsch T, et al: Transient global amnesia: functional anatomy and clinical implications. Lancet Neurol 9: 205-214, 2010 より改変〕

sion with amnesia. J Hillside Hosp 5: 212-215, 1956
2）Fisher CM, et al: Transient global amnesia. Trans Am Neurol Assoc 83: 143-146, 1958
3）Bartsch T, et al: Transient global amnesia: functional anatomy and clinical implications. Lancet Neurol 9: 205-214, 2010
4）Quinette P, et al: What does transient global amnesia really mean? Review of the literature and thorough study of 142 cases. Brain 129: 1640-1658, 2006
5）Hunter G: Transient global amnesia. Neurol Clin 29: 1045-1054, 2011

（荻原朋美）

6 ナルコレプシー

ナルコレプシーは世界的に 1,000〜3,000 人に 1 人の割合でみられる代表的過眠症である．症状としては，夜十分に眠り，朝きちんと目覚めたにもかかわらず，日中に耐え難い眠気に繰り返し襲われ，睡眠発作とよばれる頻回の居眠りが出現する．情動の変化により，全身または一部の骨格筋の緊張が突然に失われる情動脱力発作，入眠時などに骨格筋のコントロールができなくなる睡眠麻痺，寝入りばなに鮮明な夢が出現する入眠時幻覚が特徴的である．確定診断のために，終夜睡眠ポリグラフ検査において日中の眠気の原因となり得るような睡眠時無呼吸などの睡眠障害が見いだされないこと，反復睡眠潜時検査において日中の過剰な眠気が認められ，かつ入眠時レム睡眠が見いだされることである[1]．最新の国際分類では，髄液中オレキシン値の低下が確定診断の重要なマーカーと位置づけられている[2]．

てんかん発作との鑑別を要するナルコレプシーの症状としては睡眠発作，自動症，情動脱力発作，睡眠麻痺がある．

睡眠発作は，1 回の居眠りはおおよそ 20〜30 分くらいで，目覚めた後にすっきりするのが特徴である．しかし，1〜2 時間するとまた眠気が出現する．1 日に数回，午前と午後にかかわりなくこうした眠気の波に襲われる．普通なら眠気を催すはずのない試験中や面接中などの緊張した場面でも急に眠気に襲われ眠ってしまう睡眠発作を起こすことがある．机の上での作業など，安静時に眠気は耐え難いものになるが，立っているときや運動しているときには生じにくい．睡眠発作が起こった場合には睡眠に入ってしまうため，周りで起こっていることを把握することができず，臨床的には意識消失をきたした場合と区別が困難である．

日中の過剰な眠気と関連し，時に自動症がみられることがある．これはてんかん発作に関連した自動症と異なり，眠気により起こるものである．眠気で覚醒度が低下した状態で，会話をしたり，一見まとまった行動を続けているが，このことについてあとで記憶がなく，しばしば不適切な行動をとってしまう．帰宅した後，経路を思い出せなかったり，仕事をしていたはずだが何をやっていたのか思い出せないなどといったものである．時に，眠気よりも記憶障害を訴えて外来受診する場合がある．

情動脱力発作は，ナルコレプシーに特異的にみられる症状である．これは，強い情動により，両側性の骨格筋の筋緊張の発作的消失が起こる．これは，本来レム睡眠中にのみ起こる運動指令を遮断するクラッチが働いてしまったために，身体の力が抜けてしまう．誘因となる情動変化としては，大笑い，大喜び，驚きなどが最も多い．情動脱力発作の持続は，数秒〜数分で，速やかかつ完全に回復する点が特徴である．重症の場合には，動眼筋および呼吸筋以外のすべての骨格筋の脱力が起こる．典型的には，力が抜けて膝ががくんとなる，首を保っていられず頭が垂れ下がるなどのものが多いが，顔が弛緩する，顎が落ちるなどの部分的な情動脱力発作と考えられるものもみられる．発作中は，意識清明であり，外界の認識は可能であり，そのときの記憶は保たれている点で意識消失を主とするてんかん発作とは臨床的に区別可能である．

睡眠麻痺は，入眠期に随意運動ができなくなる状態，いわゆる金縛りである．これも，レム睡眠中にのみ起こる運動指令を遮断するクラッチが，入眠期に働いてしまい，身体の自由がきかない状態である．通常，持続は数分であり，呼吸筋は麻痺しないが，初めて起こった場合には呼吸ができない感じを伴うことが多い．身体の上に人や物が乗っかっているために動きがとれないと訴える場合もある．次に述べる入眠時幻覚をしばしば伴う．入眠時幻覚は，睡眠開始時にみられる鮮明な夢見体験である．自覚的には目覚めていると感じることが多く，通常は幻視の形をとるが，聴覚的あるいは触覚的要素を含む場合もある．

ナルコレプシーでは夜間睡眠中に後述するレム睡眠行動障害を合併することが多い．

文献

1）清水徹男：過眠症．内山真(編)：睡眠障害の対応と治療ガイドライン第2版．pp185-191，じほう，2012
2）日本睡眠学会診断分類委員会訳：睡眠障害国際分類第2版．医学書院，2010(American Academy of Sleep Medicine: International Classification of Sleep Disorders, Second Edition, diagnostic and coding manual. American Academy of Sleep Medicine, 2005)

（内山　真・金野倫子）

7　レム睡眠行動障害

レム睡眠行動障害(REM sleep behavior disorder；RBD)は，レム睡眠中の夢体験が行動化して起こる睡眠時随伴症の1つである．RBDの患者は，日中覚醒時には行動や認知に問題がないが，入眠から1〜1.5時間以上経て，レム睡眠になるたびに粗大な四肢や体幹の運動，複雑な行動を始める．上肢を挙上してまさぐるような動き，叫ぶ，泣く，笑うなどの寝言，殴る，蹴るなどの攻撃的運動，立ち上がって動きまわるなどがある．これら異常行動は20〜30分経過してレム睡眠が終わると再び安らかな睡眠に戻る．異常行動の最中や直後に，大声で呼びかけたり揺すったりして刺激を与えると，完全に目覚めさせることができる．覚醒させて，自覚体験を確かめると，多くの場合夢を見ていたと訴える．夢の内容は恐ろしい内容の悪夢が多い．夢見内容の陳述と行動異常はおおむね一致している．この点がせん妄など意識障害を本態とする病態と異なる点である[1]．

特発性RBDと症候性RBDが存在する．特発性RBDは主として高齢者の男性に多い．症候性RBDは，多系統萎縮症，多発性硬化症など脳幹部を障害する疾患やナルコレプシーでみられる．抗うつ薬や抗パーキンソン薬の副作用としてRBDが出現することがある[3]．

終夜睡眠ポリグラフ検査を行うとレム睡眠中に筋抑制を欠いた異常なレム睡眠が観察されるとともに，寝言や四肢や体幹の運動が観察される．一方，これ以外の睡眠周期やノンレム睡眠の睡眠構築は保たれていることが多い．

初診時の患者の訴えでは，「こわい夢を見てうなされる」，「うなされて寝ぼけてしまう」などが最も多い．行動異常中に壁や窓を蹴るあるいは殴るなどの暴力的な動作で外傷を負って来院する場合もある．RBD患者は行動異常中に転倒しやすいので，転倒による骨折などで医療機関にかかる例も多い[1]．一般科に入院中にRBDによる行動異常を起こし，せん妄あるいは精神疾患を疑われ精神科に紹介されることもある．精神的ストレスや日中の興奮などが，悪夢を促進しRBDの症状を悪化させることがある[1]．

睡眠時遊行症(夢中遊行)や睡眠中のてんかん発作，睡眠時無呼吸症候群が鑑別診断として挙げられる(**表11-14**)[2]．表に示したように，高齢者に多いこと，比較的速やかに覚醒させられることが

表 11-14　夜間の行動異常の鑑別

	レム睡眠行動障害	睡眠時遊行症・夜驚症	てんかん発作	睡眠時無呼吸症候群
暴力的行動	しばしば	まれ	まれ	なし
大声	大きな寝言	叫び，泣き声	あり	呼吸再開時のあえぎ
尿失禁	なし	なし	あり	なし
刺激による覚醒	速やか	困難	困難	速やか
障害物など外界の認知	不可能	可能	不可能	完全
外傷	多い	少ない	少ない	なし
いびき・呼吸停止	なし	なし	ときに	常に
悪夢	常に	なし	なし	少ない
瞳孔の変化	なし	散瞳	散瞳	なし
好発年齢・性差	老年，男>女	小児	小児・老年	肥満者，男>女

〔田ヶ谷浩邦：睡眠中の異常現象が主訴の場合．内山真(編)：睡眠障害の対応と治療ガイドライン第 2 版．pp91-102，じほう，2012 より改変引用〕

特徴であり，運動表出の有無を除くと基本的にはレム睡眠の状態であるため外界の認知が不可能であることなどが，次に述べる夜驚症や睡眠時遊行症と異なる点である．異常行動中，睡眠時遊行症・夜驚症，てんかん発作では散瞳がみられることが多いが，レム睡眠行動障害ではこれがみられない[2]．

文献

1）金野倫子，内山真：レム睡眠行動障害．日本臨床 71(増刊号 5)：438-447，2013
2）田ヶ谷浩邦：睡眠中の異常現象が主訴の場合．内山真(編)：睡眠障害の対応と治療ガイドライン第 2 版．pp91-102，じほう，2012
3）日本睡眠学会診断分類委員会訳：睡眠障害国際分類第 2 版．医学書院，2010(American Academy of Sleep Medicine: International Classification of Sleep Disorders, Second Edition, diagnostic and coding manual. American Academy of Sleep Medicine, 2005)

(内山　真・金野倫子)

8　夜驚，錯乱性覚醒，睡眠時遊行症(夢中遊行)

本項で挙げるものはいずれもノンレム睡眠からの覚醒障害に分類される睡眠時随伴症である．幼児期には比較的よくみられ，年齢が上がってくると減少する．基本的には小児の病気と考えられている．しばしば家族歴がある．睡眠時遊行症に関しては特定の HLA 遺伝子が症状の出現のしやすさと関連があるという報告もある．有病率はいずれも児童期において高く，錯乱性覚醒では 17.3%，夜驚症では 1.0〜6.5%，睡眠時遊行症では 17% の報告がある．しかし実際は薬物，ストレス，断眠，疲労，発熱，性周期などで成人にも出現し，15 歳以上でも錯乱性覚醒は 2.9〜4.2%，夜驚症は 2.3〜2.6%，睡眠時遊行症は 2.4〜4.0% にみられるという．夜驚症，睡眠時遊行症とも著しい性差はないが，男性に多いという報告もある．錯乱性覚醒，夜驚症，睡眠時遊行症には共通点が多く，相互の移行，合併があることが知られているが，臨床症状には若干の相違がある[1]．

夜驚症では睡眠中突然起き出し，強い恐怖に彩られた叫び，金切り声，自律神経症状が出現する．自律神経症状では頻脈，頻呼吸，皮膚の紅潮，発汗，瞳孔散大，筋緊張の亢進などが認められる．覚醒障害のなかでは症状が最も激しい症状を示す．患者は通常ベッドに上体を起こした状態にあり，外界からの刺激に反応せず，恐怖・混乱・失見当を示す．ベッドから飛び起きて走りだしたり，跳ねたりすることもあり，これらが暴力的行動に結びつくことがある．しばしば健忘を残す[1,3]．

錯乱性覚醒では覚醒してからしばらくの間，失見当や思考の緩慢などが認められる．睡眠酩酊(sleep drunkness)などとほぼ同じものと考えられる．数十分から長いと数時間にわたる．患者はぼんやりしているように見えることが多いが，まれに手足をばたつかせたり，泣き叫んだりすることがある[1,3]．

睡眠時遊行症(夢中遊行)では，睡眠中に突然起き上がり，開眼したまま無目的にただ歩き回る．寝言や叫びを伴うこともある．徘徊中覚醒することなく，そのまま寝床に戻って眠ることも多い．制止しようとするとそれから逃れようと激しく抵抗する場合がある．強い刺激を与えれば覚醒は可能だが，完全に覚醒させるのには時間がかかる．

いずれも皮質活動の低下，散瞳などの深いノンレム睡眠の特徴を残しており，ノンレム睡眠の状態からの不完全な覚醒が本態と考えられている．いずれにおいても臨床症状だけからは，てんかん発作後のもうろう状態との厳密な鑑別は困難である．脳波検査を行っててんかん発作を除外診断することが重要である．終夜睡眠ポリグラフ検査が必要になる場合もあるが，一晩の検査で必ずしもこれらの睡眠時随伴症がとらえられる可能性は低く，てんかん性脳波異常を除外することに重点を置いたほうがよい[1,3]．

睡眠関連摂食障害(sleep related eating disorder；SRED)とよばれる睡眠時の異常行動がある．夜間に1日の摂取カロリーの大半を集中して摂取するもので朝の食欲不振，肥満などを引き起こす．通常の摂食障害とは直接関連性がない場合が多い．夜間の大食に対しては追想できる症例とそうでない症例があるという．一部はノンレム睡眠時随伴症と病態が重なるといわれており，根底にSDB，RLS/PLMSなど中途覚醒を引き起こすような疾患が存在する場合がある．ただし青壮年期の女性に多いことは他のノンレム睡眠時随伴症と異なる点である．薬剤でSREDが誘発されたという報告がある．アルコール，三環系抗うつ薬，超短時間型睡眠薬などである[2,3]．

文献

1）神山潤：睡眠時遊行症と睡眠時驚愕症．内山真(編)：睡眠障害の対応と治療ガイドライン第2版．pp231-235，じほう，2012
2）駒田陽子，他：睡眠関連摂食障害．日本臨床71(増刊号5)：472-475，2013
3）日本睡眠学会診断分類委員会訳：睡眠障害国際分類第2版．医学書院，2010(American Academy of Sleep Medicine: International Classification of Sleep Disorders, Second Edition, diagnostic and coding manual. American Academy of Sleep Medicine, 2005)

(内山　真・金野倫子)

9　周期性四肢運動障害

周期性四肢運動障害(periodic limb movement disorder；PLMD)は，睡眠中に反復する常同的な四肢の運動(周期性四肢運動 periodic limb movement in sleep；PLMS)が見られ，これらに覚醒反応を伴うために入眠困難や睡眠維持困難をきたし，生活の質的低下をもたらす睡眠障害である[1]．歴史的には，1950年代に睡眠時ミオクローヌス症候群として最初に報告されたが，このなかには，現在の診断基準から見ると，PLMSを伴ったむずむず脚症候群と診断されるべき症例が多く含められていた[1]．この睡眠時ミオクローヌス症候群がPLMDとよばれるようになり現在に至っているが，最近はむずむず脚症候群とオーバーラップする症候群として取り上げられていることが多く，何らかの共通な病態を自覚的側面から見るとむずむず脚症候群，終夜睡眠ポリグラフ上のPLMS所見という客観的側面から見るとPLMDととらえられる可能性が考えられている．背景にある病態としては，視床下部A11のドパミン神経系の機能低下が考えられている[2]．

PLMSは0.5～10秒持続する筋収縮が，5～90秒の出現間隔で繰り返し4回以上出現するものであり，ノンレム睡眠中に多く出現し，レム睡眠中に出現することは少ない．一晩の経過では，ノンレム睡眠の多い睡眠前期から中期に多く，ノンレム睡眠が多く出現する早朝には減少する．

PLMSは，むずむず脚(レストレスレッグス)症候群，レム睡眠行動障害，ナルコレプシーに随伴して認められる．1時間に5回以上PLMSが認められる症例は，むずむず脚症候群で80〜90%，レム睡眠行動障害で約70%，ナルコレプシーで45〜65%と報告されている．異常運動に覚醒反応を伴わないPLMS場合には，その有病率は加齢に伴って増加し，60歳以上で34%であり，不眠を訴える患者の1〜15%でPLMSが見られるとされる[2]．睡眠関連呼吸障害における無呼吸や低呼吸などの呼吸障害イベントにより高頻度にPLMSが起こることが指摘されている[2]．睡眠関連摂食障害においてもPLMSの頻度が高いことが知られている[2]．

PLMSは下肢に認められることが多く，視察的には，バビンスキー反射様の母指の背屈およびそれに伴う足関節や膝関節の屈曲である．多くの場合，患者はこの睡眠中の異常運動に気づかないこともあるが，重症になると睡眠が著しく分断され，日中の過剰な眠気を訴えるようになる[2,3]．むずむず脚症候群はこの不随意運動に加えて，下肢の痛がゆいムズムズとした異常感覚があり，下肢を動かすことでこの異常感覚が消失することが多く，下肢の随意運動も多数見られる．中年以降に多いが，透析患者，貧血患者，下肢静脈瘤患者，妊娠，脊髄障害，末梢神経障害に伴った二次性のものもある．

PLMSを引き起こしうる薬物としては，ドパミン受容体遮断作用をもつ抗精神病薬が第一に挙げられるが，選択的セロトニン再取り込み阻害薬によっても引き起こされることが報告されている[3]．

てんかん発作では，PLMSのような周期性は見られず，比較的長時間にわたって周期的に反復して出現することは少ない．睡眠中に見られる短い強直発作やミオクローヌス発作の場合には，運動表出と同期して脳波上てんかん性の発作発射が見られるが，PLMSの場合には，運動に先行ないし同期した特異的脳波所見は見られず，動きに引き続いて起こる覚醒反応が見られる（**図11-31**）．てんかん発作との鑑別という面では，脳波測定と同時に下肢の運動をビデオなどでモニターすることや前脛骨筋の筋電図を同時記録することが重要である．

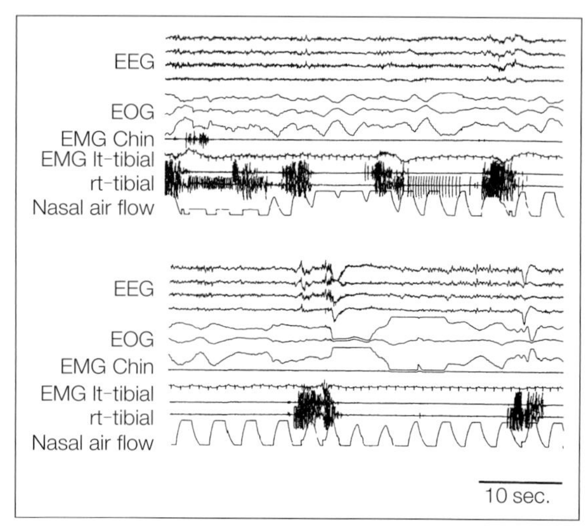

図11-31　不眠症患者（62歳男性）に見られたPLMS
脳波は，C3，C4，O1の単極導出とC3-O1の双極導出，眼球運動は左右それぞれの単極導出と双極導出，頤筋と左右の前脛骨筋筋電図が示されている．前脛骨筋筋電図の3〜4秒の筋収縮が10〜20秒間隔で繰り返し出現し，これに続く覚醒反応が見られる．これら筋放電に先行しててんかん性の脳波異常などは見られない．
〔内山真：不眠を訴える患者．山脇成人（専門編集）：精神科ケースライブラリーⅧコンサルテーション・リエゾン精神医療．pp50-61，中山書店，1998より改変引用〕

文献

1）日本睡眠学会診断分類委員会訳：睡眠障害国際分類第2版．医学書院，2010（American Academy of Sleep Medicine: International Classification of Sleep Disorders, Second Edition, diagnostic and coding manual. American Academy of Sleep Medicine, 2005）
2）稲見康司，他：むずむず脚症候群，周期性四肢運動障害．日本臨床71（増刊号5）：485-490，2013
3）内山真：不眠を訴える患者．山脇成人（専門編集）：精神科ケースライブラリーⅧコンサルテーション・リエゾン精神医療．pp50-61，中山書店，1998

（内山　真・金野倫子）

10　入眠時ミオクローヌス

疫学

入眠時ミオクローヌス（hypnagogic myoclonus）は文字どおり入眠期に不規則で短い単一筋

表 11-15 入眠時ミオクローヌスを疑う際に注意すべき問診項目

	鑑別上特に注意すべき点	生理的な入眠時ミオクローヌスの特徴
規則性	律動的ではないか →脳炎脳症，てんかんを含めた中枢神経疾患の存在 エピソードごとの症状が一定 →てんかんのフォーカスの存在の可能性	不規則なミオクローヌスでありエピソードごとに症状が異なることもある
持続時間	各エピソードが長時間ではないか	各ミオクローヌスは数秒以内の短時間である
好発時間	入眠期以外に症状はないか	頻発する場合でも覚醒時には認めない
随伴症状	発熱・バイタルサインの異常，覚醒時の状態 →覚醒レベル・意識レベルの低下	バイタルサインに影響を及ぼすことはなく，入眠期の症状以外は神経学的異常を認めない
家族歴	てんかん，けいれん性疾患，代謝性疾患の家族歴	家族歴に関する報告はない．左記の家族歴があればより慎重に鑑別を進める
既往歴 発達歴	周産期異常，中枢神経炎症を伴う疾患の罹患歴， 頭部外傷(虐待疑い含む)の既往， 精神運動発達遅滞の存在	左記の既往歴があればより慎重に鑑別を進める
薬剤使用	母乳の場合は本人だけでなく母も確認する	ミオクローヌスの原因となりうる薬物の使用がない

または小筋群の非律動的収縮が出現する状態である．脳の覚醒状態が不安定な入眠期の信号により筋収縮をきたしているものと考えられるが，詳細な機序の検討は不明である．新生児から高齢者まで幅広く観察され，具体的な頻度は不明であるが性差はなく成人に比し小児(特に新生児～乳幼児)に多くみられる．家族性や遺伝性も報告されていない．

臨床症状

乳幼児健診や小児科外来では，しばしば保護者からの「寝入りばなのぴくつき」や「手がぴくっとなる」といった訴えに遭遇する．**表 11-15**[1]に示すような点に注意し問診や観察を行い，必要に応じた検査を進める．

訴えが多彩であることが多く，保護者が携帯電話などで撮影した動画の参照も有効である．同一の症状が反復することが多いてんかんなどとの鑑別のため，可能な限り複数回の症状を撮影してもらうことが望ましい．

検査

てんかん症候群との鑑別では脳波検査が重要となる．

てんかん症候群で当初脳波でも異常が認めないこともあり，特に単純部分発作，ミオクロニー発作との鑑別に注意が必要である[2]．その他，覚醒時脳波で逆説的 α blocking を認め，最終的にナルコレプシーと診断された症例の報告[3]もあり，ビデオ脳波モニタリング検査や睡眠ポリグラフィが必要なこともある．

その他，後述のようなてんかん以外の鑑別を念頭に置き，必要に応じ，画像(MRI，CT)，血液，髄液検査などを行う．

治療・予後

生理的な入眠時ミオクローヌスであれば治療は必要なく，神経学的予後に影響しない．

主要な鑑別診断

中枢神経感染症，脳炎・脳症，頭蓋内出血など治療に緊急性のある疾患を除外したうえで鑑別を進める．

各疾患の詳細は他項に譲るが，主な鑑別診断としては，てんかん性疾患(単純部分発作，点頭てんかん，若年ミオクロニーてんかん，中心・側頭部に棘波をもつ小児てんかん，進行性ミオクローヌスてんかん)，非てんかん性疾患では，ミオクローヌス症候群(良性新生児睡眠時ミオクローヌス)，オプソクローヌス・ミオクローヌス症候群，夜驚症，ナルコレプシー，薬剤性/薬物中毒などが挙げられる．なお，周期性四肢運動障害(睡眠時ミオクローヌス)は，睡眠中に主に足趾の背屈伸展を伴う足関節の背屈運動が頻回に出現する状態であり，入眠時ミオクローヌスとは異なる．

文献

1）橋本邦生，他：入眠時ミオクローヌス．兼本浩祐，他(責任編集)：精神科リュミエール 14．pp197-201，中山書店，2009
2）川上康彦，他：小児におけるけいれんと間違えやすい病態の鑑別．小児科 52：1177-1183，2011
3）橋本邦生，他：著明な入眠時ミオクローヌスを認めたナルコレプシーの 6 歳女児例．臨床脳波 48：127-129，2006

(橋本邦生)

11 発作性運動誘発性ジスキネジア

疫学

発作性ジスキネジア(paroxysmal dyskinesia；PD)は誘発因子により 4 型に分類され，発作性運動誘発性ジスキネジア(paroxysmal kinesigenic dyskinesia；PKD)は最も多い型である[1]．正確な発症頻度は不明である．男性に多い．PD の病因としてチャネロパチーの存在が推察されている．家族発症例が多く(3/4)，大多数は常染色体優性遺伝形式をとる．70% 以上の浸透度である．最近，proline-rich transmembrane protein 2 (*PRRT2*)遺伝子(遺伝子座 16p11.2)が原因遺伝子の 1 つとして同定された[2]．発症年齢は 1〜20 歳(平均 11.7 ± 3.4 歳)と幅がある．

臨床症状

PD はジストニア，舞踏病，アテトーゼ，バリスムスが単独あるいは組み合わさって，発作性に反復する運動異常症である．発作時に意識障害はなく，発作後および発作間欠期は無症候である．PKD の発作は，患者の約 2/3 ではジストニア肢位で，1/3 は不随意運動の組み合わせである．発作は，1/3 で片側性あるいは部分的に，1/3 で両側性に，残りは片側性ないし左右交互性にみられる．体肢の他に頭頸部，体幹に認めることもある．発作の持続は通常 1 分より短く(5 分以上にはならない)，90% 以上は 30 秒以内である．80% 以上は毎日発作があり，1 日に 1〜20 回の頻度で，100 回に達することもある．突然の随意運動(起立・歩行開始・寝返りなどの静的姿勢からの変換，四肢関節の伸展や屈曲)によって，時には動こうとする意向，驚愕，不安，ストレス，緊張，月経，寒気によって誘発される．患者の 80% 以上が，前兆として締め付け感，しびれ感，ピリピリ感，感覚異常などを罹患した体肢において感じる．一部の患者あるいは家族はてんかんの病歴をもつ．PKD の小児の 11〜19% において乳幼児けいれん(IC)がみられる．その家族の半数が乳幼児期の発作を既往にもつ．乳幼児期の良性の発作と遅発性の PKD を伴う乳児けいれん・発作性舞踏アテトーシス(ICCA)症候群は常染色体優性遺伝形式である．家族性 PKD においては，熱性けいれんが患者の 9% に，他の家族の 30% にみられる．片頭痛は，患者の約 1/3 に，その家族の 2/3 に生じる．発作性の失調を伴う発作性舞踏アテトーシス/痙直(CSE)という常染色体優性遺伝形式の PD もある．その他にも，書痙，本態性振戦，ミオクローヌスを合併することもある．

検査

特発性 PKD では特異的な検査所見はない．発作時脳波でも異常は認めない．症候性の場合，MRI，MR スペクトロスコピー，PET，SPECT 検査にて，大脳基底核(線条体)や視床の異常が検出されることもある．

治療・予後

低用量のカルバマゼピン，フェニトイン，oxcarbazepine で効果が得られる．バルビツール酸誘導体，ベンゾジアゼピン系薬，バルプロ酸，ラモトリギン，レベチラセタム，ガバペンチン，アセタゾラミド，スコポラミン，レボドパ，ベラドンナ，クロルジアゼポキシド，ジフェンヒドラミンなども多少効果を示す．多くの場合，一般に，発作の頻度は年齢とともに減少していく．患者の

1/4以上は20歳までに寛解し，さらに1/4は発作頻度が著減する．特発性の女性は最も予後が良い．

主要な鑑別診断

誘発因子と発症年齢で，PDのほかの分類型を鑑別する．

発作性労作誘発性ジスキネジア(paroxysmal exercise-induced dyskinesia；PED)は，常染色体優性遺伝形式をとり，一部にグルコーストランスポーター1(GLUT1)をコードする*SLC2A1*遺伝子の変異が同定された．通常，発症は小児期である．10～15分以上の持続的な運動によって前兆を伴わずにジストニア肢位が出現し，飢餓やストレスが増悪因子となる．発作は5～30分間持続することがあり，通常は運動している体肢に認める．欠神や部分発作を伴うこともある．治療に対する反応性はあまり高くないが，アセタゾラミド，レボドパ，トリヘキシフェニジルが用いられる．

その他に，ドーパ反応性ジストニア(瀬川病)，複雑運動性チック，複雑運動性常同症，てんかん発作，偽発作，心因性運動障害，詐病，身震い発作，シデナム(Sydenham)舞踏病を鑑別する．

症候性PDの原因として，脳卒中，外傷，多発性硬化症，中枢神経系感染症などがある．

X-linked paroxysmal dyskinesia and severe global retardationは，トリヨードサイロニントランスポータをコードする*MCT8*遺伝子の変異により，PD，重度の全般性発達遅滞，甲状腺ホルモン異常を呈する．

文献

1) Friedman NR, et al: Syncope and paroxysmal disorders other than epilepsy. In: Swaiman KF, et al, eds: Swaiman's Pediatric Neurology 5 th edition. Principles and Practice vol. 1. pp905-925, Elsevier Saunders, 2012
2) Groffen AJA, et al: Genetic and phenotypic heterogeneity in sporadic and familial forms of paroxysmal dyskinesia. J Neurol 260: 93-99, 2013

(伊藤 康)

12 発作性非運動誘発性ジスキネジア

疫学

発作性ジスキネジア(PD)は誘発因子により4型に分類され，発作性非運動誘発性ジスキネジア(paroxysmal non-kinesigenic dyskinesia；PNKD)は，発作性運動誘発性ジスキネジア(PKD)に続いて多い型である[1]．正確な発症頻度は不明である．やや男性が多い．家族発症例では常染色体優性遺伝形式をとる．浸透度は90％以上と高い．家族性PNKDの多くでmyofibrillogenesis regulator 1(*MR-1*)遺伝子(遺伝子座2q35)が原因遺伝子として同定されている[2]．カナダ人の家系の連鎖解析により別の遺伝子座2q31も同定されている．*MR-1*遺伝子は以前からの仮説に反してイオンチャネルとは関係なく，ストレス反応経路で作用する．*MR-1*遺伝子産物の正確な機能は不明であるが，グリオキサラーゼ系のhydroxyacylglutathione hydrolaseと相同性がある．この関連で後述の発作誘因の説明がつく．KCNQ型やBK型カリウムチャネル遺伝子における変異もPNKDの病因の候補である．*MR-1*遺伝子変異があるPNKDの発症年齢は乳幼児期で，平均4歳であるが，遅発例も報告されている．一方，*MR-1*遺伝子変異がないPNKDの発症年齢はより遅く，平均12±10.8歳であった．

臨床症状

PDはジストニア，舞踏病，アテトーゼ，バリスムスが単独あるいは組み合わさって，発作性に反復する運動異常症である．発作時に意識障害はなく，発作後および発作間欠期は無症候である．*MR-1*遺伝子変異があるPNKD患者の約12％はジストニアのみの発作を呈し，残りでは舞踏病とジストニアの組み合わせであった．一方で，変異がないPNKDでは，ジストニア，舞踏病，両者の組み合わせ，バリスムスを呈した．PNKDの発作は，主に体肢において片側性あるいは非対称性に出現する．頭頸部に及べば言語障害も併発する．発作の持続は分単位～数時間（典型的には10分～1時間）であるが，12時間に至ることもある．発作頻度はさまざまであるが，週に数回みられ，86％の患者では少なくとも毎週1回は認められる．発作は，安静時あるいはカフェインやアルコールの摂取後に自然に発症する．カフェインやアルコールに対する反応性は，*MR-1* 遺伝子変異群のほぼ100％に認められるが，変異のない群では全くみられない．情動ストレスは両群共通の誘因となるが，*MR-1* 遺伝子変異群では80％以上に認められる．その他に，疲労，空腹，チョコレート摂取，興奮・情動変化なども誘因となる．*MR-1* 遺伝子変異がない群での発作の多くは労作（努力運動）によって誘発されるため，発作性労作誘発性ジスキネジアと混同される．前兆として，体肢の限局的な硬直，筋れん縮，しびれ感，体全体の違和感，頭のふらふら感などを感じる．*MR-1* 遺伝子変異群の47％に片頭痛が共存し，一方，変異のない群の23％にてんかん発作がみられる．

検査

特発性PNKDでは特異的な検査所見はない．

治療・予後

クロナゼパムとジアゼパムが最も有効な予防薬かつ頓用薬である．また，多くの患者で発作は睡眠により改善する．*MR-1* 遺伝子変異がないPNKDでは，クロナゼパム治療例の少なくとも半数では持続的な効果は得られなかった．バルプロ酸，カルバマゼピン，トピラマート，ガバペンチンなどの他の抗てんかん薬は，*MR-1* 遺伝子変異がないPNKDでは部分的に有益であるが，*MR-1* 遺伝子変異例では十分に反応しなかった．レボドパ，アセタゾラミド，ハロペリドールは両群に無効であった．予後は，PKDほどは良くない．しかし，*MR-1* 遺伝子変異群のほぼ2/3は年齢とともに改善する．一方，18％は悪化する．*MR-1* 遺伝子変異のない群における予後は，変異群よりも少し悪い．

主要な鑑別診断

PDのほかの分類型を鑑別する．発作性睡眠誘発性ジスキネジア（PHD）もPDの1つに分類されてはいたが，現在は，常染色体優性夜間前頭葉てんかん（ADNFLE）の睡眠中の発作と考えられている．発症は通常小児期で，ジストニア肢位で目覚める．持続は1分以内である．カルバマゼピンやoxcarbazepineが用いられ，予後は良い．症候性PDの原因として，脳卒中，外傷，多発性硬化症，中枢神経系感染症などがある．

文献

1）Friedman NR, et al: Syncope and paroxysmal disorders other than epilepsy. In: Swaiman KF, et al, eds: Swaiman's Pediatric Neurology 5 th edition. Principles and Practice vol. 1. pp905-925, Elsevier Saunders, 2012
2）Bruno MK, et al: Genotype-phenotype correlation of paroxysmal nonkinesigenic dyskinesia. Neurology 68: 1782-1789, 2007

（伊藤　康）

13　発作性失調症

疫学

発作性失調症は常染色体優性遺伝性のまれな疾患である．カリウムチャネルであるKCNA1の変異が原因の発作性失調症1型〔episodic ataxia type 1（EA1）〕[1)]，カルシウムチャネルのCACNA1Aの変異が同定された発作性失調症2型〔episodic ataxia type 2（EA2）〕[2)]が知られている．性差はなく，発症年齢は2～10歳代と若年である．

臨床症状

EA1では，数秒～数分と短時間の発作性の体幹失調，失調性構音障害，振戦がみられ，発作間欠期の顔面，四肢のミオキミアが特徴である．驚愕，感情的なストレスで誘発されやすい．EA2では，発作時間は数時間～数日とEA1よりも長く，小脳失調と回転性めまいがみられる．発作間欠期でも眼振がみられることが特徴である．間欠期でも軽度の小脳失調がみられることがあり，緩徐進行性の小脳失調がみられることもある．発作はEA1同様，精神的，肉体的なストレスで誘発されやすい．

検査

臨床症状，家族歴にて疑われた症例は遺伝子診断により確定診断がなされる．EA1では，染色体12q13に存在するKCNA1の点変異はV174F，F184C，T226Aなど，多くの点変異が報告されている．EA2では，染色体19q13に存在するCACNA1Aのフレームシフト変異，スプライスサイトの変異，ストップコドンになる変異が多数報告されている．発作性疾患である家族性片麻痺性片頭痛，慢性進行性の小脳変性症である家族性小脳失調症6型(SCA6)が同じCACNA1Aの遺伝子変異で生じる点は，カルシウムチャネルの小脳における病態機序を考察するうえで興味深い[3]．

治療・予後

EA1では，少量のアセタゾラミドが有効であったとする報告がある一方で，アセタゾラミドが無効であったがフェニトインが有効であった症例報告も存在する．EA2ではアセタゾラミドの反応が良い．

主要な鑑別診断

- てんかん
- 発作性運動起因性ジスキネジア
- 片頭痛

などの神経発作性疾患が鑑別となる．

鑑別のポイントは，EA1の場合は発作間欠期の顔面，四肢のミオキミアがみられること，EA2の場合，発作間欠期の眼振と失調が観察されることである．

最近になり，発作性回転性めまい，耳鳴り，失調を呈する1q42に連鎖するカナダで報告された家系をEA3，また20歳代から中年発症のEA2類似の臨床症状を呈する疾患をEA4，カルシウムチャネルであるCACNB4の変異でEA2類似の臨床症状を呈する疾患をEA5，また，グルタミントランスポーターの変異で発作性の失調，片麻痺やけいれんを呈する症例をEA6と，OMIM®(Online Mendelian Inheritance of Man®)に登録された．

文献

1) Browne DL, et al: Episodic ataxia/myokimia syndrome is associated with point mutations in the human potassium channel gene, KCNA1. Nature Genet 8: 136-140, 1996
2) Ophoff RA, et al: Familial hemiplegic migraine and episodic ataxia type-2 are caused by mutations in the Ca2+channel gene CACNL1A4. Cell 87: 543-552, 1996
3) Jen JC, et al: Primary episodic ataxias: diagnosis, pathogenesis and treatment. Brain 130 2484-2493, 2007

(五十嵐修一)

14 驚愕病

疫学

驚愕病は，過剰な驚愕反応および筋硬直を示す疾患である[1]．常染色体優性遺伝が多数を占めるといわれていたが[1]，常染色体劣性遺伝形式を取る例が多いことが明らかとなりつつある[2]．病態の主座は脳幹にあるとされ，てんかんとは異なる病態である[2]．日本においては1984年に最初に報告されているが[3]，その認知度は低く，他の疾患と間違われ，適切な治療が行われていない場合もある[4]．

臨床症状

(1) 筋硬直

生直後より全身の筋緊張が亢進する．緊張は，覚醒時に抱き上げなどの行為で増悪する．

(2) 驚愕反応

生直後より，音，風，光などの刺激により瞬間的に全身の筋が硬直する．新生児期には，この際に重篤な無呼吸を伴うことがある．

(3) 合併症

臍ヘルニア，鼠径ヘルニア，股関節脱臼が多くみられる合併症である[1]．新生児期の無呼吸発作や小児期の学習障害との関連が指摘されており，てんかんの合併は10～20％に認める[2]．驚愕反応で転倒し，頭蓋骨骨折による麻痺や突然死など重篤な合併症をきたす場合があり注意が必要である[1]．

検査

血液・尿検査，画像検査では通常，異常を認めない．ただし，脳波では発作間欠期に異常を認める例があり[2,4]，その場合てんかんとの鑑別が難しく，以下の検査が有用である[4]．

(1) nose tapping test

鼻や人中を軽く叩打することで驚愕反応が誘発される所見である．高率で生直後よりみられ，非侵襲的に驚愕病を疑うことが可能である[1,4]．

(2) 遺伝子検査

グリシン作動性神経伝達系の異常が報告されている．5つの遺伝子異常(*GLRA1*，*SLC6A5*，*GLRB*，*GPHN*，*ARHGEF9*)が同定されており，これらの遺伝子異常は驚愕病の80％に認めるため，確定診断において重要な役割を果たしている[1]．ノックアウトマウスなどによりその病態も少しずつ明らかになっているが，不明な点が多い．

治療・予後

筋硬直および驚愕反応の両者において，クロナゼパムが最も有効である[1,2]．有効率は90％以上ともいわれている[2]．副作用のため，クロナゼパムが使用できない例では，GABA作動性のクロバザムやニトラゼパムが奏効した報告もある[2]．

- 筋硬直：多くは乳幼児期に軽快する．
- 驚愕反応：患者ごとに驚愕反応の程度が異なるが，生直後より成人期にわたり長期に持続する[1]．

主要な鑑別診断

特にstartle syndromeである以下の疾患と鑑別を要する．家族歴，生直後からの発症，nose tapping test陽性が驚愕病を疑うポイントである．

- neuropsychiatric startle syndrome：ヒステリー，不安障害など．
- startle-induced disorders: startle epilepsy，チック障害，paroxysmal kinesigenic choreoathetosis，Creutzfeld-Jakob病など．

文献

1) Bakker MJ, et al: Startle syndromes. Lancet Neurol 5: 513-524, 2006
2) Thomas RH, et al: Genotype-phenotype correlations in hyperekplexia: apneas, learning difficulties and speech delay. Brain 136: 3085-3095, 2013
3) 二宮治明，他：Startle diseaseの一例．臨床神経学 24：778-781，1984
4) Mine J, et al: A 14-year-old girl with hyperekplexia having *GLRB* mutations. Brain Dev 35: 660-663, 2013

（美根　潤・竹谷　健）

K てんかんを主たる症状としメンデル型遺伝を示す疾患

1 常染色体優性夜間前頭葉てんかん（ADNFLE）

疫学

常染色体優性夜間前頭葉てんかん（autosomal dominant nocturnal frontal lobe epilepsy；ADNFLE）は常染色体優性遺伝形式をとり多くは小児期からみられ，浸透率は90％程度．平均発症年齢は14歳（14±10歳）．ADNFLEの正確な頻度は不明であるが，比較的まれな類型と考えられる．

報告された候補遺伝子は20q13.2−13.3（*ENFL1*），15q24（*ENFL2*），1番（*ENFL3*）染色体上にあり，臨床症状に差はない．

ニコチン作動性アセチルコリン受容体（nAchR）は2つのαサブユニットと3つのβサブユニットによりヘテロ5量体を形成し，アセチルコリンにより開閉するリガンド結合型イオンチャネルであり，Na^+およびCa^{2+}を細胞内に通す役割を担っている．

*ENFL1*では*CHRNA4*（nAchRα4サブユニット）の点変異（280番目のSerがPheに変異）が報告され，α4サブユニットのM2ドメインにLeuが挿入された変異（L291-292）も同定された．さらに，第3番目の点変異にあたる，M2ドメインにおけるSer^{284}がLeuにより置換（S755L）された症例も発見され，この変異は孤発例の夜間前頭葉てんかん（NFLE）でも認められた．*CHRNB2*の変異はβ2サブユニットの287番目のValがLeuあるいはMetにより置換された2種が報告された．これらの変異によりアセチルコリンに対する感受性が変化し，結果としてCa^{2+}の透過性が変化する可能性があるが，ADNFLE発現機序はまだ明確ではない．しかし，*ENFL1*は遺伝子変異による機能低下，*ENFL3*は機能亢進と考えられている[1]．最近，Na^+作動性K^+チャネルをコードする*KCNT1*がADNFLEの2家系およびNFLEから見出された[2]．*KCNT1*変異を有するADNFLEではnAchR変異を有するADNFLEより発症が早く，精神症状や行動異常を合併するといった臨床的特徴をもつ．

国際分類の中の位置づけ

ヒトで原因遺伝子変異が同定された最初の特発性部分てんかんに分類される．

臨床症状

ノンレム睡眠中に生じる5秒～5分の短い運動症状を示す発作で，泣き声やうめき声，あるいは開眼凝視で始まることが多い．もがくような激しい運動や過伸展するジストニアはこの発作の典型的な症状である．発作後のもうろう状態を欠き，種々の前兆を伴う．意識は保たれていることが多いが，発作症状を抑えたり，周囲に反応したりすることはできない．発作は群発しやすく，一晩に何回も繰り返すことがあり，睡眠障害と誤診されることが少なくない．日中にも発作が生じることもあり，時に二次性全般化を示す．

臨床的な表現型とnAchR変異の遺伝子型との関係は明確ではないが，最近，nAchR変異による2つの臨床的な表現型が報告された．1つは知的障害あるいは認知障害を合併する表現型で，もう1つが抗てんかん薬への感受性が異なる表現型である．*CHRNA4*のS284L変異が認知障害と関連している可能性がある[3]．

検査

症例の多くの知的水準は正常で，発作間欠期脳波は覚醒睡眠にかかわらず5割以上で正常であることが多い．頭皮上脳波では電気信号をとらえることが困難であるが硬膜下，蝶形骨，頬骨などに電極をおけば前頭葉起源であることがわかる．

発作時脳波では明らかな突発性放電（棘波，棘徐波など）が記録されたり，前頭部優位に律動性

θ波あるいはδ波が記録されたりする．発作の開始は覚醒より先であることが多い．頭部CT，MRIは正常．PETやSPECTも前頭葉起源であることを示すのに有用である．

夜間症状の問診と家族歴の聴取を注意深く行い，長時間ビデオ脳波同時記録にて前頭葉性発作を確認し遺伝子検査を施行することが正確な診断には重要である．

治療・予後

約7割の患者はカルバマゼピンに反応する．*CHRNA4*-S284Lに関連するADNFLEではゾニサミドあるいはベンゾジアゼピン系剤のほうが反応性が良い[4]．

症状は生涯にわたるが進行せず，40～50歳台になると発作は軽く頻度は少なくなる傾向がある．発作頻度，自然経過には家族間あるいは家族内でもばらつきがある．

主要な鑑別診断

- 夜驚症
- 睡眠時遊行症
- 悪夢
- レム睡眠関連行動障害
- 心因性非てんかん性発作
- 睡眠麻痺

文献

1）兼子直：てんかん教室　追補改訂．pp9-11，新興医学出版社，2003
2）Heron SE, et al: Missense mutations in the sodium-gated potassium channel gene KCNT1 cause severe autosomal dominant nocturnal frontal lobe epilepsy. Nat Genet 44: 1188-1190, 2012
3）Steinlein OK, et al: Nicotinic acetylcholine receptor mutations. In: Jeffrey NM, et al, eds: Jasper's Basic Mechanisms of the Epilepsies 4 th edition. pp748-760, National Center for Biotechnology Information, Bethesda, 2012
4）Zhu G, et al: Rats harboring S284L Chrna4 mutation show attenuation of synaptic and extrasynaptic GABAergic transmission and exhibit the nocturnal frontal lobe epilepsy phenotype. J Neurosci 28: 12465-12476, 2008

（茂木太一・兼子　直）

2 聴覚症状を伴う常染色体優性部分てんかん（ADPEAF）

疫学

聴覚症状を伴う常染色体優性部分てんかん epilepsy, partial, with auditory features（ADPEAF）は，常染色体優性遺伝を呈し「常染色体優性側頭葉てんかん」autosomal dominant lateral temporal lobe epilepsy（ADLTLE）ともよばれる．まれな家族性部分てんかん症候群で，ヨーロッパ，米国，オーストラリア，日本などで報告され浸透率は家系内の70～80％とされる[1]．発症年齢は1～60歳まで広範で，平均は18歳である[1]．

家系分析の結果からleucine-rich, glioma inactivated 1（Lgi1）遺伝子の変異が報告され，以降は多数のLgi1遺伝子変異が知られる[1]．わが国でも川又らが2家系から新たなLgi1遺伝子変異を報告している[2]．Lgi1遺伝子変異はADPEAF家系の50％程度で認められ，聴覚症状発作を有する孤発性症例でも報告されることがある[1]．

Lgi1遺伝子はヒトてんかん原因遺伝子として同定された最初の非イオンチャネル遺伝子である[1]．LGI1蛋白は後シナプスのADAM22受容体に結合しAMPA受容体を介して神経伝達を制御安定させ，また前シナプスのKv1カリウムチャネルに結合しチャネル不活化を制御することが知られる[1]．ADPEAFの原因となるLgi1変異には欠失変異（変異部分で切り取られて通常より蛋白質が短くなる変異）とミスセンス変異（変異部分で他のアミノ酸を配列するようになる変異）があるが[1]，いずれも臨床症状に大きな変化はない[1]．ADPEAFの発症機序にLgi1遺伝子が関与するメカニズムは不明だが，正常LGI1蛋白が神経細胞外へ分泌される一方で多くのADPEAF患者のLGI1変異蛋白は神経細胞外へ分泌されない事実は病態との関与が予測される[1]．Lgi1遺伝子変異を有するマウス[3]・ラット[4]が開発されており，ADPEAFモデル動物として発症機序の解明進展への貢献が期待される．

国際分類の中の位置づけ

ADPEAFはてんかん発作型国際分類の2010年改訂提案版では素因性の焦点発作で意識障害なしと位置付けられるが，両側性けいれん性発作を呈することもある[5]．てんかん症候群国際分類の2010年改訂提案版では脳波・臨床症候群の青年期-成人期に位置付けられる[5]．

臨床症状

ADPEAFの臨床症状は前兆として幻聴を伴う部分発作が最多で，他に視覚症状，精神症状，自律神経症状やめまい感を呈することもある[1]．発作が二次性に全般性強直間代発作に至ることも少なくない[1]．幻聴については単一な音(虫の羽ばたき，ベルの音)と表現する例が多数だが，音楽・声のような複雑な内容だと訴えることもある[1]．電話の音など聴覚刺激が発作の誘因となる例もある[6]．LGI1蛋白が神経細胞外へ分泌される症例もあり，その場合では既視感など内側側頭葉由来の徴候を呈するが，幻聴は認めない[2]．

検査

診断には，病歴・発作型・家族歴の詳細な聴取が重要である．そのうえで脳波検査，頭部MRIなど画像検査，必要に応じてビデオ脳波同時記録を行う[7]．

頭部MRIや発作間欠期脳波では異常が明らかでないことも多い[1]．一方，棘波・鋭波を側頭部に間欠期脳波で認めた例や，頭部MRIでも詳細な検討で左外側側頭葉皮質に異方性を認めたという報告もある[1]．これらの異常所見は左側に偏って認められる[1]．

治療・予後

ADPEAFは抗てんかん薬に対する反応が概して良好である[1]．通常の部分てんかんに準じる．ADPEAFモデルラットでもフェニトイン，カルバマゼピン，レベチラセタムによる発作抑制は良好だった[4]．

主要な鑑別診断

精神症状，自律神経症状を呈することがあり，通常の部分発作以外に以下が挙げられる．

- 心因性発作
- 過呼吸やパニック障害

ADPEAFは脳波・頭部MRI上の異常が明らかでないことも少なくなく[1]，病歴・発作パターンからの慎重な鑑別が必要である．

文献

1) Michelucci R, et al: Lateral temporal lobe epilepsies: clinical and genetic features. Epilepsia 50(Suppl 5): 52-54, 2009
2) Kawamata J, et al: Mutations in LGI1 gene in Japanese families with autosomal dominant lateral temporal lobe epilepsy: the first report from Asian families
3) Fukata Y, et al: Disruption of LGI1-linked synaptic complex causes abnormal synaptic transmission and epilepsy. Proc Natl Acad Sci USA 107: 3799-3804, 2010
4) Baulac S, et al: A rat model for LGI1-related epilepsies. Hum Mol Genet 21: 3546-3557, 2012
5) てんかん学用語集 Terminology in Epileptology 第5版．日本てんかん学会，2013
6) 近藤孝之，他：てんかんの遺伝子と病態生理．Mebio 29：18-23，2012
7)「てんかん治療ガイドライン」作成委員会(編)：てんかん治療ガイドライン2010．医学書院，2010

(麓　直浩・池田昭夫)

L　遺伝子変異がてんかんだけでなく脳症も生ずるか，遺伝子変異が脳の形態異常をもたらしそれが間接的にてんかんの原因となる疾患

1　Aicardi 症候群

疫学

Aicardi(アイカルディ)症候群は脳梁欠損，網脈絡膜裂孔，点頭てんかんを3主徴とする多発奇形症候群である[1]．発生率は約1/10万出生で，国内の患者数は100人前後と考えられる．圧倒的に女性に多いが，男性例も報告されている．乳児期にてんかん性スパズムで発症することが多い．家族発症はなく，孤発例のみであり，原因は未解明である．

国際分類の中の位置づけ

1989年のILAE分類では症候性に，2009年の分類では構造的/代謝性に分類される．2012年の皮質形成異常の分類では，細胞移動後の異常発生による奇形として多小脳回を伴う症候群に分類されている[2]．

臨床症状

てんかん性スパズムが最も特徴的である．他の発作型として，焦点性運動発作の頻度が高く，てんかん性スパズムの発症に前後して乳児早期に認められる．脳形成異常に伴い乳児期には発達遅滞を呈し，その後，知的障害と運動障害が目立ってくる．眼症状として，網脈絡膜裂孔がみられる．両側性が多く，円形で黄白色の大小複数の病変が視神経乳頭や黄斑部の周辺に存在する．視神経乳頭の部分欠損による拡大が約半数に認められる．小眼球の頻度も高く，両者とも片側性が多い．骨格異常として，肋骨と脊椎の異常が多い．四肢や頭蓋は基本的に正常である．肋骨の欠損や分岐肋骨，半椎，蝶形椎，脊柱側弯などを呈する．

検査

てんかん性スパズムがみられるが，脳波ではヒプサリズミアの併発は18%と低い．脳波の特徴は左右の非対称性もしくは非同期性である．非対称性のサプレッション・バーストもしくは類似波形が多い．脳波も発作もほかの基礎疾患に比べると年齢による変遷は少ない．頭部MRIでは脳梁欠損に加え大脳皮質の形成異常を認める[3]．多小脳回と脳室周囲の異所性灰白質がほぼ全例に認められる(**図11-32**)．大脳半球の非対称性も特徴的であり，古典型滑脳症にみられる左右対称性とは全く異なる．頭蓋内の嚢胞形成も頻度が高く，約半数で半球間裂や脈絡叢に嚢胞が認められる．脈絡叢乳頭腫の併発例も複数報告されており，脈絡叢の嚢胞との鑑別が必要である．後頭蓋窩病変の頻度も比較的高く，後小脳槽・大槽の拡大を認める．

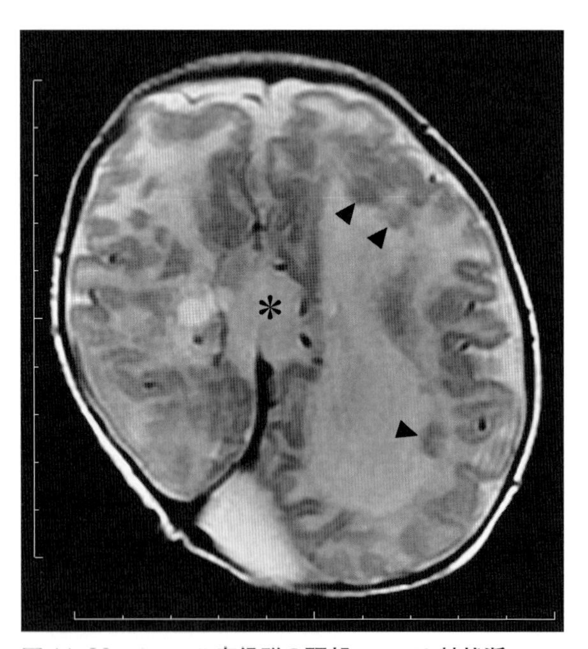

図11-32　Aicardi 症候群の頭部 MRI T2 軸状断
左右の非対称性が強く，前頭優位に多小脳回を認める．左側脳室外側壁には中央の被殻以外に3か所の結節状異所性灰白質(矢頭)を認める．脳梁欠損のために第三脳室(＊)が挙上し，後頭蓋窩には後小脳槽の拡大による嚢胞様病変が認められる．

治療・予後

発作は難治で，約70%の症例では毎日発作がみられる．神経学的には，歩行可能例は10〜20%，有意語表出例は10%前後である．

主要な鑑別診断

- 線状皮膚欠損を伴う小眼球症
- 胎内感染症(TORCH)
- チュブリン病(*TUBA8*，*TUBB2B*，*TUBB3*，*TUBB*の各変異)

文献

1) Aicardi J: Aicardi syndrome. Brain Dev 27: 164-171, 2005
2) Barkovich AJ, et al: A developmental and genetic classification for malformations of cortical development: update 2012. Brain 135: 1348-1369, 2012
3) Hopkins B, et al: Neuroimaging aspects of Aicardi syndrome. Am J Med Genet A 146A: 2871-2878, 2008

(加藤光広)

2 Miller-Dieker症候群

疫学

Miller-Dieker(ミラー・ディーカー)症候群は，8の字型の完全な無脳回と特異的な顔貌異常を呈する古典型滑脳症の最重症型であり，17p13.3領域の*LIS1*からYWHAE(14-3-3ε)までの遺伝子群の欠失が原因である．*LIS1*や*DCX*単独の変異ではさまざまな程度の古典型滑脳症を示すが，顔貌異常を認めず，Miller-Dieker症候群とは区別される[1]．1997年の全国疫学調査では広汎性滑脳症が61例報告されているが，隣接遺伝子症候群としての本症はさらに少ないと考えられる．性差はない．乳児期から哺乳障害や低緊張による発達遅滞，てんかん性スパズムで発症する．新生突然変異が原因であり，基本的には孤発性だが，片親の均衡型転座や生殖細胞モザイクの場合は同胞発症もありうる．

国際分類の中の位置づけ

1989年のILAE分類では症候性に，2009年の分類では構造的/代謝性に分類される．2012年の皮質形成異常の分類では，神経細胞移動異常症の後頭優位型滑脳症に分類される[2]．

臨床症状

点頭てんかんの併発が多い．身体所見として広い前額，前額正中から眉間にかけての膨隆と陥凹，側頭部の陥凹，耳介低位，小さく短い鼻，上向きの鼻孔，薄い口唇，小顎などの特異顔貌と後天性の小頭が認められる．時に心臓・腸管・腎臓・指趾など他の奇形を伴う．神経学的には低緊張が強い．

検査

脳波はてんかん性スパズムの出現に一致してヒプサリズミアを認める．そのほか広汎性の高振幅速波が特徴的である．画像は8の字形の典型的な完全無脳回(グレード1)を示し，皮質は10〜20 mmに肥厚している(**図11-33**)．基底核には異常を認めない．*DCX*変異によるグレード1の無脳回は，画像による鑑別は難しいが，男児のみで特異顔貌を伴わない点が異なる．病理学的に大脳皮質は，脳表から①分子層，②表在細胞層，③細胞希薄層，④深部細胞層の4層構造を示す[3]．染色体検査では，fluorescence *in situ* hybridization(FISH)法で，*LIS1*を含む17p13.3領域の微細欠失が認められる．顔貌異常がはっきりせず単独の古典型滑脳症との鑑別が困難な場合は*LIS1*，*DCX*，*TUBA1A*などの遺伝子解析が必要である．

治療・予後

重度の精神運動発達遅滞と摂食障害を呈し，てんかん発作も難治である．心奇形など内臓奇形を伴うことも多く，呼吸や栄養など全身管理が必要である．肺炎を繰り返し，生命予後は不良である．

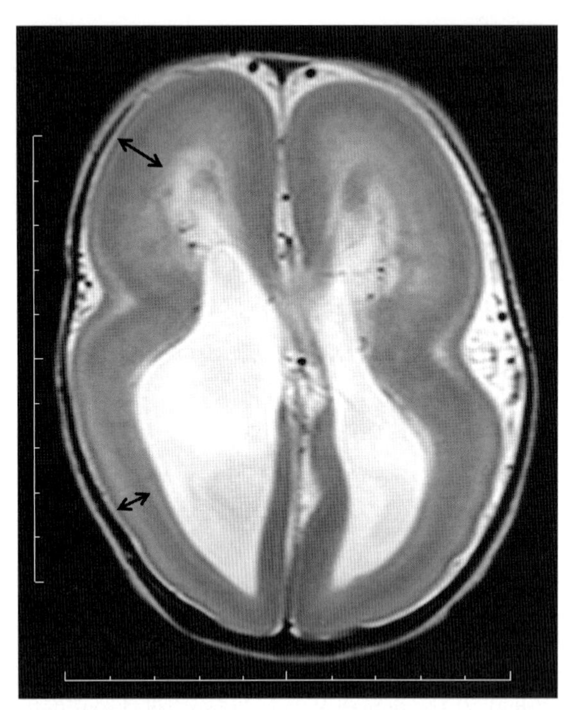

図 11-33　Miller-Dieker 症候群の頭部 MRI T2 強調軸状断

前頭から後頭まで広汎性無脳回を呈し，皮質の厚さ(両矢印)は 1 cm 以上に肥厚し，白質の容量が少ない．

主要な鑑別診断

- 古典型滑脳症単独群(*LIS1*，*DCX*，*TUBA1A* の単独変異)
- Baraitser-Winter 症候群

文献

1) Kato M, et al: Lissencephaly and the molecular basis of neuronal migration. Hum Mol Genet 12 Spec No 1: R89-96, 2003
2) Barkovich AJ, et al: A developmental and genetic classification for malformations of cortical development: update 2012. Brain 135: 1348-1369, 2012
3) 加藤光広：神経系の発生，中枢神経系奇形，migration の異常．有馬正高(監修)：小児神経学．pp30-39，診断と治療社，2008

(加藤光広)

3　皮質下帯状異所性灰白質

疫学

皮質下帯状異所性灰白質(subcortical band heterotopia)は，大脳表層の皮質と側脳室の間の白質内に，帯状の異所性灰白質が認められ，皮質が二重にあるように見えることから，二重皮質症候群 double cortex syndrome ともよばれる．1997 年の全国疫学調査では 24 例報告されている．約 9 割は女性であるが，*DCX* のモザイク変異や *LIS1* 変異による男性例も存在する[1]．てんかん発作の発症が多く，初発発作の平均年齢は 5〜6 歳だが，患者によって乳児から成人までさまざまである．X 染色体上の *DCX* 変異が原因であることが多く，X 連鎖性である．男性の DCX 変異は胎生致死もしくは前頭優位の無脳回もしくは厚脳回を呈する．女性の DCX 変異は病変の程度に比例して重症度が異なり，母親が無症状もしくは軽症の保因者の場合，家族性に発症する．

国際分類の中の位置づけ

1989 年の ILAE 分類では症候性に，2009 年の分類では構造的/代謝性に分類される．2012 年の皮質形成異常の分類では，神経細胞移動異常症の皮質下帯状異所性灰白質に分類される[2]．

臨床症状

症状としてはてんかん発作が最も多く 93% の症例に認められる[3]．全般発作と部分発作の頻度は同程度で，60% は複数の発作型を示す．古典型滑脳症と異なり，点頭てんかんの併発は 8% と少ない．知的障害は 85% の患者に認められ，程度は重度から境界まで幅が広い．運動障害は少ない．重症度は脳回形成の程度に比例する．軽症例では軽いてんかん発作のみで，CT 撮影では気づかれていない場合がある．

検査

特異的な脳波所見はないが，てんかん性異常波を認めることが多い．ヒプサリズミアはまれであ

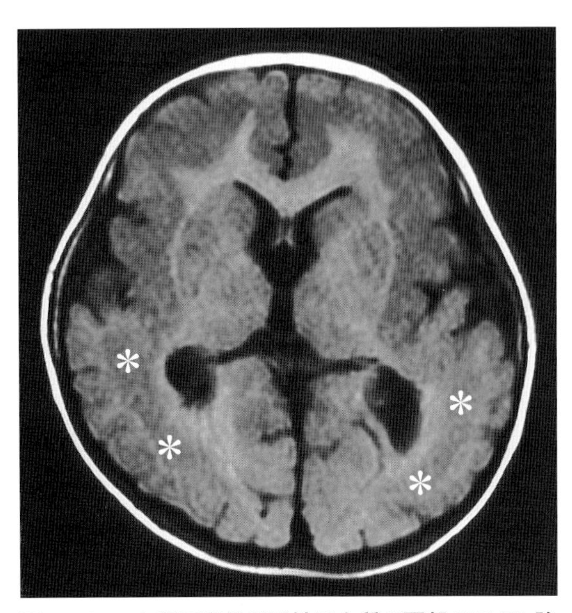

図 11-34　皮質下帯状異所性灰白質の頭部 MRI T1 強調軸状断

後頭部外側皮質の脳溝は浅く，その直下に薄い線状の白質層をはさんで再び皮質と同じ信号強度の異所性灰白質(*)が帯状に認められる．前頭部では異所性灰白質が皮質と癒合し厚脳回を呈している．

る．画像では皮質直下に帯状の異所性灰白質を認める．部分的な異所性灰白質は 10% で，90% は広汎性である．異所性灰白質の層が薄いときは，脳回形成はほぼ正常であるが，一般に脳溝は浅く，皮質の一部に厚脳回を伴うこと(グレード 5)がある(**図 11-34**)．*DCX* 変異では前頭優位の形成異常を示すが，広汎性の場合は前後の優位性は判断が難しい場合もある．家族性では全例，孤発女性例では 85% において *DCX* 変異が原因であり，遺伝相談のうえ，希望があれば遺伝子解析が望ましい．

治療・予後

てんかん発作は約 2/3 の症例で難治である．20% は Lennox-Gastaut 症候群を併発する．失立発作に対する脳梁離断が 2 例で有効であった[3]．

主要な鑑別診断

- 脳室周囲異所性灰白質
- 古典型滑脳症

文献

1）加藤光広：神経細胞移動障害の分子機構．日本小児科学会雑誌 111：1361-1374，2007
2）Barkovich AJ, et al: A developmental and genetic classification for malformations of cortical development: update 2012. Brain 135: 1348-1369, 2012
3）D'Agostino MD, et al: Subcortical band heterotopia (SBH) in males: clinical, imaging and genetic findings in comparison with females. Brain 125: 2507-2522, 2002

(加藤光広)

4　脳室周囲結節状異所性灰白質

疫学

脳室周囲異所性灰白質(periventricular nodular heterotopia)は，側脳室の外側壁に沿って正常ではみられない灰白質が結節上に並んで存在する状態である．1997 年の全国疫学調査では 16 例の報告があるが，散在性に存在する非典型例や他疾患への併発例を含めればそれほど少なくはない．連続性に存在する典型例は X 連鎖性の *FLNA* 変異が多く，男性は胎生致死となり女性に多い．乳児期の発症もみられるが，典型的には思春期にてんかん発作で発症する[1]．小頭症と重度の発達遅滞を伴う *ARFGEF2* 変異は常染色体劣性遺伝である．

国際分類の中の位置づけ

1989 年の ILAE 分類では症候性に，2009 年の分類では構造的/代謝性に分類される．2012 年の皮質形成異常の分類では，神経細胞移動異常症の神経上衣異常の脳室周囲異所性灰白質に分類される[2]．

臨床症状

てんかん発作が主症状で，全般発作よりも部分発作が多い[1]．発作型や重症度は症例により異なるが，発作と異所性灰白質の範囲と程度は相関しない．無症状で事故などの検査の際に偶然気づかれる例もある．運動障害は伴わず知的発達も多くは正常範囲内であるが，読字障害の併発が多く，読字能力と知能は異所性灰白質の範囲と反比例す

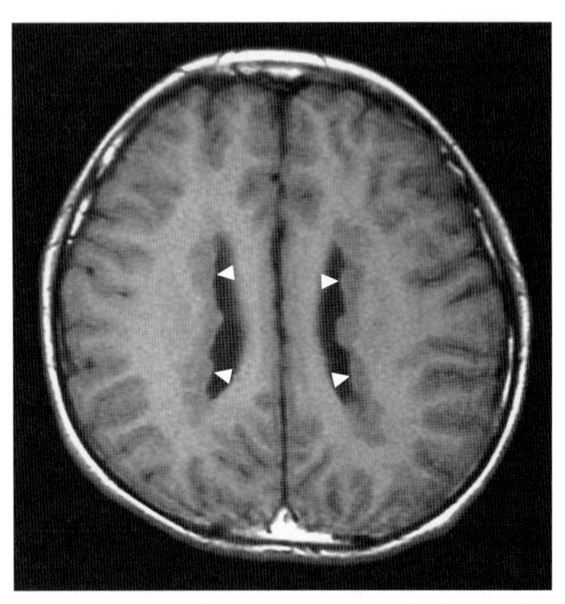

図 11-35　*FLNA* 変異による脳室周囲結節状異所性灰白質の頭部 MRI T1 強調軸状断

両側対称性に側脳室体部に結節状の灰白質(矢頭)を連続性に認める．脳回形成は正常である．

る．*FLNA* 変異例では心血管系と造血・凝固系の異常を伴いやすい[3]．また，Ehlers-Danlos 症候群を併発し，皮膚・関節の過伸展を認めることがある．色素失調症や伊藤白斑など神経皮膚症候群や多彩な先天奇形症候群に併発するほか，先天感染などの二次障害でもみられる．

検査

特異的な脳波所見はない．典型例では焦点性異常が多い．頭部 MRI で側脳室外側壁に異所性灰白質の結節を認める(**図 11-35**)．異所性灰白質内では，神経細胞の方向性は失われているが，皮質と連絡を保ち，部分的に正常機能に関与している．*FLNA* 変異では，皮質や海馬は正常である．神経心理学的検査による言語機能と，超音波検査による心機能評価，MRA による大動脈，頭頸部血管の確認が望ましい．

治療・予後

部分発作が多いためカルバマゼピンが用いられやすいが，特異的な治療はなく，発作に応じて治療する．他の脳形成異常に比較して経過は良い．大動脈瘤破裂による早期死亡例が報告されている．

主要な鑑別診断

- 結節性硬化症

文献

1) Dubeau F, et al: Periventricular and subcortical nodular heterotopia. A study of 33 patients. Brain 118 (Pt 5): 1273-1287, 1995
2) Barkovich AJ, et al: A developmental and genetic classification for malformations of cortical development: update 2012. Brain 135: 1348-1369, 2012
3) Lu J, et al: Periventricular heterotopia. Epilepsy Behav 7: 143-149, 2005

(加藤光広)

5　小脳低形成を伴う滑脳症

疫学

大脳皮質の古典型滑脳症(厚脳回，無脳回)に小脳の低形成を伴う疾患(lissencephaly with cerebellar hypoplasia)である．頻度は不明だが，まれである．筆者の経験では滑脳症の約 15% に小脳低形成を併発する．性差はない．発症は，出生時の小頭もしくは乳児期(30% は新生児期)のてんかん発作による発症が多い．多くは常染色体劣性もしくは常染色体優性の *de novo* 変異による孤発例である．片親が生殖細胞モザイクの場合は常染色体優性でも同胞発症がありうる．

国際分類の中の位置づけ

1989 年の ILAE 分類では症候性に，2009 年の分類では構造的/代謝性に分類される．以前は 6 型に分類されていたが，2012 年の皮質形成異常の分類では，神経細胞移動異常症の前頭型，後頭優位型，リーリン型の 3 型に分類されている[1]．そのほか，先天性小頭症に滑脳症を伴うタイプ(小滑脳症)も小脳低形成を併発する．

臨床症状

てんかん発作が約 60% の症例に認められる[2]．

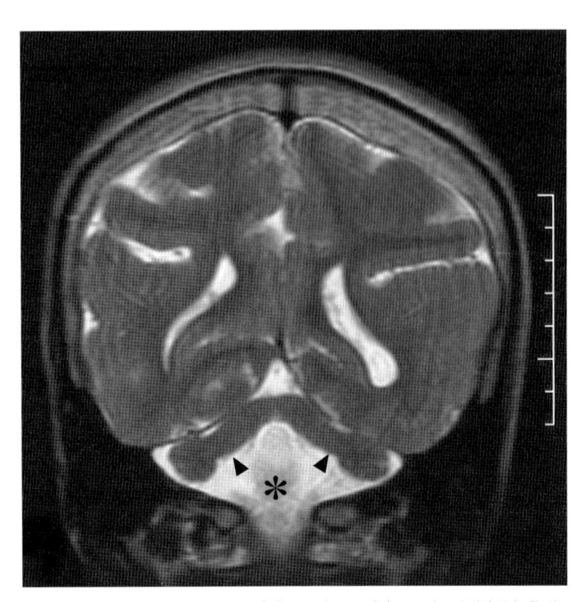

図 11-36 リーリン型（変異未同定）の小脳低形成を伴う滑脳症の頭部 MRI T2 強調冠状断

大脳皮質の脳回の幅は広く，皮質は肥厚し，厚脳回に合致する．小脳は中部・半球（矢頭）ともに低形成で大槽（*）が広がっている．

発作型の詳細は不明だが，てんかん性スパズムは10% 未満と少ない．程度の差はあるが頭囲は小さく，全例に中等度から最重度の知的障害を併発する．運動障害は，古典型滑脳症単独群に較べて，痙性よりも低緊張の頻度が高い．神経症状は，脳回形成異常の程度に依存する．*VLDLR* 変異例は歩行可能で，*RELN* 変異例より軽症である．

検査

脳波所見の特徴は不明である．頭部 MRI で，滑脳症と小脳低形成を認める（**図 11-36**）．出生時の頭囲が正常で大脳全体が厚脳回（グレード 4）を示し，著明な小脳低形成をきたす常染色体劣性遺伝の家系でリーリン（*RELN*）と超低密度リポ蛋白質受容体（*VLDLR*）の遺伝子変異が報告されている．*RELN* 変異では海馬の形成異常を伴うが，*VLDLR* 変異では認められない．*TUBA1A* 変異では先天性の小頭症と脳梁形成異常，尾状核と被殻の融合による内包前脚の消失，海馬の形成異常が特徴である．

治療・予後

特異的な治療法はなく，対症療法が基本である．

主要な鑑別診断

- 古典型滑脳症単独群
- Walker-Warburg 症候群
- Joubert 症候群
- 先天性グリコシル化異常症

文献

1）Barkovich AJ, et al: A developmental and genetic classification for malformations of cortical development: update 2012. Brain 135: 1348-1369, 2012
2）Ross ME, et al: Lissencephaly with cerebellar hypoplasia (LCH): a heterogeneous group of cortical malformations. Neuropediatrics 32: 256-263, 2001

（加藤光広）

6 脆弱 X 症候群

疫学

脆弱 X 症候群（fragile X syndrome；FXS）は X 連鎖性の遺伝性知的障害であり，染色体 Xq27.3 に存在する FMR1 遺伝子の異常により発症する．患者は，遺伝子内の 5′ 端の非翻訳領域に位置する 3 塩基（CGG）繰り返し配列が異常に延長している．正常では 50 以下の繰り返し配列数が，FXS では 200 以上となる．患者の母親は保因者であり，50～200 の繰り返し配列（前変異）をもつ．この保因者（男性も女性も）では，50 歳以降に Parkinson 様症状，精神症状などを呈する脆弱 X 症候群関連振戦/失調症候群（FXTAS）が発症することがある．さらに，女性の保因者は早期卵巣機能不全（POF）を示すことがある．

最近のメタ解析などの報告によると脆弱 X 症候群の頻度は，男性では 7,143 人，女性では 11,111 人に 1 人とされ，従来の報告より頻度は低い．日本人では，男性の 10,000 人に 1 人と推定され，日本人では数千人いる計算になる．しかし，筆者らの調査では実際に把握できた患者は

100例以下であり，診断されていない患者が多く，さらに診断を普及させていく必要がある．

脆弱X症候群患者でのてんかんの頻度は，男性患者の約10〜20%，女性患者の6〜8%である．

国際分類の中の位置づけ

2010年改訂版分類によると，焦点発作(意識障害なし，意識障害あり)が多く，全般発作(強直，間代発作)もみられる．焦点発作は，睡眠時に多くみられる傾向がある．

臨床症状

男性患者は発達障害や重度の知的障害と診断されていることが多い．身体的には細長い顔，大耳介，巨大睾丸が特徴とされている．多動，注意欠陥が目立ち，自閉症と診断されることもある．思春期以降，不安，強迫症，攻撃性，うつ症状などの精神症状を呈することも多い．15〜20%程度の男性患者はてんかんを伴う．関節の過伸展，扁平足，僧帽弁逸脱症，斜視，中耳炎，胃食道逆流症による摂食障害なども合併することがある．女性の患者は比較的症状が軽い．FXTASでは，50歳を過ぎてからParkinson様症状，精神症状が発症する．また，40歳までに卵巣の機能不全を起こす患者(POF)の中に前変異をもつ患者がいる．

てんかんは，小児期に発症し成人期までに緩解することが多い．一度のみの発作の患者もいる．

検査

葉酸欠乏培地で染色体の脆弱部位を検出する方法が日本では普及しているが，遺伝子異常があるにもかかわらず陽性に出ない例がある．確実な診断には遺伝子診断が必要である．遺伝子診断は，CGG繰り返しの延長を検出するサザンブロット法やPCR法で検出する．僧帽弁逸脱症に対しては，聴診や心臓エコー検査が必要となる．胃食道逆流症による摂食障害には，食道のpHモニタリングで評価を行うことが必要である．

EEG検査では，中心側頭棘波を示す良性てんかんにみられる中心・側頭部の棘波がみられる患者が多い．しかし，てんかん発作のない患者でも異常なEEGパターンを示すことがある．

治療・予後

疾患に対しては，グルタミン酸受容体阻害薬などを中心に，シナプスの機能異常を改善する治療法の開発が進められている．現在，臨床研究の段階の薬剤もあり，近い将来に臨床応用されることが期待される．知的障害は進行性ではなく，生命予後は合併症の重症度などによる．

てんかんに対しては，発作型とEEGのパターンから通常のてんかん治療のガイドラインに従って治療を行う．単剤の抗てんかん薬でコントロールできることが多い．oxcarbazepine(Trileptal)，レベチラセタム(イーケプラ®)，ラモトリギン(ラミクタール®)が，行動異常の副作用が少なく，最初の選択として良いとの報告もある．これらの薬剤が効果のない場合には，EEGパターンをみてバルプロ酸を選択することも良い．フェノバルビタールは，多動や行動異常に悪影響を及ぼす可能性があるので，通常は使用しない．

主要な鑑別診断

- 結節性硬化症
- Rett症候群
- Sotos症候群
- 自閉症

文献

1）難波栄二：脆弱X症候群の分子機構と治療．医学のあゆみ 239：633-638，2011
2）難波栄二(研究代表者)：日本人脆弱X症候群および関連疾患の診断・治療推進の研究　平成22〜23年度総合研究報告書．2012
3）Bagni C, et al: Fragile X syndrome: causes, diagnosis, mechanisms, and therapeutics. J Clin Invest 122: 4314-4322, 2012
4）Hagerman R, et al: Advances in clinical and molecular understanding of the FMR1 premutation and fragile X-associated tremor/ataxia syndrome. Lancet Neurol 12: 786-798, 2013
5）Hunter J, et al: Epidemiology of fragile X syndrome: a systematic review and meta-analysis. Am J Med Genet 164A: 1648-1658, 2014

（難波栄二）

7 Angelman 症候群

疫学

Angelman（アンジェルマン）症候群は，15,000 出生に 1 人であり，男女差はない．15 番染色体 q11-q13 に位置する ubiquitin-protein ligase E3A（UBE3A）遺伝子の機能喪失により発症する．UBE3A はゲノムインプリンティングの対象であり，中枢神経では母由来遺伝子のみが発現している．UBE3A の機能喪失に至る遺伝学的原因としては 15q11-q13 の母性欠失（70%），15 番染色体の父性片親性ダイソミー（uniparental disomy；UPD）（5%），刷り込み変異（5%），UBE3A 遺伝子の変異（10%）があり，残り 10% では明らかな原因が同定されない．刷り込み変異の 10% ほど，UBE3A 変異の 30% ほどは母親が保因者であり，遺伝性がある．それ以外は孤発例であり，再発危険率は低い．

国際分類の中の位置づけ

2010 年 ILAE 分類では素因性てんかんに分類される．

臨床症状

てんかん発作は約 80% に合併する．発作の多くは全般発作であり，強直間代発作やミオクローヌス発作を示す．意識消失発作や焦点性発作もしばしば出現する．乳児期に発熱に伴う熱性けいれんとして発症する場合が多い．非けいれん性てんかん重積を示すことがある．

てんかん以外には重度知的障害（有意語の獲得は通常みられない），失調性運動障害，振戦，容易に笑う行動特性，睡眠障害を示す．小頭，尖っ

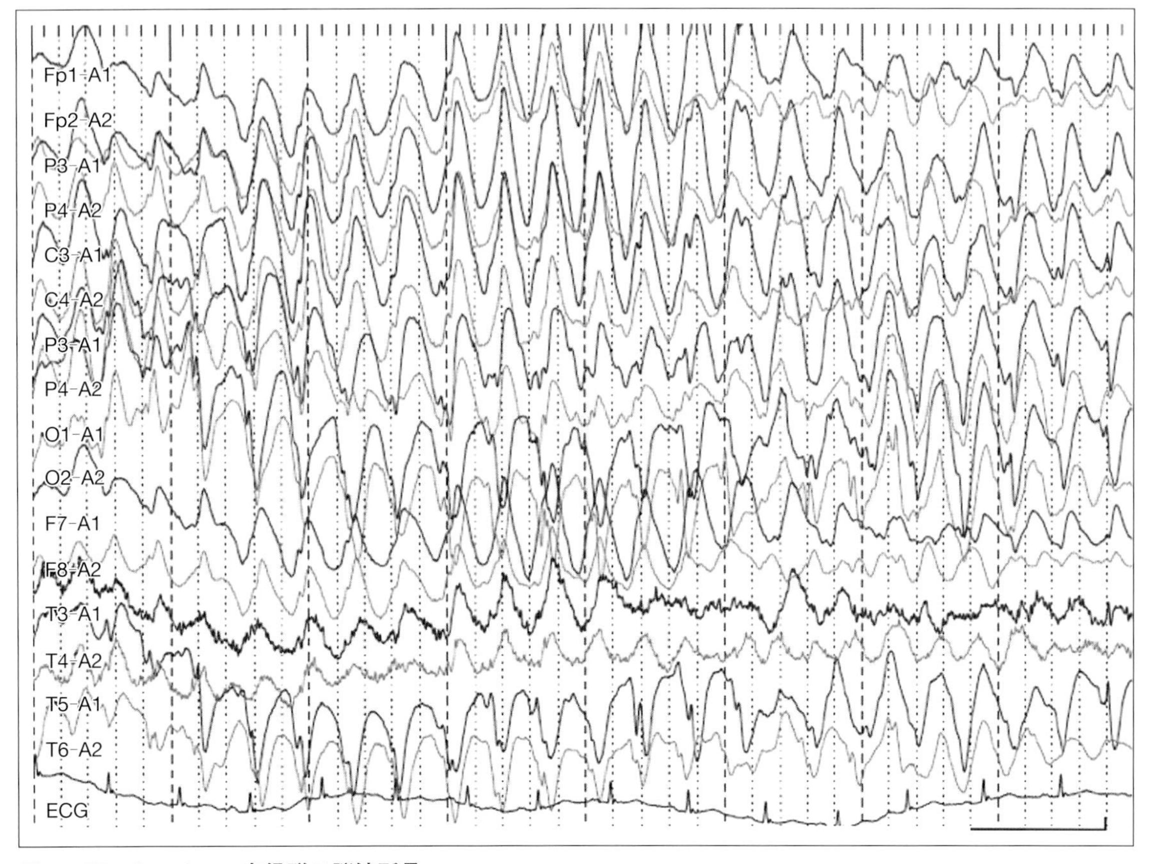

図 11-37　Angelman 症候群の脳波所見
後頭部優位の広汎性 3 Hz 棘徐波複合を認める．

た下顎，大きな口などの特徴的な顔貌を示す．

検査

脳波異常をほぼ全例に認める．脳波異常の特徴は前頭部もしくは後頭部優位の広汎性棘徐波複合もしくは広汎性高振幅徐波の出現である(**図 11-37**)．脳波異常はてんかん発作が出現する前から認められるため，早期診断に有用である．

脳 MRI では特異的な所見はなく，軽度の脳萎縮を示す程度である．

遺伝学的検査として FISH 法，DNA メチル化テスト，UBE3A 遺伝子変異解析を行うと，90％の患者の確定診断が可能である．日本では FISH 法のみが保険適用となっている．FISH 法は欠失例のみが診断できるので，診断率は全体の 70％ほどにとどまる．

治療・予後

抗てんかん薬としては，バルプロ酸の使用が一般的であり，効果が不十分なときはベンゾジアゼピン系薬剤の追加を考慮する．エトスクシミドの有効例も報告されている．てんかん発作は 10 歳以降に減少する傾向がある．

生命予後は良好である．有意語の獲得はみられないことが多い．退行は示さないが，成人期以降は動作が緩慢になり，歩行能力が低下し，肥満傾向になりがちであるので，歩行などの運動を持続する支援が望まれる．

主要な鑑別診断

- Rett 症候群
- Pitt-Hopkins 症候群
- Christianson 症候群
- 1p36 欠失症候群　など

（齋藤伸治）

8　Down 症候群

疫学

最も一般的な染色体異常である．全体では 700 出生に 1 人であり，男女差はない．母体年齢が上昇すると発生率は増加する．母体年齢が 45 歳では 25 出生に 1 人となる．21 番染色体の標準型トリソミーが95％と大部分であり，転座が3〜4％，モザイクが 1〜2％ である．標準型は孤発例であり再発危険率は一般集団と同程度である．しかし，転座型では両親のどちらかが保因者である可能性があり，その場合再発危険率は高くなる．

国際分類の中の位置づけ

2010 年 ILAE 分類では素因性もしくは構造的・代謝性てんかんに分類される．

臨床症状

てんかんの合併率は 8％ と報告されている．そのうち約半数は 1 歳前に発症し，その大部分は点頭てんかんとなる．点頭てんかんの合併は一般の 8〜10 倍とされ，男児に多い．ACTH 療法に反応性が良いとされているので，早期の治療が望まれる．乳児期以降に発症するてんかんの発作型はさまざまであり，部分発作も全般発作もみられる．乳児期以降に発症するてんかんは薬剤に対する反応が必ずしも良くはなく，部分発作の 44％，全般発作の 31％ が難治性に経過すると報告されている[1]．

てんかん以外の症状としては，筋緊張低下，特徴的な顔貌(平坦な顔，内眼角贅皮，眼瞼裂斜上など)，知的障害を示す．先天性心疾患が 40〜50％に合併する．その他に，消化管疾患(十二指腸閉鎖症など)，血液疾患(一過性骨髄異常増殖症など)，内分泌疾患(甲状腺機能低下症など)，整形外科疾患(環軸関節脱臼など)の合併率が高い．

検査

脳波異常は合併したてんかんの種類による．点頭てんかんではヒプサリズミアを認めるが，Down 症候群の点頭てんかん例の脳波は症候性 West 症候群よりも特発性 West 症候群にみられるヒプサリズミアに近いと報告されている[2]．Down 症候群の児はてんかんの合併がなくとも脳波異常を伴う率が高い．しかし，Down 症候群に特徴的な脳波異常は存在しないとされている[2]．

脳 MRI では特異的な所見はない．

確定診断には染色体検査（G 分染法）を行う．

治療・予後

抗てんかん薬は合併したてんかん発作，てんかん症候群により選択する．点頭てんかんは ACTH に対する反応性が良いとされ，早期の ACTH 療法が望まれる[1)]．

Down 症候群は豊富な臨床経験が蓄積されており，自然歴が明らかにされている．そのため，成長に伴う健康管理プログラムが提唱されている．症状が出現してからではなく，自然歴を見通した管理が望まれる．

生命予後は合併症による．成人では Alzheimer 型認知症様の症状を示し，急速に退行することがあるので，成人例でも定期的な受診が望まれる．

主要な鑑別診断

種々の染色体異常が Down 症候群に似た症状を示す．Down 症候群は染色体検査で確定診断が可能なので，鑑別は容易である．

文献

1）Verrotti A, et al: Electroclinical features and long-term outcome of cryptogenic epilepsy in children with Down syndrome. J Pediatr 163: 1754-1758, 2013
2）Arya R, et al: Epilepsy in children with Down syndrome. Epileptic Disord 13: 1-7, 2001

（齋藤伸治）

9　*PCDH19* 関連てんかん

疫学

頻度不明．本邦で約 40 例を同定したが[1-3)]，未診例は多いと思われる．女性のみが罹患し保因男性は無症状となる特異な発症様式を示す．当初は epilepsy and mental retardation limited to females として大家族例が報告されてきた[4)]．本邦例の遺伝子異常は，染色体微細欠失も含めると *de novo* が半数以上を占め，3 割は健常父，残りは母に由来していた．発作は主に乳児期中後期を中心に発症するが，5 歳発症例の報告もある[5)]．

国際分類の中の位置づけ

病因からの分類における「素因性てんかん」の 1 つ．

臨床症状

発熱・感染などを契機に頑固な発作群発を繰り返す．各発作は分～秒単位と短く，発作間の意識は基本的に清明であるが，高率に群発し，発作は時に 1 日数十回以上に及ぶ．群発は数日～数週ほど持続し，月単位で反復することも多いが，いったん終息すると次の群発まで数か月～時に数年の無発作期間が続く．焦点性発作が主体で意識減損，眼球偏倚，口部自動症，チアノーゼ，全身のびくつき，手指の複雑な動き，恐怖[6)]，強直姿勢などを呈し，時折二次性全般化を伴う．間代症状は軽微なことが多く，発作の主座は大脳辺縁系，前頭葉内側面と考えられる．全身強直や強直間代発作も多いが，焦点起始が多く含まれると思われる．欠神やミオクロニーはきわめてまれだが，類似した症状を呈する焦点性発作があり，発作時ビデオ脳波が鑑別に重要である．

検査

(1) *PCDH19* 遺伝子解析

塩基配列異常と染色体微細欠失が同定されている．前者の大半は PCDH19 分子の細胞外領域をコードするエクソン 1 に集中し，ミスセンス，ナンセンス，フレームシフト変異など多彩である．エクソン 2～6 にはトランケーション変異のみが同定されている．

(2) 脳波

間欠期には焦点性棘波，基礎波・背景活動の徐波化が認められるが，所見は不安定で正常所見のことも多い．発作性活動は前頭・側頭起始が多く，しばしば広範化するが各領域間の同期性は悪いことも多い．

(3) 頭部画像検査

非特異的脳萎縮を認めることがあるが，多くは正常である．軽微な形成異常が疑われる例が散見されるが，発作や病態との関連は不明である．

治療・予後

難治であり有効な治療法は確立していない．本邦例ではフェニトイン，臭化カリウム，ベンゾジアゼピン系薬剤，トピラマートが発作予防に有効性を示す傾向があった．急性期治療ではミダゾラム持続静注の有効例が多いが，減量・中止でしばしば再燃し，特に幼児期までの激しい発作群発には無効なことも多い．フェニトイン静注も有効例がある．また本邦では，群発抑制にコルチコステロイドが有効であった例が散見された[7]．

発作頻度は年齢とともに減少し，10歳台で寛解する例が多い．ただし症例ごとに重症度の差は大きく，軽症例も多く，時に無症候性女性も存在する．知的障害はしばしば発症後に進行し，約3/4の例で種々の程度で残存する．自閉や多動傾向，多様な精神症状を伴う例も多い．運動発達は初期に筋緊張低下を伴い遅れる例があるが，機能予後はおおむね良好である．

主要な鑑別診断

- Dravet症候群：本症では(交代性)一側性間代発作重積や欠神・ミオクロニー発作，幼少時の全般性(多)棘徐波複合はまれである[8]．
- 脳炎・脳症：本症では発作間の意識レベルが良好で，頭部MRIや，一般髄液所見の異常は通常認めない．
- その他：良性乳児けいれんや軽症胃腸炎関連けいれんは乳幼児期に発作群発を呈するが，発作抑制は容易で知的予後も良好である．

文献

1）日暮憲道，他：総説女性に限定されるてんかんと精神遅滞－本邦患者の特徴とPCDH19遺伝子解析を考慮するポイント．日児誌 115：1513-1523，2011
2）Higurashi N, et al: *PCDH19* Mutation in Japanese Females with Epilepsy. Epilepsy Res 99: 28-37, 2012
3）Higurashi N, et al: *PCDH19*-related female-limited epilepsy: Further details regarding early clinical features and therapeutic efficacy. Epilepsy Res 106: 191-199, 2013
4）Scheffer IE, et al: Epilepsy and mental retardation limited to females: an under-recognized disorder. Brain 131: 918-927, 2008
5）Depienne C, et al: *PCDH19*-related infantile epileptic encephalopathy: an unusual X-linked inheritance disorder. Hum Mutat 33: 627-634, 2008
6）Marini C, et al: Focal seizures with affective symptoms area major feature of *PCDH19* gene-related epilepsy. Epilepsia 53: 2111-2119, 2012
7）Higurashi N, et al: Immediate suppression of seizure clusters by corticosteroids in PCDH female epilepsy. Seizure 27: 1-5, 2015
8）日暮憲道，他：Dravet症候群．奥村彰久，他(編)：子どものけいれん・てんかん－見つけ方・見分け方から治療戦略へ．中山書店，pp171-175，2013

(日暮憲道・廣瀬伸一)

10　結節性硬化症

疫学

海外での発生頻度は6,000人に1人，日本も同様と考えられ有病者は約15,000人とされる[1]．患者の約60%は孤発例．責任遺伝子は*TSC2*と*TSC1*，遺伝子産物はツベリンとハマルチン．ツベリン-ハマルチン複合体がmammalian target of rapamycin complex 1(mTORC1)の抑制を通じて下流の分子を制御し，細胞増殖・代謝に関与する[2]．

国際分類の中の位置づけ

1989年分類では，West症候群患者は「全般てんかん」の「潜因性あるいは症候性」，他は「局在関連性てんかん」の「症候性」に分類される．2010年提案分類では，「構造的/代謝性(structural/metabolic)の原因に帰するてんかん」の「神経皮膚症候群」に位置づけられる．

臨床症状

外胚葉・中胚葉の発生異常により，皮膚(顔面の血管線維腫，葉状白斑)，大脳(皮質結節，上衣下結節)，心臓(心横紋筋腫)，腎臓(腎血管筋脂肪腫，angiomyolipoma；AML)，肺(リンパ脈管筋腫症)など全身臓器に過誤腫性病変が多発する[1]．

血管線維腫，てんかん，精神遅滞が三徴だが，障害臓器が多岐にわたるので結節性硬化症複合(tuberous sclerosis complex)とよばれる．約80～90%の患者でてんかんが合併し，しばしば難治で知的障害を伴う[3]．生後4～6か月てんかん性スパズム，部分発作などで初発する．てんかん性スパズム，脳波上ヒプサリズミアからWest症候群と診断される患者も多いが，複雑部分発作，強直間代性発作，ミオクロニー発作もみられる．

検査

脳波異常が約90%の患者でみられ，ヒプサリズミアに加えて，全般性徐波化，局所性または多焦点性の棘波・鋭波，全般性棘徐波複合が出現する．頭部MRIでは90～95%の患者で，皮質結節(T1強調像で低～等信号，T2強調像で等～高信号)，上衣下から側脳室に突出する上衣下結節(T1強調像で高信号，T2強調像で低信号，CTで石灰化)，皮質結節に連続し側脳室に伸びる大脳白質の放射状遊走線(T2強調像で高信号)がみられる．10%弱の患者で，モンロー孔付近に良性の上衣下巨細胞性星細胞腫(subependymal giant cell astrocytoma；SEGA)が発生し，小児期～思春期に水頭症を惹起する．

治療・予後

根本的な治療法はなく，周囲を圧排する腫瘍の切除など対症療法が主となる．West症候群にはGABAトランスアミナーゼ阻害薬vigabatrinが著効を呈するが，半数前後で視野狭窄が生じ，欧米では乳児West症候群に限定して使用されている[4]．難治てんかんに対してケトン食療法，迷走神経刺激療法も考慮される．海外ではmTOR活性を選択的に阻害し腫瘍の成長を抑制するエベロリムス(アフィニトール®)がSEGAやAMLに対して用いられ[5]，日本でも2012年11月に2.5 mg・5 mg錠のAML(10 mgを1日1回経口投与)とSEGA(3.0 mg/m^{2}を1日1回経口投与)での使用，2012年12月に2 mg・3 mg分散錠のSEGAでの使用が承認された．てんかん発作への副次的効果も期待されるが，間質性肺疾患，感染症などの副作用に留意して治療を進める．

主要な鑑別診断

遺伝学的に*TSC1*，*TSC2*のいずれかに病原性変異があれば確定診断できる．70～90%の患者で遺伝子変異が同定されるが，同一変異を有する患者間でも表現型に差がある[2]．乳児期・幼児期にてんかん性スパズム，ミオクロニー発作を呈する遺伝子異常(*ARX*，*CDKL5*など)，先天脳奇形(皮質形成異常症)，先天代謝異常症(ミトコンドリア脳筋症)との鑑別が必要だが，画像所見を含む症状から鑑別される．本症は難治性疾患克服研究事業に指定され，「改訂版結節性硬化症の診断基準(2012)」が日本結節性硬化症学会ホームページ(http://jstsc.kenkyuukai.jp/special/?id=8468)に掲載されている．

文献

1）林雅晴：結節性硬化症．大槻泰介，他(編)：希少難治てんかん診療マニュアル．pp76-78，診断と治療社，2013
2）水口雅：結節性硬化症にともなう自閉症の薬物治療．日児誌　117：1686-1693, 2013
3）Holthausen H, et al: Structural (symptomatic) focal epilepsies of childhood. In: Bureau M, et al, eds: Epileptic syndromes in infancy, childhhood and adolescence. 5th ed. pp455-505, John Libbey Eurotext, Montrouge, 2012
4）安藤直樹，他：結節性硬化症に伴うWest症候群に対するvigabatrinの有効性について．脳と発達　42：444-448, 2010
5）Curatolo P, et al: mTOR inhibitor in tuberous sclerosis complex. Curr Neuropharmacol 10: 404-415, 2012

(林　雅晴)

11　神経線維腫症Ⅰ型

疫学

出生3,000人に1人の頻度で発症，日本での有病者は約40,000人と推定される[1]．患者の約半数は両親のどちらかが本疾患に罹患している．責任遺伝子は17q11.2に存在する*NF1*で，遺伝子産物はニューロフィブロミン，RAS-MAPK系を不活化する腫瘍抑制遺伝子の1つで，変異により細胞の増殖シグナルが抑制されなくなる．

国際分類の中の位置づけ

1989年分類では，多くの患者が頭蓋内腫瘍と関係し「局在関連性てんかん」の「症候性」に分類される．West症候群患者は「全般てんかん」の「潜因性あるいは症候性」に分類される．2010年改訂提案分類では，「構造的/代謝性(structural/metabolic)の原因に帰するてんかん」の「神経皮膚症候群」に位置づけられる．

臨床症状

てんかん発作の頻度は健常者より高く，焦点性発作が頭蓋内腫瘍(神経膠腫，髄膜腫)に関連して生じることが多い[2)]．結節性硬化症ほど高頻度ではないが，West症候群との合併も報告されている[3)]．てんかん発作以外では，扁平なカフェオレ斑(小児では径5 mm以上，成人では径15 mm以上)が多発し，腋窩や鼠径部の雀卵斑様色素斑，思春期頃より全身に多発する皮膚の神経線維腫がみられる．ほかに脊柱・四肢骨の変形や骨折(側弯症，偽関節など)，末梢神経や脊髄神経の神経線維腫，虹彩小結節(Lisch結節)，視神経膠腫なども認められる．知能は正常なことが多いが，約50〜70%の患者で学習困難がみられ[4)]，注意欠如多動性障害(AD/HD)が高頻度に合併する[5)]．

検査

てんかん発作の有無にかかわらず発作性の脳波異常を認めることが多い．頭部MRIにおいて，約60%の患者で3歳頃から大脳基底核，小脳，脳幹，大脳皮質・白質にT2強調像での高信号病変(unidentified bright objects；UBOs)を認める．UBOsは出現・消退を繰り返し，成人になり減少する．てんかん発作との関係は不明である．

治療・予後

根本的な治療法はなく，対症療法が主となる．頭蓋内腫瘍と関連しないてんかん発作に対しては薬物療法が有効である[1)]．半数近くの患者が色素斑を美容上の問題と感じているが，完全に消失させる治療法はなく，レーザー治療に加えて化粧品(カバーファンデーション)による保護が行われる．皮膚・皮下の神経線維腫は，美容上の問題や患者の精神的苦痛の原因となる場合，外科的に切除する．蔓状神経線維腫は時に巨大化し重篤な変形や痛みをきたすことがあり，治療に難渋することが多い．まれに深部あるいはびまん性の神経線維腫から悪性末梢神経鞘腫瘍(MPNST)が生じることがあるので，皮膚腫脹がみられたら速やかに精査を行う．一方，視神経膠腫は良性の毛様細胞性星細胞腫のことが多く，成長は緩徐で治療を必要としないこともある．

主要な鑑別診断

本症は難治性疾患克服研究事業の特定疾患に指定されており，認定基準が定められている(http://www.nanbyou.or.jp/upload_files/050_s.pdf)．カフェオレ斑と神経線維腫がみられれば診断は確実だが，小児例では径15 mm以上のカフェオレ斑が6個以上あれば本症が疑われ，家族歴その他の症候を参考にして診断する．ただし両親ともに正常のことも多い．成人例ではカフェオレ斑がわかりにくいことも多く，神経線維腫を主体に診断する．なお遺伝子変異の種類は多様であり，遺伝子診断はほとんど行われていない．

文献

1）今村淳：神経線維腫症．有馬正高，他(編)：小児神経学．pp153-158，診断と治療社，2008
2）Ostendorf AP, et al: Epilepsy in individuals with neurofibromatosis type I. Epilepsia 54: 1810-1814, 2013
3）Ruggieri M, et al: Neurofibromatosis type 1 and infantile spasms. Childs Nerv Syst 25: 211-216, 2009
4）Lehtone A, et al: Behavior in children with neurofibromatosis type 1: cognition, executive function, attention, emotion, and social competence. Dev Med Child Neurol 55: 111-125, 2012
5）Walsh KS, et al: Symptomatology of autism spectrum disorder in a population with neurofibromatosis type 1. Dev Med Child Neurol 55: 131-145, 2012

（林　雅晴）

12 家族性側頭葉てんかん

疫学

家族性側頭葉てんかんの調査は1990年代に始まり，1995年に内側側頭葉，1999年に外側側頭葉のてんかんを呈する家系が報告された[1]．家族性外側側頭葉てんかんについてはADPEAFの項(第11章-11-2)を参照いただき，以下は家族性内側側頭葉てんかん familial mesial temporal lobe epilepsy(FMTLE)について述べる．双生児の双方で内側側頭葉てんかんを呈する例が二卵性より一卵性で多いこと，そうした家系では双生児以外にも同様の症候を呈する例があることを契機に存在が認識された[2]．多くは遺伝形式が複雑で[2]，発症年齢は平均的に思春期・青年である[2]．発症頻度は女性で男性の約2倍である[2]．

原因遺伝子は不明だが，遺伝子解析により染色体18p11.31に位置する遺伝子座が海馬異常に関与している可能性が示唆されている[3]．

国際分類の中の位置づけ

FMTLEはてんかん発作型国際分類の2010年改訂提案版では素因性の焦点発作で意識障害ありと位置付けられるが，両側性けいれん性発作を呈することもある[4]．てんかん症候群国際分類の2010年改訂提案版では脳波・臨床症候群の青年期–成人期に位置付けされる[4]．

臨床症状

FMTLEは通常の内側側頭葉てんかんと同様，複雑部分発作を呈したときに二次性全般化発作に至る[2]．既視感・感情の変容・嘔気を自覚する例もある[2]．重症度は個人差が大きい[2]．

検査

病歴・発作型・家族歴についての詳細な聴取が不可欠である．脳波検査・頭部MRIに加え必要に応じてビデオ脳波同時記録も行う[5]．脳波で側頭部にてんかん性放電，頭部MRIで海馬硬化を認めることもある[6]．

治療・予後

治療への反応性は，遺伝的背景が共通する患者間でも個人差が大きい[6]．発作間欠期脳波でのてんかん性放電や頭部MRIでの海馬萎縮を認めた症例は難治性が多いという報告もある[6]．治療は通常の側頭葉てんかんに準じる．適切な複数の抗てんかん薬を十分な血中濃度で2年以上投与しても効果不十分な症例は，難治性として外科的治療を検討する[5]．

主要な鑑別診断

精神的症状を呈することが少なくないために下記などが挙げられる[5]．

- 心因性発作
- 過呼吸やパニック障害

FMTLEは脳波・頭部MRI上の異常が明らかでないこともあり[2]，病歴・発作パターンからの慎重な鑑別が必要である．

文献

1）近藤孝之，他：てんかんの遺伝子と病態生理．Mebio 29：18-23，2012
2）Crompton D, et al: Familial mesial temporal lobe epilepsy: a benign epilepsy syndrome showing complex inheritance. Brain 133: 3221-3231, 2010
3）Maurer-Morelli CV, et al: A locus identified on chromosome 18p11.31 is associated with hippocampal abnormalities in a family with mesial temporal lobe epilepsy. Front Neurol 3: Article124, 2012
4）てんかん学用語集 Terminology in Epileptology　第5版．日本てんかん学会，2013
5）「てんかん治療ガイドライン」作成委員会(編)：てんかん治療ガイドライン 2010．医学書院，2010
6）Morita ME, et al: MRI and EEG as long-term seizure outcome predictors in familial mesial temporal lobe epilepsy. Neurology 79: 2349-2354, 2012

(麓　直浩・池田昭夫)

13 さまざまな焦点を伴う家族性部分てんかん

疫学

さまざまな焦点を伴う家族性部分てんかん(familial focal epilepsy with variable foci；FFEVF もしくは familial partial epilepsy with variable foci；FPEVF)はまれな家族性てんかん症候群であり，常染色体優性遺伝形式を示す[1]．同一家族内の異なる家族構成員が，それぞれ異なるてんかん焦点を示すことが特徴である．発症に性差は認められず，発症年齢は幼年期から成人期までさまざまだが，30歳代までに発症することが多い．これまでに日本人家系からの報告はない．原因遺伝子として mTOR(mammalian target of rapamycin)経路の inhibitor である[2]，*DEPDC5* (Dishevelled, Egl-10, and Pleckstrin-domain-containing protein 5)が報告されている[3,4]．mTOR経路は結節性硬化症や羊水過多-巨脳-症候群性てんかん発症にも関連している．

国際分類中の位置づけ

焦点性てんかん

臨床症状

それぞれの患者において，発作の種類とてんかん焦点は継時的に一定している．患者によって焦点は異なるが，前頭葉，側頭葉に認められる場合が多く，後頭葉，頭頂中央部発作はまれである[5]．発作焦点により症状は異なる．一部の患者で知的障害，自閉症の徴候，精神障害，行動障害が認められる[1,6,7]．

検査

発作間欠時に異常脳波が認められる場合が多い．一般的に MRI 所見は正常であるが，近年，一部の患者から局所性皮質形成異常(focal cortical dysplasia；FCD)や異所形成(heterotopia)が報告されている[8,9]．MRI は正常であっても，病理所見により FCD が判明した例も報告されている[9]．

治療・予後

部分発作に対してスペクトラムが高い，抗てんかん薬のカルバマゼピン(carbamazepine)やフェニトイン(phenytoin)が有効であり，予後は良好な場合が多い．しかしながら，*DEPDC5* 変異を有する患者は難治性てんかんを示す傾向にあることが報告されており[10]，FCD を有する患者には特に多剤併用療法や，外科手術が推奨される[9]．

主要な鑑別診断

常染色体優性夜間前頭葉てんかん(autosomal dominant nocturnal frontal lobe epilepsy；ADNFLE)

文献

1) Scheffer IE, et al: Familial partial epilepsy with variable foci: a new partial epilepsy syndrome with suggestion of linkage to chromosome 2. Ann Neurol 44: 890-899, 1998
2) Bar-Peled L, et al: A Tumor suppressor complex with GAP activity for the Rag GTPases that signal amino acid sufficiency to mTORC1. Science 340: 1100-1106, 2013
3) Dibbens LM, et al: Mutations in DEPDC5 cause familial focal epilepsy with variable foci. Nat Genet 45: 546-551, 2013
4) Ishida S, et al: Mutations of DEPDC5 cause autosomal dominant focal epilepsies. Nat Genet 45: 552-555, 2013
5) Baulac S: Genetics advances in autosomal dominant focal epilepsies: focus on DEPDC5. Prog Brain Res 213: 123-139, 2014
6) Callenbach PM, et al: Familial partial epilepsy with variable foci in a Dutch family: clinical characteristics and confirmation of linkage to chromosome 22q. Epilepsia 44: 1298-1305, 2003
7) Klein KM, et al: Familial focal epilepsy with variable foci mapped to chromosome 22q12: expansion of the phenotypic spectrum. Epilepsia 53: e151-155, 2012
8) Scheffer IE, et al: Mutations in mammalian target of rapamycin regulator DEPDC5 cause focal epilepsy with brain malformations. Ann Neurol 75: 782-787, 2014
9) Baulac S, et al: Familial focal epilepsy with focal cortical dysplasia due to DEPDC5 mutations. Ann Neurol 77: 675-683, 2015
10) Picard F, et al: DEPDC5 mutations in families presenting as autosomal dominant nocturnal frontal lobe epilepsy. Neurology 82: 2101-2106, 2014

(石田紗恵子・池田昭夫)

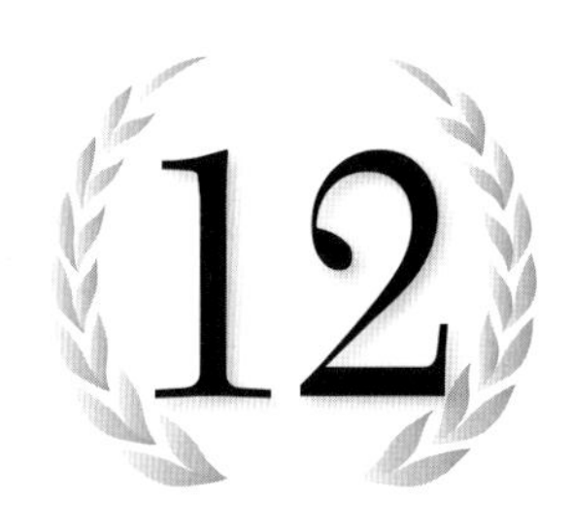

薬物療法

A 抗てんかん薬の選択

1 治療の開始

てんかんに対する薬物療法は，通常年単位に及ぶ．薬物療法をいつ開始するか，あるいはいつまで差し控えるか．この判断には，長期的な視野をもって，さまざまな要因を多面的に考慮する必要がある．治療する場合としない場合の今後の見通し，発作による身体的リスクや社会生活への影響，服薬する場合の身体的・心理的影響などを，患者や家族に十分説明し，最善と思われる方法を提示し，最終的には患者・家族の自己決定を尊重する．決定するまでのその過程は，とても大切な作業である．

(1) 治療開始の原則

日本てんかん学会の「成人てんかんにおける薬物治療ガイドライン」[1]に，原則が明解に書かれている．小児でもこの原則は同じである．この原則を筆者なりに少し言い換えると，「誘因のないてんかん発作が初めて生じたとき(初回非誘発性発作)は，通常は治療開始しない．2回目以降の発作で治療開始を考慮する．ただし初回であっても，発作再発の蓋然性が高いとき，あるいは薬物による効果のメリットが大きいと考えられるときには，治療開始する場合がある」．

この原則の理解のために，まず初回非誘発性発作の経過をまとめておく．

a．初回非誘発性発作のその後の経過

初回非誘発性発作を治療しないで経過観察した，1990年代以降の代表的な報告をみると，まずイタリアのFIR.S.Tグループ(First Seizure Trial Group)は小児から高齢者までの193例について調べ，6か月後，1年後，2年後までの再発率がそれぞれ28%，41%，51%であったと報告した[2]．ヨーロッパのMESS研究(Multicenter Epilepsy and Single Seizure study)からの報告では，小児から高齢者まで408例について，2年後までの再発率が39%であった[3]．小児407例について調べたShinnarによると，6か月後，1年後，2年後，5年後，10年後の再発率がそれぞれ22%，29%，37%，43%，46%であった[4]．すなわち初回非誘発性発作を治療しない場合，その後に発作が再発する可能性は，2年後までに約1/3～1/2である．

b．初回非誘発性発作における，発作再発のリスクファクター

初回非誘発性発作の2大リスクファクターは，病因が症候性であることと，脳波異常の存在である．前者は，画像検査で脳にてんかんの原因になりうる病変がある，神経学的異常や重度の精神発達遅滞があるなど，急性でない脳のなんらかの器質的障害が確認もしくは想定される場合である．脳波は，正常<非てんかん性異常<てんかん性異常の順に後者ほどリスクが高い．ほかの危険因子は報告によって多少の違いがあるが，部分発作，小児および高齢者，睡眠中の発作などが挙げられている．

c．初回非誘発性発作への薬物治療の効果

初回非誘発性発作後にすぐに薬物治療を開始することにより，その後2年ほどの発作再発率は減少することが明らかにされている．初回非誘発性発作を即時治療開始するか，2回目の発作が出るまで治療を見合わせるかで2群に無作為割り付けした大規模な研究は2つある．1つは上述のFIR.S.T.で，発作が再発するまで治療を見合わせた群(治療延期群)では，6か月，12か月，24か月後までの再発率が28%，41%，51%だったのに対して，即時治療群ではそれぞれ9%，17%，25%であった[2]．治療により2年後までの再発率が半減している．もう1つは上述のMESS研究で，2年後までの再発率が，治療延期群で39%，即時治療群で32%と，治療により約2割の減少を示した[3]．これら2つを含む6つの報告のメタ解析[5]によると，初回非誘発性発作からおおよそ2年後までの再発率は，薬物治療により34%減少する．

それでは，初回発作後すぐに薬物を開始することで，長期的な発作寛解率は改善するだろうか．MESS研究では，2年後，5年後，8年後の発作寛解率(2年間の発作消失)は，即時治療群では69%，92%，95%であり，治療延期群では61%，92%，96%であった[3]．2年後には若干みられていた両群の差が，5年後，8年後にはなくなっていた．FIR.S.Tも，類似の結果を報告している[6]．すなわち薬物を初回発作後すぐに開始するのと，2回目の発作出現後に開始するのとでは，長期的な発作寛解には差がない．

d．2回目の発作が出現する時期

発作が再発する場合，その約半数は初回発作から半年以内であり，約8割は2年以内であることが，長い経過をみた諸報告でほぼ一致している．これは薬物治療をしてもしなくても共通している．発作が再発しない期間が長くなればなるほど，その後の発作再発の可能性は減少する．

e．1度再発した場合，2度目の再発はより高率で，より早期に起こりやすい

初回，2回目，3回目の発作後の再発率を調査した報告[7](治療の有無は問わず，対象の10%が小児)によると，初回非誘発性発作後の再発率は，初回発作の1年後，2年後，5年後でそれぞれ21%，27%，33%であった．これに対し2回目の発作後の再発率は，2回目の発作の1年後，2年後，5年後でそれぞれ57%，61%，73%と有意に高率であった．3回目の発作後の再発率は，1年後，2年後，5年後でそれぞれ61%，67%，76%だった．また初回発作から2回目の発作までの間隔が中央値で35.5か月だったのに対して，2回目から3回目までの中央値と，3回目から4回目までの中央値は，それぞれ8.6か月，4.5か月と短縮していた．Shinnarらは小児(治療の有無は問わず，対象は1か月～19歳)について同様に検討し[4]，初回発作後の再発率が1年後，2年後，5年後で29%，37%，43%であるのに対し，2回目の発作後のそれらは57%，63%，71%で，3回目の発作後のそれらは66%，70%，81%であった．

(2) 治療開始の実際の判断

a．その1　通常は2回目以降から治療開始する

前項をまとめると，

①初回非誘発性発作のその後の再発率は2年後までに約1/3～1/2である．初回発作後2年ほど発作なしで経過すれば，その後の再発の可能性

は低い.

②初回発作後の薬物治療により，その後の約2年までの発作再発は約1/3〜1/2減少する．しかし長期的予後(発作寛解率)を改善させることはない.

③2回目の発作が起こった場合には，その後の再発の可能性は約2/3〜3/4に高まり，発作出現までの時間間隔も短縮する.

以上が，(1)で述べた原則の前半「初回非誘発性発作は，通常は治療開始しない．2回目以降の発作で治療開始を考慮する」の根拠である．次にこの原則の後半部分「発作再発の蓋然性が高いとき，あるいは薬物による効果のメリットが大きいと考えられるときには，治療開始する場合がある」について説明する．これは初回発作でも2回目以降の発作でも基本的に同じ考え方なので，以下にまとめて述べる.

b．その2　さまざまな要因の考慮

初回発作でも治療開始する場合がある．一方で発作を繰り返しても治療を留保する場合がある．これらは，以下のさまざまな要因を検討し，その患者にとっての服薬のメリットとデメリットを考慮して判断する.

●発作再発のリスク

今後の発作再発リスクの評価が重要である．主要なリスク因子は，今までの発作回数，病因が症候性かどうか，脳波異常の有無の3つである．MESS研究では，早期てんかん患者1,420例を即時治療と治療留保の2群に無作為割り付けし(割り付け時の平均発作回数は3.6回)，その後の発作再発率を，再発リスクの高低により3群に分けて検討した[8]．初回発作でかつ神経学的異常がなく脳波が正常な例を低リスク群とし，それ以上のリスク因子(発作が複数回，神経学的異常あり，脳波異常ありのいずれか)をもつ例を中等度リスク群あるいは高リスク群としたところ，即時治療による発作抑制効果は，中等度リスク群と高リスク群でのみみられた．低リスク群では治療を留保しても再発率が低く，即時治療による再発抑制効果はみられなかった.

●治療を留保する側に傾く因子

まず，予後の見通しが良好な場合である．小児の特発性局在関連てんかん(年齢依存性特発性局在関連てんかん)は，通常は思春期ごろに完全治癒するので，発作が複数回あっても，治療開始せずに様子をみる場合がある．次に，発作による日常生活への支障が少ない場合である．すなわち発作症状が軽微でまれな場合などがあてはまる．3番目には，薬物の副作用を最小限に抑えたい場合である．例えば妊娠中あるいは直近の妊娠希望の女性では，発作症状が軽微で発作による母子への危険が小さいと考えられる場合には，催奇形性などの面から，薬物を投与せずに経過観察するという選択肢が浮上する.

●治療を積極的に開始する側に傾く因子

第1に，脳波でのてんかん波の頻発，短い発作間隔での再発など，その患者のてんかんの今までの病勢が強い場合や，診断したてんかん症候群の今後の経過が難治と考えられる場合である．特に小児でその後の認知機能発達への影響が懸念される場合には，早めに治療開始する．第2に，発作による転倒や骨折など身体的危険や，発作が起こった場合の社会的影響が大きい場合である．成人で職業あるいは自動車運転の必要性などから，今後の発作再発を極力減らしたいという要望が強ければ，早めに治療を開始する．第3に，高齢者では発作再発の可能性が高いので早めの治療開始を考慮する.

●治療開始を急ぐかどうかでの薬物反応性の違い

治療前の発作回数が20回を超えると薬物治療による発作消失率が低いという報告がある[9]．しかしこれは，発作の回数を重ねることが難治化の原因になることを意味するわけではない．発展途上国での複数の調査により，てんかん発症後比較的早期に治療開始した場合と，長年未治療で多数の発作があったあとに治療開始した場合とで，薬物反応性に大きな違いがないことが明らかにされている．さらに，未治療のてんかんの自然経過の疫学調査で，長期的な発作寛解率がかなり高いことも知られている[10]．すなわち，発作の回数が難治化の原因になるというより，もともとのてんか

んが難治のために発作が多くなると考えられている[9,11]．ただし発作型による違いはあり，複雑部分発作では発作回数が多いものは薬物反応性が悪く，強直間代発作あるいは二次性全般化発作は発作回数と薬物反応性の関連は比較的弱いと考えられる[11]．

個々の症例についてこれらの諸要因を検討し，発作再発の蓋然性が高い，あるいは薬物による効果のメリットが大きいと考えられる場合に，治療開始する．

●患者の自己決定を尊重

医師は，患者や家族に上記の情報を含む「見立て」を十分に説明し，治療開始に関する医師としての意見を述べる．しかし最終的には服薬開始することのメリットとデメリットを患者あるいは家族が吟味し，治療を開始するかどうかの自己決定をすることになる．医師はそれを尊重する立場であることを忘れてはならない[12]．

もしも治療を留保する場合には，脳波などのフォローアップや，病状に変化があったら早めに再検討するという約束をしておき，患者とのパイプをつなげておく．治療開始の有無にかかわらず，発作出現に寝不足，過労などの影響が強いと考えられる場合にはそれらを避けるよう生活指導を行い，また発作による身体的危険を減らすための生活の工夫(入浴時，交通事故，熱傷など)を説明しておく．

(3) てんかんと診断すること，薬物治療を開始すること

最近国際抗てんかん連盟(International League Against Epilepsy；ILAE)は，初回の非誘発性発作であっても，その後の再発の可能性が，2回目の発作が起こったときと同等と想定される場合は，てんかんと診断することを提案した[13]．診断に関してはここでは立ち入らないが，大事なのは，てんかんと診断することと薬物治療を開始することは異なる，ということである．初回発作後に薬物治療を開始するとき，「てんかんです」と説明するのと，「現段階ではてんかんと断定できないけれど予防するメリットが大きいので出します」と説明するのとでは，患者によっては社会的な意味合いが相当変わってくる．そのことに留意しておきたい．

文献

1）井上有史：成人てんかんにおける薬物治療ガイドライン．てんかん研究　23：249-253，2005
2）First Seizure Trial Group(FIR.S.T. Group): Randomized clinical trial on the efficacy of antiepileptic drugs in reducing the risk of relapse after a first unprovoked tonic-clonic seizure. Neurology 43(3 Pt 1): 478-483, 1993
3）Marson A, et al: Immediate versus deferred antiepileptic drug treatment for early epilepsy and single seizures: a randomised controlled trial. Lancet 365: 2007-2013, 2005
4）Shinnar S, et al: Predictors of multiple seizures in a cohort of children prospectively followed from the time of their first unprovoked seizure. Ann Neurol 48: 140-147, 2000
5）Wiebe S, et al: An evidence-based approach to the first seizure. Epilepsia 49(Suppl 1): 50-57, 2008
6）Musicco M, et al: Treatment of first tonic-clonic seizure does not improve the prognosis of epilepsy. Neurology 49: 991-998, 1997
7）Hauser WA, et al: Risk of recurrent seizures after two unprovoked seizures. N Engl J Med 338: 429-434, 1998
8）Kim LG, et al: Prediction of risk of seizure recurrence after a single seizure and early epilepsy: further results from the MESS trial. Lancet Neurol 5: 317-322, 2006
9）Kwan P, et al: Early identification of refractory epilepsy. N Engl J Med 342: 314-319, 2000
10）Sander JW: Some aspects of prognosis in the epilepsies: a review. Epilepsia 34: 1007-1016, 1993
11）Shinnar S, et al: Does antiepileptic drug therapy prevent the development of “chronic” epilepsy? Epilepsia 37: 701-708, 1996
12）兼本浩祐：治療を拒否する成人患者への対応は？　松浦雅人，他(編)：てんかん診療のクリニカルクエスチョン 200，改訂第 2 版．pp208-210，診断と治療社，2013
13）Fisher RS, et al: ILAE official report: a practical clinical definition of epilepsy. Epilepsia 55: 475-482, 2014

(加藤昌明)

2　単剤療法

(1) 薬物療法の有効性と限界

長期的な治療成績を多数例前向き調査しているグラスゴーのグループからの最近の報告[1]によると，小児から高齢者までの1,098例について，初回の治療開始から2～26年(中央値7.5年)フォローし，最終診察の時点で，発作寛解(1年以上の発作消失)が749例(68%)であった．2年以上，5年以上，10年以上の発作消失者の割合はそれぞれ69%，61%，52%であった．この成績は，1970年代の報告とほとんど変わっていない．多くの新しい薬物が登場している近年でも，難治群が今もなお一定の割合で存在する[2]．

(2) 単剤療法の有効性と限界

上記のグラスゴーの結果[1]を，次項「併用療法」の**表12-2**(p.460)に示した．これによると，最初の単剤療法による寛解(1年以上の発作消失)は1,098例中543例(49.5%)で得られた．次の単剤による寛解は254例中101例(39.8%)，全体に対して9.2%で得られた．3番目以降の単剤による寛解は35例，全体に対して3.2%で得られた．2剤目までの単剤で発作が寛解しなかった場合には，その後の単剤療法による発作消失の可能性はかなり小さくなる．

(3) 薬物の選択：新規抗てんかん薬のメリット・デメリット

海外では1990年代から新規抗てんかん薬が急増してきた．しかし，てんかん発作に対する新規抗てんかん薬の有効性は，カルバマゼピンやバルプロ酸と比べて，良くて同等であり，それらを上回るものではない[2]．

新規抗てんかん薬の従来薬に対するメリットは，それぞれの薬によって異なるが，概して，副作用と薬物相互作用が比較的少ないことである．一方デメリットは，価格が高いことと，現時点(2014年夏)では保険適用が一部の発作型や併用療法に限られていることである．こういったメリットとデメリットを踏まえて薬物選択する．

(4) 薬剤選択における重要事項

a．発作型あるいはてんかん症候群に対する有効性

小児から高齢者まで，発作型による薬物の有効性は基本的に共通していて，部分発作か全般発作かの違いが最も重要である．また全般発作であれば，そのなかの各種発作型によって有効薬物が異なるので，その区別も重要である．さらに小児では特定のてんかん症候群が多数あり，それらによって有効な薬物がある程度決まっていることが多い．したがって発作型，あるいはてんかん症候群を正しく診断するのが，適切な薬物選択のための出発点であり，最重要事項である．

本邦ではてんかん学会の各種ガイドライン(2005～2011年)と，日本神経学会監修のてんかん治療ガイドライン2010がある．これらによる第1選択薬[3-5]は，部分てんかんではカルバマゼピン，全般てんかんではバルプロ酸である．日本ではようやく2006年以降，新規抗てんかん薬が相次いで数種類承認され，薬剤選択の幅が広がってきているが，2014年現在の第1選択薬はこれらのガイドラインの提言と基本的には不変で，カルバマゼピンとバルプロ酸である．しかし遠からず，以下に述べるいくつかの場合に，これらの従来薬と並んで新規抗てんかん薬が第1選択薬として登場してくることが確実と思われる．

海外での代表的なガイドラインの1つに，英国国立医療技術評価機構(National Institute for Health and Clinical Excellence；NICE)のガイドライン[6]があり，インターネットから自由に閲覧できる．英国では新規抗てんかん薬の使用が本邦よりも先行・普及していて，従来薬に加えて，新規抗てんかん薬が第1選択薬として多数挙げられている．これと別に国際抗てんかん連盟(International League Against Epilepsy；ILAE)は，主要な発作型とてんかん症候群に対する，最初の単剤(すなわち治療開始時)としての各種薬物の有効性のエビデンスをまとめている[7]．

b．年齢・性別による薬物選択の特徴

小児期のてんかんには各種のてんかん症候群が多く，それらの薬物選択の実際については別項を参照されたい．また小児ではランダム化比較試験（RCT）などの高いエビデンスは限られるためエキスパートコンセンサスが注目されている．これについては伊藤ら[8]のまとめを参照されたい．

高齢者では一般に副作用が出やすく，また併存疾患を有し併用薬剤を使用していることが多い．そのため副作用と薬物相互作用が少ないことが望ましい．したがってレベチラセタム，ガバペンチンなどの新規抗てんかん薬が，今後は第1選択薬として増加していくと思われる．

妊娠可能年齢の女性に関しては，胎児への催奇形性，認知機能発達への影響などの面から，できればバルプロ酸以外の薬物を使用したい．海外ではラモトリギン，レベチラセタムの使用が増えていて，本邦でも今後そうなっていくことは確実と思われる．詳しくは別項を参照のこと．

c．身体疾患の併有あるいはリスクと，併用薬

腎機能障害，肝機能障害が強いと，抗てんかん薬の排泄がされにくくなる．腎機能障害では，主として腎排泄型のガバペンチン，レベチラセタム，トピラマートなどは用量に注意を要する．逆に肝機能障害では，これら腎排泄型が選択しやすい．その他主要な身体疾患ごとの薬物選択はRuiz-Giménez[9]のまとめを，併用薬との薬物相互作用は別項を参照されたい．

d．精神症状の併有あるいはリスク

抗てんかん薬によってさまざまな精神症状が出現することがある．抑うつ，精神病症状，認知機能障害などの各種精神症状を起こしやすい薬剤がそれぞれ知られている．一方でそれらの精神症状を起こしやすい患者側の因子として，抑うつや精神病症状の家族歴，既往歴，また海馬硬化などの器質的変化などが知られている[10]．したがって，現在何らかの精神症状を有する場合はもちろん，それらのリスクファクターをもつ場合には，それらの精神症状を惹起しやすい薬を優先的には選択しないほうがよい．この点について**表12-1**にまとめた．

表12-1　精神面への影響を考慮した薬物選択

	使いやすい薬	優先的には使用しない薬
うつのハイリスク者	CBZ, VPA LTG, GBP	PHT, PB, ZNS TPM, LEV
精神病のハイリスク者	CBZ, VPA LTG	ZNS, PHT, ESM TPM
認知障害のハイリスク者	CBZ LTG, LEV, GBP	PHT, PB, ZNS TPM

CBZ：カルバマゼピン，VPA：バルプロ酸，PHT：フェニトイン，PB：フェノバルビタール，ZNS：ゾニサミド，ESM：エトスクシミド，LTG：ラモトリギン，GBP：ガバペンチン，LEV：レベチラセタム，TPM：トピラマート

(5) 単剤治療の進め方

薬物療法を進めるうえで，患者に十分説明して理解を得ておくべき点をまとめた．

a．「最適な処方」は医師任せではなく，医師と患者の共同作業で作ること

薬の有効性および副作用の有無，程度は個人差が非常に大きく，どの薬が合っているかは使用してみないとわからない．したがって，出された薬をただ飲むだけという受け身の姿勢ではなく，服薬の結果発作や体調がどうなったかを医師に適切にフィードバックすることが，最適な薬を見つけていくために不可欠であること，その意味で，「最適な処方」を見つけるのは医師と患者の共同作業であることを理解していただく．

b．効果判定のために

効果判定のためには，発作表の使用が便利である．発作表は，限られた診察時間で医師が発作を定量的に評価できるメリットだけでなく，患者が自身の発作の実態に客観的に向き合い，治療効果を正しく認識できるという効果も大きい．

c．副作用への気づきのために：患者への教育と，医師自身の意識

起こりうる副作用について，事前に患者に情報提供しておくことが大切である．漏れがちなのが精神面への影響についての教育である．抗てんかん薬によって抑うつなどの精神症状が出現することは，医師から説明しておかないと，患者・家族は気がつきにくい．症状がゆっくりと出現する場合は特にそうである．処方した医師の側も，自分の処方のために精神的変化が起こっていることを見逃すことが，意外に多いものである．医師自身が普段の診察からそのあたりに注意しておくことはもちろん，患者や家族にも，てんかん自体の経過や薬物によって，さまざまな精神症状が出現する可能性があることをあらかじめ説明しておき，何か変化があったら早めに知らせるように促すことが，早期発見と対応のために非常に大切である．

身体的な副作用についても同様である．薬疹など，少しでも早く中止することが重症化の防止に直結している事項に関しては，投与開始時に特に念入りに説明しておき，疑わしいと思ったらひとまずやめて連絡するように指導しておく．

抗てんかん薬により，身体的にも精神的にも，さまざまな副作用が起こりうる．てんかん発作が増悪することもある．医師がそのすべての可能性に熟知しておくのは理想だが，困難なことかもしれない．しかし簡単にできること，するべきことがある．それは薬物投与後に発作の増悪あるいは心身の変化が生じたときに，もしかして自らが処方した薬の影響かもしれないと気がつくこと，ひとまずはそれを疑ってみる姿勢をもつことである．

(6) 最初の単剤治療で効果が得られない場合

まず診断を見直す．本当にてんかんか，部分てんかんと全般てんかんの区別は正しいか，発作型診断は正しいか，これらにもう一度たちかえる．もう1つ確認したいのは，患者のアドヒアランスである．処方された薬を適切に飲んでいない場合が意外に多い．アドヒアランスが不良のときは，もう一度今後の見通しや，服薬の意義などを話し合い，薬物治療をするかどうか，あらためて本人あるいは家族の意思を確認する．これらを検討して，第1剤の効果が本当に乏しいことが確認された場合は，次の単剤治療に進むか，あるいは併用療法を開始する．

文献

1）Brodie MJ, et al: Patterns of treatment response in newly diagnosed epilepsy. Neurology 78: 1548-1554, 2012
2）Löscher W, et al: Modern antiepileptic drug development has failed to deliver: ways out of the current dilemma. Epilepsia 52: 657-678, 2011
3）井上有史：成人てんかんにおける薬物治療ガイドライン．てんかん研究 23：249-253, 2005
4）日本神経学会(監)：新規発症の部分てんかんでの選択薬はなにか：てんかん治療ガイドライン 2010．pp27-28, 医学書院, 2010
5）日本神経学会(監)：新規発症の全般てんかんでの選択薬はなにか．避ける薬物はなにか：てんかん治療ガイドライン 2010．pp29-30, 医学書院, 2010
6）Nunes VD, et al: Diagnosis and management of the epilepsies in adults and children: summary of updated NICE guidance. BMJ 344: e281, 2012
7）Glauser T, et al (ILAE Subcommission on AED Guidelines): Updated ILAE evidence review of antiepileptic drug efficacy and effectiveness as initial monotherapy for epileptic seizures and syndromes. Epilepsia 54: 551-563, 2013
8）伊藤進, 他：小児てんかんと治療．宇川義一(編)：てんかんテキスト New Version．pp243-249, 中山書店, 2012
9）Ruiz-Giménez J, et al: Antiepileptic treatment in patients with epilepsy and other comorbidities. Seizure 19: 375-382, 2010
10）Mula M, et al: Antiepileptic drugs and psychopathology of epilepsy: an update. Epileptic Disord 11: 1-9, 2009

(加藤昌明)

3 併用療法

近年，併用療法が見直されてきている．この理由の第1は，現在もなお単剤療法で十分な効果が得られない患者が一定の割合で存在することである．第2は，多種類が登場してきた新規抗てんかん薬の多くが従来薬と異なった作用機序をもち，

また従来薬と比べて概して副作用や薬物相互作用が比較的少ないため，併用療法がしやすい土壌が整ってきたことである．

(1) 最初の単剤療法が失敗したとき，2剤目の単剤療法と併用療法のどちらがよいか

最初の単剤療法が奏効しなかった場合，2剤目の単剤に置換することが多い．しかし症例によっては併用療法に進む場合もある．2剤目の単剤療法と併用療法は，効果，副作用の面ではおおむね同等であり，両者のどちらがよいのかについての明確な答えはない．症例の個別性に応じて，以下に述べるような考え方で判断する[1)]．

最初の単剤から2番目の単剤に置換すべき場合は，薬疹など体質特異的な副作用を生じたとき，十分量使用しても発作に全く効かないとき，少量(～中等量)の使用で何らかの副作用が出て忍容性の面からそれ以上に増量できないときである．妊娠を考慮するとき(単剤が望ましい)や，最初の薬を中止しても発作増悪の可能性が低いと推定されるときにも，置換を優先的に考える．

これに対し併用療法を優先的に考える場合は，まず，難治な経過が想定される各種のてんかん症候群であること．次に，最初の薬で発作消失には至らないものの，ある程度は発作が減少し，副作用がほとんどない場合である．治療前のてんかんの病勢が強かった場合にも，併用療法を優先的に考慮する．

いずれにせよ臨床場面では，重篤な副作用で即時中止する場合を除くと，置換を目指す場合であっても，まず第二選択薬を追加，漸増し，その後に第一選択薬を漸減，抜去していくので，実際にはある程度の両者併用の期間がある．したがって置換か併用かに悩む場合には，両者併用期間の発作頻度や副作用を観察し，それによって判断するという柔軟な方法が実践的である．

(2) 2種類の単剤療法が失敗したとき，3剤目の単剤療法と併用療法のどちらがよいか

この場合は，併用療法を選択するのが一般的である．しかし3剤目以降の単剤療法の成績が，併用療法と比べて劣るわけではなく，このことは例えばグラスゴーからの最近の報告[2)](**表 12-2**)でも示されている．したがって，症例の個別性に応じて併用か単剤かを柔軟に判断するのが実際的である．例えばそれまでの単剤が，十分量使用して効果が乏しかったのか，十分量使えずに副作用のため中止したかによっても，判断は当然異なってくる．

表 12-2　試みられた処方が何番目かと，発作消失率との関連(グラスゴー)

何番目の処方か	患者数	単剤療法で発作消失した患者数(%)	併用療法で発作消失した患者数(%)
最初	1,098	543(49.5)	0
2番目	398*	101(9.2)	45(4.1)
3番目	168	26(2.4)	15(1.4)
4,5番目	100	7(0.6)	8(0.7)
6,7番目	25	2(0.2)	2(0.2)
8,9番目	5	0(0.0)	0(0.0)

*2番目の薬による単剤療法が254例，最初の薬と2番目の薬による併用療法が144例．

(Brodie MJ, et al: Patterns of treatment response in newly diagnosed epilepsy. Neurology 78: 1548-1554, 2012 より改変引用)

(3) 併用療法の手順

併用療法の手順は，現時点で確立した方法はなく，経験的なものである．

①最初の薬の最適な用量を決める．②次の薬を選択し，少量から開始し，注意しながら漸増する．③副作用が出た場合に，最初の薬を減量すると軽快することがある．

この手順により十分な効果が得られないときは，原則として2剤のうち効果が乏しいと思われる薬を漸減・中止しながら，3番目の薬を追加して，新たな2剤の併用療法を試みる．いくつかの2剤併用療法で十分な効果が得られないときは，外科的治療なども考慮する．それも難しい場合には3剤以上の多剤併用を試みる．

(4) 有効な組み合わせ

抗てんかん薬の作用機序はナトリウムチャネル

阻害，カルシウムチャネル阻害，GABA増強作用，グルタメート拮抗作用，モノアミン遊離増加作用などがある．詳細は別項に譲る．ナトリウムチャネル阻害薬の併用(例えばカルバマゼピンとフェニトイン)は，副作用が出やすい一方，効果の上乗せは少ない．異なる作用機序の薬物，特に複数の作用機序をもつ薬(バルプロ酸，ゾニサミド，ラモトリギン，トピラマートなど)を追加することが推奨されている．

現在のところ，併用による効果が，それぞれの薬剤単独の効果の単純加算よりも上回ることが明らかな組み合わせは，バルプロ酸とラモトリギンである[3,4]．これ以外には，難治性の欠神発作に対するバルプロ酸とエトスクシミドの併用の有効性が，少数例ではあるが報告されている[5]．

(5) 併用療法による発作消失

グラスゴーのグループが最近報告した併用療法の成績[6]を記しておく．長期治療により発作寛解(1年以上の発作消失)した2,379例中，併用療法は486例(20.4%)で，このうち2剤併用は81.3%，3剤併用は17.5%，4剤併用は1.2%であった．10年前の同じ著者らの報告では，発作寛解した1,617例中，併用療法は332例(20.5%)で，うち2剤併用は86.4%，3剤併用は12.7%，4剤併用は0.9%であった．この2つの報告の時間差(10年)の間に英国では6種類の抗てんかん薬が新たに使用可能になっている．3剤併用の割合が新しい報告で少し増加しているのは，薬剤の選択肢が広がったことの現れかもしれない．しかし，発作寛解例に占める併用療法全体の割合は，10年前とほぼ不変である．なおこの報告では，発作が寛解した併用療法の具体的な組み合わせが列挙されている．あくまで英国での経験的な結果であるが，参考になるので**表12-3**に示しておく．

表12-3 発作消失した併用療法で使われていたAED(グラスゴー)

A：2剤併用療法での組み合わせ		B：すべての併用療法	
2AED	%	AED	%
VPA＋LTG	24.3	VPA	20.6
VPA＋CBZ	6.6	LTG	18.8
PHT＋PB	6.1	CBZ	15.7
CBZ＋LEV	5.8	LEV	10.2
CBZ＋TPM	5.1	PHT	7.8
LEV＋LTG	4.8	PB/PRM	7.6
VPA＋LEV	4.1	TPM	7.6
LTG＋TPM	3.5	GBP/PRG	4.1
CBZ＋PB	3.3	CLB	2.0
CBZ＋GBP	3.0	VGB	1.7
その他	33.4	ZNS	1.7
		その他	2.2

VPA：バルプロ酸，LTG：ラモトリギン，CBZ：カルバマゼピン，PHT：フェニトイン，PB：フェノバルビタール，LEV：レベチラセタム，TPM：トピラマート，GBP：ガバペンチン，PRM：プリミドン，PRG：プレガバリン，CLB：クロバザム，VGB：ビガバトリン(未発売)，ZNS：ゾニサミド
(Stephen LJ, et al: Antiepileptic drug combinations-have newer agents altered clinical outcomes? Epilepsy Res 98: 194-198, 2012より改変引用)

(6) 併用療法の有効性，限界と今後

併用療法が有効な場合が確かにある．ただし新規抗てんかん薬が多種登場しても，併用療法の成績が劇的に改善されたわけではない．単剤・併用を問わず，全く新しい作用機序の薬物が今後さらに開発されることが期待される．

文献

1) French JA, et al: Rational polytherapy. Epilepsia 50 (Suppl 8): 63-68, 2009
2) Brodie MJ, et al: Patterns of treatment response in newly diagnosed epilepsy. Neurology 78: 1548-1554, 2012
3) Brodie MJ, et al: Lamotrigine substitution study: evidence for synergism with sodium valproate? 105 Study Group. Epilepsy Res 26: 423-432, 1997
4) Pisani F, et al: The efficacy of valproate-lamotrigine comedication in refractory complex partial seizures: evidence for a pharmacodynamic interaction. Epilepsia 40: 1141-1146, 1999
5) Rowan AJ, et al: Valproate-ethosuximide combination therapy for refractory absence seizures. Arch Neurol 40: 797-802, 1983
6) Stephen LJ, et al: Antiepileptic drug combinations-have newer agents altered clinical outcomes? Epilep-

sy Res 98: 194-198, 2012

（加藤昌明）

4　発作重積状態（成人）

てんかん（けいれん）重積状態（status epileptics；SE）とは，「発作がある程度の長さ以上に続くか，または短い発作でも反復し，その間意識の回復がないもの」と定義している．一般臨床では5〜10分程度発作が持続するか，2回以上の発作が起こり，その間に意識が完全に回復しない場合に，SEと診断し，早期に治療開始することが推奨されている．基礎研究でも5分以上の発作で脳損傷が起こるという報告もある．治療抵抗性も3〜4割あり，1か月以内の死亡率は7〜39％で[1]，早期診断・治療は不可欠である．SEは，けいれん発作が持続する全身けいれん性SEと，けいれん発作がみられない非けいれん性SEである．非けいれん性SEは，欠神発作SEと複雑部分発作SEが多い．全身けいれん性SEと複雑部分発作SEは予後不良であり，重積を一刻も早く止める必要がある[2]．一方，欠神発作SEは，全身けいれん性SEと複雑部分発作SEと比較し，予後は良好な場合が多い[2]．

(1) 全身けいれん性SE

意識消失発作やけいれん性発作の原因はさまざまであり，救命措置と脳保護治療を始めながら，原因疾患として頻度の高い心原性，肺性，脳血管性疾患などを鑑別していく．SE患者の半数はてんかんの既往はなく，情報収集が困難なことも多いため，手掛かりがないか所持品などを確認する．成人てんかん患者のSEの原因として抗てんかん薬の飲み忘れも多い．心因性非てんかん性発作（psychogenic non-epileptic seizure；PNES）によるSE様状態を否定するためにも脳波モニターは行いたい．日本神経学会ガイドラインによる治療フローチャートを**図12-1**に示す．

a．気道確保と酸素吸入

SEが緊急治療を要する理由は，そのまま放置していると低酸素血症と脳の神経細胞の過興奮により回復不能な脳損傷が進行していくことであり，気道確保と酸素投与をまず行う．さらに低酸素血症の原因になっている呼吸筋も強直性・間代性けいれんを一刻も早く止めることが必要となる．

b．初期治療

意識障害で救急受診した場合に血管確保ができたのであれば，まずビタミンB_1を100 mg静注し，続いて50％ブドウ糖50 mLを静注する．これは脳細胞が過興奮してエネルギーを過剰消費している際にはエネルギー代謝に必須の補酵素であるビタミンB_1が消費されるため，もし以前から慢性的に低栄養状態でビタミンB_1欠乏状態にあった場合にウェルニッケ脳症を防ぐ重要な意味がある．

そのうえで，ジアゼパム10 mgを呼吸抑制が生じないように注意しながら，2分くらいかけてゆっくり静注する．5〜10分くらいで発作が治まらないようなら，再びジアゼパム10 mgを呼吸抑制に注意しながら追加する．他の選択肢としては，フェノバルビタール（フェノバール）を体重kgあたり15〜20 mgの量を1分間に50〜75 mgの速度で静注するか，ミダゾラム体重kgあたり0.1〜0.3 mgの量を1分間に1 mgの速度で静注する．

静脈確保が困難な場合は，静脈確保に時間を割くのではなく，まずけいれんを止める薬剤の注腸を行う（注射用ジアゼパムの注腸，注射用ミダゾラムの口腔粘膜，筋注，注腸，点鼻の有効性も報告はされている）[3]．しかし，ジアゼパム坐薬は即効性が期待できず，ジアゼパム筋注は効果発現が遅く，効果がばらつくため，SEの際には用いるべきではない．

c．維持治療

ジアゼパム単独では発作抑制効果は20分程度とされており，第二選択薬として2011年11月からフェニトインの水溶性プロドラッグであるホスフェニトインナトリウム水和物（ホストイン）が使

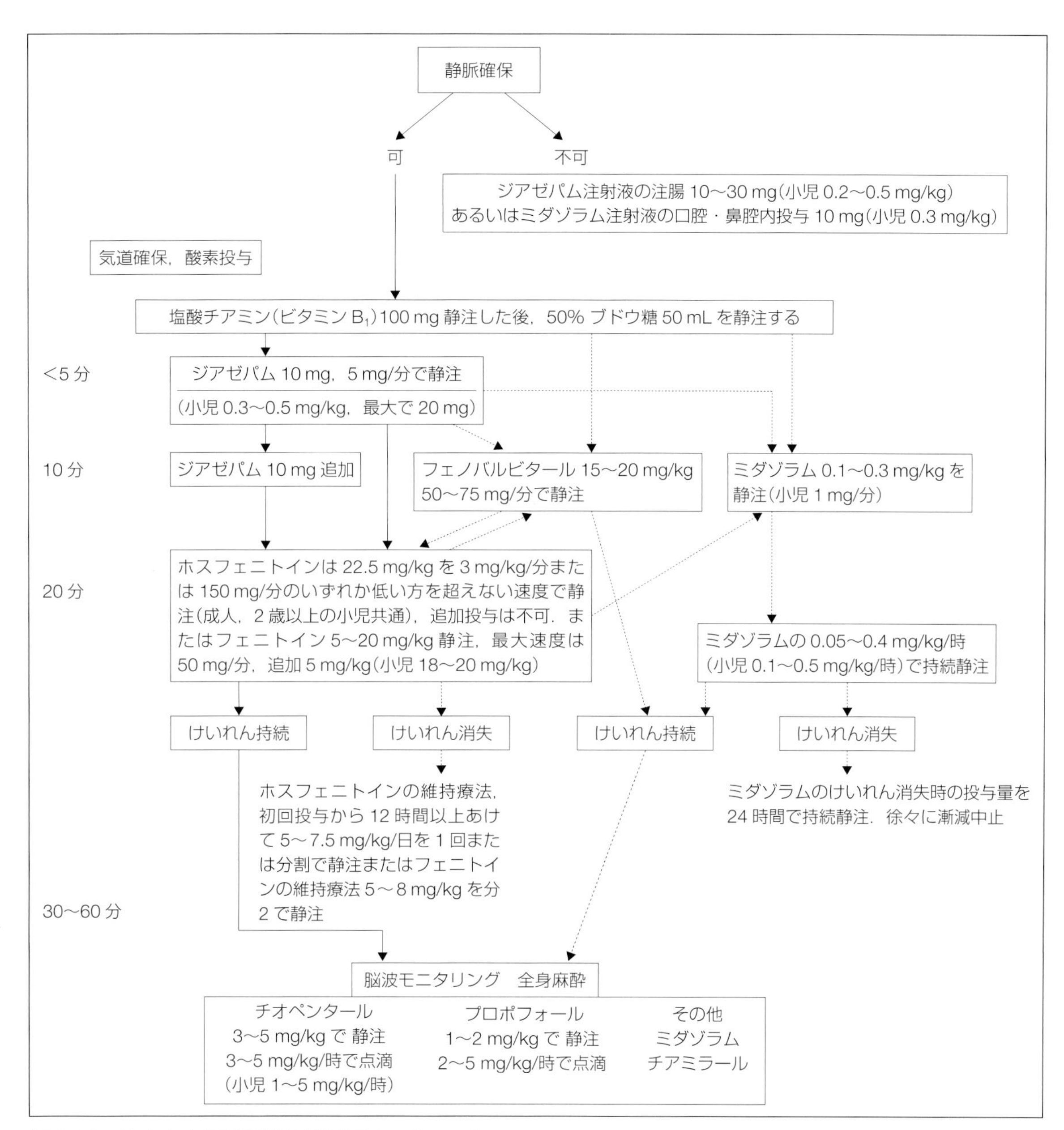

図 12-1 てんかん重積状態の治療フローチャート

＊1：括弧内は小児量を表す．
＊2：ある薬剤を投与し，血中濃度を測定すれば，その薬剤が分布する容量がわかる．この容量を分布容量(Vd)という．3 者の関係は，血中濃度増加分(mg/L)＝投与量(mg)÷体重(kg)÷Vd(L/kg)である．フェニトインの Vd は 0.7 なので，希望する血中濃度と体重がわかれば，フェニトインの投与量は算出できる．
＊3：フェニトインを投与する場合は，血中濃度の推移は個体差が大きいことに注意する．特に高用量では血圧低下などの副作用に注意する．
＊4：栄養障害性急性脳症であり，ビタミン B_1 の急速な消費により惹起される Wernicke 脳症では，ブドウ糖の投与がけいれんを増強することがあるために，病歴が不確かなときは，糖を投与する前にビタミン B_1 100 mg を静注する(エビデンスレベルⅣ)．
＊5：実線は標準的な治療，破線は別の選択肢を示す．
〔日本神経学会(監修)：てんかん治療ガイドライン 2010 追補版(2012 年度)．2012 より一部改変，http://www.neurology-jp.org/guidelinem/epgl/sinkei_epgl_2010_cq8-2_01.pdf〕

12 薬物療法

えるようになった．従来のフェニトイン(アレビアチン)の注射薬における，注射部位の血管痛や炎症，漏出時の壊死などの使いにくかった点を改善しており，水に溶けやすく生体内で加水分解されてフェニトインになるプロドラッグとしてホスフェニトインを使う[4]．

初回はホスフェニトインとして22.5 mg/kgで，速度は1分間に3 mg/kgまたは150 mgを超えない量で静脈内投与する．維持には1日量として5～7.5 mg/kgを静脈内投与するが，速度は1分間に1 mg/kgまたは75 mgを超えないようにする．急速に静脈内投与すると，心停止，血圧低下，呼吸抑制などを生じることがあるのは従来のフェニトインと同様であり，心電図をモニターするとともに呼吸循環系のバイタルサインに注意することが必要である．

d．全身麻酔療法(治療抵抗性SE)

これら一連の治療を行っても，けいれんが持続する場合，治療抵抗性SEとして，脳波モニタリングをしながら全身麻酔を施行する．SEの3～4割が難治性で全身麻酔が必要になり[5]，SEが30分以上持続した場合，予後はきわめて悪くなる．

バルビツール酸系薬(チオペンタール：ラボナール，チアミラール：イソゾール)，プロポフォール(ディプリバン)，ミダゾラムなどが使用される．チオペンタールのけいれん性発作抑制効果が高いとされている(3～5 mg/kgで静注し，3～5 mg/kg/時で持続点滴とする)．プロポフォールは体重あたり1～2 mg/kg静注後，2～5 mg/kg/時[6]．

(2) 非けいれん性SEの治療

成人てんかん患者における非けいれん性SEは，積極的に疑い，脳波を施行しなければ見逃すことが多く，診断に至らない場合も多い．非けいれん性SEも，意識障害・行動異常が一定時間以上続くか，2回以上の発作の間に意識が完全に回復しない場合にそのように診断するが，特に脳波上で発作波が持続していることを確認することが大切である[7]．複雑部分発作SEの予後はきわめて悪く，治療法は全身けいれん性SEと同じと考えてよい[8]．複雑部分発作SEの非急性症候に対しては，CBZの内服が第一選択で，続いてLTGとLEVが挙げられている．

欠神発作SEは，意識障害も浮動性であり，全身けいれん性SEや複雑部分発作SEと比較し緊急度は高くなく，フェニトインの有効性は確立されていない[8]．基本として，原因となる病態に対処し，重篤な意識障害(無動，緘黙，昏迷)と無呼吸などが認められた場合に迅速に対処することが重要となる[9]．Lennox-Gastaut症候群(LGS)はSEを起こしやすいが，多くは非けいれん性SEである．重篤な意識障害を伴うLGSのSEは，予後がきわめて不良なため，全身けいれん性SEに準じた治療を行うべきである．しかし，他の非けいれん性SEでは，SEの完全抑制を目指すと，逆に強直発作を誘発や意識障害を増悪させることもあり，注意を要する．

中年以降の*de novo*非けいれん性SEは，欠神発作SEに類似した徴候を示すことがある．BZPの急性離脱，電解質異常，急性アルコール中毒，脱水が原因として注意しておくべきであるが，DZPの静注が著効する場合が多く，予後は良好である．

文献

1）Holtkamp M, et al: Predictors and prognosis of refractory status epilepticus treated in a neurological intensive care unit. J Neurol Neurosurg Psychiatry 76: 534-539, 2005
2）日本てんかん学会,「てんかん専門医ガイドブック」編集委員会(編)：てんかん専門医ガイドブック. pp173-175, 診断と治療社, 2014
3）Scott RC, et al: Buccal midazolam and rectal diazepam for treatment of prolonged seizure in children and adolescence: A randomized trials. Lancet 353: 623-626, 1999
4）Fischer JH, et al: Fosphenytoin: Clinical pharmacokinetics and comparative advantages in the acute treatment of seizures. Clin Pharmacokinet 42: 33-58, 2003
5）Rossetti AO, et al: Refractory status epileptics: Effect of treatment aggressiveness on prognosis. Arch Neurol 62: 1698-1702, 2005
6）Prasad A, et al: Propofol and midazolam in the treat-

ment of refractory status epilepticus. Epilepsia 42: 380-386, 2001
7）Bauer G, et al: Nonconvulsive status epilepticus and coma. Epilepsia 51: 177-190, 2010
8）日本神経学会(監修),「てんかん治療ガイドライン」作成委員会(編)：てんかん治療ガイドライン 2010. pp72-85, 医学書院, 2010
http://www.neurology-jp.org/guidelinem/tenkan_tuiho.html
9）Bureau M, et al: Lennox-Gastaut syndrome. In: Burean M, et al, eds: Epileptic Syndromes in Infancy, Childhood & Adolescence(4th edition). pp125-148, John Libbey Eurotext, 2012

（福山孝治・岡田元宏）

5 発作重積状態（小児）

発作重積状態には，てんかん発作重積，非てんかん性発作重積が存在する．ここでは，てんかん発作重積について述べる．

てんかん発作重積は，けいれん発作重積，非けいれん性発作重積がある．

けいれん発作重積は，連続型（無治療では発作症状が 30 分以上持続している）と群発型（意識の回復が認められないまま発作を反復している）が存在する．また，重積状態の定義にはあてはまらないが，それに準じた対応が必要となる頻発型（意識の回復は認められるが，発作を短時間に反復する）状態がある．いずれもできるだけ速やかに，かつ安全に発作を抑制することが必要である．

非けいれん性てんかん発作重積状態は，2004 年 Oxford conference on NCSE において「電気的な発作活動が遷延し，それによって非けいれん性の臨床症候を呈している状態」と定義されている．定型欠神発作重積・非定型欠神発作重積・複雑部分発作重積などがあてはまる．

2005 年に「小児のけいれん重積状態の診断・治療ガイドライン」，2010 年に「てんかん治療ガイドライン 2010」が作成され，それを参考にけいれん重積の治療が行われてきた．その後，2009 年 12 月静注用フェノバルビタール，2011 年にホスフェニトインがわが国では適用承認となったため，それらの治療薬を含めた形で，2012 年の「てんかん治療ガイドライン 2010 追補版」が報告され，それに準じたけいれん重積の治療が行われている．非けいれん性てんかん発作重積についても，けいれん重積状態に準じた治療が有効と考えられる．以下にその概要を示す（以下，薬剤投与量は 1 回投与量を示す）．

(1) てんかん発作重積の治療（⇨p.463，前項図 12-1 を参照）

気道確保・場合により酸素投与を行いながら，血管確保を行う．その後，ジアゼパム 0.3〜0.5 mg/kg を静注（繰り返し使用可．最大で 20 mg）．血管確保困難時は，ジアゼパム注射液の注腸 0.2〜0.5 mg/kg（最大 30 mg），あるいは，ミダゾラム注射液の口腔内・鼻腔内投与または筋注 0.3 mg/kg（最大 10 mg）を行う．

a．ジアゼパム

けいれん重積の治療には，坐薬でなく注射薬を使用し，注射薬はできるだけ希釈せず使用する（希釈すると結晶が析出する）．脂溶性薬剤であり，血液-脳関門を通過し，即効性を示すが，脳内から末梢の脂肪組織に再分布して，持続性に乏しい．注射薬の効果は投与後 1 分でみられ，3〜15 分で最大効果に達する．γ-アミノ酪酸受容体（GABA 受容体）の 1 つである $GABA_A$ 受容体のベンゾジアゼピン結合部位に結合し，Cl^- チャネルの開口を促進して興奮性シナプス伝導を抑制する．けいれん重積の抑制には，電位依存性 Na^+ チャネル，電位依存性 Ca^{2+} チャネルの抑制もかかわる．

b．その他の薬剤

ジアゼパムで発作の抑制不可の場合，以下の 3 種の薬を使い治療を試みる．けいれん重積の連続型の場合，即効性が重要であるため，まず，ミダゾラムを使用されることが多い．群発型やけいれん頻発状態では，即効性より効果が長く持続することが重要であり，ホスフェニトイン静注やフェノバルビタール静注を選択する．

●ミダゾラム

水溶性薬剤である．効果は投与後約2分でみられ，最大効果発現は10～50分である．ミダゾラムのベンゾジアゼピン受容体への親和性はジアゼパムの約2倍といわれており，薬理学的には約3～4倍強いといわれている．消失半減期は1.9±0.6時間と短く，蓄積による影響を受けにくい．けいれん発作重積時には，ミダゾラム0.15 mg（0.1～0.3 mg/kg）を1 mg/分で静注し，発作が頓挫すれば，0.1～0.15 mg/kg/時で12～24時間持続静注したのち，漸減中止する．1回静注しても発作が持続する場合，最大0.3～0.5 mg/kg/時まで漸増しながら持続静注を開始し，発作消失時の量で24時間持続静注したのち，漸減中止する．

●ホスフェニトイン

わが国では長くフェニトイン注射液が使用されていたが，有害事象として，静注時の刺激性，皮下に漏れたときの組織障害があった．そのあと，フェニトインのリン酸化エステル化合物であるホスフェニトインが登場し，それらの局所刺激作用が大幅に軽減され，現在では，ホスフェニトインが使用されるようになっている．ホスフェニトイン1.5 mgは，静注後に肝臓や赤血球に存在する脱リン酸化酵素により活性のあるフェニトイン1.0 mgに速やかに変化し，抗けいれん作用を発現する．神経細胞の脱分極時，Na^{+}チャネルを活性化したあとの不活化（不応期）を延長させ，神経細胞の興奮頻度を下げるといわれる．呼吸抑制や催眠作用がないため，特に意識障害の経時的評価が行いやすい．しかし，血圧低下や房室伝導ブロックなどに注意は必要である．けいれん重積時，22.5 mg/kgを3 mg/kg/分または150 mg/分のいずれか低いほうを超えない速度で静注する．それで発作が頓挫した場合，初回投与から12時間以上あけて5～7.5 mg/kg/日を1回または分割で静注する．

●静注用フェノバルビタール

$GABA_A$受容体へ働き，Cl^{-}の透過性を上昇させ，過分極させる．Ca^{2+}チャネルによる活動電位を抑制する作用ももつ．副作用として，眠気・失調・軽度の血圧低下傾向がある．静注後の作用発現が，ジアゼパムやミダゾラムに比べ遅く，5～30分を要す．けいれん重積時，10～20 mg/kgを100 mg/分以下で10分かけて緩徐に静注する．

c．上記治療にて発作抑制が不能の場合

厳重な全身モニタリングのもと，静脈麻酔（チオペンタール，チアミラール）・吸入麻酔などを試みる．

●チオペンタール

抗けいれん作用が強力であり，即効性もある．脳保護作用も有するが，呼吸抑制や血圧低下作用が強い．乳酸を含有する輸液剤で沈殿を生じ，光によって分解されるので遮光が必要である．また，静脈炎を起こしやすいので注意が必要である．マスクバッグ換気や気管挿管の準備をしたうえで，1～5 mg/kgを3～5分かけてゆっくり静注し，それでも効果不十分の場合，以後は脳波のモニタリングを行いながら，10秒間に1回程度のサプレッションバーストになるよう，2～5 mg（～10 mg）/kg/時で持続点滴する．それでもけいれんが起こるようなら完全にサプレッションになるまで増量する．

●チアミラール

チオペンタール同様の管理を行う．3～5 mg/kgを静注し，それでも効果不十分の場合，上記の脳波モニタリングを行いながら，2～5 mg/kg/時で持続点滴する．

d．その他

けいれんが頻発しやすい良性乳児けいれんや軽症胃腸炎関連けいれんに対しては，カルバマゼピンの経口投与が奏効する．ジアゼパムは無効といわれている．カルバマゼピン5 mg/kg/回の1回投与でも発作が抑制されることが多い．カルバマゼピン投与でも発作が抑制されない場合，リドカイン2 mg/kg静注，そのあと2～4 mg/kg/時で持続静注を行う．

低血糖，低Ca血症，低Na血症，高Na血症などが原因のけいれん重積は，原因に応じた補正が治療となる．

文献

1）大澤真木子，他：小児のけいれん重積状態の診断・治療ガイドライン(案)，厚生労働省科学研究補助金報告書 2005.3.27 版 version 8.2
2）辻貞俊，他：2012 年度てんかん治療ガイドライン 2010 追補版
3）青天目信：けいれん重積の治療と再発防止．小児内科 45：219-223，2013
4）須貝研司：けいれん重積の治療．佐々木征行，他(編)：小児神経科診断・治療マニュアル　改訂第 3 版．pp309-321，診断と治療社，2015

（星田　徹・澤井康子）

B　抗てんかん薬の吸収から排泄まで

1　概論

(1) 薬物動態の基本的事項

経口投与された薬物は，消化管内で崩壊，溶解されたあとに吸収される．胃で吸収される薬剤は少なく，胃から小腸へ排出され小腸粘膜層から吸収される．いったん小腸上皮に入った薬剤でも，チトクローム P 450(CYP)3A や P 糖蛋白質が多く発現している小腸上皮細胞内で代謝を受けたり，腸管側への排出を促されたりする．これらを免れて毛細血管へ移行した薬剤は門脈を経て肝臓に至るが，ここでも CYP による薬物代謝やグルクロン酸抱合などを受ける．これら腸・肝で受ける代謝・排出を初回通過効果とよび，これを経たのちに全身循環に移行するまでが，吸収過程である．非経口投与薬はこの初回通過効果を受けない．循環血液中では，多くの薬物は血漿蛋白に結合して存在する(結合型)が，結合していない(遊離型)薬物だけが体内各組織に分布する．そして薬物は肝臓で再び代謝を受け，一部は胆汁を介して糞便へ，残りは腎から尿中へ排泄されることにより体内から消失する(**図 12-2**)[1]．

薬物動態とは，薬物の吸収，分布，代謝，排泄の全過程におけるパラメータの変化で決まる．臨床薬物動態学では血中薬物濃度を指標として，各患者の薬物動態に関する変動因子を明らかにし，それぞれに最適な用法・用量で治療を行うことができる．

薬物投与後の薬物血中濃度-時間曲線は，時間 0～Tmax までの間に最高血中濃度 Cmax まで上昇したのち，低下するという山形の曲線を描く(**図 12-3**)．Cmax までの上りカーブは吸収，分布の過程を，それ以降の下りカーブが代謝，消失

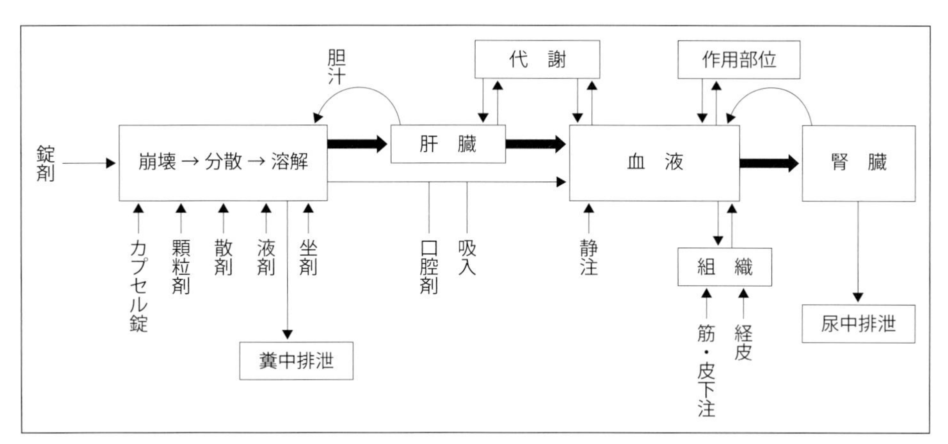

図 12-2　薬物の投与経路，剤形と体内動態
〔安原眞人：第 3 章臨床薬物動態学　A. 臨床薬物動態学の治療医学における位置づけ．日本臨床薬理学会(編)：臨床薬理学第 3 版．p77，医学書院，2011 より改変〕

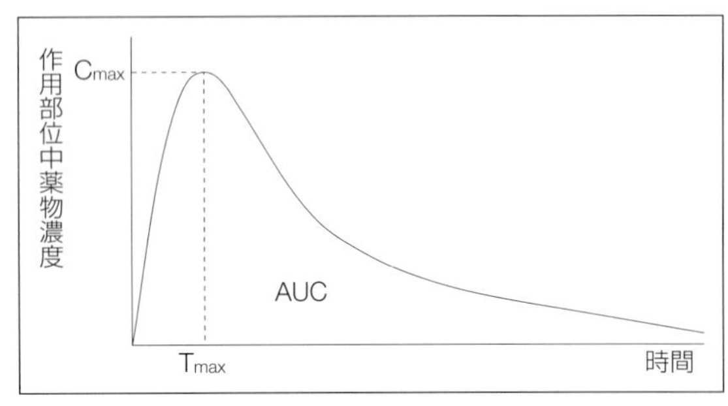

図 12-3　バイオアベイラビリティ(生体内利用率)を表現する薬物動態パラメータ

の過程を反映する．薬物血中濃度-時間曲線下面積(area under the blood concentration time curve；AUC)は生体内に入った薬物量を表すが，投与した薬剤は上記の初回通過効果を経るため全量が体内に入るわけではない．静脈投与時のAUCに対し，経口投与時のAUCの比をバイオアベイラビリティ(生体内利用率)とよぶ．

吸収の過程においては，胃内容排出速度も影響が大きい．胃運動低下をきたす病態(イレウスや自律神経障害など)や併用薬(モルヒネなど)があるときには平常時に比べAUCが低下する．また，食事も胃内容排出速度に影響するため食前服用であるか食後服用であるかによって薬物動態は変化する．

徐放製剤は，吸収過程での溶解，崩壊を緩徐とするようなコーティングを工夫した製剤であることが多い．技術的にも難しく，薬物動態・薬効の同等性を各国の治験で確認したあとに市販される．徐放製剤は速放製剤に比べて服薬回数が減り，アドヒアランスが改善するなど利点も多いが，薬物吸収は消化管環境によって差を生じやすいため，期待されるような薬物動態を示さない症例があることに注意したい．

薬物の代謝は主に小腸と肝臓に存在する種々の薬物代謝酵素によって行われる．薬物の代謝にはⅠ相反応とⅡ相反応があり，前者では酸化あるいは還元され，後者で水溶性となり排泄される．Ⅰ相反応にかかわる代表的な薬物代謝酵素はCYPである．CYPの働きは年齢や民族差(遺伝)，併用薬による影響を受けやすく，薬効の有効性や安全性の個人差や薬物相互作用を引き起こす原因となっている．多くの薬物は代謝を受けることで体外への排泄が促され，薬理作用は低下する．しかしなかには，代謝により薬理作用や毒性が新たに発現する薬物もあり(活性代謝物)，薬物代謝が必ずしも解毒の過程にはならないこともある．体内で活性代謝物になることで，はじめて薬理作用を示す薬物はプロドラッグとよばれる．

薬物の排泄機構としては，主に尿中排泄と糞中排泄がある．水溶性の薬は未変化体のまま尿中に排泄されるが，脂溶性の薬はそのままでは尿細管で再吸収されるため体外へ排泄されない．そのため脂溶性の薬は主に肝臓で代謝を受けて水溶性の構造となり尿中へあるいは胆汁中へ排泄される(図 12-2)．

文献

1）安原眞人：第3章臨床薬物動態学　A. 臨床薬物動態学の治療医学における位置づけ．日本臨床薬理学会(編)：臨床薬理学第3版．pp76-81，医学書院，2011

(西川典子)

2　薬物代謝酵素と血漿結合蛋白

吸収された薬物は血中では非結合型(遊離型)と結合型とが平衡状態で存在する．体内の各種組織に分布して薬理活性を有するのは遊離型である．

結合型のうち，主に酸性薬物は血漿アルブミンと結合し，塩基性薬物はα_1酸性糖蛋白質やリポ蛋白質と結合する．アルブミンと結合する薬剤が多いため，低アルブミン血症を招く感染，低栄養，高齢，妊娠中などの病態，状態下では遊離型が増加し薬理作用が増強される．アルブミンと薬剤との結合は非特異的であるため，蛋白結合が強い併用薬を投与されるとアルブミン結合部位での競合が生じ，アルブミン結合の薬物置換が起こる．その結果，遊離型の比率が増加し，薬理作用の増強や副作用誘発，そして後述する薬物相互作用の原因となる．

90％以上蛋白と結合する抗てんかん薬(AED)

表 12-4　AED の蛋白結合率，CYP，代謝酵素と誘導，阻害

AED	蛋白結合率(%)	代謝 CYP	酵素誘導・阻害	対象酵素	腎排泄(%)
CBZ	75〜85	3A4, 2C8, 1A2	誘導	2B6, 2C, 3A	<5
ESM	0	3A4	なし		<20
GBP	0	N	なし		
LTG	55	N	弱誘導	UGT	
LEV	<10	N	なし		70
PB/PRM	50/10	2C9, 2C19, 2E1	誘導	2B6, 2C, 3A	25
PHT	90	2C9, 2C19	誘導	2B6, 2C, 3A	<5
TPM	15		弱阻害 弱誘導	2C19 3A4	75
VPA	90	2C9, 2A6, 2B6	阻害	2C9	<5
ZNS	40	3A4	なし		<30

CBZ：カルバマゼピン，ESM：エトスクシミド，GBP：ガバペンチン，LTG：ラモトリギン，LEV：レベチラセタム，PB：フェノバルビタール，PRM：プリミドン，PHT：フェニトイン，TPM：トピラマート，VPA：バルプロ酸，ZNS：ゾニサミド，UGT：UDP グルクロン酸転移酵素

(Kaneko S, et al: Development of individualized medicine for epilepsy based on genetic information. Expert Rev Clin Pharmacol 1: 661-681, 2008 より改変)

はアセタゾラミド，クロバザム，フェニトイン，バルプロ酸などである．

また，蛋白結合率は母乳への移行に最も大きく影響する．蛋白結合率の高い薬剤は母乳への移行は無視しうるが，蛋白結合率が著しく低いエトスクシミド(ESM)，プリミドン(PRM)などは母乳移行が大きいので注意する(**表 12-4**)．

(1) 肝での代謝

肝での薬物代謝は，まず肝のミクロソームに局在するチトクローム(CYP)によってⅠ相反応，その後グルクロン酸抱合や硫酸抱合，グルタチオン抱合やアセチル抱合などのⅡ相反応を経て行われる．これらの代謝により解毒され，脂溶性薬剤が水溶性となり排泄しやすい化合物に変化する．

CYP は分子量が約 4.5 万のヘム蛋白質であり，その基質となる薬物の数がきわめて多く，最も重要な薬物代謝酵素である．分枝種が数多く存在し，ヒトの薬物代謝に関するものは約 20 種あるが，CYP3A4 が約半数の既存薬物代謝にかかわる．AED の代謝に関与するアイソザイムは主に CYP2C9, 2C19, 3A4 である[1]．

薬物は CYP で代謝されるだけではなく，薬物自体が CYP を阻害したり，誘導したりする作用をもつことがある．例えば，CYP3A4 で代謝される薬剤(A)と 3A4 阻害作用をもつ薬剤とを併用すると(A)の血中濃度は上昇する．反対に薬剤(A)と 3A4 誘導作用をもつ薬剤とを併用すると(A)の血中濃度は低下する．

実際 CYP3A4 や 1A2 で代謝されるカルバマゼピン(CBZ)に，CYP3A4 酵素誘導作用をもつフェニトイン(PHT)を併用すると，CBZ の血中濃度低下を招く．また，CBZ は代謝酵素の自己誘導を起こすことも知られている．投与量を増量していくと，それに伴う血中濃度の上昇率が徐々に低下する頭打ち現象が認められる．

さらに CYP には遺伝的多型が多く存在し，薬物動態の個人差や人種差を生み出す大きな要因となっている．一般に薬物代謝酵素の遺伝子に突然変異や欠損をもち，酵素活性が欠損したヒトを poor metabolizer(PM)とよび，通常の酵素活性をもつヒトを extensive metabolizer(EM)とよ

ぶ．PMの頻度が1%より大きい場合に遺伝的多型があるという．PMの頻度は人種によって異なり，CYP2C19のPMは日本人では18〜23%と高頻度に存在するが白人では3〜5%と少ない．また，CYP2D6のPMは日本人では1%以下と少ないが白人では7〜10%と高頻度となっている[2]．EMで効果の得られる量をPMに経口投与した場合には，EMに比べ大きく血中濃度が上昇し半減期が延長するため，治療効果が得られやすいが副作用も生じやすい．

文献

1）Kaneko S, et al: Development of individualized medicine for epilepsy based on genetic information. Expert Rev Clin Pharmacol 1: 661-681, 2008
2）立石智則：薬理作用の個体差．日本臨床薬理学会（編）：第3版臨床薬理学．pp182-183，医学書院，2011

（西川典子）

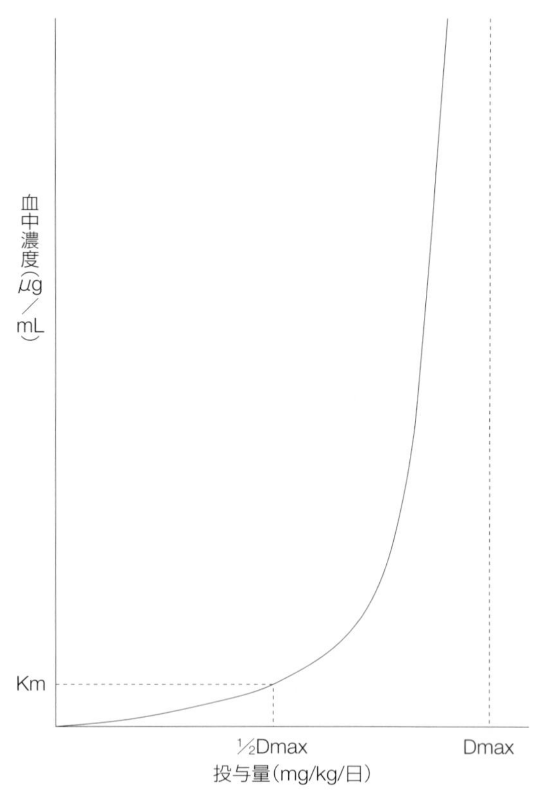

図12-4　フェニトインの血中濃度

3　薬物血中濃度モニタリング

多くの薬物は血中濃度が作用部位での濃度の指標となる．通常，薬物血中濃度は治療効果および副作用と関連する．血中濃度測定値を用いてより有効でより安全で個人に適正な治療を行うことを治療薬物モニタリング（therapeutic drug monitoring；TDM）とよぶ．

薬物血中濃度は投与量や投与ルート，投与間隔によりさまざまに推移する．また，生理的，病態的な変化の影響も受ける．それぞれのAEDの薬物動態（**表12-5**）を熟知し患者の個体内変動を考慮して，適切な血中濃度維持をめざして治療戦略を練る．薬物を一定投与量，一定投与間隔で経口投与すると血中濃度は徐々に上昇し，消失半減期の4〜5倍時間が経過した時点で定常状態に到達する．この定常状態における血中濃度を治療濃度域内に保つことが求められる．

てんかん発作を抑制するためには，抗てんかん薬（AED）の有効血中濃度域を維持することが重要である（**表12-5**）．有効血中濃度域とは多くの患者で発作を抑制する濃度域のことで，底値（trough level）を基に決められており，薬剤用量調整の目安となる．しかし有効血中濃度域以下でも著効する患者がいる一方で，有効濃度域をはるかに超えてはじめて発作抑制効果が出現する患者もいる．このため，副作用が出現するまで治療薬を漸増しながら有効性を確認するのが実際的である．

また，てんかん発作が起こりやすい時間帯にAEDが最高血中濃度（Cmax）となるように薬物動態を推測しながら投与計画を立てることも大切である．てんかん患者に新たにAEDを投与する場合には，副作用発現に注意しつつ投与量を漸増し，有効血中濃度域に到達するように，個々の患者に適正な投与量を見いだしていく方法がとられる．TDMの対象となるのは，フェノバルビタール（PB），バルプロ酸（VPA），カルバマゼピン（CBZ），フェニトイン（PHT），ゾニサミド（ZNS），クロバザム（CLB）などである．服用時間

表 12-5　主な抗てんかん薬の治療域血中濃度と薬物動態

一般名(略号)	維持量[*1]		増量域		治療域の血中濃度[*1]	T 1/2：半減期[*3](時)		Tmax：ピーク時間(時)	
	成人(mg)	小児(mg/kg)	成人(mg)	小児(mg/kg)	(μg/mL)	成人	小児	成人	小児
フェノバルビタール(PB)	30〜200	2〜7	30	1〜2	15〜25(〜40)	79〜117	25〜75	5〜15	2〜4
カルバマゼピン(CBZ)	400〜1,200	5〜25	100〜200	3〜5	5〜10	10〜26	8〜20	4〜8	3〜6
フェニトイン[*2](PHT)	200〜300	3〜12	25〜50	1〜3	7〜20	L:7〜42 H:20〜70	L:2〜16 H:8〜30	4〜8	2〜6
ゾニサミド(ZNS)	200〜600	4〜12	100	1〜3	10〜30	50〜63	16〜36	2〜5	1〜3
バルプロ酸(VPA)	400〜1,200	15〜50	200	5〜10	50〜100	10〜19	6〜15	1〜4	1〜3
徐放剤(VPA-R)	400〜1,200	15〜40	200	5〜10		12〜26	6〜12	7.5〜14.7[*7]	
エトスクシミド(ESM)	450〜1,000	15〜40	100〜200	5〜10	50〜100	40〜60	24〜41	1〜7	1〜4
クロナゼパム(CZP)	2〜6	0.025〜0.2	0.5〜1	0.015〜0.03	0.02〜0.07	26〜49	22〜33	1〜4	1〜3
ニトラゼパム(NZP)	5〜15	0.2〜0.5	2〜5	0.1〜0.2	0.02〜0.1	24〜31		0.6〜4	
ジアゼパム(DZP)		0.1〜0.5		0.1〜0.2	0.2〜0.5	32〜41	8〜20	0.5〜1.5	0.25〜0.5
クロバザム(CLB)	10〜40	0.2〜1.0	5〜10	0.1〜0.2	未確定	17〜49	16	0.5〜2	
(N-デスメチル CLB)						36〜46[*4]	15	30〜48[*4]	
クロラゼプ酸(CLZ)	15〜45	0.5〜2.0	7.5	0.2〜0.3	0.5〜1.9[*5]	40〜130[*5]		0.5〜2[*5]	
アセタゾラミド(AZM)	250〜750	10〜20	125〜250	3〜5	10〜14	10〜15		2〜4	
臭化カリウム(KBr)	1,500〜3,000	20〜80	200〜400	5〜10	750〜1,250	10〜13 日	5〜8 日		
ガバペンチン(GBP)	600〜2,400	5〜45	200〜400	5〜10		6〜9		2〜3	1〜3
トピラマート(TPM)	200〜600	4〜10	50	1〜2.5		20〜30[*6]	13〜20	1〜4	1〜3
ラモトリギン(LTG)	150〜400	1〜5	〜100	〜1.2		30〜40	19〜33	1〜3.5	4〜5
VPA 併用時	100〜200	1〜3	25〜50	〜0.3		30〜48	45〜66	4	3〜4.5
PB，PRM，PHT，CBZ 併用時	200〜400	5〜15	〜100	〜1.2		12〜15	7〜8	1〜2	1.5〜3
レベチラセタム(LEV)	1,000〜3,000	20〜60	250〜500	5〜10		6〜8	5〜7	0.5〜2	

年齢が若いほどある血中濃度を得るのに必要な投与量は多く，維持量，増量幅は大きく，半減期とピーク時間は短くなる．思春期以降は成人と同様になる．

＊1：有効なら血中濃度は低くてもよく，副作用がなければ治療域を超えて高くしてもよい．

＊2：PHT は L：少量(血中濃度 5 μg/mL 前後)，H：多量(血中濃度 10 μg/mL 以上)により半減期が異なる．

＊3：濃度がピークから半分に減る時間であり，投与後血中濃度が半減するまでの時間は，ピーク時間＋半減期．半減期は，多剤併用の場合，相互作用で血中濃度が低下する組み合わせでは短縮，血中濃度が上昇する組み合わせでは延長する．

＊4：クロバザムの代謝物 N-デスメチルクロバザム(N-DMCLB)の場合．N-DMCLB もクロバザムの約 1/4 の抗けいれん作用あり．
CLB：N-DMCLB 濃度比は約 1：2〜3，1：10，1：50〜100 の 3 群に分かれ，CLB：N-DMCLB 濃度比が大きいと眠気が出やすい．
CBZ，PHT，PB との併用では N-DMCLB の割合が大きくなる．N-DMCLB は徐々に上昇，成人では半年後も上昇する．

＊5：クロラゼプ酸の薬理動態は代謝物である N-デスメチルジアゼパムで示される．

＊6：PHT，CBZ との併用時は 12〜15 時間に短縮され，VPA との併用でも短縮される〔須貝研司：てんかんの治療．加我牧子，他(編)：国立精神・神経センター小児神経科診断・治療マニュアル改訂第 2 版．p293，診断と治療社，2009 を引用改変〕．

＊7：直後服用のピーク時間．VPA 徐放剤の剤型で異なり細粒 5〜10 時間，錠剤 13〜16 時間．空腹時服用では約 1.3 倍遅くなる．

〔日本神経学会(監)，「てんかん治療ガイドライン」作成委員会(編)：てんかん治療ガイドライン 2010．p109，医学書院，2010 より改変〕

と測定時間，薬剤の半減期，ピーク時間などを考慮して解釈する．

VPAは体内動態の個体間・個体内差が大きく，蛋白結合率が高く，ほかのAEDとの相互作用を生じやすいなど，薬物動態に影響を与える因子が多岐にわたるため，TDMが不可欠である．

CBZは代謝酵素の自己誘導を起こすため血中濃度が定常状態に到達するまで3〜4週間かかる．

投与量と血中濃度が正比例の関係を示す薬剤は，その濃度を予測しやすいが，PHTは投与量の増量によって非線形体内動態を示すため，しばしば予想外に高濃度となりやすい(**図12-4**)．またPHTは治療域と中毒域が近いため，投与量の増減は慎重に行い，中毒症状が疑われる場合には速やかにTDMをしながら用量を調整する．

AEDの投与を開始したときだけでなく，投与量を変更したとき，他剤を併用したときに薬剤相互作用の影響が疑われる場合などもTDMが有用である．また，前項「2.薬物代謝酵素と血漿結合蛋白」でも触れたが，商業ベースで測定する血中濃度は蛋白結合型と遊離型を合わせた総濃度を測定しており，蛋白結合率の高い薬剤では病態に即してその測定値を評価する．血中濃度測定値が同一であっても遊離型が増加して薬理効果や副作用が増強することに注意する．

ほかにも，薬剤の剤形を変更したときや後発医薬品に変更したときにもTDMが必要である．さらに，患者のアドヒアランスを確認するツールにもなり得る．

(西川典子)

C　薬物相互作用

1　抗てんかん薬同士の相互作用(表12-6)

薬物相互作用には薬物動態的相互作用(pharmacokinetic action)と薬理学的相互作用(pharmacodynamics action)がある．

薬物動態的相互作用は，吸収，分布，代謝，排泄の過程における相互作用で，血中濃度の変化を伴う．そのため，薬物濃度のモニタリングを有効に行うことで，薬物相互作用を早期発見して，薬剤変更や用量調整などの対応ができる．

薬物動態的相互作用の大きな要因は，肝臓での薬物代謝の促進あるいは抑制である．抗てんかん薬(antiepileptic drug；AED)の代謝には主にCYP2C9, 2C19, 3A4が関与する．AEDが代謝を受けるCYPが誘導されると，代謝が促進されAEDの血中濃度は低下する．逆に，AEDを代謝するCYPが阻害されると代謝が抑制されAEDの血中濃度は上昇する．CYPのほかにも，グルクロン酸抱合や酵素誘導も代謝の変化を生じる．

バルビツール系薬剤，フェニトイン(PHT)，カルバマゼピン(CBZ)などは，酵素誘導作用を有する．バルプロ酸(VPA)にフェノバルビタール(PB)やPHT，CBZを併用するとCYP2C9が誘導されて，VPA代謝が亢進し血中濃度は低下する．これに対し，VPAやトピラマート(TPM)は酵素抑制作用を有するため，PBにVPAを追加すると，PBの代謝が抑制されて，PB血中濃度は上昇する．

CBZは肝において，まずCBZ-10, 11-エポキシドに，次いでCBZヒドロキシドに代謝される．CBZにVPAを併用すると第2反応の加水酵素(epoxide hydratase)が阻害され，活性代謝物であるCBZ-10, 11-エポキシドの血中濃度が上昇するため，眠気やふらつきなどの副作用が出現する．

VPAはグルクロン酸抱合にかかわるウリジン二リン酸-グルクロン酸転移酵素(uridine diphosphate glucuronosyltransferase；UGT)を抑制する作用をもつ．このUGTにおいてVPAはラモトリギン(LTG)と競合するため，VPAにLTGを併用するとLTGの血中濃度は上昇する．VPA

表 12-6　抗てんかん薬同士の相互作用

追加薬	元の抗てんかん薬の血中濃度												
	VPA	PB	PRM	CBZ	PHT	ZNS	CZP	CLB	ESM	GBP	TPM	LTG	LEV
VPA		↑↑	↑*1	↓*3,6	↓*2	→		↓	↑	→	↓	↑↑	→
PB	↓			↓	→*4	↓	↓	↓	↓	→	↓	↓	↓
PRM	↓			↓	↓					→	↓	↓	↓
CBZ	↓	→↑	↓*5		↑	→↓	↓	↓	↓	→	↓↓	↓	↓
PHT	↓↓	↑→	↓*5	↓↓		↓→	↓	↓	↓	→	↓↓	↓	↓
ZNS	↑→			→*6	→							↑	
CZP		→	↑	↓	→								
CLB	↑↑	↑		↑	↑↑								
ESM	↑	↑	→	↓	↑								
AZM		↑↓	↓→	↑	↑								
GBP	→	→	→	→	→						→		→
TPM	↓	→	→	→	↑							→	
LTG	↓	→	→	→	→						→		→
LEV	→	→	→	→	→							→	

血中濃度：↑上昇，↑↑著増，↓減少，↓↓著減，→不変
*1: 一過性，*2: 一過性に減少するが不変，*3: 総濃度は減少，非結合型は上昇，*4: 少し増減，実質的には不変，
*5: PRM→PB を促進し PRM 減少，PB 増加，*6: CBZ-epoxide は増加
VPA：バルプロ酸，PB：フェノバルビタール，PRM：プリミドン，CBZ：カルバマゼピン，PHT：フェニトイン，ZNS：ゾニサミド，CZP：クロナゼパム，GBP：ガバペンチン，TPM：トピラマート，LTG：ラモトリギン，LEV：レベチラセタム
〔須貝研司：てんかんの治療．加我牧子，他(編)：国立精神・神経センター小児神経科診断・治療マニュアル，改訂第 2 版．p296，診断と治療社，2009 より引用改変〕

は LTG 代謝に関与する UGT1A4 の活性を競合阻害することにより LTG 血中濃度が上昇する．

薬物動態的相互作用に対して，薬理学的相互作用は，薬物が直接受容体に作用することによって発現する．血中濃度には変化が認められない．薬理作用が異なり，副作用が類似しない AED を組み合わせて，より有効に発作を抑制することは，薬理学的相互作用を上手に使う例であり，rational polypharmacy とよばれる．

例えば VPA には GABA 系賦活作用があり，LTG には電位依存性 Na^+ チャネルブロックとグルタミン酸遊離抑制作用，Ca^{2+} チャネルブロック作用がある．この薬理作用の異なる 2 剤を併用することで，抗てんかん作用の増強が期待できる．

（西川典子）

2　抗てんかん薬とその他の薬剤による相互作用

吸収，分布，代謝，排泄の過程における薬物動態的相互作用について述べる．

(1) 吸収

吸収の過程では，制酸薬との併用や高蛋白食，特に経腸栄養製剤との同時摂取で吸収が阻害されやすい．小腸上皮細胞において，チトクローム P450(CYP)3A や P 糖蛋白を阻害する薬剤と併用すると，小腸上皮での代謝，排泄を受け，吸収されにくい．

(2) 分布

分布の過程では，蛋白結合率が高率の薬剤同士

を併用するとアルブミンにおける競合が生じ，作用部位における薬物の濃度に影響が出る．蛋白結合率が高率の抗てんかん薬(AED)はアセタゾラミド，クロバザム，フェニトイン，バルプロ酸であり，代表的な薬剤としては抗凝固薬のワルファリンやスルホニル尿素薬のグリベンクラミドなどがある．一般に脂溶性の高い薬物では蛋白結合率が高く，水溶性の高い薬物では蛋白結合率が低い．

(3) 代謝

代謝の過程においては，CYPを始めとする代謝酵素を介した相互作用が多い．マクロライド，シメチジン，抗真菌薬，グレープフルーツジュースはCYP3A4の強力な阻害作用を有するため，3A4で代謝を受ける薬剤は濃度が著明に上昇する．CYP3A4で代謝を受けるAEDはカルバマゼピン(CBZ)，フェノバルビタール(PB)，フェニトイン(PHT)，トピラマート(TPM)などである．

CBZやPHT，PBは薬物代謝酵素の誘導作用をもち，特にアゾール系抗真菌薬のうちボリコナゾールはCBZ，PBの併用により血中濃度低下するため併用禁忌である．イトラコナゾールもCBZ，PHT，PBの併用により血中濃度が低下する可能性がある．

経口避妊薬も，CBZ，PHT，PBの併用により血中濃度が下がり避妊の有効性が低下し，予期せぬ妊娠を招くことがあるので注意が必要である．

ホスホジエステラーゼ5阻害薬であるタダラフィルは肺高血圧治療に用いられるが，これもCBZ，PHT，PBの代謝酵素誘導作用により血中濃度が低下する．

リファンピシンやセイヨウオトギリソウはCYP3A4, 2C9, 2C19の活性を誘導し，かつ核内受容体(pregnane X receptor；PXR)を介してCYP3A4の発現を転写レベルで亢進させるため[1]，これらで代謝を受けるAEDの血中濃度を著明に低下させる可能性がある．

ほかに，相互作用要因は明らかではないが，バルプロ酸にカルバペネム系抗菌薬を併用すると，VPAの血中濃度が大幅に低下するため，併用禁忌となっている．

また，CBZと炭酸リチウムの併用で昏迷状態，傾眠，小脳症状の報告がある．

いずれの場合においても，AEDとともに抗菌薬など血中濃度が測定できる薬剤に関しては，血中濃度のモニタリングをしながら用量調整を行う．また，抗凝固薬のように国際標準化比(INR)などの薬力学的モニタリングができるときも，注意深くモニタリングを行うことで相互作用を最小限に抑えることができる．

なお，ガバペンチン(GBP)とレベチラセタム(LEV)は相互作用が少ないため，他の既存症治療のために多剤服用中の高齢者にも投与しやすい．

文献

1) Zhou SF: Drugs behave as substrates, inhibitors and inducers of human cytochrome P450 3A4. Curr Drug Metab 9: 310-322, 2008

(西川典子)

D 作用機序

抗てんかん薬の作用機序としては，電位依存性Na^+チャネル，電位依存性Ca^{2+}チャネル，GABA神経系，グルタミン酸神経系などが知られている．T型Ca^{2+}チャネルを選択的に阻害するエトサクシミドを除き，現在使用可能な抗てんかん薬のほとんどはmulti-target薬である(**表12-7**)[1]．つまり，抗てんかん薬による抗てんかん作用は単一の作用機序によるものではなく，複数の標的分子を部分的に調節することにより初めて得られるものであると考えられる．本節では現在までに抗てんかん作用が確認されている作用機序について概説する．

1　ナトリウムチャネル阻害

カルバマゼピン，フェニトイン，ラモトリギンは電位依存性 Na^+ チャネルを主要な標的分子として作用することが知られている（第12章Ⅰ「抗てんかん薬（経口）」を参照）．また，多くの抗てんかん薬は電位依存性 Na^+ チャネル阻害作用を有する．したがって，電位依存性 Na^+ チャネルの阻害は主要な抗てんかん作用のうちの1つであると考えられる．ここでは，抗てんかん薬の電位依存性 Na^+ チャネルへの結合様式と，チャネル阻害に伴う抗てんかん作用について述べる．

(1) 電位依存性 Na^+ チャネルへの結合様式

Kuo は，フェニトイン，カルバマゼピン，ラモトリギンが共通の電位依存性 Na^+ チャネル認識部位に結合することを定量的に示した[2]．これらの抗てんかん薬は一見すると構造的な類似性はないように思われるが，化合物中に薬理作用を示すのに必要となる共通の活性基を有する．電位依存性 Na^+ チャネルの不活性化ゲートの閉鎖は，ⅢS6-ⅣS1 間ループ内の疎水性アミノ酸により統御されている（第4章B「てんかんにかかわるイオンチャネル」を参照）．フェニトイン[3]とラモトリギン[4]は局所麻酔薬や抗不整脈薬と同様に電位依存性 Na^+ チャネルのポアを形成しているドメインⅣのS6セグメントにあるフェニルアラニン残基（F1764）とチロシン残基（Y1771）に結合し，不活性化からの回復を遅らせ，ニューロンの高頻度発射を抑制していることが明らかとなっている．しかし，同じ電位依存性 Na^+ チャネル阻害作用を有する薬剤であっても，抗てんかん薬とそれ以外の薬剤では結合様式にいくつかの相違点があると考えられている．

局所麻酔薬であるリドカインはフェニトインと

表 12-7　抗てんかん薬の作用機序

抗てんかん薬	Na^+ チャネル阻害	T 型 Ca^+ チャネル阻害	非 T 型 Ca^+ チャネル阻害	K^+ チャネル	GABA 系	抗グルタミン酸	モノアミン放出
フェニトイン	+++		+		+		
フェノバルビタール	++		+		+++	++	
カルバマゼピン	+++		+		+	+	++
バルプロ酸	++	++	+	+	+	++	++
エトスクシミド		+++					
ベンゾジアゼピン	+		+		+++		
ゾニサミド	+	++	+			++	++
ガバペンチン			+++		++		++
ラモトリギン	+++		++			+	
オキシカルバゼピン	+++		+	+		+	
チアガビン					+++		
フェルバメート	+		+		+	++	
トピラマート	++		+	+	++	++	++
ビガバトリン					+++		
レベチラセタム			++		+		
レチガビン				+++			

現在使用可能な抗てんかん薬の主要な作用機序を示す．ほとんどの抗てんかん薬は複数の標的分子を有する multi-target 薬である．

+++：治療濃度内で認められる主要な効果，++：治療濃度で認められる効果，+：治療濃度を超える投与量で認められる効果

（Kaneko S, et al: Development of individualized medicine for epilepsy based on genetic information. Expert Rev Clin Pharmacol 1: 661-681, 2008 より）

同様にドメインⅣのS6セグメントにあるF1764とY1771に結合する．実際にF1764とY1771を変異させるとリドカインとフェニトインの結合親和性はともに低下する．しかし，リドカインとフェニトインの結合親和性低下の度合いを比較すると，フェニトインのほうがF1764あるいはY1771変異に伴うNa^+チャネル阻害作用の低下の度合いが低い．この結果から，フェニトインのナトリウムチャネルへの結合にはF1764とY1771以外に他の重要な部位があるものと考えられている[5]．また，ラモトリギンは電位依存性Na^+チャネルのロイシン残基(L1465，L1469)にも相互作用し，電位依存性Na^+チャネルのドメインⅣのS6セグメントとドメインⅢのS6セグメントに結合する(**図12-5**)[6]．このことから，ロイシン残基も抗てんかん薬が電位依存性Na^+チャネルに結合する際に重要な役割を果たしているものと考えられる．

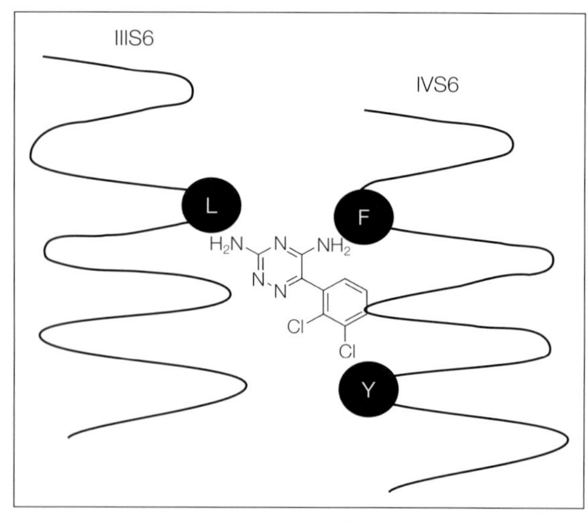

図12-5　電位依存性Na^+チャネル阻害薬の結合部位
電位依存性Na^+チャネルはドメインⅣのS6セグメントにあるフェニルアラニン残基(F)とチロシン残基(Y)に結合する．ラモトリギンはドメインⅣのS6セグメントに加えてドメインⅢのS6セグメントにあるロイシン残基(L)にも相互作用する．

(2) 電位依存性Na^+チャネル阻害に伴う抗てんかん作用

臨床的に用いられている薬剤のうち，電位依存性Na^+チャネル阻害作用を主な作用機序とする薬剤としては抗不整脈薬，局所麻酔薬，抗てんかん薬などが挙げられる．これらの分類は臨床上の適応に準ずるものであり，抗不整脈薬あるいは局所麻酔薬に分類されている薬剤であっても抗てんかん作用を示すものがある．例えば，電位依存性Na^+チャネル阻害作用を有する抗不整脈薬であるメキシレチンは血液-脳関門(blood-brain barrier；BBB)を通過するため，動物実験において抗てんかん作用が確認されている．一方，抗不整脈薬であるジソピラミドは中枢移行性が極めて低いために電位依存性Na^+チャネル阻害作用をもちながら抗てんかん作用を示さない．このように，電位依存性Na^+チャネル阻害作用と中枢移行性を併せもつ薬剤であれば少なからず抗てんかん作用を示す．しかし，現在使用されている電位依存性Na^+チャネル阻害作用を有する抗てんかん薬は，抗不整脈作用や局所麻酔作用とは異なる電位依存性Na^+チャネル阻害特性が関与している可能性がある．

活動電位の発生後に見られる数百ミリ秒から数秒間にわたってチャネルが閉じたり開いたりを繰り返す持続性Na^+電流(persistent Na^+ current)は，てんかん焦点形成に伴うてんかん発作の発現において重要な役割を果たしていると考えられている(第4章B「てんかんにかかわるイオンチャネル」参照)．フェニトインやバルプロ酸，トピラマートなどの電位依存性Na^+チャネル阻害作用を有する抗てんかん薬はこの持続性Na^+電流を，活動電位の発生にかかわる速いNa^+電流(fast Na^+ current)[7]よりも低い濃度で阻害することが示されている．また，全般てんかん熱性けいれんプラスに関連する電位依存性Na^+チャネル(SCN1A)を変異させると，持続性Na^+電流が増強されることが報告されている[8]．これらの報告から電位依存性Na^+チャネル阻害を介した抗てんかん作用には，持続性Na^+電流の阻害作用がきわめて重要であると考えられる．

文献

1）Kaneko S, et al: Development of individualized medi-

cine for epilepsy based on genetic information. Expert Rev Clin Pharmacol 1: 661-681, 2008
2) Kuo C: A common anticonvulsant binding site for phenytoin, carbamazepine, and lamotrigine in neuronal Na+ channels. Mol pharmacol 54: 712-721, 1998
3) Ragsdale DS, et al: Common molecular determinants of local anesthetic, antiarrhythmic, and anticonvulsant block of voltage-gated Na+ channels. Proc Natl Acad Sci 93: 9270-9275, 1996
4) Liu G, et al: Differential interactions of lamotrigine and related drugs with transmembrane segment IVS 6 of voltage-gated sodium channels. Neuropharmacology 44: 413-422, 2003
5) Gregory L, et al: Molecular model of anticonvulsant drug binding to the voltage-gated sodium channel inner pore. Mol Pharmacol 78: 631-638, 2010
6) Yarov-Yarovoy V, et al: Molecular determinants of voltage-dependent gating and binding of pore-blocking drugs in transmembrane segment IIIS6 of the Na(+) channel alpha subunit. J Biol Chem 276: 20-27, 2001
7) Rogawski M, et al: The neurobiology of antiepileptic drugs. Nat Rev Neurosci 5: 553-564, 2004
8) Lossin C, et al: Molecular basis of an inherited epilepsy. Neuron 34: 877-884, 2002

（浦　裕之・丸　栄一）

2　カルシウムチャネル阻害

(1) 電位依存性 Ca^{2+} チャネルの分類

電位依存性 Ca^{2+} チャネルは電位依存性 Na^{+} チャネルと同様にイオンゲートの開閉により Ca^{2+} イオンの流入を調節している．高閾値活性化型(high voltage-activated；HVA) Ca^{2+} チャネルと低閾値活性化型(low voltage-activated；LVA) Ca^{2+} チャネルの２種類に大別される．さらにHVA Ca^{2+} チャネルは発現部位と不活性化の特性からL型，P/Q型，N型，R型といったサブグループに分類される(第４章B「てんかんにかかわるイオンチャネル」参照)．電位依存性 Na^{+} チャネルと同様に，電位依存性 Ca^{2+} チャネルにおいても α_1 サブユニットがチャネルの中心機能を担い，α_2 および δ サブユニットが Ca^{2+} チャネル分子の膜安定化と膜発現量の調節を行っている．現在同定されている電位依存性 Ca^{2+} チャネルのうちLVA Ca^{2+} チャネルに分類されるのはT型 Ca^{2+} チャネルのみである．ここでは，電位依存性 Ca^{2+} チャネルのうち，抗てんかん作用が明らかとなっているP/Q型およびT型 Ca^{2+} チャネルについて概説したい．

(2) 高閾値活性化型 Ca^{2+} チャネル阻害と抗てんかん作用

HVA Ca^{2+} チャネルは強い脱分極条件下で開口し，おもにシナプス前神経末端からの神経伝達物質の出入りに重要な役割を果たすと考えられている[1]．ガバペンチンやその誘導体化合物であるプレガバリンはP/Q型 Ca^{2+} チャネルに作用し，抗てんかん作用を示す．HLA Ca^{2+} チャネルは電位の感知やイオン開口部などチャネルの主要機能を有する α_1 サブユニットと，それ以外のいくつかのサブユニットにより構成される．$\alpha_2\delta$ サブユニットは α_1 サブユニットの細胞膜への移行や Ca^{2+} チャネル開口部の開閉を制御している[2]．特にP/Q型 Ca^{2+} チャネルの $\alpha_2\delta$ サブユニットはガバペンチンの主要な標的分子であり[3]，P/Q型 Ca^{2+} チャネルを介して部分てんかんを抑制している可能性が高い．

(3) 低閾値活性化型 Ca^{2+} チャネル阻害と抗てんかん作用

T型 Ca^{2+} チャネルは神経細胞の発火パターンを調節すると考えられている．欠神発作では視床T型 Ca^{2+} チャネルに起因する Ca^{2+} スパイクが膜電位を上昇させることにより Na^{+} 活動電位の発生を誘発する[4]．また，T型 Ca^{2+} チャネルノックアウトマウスでは薬物による欠神発作が誘発されにくいことが明らかとなっている(第４章B「てんかんにかかわるイオンチャネル」参照)．現在，欠神発作治療薬として用いられているエトサクシミドは視床ニューロンのT型 Ca^{2+} チャネル α_1 サブユニットに結合し Ca^{2+} 電流を抑制することで欠神発作を抑制する．

興味深いことに，P/Q型 Ca^{2+} チャネルをコードする遺伝子を変異させると欠神発作の発現が見られる．また，Zhangらは P/Q型 Ca^{2+} チャネル遺伝子変異モデルのHVA Ca^{2+} 電流とLVA Ca^{2+} 電流を詳細に検討し，P/Q型 Ca^{2+} チャネルをコードする遺伝子の変異が二次的にLVA Ca^{2+}

チャネル，すなわちT型Ca^{2+}チャネルの不活性化からの解除を促進していることを明らかにした[5]．この結果は，P/Q型Ca^{2+}チャネル機能の抑制がT型Ca^{2+}チャネルの開口と膜電位上昇に伴う細胞内Na^{+}の流入を促進し，Na^{+}活動電位の群発を誘発することを示唆している．欠神てんかん患者に対してガバペンチンを投与すると欠神発作症状を悪化させることがある．これは，ガバペンチンのP/Q型Ca^{2+}チャネル阻害作用を介して二次的にT型Ca^{2+}チャネル機能を亢進させることにより引き起こされている可能性が高い．さらに，皮質介在ニューロンのP/Q型Ca^{2+}チャネルを遺伝子変異させた動物では，欠神発作のみならず強直間代発作やミオクロニー発作など主要な全般発作を引き起こすことが示されている[6]．これらの結果より，P/Q型Ca^{2+}チャネルは全般発作に対しては抑制的に働いていると考えられる．また，P/Q型Ca^{2+}チャネル阻害作用を主な作用機序とするガバペンチンは部分てんかんに限って用いるべきである．

文献

1）Rogawski M, et al: The neurobiology of antiepileptic drugs. Nat Rev Neurosci 5: 553-564, 2004
2）Klugbauer N, et al: Calcium channel alpha2delta subunits: differential expression, function, and drug binding. J Bioenerg Biomembr 35: 639-647, 2003
3）Gee NS, et al: The novel anticonvulsant drug, gabapentin (Neurontin) binds to the $\alpha_2\delta$ subunit of a calcium channel. J Biol Chem 271: 5768-5776, 1996
4）Suzuki S, et al: T-type calcium channels mediate the transition between tonic and phasic firing in thalamic neurons. Proc Natl Acad Sci 86: 7228-7232, 1989
5）Zhang Y, et al: Mutations in high-voltage-activated calcium channel genes stimulate low-voltage-activated currents in mouse thalamic relay neurons. J Neurosci 22: 6362-6371, 2002
6）Rossignol E, et al: $Ca_V2.1$ ablation in cortical interneurons selectively impairs fast-spiking basket cells and causes generalized seizures. Ann Neurol 74: 209-222, 2013

（浦　裕之・丸　栄一）

3　GABA性抑制の増強

抗てんかん薬は，中枢神経系内の情報伝達を担う分子群へ作用を及ぼし，情報伝達の補正（興奮性機構の相対的機能亢進あるいは抑制性機構の相対的機能低下）による「バランス破綻」を補正することで，てんかん発作発現を抑制すると考えられている．抗てんかん薬の抑制性機能増強の中核は，γ-aminobutyric acid（GABA）伝達系の増強によるところが大きい（**図12-6**）[1]．

GABA伝達系の抑制性は，神経伝達物質としてのGABAが$GABA_A$受容体に結合し，$GABA_A$受容体に内在しているクロライドチャネルが開口することによる．このクロライドイオン（Cl^-）が流入することで，膜電位が低下し，興奮膜の興奮性が低下する．非興奮時にGABAが$GABA_A$受容体に結合した場合，静止膜電位の低下による相対的な閾値の上昇（発作閾値の上昇）が誘導される．興奮時では，グルタミン酸などのカチオン流入に伴う興奮性増強を，GABAによるアニオン流入が相殺することで，興奮性を抑制する．このように，GABA伝達系の増強は，てんかん発作抑制としては合理的な作用機序であり，これまでに抗てんかん薬の主要標的機構として，多くの抗てんかん薬が開発されてきた．

(1) $GABA_A$受容体[2-5]

$GABA_A$受容体は，多様なサブユニットで構成された5量体であり，構成サブユニットにより機能も異なるとの報告も多いが（第4章C.3「GABAとその受容体」参照），原則として$GABA_A$受容体は中枢神経系の抑制性アミノ酸神経伝達物質であるGABAを内在性リガンドとして作動するリガンド結合型イオンチャネルである．シナプスの$GABA_A$受容体は，グルタミン酸受容体を介した脱分極を阻害し興奮性伝播抑制を担う．一方，シナプス外$GABA_A$受容体は，静止膜電位の低下を誘導し相対的に発作閾値を上昇させる．てんかん性放電などの過剰亢進状態では，過分極を誘導し発作の持続時間短縮に関与す

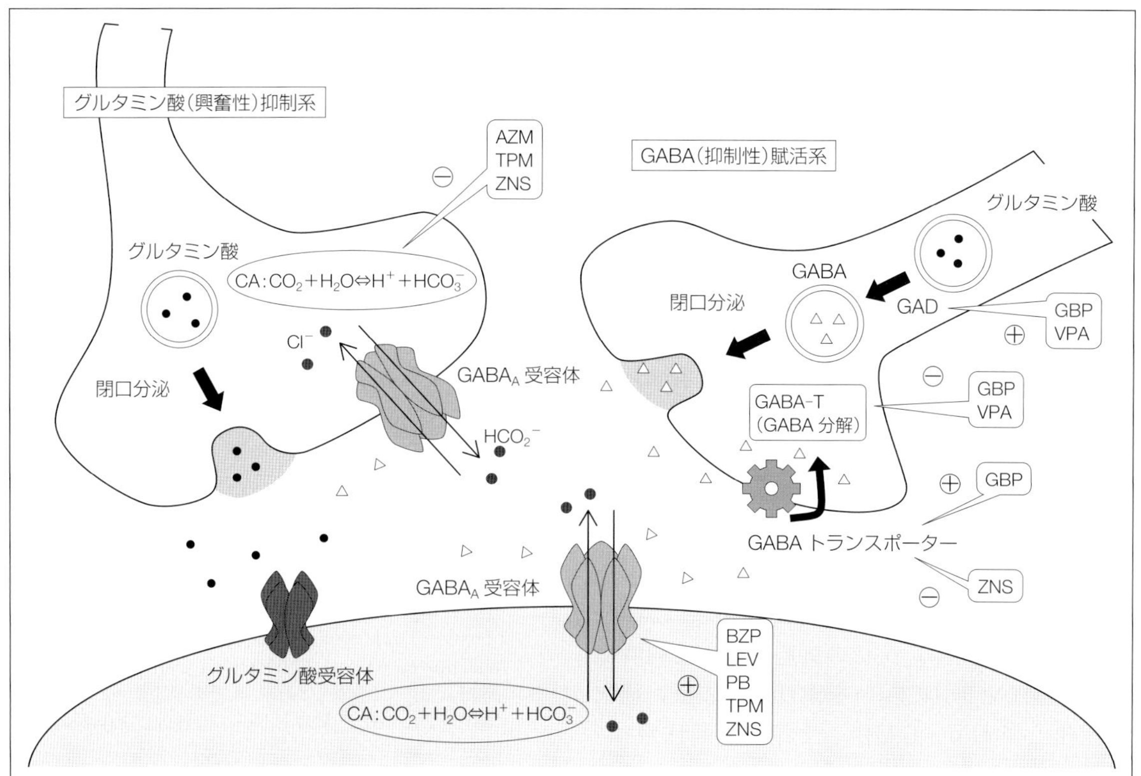

図 12-6　抗てんかん薬の作用機序
AZM：アセタゾラミド，BZP：ベンゾジアゼピン，GBP：ガバペンチン，LEV：レベチラセタム，PB：フェノバルビタール，TPM：トピラマート，VPA：バルプロ酸，ZNS：ゾニサミド，CA：炭酸脱水酵素，GAD：グルタミン酸脱炭酸酵素，GABA-T：GABAトランスアミナーゼ
(棚橋俊介，他：カラー図説　抗てんかん薬の作用機序．日本臨床 72：774-778，2014 を一部改変)

ると考えられている．

てんかん治療に用いられるのは，GABA$_A$受容体アゴニストである．ベンゾジアゼピン(benzodiazepine；BZP)とフェノバルビタール(phenobarbital；PB)は，内蔵Cl^-チャネル開口に伴う細胞内へのCl^-の流入増強による過分極・再分極を担う．BZPは内蔵Cl^-チャネルの開口頻度を増加し，PBは開口時間を延長して，Cl^-の細胞内流入を増加することにより，抗てんかん作用を発現すると考えられている．レベチラセタム(levetiracetam；LEV)は，GABA$_A$受容体に対する亜鉛およびβカルボリンのアロステリック抑制効果を逆転し，GABA抑制作用を増強する．ゾニサミド(zonisamide；ZNS)は，GABA$_A$受容体に対してGABA$_A$受容体内の活性制御部位に作用し(アロステリック作用)，受容体機能を亢進する可能性が示唆されているが，詳細は明らかにされていない．

(2) GABA代謝系[2,3,6,7]

GABAは，グルタミン酸脱炭酸酵素(glutamic acid decarboxylase；GAD)により合成される．ガバペンチン(gabapentine；GBP)は，GAD活性を亢進して脳内GABA量を増加する．ヒストン脱アセチル化酵素(histone deacetylase；HDAC)はヒストンの脱アセチル化により遺伝子の転写制御を行っているが，バルプロ酸(valproic acid；VPA)はHDAC阻害効果を介してGAD発現を増加する．

(3) GABA再取り込み・分解酵素抑制[2,3,5-7]

シナプス間隙へ遊離されたGABAは，トランスポーターおよびGABA分解酵素(GABA transaminase；GABA-T)により不活化される．この機構を阻害することにより，シナプス間隙のGABA濃度が増加され，$GABA_A$受容体を介した抑制作用が増強する．Tiagabine(国内未承認)はGABAトランスポーター阻害作用を有し，VPA, Vigabatrin(国内未承認)はGABA-T阻害作用を有する．一方GBPは，GABA-Tの阻害作用およびGABAトランスポーター機能亢進作用を有する．GBPが，GABAの細胞内再取り込みを促進し再利用を促すことで，GABA系機能を亢進する．ZNSは，GABAトランスポーター発現を減少させ，シナプス間隙のGABA濃度増加作用を示すと考えられている．

(4) 炭酸脱水酵素(carbonic anhydrase；CA)[2,3]

$GABA_A$受容体は，Cl^-の細胞内流入と同時に炭酸水素イオン(HCO_3^-)を濃度勾配に従い細胞外流出しており，$GABA_A$受容体抑制作用は，Cl^-内向電流と，HCO_3^-外向電流の総和として発現する．Cl^-の濃度勾配はポンプ・トランスポーターによる緩徐な制御を受けるが，HCO_3^-はCAにより迅速に合成され敏速な制御を受ける．このため，てんかん性放電のように$GABA_A$受容体の過活動状態が持続すると，HCO_3^-の濃度勾配はCAにより維持されるにもかかわらず，Cl^-の濃度勾配は破綻する．この破綻状態では，Cl^-の流入は減弱するが，HCO_3^-の流出は維持され，相対的には$GABA_A$受容体の興奮性転化が生じることとなる．すなわち，CA阻害薬である，アセタゾラミド(acetazolamide；AZM)，トピラマート(topiramate；TPM)，ZNSは，$GABA_A$受容体興奮性転化を抑制すると同時に，$GABA_A$受容体抑制効果を効率化する．TPM，ZNSは，$GABA_A$受容体には結合せず，単独ではCl^-の細胞内流入には影響しないが，GABA存在下のCl^-流入を増強する．TPM，ZNSのGABA系機能増強作用は，BZPとは機序が明らかに異なり，CA阻害作用による間接的な$GABA_A$受容体抑制機能増強作用にあると考えられている．

難治てんかんに対する，併用療法の有効性は各種ガイドラインでも示されている．原則，異なる作用機序を有する薬剤の選択が推奨されている．具体的に推奨される，抗てんかん薬の組み合わせに関するエビデンスがあるわけではないのも事実ではあるが，$GABA_A$受容体アゴニストに，さらにアゴニストを加えるよりは，アゴニストにCA阻害作用・GABAトランスポーター阻害，GABA-T阻害効果を有する抗てんかん薬を加えることで，GABA作動性薬剤の強化療法を期待できるかもしれない．

文献

1）棚橋俊介，他：カラー図説　抗てんかん薬の作用機序．日本臨床 72：774-778，2014
2）Meldrum B: Molecular targets for novel antiepileptic drugs. In: Engel J Jr, et al, eds: Epilepsy: A Comprehensive Text book. Vol.2. pp1457-1468, Lippincott Williams & Wilkins, Philadelphia, 2007
3）岡田元宏：てんかんの動物での薬理．辻省次，他(編)：てんかんテキスト New Version．pp42-47，中山書店，2012
4）Rigo JM, et al: The anti-epileptic drug levetiracetam reverses the inhibition by negative allosteric modulators of neuronal GABA- and glycine-gated currents. Br J Pharmacol 136: 659-672, 2002
5）岡田元宏：ゾニサミド．辻省次，他(編)：てんかんテキスト New Version．pp218-224，中山書店，2012
6）岡田元宏：抗てんかん薬の作用機序ガバペンチン．兼子直(編)：てんかん教室．pp148-149，新興医学出版社，2012
7）Yoshida S, et al: Effects of valproate on neurotransmission associated with ryanodine receptors. Neurosci Res 68: 322-328, 2010

(棚橋俊介・岡田元宏)

4　グルタミン酸性興奮の抑制

グルタミン酸は最も主要な興奮性神経伝達物質であるが，グルタミン酸受容体は，興奮性を司るイオンチャネル内蔵型受容体と，興奮性と抑制性機能を有する代謝型受容体に分類される[1]．

イオンチャネル内蔵型受容体は，主に樹状突起のシナプス後膜に発現し，細胞内へのカチオン(カルシウム，ナトリウム)流入をもたらす．樹状突起の興奮性が亢進(シナプス後電流・脱分極)し，この興奮性が細胞体で集積して，活動電位が生じる．このため，てんかん病態と治療の標的として研究されてきたのは，このイオンチャネル内蔵型グルタミン酸受容体であるが，NMDA 型・AMPA 型・カイニン酸型の 3 サブタイプに分類される[1]．

カイニン酸型受容体の中枢神経系内発現量は，NMDA 型・AMPA 型に比し微量であり，中枢神経系の興奮性機能は NMDA 型と AMPA 型により制御されている．この NMDA 型と AMPA 型受容体は，多くの機能的シナプスで共存しているが，この共存比率は個々のシナプスで異なり，電気生理学的実験において多様な二成分性の興奮性が観察される[1]．

AMPA 型受容体を介したカチオンの流入は，非常に速い立ち上りと減衰であるが，逆に NMDA 型受容体を介したカチオンの流入は，AMPA 型受容体と比較して緩徐であり，数百ミリ秒程度の持続電流として観察される．この違いは，NMDA 受容体のグルタミン酸に対する親和性は，AMPA 型受容体と比較して 100 倍程度高く，この高親和性によって NMDA 型受容体とグルタミン酸の解離が緩徐となることで生じるものと考えられている．

イオンチャネル内蔵型グルタミン酸受容体の阻害薬は，抗てんかん薬の作用標的として注目されてきた．NMDA 型受容体を介したカチオンの流入量は AMPA 型に比し多く，特にカルシウムイオンの透過性はナトリウムイオンの 10 倍以上という点から，NMDA 受容体阻害薬の開発が注目された．この NMDA 型受容体を介したカルシウム流入は，多様な酵素活性(プロテアーゼ，リパーゼなど)を亢進し，細胞障害性を誘導することからも NMDA 型受容体阻害薬の開発は，大きな期待をもたれていた．前臨床試験ではケタミン・MK-801 などの NMDA 型受容体阻害薬は，強力な抗けいれん作用を示した．しかし，NMDA 型受容体阻害は統合失調症に類似した精神病症状を誘発するため，臨床開発は断念された．

次に，AMPA 型受容体阻害薬が試みられた．NMDA 型受容体のカチオン(カルシウム)透過性は，活動電位誘発というよりも神経化学的な障害性を誘導することが想定されていたが[1]，AMPA 型受容体のカチオン流入はナトリウムイオンが多く，活動電位誘導には NMDA 型受容体よりも寄与率が格段に高いと考えられた[1]．多くの AMPA 型受容体阻害薬の開発が試みられ，前臨床試験では強い抗けいれん作用を示した．しかし，AMPA 型受容体阻害薬は，鎮静・抑うつなどの副作用が強く，開発中止が続いている．ようやく Perampanel が AMPA 受容体阻害薬として欧米で承認され，本邦でも早期承認が期待されるところである．既存の抗てんかん薬は，NMDA 型・AMPA 型受容体に高い親和性を有する物はない．しかし，ナトリウムチャネル阻害薬の多くが脱分極・活動電位を抑制することでシナプス終末からのグルタミン酸遊離を抑制することは，多くの電気生理学的実験で証明されているところである．このなかで，トピラマートはナトリウムチャネル阻害効果によるグルタミン酸遊離の抑制に加え，ユニークな AMPA 型受容体阻害作用が報告されている．トピラマートはカイニン酸型・AMPA 型受容体を介したイオン流入を抑制するが，このトピラマートの抑制効果は，AMPA 型・カイニン酸型受容体拮抗薬と比較して，効果発現が遅く，かつ持続する(**図 12-7**)[2]．これは AMPA 型受容体の脱リン酸化過程で AMPA 受容体に作用するアロステリック効果であり，リン酸化制御を介した間接的な阻害効果である[3]．このため，トピラマートは AMPA 型受容体の活性化時に抑制効果を発揮する点で，拮抗薬よりも，生理的な影響(臨床的には副作用)は少ないのかもしれない[4]．トピラマートの AMPA 型受容体阻害効果がトピラマートの抗てんかん作用特性に対しどのような位置づけになっているかを考察することは難しい．しかし，カルバマゼピン・フェニトインなどのナトリウムチャネル阻害薬が若年性ミオクロニーてんかんを増悪するのに対し，ナトリウムチャネル阻害作用を有するトピラマートがバルプロ酸に続く第二選択薬に位置付けられていることは，この AMPA 型受容体に対するアロステリック効果が関与しているかもしれないと考え

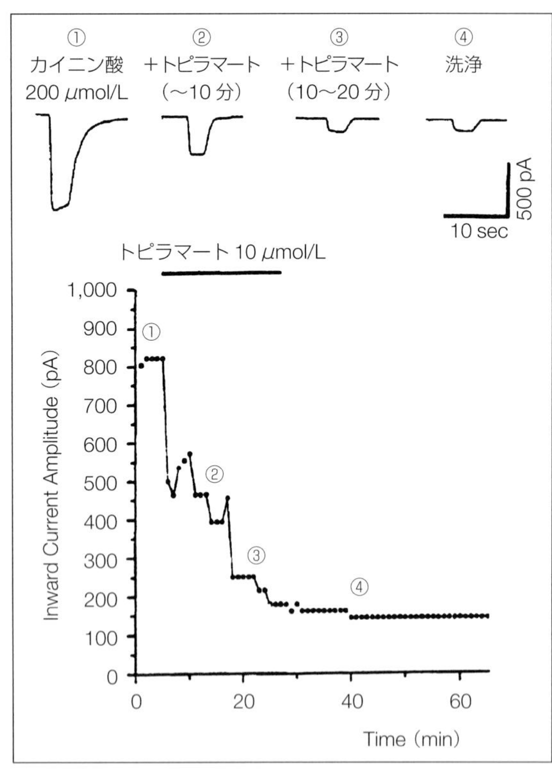

図 12-7　トピラマートのカイニン酸誘発内向き電流抑制作用

トピラマートの①添加前，②添加 10 分以内，③添加 10～20 分後，④洗浄後，に観察される記録例を示す．
〔小林実，他：新規抗てんかん薬トピラマート(トピナ®錠)の薬理作用と臨床成績．日本薬理学雑誌 132：45-52, 2008〕

られる．一方，トピラマートの副作用として，抑うつが多いことも，AMPA 型受容体阻害効果が関与しているかもしれない．

文献

1）Waxham MN: Neurotransmitter Receptors. In: Squire LR, et al, eds: Fundamental Neuroscience 3rd Ed. pp181-203, Academic press, 2008
2）小林実，他：新規抗てんかん薬トピラマート(トピナ® 錠)の薬理作用と臨床成績．日本薬理学雑誌 132：45-52，2008
3）Angehagen M, et al: Topiramate reduces AMPA-induced Ca(2+) transients and inhibits GluR1 subunit phosphorylation in astrocytes from primary cultures. J Neurochem 94: 1124-1130, 2005
4）Gibbs JW 3rd, et al: Cellular actions of topiramate: blockade of kainate-evoked inward currents in cultured hippocampal neurons. Epilepsia 41 Suppl 1: S10-6, 2000

（岡田元宏）

5　神経伝達物質放出機構の調整

神経終末部に伝播した活動電位を感受した電位依存性カルシウムチャネルの開口に伴う活性帯カルシウム濃度上昇により，小胞膜と形質膜上に分布する SNARE 蛋白の相互作用により，小胞内の化学情報伝達物質が放出される(開口分泌，第 4 章 C. 1「シナプス伝達物質の放出機構」の項を参照)．残念ながら，開口分泌機構を主要標的とした抗てんかん薬はない．

Synaptic vesicle protein 2A(SV2A)は，中枢神経系に発現する SV2 蛋白ファミリーの 1 つである．SV2A は，12 回膜貫通型のトランスポーターに類似した構造ではあるが，開口分泌機構に重要な役割を果たしている可能性が想定されている．SV2A の機能解析には，ノックアウトマウスが貢献してきた[1-3]．

SV2A ノックアウトマウス(ホモ)は致死性けいれんを生じ，抗てんかん薬レベチラセタム(LEV)の結合蛋白として SV2A が同定された[1,4]．興味深いことに，SV2A ノックアウトマウス(ヘテロ)に LEV を投与した場合，LEV の抗けいれん作用は SV2A ノックアウトマウス(ホモ)に対する抗けいれん作用の約 1/2 であり[5]，LEV の抗てんかん作用と SV2A 発現量の相関性が示され[1]，SV2A 結合が LEV の抗てんかん作用に重要な役割を果たしていることが示された．LEV 以外の抗てんかん薬は SV2A 結合能を有していないことから，LEV の作用機序は他の既存の抗てんかん薬とは異なると想定され，この SV2A を介した抗けいれん作用は合理的併用療法では非常に重要視される．

SV2A ノックアウトマウスで，カルシウム依存性開口分泌が減少し[3]，活動電位依存性開口分泌も減少するが[1,3]，活動電位非依存性神経伝達の異常はない[1,3]．SV2A はカルシウム依存性神経伝達に重要な役割を果たしていることが示されている[6-8]．グルタミン酸によるシナプス小胞の構造変化（拡大）[9]とアデニンヌクレオチド依存性のシナプス小胞プライミングに影響する可能性[10]も示唆されている．

文献

1）Crowder KM, et al: Abnormal neurotransmission in mice lacking synaptic vesicle protein 2A（SV2A）. Proc Nat Acad Sci USA 96: 15268-15273, 1999
2）Custer KL, et al: Synaptic vesicle protein 2 enhances release probability at quiescent synapses. J Neurosci 26: 1303-1313, 2006
3）Xu T, et al: SV2 modulates the size of the readily releasable pool of secretory vesicles. Nat Cell Biol 3: 691-698, 2001
4）Chang WP, et al: SV2 renders primed synaptic vesicles competent for Ca^{2+} -induced exocytosis. J Neurosci 29: 883-897, 2009
5）Kaminski RM, et al: Proepileptic phenotype of SV2A-deficient mice is associated with reduced anticonvulsant efficacy of levetiracetam. Epilepsia 50: 1729-1740, 2009
6）Yao J, et al: Cotrafficking of SV2 and synaptotagmin at the synapse. J Neurosci 30: 5569-5578, 2010
7）Wan Q-F, et al: SV2 acts via presynaptic calcium to regulate neurotransmitter release. Neuron 66: 884-895, 2010
8）Chang WP, et al: SV2 renders primed synaptic vesicles competent for Ca^{2+} -induced exocytosis. J Neurosci 29: 883-897, 2009
9）Budzinski KL, et al: Large structural change in isolated synaptic vesicles upon loading with neurotransmitter. Biophys J 97: 2577-2584, 2009
10）Yao J, et al: Synaptic vesicle protein 2 binds adenine nucleotides. J Biol Chem 283: 20628-20634, 2008

（岡田元宏）

E 副作用

1 重症薬疹（SJS，TEN，DIHS）

(1) 抗てんかん薬は重症薬疹の宝庫

医薬品医療機器総合機構（PMDA）の医薬品副作用被害救済制度における 2008〜2012（平成 20〜24）年度に救済対象となった重篤な医薬品副作用は皮膚科領域が 32% と圧倒的多数を占め，以下肝胆道系障害 13%，神経系障害 12%，免疫系障害 8% などと続く．皮膚科領域副作用の内訳は多形紅斑（erythema multiforme；EM）22.1%，薬剤性過敏症症候群（drug-induced hypersensitivity syndrome；DIHS）22.0%，中毒性表皮壊死症（Toxic epidermal necrolysis；TEN，Lyell 症候群と同義語）16.4%，皮膚粘膜眼症候群（Stevens-Johnson syndrome；SJS）15.7% であり，これらが重症薬疹である．注目すべきはその原因医薬品で，抗てんかん薬が 17.1% と第 1 位，以下解熱消炎鎮痛薬 16.1%，抗菌薬 10.7%，消化性潰瘍薬 6.5% などと続く．このように抗てんかん薬による重症薬疹の多発が以前より問題視されており，抗てんかん薬の処方に際しては重症薬疹に細心の注意を払うべきである．

(2) 主な重症薬疹（SJS/TEN/DIHS）の疾患概念と留意点

a．SJS（Stevens-Johnson 症候群）

● 疾患概念

発熱を伴う口唇，眼粘膜，外陰部などの皮膚粘膜移行部における重症の粘膜疹および皮膚の紅斑で，しばしば表皮の壊死性障害を認める．

● 留意点

発熱と粘膜病変を特徴とし，初期症状として咽頭痛が重要である．皮疹は類円形浮腫性紅斑（多形紅斑 EM 様発疹）で，中心部にびらん・水疱を伴い，時にヘルペスや水痘と誤診されやすい．病理組織学的に表皮角化細胞の壊死性変化を特徴とする．びらん病変が拡大して全体表面積の 10% を超えると SJS 進展型 TEN へと移行する．角膜障害に対する早期からの眼科医との緊密な医療連携が SJS 治療のポイントである．

b．TEN（Lyell 症候群）

●疾患概念

広範囲な紅斑と，全身の 10% を超える水疱，表皮剝離・びらんなどの顕著な表皮の壊死性障害を認め，高熱と粘膜疹を伴う．

●留意点

現在でも TEN の死亡率は約 19% である．TEN の大多数は SJS 進展型 TEN であることから，発症早期における EM 様皮疹の適切な早期診断・鑑別診断，ならびにステロイドパルス・血漿交換・免疫グロブリン静注（intravenous immunoglobulin；IVIG）療法などの集学的治療が望ましい．

c．DIHS（薬剤性過敏症症候群）

●疾患概念

高熱と臓器障害を伴う薬疹で，医薬品中止後も遷延化する．多くの場合，発症後 2〜3 週間後に HHV-6（ヒトヘルペスウイルス 6）の再活性化を生じる．

●留意点

原因医薬品の内服開始後比較的長期間（2〜6 週間）後に顔面浮腫，体幹・四肢の紅斑丘疹・多形紅斑で始まり急速に全身に拡大して紅皮症に移行する．肝機能障害，血液学的異常（白血球増多，異型リンパ球出現，好酸球増多），リンパ節腫脹と，発症 3〜4 週間後突発性発疹の原因ウイルス HHV-6 の再活性化を伴う．原因医薬品は限られており，抗てんかん薬（カルバマゼピン，ラモトリギン，フェニトイン，フェノバルビタール，ゾニサミド，バルプロ酸ナトリウム），ジアフェニルスルホン，サラゾスルファピリジン，アロプリノール，メキシチールなどである．抗けいれん薬およびアロプリノールによる DIHS の頻度が高く，新規抗けいれん薬使用開始後当分の間は 2 週間に 1 回程度，発熱と発疹に配慮した定期的診察が望ましい．なお DIHS の死亡率は約 10% 程度と推定されており，より慎重な対応が不可欠である．

(3) 薬疹を疑ったらどうすればよいか

PMDA で救済対象となった多形紅斑型薬疹は，EM の皮疹が全身に多発して入院加療された事例のほか，多くは発熱/口唇びらんなどの粘膜症状を伴う重症型 EM（EM major）である．浮腫性紅斑が全身に多発し，発熱・粘膜疹や水疱・びらんを伴う EM major の発症初期には SJS/TEN ないし DIHS との鑑別は困難であって，結果的に表皮の壊死性障害あるいは臓器障害が軽微で比較的軽症に推移した重症薬疹とも考えられる．抗てんかん薬投与中の患者に発熱と発疹を認めた場合には直ちに，重症薬疹である可能性を念頭に置いて皮膚科専門医，とりわけ皮膚科で入院可能な施設に患者紹介すべきことはいうまでもない．

（飯島正文）

2　造血系副作用

抗てんかん薬の造血系副作用で重要なものは，無顆粒球症，再生不良性貧血，血小板減少症，赤芽球癆である．カルバマゼピン，バルプロ酸などを投与している場合は定期的に血液検査を実施するなど観察を十分に行う．

(1) 無顆粒球症

無顆粒球症は薬剤が原因であり，易感染性になる．原因薬剤の服用開始後，3 か月以内に発症することが多い．顆粒球数は 500/μL 以下であり，原則として赤血球数および血小板数は正常である．

原因となる抗てんかん薬には，カルバマゼピン，バルプロ酸，ゾニサミド，フェニトイン，フェノバルビタール，プリミドン，エトスクシミド，トリメタジオンなどがある[1,2]．エトスクシミドによる顆粒球減少の頻度は 0.1〜5% 未満であるが，他剤による頻度は不明である．発症機序は，免疫学的機序と中毒性機序の 2 つがある．薬剤自体またはその代謝産物によって惹起される免疫学的機序によって成熟血球が破壊される場合は，過去にその薬剤に感作されていなければ抗体が産生されるまでに 7〜10 日を要する．薬剤自体またはその代謝産物によって造血幹細胞から成熟血球にいたる分化・増殖過程が直接障害される場合は，発症までに数週間を要する．免疫学的機序の場合は，抗好中球抗体が陽性になることがある．患者側の危険因子には，高齢，女性，腎機能低下，自己免疫疾患の合併などがある．

対処法は疑われる薬剤をほかの抗てんかん薬に変更し，感染症を併発していればその治療を行う．保険適用外であるが，顆粒球コロニー刺激因子(granulocyte-colony stimulating factor；G-CSF)製剤も有効である．1～3週間で回復することが多い．

(2) 再生不良性貧血

再生不良性貧血では汎血球減少がみられることが多いが，軽症，中等症例では貧血と血小板減少のみのこともある．骨髄は低形成を示す．原因となる抗てんかん薬には，カルバマゼピン，バルプロ酸，フェニトイン，ゾニサミド，ラモトリギン，エトスクシミドなどがある(頻度不明)[2,3]．発症機序としては免疫学的機序が考えられているが[3]，発症までの平均期間は3か月である．

対処法は疑わしい薬剤をほかの抗てんかん薬に変更し，汎血球減少の程度に応じて支持療法を行う．ヘモグロビンを7 g/dL以上に維持するように赤血球輸血を行い，血小板数が5,000/μL以下または鼻出血などがある場合は血小板輸血を行い，好中球減少が高度で感染症を併発している場合は抗菌薬とG-CSF製剤を投与する．薬剤の投与中止後4週間たっても造血の回復傾向がみられない場合は，造血幹細胞移植，免疫抑制療法，蛋白同化ホルモン療法も考慮する．

(3) 血小板減少症

薬剤性血小板減少症は免疫学的機序によると考えられており，発症までの期間は1～2週間が多い．血小板数10万/μL以下を血小板減少症とする．原因となる抗てんかん薬には，バルプロ酸，カルバマゼピン，フェニトイン，ラモトリギン，プリミドン，ゾニサミドなどがある(頻度不明)[2]．

対処法は疑われる薬剤をほかの抗てんかん薬に変更し，出血傾向や血小板減少が重篤の場合は副腎皮質ステロイド，γ-グロブリン大量療法，著しい出血時には血小板輸血を行う．原因薬剤の中止後，通常2週間以内に血小板数の増加がみられる．

(4) 赤芽球癆

バルプロ酸，カルバマゼピン，フェニトイン，ゾニサミドなどで赤芽球癆が起こるが，頻度は不明である．

文献

1) Andrès E, et al: Idiosyncratic drug-induced agranulocytosis or acute neutropenia. Curr Opin Hematol 15: 15-21, 2008
2) Zaccara G: Idiosyncratic adverse reactions to antiepileptic drugs. Epilepsia 48: 1223-1244, 2007
3) Handoko KB, et al: Risk of aplastic anemia in patients using antiepileptic drugs. Epilepsia 47: 1232-1236, 2006

(大石　實)

3 Reye症候群

バルプロ酸は広域スペクトラムを有する抗てんかん薬で，多くのてんかん症候群における第1選択薬として広く用いられている．バルプロ酸は化学的には短鎖脂肪酸であり，代謝を受けてミトコンドリア内で短鎖アシル補酵素A(バルプロイルCoA)となり，カルニチン(carnitine，脂肪酸のミトコンドリア内外の転送における担体分子)と結合して排泄される．またバルプロ酸ないしバルプロイルCoAには脂肪酸β酸化系の酵素活性を抑制する作用がある[1]．これらの機序によりバルプロ酸は二次性カルニチン欠乏症を生じ，ミトコンドリア機能低下による肝細胞や腎臓近位尿細管の障害を副作用として生じやすい．前者は肝酵素の血中への逸脱や高アンモニア血症として，後者はFanconi症候群として臨床的に認識される．バルプロ酸による肝障害には①一過性肝機能障害，②可逆性高アンモニア血症，③Reye(様)症候群，

④致死性肝障害が含まれる[2].

Reye 症候群は急性脳症に非黄疸性肝機能障害と肝臓の脂肪変性を伴う重篤な病態で，複数の病因に基づく．外因（環境因子）として感染症（水痘，インフルエンザほか），薬物・毒物（アセチルサリチル酸，バルプロ酸，アフラトキシンほか）と栄養不良（飢餓，窒素負荷），内因（遺伝因子）として先天代謝異常症（脂肪酸転送・β酸化，有機酸代謝，アミノ酸代謝，尿素サイクルの障害）が知られている．小児に多く，頑固な嘔吐と急速に進行する意識障害を呈する．生化学的には血清トランスアミナーゼ上昇，高アンモニア血症，低血糖を，血液学的には凝固異常を，病理学的には肝生検で肝細胞の微細脂肪滴沈着とミトコンドリア形態異常を示す[1]．1970 年代までは罹病率も致死率も高かったが，それ以降アセチルサリチル酸を小児の解熱薬として使わなくなったこと，治療（支持療法）が向上したことにより両者とも低下した．また診断・検査も進歩して，Reye 症候群の鑑別診断が精緻になった．つまり発症直後の暫定診断が Reye 症候群であっても，その後詳細な生化学的検査を経て，最終的には基礎疾患としての先天代謝異常症（上記）が診断される例が多い．このような趨勢のなかで，Reye 症候群の後天的要因としてのバルプロ酸の比重は近年，相対的に増してきたといえる．

バルプロ酸による低カルニチン血症ないし高アンモニア血症のリスクとして下記が知られている．①乳児，②大量投与，③重症心身障害児（者）に対する経管栄養（経腸栄養剤でカルニチンの添加されているものは少ない），④ケトン食，⑤早産児，透析患者に対する高カロリー輸液，⑥抗てんかん薬多剤併用療法（バルプロ酸にフェノバルビタールまたはフェニトインを併用した場合），⑦ピボキシル基含有抗菌薬（2 週間以上の投与で低カルニチン血症をきたす）[3].

バルプロ酸の副作用による低カルニチン血症やミトコンドリア障害，ひいては Reye 症候群や Fanconi 症候群をきたすリスクを最小限にとどめるために，以下の方策が考えられる．まずは，ミトコンドリア障害をきたす基礎疾患〔上記の先天代謝異常症およびミトコンドリア病，Menkes 病など〕を有するてんかん患者におけるバルプロ酸使用を可能な限り避ける．乳児での使用も控えたい．それ以外の患者でバルプロ酸を使用する際は，定期的な血液検査を行ってバルプロ酸血中濃度，肝機能，アンモニアさらにカルニチン濃度をモニターすることが，純粋に医学的な見地からは望ましい．そのうえでバルプロ酸投与量を調節する，徐放剤を使う，多剤併用をできるだけ控える，レボカルニチン製剤を補充する，ピボキシル基含有抗菌薬の併用を避けるなどの対応が考えられる[2,3].

文献

1）山内秀雄，他：薬物誘発性ミトコンドリア病．日本臨牀 60：Suppl 473-477, 2002
2）DeVivo DC, et al: L-carnitine supplementation in childhood epilepsy: current perspectives. Epilepsia 39: 1216-1225, 1998
3）松井潔，他：公知申請にて適応拡大となった L-カルニチン療法の今後の展望．こども医療センター医学誌 41: 76-78, 2012

（水口　雅）

4　その他

1980 年代までは 4〜5 種類であった抗てんかん薬は 2006 年以降にガバペンチン（GBP），トピラマート（TPM），ラモトリギン（LTG），レベチラセタム（LEV）の 4 種類の新規抗てんかん薬が加わり現在約 20 種類が処方可能である．新規抗てんかん薬は従来薬に比べ，特異体質による副作用や他剤との相互作用も少なく，複数のてんかん型発作に有効で催奇形性も軽減され肝代謝を受けず腎排泄型が多い特徴をもつ．

抗てんかん薬の副作用は，次の 3 つに大分される．①薬剤に対する特異体質による反応，②一定の条件下で誰にでも出現する一般的副作用（用量依存性の眠気，行動異常，失調など），③長期服用に伴う副作用である．

特異体質による反応は遺伝的素因によって出現すると推定されているが正確な発症機序は不明な

表 12-8　抗てんかん薬の主な副作用と注意点

共通の副作用	神経系(眠気　複視　眼振　運動失調)
	精神系(いらいら　行動遅鈍　もうろう状態　自発性の低下)
多くの薬剤でみられる副作用	皮膚症状(皮膚粘膜眼症候群　中毒性表皮壊死症　過敏症症候群)
	造血障害(顆粒球減少　血小板減少　再生不良性貧血)
	肝障害　間質性肺炎　SLE 様症状
CBZ	低 Na 血症　SIADH　無菌性髄膜炎
CLB, CZP, DZP, NZP	呼吸抑制　気道分泌過多　依存性
ESM	嘔気　頭痛　精神病症状
GBP	急性腎不全　腎障害時は要用量調整
LEV	腎障害時は要用量調整
LTG	VPA と併用時は 1/4 量まで減量　無菌性髄膜炎
PB, PRM	不眠　不穏　多動　座瘡　呼吸抑制　依存性
PHT	歯肉増殖　多毛　小脳梗塞　不随意運動　リンパ節腫脹　低 Ca 血症
TPM	発汗減少　腎尿路結石　緑内障　代謝性アシドーシス
VPA	嘔気　食欲低下・亢進　振戦　脱毛　高アンモニア血症　急性膵炎
ZNS	発汗減少　腎尿路結石　精神病症状

CBZ：カルバマゼピン　CLB：クロバザム　CZP：クロナゼパム　DZP：ジアゼパム　ESM：エトスクシミド　GBP：ガバペンチン　LEV：レベチラセタム　LTG：ラモトリギン　NZP：ニトラゼパム　PB：フェノバルビタール　PHT：フェニトイン　PRM：プリミドン　TPM：トピラマート　VPA：バルプロ酸　ZNS：ゾニサミド
SLE：全身性エリテマトーデス　SIADH：抗利尿ホルモン分泌異常症

ものが多く，前章までの重症薬疹，造血系副作用，Reye 症候群などが該当する．

抗てんかん薬に共通する副作用，薬剤ごとにみられる主要な副作用を**表 12-8** に示す．共通の副作用としては用量依存性に神経系抑制により，めまい，眼振，複視，眠気，嘔気，食欲低下，小脳失調，精神症状(いらいら，行動遅鈍，自発性の低下)などがある．

また，血中濃度は治療域内でも長期服用により薬剤ごとに食欲亢進，体重増加，多毛・脱毛，尿路結石，歯肉腫脹，尿路結石などを認める．さらに酵素誘導薬およびバルプロ酸では骨粗鬆症のリスクファクターとされ[1)]，米国食品医薬品局(FDA)は抗てんかん薬が自殺関連行動のリスクを上昇させると公表した[2)]．

また，特定の疾患に特異的に発生する副作用もあり重症筋無力症の悪化などが代表的である．特に注意を要する急性間欠性ポルフィリン血症はポルフィリア・ヘム合成酵素であるハイドロキシメチルビレン合成酵素欠損による常染色体優性遺伝疾患である．酵素活性が 50% 以下で発症し，酵素誘導能のある抗てんかん薬などが発病を誘発，悪化させるとされている．20 世紀に入り抗てんかん薬，向精神薬が普及した頃から症状が顕在化し「20 世紀病」ともいわれている．腹痛，嘔吐，便秘(ギュンターの 3 徴候)などの消化器症状，末梢神経障害による四肢の痺れ，脱力・筋肉痛などの神経症状，上安感，上眠，意識障害などの神経症状，高血圧，頻脈などの循環器症状が周期的にみられ，診察時にはこれらの症状が改善，消失していることも多く本疾患を念頭に置き抗てんかん薬などの内服歴を聞かないと診断が困難なことも多い．診断がつけば抗てんかん薬の中止・変更などで改善する．

従来の抗てんかん薬のほとんどが肝排泄型のため肝障害や他剤との相互作用面で注意が必要で

あったが，新規抗てんかん薬のGBP，TPM，LEVは主に腎排泄型でこれらの懸念がかなり軽減された．一方，腎障害時には用量調整(減量)が必要となる．加齢に伴い徐々に腎機能が低下する慢性腎臓病(CKD)合併の長期内服患者では，内服開始時には腎機能は正常で常用量でも，そのまま継続していると腎機能の低下に伴い血中濃度上昇により副作用を呈することもあり注意を要する．またGBPでの急性腎不全の報告[3]もあり注意を要する．

文献

1）Alison MP, et al: Bone mass and turnover in women with epilepsy on antiepileptic drug monotherapy. Ann Neurol 57: 252-257, 2005
2）Elisabetta P, et al: Anticonvulsant Medications and the risk of suicide, attempted Suicide, or violent death. JAMA 303: 1401-1409, 2010
3）吉田顕子，他：抗てんかん薬，gabapentin(ガバペン)による急性腎不全の1例(会議録)．日腎誌 51：693, 2009

(川本進也)

F　催奇形性，授乳，子どもへの影響

(1) 妊娠中の抗てんかん薬(AED)使用と催奇形性

妊娠中のAED使用と児の催奇形に関して，AEDを服用していないてんかん女性の児と比較して，AEDを服用したてんかん女性の児において先天性大奇形(MCA)のリスク増加が認められたとの研究が複数報告されている[1-3]．このため，妊娠中のAED使用は子宮内で曝露された児のMCAと関連する可能性があると考えられている．

(2) 妊娠中の抗てんかん薬単剤(MT)治療と催奇形性

妊娠中の抗てんかん薬単剤使用とMCAの関連について，厳選した59報のレジストリ研究，コホート研究を対象としたメタアナリシスが報告されている[4]．妊婦バルプロ酸(VPA)-MTでは10.3%[95% CI：8.16-13.29]，フェニトイン(PHT)-MTでは7.36%[95% CI：3.60-11.11]，カルバマゼピン(CBZ)-MTでは4.62%[95% CI：3.48-5.76]，フェノバルビタール(PB)-MTでは4.91%[95% CI：3.22-6.59]，ラモトリギン(LTG)-MTでは2.91%[95% CI：2.00-3.82]のMCA発生率で，対照群であるてんかんのない妊婦では3.27%[95% CI：1.37-5.17]であった．

また，北米AED妊娠レジストリの解析結果が報告[5]されている．妊婦VPA-MTではMCAは30/323(9.3%：95% CI＝6.4-13.0)，PB-MTでは11/199(5.5%：95% CI＝2.8-9.7)，トピラマート(TPM)-MTでは15/359(4.2%：95% CI＝2.4-6.8)，クロナゼパム(CLZ)-MTでは2/64(3.1%：95% CI＝0.4-10.8)，CBZ-MTでは31/1,033(3.0%：95% CI＝2.1-4.2)，PHT-MTでは12/416(2.9%：95% CI＝1.5-5.0)，レベチラセタム(LBT)-MTでは11/450(2.4%：95% CI＝1.2-4.3)，LTG-MTでは31/1562(2.0%：95% CI＝1.4-2.8)，ガバペンチン(GBP)-MTでは1/145(0.7%：95% CI＝0.02-3.8)，ゾニサミド(ZSM)-MTでは0/90(0.0%：95% CI＝0.0-3.3)で，薬物使用のない健常妊婦では5/442(1.1%：95% CI＝0.37-2.6)あった．

レジストリ研究，コホート研究では，先天奇形の検出力の違い，報告バイアスの問題，新規薬剤では症例数の限界，メタアナリシスでは採択報告の不均一性などの問題が内在している．MCA発現頻度のみでなく対照群との頻度の差異や根拠症例数などを考慮し評価する必要がある．現在までの研究では，VPA-MT，PHT-MTに関して他のAED使用妊婦よりMCAの発現頻度が高いことが知られている．

(3) 抗てんかん薬の多剤併用治療と催奇形性

AED-MT と AED 多剤療法(PT)では，AED-PT において MCA の発現頻度が高いことが報告されている．1999 年にオランダから報告されたレトロスペクティブコホート研究[6]では，MCA 発生率は，健常妊婦 1.5%(29/2000)であったのに対して，MT 3.3%(30/899)，2 剤 4.7%(16/342)，3 剤 4.4%(4/91)，4 剤 8%(2/25)と増加する傾向が報告されている．

また，1999 年に報告されたプロスペクティブコホート研究[7]では，MCA 発生率は，AED を使用していないてんかん妊婦 3.1%(3/98)であったのに対して，MT 7.8%(39/500)，2 剤 9.6%(22/231)，3 剤 11.5%(12/104)，4 剤 13.5%(5/37)，5 剤 15.4%(2/13)と増加することが報告されている．

多剤治療に関しては，単に併用する薬剤数だけでなく AED の組み合わせの問題も指摘されている．北米 AED 妊娠レジストリの解析報告[8]では，LTG-MT による MCA 発現率は 1.9%(28/1441)[95% CI=1.3-2.8]であったのに対して，LTG-PT による MCA 発現率は 3.6%(18/505)[95% CI=2.0-5.5]と増加した．併用する薬剤を比較すると，LTG と VPA の併用では 9.1%(5/55)[95% CI=3.4-19.0]と増加したのに対して，PB，CBZ などの他の抗てんかん薬と LTG の併用では 2.9%(13/450)[95% CI=1.6-4.8]と増加の程度に差異がみられた．

上述の報告以外にも AED-MT と比較して AED-PT では，催奇形の確率が増加する可能性が報告[1,3,6,9]されており，胎児への影響を最小限にするために妊娠中は可能な限り MT を目指すべきとされている根拠となっている．また，AED の併用が必要な患者では，組み合わせによりリスクの差異が指摘されているので，リスクの増加が少ない組み合わせを選択し，その内容を妊婦指導(カウンセリング)に反映させる必要があると考えられている．

(4) 抗てんかん薬の投与量と催奇形性

妊婦の AED 使用と MCA の関連については，投与量が関与する可能性を示唆する報告が複数ある．英国・アイルランド合同の AED 妊娠レジストリの解析報告[10]では，母体への VPA 投与量 600 mg/日以下では 5.0%(26/476)[95% CI=3.4-7.4]，600 mg/日以上 1,000 mg/日以下では 6.1%(26/426)[95% CI=4.2-8.8]，1,000 mg/日以上では 10.4%(31/297)[95% CI=7.4-14.4]であり，1,000 mg/日以上では 600 mg/日以下と比較して MCA のリスクが 2.20 倍(95CI=1.26-3.82，P=0.0045)に増加することが報告されている．CBZ でも投与量 500 mg/日以下では 1.9%(14/721)[95% CI=1.2-3.2]，500 mg/日以上 1,000 mg/日以下では 2.7%(20/739)[95% CI=1.8-4.1]，1,000 mg/日以上では 5.3%(9/170)[95% CI=2.7-9.5]であり，1,000 mg/日以上では 500 mg/日以下と比較して MCA のリスクが 2.82 倍(95% CI=1.20-6.64，P=0.01)に増加することが報告されている．一方，LTG では投与量 200 mg/日以下では 2.1%(24/1143)[95% CI=1.4-3.1]，200 mg/日以上 400 mg/日以下では 2.4%(16/665)[95% CI=1.5-4.0]，400 mg/日以上では 3.4%(9/267)[95% CI=1.9-6.5]であり，用量とともに MCA 発現頻度の増加傾向はみられるものの統計学的な違いはみられなかったと報告されている．

同様に，EURAP 妊婦 AED レジストリの解析報告[11]でも生後 1 年以内に確認された MCA を調査して，母体への VPA 投与量 700 mg/日以下では 5.6%(24/431)[95% CI=3.60-8.17]，700 mg/日以上 1,500 mg/日以下では 10.4%(50/480)[95% CI=7.83-13.50]，1,500 mg/日以上では 24.2%(24/99)[95% CI=16.19-33.89]で，けいれん発作がなかった母親の比率は各群 71%，66%，63% と大きな差異はないものの 1 日投与量に相関して MCA のリスクが増加することが報告されている．CBZ 投与量 400 mg/日以下では 3.4%(5/148)[95% CI=1.11-7.71]，400 mg/日以上 1,000 mg/日以下では 5.3%(56/1047)[95% CI=4.07-6.89]，1,000 mg/日以上では 8.7%(18/207)[95% CI=5.24-13.39]で，けいれん発作がなかった母親の比率は各群 64%，67%，62% と大きな差異はないものの 1 日投与量に相関して MCA のリスクが増加した．LTG投与量300 mg/日以下では2.0%(17/836)[95% CI＝1.19-3.24]，300 mg/日以上では4.5%(20/444)[95% CI＝2.77-6.87]で，けいれん発作がなかった母親の比率は各群67%，68%と差異はないものの高用量群でMCAのリスクが増加した．PB投与量150 mg/日以下では5.4%(9/166)[95% CI＝2.51-10.04]，150 mg/日以上では13.7%(7/51)[95% CI＝5.70-26.26]で，けいれん発作がなかった母親の比率は各群71%，69%と差異はないものの高用量群でMCAのリスクが増加した．

この他にも，AEDの母体への投与量と曝露された児のMCAの発現頻度に相関があるとの報告が複数[3,9,12-14]ある．妊娠中は発作が抑制できる最小量での治療が望ましいと考えられる根拠となっている．

(5) 妊婦の抗てんかん薬治療と児の精神発達への影響

米国・英国において，評価者盲検下の多施設前向き観察研究が行われ311例の子宮内でAED単剤に曝露された児の6歳時で知能指数(IQ)，母親のIQとの関連，AEDの種類，標準化された投与量，妊娠出産年齢について評価した結果が報告[15]されている．6年の追跡調査を完了した224例の児を対象とした多変量解析によると，6歳時IQはCBZ(平均105，95% CI：102-108，P＝0.0015)，LTG(平均108，95% CI：105-110，P＝0.0003)，またはPHT(平均108，95% CI：104-112，P＝0.0006)と比較して，VPAへの曝露では平均97(95% CI：94-101)と低かった．用量依存的な影響がVPA群において存在したが，他のAED薬群ではみられなかった．1,000 mg/日以下のVPAに曝露された児の結果は，他の低用量または高用量のAEDに曝露された児のものと差が認められなかった．母児IQスコアは，VPA群を除くすべてのAEDにおいて有意に相関していた．6歳時IQは，それ以前のIQと強く相関しており，臨床における早期発見と介入を可能にするだろうと指摘している．

AEDへ子宮内で曝露した児の神経発達アウトカムを評価するために，22件の前向きコホート研究と6件のレジストリをレビューした論文[16]が公表されている．VPAに曝露された児のIQは，てんかんのない女性から生まれた児よりも低かった(差異の平均－8.94，95% CI＝－11.96～－5.92，P<0.00001)．VPAに曝露された児のIQは，CBZ，LTG，PHTに曝露された児のIQより低かった．VPAの用量効果が複数の研究で確認されており800～1,000 mg/日，あるいはそれ以上の高用量で曝露された児において認知機能低下との関連がみられた．

米国神経学会と米国てんかん学会合同の委員会によるレビューが報告[17]されており，VPA単剤療法への子宮内曝露は認知機能の低下という転帰に寄与すること，PHTまたはPBの単剤療法の曝露も認知機能の低下という転帰に関与する可能性があること，CBZはおそらく非曝露対照と比較して認知機能の低下を増加させないことを結論としている．また，AED全般について，曝露された児の認知機能低下のリスクを評価するための情報は不十分であると解説している．

(6) 周産期，新生児期の影響

米国神経学会と米国てんかん学会合同の委員会によるレビュー報告[17]では，妊娠中にAEDを服用中のてんかん女性の出生児は，おそらく妊娠期間に対して小さい児(small for gestational age；SGA)のリスクが約2倍高くなることからSGAの鑑別診断を考慮すべきと勧告している．一方，てんかん女性が出産した新生児における周産期死亡の実質的リスクの増加はおそらくないことを紹介している．

また，AEDを服用中のてんかん女性の出生児では，アプガースコアの1分値が7以下であるリスクの推定値が約2倍高いことに留意すべきと勧告している．

(7) 授乳婦の抗てんかん薬治療と乳児への影響

薬物を使用している授乳婦の乳児に関する情報は少なく，AEDに関しても例外ではない．わが国の医療用医薬品添付文書では，母乳に移行することが知られているので授乳を避けることとの表記が多い．一方，母乳育児に関しては，乳児における感染リスクの低下，成長後肥満リスクの低下，IQへの良い影響，母児の良好な関係の形成などのメリットが知られており，母乳に移行した微量の薬物（代謝物）の影響と比較してベネフィットが大きいとの専門家の勧告[18]がある．

母乳に移行した薬物の影響を推定する指標として，相対的乳児摂取量（RID）が用いられている．母乳を介する乳児の薬物摂取量（mg/kg）を母体の治療量（mg/kg）で除した値の百分率である．本来，乳児の治療量とすべき所だが実際に新生児薬用量が決まっていない場合が多く母体の治療で代理している．特に未熟児においては新生児期の腎・肝機能の未熟性などに配慮して使用すべきだが，大まかな目安として10％以下では授乳が可能との専門家の見解[19]もあり臨床で汎用されている．主なAEDのRIDは，PHT（0.6-7.7％），PB（24％），VPA（0.99-5.6％），CBZ（3.8-5.9％），CLZ（2.8％），LTG（9.2-18.27％），LVT（3.4-7.8％），TPM（24.5％），ZSM（28.9-36.8％），GPT（6.6％）と報告[19]されている．

AEDの神経発達への影響（NEAD）研究グループが行った6年間に渡る前向き多施設共同観察研究[20]では，妊娠期から授乳期にかけてAED-MTを受けているてんかんを有する女性の児181例について，授乳中のAED治療と児の6歳時のIQを評価している．各AEDを使用していた母親の授乳率は，CBZ 48.9％（95％ CI，34.1-63.9％），LTG 44.3％（95％ CI，31.6-57.6％），PHT 46.0％（95％ CI，29.5-63.1％），VPA 30.6％（95％ CI，16.4-48.1％）で大きな差異はなかった．各AEDを使用していた母親の授乳期間は，CBZ 6.9か月（95％ CI，5.1-8.7），LTG 7.8か月（95％ CI，5.9-9.7），PHT 6.5か月（95％ CI，5.0-8.1），VPA 7.8か月（95％ CI，3.0-12.6）で大きな差異はなかった．妊娠中の各AEDの投与量は，CBZ 803（SD：371）mg/日，LTG 508（SD：244）mg/日，PHT 393（SD：133）mg/日，VPA 1,160（SD：714）mg/日であった．6歳時のIQは，母親のIQ，AEDの種類，AEDの投与量，妊娠前の葉酸補充，授乳の有無との相関が認められた．各AEDごとの授乳群/非授乳群の児の6歳時のIQは，CBZ（n＝23/24）では107（101～113）対105（99 to 110），LTG（n＝27/34）では113（110 to 117）対110（107 to 113），PHT（n＝17/20）では104（99 to 110）対108（103 to 113），VPA（n＝11/25）では106（97 to 115）対94（88 to 100）であった．報告の著者らは，結論を出すにはさらなる検討が必要だが，AED使用中の母親の授乳によって乳児の認知機能の低下はみられずAED使用中の母親の授乳を推奨しうることを示唆していると結論している．「5）妊婦の抗てんかん薬治療と児の精神発達への影響」で述べたように，妊婦が1,000 mg/日を超えるVPAを使用していた場合の児のIQへの影響が指摘されているが，NEAD研究グループの研究ではVPAに関して授乳群の児にIQのキャッチアップがみられており示唆に富む所見と考えられる．

文献

1）Holmes LB, et al: The teratogenicity of anticonvulsant drugs. N Engl J Med 344: 1132-1138, 2001
2）Kaaja E, et al: Major malformations in offspring of women with epilepsy. Neurology 60: 575-579, 2003
3）Artama M, et al: Antiepileptic drug use of women with epilepsy and congenital malformations in offspring. Neurology 64: 1874-1878, 2005
4）Meador K, et al: Pregnancy outcomes in women with epilepsy: a systematic review and meta analysis of published pregnancy registries and cohorts. Epilepsy Res 81: 1-13, 2008
5）Herna´ndez-Díaz S, et al: Comparative safety of antiepileptic drugs during pregnancy. Neurology 78: 1692-1699, 2012
6）Samre´n EB, et al: Antiepileptic drug regimens and major congenital abnormalities in the offspring. Ann Neurol 46: 739-746, 1999
7）Kaneko S, et al: Congenital malformations due to antiepileptic drugs. Epilepsy Research 33: 145-158, 1999
8）Holmes LB, et al: Fetal Effects of Anticonvulsant Polytherapies. Arch Neurol 68: 1273-1279, 2011
9）Morrow J, et al: Malformations risks of antiepileptic drugs in pregnancy: a prospective study from the UK Epilepsy and Pregnancy Register. J Neurol Neurosurg Psychiatry 77: 193-198, 2006
10）Campbell E, et al: Malformation risks of antiepileptic drug monotherapies in pregnancy: updated results

from the UK and Ireland Epilepsy and Pregnancy Registers. J Neurol Neurosurg Psychiatry 85: 1029-1034, 2014
11) Tomson T, et al: Dose-dependent risk of malformations with antiepileptic drugs: an analysis of data from the EURAP epilepsy and pregnancy registry. Lancet Neurol 10: 609-617, 2011
12) Vajda FJ, et al: Foetal malformations and seizure control: 52 months data of the Australian Pregnancy Registry. Eur J Neurol 13: 645-654, 2006
13) Meador KJ, et al: In utero antiepileptic drug exposure: fetal death and malformations. Neurology 67: 407-412, 2006
14) Mawer G, et al: Outcome of pregnancy in women attending an outpatient epilepsy clinic: adverse features associated with higher doses of sodium valproate. Seizure 11: 512-518, 2002
15) Meador KJ, et al: Fetal antiepileptic drug exposure and cognitive outcomes at age 6 years (NEAD study): a prospective observational study. Lancet Neurol 12: 244-252, 2013
16) Bromley R, et al: Treatment for epilepsy in pregnancy: neurodevelopmental outcomes in the child (Review). Cochrane Library Issue 10. 2014
17) Harden CL, et al: Management issues for women with epilepsy—Focus on pregnancy (an evidence-based review): II. Teratogenesis and perinatal outcomes. Epilepsia 50: 1237-1246, 2009
18) 玉井浩，他：若手小児科医に伝えたい母乳の話．日本小児科学雑誌 111: 922-941, 2007
19) Hale TW, et al: Medications & Mothers' Milk 2014. Hale Publishing, 2014
20) Meador KJ, et al: Breastfeeding in Children of Women Taking Antiepileptic Drugs; Cognitive Outcomes at Age 6 Years. JAMA Pediatr 168: 729-736, 2014

（林　昌洋）

G　薬物療法の終結

(1) 薬物療法終結の考え方

a．発作の起きやすさ

Gowers は，発作が起きるたびに神経要素の不安定さが増し，次の発作がより起きやすくなると考え，てんかんの自然終息は期待するにはあまりにまれであると述べた[1]．てんかんの動物モデルとしてのキンドリングはこの考えとよく合う．一方この考えは，薬物療法によって発作が消失すれば，発作の起きやすさは減弱していく可能性を示唆している．

Wolf は，「発作の起きやすさ(seizure propensity)」を「あらゆる個体がもつ固有の量的な発作のリスク」と定義し，それに対抗する「固有の抗てんかんメカニズム」を想定して以下のように述べている．“発作が反復出現する活動期のてんかんでは，「発作の起きやすさ」が「固有の抗てんかんメカニズム」を凌駕している．抗てんかん薬は「固有の抗てんかんメカニズム」を補強して発作を抑制する．発作が抑制されると，やがて抗てんかん薬を減量しても，そしてついには断薬に至ったあとも発作が再発しないことがある．「発作の起きやすさ」が減少したのである．断薬後の経過を前方視的に追跡した研究によれば，発作消失期間が長いほど再発率が低いことが報告されている．このことは，「発作の起きやすさ」の減弱はゆっくりと時間をかけて進むことを示している”．Wolf は発作抑制に必要な抗てんかん薬の用量を指標として，「発作の起きやすさ」が経時的に減少していく様子を検討した[2]．

抗てんかん薬治療によって，てんかん患者の60～70% が長期寛解に至る．しかし，薬物療法を終結できるか否かを見極めることは非常に困難である．寛解例の薬物療法をいつまで続けるのが良いかについては，さまざまな事情や危険因子を考慮して，患者・家族と相談しながら決定していくことになる．

b．小児と成人の違い

患者の年齢や社会的状況は，治療の終結を決定する際の重要な要素である．一般的に，小児期発病のてんかんは，成人期発病に比べて断薬後の再発率が低い．また，長期間の服薬が発達期の小児の認知，学習，行動に及ぼす負の作用を考慮すると，抗てんかん薬の減量・中止による利益は大きい．そのため，一定期間発作が消失し脳波が改善していれば，薬物療法の終結を考慮することが多い．

これに対し成人では，年齢依存性の経過は期待できない．処方を減量中の運転適性をどう評価するかという問題や，発作の再発が社会生活に及ぼす影響を考慮すると，より慎重にならざるを得ない．一方，妊娠可能な女性，あるいは挙子を希望する女性は別である．児への催奇性や最近報告される出生後の児の発達障害の危険を考慮すると，服薬を最小限にしたい．その延長線上には薬物療法の終結がある．

(2) 断薬後の再発に関する研究報告

a．断薬後の発作再発率

対象を無作為に断薬群と継続群に分けて前方視的に追跡した報告は2つしかない．いずれも主として成人を対象とした研究である．1つは2回以上の発作の既往をもち，発作が2年以上消失している小児を含む成人1,013例を対象としたこれまでで最も大規模な研究で，2年後の再発率は断薬群が41%，継続群が22%であった[3]．いま1つは2回以上の発作の既往をもち，単剤治療下に2年以上発作が消失している18〜67歳の成人160例を対象とし，1年後の再発率は断薬群が15%，継続群が7%であった[4]．後者は二重盲検法による唯一の報告であるが，例数が少ないためもあり，この再発率の違いは統計学的に有意ではなかったという．また，この研究は，過去に断薬を試みて失敗していればその後5年以上発作が消失しているのを条件とし，若年ミオクロニーてんかん，特発性全般てんかんで脳波異常があるもの，過去に2回以上断薬を試みた例，知的障害をもつ例，妊娠，進行性の神経疾患など，再燃のリスクが高い患者を除外している点に注意が必要である．

BergとShinnarは小児と成人を含む25の文献をメタアナリシスし，断薬後の再発率は12〜67%にわたること，再発の危険率は1年後25%，2年後は29%であると報告した[5]．SpecchioとBeghiは28の文献を系統的にレビューし，断薬後の再発率は12〜66%，成人では46〜66%，小児では12〜52%であった[6]．一般に成人のほうが小児よりも再発率が高い．

b．てんかん症候群と再発率

小児の良性のてんかん症候群（中心・側頭部に棘波をもつ良性小児てんかん，後頭部に突発波をもつ小児てんかんのPanayiotopoulos型，乳児良性部分てんかん，乳児良性ミオクロニーてんかん）は断薬後の再発率がきわめて低く，成人までもち越すことはない．小児欠神てんかんでは，思春期を過ぎてなお欠神発作をもち越すことはまれであるが，強直間代発作が新たに発症することがあり，それは成人後も反復する可能性がある．これら以外のてんかんでは，症候群別にみて再発率が異なるかどうか，一概にいえないようである．例えば，特発性全般てんかんは薬物治療に良く反応して長い発作消失期間が得られることが多いが，断薬した際の再発率が同様の寛解状態にあるほかの症候群に比べて低いとは限らない．若年ミオクロニーてんかんは断薬後の再発率が高いことが以前から指摘されている（75〜100%）[3,6,7]．

表 12-9 断薬後再発の危険因子と相対危険度

1,013 例を対象とした無作為化比較試験[3]
断薬開始年齢が 16 歳よりも上である（相対危険度：1.75）
2 剤以上の抗てんかん薬服用（1.83）
薬物治療開始後にも発作が起きた（1.56）
強直間代発作（大発作）の既往（1.56）
ミオクロニー発作の既往（1.84）
断薬開始前の脳波異常（1.32）
発作消失期間が長いほど再発率は減少する．発作消失期間が 2.5 年未満の場合に比べて，2.5〜3 年（0.94），3〜5 年（0.67），5〜10 年（0.47），10 年以上（0.27）
25 報告のメタアナリシス[5]
小児期発病に比べて，青年期発病（1.79），成人期発病（1.34）
症候性てんかん（1.55）
知的障害（1.66）
運動障害（1.79）
脳波異常（1.45）

c．再発の時期と対処

再発の時期を検討した研究によれば，再発の半数は減量中に，残る半数の多くは断薬後 1 年以内に，少数はそれ以降に起きると報告されている．再発した際に薬物用量を戻すか否かは患者，家族とよく相談して決定する．再び発作をコントロールするためには，再発する前の段階の用量よりも数段階さかのぼって十分な量まで戻す必要がある場合がある．

d．再発の危険因子

先に紹介した無作為化比較試験とメタアナリシスで明らかにされた危険因子と相対危険度は**表 12-9** のとおりである．

(3) ガイドライン

日本てんかん学会は薬物治療終結のガイドラインを小児[8]と成人[9]に分けて報告しているので参照されたい．

文献

1）Gowers WR: Epilepsy and other chronic convulsive diseases: their causes, symptoms & treatment. pp199-206, William Wood and Company, 1985
2）Wolf P, et al: Decline in seizure propensity in seizure-free patients as reflected in the evolution of the therapeutic antiepileptic drug threshold. Epilepsy Behav 8: 384-390, 2006
3）Randomised study of antiepileptic drug withdrawal in patients in remission. Medical Research Council Antiepileptic Drug Withdrawal Study Group. Lancet 337: 1175-1180, 1991
4）Lossius MI, et al: Consequences of antiepileptic drug withdrawal: a randomized double-blind study (Akershus Study). Epilepsia 49: 455-463, 2008
5）Berg AT, et al: Relapse following discontinuation of antiepileptic drugs: a meta-analysis. Neurology 44: 601-608, 1994
6）Specchio LM, et al: Should antiepileptic drugs be withdrawn in seizure-free patients? CNS Drugs 18: 201-212, 2004
7）Janz D, et al: Juvenile Myoclonic Epilepsy. In: Engel J Jr, et al, eds: Epilepsy: A comprehensive textbook. pp2389-2400, Lippincott-Raven Publishers, Philadelphia, 1997
8）日本てんかん学会ガイドライン作成委員会：小児てんかんの薬物治療終結のガイドライン．てんかん研究 28：40-47，2010
9）日本てんかん学会ガイドライン作成委員会：成人てんかんの薬物治療終結のガイドライン．てんかん研究 27：417-422，2010

（日吉俊雄）

H 薬剤抵抗性の機序

(1) 薬剤抵抗性てんかんとは

薬剤抵抗性てんかん（drug resistant epilepsy）とは適切な抗てんかん薬による治療によっても十分な発作抑制が得られていないてんかんである．薬剤抵抗性てんかんの定義についてはいまだコンセンサスが得られていないが，国際抗てんかん連盟（ILAE）では「忍容性の得られる抗てんかん薬を単剤あるいは併用で 2 剤使用しても発作消失が得られない場合」を薬剤抵抗性てんかんと定義している[1]．Kwan らは 1982～1997 年の 16 年間にわたるコホート研究により，新規にてんかんと診断された患者のうち適切な抗てんかん薬を 2 剤併用しても発作抑制が得られない患者は 36% であったと報告している[2]．新規抗てんかん薬の登場により薬剤抵抗性てんかんの割合は減少している可能性はあるが，少なくともてんかん患者の 4 人に 1 人は薬剤抵抗性てんかんであると考えられる[3,4]．

薬剤抵抗性とは薬物の効果消失を示す際に用いられ，薬物標的分子の変化，メディエーターの枯渇，生理学的な慣れなど種々のメカニズムが関与している[5]．薬剤抵抗性てんかんでは，薬物相互作用による薬物代謝の変化（末梢性機序）と薬物排出蛋白による細胞内からの薬物の能動的排出などの中枢性機序が薬剤抵抗性の獲得に寄与している．

(2) 薬剤抵抗性てんかんの機序

a．薬物相互作用による薬物代謝の変化

多くの抗てんかん薬は主に肝臓で代謝され，体外排泄される．薬物相互作用に伴い生じる薬剤抵抗性てんかんでは，主に薬物代謝酵素の誘導と阻害による機序が考えられる．薬物代謝酵素の誘導により酵素発現量が増加すると薬物代謝速度は増加するため，通常よりも早く体内からの薬物消失が起こる．また，薬物代謝酵素の阻害により代謝に関与できる酵素量が減少すると，薬物代謝速度は減少するため，通常よりも体内薬物消失にかかる時間が長くなる．このような薬物代謝の変動により，通常であれば発作コントロールが可能なてんかんにおいても薬剤抵抗性を示すことがある．

●薬物代謝酵素の誘導

薬物代謝酵素の誘導は肝クリアランスを増大させ，結果として薬物血中濃度の低下が起こる．薬物代謝酵素の誘導を引き起こす薬物として，カルバマゼピン，フェニトイン，フェノバルビタール，リファンピシン(抗結核薬)などが知られている．例えばカルバマゼピンはシトクロム P450 (CYP) のアイソザイムである CYP3A4，CYP2C9，CYP2C19，CYP1A2 およびグルクロン酸抱合関連酵素であるウリジン二リン酸グルクロニルトランスフェラーゼ(uridine diphosphate (UDP)-glucuronosyltransferase；UGT)を誘導する．そのため，カルバマゼピンと前述の薬物代謝酵素の基質となるバルプロ酸ナトリウム，エトスクシミド，トピラマート，ラモトリギン，ベンゾジアゼピン系抗てんかん薬を併用すると併用抗てんかん薬血中濃度の低下が起こる[6]．したがって，薬物代謝酵素誘導作用を有する薬物とそれら薬物代謝酵素の基質となる抗てんかん薬を併用する際には，酵素誘導の進行とともに併用抗てんかん薬の血中濃度が低下することを考慮して投与量を調節する必要がある．また，カルバマゼピン自身は主に CYP3A4 による代謝を受ける(第 12 章 B「抗てんかん薬の吸収から排泄まで」参照)．そのため，カルバマゼピン単剤治療によっても自身の薬物代謝酵素誘導作用により血中カルバマゼピン濃度の低下が起こり薬剤抵抗性を示すことがある．

●薬物代謝酵素の阻害

薬物代謝酵素の阻害は肝クリアランスを減少させ，薬物血中濃度を上昇させる．抗てんかん薬と薬物代謝酵素の阻害薬が併用されている場合，抗てんかん薬の血中濃度は阻害薬を併用していないときに比べて高い状態で維持されている．薬物代謝酵素の阻害薬を中止すると抗てんかん薬の血中濃度は阻害薬非併用時の血中濃度まで低下するため，薬剤抵抗性を示すことがある．また，抗てんかん薬による治療開始時に薬物代謝酵素の阻害薬が併用されると，単剤治療に比べて急速に血中濃度の上昇が起こる(第 12 章 B「抗てんかん薬の吸収から排泄まで」参照)．そのため，眠気やふらつきといった用量依存性の副作用を発現する可能性が上昇し，忍容性の低下により抗てんかん薬治療の継続を困難にさせることがある．

b．多剤排出トランスポーターの過剰発現

多剤排出トランスポーターは薬物の脳内移行を減少させる(第 4 章 D「脳内環境のホメオスターシス」参照)．また，多剤排出トランスポーターのきわめて低い基質特異性のために，現在使用可能な抗てんかん薬のほとんどは多剤排出トランスポーターの基質となる．さらに，薬剤抵抗性てんかん患者から外科的に摘出されたてんかん脳組織には多剤排出トランスポーターが過剰発現していることが多数報告されている[7]．これらの知見から，薬剤抵抗性てんかん患者では多剤排出トランスポーターにより抗てんかん薬の脳内移行が低下している可能性がある．しかし，P 糖蛋白(第 4 章 D「脳内環境のホメオスターシス」参照)遺伝子ノックアウトによる抗てんかん薬の脳内濃度/血中濃度比に対する影響は認められなかったという報告もあり[8]，多剤排出トランスポーターと薬剤抵抗性てんかんとの関連性を決定するには今後さらなる検討が必要である．

c．血液-脳関門の破綻による血漿結合蛋白の漏出

血液-脳関門(blood-brain barrier；BBB)破綻に伴う抗てんかん薬の脳内動態変動により薬剤抵

抗性を生じる可能性がある．Marchiらは血漿蛋白結合率の高いフェニトインとジアゼパムの脳実質内への流入量はBBB破綻により著しく上昇するものの，アルブミンの流入により遊離型薬物（第12章B「抗てんかん薬の吸収から排泄まで」参照）の血中濃度は著しく減少することを動物実験により明らかにした[9]．ただし，血漿蛋白結合率の低いレベチラセタムやガバペンチンにおいても薬物抵抗性を示す症例は存在することから，BBB破綻に伴う脳内動態変動は薬物抵抗性の一要因として捉えるべきである．

d．薬物標的分子の変化

現在臨床応用されている抗てんかん薬のほとんどは複数の作用標的をもつ．これらの標的は，発作の繰り返しによる変化あるいは遺伝的な変異により個々の抗てんかん薬に特異的な抵抗性を生じる可能性がある．例えば，カルバマゼピンに薬剤抵抗性を示す側頭葉てんかん患者の海馬顆粒細胞では，カルバマゼピンによる電位依存性Na^+チャネルの不活性化増強作用（第4章B「てんかんにかかわるイオンチャネル」参照）が著しく失われていたと報告されている[10]．また，熱性けいれんプラス・タイプ1（GEFS+1）の患者でも電位依存性Na^+チャネルのβ1サブユニット遺伝子の変異が見出されており，膜電位依存性ナトリウムチャネルの遺伝子変異による薬剤抵抗性が存在する可能性が高い．さらに，てんかん焦点の形成に伴う獲得性の薬剤抵抗性が生じている可能性もあることから，薬物標的分子の変化は薬剤抵抗性てんかんの大きな要因となり得る．

文献

1）Kwan P, et al: Definition of drug resistant epilepsy: consensus proposal by the ad hoc Task Force of the ILAE Commission on Therapeutic Strategies. Epilepsia 51: 1069-1077, 2010
2）Kwan P, et al: Early identification of refractory epilepsy. N Engl J Med 342: 314-319, 2000
3）Brodie MJ, et al: Patterns of treatment response in newly diagnosed epilepsy. Neurology 78: 1548-1554, 2012
4）浦裕之，他：抗てんかん薬と薬剤抵抗性．小児科 53：1813-1822，2012
5）村瀬真一訳：薬はいかに作用するか：総論．樋口宗史，他（監訳）：ラング・デール薬理学．pp8-23，西村書店，2011
6）Patsalos PN, et al: Clinically important drug interactions in epilepsy: general features and interactions between antiepileptic drugs. Lancet Neurol 2: 473-481, 2003
7）Schmidt D, et al: Drug resistance in epilepsy: Putative neurobiologic and clinical mechanisms. Epilepsia 46: 858-877, 2005
8）Anderson GD: Pharmacokinetic, pharmacodynamics, and pharmacogenetic targeted therapy of antiepileptic drugs. Ther Drug Monit 30: 173-180, 2008
9）Marchi N, et al: Blood-brain barrier damage and brain penetration of antiepileptic drugs: role of serum proteins and brain edema. Epilepsia 50: 664-677, 2009
10）Remy S, et al: A novel mechanism underlying drug resistance in chronic epilepsy. Ann Neurol 53: 469-479, 2003

（浦　裕之・丸　栄一）

I　抗てんかん薬（経口）

別項に主な経口抗てんかん薬の治療域血中濃度と薬物動態（⇨p471，**表12-5**）および相互作用（⇨p473，**表12-6**）を示す．以降の項で適宜ご参照いただきたい．

1　バルプロ酸

作用点

主な作用機序は明らかでない．電位依存性ナトリウムチャネルの抑制作用とGABA系賦活作用（代謝阻害作用）を示すとともに，電位依存性T

型カルシウムチャネルの抑制作用も示すことが知られている.

薬効の強さ

中等度〜強度.

適応てんかん類型

全般てんかん全体に広く適応があり，あらゆる発作型(全般発作)に対して有効である．特発性全般てんかんに対する第1選択薬である．焦点性てんかん(部分てんかん)に対しても有効であるが，カルバマゼピンや新規抗てんかん薬と比べると効果が劣っている.

投与量・投与法

単剤投与の場合の維持量は，成人で400〜1,200 mg/日，小児で15〜50 mg/kg/日とされている．1日2〜3回分服で投与．徐放剤は1日1回投与でもよい.

副作用

●重篤でない副作用

振戦(動作時，姿勢時)，軽度の血小板減少，吐き気・嘔吐(急激な増量に伴う)，肝機能障害，多嚢胞性卵巣症候群.

●重篤な副作用

高アンモニア血症，急性脳症(パーキンソニズムなど)，急性膵炎，赤芽球癆・重度の血小板減少．Reye症候群(多剤併用下で主に3歳以下の小児において起こる致死的な肝脳症候群).

●長期服用に伴う副作用

体重増加，脱毛，骨粗鬆症.

●催奇形性

他の抗てんかん薬と比べ催奇形性が高頻度であることが知られている．他剤との併用療法で，また単剤でも投与量が多い(700〜1,000 mg/日以上)と催奇形性が高まる[1,2]．特に二分脊椎が1〜2%の頻度と高頻度である．また，VPAを800 mg/日以上服用しているてんかん女性患者から生まれた児の6歳時のIQが抗てんかん薬を服用していないコントロールおよびCBZ・LTGを服用している患者の児よりも有意に低下していることが報告されている[3].

こうした結果をうけ，近年，米国食品医薬品局(FDA)および欧州医薬品庁(EMA)から「妊娠可能年齢にある女性患者にはVPAを使用すべきではない」という勧告が出されている．しかし，個々の患者で投与すべきか否かは，てんかん類型・てんかん症候群，患者背景，投与量などを考慮したうえで，慎重に検討されなければならない[4].

薬剤相互作用

●VPAの血中濃度を下げる薬剤

PHT，PB，CBZ．メロペネムなど(カルバペネム系抗生物質).

●VPAの血中濃度を上げる薬剤

CLB．アスピリンなど(サリチル酸系製剤)，エリスロマイシン(マクロライド系抗生物質)，シメチジン(抗潰瘍薬).

●VPAが血中濃度を上げる薬剤

PB，ESM，LTG，CBZエポキシド(CBZ代謝物)．ジアゼパムなど(ベンゾジアゼピン系薬剤)，ワルファリン，アミトリプチリン・ノルトリプチリン(三環系抗うつ薬).

血中濃度(＝治療域)

50〜100 μg/mL.

半減期・最高血中濃度到達速度

半減期は成人で10〜19時間(徐放剤では12〜26時間)，小児で6〜15時間(徐放剤では6〜12時間)である．最高血中濃度には空腹時であれば1時間弱，食事後では3〜4時間で到達する(徐放剤では7.5時間以上).

代謝・排泄

肝臓において水酸化(ミトコンドリアによるβ酸化)とグルクロン酸抱合の2つの経路で代謝されて，尿中に排泄される．肝臓での薬物代謝にはチトクロームP450系(CYP)のアイソザイムが関与している.

てんかん以外に対する効果

双極性障害・片頭痛に有効.

※向精神作用があるので精神科的問題がある場合には使いやすい.

文献

1）Tomson T, et al: EURAP study group: Dose-dependent risk of malformations with antiepileptic drugs: an analysis of data from the EURAP epilepsy and pregnancy registry. Lancet Neurol 10: 609-617, 2011

2）Campbell E, et al: Malformation risks of antiepileptic drug monotherapies in pregnancy: updated results from the UK and Ireland Epilepsy and Pregnancy Registers. J Neurol Neurosurg Psychiatry 85: 1029-1034, 2014

3）Baker GA, et al: Liverpool and Manchester Neurodevelopment Group: IQ at 6 years after in utero exposure to antiepileptic drugs: a controlled cohort study. Neurology 84: 382-390, 2015

4）Tomson T, et al: Valproate in the treatment of epilepsy in girls and women of childbearing potential. Epilepsia 56: 1006-1019, 2015

5）Birnbaum AK, et al: Valproate. In: Wyllie E, ed: Treatment of epilepsy. Principles and practice. 5th ed. pp622-629, Lippincott Williams & Wilkins, Philadelphia, 2001

6）Panayiotopoulos CP: Valproate. In: Panayiotopoulos CP, ed: A Clinical Guide to Epileptic syndromes and their Treatment. Revised 2nd ed. pp605-609, Springer, London, 2010

7）兼本浩祐：6.B. バルプロ酸．兼本浩祐(編著)：てんかん学ハンドブック第3版．pp268-269，医学書院，2012

8）亀山茂樹：IV. 治療　薬物治療　従来の治療薬．辻省次，他(編)：てんかんテキスト New Version．pp213-217，中山書店，2012

9）「てんかん治療ガイドライン」作成委員会(編)：てんかん治療ガイドライン 2010．医学書院，2010

10）野沢胤美：IV. 治療　薬物治療　抗てんかん薬の特色と相互作用．辻省次，他(編)：てんかんテキスト New Version．pp188-196，中山書店，2012

（神　一敬）

2　カルバマゼピン

作用点

主な作用機序は電位依存性ナトリウムチャネルの抑制作用である.

薬効の強さ

中等度～強度.

適応てんかん類型

焦点性てんかんに対する第1選択薬である．特発性全般てんかんでは欠神発作・ミオクロニー発作を悪化させる場合がある.

投与量・投与法

単剤投与の場合の維持量は，成人で 400～1,200 mg/日，小児で 5～25 mg/kg/日とされている．1日 2～4 回分服で投与．投与開始時に一過性に血中濃度が上昇して副作用が出現しやすいので，100～200 mg/日から開始して漸増する.

副作用

●重篤でない副作用

複視・吐き気・めまい・ふらつき，聴覚障害(音階が半音ずれて聞こえる)，低ナトリウム血症，肝機能障害.

●重篤な副作用

Stevens-Johnson 症候群・中毒性表皮壊死症・薬剤過敏性症候群，汎血球減少・血小板減少，水中毒，不整脈.

●長期服用に伴う副作用

骨粗鬆症.

薬剤相互作用

●CBZ の血中濃度を下げる薬剤

PHT，PB.

●CBZ の血中濃度を上げる薬剤

CLB，AZA．イソニアジド(抗結核薬)，フルボキサミン(抗うつ薬)，ベラパミル(抗不整脈薬)，ジルチアゼム(降圧薬)，シメチジン(抗潰瘍薬)，オメプラール(抗潰瘍薬)，ミコナゾール(イミダゾール系抗真菌薬)，フルコナゾール(イミダゾール系抗真菌薬)，エリスロマイシンなど(マクロライド系抗生物質)，ダナゾール(子宮内膜症治療薬)，ビカルタミド(抗アンドロゲン薬，前立腺癌治療薬)，リトナビル(エイズ治療薬)，ダルナビル(エイズ治療薬)，クエチアピン(抗精神病薬)．グレープフルーツジュース．

●CBZ が血中濃度を下げる薬剤

VPA，LTG，ESM，ZNS，CLB，TPM．

※CBZ 長期連用者にアセトアミノフェン配合剤(市販の解熱・鎮痛薬，カロナール)を投与すると肝毒性が発現しやすい．

血中濃度(＝治療域)

5〜10 μg/mL.

半減期・最高血中濃度到達速度

半減期は成人で 10〜26 時間，小児で 8〜20 時間である．最高血中濃度には成人で 4〜8 時間，小児で 3〜6 時間で到達する．

代謝・排泄

肝臓で代謝される．チトクローム P450 系(CYP)のアイソザイム(CYP3A4，CYP2C8，CYP1A2)が関与している．

てんかん以外に対する効果

三叉神経痛，双極性障害に有効．

※精神疾患の既往がある場合や精神的問題を抱えている場合に使いやすい．

文献

1) Guerreiro CAM, et al: Carbamazepine and Oxcarbazepine. In: Wyllie E, ed: Treatment of epilepsy. Principles and practice. 5th ed. pp614-621, Lippincott Williams & Wilkins, Philadelphia, 2001
2) Panayiotopoulos CP: Carbamazepine. In: Panayiotopoulos CP, ed: A Clinical Guide to Epileptic syndromes and their Treatment. Revised 2nd ed. pp568-571, Springer, London, 2010
3) 兼本浩祐：6.C. カルバマゼピン．兼本浩祐(編著)：てんかん学ハンドブック第3版．pp269-272，医学書院，2012
4) 亀山茂樹：IV. 治療　薬物治療　従来の治療薬．辻省次，他(編)：てんかんテキスト NewVersion．pp213-217，中山書店，2012
5)「てんかん治療ガイドライン」作成委員会(編)：てんかん治療ガイドライン 2010．医学書院，2010
6) 野沢胤美：IV. 治療　薬物治療　抗てんかん薬の特色と相互作用．辻省次，他(編)：てんかんテキスト NewVersion．pp188-196，中山書店，2012

(神　一敬)

3 ラモトリギン

作用点

電位依存性ナトリウムチャネルの抑制作用，グルタミン酸などの興奮性神経伝達物質の遊離抑制作用に加え，電位依存性カルシウムチャネル(N 型および P 型)の阻害作用もある．

薬効の強さ

中等度

適応てんかん類型

2008 年 10 月に成人および小児の焦点性てんかん，全般てんかん(強直間代発作)，Lennox-Gastaut 症候群に対する併用療法で用いる抗てんかん薬として承認された．2014 年 8 月には，新規抗てんかん薬としてはわが国で初めて単剤療法での使用が承認された．スペクトラムが広く，全般てんかんにも焦点性てんかんにも有効である．

投与量・投与法

●単剤投与の場合

25 mg/日で開始し，2 週間後に 50 mg/日に増量，さらに 2 週間後に 100 mg/日に増量．以後 1〜2 週間ごとに最大 100 mg ずつ増量する．維持量は 100〜200 mg/日(最大で 400 mg/日)．

●併用療法の場合

VPA との併用時には，25 mg 隔日投与で開始し，2 週間後に 25 mg/日に増量，さらに 2 週間後に 50 mg/日に増量．以後 1〜2 週間ごとに 25〜50 mg ずつ増量する．維持量は 100〜200 mg/日．

グルクロン酸抱合を誘導する薬剤(CBZ，PHT，PB など)との併用時には，50 mg/日で開始し，2 週間後に 100 mg/日に増量，さらに 2 週間後に 150 mg/日に増量．以後 1〜2 週間ごとに最大 100 mg ずつ増量する．維持量は 200〜400 mg/日．

上記以外の薬剤との併用時は，単剤投与の場合と同じである．

副作用

●重篤でない副作用

多形紅斑(約4%の頻度，服薬中止によって1週間ほどで消失する)．攻撃性の増大(精神発達遅滞を伴う患者に多い)．

※CBZとの併用時に，浮動性めまい・ふらつき・複視をきたす場合がある(通常，CBZの減量で回復する)．

※薬疹を除くと，服薬継続に際して問題となる副作用が比較的少なく，服薬中断率は最も低い薬剤の1つである．

●重篤な副作用

Stevens-Johnson症候群・中毒性表皮壊死症・薬剤過敏性症候群．

※添付文書上の記載を超える開始用量や漸増速度，VPA併用，小児患者が薬疹の危険因子と報告されている．また，薬疹の出現はほとんどが服薬開始後2か月以内である．

薬剤相互作用

●LTGの血中濃度を上げる薬剤

VPA．

●LTGの血中濃度を下げる薬剤

CBZ，PHT，PB，リファンピシン(抗結核薬)，ロピナビル(エイズ治療薬)，リトナビル(エイズ治療薬)，経口避妊薬．

血中濃度(＝治療域)

1～15 μg/mL．

※治療効果が得られるまで漸増することになるが，グルクロン酸抱合を誘導する薬剤(CBZ，PHT，PBなど)との併用時には十分量投与しても血中濃度が上がっていない場合があるので，血中濃度を確認する必要がある．

※妊娠中に血中濃度が低下することも知られている．

半減期・最高血中濃度到達速度

半減期は成人で30～40時間，小児で19～33時間である．最高血中濃度には成人で1～3.5時間，小児で4～5時間で到達する．

なお，半減期も最高血中濃度に到達するまでの時間も，VPAとの併用により長くなり，グルクロン酸抱合を誘導する薬剤(CBZ，PHT，PBなど)との併用により短くなる傾向にある．

代謝・排泄

肝臓でグルクロン酸抱合を受けて，腎臓から排泄される．

てんかん以外に対する効果

双極性障害に有効．

※精神疾患の既往がある場合や精神的問題を抱えている場合に使いやすい．

文献

1) Gilliam F, et al: Lamotrigine. In: Wyllie E, ed: Treatment of epilepsy. Principles and practice. 5th ed. pp704-709, Lippincott Williams & Wilkins, Philadelphia, 2001
2) Panayiotopoulos CP: Lamotrigine. In: Panayiotopoulos CP, ed: A Clinical Guide to Epileptic syndromes and their Treatment. Revised 2nd ed. pp582-586, Springer, London, 2010
3) 兼本浩祐：6.E. ラモトリギン．兼本浩祐(編著)：てんかん学ハンドブック第3版．pp273-274，医学書院，2012
4) 安元佐和，他：IV. 治療　薬物治療　ラモトリギン．辻省次，他(編)：てんかんテキスト New Version．pp238-242，中山書店，2012
5)「てんかん治療ガイドライン」作成委員会(編)：てんかん治療ガイドライン2010．医学書院，2010
6) 野沢胤美：IV. 治療　薬物治療　抗てんかん薬の特色と相互作用．辻省次，他(編)：てんかんテキスト New Version．pp188-196，中山書店，2012

(神　一敬)

4　レベチラセタム

作用点

従来の抗てんかん薬で報告されているものとは全く異なる新たな作用機序が推定されている．すなわち，シナプス小胞蛋白2(SV2)のサブタイプであるSV2Aに結合することにより神経伝達物質の放出を調節する作用が示されている．また，N型カルシウムチャネルの抑制作用，細胞内カルシウム貯蔵からのカルシウム遊離の抑制作用なども併わせもっていると考えられている.

薬効の強さ

強度.

適応てんかん類型

2010年10月に焦点性てんかんに対する併用療法で用いる抗てんかん薬として承認された. 2015年2月には, 単剤療法での使用も承認された. スペクトラムが広く, 焦点性てんかんだけでなく全般てんかんにも有効である. ミオクロニー発作および強直間代発作に対する有効性が示されている.

投与量・投与法

維持量は, 成人で1,000～3,000 mg/日, 小児(4歳以上)で20～60 mg/kg/日とされている. 1日2回分服で投与. 成人では1,000 mg/日で開始できるが, 眠気や焦燥感(イライラ感)・易怒性といった副作用に留意して500 mg/日で開始することが薦められる. 特に副作用がなければ, 2週間ごとに1,000 mg以下の単位で増量できる. 比較的急速な増量が可能である. 腎障害を有する患者では用量調整が必要である.

副作用

●重篤でない副作用

眠気, 倦怠感・頭重感・抑うつ・焦燥感(イライラ感)・易怒性などが混在した訴えに注意する必要がある. 減量により軽快し, 服薬を継続できる場合もある.

●重篤な副作用

重篤な造血系の異常, 重篤な薬疹などは頻度が少ない.

薬剤相互作用

明らかな相互作用は確認されていない.

血中濃度(＝治療域)

明らかでない.

半減期・最高血中濃度到達速度

半減期は7～8時間である. 最高血中濃度には2～3時間で到達する.

代謝・排泄

主に未変化体として, 腎臓から排泄される.

文献

1) Sirven JI, et al: Levetiracetam. In: Wyllie E, ed: Treatment of epilepsy. Principles and practice. 5th ed. pp731-735, Lippincott Williams & Wilkins, Philadelphia, 2001
2) Panayiotopoulos CP: Levetiracetam. In: Panayiotopoulos CP, ed: A Clinical Guide to Epileptic syndromes and their Treatment. Revised 2nd ed. pp587-590, Springer, London, 2010
3) 兼本浩祐：6.F. レベチラセタム. 兼本浩祐(編著)：てんかん学ハンドブック第3版. pp274-275, 医学書院, 2012
4) 笹征史：IV. 治療　薬物治療　レベチラセタム. 辻省次, 他(編)：てんかんテキスト New Version. pp225-231, 中山書店, 2012
5) 八木和一：Levetiracetam—新規抗てんかん薬の期待. 臨床精神薬理 13：1660-1670, 2010
6) Berkovic SF, et al: Levetiracetam N01057 Study Group. Placebo-controlled study of levetiracetam in idiopathic generalized epilepsy. Neurology 69: 1751-1760, 2007
7)「てんかん治療ガイドライン」作成委員会(編)：てんかん治療ガイドライン 2010. 医学書院, 2010
8) 野沢胤美：IV. 治療　薬物治療　抗てんかん薬の特色と相互作用. 辻省次, 他(編)：てんかんテキスト New Version. pp188-196, 中山書店, 2012

(神　一敬)

5 トピラマート

作用点

電位依存性ナトリウムチャネルの抑制作用, 電位依存性L型カルシウムチャネルの抑制作用, $GABA_A$受容体機能の増強作用, AMPA/カイニン酸型グルタミン酸受容体機能の抑制作用, さらには炭酸脱水酵素阻害作用と幅広いスペクトラムが挙げられている.

薬効の強さ

強度.

適応てんかん類型

スペクトラムが広く，全般てんかんにも焦点性てんかんにも有効である．

投与量・投与法

単剤投与の場合の維持量は，成人で200～600 mg/日，小児で4～10 mg/kg/日とされている．1日1～2回分服で投与．25～50 mg/日から開始して，1～2週間ごとに50 mgずつゆっくり漸増する．少量から開始して，ゆっくり漸増することが副作用の出現を抑えることにつながると報告されている．

副作用

- 重篤でない副作用
  食欲低下，発汗減少，四肢のしびれ．
- 重篤な副作用
  抑うつ，乏汗症に伴う発熱・熱中症，代謝性アシドーシス(過換気，不整脈などで発症)．
  ※精神疾患の既往がある場合や精神的問題を抱えている場合には注意が必要である．
- 長期服用に伴う副作用
  体重減少(食欲低下は伴う場合と伴わない場合がある)，尿管結石・腎結石．

薬剤相互作用

- TPMの血中濃度を下げる薬剤
  CBZ，PHT．
- TPMが血中濃度を下げる薬剤
  エストラジオール(経口避妊薬)，ジゴキシン(強心薬)，ピオグリタゾン(血糖降下薬)．
- TPMが血中濃度を上げる薬剤
  PHT，メトホルミン(血糖降下薬)．

血中濃度(＝治療域)

明らかでない．

半減期・最高血中濃度到達速度

半減期は成人で20～30時間(CBZ，PHT，VPAとの併用で短縮)，小児で13～20時間である．最高血中濃度には成人で1～4時間，小児で1～3時間で到達する．

代謝・排泄

主に未変化体として，腎臓から排泄される．一部は肝臓で代謝される．チトクローム P450系(CYP)のアイソザイム(CYP3A4)が関与している．

てんかん以外に対する効果

片頭痛，本態性振戦，肥満症に有効．

文献

1) Rosenfeld WE: Topiramate. In: Wyllie E, ed: Treatment of epilepsy. Principles and practice. 5th ed. pp710-722, Lippincott Williams & Wilkins, Philadelphia, 2001
2) Panayiotopoulos CP: Topiramate. In: Panayiotopoulos CP, ed: A Clinical Guide to Epileptic syndromes and their Treatment. Revised 2nd ed. pp602-605, Springer, London, 2010
3) 兼本浩祐：6.D. トピラマート．兼本浩祐(編著)：てんかん学ハンドブック第3版．pp272-273，医学書院，2012
4) 神一敬，他：IV. 治療　薬物治療　トピラマート．辻省次，他(編)：てんかんテキスト New Version．pp232-237，中山書店，2012
5)「てんかん治療ガイドライン」作成委員会(編)：てんかん治療ガイドライン 2010．医学書院，2010
6) 野沢胤美：IV. 治療　薬物治療　抗てんかん薬の特色と相互作用．辻省次，他(編)：てんかんテキスト New Version．pp188-196，中山書店，2012

(神　一敬)

6　ゾニサミド

作用点

電位依存性ナトリウムチャネルの抑制作用，電位依存性T型カルシウムチャネルの抑制作用を示すと考えられている．

薬効の強さ

中等度．

適応てんかん類型

スペクトラムが広く，全般てんかんにも焦点性てんかんにも有効である.

投与量・投与法

維持量は, 成人で200〜400 mg/日(最大量600 mg/日), 小児で4〜8 mg/kg/日(最大量12 mg/kg/日)とされている. 1日1〜2回分服で投与. 成人では100〜200 mg/日, 小児では2〜4 mg/kg/日から開始して漸増する.

副作用

● 重篤でない副作用

食欲低下, 発汗減少.

● 重篤な副作用

精神病様症状(妄想, 抑うつ), 乏汗症に伴う発熱・熱中症, 代謝性アシドーシス(過換気, 不整脈などで発症).

※精神疾患の既往がある場合や精神的問題を抱えている場合には注意が必要である.

● 長期服用に伴う副作用

体重減少(食欲低下は伴う場合と伴わない場合がある), 尿管結石・腎結石.

薬剤相互作用

● ZNSの血中濃度を下げる薬剤

CBZ, PHT, PB.

● ZNSが血中濃度を上げる薬剤

PHT.

血中濃度(=治療域)

10〜30 μg/mL.

半減期・最高血中濃度到達速度

半減期は成人で50〜63時間, 小児で16〜36時間である. 最高血中濃度には成人で2〜5時間, 小児で1〜3時間で到達する.

代謝・排泄

肝臓で代謝される. チトクロームP450系(CYP)のアイソザイム(CYP3A4)が関与している. また, グルクロン酸抱合を加えられ, 尿中に排泄される.

てんかん以外に対する効果

パーキンソン病, 本態性振戦に有効.

文献

1) Welty TE: Zonisamide. In: Wyllie E, ed: Treatment of epilepsy. Principles and practice. 5th ed. pp723-730, Lippincott Williams & Wilkins, Philadelphia, 2001
2) Panayiotopoulos CP: Zonisamide. In: Panayiotopoulos CP, ed: A Clinical Guide to Epileptic syndromes and their Treatment. Revised 2nd ed. pp611-613, Springer, London, 2010
3) 兼本浩祐: 6.H. ゾニサミド. 兼本浩祐(編著): てんかん学ハンドブック第3版. pp276-277, 医学書院, 2012
4) 岡田元宏: IV. 治療　薬物治療　ゾニサミド. 辻省次, 他(編): てんかんテキスト New Version. pp218-224, 中山書店, 2012
5)「てんかん治療ガイドライン」作成委員会(編): てんかん治療ガイドライン 2010. 医学書院, 2010
6) 野沢胤美: IV. 治療　薬物治療　抗てんかん薬の特色と相互作用. 辻省次, 他(編): てんかんテキスト New Version. pp188-196, 中山書店, 2012

(神　一敬)

7 ガバペンチン

作用点

高電位活性カルシウムチャネルの抑制作用(α2δサブユニットに結合), GABA系賦活作用(代謝阻害作用)を示すと考えられている.

薬効の強さ

軽度.

適応てんかん類型

焦点性てんかんに対する併用薬である. 特発性全般てんかんでは欠神発作・ミオクロニー発作を悪化させる場合がある.

投与量・投与法

維持量は, 成人で600〜2,400 mg/日, 小児で5〜45 mg/kg/日とされている. 1日3回分服で投与. 400〜600 mg/日から開始し, 1〜2週間ごとに400〜600 mgずつ増量する. 眠気に注意しながら増量する必要がある．眠気の問題がなければ比較的急速に増量できる．急に中止すると発作が悪化する場合があるので漸減しなければならない．

副作用

●重篤でない副作用

眠気，体重増加．

薬剤相互作用

明らかな相互作用は確認されていない．

血中濃度(＝治療域)

明らかでない．

半減期・最高血中濃度到達速度

半減期は 6～9 時間である．最高血中濃度には 2～3 時間で到達する．

代謝・排泄

主に未変化体として，腎臓から排泄される．

てんかん以外に対する効果

神経障害性疼痛に有効．

文献

1）Mclean MJ, et al: Gabapentin and Pregabalin. In: Wyllie E, ed: Treatment of epilepsy. Principles and practice. 5th ed. pp690-703, Lippincott Williams & Wilkins, Philadelphia, 2001

2）Panayiotopoulos CP: Gabapentin. In: Panayiotopoulos CP, ed: A Clinical Guide to Epileptic syndromes and their Treatment. Revised 2nd ed. pp579-580, Springer, London, 2010

3）兼本浩祐：6.G. ガバペンチン．兼本浩祐(編著)：てんかん学ハンドブック第 3 版．p275，医学書院，2012

4）「てんかん治療ガイドライン」作成委員会(編)：てんかん治療ガイドライン 2010．医学書院，2010

5）野沢胤美：IV. 治療 薬物治療 抗てんかん薬の特色と相互作用．辻省次，他(編)：てんかんテキスト New Version．pp188-196，中山書店，2012

(神 一敬)

8 フェニトイン

作用点

主な作用機序は電位依存性ナトリウムチャネルの抑制作用である．

薬効の強さ

中等度～強度(用量に依存)．

適応てんかん類型

かつては焦点性てんかんに対する第 2 選択薬であったが，長期服用に伴う副作用の問題があり，近年，使用される機会が減ってきている．特発性全般てんかんでは欠神発作・ミオクロニー発作を悪化させる場合がある．

投与量・投与法

単剤投与の場合の維持量は，成人で 200～300 mg/日，小児で 3～12 mg/kg/日とされている．1 日 2～3 回分服で投与．

副作用

●重篤でない副作用

小脳失調(過量投与で複視・眼振・失調性歩行が出現)，IgA 減少(輸血の際に特異な抗原抗体反応をまれに起こす)，高血糖(耐糖能の低下)，肝機能障害．小児，精神発達遅滞のある患者では，多動・攻撃性の増大が出現することがある．

●重篤な副作用

Stevens-Johnson 症候群・中毒性表皮壊死症・薬剤過敏性症候群，汎血球減少・血小板減少，発作頻度の逆説的増加，急性脳症(中毒量を服用すると出現することがある；特に精神発達遅滞のある患者では，小脳萎縮および多彩な不随意運動が出現する)．横紋筋融解症，悪性症候群の報告もある．

●長期服用に伴う副作用

歯肉増殖・多毛(2～3 か月で顕在化し，中止すれば 3～6 か月で消失する)，末梢神経障害(高い血中濃度で長期間投与すると生じる；多くはアキレス腱反射低下を呈するのみで無症状である), 骨粗鬆症.

薬剤相互作用

●PHT の血中濃度を下げる薬剤

制酸薬, 葉酸, テオフィリン, アミノフィリンなど.

●PHT の血中濃度を上げる薬剤

ZNS, CLB, TPM, ESM, スルチアム. イソニアジド(抗結核薬), フルボキサミン・イミプラミン・マプロチリン(抗うつ薬), ワルファリン, サルファ剤(抗生物質), シメチジン・オメプラール(抗潰瘍薬), ミコナゾール・フルコナゾール(イミダゾール系抗真菌薬), メチルフェニデート(ナルコレプシー治療薬, AD/HD 治療薬). その他にも多数あり. 新たな薬剤を投与する場合, 相互作用のチェックが必須となる.

●PHT が血中濃度を下げる薬剤

VPA, CBZ, LTG, TPM, ZNS, CLB. インスリンや経口血糖降下薬を服用中の場合, 効果が減弱し高血糖をきたす場合がある. その他にも多数あり.

※PHT 長期連用者にアセトアミノフェン配合剤(市販の解熱・鎮痛薬, カロナール)を投与すると肝毒性が発現しやすい.

血中濃度(＝治療域)

10〜20 μg/mL(最高 30 μg/mL).

※30 μg/mL を超えた状態での長期間投与は, 末梢神経障害を引き起こしやすいので避けたほうがよい.

※血中濃度はある濃度までは投与量に比例するが, ある濃度を超えると急激に上昇し中毒域に達するので注意を要する.

半減期・最高血中濃度到達速度

PHT の半減期は服用量により異なることが知られている.

●少量服用(血中濃度 5 μg/mL 前後)

半減期は成人で 7〜42 時間, 小児で 2〜16 時間である.

●多量服用(血中濃度 10 μg/mL 以上)

半減期は成人で 20〜70 時間, 小児で 8〜30 時間である.

最高血中濃度には成人で 4〜8 時間, 小児で 2〜6 時間で到達する.

代謝・排泄

肝臓で代謝される. チトクローム P450 系(CYP)のアイソザイム(CYP2C8, CYP2C9, CYP2C19)が関与している. また, CYP1A2, CYP2C9, CYP2C19, CYP2E1, CYP3A4 の活性を賦活する.

文献

1) Morita DA, et al: Phenytoin and Fosphenytoin. In: Wyllie E, ed: Treatment of epilepsy. Principles and practice. 5th ed. pp630-647, Lippincott Williams & Wilkins, Philadelphia, 2001
2) Panayiotopoulos CP: Phenytoin. In: Panayiotopoulos CP, ed: A Clinical Guide to Epileptic syndromes and their Treatment. Revised 2nd ed. pp594-595, Springer, London, 2010
3) 兼本浩祐：6.J. フェニトイン. 兼本浩祐(編著)：てんかん学ハンドブック　第3版. pp278-281, 医学書院, 2012
4) 亀山茂樹：IV. 治療　薬物治療　従来の治療薬. 辻省次, 他(編)：てんかんテキスト New Version. pp213-217, 中山書店, 2012
5)「てんかん治療ガイドライン」作成委員会(編)：てんかん治療ガイドライン 2010. 医学書院, 2010
6) 野沢胤美：IV. 治療　薬物治療　抗てんかん薬の特色と相互作用. 辻省次, 他(編)：てんかんテキスト New Version. pp188-196, 中山書店, 2012

(神　一敬)

9 フェノバルビタール

作用点

主な作用機序は GABA 系賦活作用(代謝阻害作用)と考えられている. 電位依存性ナトリウムチャネルの抑制作用, 電位依存性 T 型カルシウムチャネルの抑制作用を示すことも知られている.

薬効の強さ

中等度.

適応てんかん類型

スペクトラムの広い抗てんかん薬で，焦点性てんかんにも全般てんかんにも有効である．かつては全般てんかんの強直間代発作に対する第二選択薬とされていたが，認知機能を含め広範に大脳皮質の機能を抑制するため，最近は使用される機会が減ってきている.

投与量・投与法

単剤投与の場合の維持量は，成人で 30～200 mg/日，小児で 2～7 mg/kg/日とされている．1日1回投与でよい．成人では 1～1.5 mg/kg/日，小児では 1.5～3 mg/kg/日で開始し，発作が抑制されなければ，血中濃度を参照しつつ漸増する.

副作用

●重篤でない副作用

眠気(開始時には 5 μg/mL の血中濃度でも訴えるが，2週間程度で軽快する；維持量で血中濃度が 30 μg/mL を超えると耐えがたい眠気を訴える)，軽微な学習障害，粥腫・尋常性痤瘡(にきび)，性欲減退・勃起不全，肝機能障害.

高齢者，小児，精神運動発達遅滞のある患者では，鎮静ではなく興奮が出現し，不眠・不穏が逆説的に惹起されることがある．15 μg/mL 以下の血中濃度でも多動・攻撃性の増大といった行動上の問題が現れることがある.

●重篤な副作用

Stevens-Johnson 症候群・中毒性表皮壊死症・薬剤過敏性症候群，汎血球減少・血小板減少.

運動失調・構音障害(40 μg/mL を超える血中濃度で出現：PHT や CBZ のように急激に出現しないため注意が必要である)，心肺機能不全(80 μg/mL を超える濃度で出現：死に至る可能性がある).

●長期服用に伴う副作用

骨粗鬆症.

※断薬時には振戦，不眠・不穏，易刺激性などの離脱症状を生じることがあるため，ゆっくり漸減・中止しなければならない．てんかん発作(離脱性けいれん)・てんかん重積状態に至ることもある.

薬剤相互作用

●PB が血中濃度を上げる薬剤

VPA，CLB，メチルフェニデート(ナルコレプシー治療薬，AD/HD 治療薬).

●PB が血中濃度を下げる薬剤

VPA，CBZ，LTG，CLB，ZNS，アミノフィリン・テオフィリン(喘息治療薬)，デキサメタゾン，ベラパミル(抗不整脈薬)，エストラジオールなど(経口避妊薬)，ワーファリン，タダラフィル(勃起不全治療薬)．その他にも多数あり.

※TPM，フェノチアジン系，バルビツレート系，ベンゾジアゼピン系薬剤，抗ヒスタミン薬，三環系・四環系抗うつ薬，アルコールの中枢神経抑制作用を増強する.

※PB 長期間連用者にアセトアミノフェン配合剤(市販の解熱・鎮痛薬，カロナール)を投与すると肝毒性が発現しやすい.

血中濃度(＝治療域)

15～25 μg/mL(最高 40 μg/mL).

※強直間代発作は 10～30 μg/mL で抑制されるのに対して，単純部分発作や複雑部分発作を抑制するには 35～45 μg/mL まで上げる必要がある.

半減期・最高血中濃度到達速度

半減期は成人で 79～117 時間，小児で 25～75 時間である．最高血中濃度には成人で 5～15 時間，小児で 2～4 時間で到達する.

代謝・排泄

肝臓で代謝される．チトクローム P450 系(CYP)のアイソザイム(CYP2C9，CYP2C19，CYPE1)が関与している．また，CYPIA2，CYP2C9，CYP2C19，CYP2E1，CYP3A4 の活性を賦活する.

文献

1) Bourgeois BFD: Phenobarbital and Primidone. In: Wyllie E, ed: Treatment of epilepsy. Principles and practice. 5th ed. pp648-656, Lippincott Williams & Wilkins, Philadelphia, 2001
2) Panayiotopoulos CP: Phenobarbital. In: Panayiotopoulos CP, ed: A Clinical Guide to Epileptic syndromes and their Treatment. Revised 2nd ed. pp593-594, Springer, London, 2010
3) 兼本浩祐：6.K. フェノバルビタール．兼本浩祐(編著)：てんかん学ハンドブック第3版．pp281-284，医学書院，2012
4) 亀山茂樹：IV. 治療　薬物治療　従来の治療薬．辻省次，他(編)：てんかんテキスト New Version．pp213-217，中山書店，2012
5)「てんかん治療ガイドライン」作成委員会(編)：てんかん治療ガイドライン 2010．医学書院，2010
6) 野沢胤美：IV. 治療　薬物治療　抗てんかん薬の特色と相互作用．辻省次，他(編)：てんかんテキスト New Version．pp188-196，中山書店，2012

(神　一敬)

10 エトスクシミド

作用点

明確な作用機序は不明．視床ニューロンのT型カルシウムチャネルが関係しており，エトスクシミドがチャネルの数を減少し，チャネルの伝導性を減少させることが欠神発作抑制と関連していると推測されている．

薬効の強さ

小児欠神てんかんと診断された451人を対象とした，二重盲検試験による単剤投与の有効性の比較研究の報告では，エトスクシミドとバルプロ酸は同等で，ラモトリギンより有効性は高い[1]．

適応てんかん類型

効能・効果(添付文書)：定型欠神発作，小型(運動)発作

欠神発作に有効[2]．小児欠神てんかんの定型欠神発作以外にも，Lennox-Gastaut症候群，徐波睡眠時に持続性棘徐波を示すてんかん(非定型良性部分てんかんを含む)の非定型欠神発作あるいはミオクロニー失立発作てんかん，ミオクロニー欠神てんかんなどへの有用性もある．また，Lennox-Gastaut症候群，ミオクロニー失立発作てんかんなど一部のてんかん症候群のミオクロニー発作，脱力発作に有効な例もある．

投与量・投与法

小児では，10～15 mg/kg/日から開始し，効果が得られるまで15～30 mg/kg/日程度まで使用．成人では，1日量250 mgから開始，効果が得られるまで750～1,000 mgまで増量．

消化器症状などの副作用を減らすためには，少量から開始し緩徐に増量するのがよい．

副作用[3]

用量依存性の副作用で多いのは，腹部不快感，悪心，食思不振などの消化器症状であり，眠気，めまい，しゃっくりもみられる．頭痛，精神症状，運動失調，眼振，複視などの報告もある．薬剤誘発性ループス，また再生不良性貧血，汎血球減少，溶血性貧血など重篤な血液障害を呈することもまれにある．

薬剤相互作用[3]

エトスクシミドの血中濃度は，カルバマゼピン，フェノバルビタール，フェニトイン，プリミドンとの併用で低下．バルプロ酸やスチリペントールとの併用により上昇する．エトスクシミドはバルプロ酸の血中濃度を下げ，プリミドンの血中レベルを上げる．

抗てんかん薬以外ではリファンピシンがエトスクシミドの血中レベルを下げ，イソニアジドが上げる．

血中濃度(＝治療域)

40～100 μg/mL

半減期・最高血中濃度到達速度[3]

経口バイオアベイラビリティは90%を超える．投与1～4時間までに血中濃度は最大になる．

血中半減期は，小児では30～40時間，成人では40～60時間．小児では6～8日間，成人では8～12日間で平衡状態に達する．線形薬物動態を

示す．

代謝・排泄[3]

蛋白結合率は0～10％である．

エトスクシミドは，肝臓で代謝される．主として CYP3A4，少ないが CYP2E，CYP2B/C に代謝を受ける．内服薬の約10～20％はそのまま腎に排泄される．

文献

1）Glauser TA, et al: Ethosuximide, valproic acid, and lamotrigine in childhood absence epilepsy. N Engl J Med 362: 797-799, 2010
2）Glauser TA, et al: Childhood Absence Epilepsy Study Team: Ethosuximide, valproic acid, and lamotrigine in childhood absence epilepsy: initial monotherapy outcomes at 12 months. Epilepsia 54: 141-155, 2013
3）Philip N, et al: Ethosuximide: The epilepsy prescriber's guide to antiepileptic drugs. pp66-74, Cambridge university press, 2014

（池田浩子）

11　ルフィナミド

作用点

詳細は不明．ナトリウムチャネルの不活化状態を延長させる．

薬効の強さ

不明，併用療法としてのみ認められている．

適応てんかん類型

Lennox-Gastaut 症候群に対する併用療法として4歳以上に認可されている．

投与量，投与法

〔4歳以上の小児〕

体重15.0～30.0 kg の場合は，通常，ルフィナミドとして，最初の2日間は1日20 mg を1日2回に分けて食後に経口投与し，その後は2日ごとに1日用量として20 mg 以下ずつ漸増する．維持用量は1日1,000 mg とし，1日2回に分けて食後に経口投与する．なお，症状により，1日10 mg を超えない範囲で適宜減増するが，増量は2日以上の間隔をあけて1日用量として20 mg 以下ずつ行うこと．体重30.1 kg 以上の場合は，成人の用法・用量に従う．

〔成人〕

通常，ルフィナミドとして，最初の2日間は1日40 mg を1日2回に分けて食後に経口投与し，その後は2日ごとに1日用量として40 mg 以下ずつ漸増する．維持用量は体重30.1～50.0 kg の患者には1日180 mg，体重50.1～70.0 kg の患者には1日2,400 mg，体重70.1 kg 以上の患者には1日3,200 mg とし，1日2回に分けて食後に経口投与する．なお，症状により維持用量を超えない範囲で適宜増減するが，増量は2日以上の間隔をあけて1日用量として40 mg 以下ずつ行うこと．

副作用

薬剤性過敏症症候群と皮膚粘膜眼症候群が重大な副作用として記載されている．

頻度が高い副作用としては頭痛，めまい，倦怠感，傾眠傾向，吐き気がある．さらに頻度の低い副作用は添付文書を参照のこと．

薬剤相互作用

ルフィナミドはP450酵素をほとんど阻害しない．CYP3A4酵素の弱い誘導作用があり，トリアゾラムと経口避妊薬の効果を低下させる．広汎なスペクトラムの酵素誘導作用のある薬剤(カルバマゼピンやフェノバルビタール)はルフィナミドの代謝に少し影響がある可能性がある．カルボキシルエステラーゼの阻害作用のある薬剤はルフィナミドの代謝を低下させる可能性がある．

その他抗てんかん薬との相互作用は添付文書を参照．

血中濃度

半減期：6～10時間．

最高血中濃度到達速度：4～6時間．

代謝・排泄

2% が尿中に無変化で排泄される．カルボキシルエステラーゼを介した加水分解が主である．

85% は尿中に排泄される．66% は代謝産物である[1)]．

文献

1）http://www.info.pmda.go.jp/downfiles/ph/PDF/170033_1139012F1023_1_04.pdf

（河合　真）

12 プリミドン

作用点

プリミドンは，フェノバルビタール類似の化学構造をもち，生体内ではフェノバルビタールとフェニルエチルマロンアミド(PEMA)に代謝される．これら3種類の化合物は，いずれも抗てんかん作用を示し，プリミドンの薬理作用は，未変化体と代謝産物の作用の総和となる．しかし，各物質の役割は十分に解明されていない．

プリミドンの抗てんかん作用は，後シナプスにある $GABA_A$ 受容体を介するクロライド電流の増強効果，濃度依存性のカルシウム依存性活動電位の抑制作用と Na^+ チャネルの抑制作用，の3つに由来すると考えられている．

薬効の強さ

プリミドン 250 mg は，フェノバルビタール 60 mg に相当する．

適応てんかん類型

部分発作や二次性全般化発作をきたす部分てんかんに有効である．また，若年ミオクロニーてんかんや強直間代発作をきたす全般てんかんにも有効である．しかし，欠神てんかんには発作を悪化させるため用いられない．

投与量・投与法

成人では，初期3日間は1日 250 mg を就寝前に投与し，以後3日間ごとに 250 mg ずつ増量する．症状によっては，1日 1,500 mg まで漸増し，2〜3回に分割投与する．必要によっては，1日 2,000 mg まで増量可能である．

小児では，成人の半分の量を目安に，初期3日間は1日 125 mg 就寝前に投与し，以後3〜4日間ごとに 125 mg ずつ増量し，次の標準量まで漸増して，2〜3回に分割投与する．2歳以下は 250〜500 mg，3〜5 歳は 500〜750 mg，6〜15 歳は 750〜1,000 mg であるが，症状によって増量することが可能である．

副作用

鎮静，ふらつき，めまいなどの神経学的症状が多い．その他，錯乱状態，情動変化・神経過敏・不機嫌などの精神症状，悪心，嘔気などの消化器症状，性欲減衰，勃起不全などが報告されている．

薬剤相互作用

プリミドンの相互作用は，代謝物のフェノバルビタールに準じる．

プリミドンに対する相互作用として，アセタゾラミドは，プリミドンの消化管からの吸収を抑制し，血中濃度を低下させる．カルバマゼピンやフェニトインは，プリミドンからフェノバルビタールへの代謝を抑制し，血中濃度を上昇させ，フェノバルビタールの血中濃度を低下させる．また，クロバザム，エトスクシミド，スチリペントールは，プリミドンの血中濃度を上昇させることが報告されている．

プリミドンの他剤への影響は，フェノバルビタールに準じる．プリミドンは，カルバマゼピン，クロナゼパム，ジアゼパム，ラモトリギン，レベチラセタム，フェニトイン，トピラマート，バルプロ酸，ゾニサミドの血中濃度を低下させる．

抗てんかん薬以外の薬剤に対して，中枢神経抑制薬，三環系抗うつ薬，抗ヒスタミン薬，アルコールをプリミドンと併用すると，相互に作用が増強することがある．

血中濃度(＝治療域)

治療域は，5～12 μg/mL であるが，投与量依存性に乏しい．また，活性代謝産物のフェノバルビタールや PEMA の影響も受ける．

半減期・最高血中濃度到達速度

半減期は，併用薬剤や代謝産物のフェノバルビタールにより変化し，複雑である．

成人では，プリミドン単剤の場合，半減期は 8～15 時間であるが，他剤併用の場合，7～8 時間に短縮する．小児では，5～11 時間，新生児では，8～80 時間である．

最高血中濃度到達速度は，成人では 2～4 時間，小児では 4～6 時間である．

代謝・排泄

プリミドンは，消化管から速やかに吸収され，吸収率は約 60～80% と高い．代謝は，チトクローム P450 により，主として肝臓で行われ，吸収されたプリミドンの 15～20% がフェノバルビタールに，15～65% が PEMA に変化する．

排泄は主として尿中である．プリミドン単剤治療の場合，尿中に未変化のプリミドンとして 65% 以下が排泄されるが，他剤併用の場合には，未変化のプリミドンの排泄は 40% 以下となる．

文献

1）Patsalos PN, et al: The Epilepsy Prescriber's Guide to Antiepileptic Drugs. 2nd edition. pp227-236, Cambridge Medicine, Cambridge, 2014
2）Fincham RW, et al: Primidone. In: Levy RH, et al, eds: Antiepileptic Drugs. 5th edition. pp621-635, Lippincott Williams & Wilkins, Philadelphia, 2002

（吉岡伸一）

13　クロバザム

作用点

クロバザムは，ベンゾジアゼピン誘導体の 1 つで，抗てんかん作用は，$GABA_A$-ベンゾジアゼピン受容体-クロライドチャネル複合体上のベンゾジアゼピン受容体に結合し，大脳辺縁系において GABA ニューロンの働きを増強する．なお，クロバザムの代謝産物である N-デスメチルクロバザムもクロバザムの約 40% の抗てんかん作用を示すことが知られている．

適応てんかん類型

クロバザムは，ほかの抗てんかん薬と併用して使用されることが多い．全般発作である強直間代発作，強直発作，ミオクロニー発作，脱力発作，単純および複雑部分発作，二次性全般化発作である強直間代発作などである．また，Lennox-Gastaut 症候群に対する有効性が報告されている．

投与量・投与法

成人では 1 日 10 mg から開始し，症状に応じて徐々に増量する．維持量は 1 日 10～30 mg を 1～3 回に分割投与し，症状により適宜増減する．最高 1 日量は 40 mg までとする．

小児では 1 日 0.2 mg/kg より開始し，症状に応じて徐々に増量する．維持量は 1 日 0.2～0.8 mg/kg を 1～3 回に分割投与し，症状により適宜増減する．最高 1 日量は 1.0 mg/kg までとする．

副作用

クロバザムは，投与初期に眠気，ふらつきなどの症状が現れることがあり，少量から開始し，慎重に維持量まで漸増する．

副作用の主なものは，眠気，ふらつき・めまい，唾液増加などである．その他，構音障害，倦怠感，無気力，不機嫌，情動不安定，抑うつ状態といった精神症状，運動失調，皮疹などである．クロバザムを中止後，てんかん発作の頻度が増すことがあり，中止に際しては漸減する必要がある．また，臨床検査では AST，ALT，γ-GTP，ALP の上昇などの肝機能検査値の異常がみられることがある．

ベンゾジアゼピン系抗てんかん薬の長期服用時に耐性(慣れ)が生じることが知られている．クロバザムの耐性発現率は 1～6 か月後で 8～52% と報告されている.

薬剤相互作用

クロバザムに対する相互作用として，カルバマゼピン，フェニトイン，フェノバルビタール，スチリペントールは，クロバザムの血中濃度を低下させることがある.

クロバザムの他剤への作用として，カルバマゼピン，フェニトイン，バルプロ酸，フェノバルビタールの血中濃度を上昇させることがある.

抗てんかん薬以外の薬剤について，アルコール，シメチジン，オメプラール，ミコナゾールは，クロバザムの血中濃度を上昇させる．また，フェノチアジン誘導体やバルビツール酸誘導体などの中枢神経抑制薬と併用した場合，相互に作用が増強されることがある.

血中濃度(＝治療域)

有効血中濃度は，0.05〜0.3 μg/mL である.

半減期・最高血中濃度到達速度

クロバザムの半減期は，成人では 10〜30 時間，小児では 16 時間，高齢者では 30〜48 時間で，定常状態に達するまでに 2〜10 日を要する．また，代謝産物の N-デスメチルクロバザムの半減期はクロバザムより長く，36〜46 時間である.

クロバザムの最高血中濃度到達速度は，1〜4 時間であるが，食事の影響により吸収速度が速まったり，遅くなったりすることがある.

代謝・排泄

クロバザムは消化管より速やかに吸収され，代謝は，主として肝臓で，P450 を介して 2 段階で代謝される．N-デスメチルクロバザム，4′-水酸化-N-デスメチルクロバザムおよび 4′-水酸化クロバザムが主な代謝物である．クロバザムの代謝には CYP3A4 が，N-デスメチルクロバザムの代謝には CYP2C19 が関与している.

排泄は，主として尿中に，一部は糞便中である.

文献

1) Patsalos PN, et al: The Epilepsy Prescriber's Guide to Antiepileptic Drugs. 2nd edition. pp30-38, Cambridge Medicine, Cambridge, 2014
2) Shorvon SD: Benzodiazepines Clobazam. In: Levy RH, et al, eds: Antiepileptic Drugs. 4th edition. pp763-777, Raven Press, New York, 1995

(吉岡伸一)

14 クロナゼパム

作用点

クロナゼパムは，ベンゾジアゼピン誘導体の 1 つである.

クロナゼパムの抗てんかん作用は，ベンゾジアゼピン受容体に結合し，後シナプス膜にある $GABA_A$ 受容体のクロライドチャネルを介し，抑制性後シナプス電位を増強させることで生じる．また，ほかのベンゾジアゼピン系薬剤と同様にトランキライザー作用も有するが，心臓血管系，呼吸系，自律神経系などに対する影響は比較的低い.

薬効の強さ

抗けいれん作用は，ジアゼパムの 10 倍という報告がされている.

適応てんかん類型

主に全般てんかんのミオクロニー発作に対し，バルプロ酸に付加し，使われることが多い．また，ミオクロニー発作の第 1 選択薬としても用いられる．ほかに脱力発作，欠神発作，West 症候群，自律神経発作，光過敏性てんかんや読書てんかんなどの反射てんかんにも用いられる．また，単純および複雑部分発作，二次性全般化を含む強直間代発作にも用いられる．不随意運動のミオクロニーに対しても効果がある.

投与量・投与法

成人，小児では，初回量として，1 日 0.5〜1 mg を 1〜3 回に分割投与する．以後，症状に応じて至適効果が得られるまで徐々に増量する．維持量は通常1日2～6 mgを1～3回に分けて経口投与する．

乳・幼児は，初回量として，1日体重1 kgあたり0.025 mgを1～3回に分けて経口投与し，維持量は1日体重1 kgあたり0.1 mgを1～3回に分けて経口投与する．なお，年齢・症状に応じて適宜増減する．

副作用

眠気，ふらつきなどの神経学的症状や，脱力，運動失調，めまい，悪心・嘔吐，喘鳴，発疹，肝障害，興奮，もうろう状態などの精神症状などがみられる．クロナゼパム中止に伴い，一過性にてんかん発作の頻度が増すこともある．また，AST，ALTの上昇など臨床検査値の異常変動がみられることがある．

クロナゼパムの耐性発現率は11～100%（中央値，33%）と報告されているが，他のベンゾジアゼピン系抗てんかん薬に比べると低いことが知られている．

薬剤相互作用

クロナゼパムに対する相互作用として，カルバマゼピン，ラモトリギン，フェノバルビタール，フェニトイン，プリミドンは，血中濃度を低下させる．

クロナゼパムの他剤への作用として，フェニトインの排泄を増加させたり，逆に減少させることで，フェニトインの血中濃度が低下したり，逆に上昇することがある．

抗てんかん薬以外への薬剤に対して，クロナゼパムは，リチウムの排泄を減少させ，リチウムの血中濃度が上昇することがある．また，アルコール，バルビツール酸誘導体，フェノチアジン誘導体などの中枢神経抑制薬と併用した場合，中枢神経抑制作用が増強されることがある．

血中濃度（＝治療域）

有効血中濃度は，0.03～0.08 μg/mLである．

半減期・最高血中濃度到達速度

半減期は，20～40時間で，最高血中濃度到達速度は，1～4時間である．

代謝・排泄

経口投与されたクロナゼパムの80%以上は，消化管で速やかに，吸収される．

代謝は，肝臓で行われ，CYP3A4により，ニトロ基が還元され，7-アミノクロナゼパムに，さらにアセチル化され，7-アセトアミドクロナゼパムに代謝される．また，水酸化により3-ハイドロキシクロナゼパムに代謝される．7-アミノクロナゼパムは薬理活性があるが，ほかの代謝産物は薬理活性を示さないとされる．

クロナゼパムは，投与後7日間に尿中に40～70%が，糞便中に10～30%が排泄される．

文献

1）Patsalos PN, et al: The Epilepsy Prescriber's Guide to Antiepileptic Drugs. 2nd edition. pp39-47, Cambridge Medicine, Cambridge, 2014
2）Sato S, et al: Benzodiazepines Clonazepam. In: Levy RH, et al, eds: Antiepileptic Drugs. 4th edition. pp725-734, Raven Press, New York, 1995

（吉岡伸一）

15　ニトラゼパム

作用点

ニトラゼパムは，脳内の$GABA_A$-ベンゾジアゼピン受容体-クロライドチャネル複合体を介してGABA受容体機能を亢進させ，抗けいれん作用，抗不安作用，鎮静・催眠作用などが生じる．

薬効の強さ

抗てんかん薬としての薬効はクロナゼパムに劣るが，無効例に効果を示すことがある．

適応てんかん類型

第1選択薬の補助薬として，West症候群，ミオクロニー発作，失立発作などの全般てんかん，

Lennox-Gastaut 症候群に有効と報告されている．また，焦点性けいれん発作，精神運動発作，自律神経発作などの部分てんかんにも有効である．

投与量・投与法

成人・小児ともに，1 日 5〜15 mg を適宜分割投与する．なお，年齢，症状により適宜増減する．

副作用

主なものは，ふらつき，倦怠感，眠気・残眠感，頭痛・頭重感，悪心・嘔吐，口渇である．また，気道分泌過多や嚥下障害を起こすことがあり，注意が必要である．さらに大発作の回数が増加することがある．

ニトラゼパムの耐性発現率は，クロバザムと同等であるとされる．

薬剤相互作用

アルコール，フェノチアジン誘導体やバルビツール酸誘導体などの中枢神経抑制薬と併用する場合，中枢神経抑制作用が増強されることがある．経口避妊薬やシメチジン，MAO 阻害薬と併用した場合，ニトラゼパムの代謝が抑制され，中枢神経抑制作用が増強されることがある．

血中濃度(＝治療域)

有効血中濃度は，0.02〜0.2 μg/mL である．

半減期・最高血中濃度到達速度

成人では，半減期は 18〜31 時間で，最高血中濃度到達速度は 2〜3 時間である．

代謝・排泄

ニトラゼパムの主な代謝は肝臓で，一部は腸管壁の薬物代謝酵素により代謝される．主な代謝経路は，ニトロ基の還元により 4-アミノニトラゼパムに，それに続くアセチル化で 7-アセトアミドニトラゼパムに代謝される．また，加水分解による代謝も受ける．排泄は，大部分が尿中で，また糞便中にも一部排泄される．

文献

1）Baruzzi A, et al: Benzodiazepines Nitrazepam. In: Levy RH, et al, eds: Antiepileptic Drugs. 4th edition. pp735-749, Raven Press, New York, 1995

(吉岡伸一)

16 ジアゼパム

作用点

ジアゼパムは，ほかのベンゾジアゼピン系薬剤と同様に，$GABA_A$-ベンゾジアゼピン受容体-クロライドチャネル複合体上のベンゾジアゼピン受容体に結合し，脳内の GABA の作用を増強し，神経細胞の興奮性を抑制する．また脳内グルタミン酸などの興奮性伝達物質遊離を抑制し，抗てんかん作用を示す．なお，代謝産物の N-デスメチルジアゼパムも抗てんかん作用を示すことが知られている．

適応てんかん類型

ジアゼパムは，通常，ほかの抗てんかん薬と併用して使用される．発作の予防に頓服として，また，付随する精神症状にも使用されることがある．部分発作に付加的に使用されることもある．

投与量・投与法

成人では，1 回量として 2〜5 mg を 1 日 2〜4 回投与する．小児では，1 日量，3 歳以下は 1〜5 mg，4〜12 歳は 2〜10 mg を，1〜3 回に分割投与する．

副作用

眠気，ふらつき，倦怠感・脱力感，めまい，運動失調などがみられる．また，呼吸抑制などが生じることがある．

ジアゼパムの耐性発現率は 4〜6 か月以内で 40% と報告されている．

薬剤相互作用

ジアゼパムに対する相互作用として，カルバマゼピン，フェニトイン，フェノバルビタール，プリミドンは，ジアゼパムやN-デスメチルジアゼパムの排泄を増加し，それぞれの血中濃度が低下する．また，バルプロ酸は蛋白非結合型のジアゼパムの血中濃度を増加させ，N-デスメチルジアゼパムの濃度を低下させる．

抗てんかん薬剤以外の薬剤について，シメチジン，オメプラゾール，フルボキサミンは，ジアゼパムの血中濃度を上昇させる．

血中濃度（＝治療域）

0.15～0.25 μg/mL という報告があるが，一定していない．

半減期・最高血中濃度到達速度

半減期は，成人では28～54時間で，代謝産物のN-デスメチルジアゼパムは72～96時間である．最高血中濃度到達速度は1～2時間で，錠剤を経口した場合，30～90分，坐薬の場合10～60分である．また，定常状態に達するまでに通常，6～11日を要する．

代謝・排泄

ジアゼパムは消化管より速やかに吸収され，肝臓で，主にCYP2C19により，一部CYP3A4により脱メチル化され，N-デスメチルジアゼパムに代謝される．N-デスメチルジアゼパムはCYP2C19により水酸化され，オキサゼパムに代謝される．ジアゼパムは，また，CYP3A4により水酸化され，テマゼパムに代謝される．

文献

1）Patsalos PN, et al: The Epilepsy Prescriber's Guide to Antiepileptic Drugs. 2nd edition. pp48-56, Cambridge Medicine, Cambridge, 2014
2）Schmidt D: Benzodiazepines Diazepam. In: Levy RH, et al, eds: Antiepileptic Drugs. 4th edition, pp705-724, Raven Press, New York, 1995

（吉岡伸一）

17　アセタゾールアミド

作用点

炭酸脱水酵素は生体内で炭酸ガスと水から炭酸を生成する可逆反応にあずかる酵素であるが，中枢運動系においては，ニューロンの興奮により生じたCO_2の除去を促進し，ニューロンの興奮性を速やかに回復させる役割を有するものと考えられている．Kochらは，アセタゾールアミドの抗けいれん効果は炭酸脱水酵素の作用を抑制することにより，脳組織におけるCO_2の蓄積を通じて発揮されると報告している[1,2]．その他の効果については以下に示す．

●眼圧低下

毛様体上皮中に存在する炭酸脱水酵素を抑制することによって房水の産生を減じ，眼圧を低下させる．

●呼吸賦活

炭酸脱水酵素抑制作用により，HCO_3^-の尿中排泄を増加させるとともに，代謝性アシドーシスを起こし，呼吸中枢が刺激され換気量が増大する．この換気量の増大により血中O_2が増加し，CO_2は減少し，アシドーシス，睡眠時無呼吸が改善する．

●利尿

腎上皮において炭酸脱水酵素の働きを抑制し，Na^+ならびにHCO_3^-の尿細管からの再吸収を抑制することによって利尿効果を現す．

●月経前緊張症の緩解

体内貯留水分の排泄，神経系に対する抑制作用が本症を緩解するといわれている．

●メニエール症候群の改善

内耳の局所的リンパ分泌抑制作用，利尿による内耳水腫の除去，中枢神経系に対する抑制作用などによるといわれている．

適応てんかん類型

ほかの抗てんかん薬で効果不十分な場合に付加する．若年性ミオクローヌスてんかんに伴う強直間代発作に有効であり，難治の焦点性てんかんの付加療法としても使用される．

投与量・投与法

通常，成人にはアセタゾールアミドとして1日量250～750 mgを2, 3回に分け経口投与する．

副作用

主なものは四肢感覚異常，頻尿・多尿である．その他重大な副作用として，精神錯乱，けいれん，急性腎不全，腎・尿路結石，再生不良性貧血，溶血性貧血，血小板減少性紫斑病，Stevens-Johnson症候群などが挙げられる．

薬剤相互作用

副腎皮質ホルモン(ACTH)剤はカリウム排泄を促進するので，併用によってカリウム排泄が増大する．ジギタリス製剤との併用においては，アセタゾールアミドによる血清カリウムの低下により，ジギタリスの作用が増強する．フェノバルビタール，フェニトインとの併用においては，本剤による代謝性アシドーシスのため，カルシウムやリン酸塩の排泄が促進され，抗てんかん薬による骨代謝障害が増悪すると考えられる．その他，カルバマゼピンとの併用によりカルバマゼピンの血中濃度が上昇することなどが知られている．

血中濃度(＝治療域)

40～100 mg/L(300～700 μmol/L)

半減期・最高血中濃度到達速度

血中濃度は2～4時間後に最高値に達し，半減期は約10～12時間である．

代謝・排泄

投与されたアセタゾールアミドは，未変化のまま，そのほとんどが尿中に排泄される．

文献

1) Koch A, et al: Effects of carbonic anhydrase inhibition of brain excitability. J Pharmacol Exp Ther 122: 335-342, 1958
2) Koch A, et al: Carbonic anhydrase inhibition and brain electrolyte composition. Am J Physiol 198: 434-440, 1960

(大島智弘)

18 補酵素型ビタミン B_6 製剤

ビタミン B_6(VB_6)は化学構造上，ピリドキシン，ピリドキサール，ピリドキサミンの3種類に分類される．VB_6 は，VB_6 反応性のあるWest症候群などの治療と，生涯にわたって継続的な内服が必要である VB_6 依存性てんかんに使われる[1]．後者には，ピリドキシン依存性とピリドキサール依存性があり，一般的にピリドキサールリン酸(PLP)は両てんかんに，ピリドキシンは前者のみに有効である．各疾患でピリドキシン，ピリドキサールの有効性が違うので使用時には注意が必要である．

作用点

生体内で活性型ビタミン B_6 であるPLPは，抑制性神経伝達物質であるγ-アミノ酪酸の生成やシナプス刺激伝達に必要な各種アミン類の生成に働くことで，抗けいれん作用を示すと考えられている．

薬効の強さ

West症候群168人のうちPLP付加で発作が少なくとも1か月間消失した有効例は20人(11.9%)との報告がある[2]．

適応てんかん類型

[効能・効果(添付文書)：VB_6 欠乏症の予防及び治療，VB_6 依存症，VB_6 の代謝障害が関与すると推定される疾患]

VB_6 依存性のてんかんには，*ALDH7A1* 遺伝子変異，*PNPO* 遺伝子変異などによるものがある．PLP，ピリドキシンともに有効であることが多いが，*PNPO* 遺伝子変異ではPLPのみが有効であることが多い．しかしながら逆の例もまれに報告されている[3,4]．その他，高プロリン血症2

型ではピリドキシンが有効である．VB_6 依存性とも反応性とも言われる低ホスファターゼ症は，ピリドキシンに反応する[5]．

投与量・投与法

West 症候群などに対する VB_6 大量療法では，従来のアデロキザール散では，VB_6 10〜20 mg/kg/日分 3 より開始し 3〜5 日ごとに 10 mg/kg/日ずつ増量．最高 50 mg/kg/日まで増量し効果判定する．VB_6 依存性てんかんの診断には，VB_6 100 mg 静注が有用であるという報告があるが，呼吸減弱・停止のリスクがあるので蘇生の設備・準備が推奨される．維持療法としては VB_6 10〜30 mg/kg/日の内服を継続する．VB_6 静脈内投与が無効の際も，継続投与に遅れて反応する症例があることを考慮し，3〜7 日間は投与を継続することが推奨される[6]．

副作用

・肝機能障害
・嘔吐，下痢，食欲不振，消化管出血などの消化器症状
・横紋筋融解症
・腎不全
・末梢神経障害

薬剤相互作用

レボドパの作用部位への到達量が減少する可能性がある．

血中濃度（＝治療域），半減期・最高血中濃度到達速度

健常成人男子に「アデロキザール散 7.8%」60 mg を経口投与した結果，血中総 VB_6 濃度は投与 30 分後に平均 1,458 ng/mL の最高濃度に達し，24 時間後は 30.2 ng/mL であった．

代謝・排泄

肝臓で代謝される．前項対象において，投与後 3 時間および 24 時間までに，それぞれ 52.9%，79.4% が尿中に排泄された．

文献

1）Plecko B: Pyridoxine and pyridoxalphosphate-dependent epilepsies. Handb Clin Neurol 113: 811-817, 2013
2）大塚頌子，他：ビタミン B_6．小児内科 23：1417-1420，1991
3）Plecko B, et al: Pyridoxine responsiveness in novel mutations of the PNPO gene. Neurology 82: 1425-1433, 2014
4）Mills PB, et al: Epilepsy due to PNPO mutations: genotype, environment and treatment affect presentation and outcome. Brain 137: 1350-1360, 2014
5）Belachew D, et al: Infantile hypophosphatasia secondary to a novel compound heterozygous mutation presenting with pyridoxine-responsive seizures. JIMD 11: 17-24, 2013
6）秋山倫之：ピリドキシンおよびピリドキサール依存症．小児科 55：1155-1160，2014

（池田浩子）

19　スチリペントール

作用点

・GABA（γ-アミノ酪酸）のシグナル伝達を増強する．そのメカニズムとしては①神経終末より放出された GABA 取り込み阻害，② GABA 分解酵素である GABA トランスアミナーゼの活性抑制，③ $GABA_A$ 受容体のシグナル伝達における促進性アロステリック調節作用（$GABA_A$ 受容体の共役するクロライドチャンネルの開口時間を延長させ，$GABA_A$ 受容体による神経伝達を増強）が挙げられる．
・CYP 阻害作用（CYP2C19, CYP2D6, CYP3A4）による併用抗てんかん薬の効果増強作用．

薬効の強さ

間代発作または強直間代発作を有する 1 歳以上 30 歳以下の Dravet 症候群患者 24 例における第Ⅲ相試験では，スチリペントール投与維持期（50 mg/kg/日）のけいれん発作回数が開始前より 50% 以上減少した responder rate は，1〜18 歳の患者で 65%，19 歳以上では 4 例中 3 例であった．また，フランスおよびイタリアのプラセボ対照二重盲検比較試験では，投与 2 か月目の responder rate は，スチリペントール群 69.7%，プ

ラセボ群 6.5% であった.

適応てんかん類型

[効能・効果(添付文書):Dravet 症候群患者における間代発作または強直間代発作]

部分発作, ミオクロニー発作, 欠神発作にも効果はみられる.

投与量・投与法

通常1歳以上では, 1日 20 mg/kg/日から開始し, 1週間以上の間隔をあけ 10 mg/kg ずつ増量し, 50 mg/kg/日を1日2~3回に分割して食事中または食直後に経口投与する. 体重 50 kg 以上の患者には1日 1,000 mg から投与を開始し, 1週間以上の間隔をあけて 500 mg ずつ増量する. 1日最大投与量は 50 mg/kg または 2,500 mg のいずれか低いほうを超えないこととする.

副作用

傾眠, 食欲減退, ふらつき, 嘔気・嘔吐, 好中球減少, 血小板減少など.

傾眠, 食欲減退, ふらつきなどが認められた場合は, 血中濃度推移などを確認し, 原因と考えられる併用抗てんかん薬の減量を検討することが必要. また, 添付文書より少量から開始, 緩徐な増量や増量幅を減らすことにより副作用をより軽減できる可能性がある.

薬剤相互作用

スチリペントールの血中濃度をカルバマゼピン, フェニトイン, フェノバルビタールおよびプリミドンは下げ, クロバザムは上げる. また, スチリペントールによってカルバマゼピン, フェニトイン, フェノバルビタール, エトスクシミド, プリミドン, バルプロ酸ナトリウムならびにクロバザム, N-デスメチルクロバザム(クロバザムの活性代謝物)血中濃度は上昇する. ただし, クロバザムに関しては, CYP2C19 遺伝子多型の影響に配慮が必要である.

血中濃度(=治療域)

クロバザムおよびバルプロ酸ナトリウムを併用する Dravet 症候群患者において, スチリペントール 50 mg/kg/日の用量で併用投与したときの血漿中スチリペントール濃度は 1~18 歳では約 4~24 μg/mL, 19~30 歳では約 9~15 μg/mL.

半減期・最高血中濃度到達速度[1)]

外国人健康成人男性におけるスチリペントール 500, 1,000 および 2,000 mg を食後単回経口投与時の $t_{1/2}$/Tmax はそれぞれ算出不能/2.42±0.76, 7.82±1.86/2.42±1.00, 11.0±4.18/2.96±1.01 時間. 経口バイオアベイラビリティについては不明. カプセルはドライシロップよりもバイオアベイラビリティが多少劣るとされている.

代謝・排泄[2)]

スチリペントールは, 抱合および酸化反応により肝臓で代謝され, 主に尿中に排泄される.
スチリペントールのヒト代謝に関与する主なチトクローム P450 分子種は CYP1A2, CYP2C19, CYP3A4 と考えられる. また, スチリペントールは *in vivo* において CYP2C9, CYP2C19, CYP2D6, CYP3A4 を阻害する.

文献

1) 臨床薬理試験(社内資料)
2) Philip N, et al: Stiripentol. In: The epilepsy prescriber's guide to antiepileptic drugs. pp66-74, Cambridge university press, Cambridge, 2014

(池田浩子)

20 ブロマイド

臭素塩の総称. 臭化カリウム, 臭化カルシウム, 臭化ナトリウムが日本では使用されている.

作用点

詳細な作用は不明. ブロマイドは, γ-aminobutyric acid(GABA)と同様にニューロンの過分極により細胞膜を安定させる作用があり, 臭素イオンには炭酸脱水酵素阻害作用もあるとされている.

薬効の強さ

乳児重症ミオクロニーてんかん11症例とその辺縁群11症例に対して臭化カリウム追加投与を行った検討では，強直間代発作をもつ22例のうち8例(36%)で発作頻度や持続時間の75%以上の改善を，9例(41%)で50〜75%の改善を認めた[1].

適応てんかん類型

[効能・効果(添付文書)：小児の難治性てんかん]

発作抑制困難な難治性てんかんに使用[2]. Dravet症候群や乳児悪性焦点移動性部分発作に有用という報告あり[3].

投与量・投与法

通常臭化カリウムとして，成人では1回0.5〜1gを1日3回経口投与. 6歳以下の小児では，300〜600mg/日を1日2〜3回に，6歳以上では300〜1,000mg/日を1日3回に分けて投与. 初期量10〜30mg/kg/日より開始し，1週間ごとに約10mg/kg/日より少ない範囲で増量. 通常，維持量50〜80mg/kg/日とする.

副作用

発疹，紅斑などの過敏症を除き用量依存性であり，血中濃度が150〜200mg/100mLから中毒症状は出現すると報告がある[4]. 一方，用量とは厳密な関係はないとする報告もあり，注意は必要である.

1) 精神神経症状：記憶障害，思考障害，情動障害，眠気，動作性ミオクローヌス，運動失調，構音障害，嚥下障害，ふるえ，幻覚，めまい
2) 皮膚症状：臭素疹(①紅斑，水疱が広範囲に散在，②挫瘡様発疹，③皮下結節)
3) 消化器症状：食欲不振，便秘，下痢，悪心・嘔吐

禁忌：腎機能障害，脱水症状，器質的脳障害，うつ病，緑内障などをもつ患者. 低塩性食事を摂取している患者.

薬剤相互作用

他剤との相互作用はほとんどない.

血中濃度(＝治療域)

治療域は，報告により幅があり，有効血中濃度は75〜125mg/100mL.

半減期・最高血中濃度到達速度

最高血中濃度到達速度は約90分.

代謝・排泄

ブロマイドは，水溶性で腸管にて容易に吸収され，血中蛋白結合率は0%. 主として腎臓より排泄される. 尿中排泄率は，投与後24〜36時間では投与量の1/4〜1/10だが，その後は緩徐に排泄される. 半減期は成人では10〜14日間，小児では5〜8日間となる. 定常状態到達には，40〜50日かかる.

文献

1) Oguni H, et al: Treatment of severe myoclonic epilepsy in infants with bromide and its borderline variant. Epilepsia 35: 1140-1145, 1994
2) Steinhoff BJ, et al: Bromide treatment of pharmacoresistant epilepsies with generalized tonic-clonic seizures: a clinical study. Brain Dev 14: 144-149, 1992
3) Ünver O, et al: Potassium bromide for treatment of malignant migrating partial seizures in infancy. Pediatr Neurol 49: 355-357, 2013
4) Dreifuss：Bromides. In: Woodbury DM, et al, eds: Antiepileptic drugs, 3rd ed. pp877-879, Raven Press, New York, 1989

(池田浩子)

21 スルチアム

作用点

主に炭酸脱水素阻害作用である. それにより，N-methyl-D-aspartate(NMDA)その他，Naチャネル阻害作用やグルタミン酸抑制作用がある.

適応てんかん類型

部分発作に有効．特に，中心・側頭部に棘波をもつ良性小児てんかんなどの小児良性部分てんかん，electrical status epilepticus during sleep (ESES), Landau-Kleffner 症候群．

投与量・投与法

成人：初期量 50〜100 mg/日で開始し，維持量 200〜600 mg/日．

小児：初期量 2〜3 mg/kg/日で開始し，維持量 5〜10 mg/kg/日．

1 日 2 回に分けて内服．

副作用

重要な副作用として腎不全の報告があり，十分な観察と定期的な検査が必要である．その他，過敏症，白血球減少，眠気，めまい，食思不振，四肢のしびれ，代謝性アシドーシスなど．本剤の成分に対し過敏症の患者，腎障害のある患者は禁忌．

薬剤相互作用

カルバマゼピン(CBZ)，プリミドン(PRM)により，スルチアム(ST)の血中濃度が下がることがある．ST により，フェニトイン(PHT)，ラモトリギン(LTG)，フェノバルビタール(PB)の血中濃度が上がることがある．

有効血中濃度

8〜15 μg/mL

半減期・最高血中濃度到達速度

半減期：8〜15 時間(成人)，5〜7 時間(小児)．

最高血中濃度到達速度：1〜5 時間であり，定常状態まで約 3 日(成人)，約 2 日(小児)．

代謝・排泄

小腸より吸収され，主に肝代謝．

蛋白結合率約 29% で，排泄は 80〜90% が尿中排泄，10〜20% が便中排泄．

(最上友紀子)

22 ビガバトリン(vigabatrin)

作用点

不可逆的 GABA トランスアミナーゼ阻害薬[1)]

薬効の強さ

点頭てんかんに対して効果が高いため以下の視野欠損という重大な副作用にもかかわらず存続している．特に結節性硬化症による点頭てんかん症候群に効果があるとされている[2-4)]．

難治性焦点発作に対しても薬効は高いとされている[2, 3)]．

薬効の持続力は GABA トランスアミナーゼの再合成の速度に依存する[5)]．

適応てんかん類型

点頭てんかん(infantile spasm)に対する単剤療法として，難治性焦点発作に対する併用療法として認可されている(日本では未認可)[1)]．

投与量，投与法

●16 歳以上

初期投与量 1 回 500 mg を 1 日 2 回投与(1 日投与量 1,000 mg)．推奨投与量は 1 回 1,500 mg 1 日 2 回投与(1 日投与量 3,000 mg)[1)]．

●10〜16 歳

60 kg までの小児は体重によって調整する．初期投与量 1 回 250 mg を 1 日 2 回投与(1 日投与量 500 mg)．推奨投与量は 1 回 1,000 mg 1 日 2 回投与(1 日投与量 2,000 mg)[1)]．

●点頭てんかん

初期投与量 1 日投与量 50 mg/kg/日を 2 回に分けて投与する．最大投与量は 150 mg/kg/日[1)]．

副作用

重大な副作用として不可逆的な視野欠損が報告されており black box warning という警告文が添付文書の最初に記載されている．長期使用では 20〜40% で生じるとも報告がある．そのため米国では処方に登録義務が課せられている．また，処方前と処方後の定期的な視野検査が必要とされる[1,3]．

自殺企図，自殺念慮，眠気，倦怠感，貧血．

薬剤相互作用

蛋白結合がなく，代謝されずに尿中に排泄されるので相互作用は少ないが，フェニトインの血中濃度を低下させるという報告がある[1,3]．

半減期・最高血中濃度到達速度

半減期：幼児で5.7時間，小児で9.5時間，成人で10.5時間．

最高血中濃度到達速度：幼児(5か月～2歳)で2.5時間，小児(10～16歳)と成人で1時間[1]．

代謝・排泄

ほとんど代謝されず，80％がそのまま尿中に排泄される[1,3]．

文献

1) http://www.lundbeck.com/upload/us/files/pdf/Products/Sabril_PI_US_EN.pdf
2) Fisher R, et al: Newer antiepileptic drugs as monotherapy: data on vigabatrin. Neurology 47: S2-5, 1996
3) Sabers A, et al: Newer anticonvulsants: comparative review of drug interactions and adverse effects. Drugs 60: 23-33, 2000
4) Conry JA: Pharmacologic treatment of the catastrophic epilepsies. Epilepsia 45 (Suppl 5): 12-16, 2004
5) Deckers CL, et al: Selection criteria for the clinical use of the newer antiepileptic drugs. CNS drugs 17: 405-421, 2003

(河合　真)

23 フェルバメート(felbamate)

作用点

よくわかっていない．GABA受容体，ベンゾジアゼピン受容体，NMDA(N-methyl-D-aspartate)受容体のMK801受容体に弱い親和性があることがわかっている[1]．

薬効の強さ

一般的な旧来の薬剤(バルプロ酸)などと同等であると思われる[2,3]．

適応てんかん類型

成人の難治性焦点発作に対する単剤もしくは併用療法として認可されている．

小児Lennox-Gastaut症候群に対する併用療法として認可されている．特に脱力発作(atonic seizure)に対して効果が認められている[1,4]．

投与量，投与法

以下に述べる副作用のために難治症例のみに処方が認められている．

(1) 単剤投与

14歳以上．初期投与量1日投与量1,200 mgを1日3～4回に分けて投与．

2週間で600 mgずつ増量し，1日投与量2,400 mgまで増量する．

その後症状をみながら1日投与量3,600 mgまで増量する．

(2) 併用療法

初期投与量1日投与量1,200 mgを1日3～4回に分けて投与．

フェニトイン，バルプロ酸，フェノバルビタール，カルバマゼピンは20％程度減量する．その後副作用の状況に応じてもともとの薬剤を減量する．

フェルバメートを1週間で1,200 mgずつ増量し，1日投与量3,600 mgまで増量する．

(3) 2～14歳のLennox-Gastaut症候群に対して投与する場合

初期投与量1日投与量15 mg/kg/日を1日3～4回に分けて投与．

フェニトイン，バルプロ酸，フェノバルビタール，カルバマゼピンは20％程度減量する．その後副作用の状況に応じてもともとの薬剤を減量する．

フェルバメートを1週間で15 mg/kg/日ずつ増量し，1日投与量45 mg/kg/日まで増量する．

副作用

重大な副作用として再生不良性貧血と肝不全のblack box warningという警告文が添付文書の最初に記載されている．ASTとALTの投与前，投与後の定期検査が必要とされている．

その他に頻度の高い副作用として，傾眠傾向，頭痛，発熱，ふらつき，不眠，倦怠感，イライラ感，紫斑，食思不振，嘔気・嘔吐，消化不良，便秘，上気道感染などが挙げられている[1]．

薬剤相互作用

フェニトイン，フェノバルビタール，バルプロ酸の血中濃度を上げる．カルバマゼピンの血中濃度は上がる場合もあるし下がる場合もある．フェニトイン，フェノバルビタール，カルバマゼピンはフェルバメートの血中濃度を下げる[1]．

半減期・最高血中濃度到達速度

半減期：20～23時間

最高血中濃度到達速度：3～5時間[1]

代謝・排泄

CYP3A4の中等度の酵素誘導，CYP2C19の軽度の酵素阻害が認められる．

40～50%は尿中に変化なく排泄される[1]．

文献

1）http://www.felbatol.com/FelbatolPI.pdf
2）Faught E, et al: Felbamate monotherapy for partial-onset seizures: an active-control trial. Neurology 43: 688-692, 1993
3）Sachdeo R, et al: Felbamate monotherapy: controlled trial in patients with partial onset seizures. Ann Neurol 32: 386-392, 1992
4）French J, et al: Practice advisory: The use of felbamate in the treatment of patients with intractable epilepsy: report of the Quality Standards Subcommittee of the American Academy of Neurology and the American Epilepsy Society. Neurology 52: 1540-1545, 1999

（河合　真）

24 タイアガビン(tiagabine)

作用点

詳細は不明だが，*in vitro*ではGABAの作用を増強することが認められた．GABAの再取り込みのキャリアに結合することでGABAのシナプス間隙に存在する量を増加していると考えられている[1]．

薬効の強さ

併用療法で32～56 mgの投与量で発作頻度の20～29%の低下を認めた[1,2]．投与された14%の患者で発作頻度が50%以下になった[3]．最大投与量56 mgでは30%前後の発作頻度減少が認められる[4]．

適応てんかん類型

焦点発作に対する併用療法として12歳以上に認可されている[1]．

投与量，投与法

- 酵素誘導作用のある抗てんかん薬と併用する場合

1日4 mgから開始し1週間投与したあとに，4～8 mgずつ毎週増量し，1日56 mgを2～4回に分割して投与するところまで反応をみて増量してよい．通常投与量は1日32～56 mgである．

- 酵素誘導作用のある抗てんかん薬と併用しない場合

血中濃度が酵素誘導作用のある抗てんかん薬と併用している場合の2倍程度に増加していることがあるので投与量を減らし，さらに緩徐な漸増が必要になることがある(具体的な量のマニュアルはないので上記に準じて投与量は決める)．

- 12～18歳の小児で酵素誘導作用のある抗てんかん薬と併用する場合

1日1回4 mgから開始して1週間投与した後に1日8 mgを2回に分割して1週間投与する．その後反応をみながら1週ごとに4～8 mg増加し1日32 mgまで増量してもよい．

●12～18歳の小児で酵素誘導作用のある抗てんかん薬と併用しない場合

成人のときと同様に血中濃度が酵素誘導作用のある抗てんかん薬と併用している場合の2倍程度に増加していることがあるので投与量を減らし，さらに緩徐な漸増が必要になることがある[1]．

副作用

頻度の高いものとしては集中力の低下，ふらつき，傾眠傾向，不安傾向，吐き気，倦怠感，振戦などが挙げられている．頻度の低いものに関しては添付文書を参照してもらいたい．

適応外処方で（特にてんかん症候群のない場合に）新規のてんかん発作やてんかん重積発作が生じたという報告があり適応外処方は避ける．

薬剤相互作用

特にCYP3A4の酵素誘導や酵素阻害のある薬剤との薬物相互作用が報告されている．また，高い割合で蛋白結合をしているため（96%），その他の薬剤で蛋白結合が高い薬剤と競合し，フリーとなるタイアガビンかほかの競合薬剤が増加する．

●フェニトイン

フェニトインの濃度は変化しない．タイアガビンのクリアランスは60% 増加する．

●カルバマゼピン

カルバマゼピンの濃度は変化しない．タイアガビンのクリアランスは60% 増加する．

●バルプロ酸

バルプロ酸の濃度を軽度減少させる．タイアガビンの蛋白結合を低下させ，フリーのタイアガビンの濃度を40% 程度上昇させる．

●フェノバルビタール

はっきりとはわかっていないが，フェノバルビタールの濃度は特に変わらないとされる．タイアガビンのクリアランスは60% 増加する．

その他の薬剤に関しては添付文書参照のこと[1]．

半減期・最高血中濃度到達速度

半減期：酵素誘導作用のある薬剤と併用した場合は2～5時間．酵素誘導作用のある薬剤と併用しない場合は7～9時間[1]．

最高血中濃度到達速度：45分[1]

代謝・排泄

96% がアルブミンなどの蛋白と結合する．

肝臓で主にCYP3A4によって代謝される．

便中に63% が尿中に25% が排泄される．2% が変化なく排泄される[1]．

文献

1）http://www.accessdata.fda.gov/drugsatfda_docs/label/2009/020646s016lbl.pdf

2）Uthman BM, et al: Tiagabine for complex partial seizures: a randomized, add-on, dose-response trial. Arch Neurol 55: 56-62, 1998

3）Kalviainen R, et al: A double-blind, placebo-controlled trial of tiagabine given three-times daily as add-on therapy for refractory partial seizures. Northern European Tiagabine Study Group. Epilepsy Res 30: 31-40, 1998

4）Leach JP, et al: Tiagabine. Lancet 351: 203-207, 1998

（河合　真）

25 ラコサマイド（lacosamide）

作用点

Na^+チャネルの遅い不活性化プロセスを増強することで神経細胞の細胞膜を過分極の状態にとどめ，繰り返す脱分極を防ぎ，膜電位を安定化させる[1]．

薬効の強さ

併用療法にて26～40% の発作減少が認められ，発作頻度が投与前の50% 以下になる確率は33～41% であった[1,2]．

適応てんかん類型

焦点発作に対する併用療法として17歳以上に認可されている[1]．

投与量，投与法

1回50 mgを1日2回投与から開始．1週ごとに1日量で100 mg(1日2回に分割する)漸増する.

維持量としては1日量として200～400 mgを2回に分割する.

静注薬剤も米国で発売されているが，投与量は経口投与と同様である[1].

副作用

ふらつき，失調があるため投与開始時には自動車の運転や機械の操作を行わないように指導する.

頻度の多いものとしては，倦怠感，複視，振戦，悪心，頭痛が挙げられる.

心電図におけるPR間隔延長が報告されている．市販後調査で心房細動，心房粗動が報告されている．失神も報告されている.

その他の副作用については添付文書を参照してもらいたい[1].

薬剤相互作用

バルプロ酸，カルバマゼピン，レベチラセタム，ラモトリギン，フェニトイン，フェノバルビタール，ガバペンチン，クロナゼパム，ゾニサミドの血中濃度に変化は認められなかった.

バルプロ酸，カルバマゼピンはラコサマイドの薬物動態に影響を与えなかったが，カルバマゼピン，フェノバルビタール，フェニトインと併用した場合ラコサマイドの血中濃度が軽度(15～20%)減少した.

CYP3A4，CYP2C9，CYP2C19によって代謝される．また蛋白結合は15%以下であるためほかの蛋白結合率の高い薬剤との競合は可能性が低い.

その他の薬剤に関しては添付文書参照のこと[1].

半減期・最高血中濃度到達速度

半減期：13時間

最高血中濃度到達速度：1～4時間[1]

代謝・排泄

CYP3A4，CYP2C9，CYP2C19によって代謝される.

95%は尿中に排泄される(40%が不変で，30%が不活化代謝物).

0.5%は便中に排泄される[1].

文献

1）http://www.vimpat.com/pdf/vimpat_PI.pdf
2）Ben-Menachem E, et al: Efficacy and safety of oral lacosamide as adjunctive therapy in adults with partial-onset seizures. Epilepsia 48: 1308-1317, 2007

（河合　真）

26 その他本邦未発売の薬剤

(1) ペランパネル(Perampanel FYCOMPA®)

作用点

シナプス後におけるamino-3-hydroxy-5-methylisoxazole-4-propionic acid(AMPA)受容体に対する非競合性の拮抗薬である.

薬効の強さ

不明，併用療法としてのみ認可されている.

適応てんかん類型

12歳以上の焦点発作(二次性全般化てんかん発作を伴う場合も伴わない場合も含む)に対する併用療法として認可されている.

投与量，投与法

●酵素誘導作用のある薬剤と併用しない場合

2 mgを眠前から開始する．毎週1日量2 mgずつ増量し1日量4～8 mg眠前1回投与へ漸増する．高齢者は2週ごとに増量することが推奨される．推奨量は8～12 mg 1日1回投与である.

●酵素誘導作用のある薬剤と併用する場合

フェニトイン，カルバマゼピン，オキシカルバゼピンと併用する場合は1日量4 mgから開始する.

副作用

重大もしくは生命にかかわる精神的，行動における副作用に関する black box warning(ブラックボックス警告：処方箋医薬品のリスクの可能性についてラベルに記載される警告文の１つで，医学的に深刻な，時には生命にかかわる副作用を引き起こすリスクを伴うことを示すもの)が出ている．攻撃性，敵対性，イライラ感，怒り，他殺念慮が報告されている．その他自殺念慮，ふらつき，倦怠感，転倒などが報告されている．さらに頻度の低い副作用に関しては添付文書を参照してほしい．

薬剤相互作用

経口避妊薬：ペランパネル 12 mg でレボノルゲストレル(levonorgestrel)を 40% 低下させる．

CYP P450 誘導作用のある薬剤(フェニトイン，カルバマゼピン，オキシカルバゼピン)との併用でペランパネルの血中濃度は 50～67% 低下させる．

アルコールやその他の中枢神経抑制薬と併用すると中枢神経機能がさらに抑制される可能性がある．

血中濃度(半減期・最高血中濃度到達速度)

半減期：105 時間．

最高血中濃度到達速度：0.5～2.5 時間．

代謝・排泄

酸化とグルクロン抱合を受ける．酸化は CYP3A4，CYP3A5 を介する．

22% は尿中，48% は便中に排泄される[1]．

(2) エゾガビン(Ezogabine POTIGA®)

作用点

詳細は不明だが，カリウムチャネルに作用しカリウムの流入を促進し静止膜電位を安定化させる．GABA の作用を増強するともいわれている．

薬効の強さ

不明だが，併用療法にだけ認可されている．

適応てんかん類型

18 歳以上の難治性焦点発作に対する併用療法として効果が副作用を超えると思われる場合に処方する．

投与量，投与法

開始量は 1 日 300 mg を 3 回に分割して投与する．1 週間ごとに 1 日量 150 mg ずつ漸増する．

標準量は 1 日 600～1,200 mg でそれを 3 回に分割して投与する．

副作用

網膜色素異常と視力低下に関する black box warning が出されている．そのため定期的な眼科検診で網膜を診察することが必要である．

特異的な副作用としては尿閉，皮膚の色素沈着(特に青色)，QT 延長，意識混濁，幻覚などの精神症状，自殺念慮，自殺企図を呈することがある．

頻度の高い副作用としてはめまい，傾眠傾向，倦怠感，振戦，意識混濁，記銘力低下，注意力低下，ふらつき，失語，構音障害，複視，視覚異常が挙げられている．

薬剤相互作用

フェニトインとカルバマゼピンはエゾガビンの血中濃度を低下させることがある．

エゾガビンの代謝産物がジゴキシンの尿中への排泄を低下させるので濃度をモニターする．

血中濃度(半減期・最高血中濃度到達速度)

半減期：7～11 時間．

最高血中濃度到達速度：0.5～2 時間．

代謝・排泄

グルクロン酸抱合とアセチル化をされる．

85% は尿中に排泄される[2]．

文献

1）Eisai. FYCOMPA prescribing information.(2013).

2) GlaxoSmithKline. POTIGA prescribing information. (2013).

(河合 真)

J 抗てんかん薬(注射剤)

1 フェニトイン

作用点

フェニトインの薬理的な作用点は複数あることが知られている.

●ナトリウムチャネル

ナトリウムチャネルの不活型の状態で安定化させることにより,神経細胞の脱分極に対し抑制性に働き,興奮性を阻害する.

●カルモジュリン系

カルモジュリンおよびそのセカンドメッセンジャー系に対して調節機能をもつ.

●神経伝達物質の放出

シナプスにおける電位依存性の神経伝達物質の放出を調節する.

薬効の強さ

フェニトインの抗てんかん作用は高く,多くのてんかん症候群の多様な発作型に対して初期の治療および追加の治療としての適応がある.特に経静脈投与が可能であり,てんかん重積状態にも使用可能である.

適応てんかん類型

てんかん症候群およびてんかん発作型に対して広く適応があるが,例外として欠神発作およびミオクロニー発作があり,これらの発作を有する例えば若年性ミオクロニーてんかんや進行性ミオクローヌスてんかんは適応とはならないので注意が必要である.静注薬はてんかん重積および経口投与ができない場合に適応がある.

投与量・投与法

●経口薬

添付文書では,通常成人1日200~300 mg,小児には学童100~300 mg,幼児50~200 mg,乳児20~100 mgを毎食後3回に分割経口投与するとなっている(症状,耐薬性に応じて適宜増減).一般には成人・小児ともに5 mg/kg/日が標準的な開始用量で,1日2回投与もよく用いられている.基本的に水溶性が低く消化管での吸収率が低いために,bioavailabilityに個人差が大きく,また経過の中で変化する場合がある.なお,新生児けいれんにも有効であるが,経口投与での吸収が不確実であり,経静脈投与のほうが確実である.

血中での蛋白結合率が高いために血中濃度が10 μg/mLを超えると血中濃度の変化率が大きく(後述),1回の増量は成人で30~50 mg程度にとどめ,十分な期間の後に血中濃度での確認が必要である.さらに,製剤によりbioavailabilityが異なる可能性があり,同じ成分であっても用量の調節には注意を要する.

●静注薬(アレビアチン注® 50 mg/mL)

添付文書では,「フェニトインナトリウムとして125~250 mg(2.5~5 mL)を,1分間50 mgを超えない速度で徐々に静脈内注射する.以上の用量で発作が抑制できないときには,30分後さらにフェニトインナトリウムとして100~150 mg(2~3 mL)を追加投与するか,他の対策を考慮する.」となっている.一般には15~20 mg/kgを投与して発作が抑制されない場合には,追加として5 mg/kgを初期投与量と合計で最大30 mg/kgとして投与が可能である.循環抑制(低血圧,心臓伝導障害,不整脈)があるために,投与速度として1分間50 mgを超えないことが指示されており,血圧および心電図モニターが推奨される.

なお，血中濃度を治療域に急いで到達させる必要がある場合には，loading doseとしては，てんかん重積に準じて成人では15〜20 mg/kgを経静脈的に投与するか，経口薬を合計1,000 mg(400 mg，4時間後300 mg，4時間後最終300 mg)を間隔をあけて投与する．小児では，1回5〜6 mg/kgを8時間間隔で4回投与する．製剤がアルカリ性溶液であり，血管痛もあり，また血管外漏出による組織傷害性への注意が必要である．

副作用

フェニトインの副作用の中で重大な副作用として，アレルギー反応があり，Stevens-Johnson症候群や中毒性表皮壊死融解症では中断が必要となる．その他，過敏症症候群(発熱，発疹，リンパ節腫脹，肝機能障害など)，汎血球減少，巨赤芽球性貧血(葉酸に反応)，非可逆性の小脳失調，血中濃度上昇によって失調，眼振などの可逆性の小脳症状，感覚異常，眠気，めまい，頭痛などの神経症状，吐気，嘔吐，便秘，肝障害(劇症肝炎含む)などの消化器症状，歯肉腫脹，多毛など美容的問題(特に女性)，骨密度低下などの内分泌的な問題がある．

また妊娠中の投与が胎児への催奇性を上昇させる(胎児フェニトイン症候群：唇裂，口蓋裂など)との報告があり，治療上の必要性と併せて検討を要する．また，妊婦の葉酸補充，新生児ビタミンK欠乏予防のための分娩前のビタミンKの母体投与が推奨されている．母乳中には分泌されるが，一般に母乳受乳中の児のフェニトインの血中濃度は母体の1/10以下とされている．

薬剤相互作用

制酸薬の投与や経管栄養薬との投与は，吸収率を低下させる可能性がある．したがって，他薬剤を内服している可能性が高い高齢者などでは，使用時にフェニトインの血中濃度および，それまで内服していた併存症に対する薬効の低下に注意が必要となる．

フェニトインの代謝を阻害し血中濃度を上昇させる可能性のある薬剤としては，抗てんかん薬としてバルプロ酸，カルバマゼピン，クロバザム，トピラマート，スルチアム，スチリペントールなどがある．そのほか，抗うつ薬(フルオキセチン，フルボキサミン，セルトラリン，トラゾドンなど，SSRI，イミプラミン)，化学療法薬(フルコナゾール，ミコナゾール，イソニアジドなど)，抗腫瘍薬(フルオロウラシル，ドキシフルリジン，タモキシフェンなど)，タクロリムス，ジルチアゼム，オメプラゾール，シメチジン，チクロピジン，アロプリノール，アミオダロン，クロルフェニラミン，ジスルフィラムなどがある．

フェニトインの血中濃度を低下させる可能性がある薬剤としては，リファンピシン，シスプラチンなどの抗腫瘍薬，葉酸，ビガバトリンなどがある．

フェニトインには薬剤代謝酵素誘導作用があり，他の薬剤の血中濃度を低下させる．フェニトインによって血中濃度が低下する可能性がある抗てんかん薬としては，バルプロ酸，カルバマゼピン，ゾニサミド，ラモトリギン，トピラマート，ベンゾジアゼピン系薬剤などがある．そのほかの血中濃度が低下する可能性のある薬剤としては，ワルファリン，糖質ステロイド類，経口避妊ステロイド，抗腫瘍薬の一部，ジヒドロピリジン系カルシウム拮抗薬，ジギトキシン，シクロスポリン，テオフィリン，チロキシンなど多岐にわたる．

血中濃度(治療域)

至適血中濃度は10〜20 μg/mL.

半減期・最高血中濃度到達速度

わが国で市販されている代表的製剤の薬効動態は**表12-10**のとおりである．

代謝・排泄

肝臓のCYP2CおよびCYP2C19で主に代謝され，代謝物は抗てんかん作用はなく，60%以上は尿中に排泄される．血液中で90%以上は蛋白に結合しており，血中濃度が10 μg/mL以上にな

表 12-10　フェニトイン各製剤の薬理特性

商品名	剤型	Cmax(投与量)	Tmax(時間)	半減期(時間)
アレビアチン	散	2.00±0.10(100 mg)	3.9±0.3	13.9±1.5
ヒダントール	散	2.5±0.4(100 mg)	5.2±1.0	12.3±3.0
アレビアチン	錠剤	1.87±0.11(100 mg)	4.2±0.3	13.9±1.7
ヒダントール	錠剤 25 mg	6.0±1.3(200 mg)	4.2±1.0	16.8±2.3
	錠剤 100 mg	6.3±0.9(200 mg)	3.2±1.0	15.2±2.2
アレビアチン	注	──	──	約 10

(各添付文書より)

ると，投与量に比して血中濃度が急に上昇する非線形のパターンを示すので，増量に際しては副作用の発現に特に注意が必要である．なお，抗てんかん作用は蛋白非結合分画であり，例えばバルプロ酸による蛋白結合の阻害や何らかの要因による低蛋白血症では，遊離体が増加し作用が増強される可能性がある．

文献

1) Stern JM, et al: Phenytoin, fosphenytoin, and other hydantoins. In: Engel J, et al, eds: Epilepsy: A Comprehensive Textbook 2nd Ed. pp1609-1627, Wolters Kluwer, Lippincott Williams & Wilkins, Philadelphia, 2007
2) Patsalos PN, et al: Phenytoin. The Epilepsy Prescriber's Guide to Antiepileptic Drugs 2nd Ed. pp199-210, Cambridge University Press, Cambridge, 2013

(岡　明)

2　ホスフェニトイン

作用点

ホスフェニトインはフェニトインのリン酸エステルで，ホスファターゼ酵素作用によってフェニトインとして作用する．フェニトインのプロドラッグであり，薬理的な作用点はフェニトインと同じである．

薬効の強さ

フェニトインの抗てんかん作用と同じで，てんかん重積状態にも使用可能である．なお，ホスフェニトインで 1.5 mg からフェニトイン 1 mg に変換されるために，ホスフェニトインの用量を 1.5 で割ると，相当するフェニトイン量となる．

適応てんかん類型

効果としては，フェニトインと同じであるが，静注製剤のみであり，基本的にはてんかん重積状態，脳外科手術または意識障害時の発作発現抑制，フェニトインが経口投与されていた患者が経口投与が一時的に不可能になった場合の使用が適応となっている．

投与量・投与法

てんかん重積状態では，ホスフェニトインとして 22.5 mg/kg を，投与速度は 1 分間 3 mg/kg または 150 mg のいずれか低いほうを超えない速度で徐々に静脈内注射する．維持投与はホスフェニトインとして 5～7.5 mg/kg を，投与速度は 1 分間 1 mg/kg または 75 mg のいずれか低いほうを超えない速度で徐々に静脈内注射する．

脳外科手術または意識障害時には，ホスフェニトインとして 15～18 mg/kg を静脈内投与する．投与速度は 1 分間 1 mg/kg または 75 mg のいずれか低いほうを超えない速度で徐々に静脈内注射する．維持投与はホスフェニトインとして 5～7.5 mg/kg を，投与速度は 1 分間 1 mg/kg または 75 mg のいずれか低いほうを超えない速度で徐々に静脈内注射する．

フェニトインが経口投与されていた患者が経口投与が一時的に不可能になった場合は，経口フェニトインの1日投与量の1.5倍量のホスフェニトインを1日1回または分割にて投与する．投与速度は1分間1 mg/kgまたは75 mgのいずれか低いほうを超えない速度で徐々に静脈内注射する．

フェニトインと同様に循環抑制(低血圧，心臓伝導障害，不整脈)があるために，投与速度が指示されており，バイタルサインのモニタリングが注意喚起されている．

薬剤相互作用

ホスフェニトインもフェニトインと同じ血液中の蛋白と結合するために，ホスフェニトイン投与によって血液中の遊離フェニトイン濃度は上昇する．

フェニトインに変換後の薬剤相互作用は，フェニトインと同じである．

血中濃度(治療域)

フェニトインとしての至適血中濃度は10～20 μg/mLとされているが，てんかん重積状態ではそれ以上(30 μg/mLまで)の血中濃度が必要となる場合がある．

半減期・最高血中濃度到達速度

血中のフェニトインとしての総血中濃度は静脈注射開始後20～60分で最高血中濃度となる．実際に薬効を有する蛋白非結合分画は，20～30分で最高血中濃度に達する(ホスフェニトインが，フェニトインの蛋白結合を競合的に阻害するため)．フェニトインの血中濃度の半減期は15～17時間である．

代謝・排泄

フェニトインへの変換は投与後8～15分で行われ，その後の代謝経路はフェニトインと同様である．

文献

1）Stern JM, et al: Phenytoin, fosphenytoin, and other hydantoins. In: Engel J, et al, eds: Epilepsy: A Comprehensive Textbook 2nd Ed. pp1609-1627, Wolters Kluwer, Lippincott Williams & Wilkins, Philadelphia, 2007
2）Patsalos PN, et al: Fosphenytoin. In: The Epilepsy Prescriber's Guide to Antiepileptic Drugs 2nd Ed. pp84-92, Cambridge University Press, Cambridge, 2013

(岡　明)

3　ジアゼパム

作用点

$GABA_A$受容体のベンゾジアゼピン系の結合部位に結合し，アロステリック効果によってGABAの$GABA_A$受容体への親和性が増加し，GABAの作用が増強すると考えられている．$GABA_A$受容体を活性化により，クロルイオンチャネルを介してクロルイオンを細胞内に流入させ，神経細胞の興奮を抑制する．

薬効の強さ

ベンゾジアゼピン系薬剤の中でも即効性があり，けいれん性および非けいれん性のてんかん重積に広く用いられており，てんかん重積では高い有効性が示されており，特に早期治療として第一選択とされている．

適応てんかん類型

国内でてんかんに適応があるのは静注剤と坐剤である．

静注剤は，てんかん重積状態に適応があり，重積として持続するてんかん発作(特に早期)および繰り返すてんかん発作(およびその予防)に対して用いられる．

坐剤は小児が適応とされており，熱性けいれんおよびてんかんの発作の改善が適応となっている．熱性けいれんについては発熱時の間欠投与となっている．

投与量・投与法

●静注薬

添付文書では，一般に成人には，ジアゼパムとして10 mgを静脈内にできるだけ緩徐に注射する．静脈内に注射する場合には，なるべく太い静脈を選んで，できるだけ緩徐に(2分間以上をかけて)注射する．小児では0.3〜0.5 mg/kg(最大で20 mg)を投与し，投与速度は1分間2〜5 mgを超えない速度で投与する．てんかん重積についてのガイドラインでは，無効であれば呼吸抑制に十分に注意をして5〜10分後に追加が可能とされている．なお，本剤は他の溶液との混合や希釈で混濁をするため，原液で投与する．

なお，静脈用のルート確保が難しい場合には，静注用製剤の直腸内投与により，効果が10分以内に認められる(適応外使用)．

●坐剤

添付文書では，小児にジアゼパムとして1回0.4〜0.5 mg/kgを1日1〜2回，直腸内に挿入する．1日1 mg/kgを超えないようにする．

副作用

投与時には呼吸抑制，舌根沈下，循環系ショック，鎮静などをきたす可能性があり，十分に注意をする必要がある．

薬剤相互作用

特に酵素誘導作用も認めず，本剤による他薬剤への影響の報告はない．

ジアゼパムの血中濃度はカルバマゼピン，フェニトイン，フェノバルビタールなどの抗てんかん薬によって低下する可能性がある．バルプロ酸は蛋白結合作用によって蛋白非結合ジアゼパムを上昇させる可能性がある．そのほかの薬剤として，リトナビル(併用禁忌)，シメチジン，エリスロマイシン，シプロフロキサシン，フルボキサミン，イトラコナゾール，オメプラゾールなどによりジアゼパムの血中濃度を上昇させる可能性がある．マプロチリン，モノアミン酸化酵素阻害薬で作用が増強する可能性があり，ダントリウムとの併用で筋弛緩作用が増強する可能性がある．

血中濃度(治療域)

他のベンゾジアゼピン系薬剤と同様に，有効な血中濃度など明確に示されておらず，血中濃度モニタリングの適応は一般にない．初期発作抑制には血中濃度550 ng/mL，けいれん抑制効果の維持として150〜300 ng/mLが示唆されている．

半減期・最高血中濃度到達速度

●静注剤

添付文書では，ジアゼパムを静脈内投与での血漿中未変化体濃度は二〜三相性を示して推移し，分布相の半減期は20.4〜60分，消失相の半減期は9〜96時間とされている．即効性であるが，半減期が短いことから，発作の再発をきたすことがある．

●坐剤

添付文書では，成人では最高血中濃度到達時間は1.2時間，平均消失半減期は34.9時間，小児での最高血中濃度到達時間は1.5時間，平均消失半減期は32.8時間とされている．

代謝・排泄

肝臓(CYP2C19，CYP3A4)で主に代謝され，脱メチル化されてDesmethyldiazepamに変換後，ヒドロキシル化されてOxazepamとなる．なお，ヒドロキシル化をされてTemazepamに変換され，その後脱メチル化されOxazepamとなる経路もある．Desmethyldiazepamは，Diazepamの1/3の抗けいれん作用を有する物質で，Diazepamに比較して血中に蓄積しやすい点で注意が必要である．Oxazepamはグルクロン酸抱合を受けて活性を失い，主に尿中に排泄をされる．

文献

1) Schmidt D, et al: Benzodiazepines. In: Engel J, et al, eds: Epilepsy: A Comprehensive Textbook 2nd Ed. pp1531-1541, Wolters Kluwer, Lippincott Williams & Wilkins, Philadelphia, 2007
2) Patsalos PN, et al: Diazepam. In: The Epilepsy Prescriber's Guide to Antiepileptic Drugs 2nd Ed. pp48-56, Cambridge University Press, Cambridge, 2013
3)「てんかん治療ガイドライン」作成委員会(編)：てんかん重積状態．てんかん治療ガイドライン 2010. pp72-85，医学書院，2010

(岡　明)

12　薬物療法

4 フェノバルビタール

作用点

フェノバルビタール(PB)の薬理効果は，$GABA_A$ 受容体に結合することで Cl^- チャネル開放時間を延長し過分極させて，GABA の薬理効果を増強することにある[1]．その他 Na^+ チャネルや Ca^{2+} チャネルに対する限定的な効果も有する．

薬効の強さ

用量依存的に抗けいれん効果が増強するが即効性はなく，てんかん重積状態頓挫後の再発予防薬として使用される．

適応てんかん類型

新生児けいれんおよび一次性・二次性の強直間代発作のみならず焦点性発作によるてんかん重積状態に対して投与される．

投与量・投与方法

新生児では PB として，初回 20 mg/kg を 5～10 分かけて静脈内投与し，患者の状態に応じて初回投与量を超えない範囲で追加投与を行う．新生児以外のてんかん重積状態に対しては 15～20 mg/kg を 10 分以上かけて(100 mg/分を超えない速度で)1 日 1 回静脈内投与する．維持療法は新生児に関しては 2.5～5 mg/kg を 1 日 1 回投与するが，小児のてんかん重積状態では初回投与後以降の維持量は 3.5～5 mg/kg/日が妥当であるという報告があり[2]，適宜血中濃度をモニタリングすれば PB 維持療法の投与量は添付文書上の新生児けいれんに対する維持療法とほぼ同程度で使用可能であると考えられる．

副作用

添付文書上，禁忌は本剤またはバルビツール酸系薬剤に対する過敏症既往以外に，急性間欠性ポルフィリン症の患者，ボリコナゾール，タダラフィル，リルピビリンなどの薬剤を投与中の患者に対して禁忌となっている．また投与開始後の重篤な副作用として中毒性表皮壊死融解症，皮膚粘膜眼症候群，過敏症症候群，肝機能障害，顆粒球減少・血小板減少(以上頻度不明)が挙げられる．その他眠気・過眠，失調，血圧低下，呼吸抑制などに注意が必要である．

薬剤相互作用

抗てんかん薬との相互作用として，① PB との併用で併用薬剤の血中濃度が低下：カルバマゼピン，ゾニサミド，ラモトリギン，エトスクシミド，② PB との併用で PB を上昇させ併用薬剤の血中濃度が変化しない，または低下：バルプロ酸，スチリペントール，クロバザムが挙げられる[3]．

血中濃度(＝治療域)

PB の標準的な治療域の血中濃度は 10～40 μg/mL といわれているが，けいれん重積状態に対する PB 坐薬を用いた非経静脈的 PB 大量療法では，4 日以上かけて 50～60 μg/mL まで上昇させて維持することもある[3]．通常の使用においても血中濃度モニタリング実施のうえで呼吸や循環抑制に注意が必要である．

半減期・最高血中濃度到達速度

添付文書上，新生児では初回投与量 17.5～20.8 mg/kg に対して 2 時間後の血中濃度は 18.8～25.8 μg/mL(最小-最大値)，22.38 ± 2.34 μg/mL(平均 ± 標準偏差)である．また「小児期に発症するてんかん重積状態に対する PB のエビデンスに関する臨床研究」に関する報告[4]においては，PB 投与量 15～20 mg/kg に対して 12 時間未満の血中濃度は 30～45 μg/mL，12～24 時間後の血中濃度は 15～35 μg/mL，24 時間以降では 20 前後または 20～30 μg/mL で推移しており，初回投与量に対する血中濃度はある程度予測可能ではある．

代謝・排泄

PB は経静脈的に投与されたあとはおよそ 40～60% が蛋白と結合した状態で存在し，20～25% は未変化体のまま尿中に排泄され，残りは肝臓で代謝されることになる．肝臓ではチトクローム P450(CYP)3A によって代謝されグルクロン酸抱合されたのちに胆汁へ排泄される．

文献

1）Thomas R, et al: Handbook of Epilepsy, 3rd ed. pp162-198, Lippincott Williams and Wilkins, Philadelphia, 2004
2）菊池健二郎，他：小児てんかん重積状態および発作群発に対する静注用 phenobarbital 維持療法の有効性と薬物動態についての検討．てんかん研究　30：19-26, 2012
3）須貝研司：てんかんの治療―てんかん症候群の治療．加我牧子，他(編)：国立精神神経センター小児神経科診断・治療マニュアル改訂第 2 版．pp288-299，診断と治療社，2009
4）大塚頌子，他：静注用 phenobarbital によるてんかん重積状態の治療法の確立に向けて．脳と発達　43：128-131，2011

(阿部裕一・山内秀雄)

5　ミダゾラム

作用点

ミダゾラムの抗けいれん作用は脳内に分布する $GABA_A$ 受容体にあるベンゾジアゼピン結合部位に結合することでアロステリック効果により $GABA_A$ 受容体と GABA の親和性を増強する．$GABA_A$ 受容体に GABA が結合すると，$GABA_A$ 受容体に内蔵されている Cl^- チャネルを介して濃度勾配に従った Cl^- の流入が神経細胞内で起こり，神経細胞の興奮を抑制する．ミダゾラムは，$GABA_A$ 受容体と GABA の親和性を増強させることにより，Cl^- チャネルの開口頻度を増加させ，Cl^- の神経細胞流入を増加させる．$GABA_A$ 受容体-Cl^- チャネル複合体はヘテロ 5 量体糖蛋白で複数のアイソフォームがクローニングされており，ミダゾラムのアロステリック効果発現には $\alpha\beta\gamma$ アイソフォームが必須であり，ミダゾラムの抗けいれん作用には α_1 サブユニットが特に重要である．

薬効の強さ

ミダゾラムのベンゾジアゼピン受容体への親和性はジアゼパムの約 2 倍であり，薬理学的にはジアゼパムの 3～4 倍強力である．

適応てんかん類型

適応は「てんかん重積状態」であり，てんかんの類型にかかわらず，熱性けいれんや脳炎・脳症などの急性疾患に伴うけいれん重積状態にも使用可能な薬剤である．

投与量・投与法

(1) 静脈内投与

通常，修正在胎 45 週以上(在胎週数＋出生後週数)の小児には，初回投与はミダゾラム 0.15 mg/kg を静脈内に注射し，必要に応じて 1 回につき 0.1～0.3 mg/kg の範囲で追加投与する．投与速度は 1 mg/分を目安とし，上限は 5 mg/分とする．初回投与および追加投与の総量は 0.6 mg/kg までとする．

(2) 持続静脈内投与

通常，修正在胎 45 週以上(在胎週数＋出生後週数)の小児には，0.1 mg/kg/時より持続静脈内投与を開始し，必要に応じて 0.05～0.1 mg/kg/時ずつ増量する．最大投与量は 0.4 mg/kg/時までとする．

副作用

(1) 重大な副作用

呼吸抑制，舌根沈下(0.1～5% 未満)，無呼吸，アナフィラキシーショック，心停止，心室頻拍，心室性頻脈(いずれも頻度不明)，悪性症候群

(2) その他の副作用(0.1～5% 未満)

しゃっくり，咳，不整脈，血圧低下，血圧上昇，頻脈，悪心，嘔吐，AST(GOT)上昇，ALT(GPT)上昇，γ-GTP 上昇，総ビリルビン上昇，体動，発汗など

薬剤相互作用

本剤は主として CYP3A4 で代謝されるため，CYP3A4 で代謝される薬剤と併用した場合，競

合的阻害作用により，本剤または併用薬剤の血漿中濃度が上昇する場合がある．併用禁忌とされる薬剤は，HIV プロテアーゼ阻害薬，HIV 逆転写酵素阻害薬である．また併用注意となる薬剤は中枢神経抑制作用が増強されるおそれのあるフェノチアジン誘導体，バルビツール酸誘導体，麻薬性鎮痛薬などの中枢神経抑制薬，モノアミン酸化酵素阻害薬，アルコール，そしてCYP3A4を阻害する薬剤(カルシウム拮抗薬，アゾール系抗真菌薬，シメチジン，エリスロマイシン，クラリスロマイシン，テリスロマイシン，キヌプリスチン，ダルホプリスチン)などである．また抗悪性腫瘍薬のビノレルビン酒石酸塩，パクリタキセルは骨髄抑制などの副作用が増強するため併用に注意が必要である．またプロポフォールとの併用は麻酔鎮静作用が増強されたり，収縮期血圧・拡張期血圧・平均動脈圧および心拍出量が低下することがあり注意すべきである．

血中濃度(＝治療域)

研究者によって異なるが 200～400 ng/mL 程度と考えられる．

半減期・最高血中濃度到達速度

半減期は未熟児・新生児で長く(6.3～6.5 時間) 1～12 歳では成人と同様(2 時間)もしくは短い．筋肉内投与時の最高血中濃度到達時間は 15 分前後である．

代謝・排泄

肝臓において CYP3A4，CYP3A5 により 1-ヒドロキシミダゾラム，4-ヒドロキシミダゾラムに代謝されるほか，グルクロン酸抱合も受けることが確認されている．日本人健常成人男子にミダゾラムを単回静脈内投与(0.1，0.2，0.3 mg/kg)あるいは単回筋肉内投与(0.2 mg/kg)したとき，投与後 24 時間までに投与量の 66.1～87.8% が 1-ヒドロキシメチル体として尿中に排出されることが報告されている．

(山内秀雄・阿部裕一)

6 レベチラセタム

作用点

神経伝達物質放出の調節に関与すると考えられるシナプス小胞蛋白 2A(SV2A)に結合することにより抗てんかん作用を発揮する抗てんかん薬である．作用機序として N 型 Ca^{2+} チャネル阻害作用，細胞内 Ca^{2+} 遊離抑制作用，GABA およびグリシン作動性電流に対するアロステリック阻害の抑制作用，神経細胞間の過剰な同期化の抑制作用などが考えられている．

薬効の強さ

経口レベチラセタムと同等の薬効を有する．

適応てんかん類型

一時的に経口投与ができない患者における，レベチラセタム経口製剤の代替療法として，ほかの抗てんかん薬で十分な効果が認められないてんかん患者の部分発作(二次性全般化発作を含む)に対する抗てんかん薬との併用療法が基本であるが，てんかん重積状態における第 2 選択薬として十分効果の期待できる静注製剤であると考えられる．

投与量・投与法

レベチラセタムの経口投与から本剤に切り替える場合は，レベチラセタム経口投与と同じ 1 日用量および投与回数にて，1 回量を 15 分かけて静脈内投与する．レベチラセタムの経口投与に先立ち本剤を投与する場合は成人においてはレベチラセタムとして 1 日 1,000 mg を 1 日 2 回に分け，1 回量を 15 分かけて静脈内投与する．適宜増減できるが，1 日最高投与量は 3,000 mg を超えないこととし，増量は 2 週間以上の間隔をあけて 1 日用量として 1,000 mg 以下ずつ行う．4 歳以上の小児においてはレベチラセタムとして 1 日 20 mg/kg を 1 日 2 回に分け，1 回量を 15 分かけて静脈内投与する．増量は 2 週間以上の間隔をあけて 1 日用量として 20 mg/kg 以下ずつ行う．1 日最高投与量は 60 mg/kg 以下で成人量最高投与量を超えない．てんかん重積状態において使用する場合は確定的な用量は定まっていないが，20〜30 mg/kg を 15 分以上かけて静注する．

副作用

国内での調査ではレベチラセタムの投与経路を経口投与から 15 分間静脈内投与に切り替えたときの副作用発現率は 18.8%，その内訳は，注射部位炎症，注射部位疼痛，注射部位腫脹が各 1 例(6.3%)であった．

薬剤相互作用

レベチラセタムはほかの抗てんかん薬の血漿中濃度に影響を及ぼされることがなく，またほかの抗てんかん薬(カルバマゼピン，フェニトイン，バルプロ酸，ゾニサミド)の血漿中濃度に影響を及ぼさない．またヒトの主要な薬物代謝酵素活性に影響を及ぼさない．

血中濃度(＝治療域)

外国人てんかん患者において，臨床効果が得られた患者におけるレベチラセタムの血清中未変化体濃度は12〜46 μg/mLであったとの報告がある．

半減期・最高血中濃度到達速度

健康成人男性 16 例にレベチラセタム 1,500 mg を 15 分にて単回静脈内投与および 1 日 2 回 4.5 日間反復静内投与したときのレベチラセタムの最高血中濃度到達時間(T_{max})は 0.25 時間(単回投与および反復投与)消失半減期($t_{1/2}$)7.21 時間であった．

代謝・排泄

投与量の約 70% が未変化体として尿中に排泄される腎排泄型薬剤である．主要な代謝経路は，アセトアミド基の酵素的加水分解であり，これにより生成されるのは主代謝物の ucbL057(カルボキシル体)であり，CYP 非依存の酵素であるセリンエステラーゼと推測される酵素によって生成される．ucbL057 の薬理学的活性はない．

(山内秀雄・阿部裕一)

K 副腎皮質刺激ホルモン，免疫グロブリン

1 副腎皮質刺激ホルモン(ACTH)

Sorel らが 1958 年に初めて副腎皮質刺激ホルモン(adrenocorticotropic hormone；ACTH) を West 症候群に使用し，脳波と発作の改善を報告した[1]．現在，ACTH 療法は West 症候群に対して最も有効性の高い治療法として確立している[2,3]．ACTH 療法はほかにも Lennox-Gastaut 症候群，Landau-Kleffner 症候群，睡眠時持続性棘徐波を示すてんかん性脳症，ミオクロニー脱力発作を伴うてんかんなどに対しても有効性の報告があるが，West 症候群を中核とするてんかん性スパズムを呈するてんかんにみられる特異な有効性に匹敵する報告はない．

化学的特性と作用機序，製剤基本情報

ACTH は下垂体前葉ホルモンの 1 つで 39 アミノ酸からなる．ヒトを含め多種の動物に共通する N 末端 24 アミノ酸で副腎皮質刺激の完全な生物学的活性を示すため，動物由来 ACTH が天然製剤として利用できる．合成製剤も多くは N 末端 24 アミノ酸を含む構造である．

ACTH の抗てんかん作用の機序は，副腎刺激作用を介した作用ではなく，脳に直接に作用していると考えられている．ACTH と関連した West 症候群の発症機序として脳(視床下部-下垂体)副腎軸に基づく仮説があるが，病態に関し説明できない点も多く残る．

日本では，N 末端 24 アミノ酸からなるテトラコサクチドを作用持続化する亜鉛懸濁液にした製

剤(コートロシンZ®)がてんかん治療に利用されている．副腎皮質刺激効果はテトラコサクチド1 mgが天然ACTH製剤40単位に相当，作用は24時間以上持続する．

ACTH療法の用法用量

多彩な難治てんかんにACTH療法が行われるが，West症候群への有効性が顕著である．West症候群では認知，発作の長期予後を改善するため早期の導入が推奨され，特に潜因性では1か月以内に開始することが望ましい[2,3]．しかし，副作用などの懸念から，診断，即ACTH療法とはならず，他剤が試みられてから導入されるといった段階的治療戦略がとられることが多い．抗てんかん薬内服治療などの先行治療が行われる場合，2週間で脳波改善と発作抑制できなければACTH療法に導入するべきである[2]．

各国で製剤が異なるため，国際的に統一された方法はない．国内でも最適な方法は確立していない．本邦では1968年に乳児で0.25 mg/日の2週連日投与後，漸減6週の治療法[4]が発表された．その後，合成製剤で重篤な副作用の報告があり，少量化に向かった．少量化による有効性低下は認められず[5,6]，最近では0.01～0.015 mg/kg/日を2週連日投与し，減量は2週以内の少量・短期間治療が半数以上の施設における標準的な実施方法となっている[7,8]．一部の施設ではほかに極少量導入後増量方式も報告されている[9]．

副作用

主たる副作用は免疫抑制・感染症で，その他に代謝内分泌・消化器系では体重増加・食欲亢進，満月様顔貌，低K血症などの電解質異常，耐糖能障害，腎結石・骨粗鬆症，甲状腺機能低下症，肝障害，消化管出血など，中枢神経系では不機嫌，不眠，精神症状，それに伴う筋緊張亢進，脳退縮と二次的硬膜下水腫・硬膜下血腫，異常眼球運動，循環器系では血圧上昇，不整脈・徐脈，心筋肥大・肥大型心筋症，結節性硬化症の心臓腫瘍増大，眼科系では眼圧上昇，白内障，さらには多毛，ざ瘡などがある．少量・短期投与により重篤な副作用は減少したが，血圧上昇，脳退縮，不機嫌・不眠とそれに伴う筋緊張亢進などは高率に出現し，対症療法を必要とすることもまれではない．副作用で特に留意すべきものは感染症と心臓腫瘍である．感染症発症時はACTH療法の中止を考慮する．心臓腫瘍[10]はまず結節性硬化症の除外をして治療を導入することが重要である．

文献

1）Sorel L, et al: A propos de 21 cas d'hypsarhythmia de Gibbs. Son traitement spectaculaire par L'ACTH. Acta Neurol Psychiatr Belg 58: 130-141, 1958
2）日本てんかん学会ガイドライン作成委員会，他(編)，伊藤正利：ウエスト症候群の診断・治療ガイドライン．てんかん研究 24：68-73，2006
3）Go CY, et al: Evidence-based guideline update: medical treatment of infantile spasms. Neurology 78: 1974-1980, 2012
4）福山幸夫：てんかんの診断と治療．日児誌 72：1462-1483，1968
5）Ito M, et al: Low-dose ACTH therapy for West syndrome. Neurology 58: 110-114, 2002
6）Hamano S, et al: Therapeutic efficacy and adverse effects of adrenocorticotropic hormone therapy in west syndrome. J Pediatr 148: 485-488, 2006
7）Tsuji T, et al: Current treatment of West syndrome in Japan. J Child Neurol 22: 560-564, 2007
8）小篠史郎：てんかんの治療 26 ACTH療法．小児科学レクチャー 3：1451-1458，2013
9）Oguni H, et al: Extremely low-dose ACTH step-up protocol for West syndrome: maximum therapeutic effect with minimal side effects. Brain Dev 28: 8-13, 2006
10）浜野晋一郎，他：West症候群の死亡に関する臨床的検討．日本小児科学会雑誌 108：859-863，2004

（浜野晋一郎）

2 免疫グロブリン

免疫グロブリンをアレルギー性鼻炎の治療として投与した患児のてんかん発作が軽減した経験的観察から，免疫グロブリンの抗てんかん作用の研究が始まった．Péchadreらの研究[1]では筋注製剤だったが，静注製剤の普及により，低侵襲の大量投与が可能となった．てんかんの免疫グロブリン静注療法はWest症候群，Lennox-Gastaut症候群などの難治てんかんに対し研究されているが，Rasmussen 脳炎を除くと，現時点で有効性が確立している疾患はない[2-4]．

化学的特性と作用機序，製剤基本情報

免疫グロブリン静注用製剤は，凝集を防ぎ安定性を得るために，ペプシン処理，スルホ化，アルキル化，ポリエチレングリコール処理，イオン交換樹脂処理，pH 4 処理などが施され，処理法に応じて基本構造の相違もあるさまざまな製品が製造されている．さらに製品によりウイルス除去・不活化処理の方法と添加の安定剤も異なるため，副作用の発現は一部製品で異なり，有効性の差も否定できない．

免疫学的機序が関与するてんかん症候群において，推定されている免疫グロブリンの作用機序は，①T 細胞増殖抑制作用，②補体干渉作用・membrane attack complex 形成阻害，③炎症性サイトカイン産生抑制作用，④抗イディオタイプ抗体による自己抗体中和作用，⑤B 細胞分化抑制作用，⑥ネガティブフィードバック的な内因性免疫グロブリン産生抑制作用・自己抗体産生抑制，⑦免疫グロブリン代謝促進作用などの複合的な免疫修飾作用が挙げられる．しかし，てんかんの病態における免疫学的機序自体が未解明である．

免疫グロブリン療法の実施方法

確立した方法はなく，多くはほかの神経疾患と同様に 400 mg/kg/日を 5 日，または 2 g/kg を 2～5 日に分割し連日投与，これを 1 クールとする[2-4]．Rasmussen 脳炎では 1 クールを 2～6 週ごとに繰り返す．開始 1 時間の投与速度は 0.01 mL/kg/分，その後は最大 0.03 mL/kg/分まで投与を速めることができる(1 g/kg/日の場合 12～15 時間で投与)．

副作用

副作用は 5～15% に生じる．悪寒，胸部不快感，筋痛は開始直後に多く，投与を一時緩徐にする，もしくは中止する．高頻度に頭痛，全身倦怠，発熱，嘔気を認めるがいずれも軽度で対症療法のみで改善する．ほかに発疹，無菌性髄膜炎が生じることもある．まれに血管内細胞障害などにより血栓症，可逆性後頭葉白質脳症(posterior reversible encephalopathy syndrome；PRES)[5]が起こる．ほかに重篤な副作用としてアナフィラキシー反応，急性腎尿細管壊死症がある．急性腎尿細管壊死症は，高齢，腎疾患，糖尿病，脱水を有する症例に生じやすい．ショ糖が発症に関与している可能性が指摘され，上記の危険因子をもつ場合は，ショ糖を安定剤に使用している製剤は避けるべきである．

文献

1）Péchadre JC, et al: The treatment of epileptic encephalopathies with gamma globulin in children. Revue Electroencephalogr Neurophysiol Clin 7: 443-447, 1977
2）Feasby T, et al: Guidelines on the use of intravenous immune globulin for neurologic conditions. Transfus Med Rev 21 (2 Suppl 1): S57-107, 2007
3）Elovaara I, et al: EFNS guidelines for the use of intravenous immunoglobulin in treatment of neurological diseases. Eur J Neurol 15: 893-908, 2008
4）Geng J, et al: Intravenous immunoglobulins for epilepsy. Cochrane Database Syst Rev 6: CD008557, 2011
5）Koichihara R, et al: Posterior reversible encephalopathy syndrome associated with IVIG in a patient with Guillain-Barré syndrome. Pediatr Neurol 39: 123-125, 2008

(浜野晋一郎)

L　その他

1　葉酸

葉酸は1940年代に，ホウレンソウから発見された水溶性ビタミンB群の1つで，緑黄色野菜，果物，レバーなどに多く含まれる．厚生労働省は「日本人の食事摂取基準・2015年版」を公表し，妊婦は食事から葉酸を1日480 μg，授乳婦は340 μg，若い女性は240 μg摂取するよう推奨している．

通常の血清葉酸濃度は6～20 ng/mL，赤血球内濃度は160～640 ng/mLであり，葉酸濃度低下により起こる高ホモシステイン血症の防止にはそれぞれ6.6 ng/mL，140 ng/mLの葉酸濃度が必要と考えられている．

(1) 葉酸濃度と妊娠

葉酸は細胞の増殖，臓器の形成に不可欠な役割を有し，胎児が発育する時期には，母親の葉酸必要量が増加する．葉酸が不足すると，二分脊椎，貧血，胎盤早期剝離，流産などが発生する．奇形をもつ児を出産した多くの母親の葉酸濃度は5 ng/mL以下であったとする本邦からの報告[1]があり，葉酸を補充されなかった抗てんかん薬服用妊婦からの児の15%に奇形が認められ，補充を受けた妊婦からは奇形をもった児はいなかったとする報告[2]もある．二分脊椎をもつ児を出産した既往歴を有する母親に葉酸を補充した多くの研究では抑制効果が得られている[3]．

一方，バルプロ酸(VPA)服用量が多ければ葉酸の補充が必ずしも二分脊椎を防止できるとは限らないことも知られている[4]．奇形発現防止の観点からVPAは1,000 mg/日を超えないこと，非妊娠前から0.4 mg/日程度の葉酸を補充することが望ましい[5]．

(2) 葉酸濃度と抗てんかん薬の関係

葉酸はアミノ酸，蛋白質，ピリミジンおよびプリン代謝，さらにメチル化に関与する多くの生化学反応に関係している．これらの反応の一部が妨げられると，急速に増殖・分化する器官形成期中の初期胚で正常な発育が妨げられる．葉酸濃度減少には吸収，代謝，排泄などの経路において薬剤により異なった機序が関与し，その程度も異なる．葉酸濃度はフェニトイン(PHT)，カルバマゼピン，フェノバルビタールなど多くの抗てんかん薬で低下する．VPAは葉酸濃度を低下させず，formyl glutamate transferaseによるホルミル基の移行を抑制し，毒性を有する葉酸代謝産物(tetrahydrofolic acid；THF)を増やし，formylated folate(5-and 10-HCO-THF)を低下させる[6]．

(3) 葉酸補充についての最近の話題

・葉酸摂取下妊娠の子どもは喘息，気道感染罹患率が上昇すると一時懸念されたが，妊娠中の葉酸摂取は子どもに喘息，アトピー，感染などの罹患率を上昇させないことが判明している[7]．

・PHTにより誘発される歯肉増殖の早期発症や進行には血清葉酸濃度が低いことと相関がある[8]．

・疫学研究から，葉酸は大腸癌の発生を抑制すると期待されたが，この関連性は否定[9]されている．

文献

1）Ogawa Y, et al: Serum folic acid levels in epileptic mothers and their relationship to congenital malformations. Epilepsy Res 8: 75-78, 1991
2）Biale Y, et al: Effect of folic acid supplementation on congenital malformations due to anticonvulsive drugs. Eur J Obstet Gynecol Reprod Biol 18: 211-216, 1984
3）Yerby MS: Management issues for women with epilepsy: neural tube defects and folic acid supplementation. Neurology 61: S23-26, 2003

4）Duncan S, et al: Repeated neural tube defects and valproate monotherapy suggest a pharmacogenetic abnormality. Epilepsia 42: 750–753, 2001
5）兼子直，他：てんかんをもつ妊娠可能年齢の女性に対する治療ガイドライン．てんかん研究　25：27–31, 2007
6）兼子直：てんかん教室　追補改訂．pp212–217，新興医学出版社，2003
7）Fabienne J, et al: Folic acid use in pregnancy and the development of atopy, asthma, and lung function in childhood. Pediatrics 128: e135–e144, 2011
8）Singh Nayyar A, et al: A study on gingival enlargement and folic acid levels in phenytoin-treated epileptic patients: Testing hypotheses. Surg Neurol Int 4: 133, 2013
9）Vollset SE, et al: Effects of folic acid supplementation on overall and site-specific cancer incidence during the randomised trials: meta-analyses of data on 50,000 individuals. Lancet 381: 1029–1036, 2013

（茂木太一・兼子　直）

2　βブロッカー

(1) てんかんとβブロッカー

てんかん診療において，βブロッカーは抗てんかん薬ではないため，てんかんの治療として投与されることはない．しかしながら，抗てんかん薬の副作用に振戦がある．その治療目的にβブロッカーの投与が必要となる場合がある．ここでは，抗てんかん薬の副作用としての振戦およびβブロッカーについて解説する．

(2) 抗てんかん薬による振戦

抗てんかん薬の副作用として振戦が出現する場合がある．代表的な薬剤は，バルプロ酸である．バルプロ酸による振戦の報告は古くからあり，姿勢時かつ動作時に振戦が生じ，安静時には少ない．主として両側性で上肢にみられ，周波数は10 Hz前後であり，本態性振戦に類似していることが記載されている[1-3]．頻度は6～45% 程度という報告もあるが，徐放薬の普及により頻度は少なくなっている[3]．

ほかの抗てんかん薬でも振戦の報告はあり，頻度は低いものの，カルバマゼピン，フェノバール，フェニトイン，ゾニサミド，ガバペンチン，トピラマート，ラモトリギンなどでも報告がある[4,5]．なお抗てんかん薬の副作用としてのパーキンソニズムが記載されているが，その振戦の特徴も，主に姿勢時・運動時振戦を示し，パーキンソン病に特有の安静時振戦はまれである[5]．

(3) βブロッカーの振戦に対する作用

βブロッカーは本態性振戦に有効な薬剤である．本態性振戦は，振戦以外の神経所見はなく，ほかの疾患による二次性の振戦を除外したものをいう．姿勢時かつ動作時に振戦が生じ，安静時には少ない．周波数は6～12 Hzであり，若年ほど速めの振戦を示す[6]．

バルプロ酸に代表される本態性振戦に類似した振戦に対して，βブロッカーが有効とされ，副作用を軽減するために投与される場合がある[7]．抗振戦作用が強い薬剤は，アロチノロール（アロチノロール塩酸塩®）あるいはプロプラノロール（インデラル®）である．前者のアロチノロールは，本態性振戦患者を対象にランダム化二重盲検試験が本邦で行われ，有効性が認められている．禁忌には心原性ショック，徐脈性不整脈，気管支喘息がある．

文献

1）Hyman NM, et al: Tremor due to sodium valproate. Neurology 29: 1177–1180, 1979
2）Karas BJ, et al: Valproate tremors. Neurology 32: 428–432, 1982
3）Rinnerthaler M, et al: Computerized tremor analysis of valproate-induced tremor: a comparative study of controlled-release versus conventional valproate. Epilepsia 46: 320–323, 2005
4）Cramer JA, et al: New antiepileptic drugs: comparison of key clinical trials. Epilepsia 40: 590–600, 1999
5）Zadikoff C, et al: Movement disorders in patients taking anticonvulsants. J Neurol Neurosurg Psychiatry 78: 147–151, 2007
6）松本英之，他：本態性振戦．日本医師会雑誌 142：S212–S213, 2013
7）Karas BJ, et al: Treatment of valproate tremors. Neurology 33: 1380–1382, 1983

（松本英之・宇川義一）

3 レボカルニチン

カルニチンはトリメチルアミン構造をもつビタミン様化合物で，立体異性体のうちL体のみが生体活性をもつ．L-カルニチンは生体では肝，腎で生合成されるが，生成量は必要量の25％程度で，食品からの摂取量によっては欠乏状態もきたしうる．血液中に存在するのは全体の数％にすぎず，ほとんどは筋肉を主体とした組織内に蓄えられている．L-カルニチンは，脂肪酸などから生成されたアシルCoAと結合してアシルカルニチンを形成する．特に長鎖脂肪酸は，長鎖アシルカルニチンとなってはじめてミトコンドリア内膜を通過するため，長鎖脂肪酸がミトコンドリア内でのβ酸化を受けてエネルギーを産生するための重要な因子となっている．また，L-カルニチンは先天代謝異常症などで生じる有害なアシルCoAをカルニチン抱合体として排泄し，アシルCoA/フリーCoA比の調節にも関与するなど，ミトコンドリアや細胞機能の維持に重要な役割を担っている．

バルプロ酸の継続あるいは大量投与により二次性にL-カルニチン欠乏をきたすことが知られている[1)]．バルプロ酸は炭素数8の脂肪酸の一種であり，**図12-8**に示すようにほかの脂肪酸と同様，CoA結合体となりカルニチン抱合を受けバルプロイルカルニチンとして尿中に排泄される．しかしバルプロ酸長期服用患者でも血中バルプロイルカルニチン濃度は極微量であり，またカルニチン抱合を受けるバルプロ酸は全体の15％以下であることなどから，カルニチン欠乏の原因としてこの経路以外にもカルニチン合成抑制，再吸収抑制などの機序が関与していると考えられている[2)]．また，経管栄養剤や特殊ミルクにはカルニチンを含まないものも多く，ピバリン酸含有抗菌薬はカルニチン排泄作用があるため[3)]，バルプロ酸とこれらを併用する場合はカルニチン欠乏に対し，さらに注意が必要である．

バルプロ酸の重篤な副作用としては肝機能障害，高アンモニア血症，膵炎，血液凝固障害などが知られており，特に肝機能障害，高アンモニア

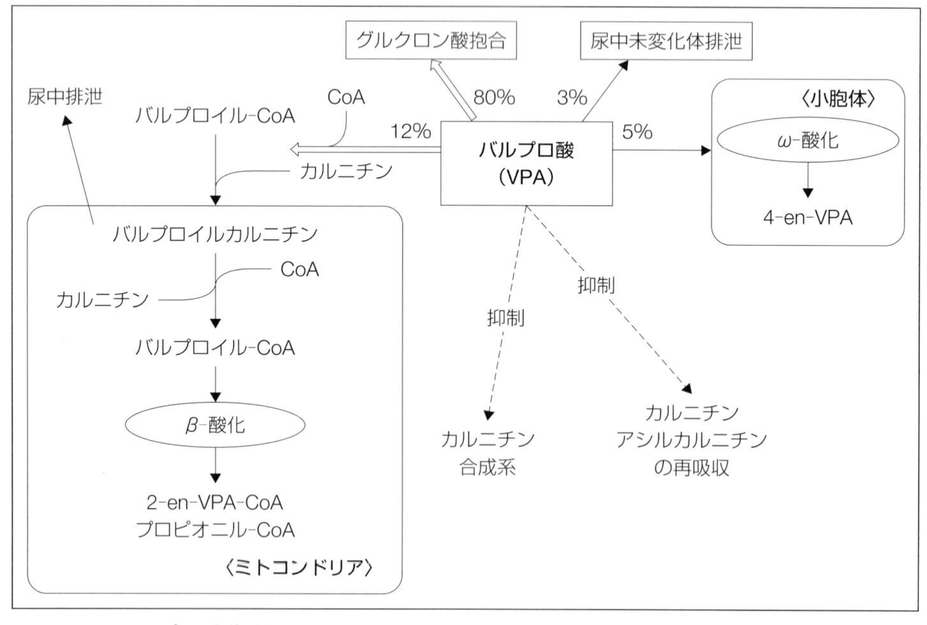

図12-8　バルプロ酸代謝とカルニチン

バルプロ酸の代謝とこれまでにカルニチン低下の原因として推測されている説を示す．

(Nakajima Y, et al: Evaluation of valproate effects on acylcarnitine in epileptic children by LC-MS/MS. Brain Dev 33: 816-823, 2011を一部改変して引用)

血症に関してはL-カルニチン欠乏もその一因と考えられている．この場合，L-カルニチン製剤〔レボカルニチン：エルカルチン®錠(塩化物，錠剤：100 mg，300 mg)，エルカルチン®FF(遊離体，内用液10%，注射液1,000 mg/5 mLアンプル)〕の投与(25〜50 mg/kg/日)が有効な場合がある．バルプロ酸過量投与などによる急性中毒の場合は，L-カルニチン投与により過剰バルプロ酸の排泄が期待できること，4-en-バルプロ酸などの有害物質を産生するω酸化でのバルプロ酸代謝をよりβ酸化優位にすること，比較的安全に治療できることから，L-カルニチンを150〜500 mg/kg/日(最大3 g/日まで)とする大量投与が推奨されているが，無効例も報告されており今後の症例の蓄積が待たれる[4]．

文献

1）Lheureux PE, et al: Science review: carnitine in the treatment of valproic acid-induced toxicity - what is the evidence? Crit Care 9: 431-440, 2005
2）Nakajima Y, et al: Evaluation of valproate effects on acylcarnitine in epileptic children by LC-MS/MS. Brain Dev 33: 816-823, 2011
3）Nakajima Y, et al: Detection of pivaloylcarnitine in pediatric patients with hypocarnitinemia after long-term administration of pivalate-containing antibiotics. Tohoku J Exp Med 221: 309-313, 2010
4）Katiyar A, et al: Case files of the Children's hospital of Michigan regional poison control center: The use of carnitine for the management of acute valproic acid toxicity. J Med Toxicol 3: 129-138, 2007

(伊藤哲哉・中島葉子)

M てんかん発作の閾値を下げる薬剤

1 三環系・四環系抗うつ薬

最近のドイツでの疫学調査によれば，三環系抗うつ薬(tricyclic antidepressants；TCA)によるけいれん発作の頻度は0.05%で，単剤であれば0.02%と推定されている[1]．しかし過剰服用による中毒では発作の頻度も高くなる．古典的な抗うつ薬であるイミプラミンは，通常用量ではけいれんの頻度は必ずしも高くないといわれていたが，最近の調査[1]では発生率はやや高いと推定されている．クロミプラミンではほかのTCAよりも発作の頻度は高く，250 mg/日以下では0.5%，300 mg/日以上の高用量では2.1%と見積もられている[2]．アモキサピンは過剰服用でけいれんを引き起こしやすく(4%とみられている)，症状も重篤で致死率が高い[3]．アモキサピン中毒では，心毒性や抗コリン作用が少ないのにもかかわらず，昏睡やけいれんなどの重篤な副作用が出現しやすいのが特徴である．

四環系抗うつ薬とよばれるマプロチリンは，けいれん発作の出現が高いことが従来から指摘されている．Jabbariらの報告[4]によれば，TCAが2%であるのに対して16%であるという．添付文書ではけいれん性疾患に罹患していたりその既往のある患者に対する投与は禁忌となっている．本邦では未発売であるが，欧米で使用されているbupropionはほかの抗うつ薬よりもけいれんを引き起こす危険性が高いことがよく知られている[5]．

一方，臨床試験のデータからみると，ミルタザピンや選択的セロトニン再取り込み阻害薬(SSRI)/セロトニン・ノルアドレナリン再取り込み阻害薬(SNRI)などの新規抗うつ薬はけいれん発作の発生率はむしろプラセボよりも低めである[5]．したがって，てんかん患者に抗うつ薬を投与するときには，これらの薬物のほうが安全である．

抗うつ薬のけいれん惹起作用の機序の詳細は不明である．おそらくモノアミン系が主として関与していると考えられる．

TCA過量服用によるけいれんは通常3〜6時間後に生じる．発作様式は詳しく検討されていないが，全般性強直間代けいれんで気づかれることが多い．しかし最近，抗うつ薬によると思われる非けいれん性てんかん重積状態(non convulsive status epileptics)の報告がなされている[6]．

抗うつ薬のけいれん惹起作用においては，患者側の要因も重要である．一般に，①けいれんの既往(てんかん，熱性けいれんなど)や家族歴，②神経疾患(外傷，卒中，認知症，脳動脈硬化など)，③高齢，④鎮静薬やアルコールの離脱，⑤睡眠不足，⑥脳波異常やECTの既往，⑦全身疾患などが誘発要因となるとされている[1,7]．これに，薬物の急速な増量や過量服用などによる血中濃度の上昇が加わると発作が生じる．

治療としては抗うつ薬によるけいれんであることを認識することが第一歩である．過量服用の場合は，けいれん重積に移行しやすいことや，QTcの延長など心毒性も併発していることに留意し，慎重に全身管理を行う[8]．

文献

1）Koster M, et al: Seizures during antidepressant treatment in psychiatric inpatients-results from the transnational pharmacovigilance project “Arzneimittelsicherheit in der Psychiatrie” (AMSP) 1993-2008. Psychopharmacology (Berl) 230: 191-201, 2013
2）McTavish D, et al: Clomipramine. An overview of its pharmacological properties and a review of its therapeutic use in obsessive compulsive disorder and panic disorder. Drugs 39: 136-153, 1990
3）Litovitz TL, et al: Amoxapine overdose. Seizures and fatalities. JAMA 250: 1069-1071, 1983
4）Jabbari B, et al: Incidence of seizures with tricyclic and tetracyclic antidepressants. Arch Neurol 42: 480-481, 1985
5）Alper K, et al: Seizure incidence in psychopharmacological clinical trials: an analysis of Food and Drug Administration (FDA) summary basis of approval reports. Biol Psychiatry 62: 345-354, 2007
6）谷口豪，他：治療域の抗うつ薬が誘発する，非けいれん性てんかん重積状態を繰り返した一例．精神科治療学 28：365-372，2013
7）Pisani F, et al: Effects of psychotropic drugs on seizure threshold. Drug Saf 25: 91-110, 2002
8）Judge BS, et al: Antidepressant overdose-induced seizures. Neurol Clin 29: 565-580, 2011

（仙波純一）

2 クロザピン，ゾテピン

(1) クロザピン

クロザピンは2009年にわが国に導入され，難治の統合失調症患者に対して使用されている．顆粒球減少症などの重篤な副作用を伴うことから，クロザリル® 患者モニタリングサービスに登録したうえで，血液内科医，薬剤師などとの緊密な連絡のもとに使用が承認されている．クロザピンはほかの抗精神病薬に比べてけいれん発作を引き起こすリスクが大きい．発作のリスクは用量依存性であるが，低用量でも起こりうるので血中濃度は目安にとどまる．300 mg/日以下の低用量であれば，けいれんのリスクは低いが，600 mg/日以上では5% になると推測されている[1]．2014年11月の時点では，クロザピン投与中の患者3.2% にけいれんが生じたと報告されている[2]．これは米国での市販後調査での発症率3% とほぼ同等である．

発作型は強直間代けいれんがほとんどであるが，ミオクロニー発作や脱力発作も起こりうる．てんかんや頭部外傷の既往があるとけいれんの危険性は増大する．臨床的な発作はなくとも，半数の患者は徐波化などの脳波異常を呈するとされる[3]．したがって，脳波異常の有無はけいれん発作を必ずしも予測しない．

クロザピンによるけいれん発作の原因は不明である[3]．抑制性神経伝達物質であるGABA機能の低下が，ドーパミンやアセチルコリン受容体阻害作用から二次的に生じるのかもしれない．

発作が生じたときにはクロザピンを減量ないし中止する．再開する必要がある場合は，発作時の投与量の半分から慎重に開始する．それでも発作が生じるときや，高用量のクロザピンが必要なときには，バルプロ酸などの抗てんかん薬の併用が必要という意見もある[3]．しかし，その際には併用による薬物相互作用に留意する．カルバマゼピンはクロザピンと同様に血液学的な異常を引き起こしやすいために推奨されない．

(2) ゾテピン

ゾテピンは本邦で開発された抗精神病薬で1982年から発売されている．ゾテピンの受容体プロフィールはクロザピンやオランザピンなどと類似して，ドーパミンを含むさまざまなモノアミン受容体への親和性を示している．発売当初からけいれん発作の出現がほかの抗精神病薬に比べて多いことを示唆する症例報告が相次いだ[4]．発作が用量依存性であるかについては意見が一致しない．過去のECTの既往や脳波異常，頭部外傷の既往，若年，併用薬の多いことなどがリスク因子と考えられている[4]．

生化学的な機序としてはゾテピンのもつ中背側視床核からのグルタミン酸系神経伝達の増強作用とする研究[5]がある．発作が生じたときの対応としてはゾテピンの減量や中止であるが，抗てんかん薬の併用投与も可能であろう．

文献

1）Miller DD, et al: Review and management of clozapine side effects. J Clin Psychiatry 61 Suppl 8: 14-17; discussion 18-19, 2000
2）ノバルティス・ファーマ(株)　クロザリル® ホームページより(www.clozaril.jp/m_medical/index.html)
3）Devinsky O, et al: Seizures during clozapine therapy. J Clin Psychiatry 55 Suppl B: 153-156, 1994
4）Hori M, et al: Convulsive seizures in schizophrenic patients induced by zotepine administration. Jpn J Psychiatry Neurol 46: 161-167, 1992
5）Yamamura S, et al: Effects of zotepine on extracellular levels of monoamine, GABA and glutamate in rat prefrontal cortex. Br J Pharmacol 157: 656-665, 2009

(仙波純一)

3　抗菌薬

まれではあるが抗菌薬の一部にけいれんを含む中枢性副作用のあることはよく知られている．ペニシリン系抗菌薬については使用の歴史も長くけいれん発作の報告も多い．これに次いで同じβラクタム系に属するセフェム系とカルバペネム系[1]，キノロン系[2]，まれにアミノグリコシド系やテトラサイクリン系抗菌薬によるけいれんが報告されている．文献からはカルバペネム系のなかではイミペネムが最もけいれん誘発作用が強く，メロペネムやドリペネムは低いとされている[3]．

βラクタム系によるけいれんは投与後12〜72時間以内に生じ，ミオクローヌスや全般性強直間代けいれんの形式をとることが多い[4]．キノロン系によるけいれんは必ずしも前駆症状を伴わず，発作形式はさまざまである[5]．しばしば遷延する傾向にある．セフェム系では非けいれん性てんかん重積状態(non convulsive status epileptics)の報告がみられている[6]．発生頻度は不明であるが，特殊な意識障害を示したときにはこの可能性にも留意すべきであろう．また，抗結核薬であるイソニアジドは過剰投与によってけいれんを引き起こすことが知られている．

抗菌薬がけいれんを誘発する機序としてGABA機能の低下が考えられている[4]．主として$GABA_A$受容体へのGABA結合の阻害が推測される．βラクタム環がGABAと類似しているためとされる．キノロン系ではGABA系以外に，興奮性アミノ酸受容体であるNMDA(N-methyl-D-aspartate)受容体への刺激作用も*in vitro*では指摘されている[7]．イソニアジドではGABA合成酵素の補酵素と競合することによってGABA産生を低下させるためと考えられている．

抗菌薬によるけいれんの誘発因子としてWallace[4]は次の要因を挙げている．生理学的要因として，年齢(7歳以下，60歳以上)，腎機能低下，けいれん性疾患を含む既存の中枢性疾患，脳動静脈バイパス，敗血症と心内膜炎．薬理学的要因として，投与法(直接の皮質内投与，脳室内投与，髄腔内投与，高用量の静注)，併用薬(テオフィリン，ほかの抗菌薬，プロベネシド，シラスタチン，NSAIDs)．

カルバペネム系はバルプロ酸の血中濃度を著しく下げることで有名である[8]．そのため，けいれん性疾患などでバルプロ酸を服用中の患者にはカルバペネム系は併用禁忌となっている．さらに，わが国ではニューキノロン系と，NSAIDs併用によるけいれんのリスクが注目されている．特にレボフロキサシンやプルリフロキサシン，ノルフロキサシンの場合は，フェニル酢酸系またはプロピオン酸系のNSAID(フェンブフェン，フルルビフロフェンなど)との併用は添付文書上禁忌である．

治療について個別に検討された臨床研究はないが，GABA系に直接作用するベンゾジアゼピン系が第1選択となろう．バルビツール酸系薬物も効果的な可能性がある．フェニトインは効果が期待されず第1選択としては推奨されない．

文献

1）Rodloff AC, et al: Two decades of imipenem therapy. J Antimicrob Chemother 58: 916-929, 2006
2）山下武広，他：ニューキノロン系抗菌剤と非ステロイド性消炎鎮痛剤の併用により誘発されたれん発作の2症例．ICUとCCU 14：877-882, 1990
3）Miller AD, et al: Epileptogenic potential of carbapenem agents: mechanism of action, seizure rates, and clinical considerations. Pharmacotherapy 31: 408-423, 2011
4）Wallace KL: Antibiotic-induced convulsions. Crit Care Clin 13: 741-762, 1997
5）堀誠治：安全性から見た抗菌薬．YAKUGAKU-ZASSHI 131：1423-1428, 2011
6）Thabet F, et al: Cefepime-induced nonconvulsive status epilepticus: case report and review. Neurocrit Care 10: 347-351, 2009
7）De Sarro A, et al: Adverse reactions to fluoroquinolones. an overview on mechanistic aspects. Curr Med Chem 8: 371-384, 2001
8）Tobin JK, et al: Valproic acid-carbapenem interaction: report of six cases and a review of the literature. Drug Metabol Drug Interact 24: 153-182, 2009

(仙波純一)

4　抗ヒスタミン薬

抗ヒスタミン薬は従来から多くのアレルギー性疾患に対して広く使用されている．クロルフェニラミンに代表される第一世代の抗ヒスタミン薬は脳内移行性が高く，眠気などの鎮静作用が強いために，1990年代からは中枢移行性の低い第二世代とよばれる抗ヒスタミン薬にとって代わりつつある．しかし，なお感冒薬や睡眠改善薬などとしてOTC薬としても使用されている．

抗ヒスタミン薬が中枢に移行すると脳内ヒスタミン1受容体に結合し，副作用として眠気や作業能力の低下などの中枢作用を引き起こす．脳内のヒスタミンはヒスタミン1受容体を介して抗けいれん作用をもっていることが知られている[1]．したがって，脳内に移行しやすい第一世代の抗ヒスタミン薬はけいれん誘発作用をもつ可能性がある．実際，わが国をはじめ抗ヒスタミン薬によると考えられるけいれんの報告は少なくない．しかし，ほとんどは小児の症例であり，かつ熱性けいれんやてんかんを合併した症例が多いことを考えると，けいれんに対して脆弱な小児の脳が抗ヒスタミン薬に対して過敏であることが予想される．

表12-11　抗ヒスタミン薬によるけいれんの危険因子

1)抗ヒスタミン薬の中枢移行性と受容体に対する親和性
2)けいれん性疾患の既往
3)過量服薬
　過量服薬では小児ではもちろん，成人でも意識障害やけいれん発作は生じうる[6]．
4)発熱
　発熱自体がけいれんの閾値を下げる．
5)テオフィリンの併用
　テオフィリン自体にもけいれん誘発作用がある．

抗ヒスタミン薬によるけいれんについては，大規模な疫学的な調査は行われておらず，実際の発症率には不明な点が多い．わが国では小児に対する抗ヒスタミン薬(特にシロップで)の投与頻度が高いことが発生頻度を高めている可能性がある．Takanoら[2]は熱性けいれんで受診した小児49例を調査し，抗ヒスタミン薬(シプロヘプタジン，ケトチフェン，クロルフェニラミン)を服用している患者のほうが，発熱から発作までの時間が短く，また発作の持続も長いことを報告している．発作の持続の長いことに関しては，近年ほかの報告[3,4]でも確認されている．Miyataら[5]は総合病院小児科でけいれんのために受診した小児を対象とし，抗ヒスタミン薬の服用との関連を調査した．基礎にけいれん性疾患をもつ小児を除外した66例では，抗ヒスタミン薬を服用した群に非定型な発作(5分以内に終了する全般性けいれん発作を「定型的」とした場合)が有意に多かったことを報告している．

抗ヒスタミン薬によるけいれんに対しては予防が重要である．けいれんの危険因子を**表 12-11**に挙げた．実際に生じたときには抗ヒスタミン薬の中止が必要である．なおケトチフェンは添付文書でてんかん患者には禁忌となっている．

文献

1）Yanai K, et al: The physiological and pathophysiological roles of neuronal histamine: an insight from human positron emission tomography studies. Pharmacol Ther 113: 1-15, 2007
2）Takano T, et al: Seizure susceptibility due to antihistamines in febrile seizures. Pediatr Neurol 42: 277-279, 2010
3）Zolaly MA: Histamine H1 antagonists and clinical characteristics of febrile seizures. Int J Gen Med 5: 277-281, 2012
4）木村丈，他：鎮静性抗ヒスタミン薬の投与により熱性けいれんのけいれん持続時間は延長する．脳と発達 46：45-46，2014
5）Miyata I, et al: Seizure-modifying potential of histamine H1 antagonists: a clinical observation. Pediatr Int 53: 706-708, 2011
6）Simons FE, et al: H1 antihistamines: current status and future directions. World Allergy Organ J 1: 145-155, 2008

（仙波純一）

5　テオフィリン

テオフィリンは気管支拡張薬として古い歴史をもち，小児では第1選択ではなくなっているとはいえ，現在でもなお臨床で使用されている．しかし，テオフィリンは安全域が狭く，一般に血中濃度が 20 μg/mL を超えると，嘔気・嘔吐などの消化器症状，興奮・昏睡などの中枢神経症状，頻脈などの循環器症状を含む中毒症状が出現する．さらに 30 μg/mL を超えるとけいれんや不整脈などの重篤な副作用が生じる．

テオフィリン服用中のけいれん発作は，喘息発作による低酸素や発熱の影響，元来のけいれん素因などが関連しており，直接の原因をテオフィリンとすることは困難なことから，テオフィリン関連けいれん（theophylline-associated seizure）とよばれている[1]．けいれんを生じるのはほとんど小児であり，血中濃度が治療域でもけいれんなどの中毒症状を生じた報告が数多くある[2]．

表 12-12　テオフィリンによるけいれん発症・増悪の要因

1. 薬理学的因子
   1) 中枢神経系内移行の増加
      血液脳関門の傷害
      テオフィリン遊離率の上昇
      乳幼児，低蛋白血症，血清 pH の低下
   2) 血中濃度
      クリアランスの低下による血中濃度上昇
      乳幼児，発熱，ウイルス感染，併用薬
      長期内服では急性中毒より低い血中濃度で副作用が出る
   3) 抗けいれん薬抵抗性
2. 神経学的因子
   （けいれん閾値の低下，熱性けいれん，てんかん，脳炎・脳症発症の要注意因子）
   1) 乳幼児
   2) 中枢神経系疾患の家族歴，既往歴，合併症
      熱性けいれん，てんかん，発達障害，脳炎・脳症
   3) 発熱
   4) 代謝異常
      低 Na 血症，脳症を起こしやすい先天性代謝異常症（有機酸，脂肪酸，尿素サイクル異常など）
   5) ウイルス感染症
   6) 低酸素血症
      喘息発作，けいれん重積，脳炎・脳症急性期
   7) 併用薬
      第一世代抗ヒスタミン薬

けいれんは左右非対称の焦点性発作でしばしば全般化するのが特徴である．けいれんののちに意識障害が遷延する傾向にある[3]．発症の危険因子は**表 12-12** のようにまとめられている．

テオフィリンは脳内アデノシン受容体の阻害作用ももち，そのうち1型受容体の阻害作用がけいれんと関連するといわれている．アデノシンはグルタミン酸などの興奮性神経伝達を抑制するとされるため，アデノシン受容体の阻害はけいれんを引き起こしやすくする．また，アデノシン2型受容体阻害による脳血流減少も脳障害を悪化させる要因となっている．

予防的処置について小田嶋[4]は以下のように提案している．

①乳児では使用量を低くする，②乳児ではアミノフィリン坐薬の使用は危険である，③発熱に注

意する，④マクロライド系抗菌薬の併用に注意，⑤低濃度でも抗ヒスタミン薬の使用に注意.

小児では日本小児アレルギー学会の「小児気管支喘息治療・管理ガイドライン」に沿った投与量が推奨される．ガイドラインでは2歳未満のけいれん性疾患のある患児には推奨されていない．また，発熱時にはテオフィリンの減量ないし中止を保護者に伝えておく.

けいれんが生じたときには，テオフィリンの体内濃度が高いと，ジアゼパムなどのベンゾジアゼピン系抗けいれん薬の効果は乏しく，フェノバルビタールを推奨する意見がある[2]．テオフィリン中毒の場合は血液浄化療法によるテオフィリンの除去が必要なこともある.

文献

1）前垣義弘：テオフィリン関連けいれんの特徴．小児科 42：1913-1918，2001
2）Yoshikawa H: First-line therapy for theophylline-associated seizures. Acta Neurol Scand Suppl 186: 57-61, 2007
3）平野幸子：意見・異見テオフィリン関連けいれん 11. テオフィリンの適応，使用法について―小児神経の立場からの見解．小児科臨床 59：257-260，261-262，2006
4）小田嶋博：意見・異見テオフィリン関連けいれん 6. テオフィリンとけいれんの頻度の大規模調査報告．小児科臨床 59：215-221，2006

（仙波純一）

N　特に併用に注意すべきその他の薬物

単剤ではけいれん発作を引き起こすことはまれであるが，ある種の薬物を併用すると，けいれん惹起性が高まることがある．これには薬力学的な要因(同一部位に作用し合う)，あるいは薬物動態学的な要因(一方の薬物投与によって，一方あるいは両方の血中濃度が変化する)などが考えられる．これらの相互作用のいくつかを紹介する.

(1) 主として薬力学的な原因

トラマドールは最近わが国でも承認された弱オピオイドの鎮痛薬である．モノアミン再取り込み阻害作用をもち[1]，同じ作用機序をもつ抗うつ薬と相乗効果を引き起こす．その結果，けいれんやセロトニン症候群などを引き起こす可能性がある[2]．MAO阻害薬であるセレギリンと抗うつ薬の併用投与も，両者のセロトニン作用が強調され，同様の事態が生じる可能性がある.

ニューキノロン系の抗菌薬とフェニル酢酸系またはプロピオン酸系のNSAIDs併用によりけいれんが起きやすくなり，併用は添付文書上禁忌になっている．この機序としてNSAIDsはニューロキノロン系のGABA阻害作用を増強するためと考えられている[3]．特に，ケトプロフェンやフルルビプロフェンとシプロフロキサシン，またフェンブフェンやフルルビプロフェンとノルフロキサシンやプルリフロキサシンは添付文書上併用禁忌である.

(2) 主として薬物動態学的な原因

多くの抗てんかん薬はCYP酵素による代謝を受けるが，CYPの基質となるだけでなく，これらの酵素を抑制したり逆に誘導したりもする．したがって，複数の薬物が投与されると，CYP酵素をめぐって複雑な薬物動態を示すことになる．例えば，1つの薬物を急激に中止することにより，CYP酵素の抑制が解除され，抗てんかん薬の血中濃度が減少し，けいれん発作が出現することがある．その逆の事態も想定できる．**表12-13**[4]に，わが国で使用されている向精神薬や抗てんかん薬などについてCYP酵素に対する作用をまとめてみた．同じ酵素に対して作用している薬物が複数ある場合には，添付文書を参考にしながら，慎重な増量や減量による血中濃度の管理が必要である.

表 12-13　CYP 酵素に対する向精神薬と抗てんかん薬などの作用

	CYP1A2	CYP2C9	CYP2C19	CYP2D6	CYP3A4
基質	テオフィリン	フェニトイン	3級アミンのTCA	2級アミンのTCA	3級アミンのTCA
	クロザピン	ワルファリン	バルビツール酸系	パロキセチン	クロザピン
	3級アミンのTCA		オメプラゾール	リスペリドン	クエチアピン
	フェノチアジン系抗精神病薬			コデイン	セルトラリン
	ハロペリドール			ヒドロコドン	カルバマゼピン
	リスペリドン				ゾニサミド
	オランザピン				トリアゾラム
					アルプラゾラム
					アリピプラゾール
					フルボキサミン
阻害薬	フルボキサミン	フルボキサミン	フルボキサミン	パロキセチン	マクロライド系抗菌薬
	マクロライド系抗菌薬	イミダゾール系抗真菌薬	シメチジン	キニジン	シメチジン
	キノロン系抗菌薬		イミダゾール系抗真菌薬		カルシウムチャネル阻害薬
					イミダゾール系抗真菌薬
					グレープフルーツ
誘導薬	喫煙			カルバマゼピン	リファンピシン
	カフェイン				フェノバルビタール
					カルバマゼピン
					モダフィニル
					フェニトイン
					プレドニゾロン

文献

1）Ogawa K, et al: Occupancy of serotonin transporter by tramadol: a positron emission tomography study with [11C] DASB. Int J Neuropsychopharmacol 17: 845-850, 2014

2）Sansone RA, et al: Tramadol: seizures, serotonin syndrome, and coadministered antidepressants. Psychiatry (Edgmont) 6: 17-21, 2009

3）堀誠治：安全性から見た抗菌薬. YAKUGAKU ZASSHI 131：1423-1428, 2011

4）Lee KC, et al: Risk of seizures associated with psychotropic medications: emphasis on new drugs and new findings. Expert Opin Drug Saf 2: 233-247, 2003

（仙波純一）

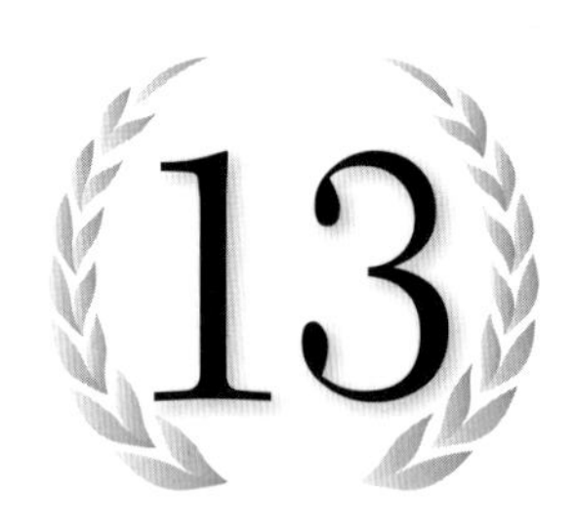

てんかん外科手術

A 薬剤抵抗性と手術適応

薬剤抵抗性の薬理学的機序については別章で述べられるので，本章は外科治療の適応を判断する際の「臨床的な」薬剤抵抗性について述べる．手術適応を考える際の薬剤抵抗性は，必ずしもすべての薬物治療が無効であることを意味しない．あくまで，将来の薬物治療に期待される効果よりも，外科治療に期待されるそれが大きいと判断する際の臨床的な基準である．薬剤抵抗性てんかん(drug-resistant or pharmaco-resistant epilepsy)は，難治てんかん(medically intractable epilepsy)とも称されるが，本章では前者に用語を統一する．

(1) 薬剤抵抗性てんかんの疫学

薬物治療によって長期間の発作コントロールが得られないてんかんを，薬剤抵抗性てんかんとよぶ．一般的には，すべてのてんかんのうち約20〜30% が薬剤抵抗性に経過するとされる．population based study によると，新規に診断されるてんかんのうち約 70% は抗てんかん薬によって 5 年の発作寛解が得られる[1-6]．一方で，5〜10% の患者は最終的に薬物治療に抵抗性に経過する[7]．部分てんかん患者を対象にした研究では，薬剤抵抗性てんかんの累積発生率は 100,000人あたり 135 である[8]．

(2) 定義

薬剤抵抗性てんかんの完成された定義はなく，2010 年に国際抗てんかん連盟(ILAE)から発表された提言が最も新しい[9]．そこでは，「適切かつ十分な量の抗てんかん薬 2 種類を，副作用のない状態で，単剤あるいは併用で用いたにもかかわらず，十分な期間の発作コントロールが得られない場合」と定義されている[9]．新規に発症したてんかんのうち，最初に使用する薬剤によって発作がコントロールされるのは 47% であり，2 剤目でコントロールされるのは 13%，3 剤目以降に試みる薬剤で発作コントロールが得られる可能性は概ね 4% 以下とされている[10]．しかし，薬剤抵抗性てんかんは，必ずしも永続する固定した状態ではない．薬物治療の工夫などによって発作コントロールが得られる可能性が常にあることに留意すべきである[11-15]．2 剤で薬剤抵抗性を判断するのは，あくまで，不必要な精査や治療介入の遅れを回避する目的である．

治療による発作の転帰(outcome)は，発作コントロールが得られたか否か(seizure free or treatment failure)に分けられる．いずれも，行われた薬物治療は適切かつ十分(appropriate and adequate)である必要があり，そうでない場合には転帰を決定できない(undetermined)．例えば有効量に達する前に副作用によって薬物治療を中止せざる得ない場合がある．そのようなとき，それ自体で薬剤抵抗性とは判断できない．

(3) 発作コントロール

ILAE の提言によると，発作コントロールは「治療介入前の発作間隔の 3 倍の期間か 12 か月のいずれか長いほうの期間にわたって発作がない状態」と定義される[9]．発作コントロールとは，前兆も含めたすべての発作がない状態を指す．しかし，実際には患者の生活に与える影響は発作の内容によって大きく異なる．

実臨床の場面で，どの程度の期間発作がなければ発作コントロールが得られたと考えられるか．この判断には治療介入前の発作頻度が重要であり，一般的には「3 倍ルール(rule of three)」が用いられる[16,17]．すなわち，治療介入前の発作間隔の 3 倍の期間にわたって発作の再発がなければ，介入によって明らかに発作が減少したと 95% 以上の信頼性をもって判断できる．例えば，平均して 2 週間に 1 回発作がある患者に対して新しい治療薬を開始した場合，その 3 倍の期間，すなわち 6 週間の経過観察で発作が再発しなければ，その治療薬に明らかな効果があるという目安になる．

真の発作コントロールを判断するにはさらに長期の経過観察，理論的には終生の観察が要される．一方，実臨床においてどの程度の期間発作がなければ意義があると考えられるか．過去の研究から，意味のある生活の質(QOL)改善には，少なくとも 12 か月にわたる発作の完全消失が必要とされる[18-21]．また，多くの国では 1 年以上の発作コントロールが自動車運転免許に必要である[22,23]．日本は自動車運転免許の取得に 2 年の発作コントロールが求められており，2 年の発作消失が「意味のある発作コントロール」の基準の 1 つである．また，過去 2 年以内に発作が 1 回以上あった患者は，それ以外に比べて，不安や抑うつのレベルが高く，雇用率が低いという報告がある[24]．すなわち，発作コントロールを判断するには，少なくとも 1〜2 年にわたる経過観察が望ましい．

(4) 患者の選択と外科適応

手術適応は，外科治療によって期待される効果，手術に関連したリスク，薬剤抵抗性てんかんが長期にわたることによって累積するリスクを考慮して決定される．

a．発作型や発作頻度

QOL に与える影響が大きい発作型や発作頻度の高いてんかんが積極的外科治療の対象となる．意識消失を伴う発作は外傷のリスクや自動車運転の制限につながり，生活の質(QOL)に大きく影響する．そのため，一般的に複雑部分発作や二次性全身けいれんに対しては積極的に手術適応が検討される．しかし，恐怖感や嘔気などの前兆が心理的に不快で患者の QOL を著しく損なっている場合は，たとえ意識消失を伴わない発作であっても外科治療を十分考慮しうる．

外科治療を受ける患者の多くは 1 か月に 1 回以上の発作があるが，仮に年に 1〜2 回程度の発作であっても，それが自動車運転制限やその他の生活制限や医学的リスクに関係している場合は十分に外科治療が考慮される．また，発作が生じる時間も重要な要素である．夜間睡眠中にのみ生じる発作は，自動車運転や日常生活の制限につながらない場合がある．一方で，日中に予測できないタイミングで生じる発作は，患者の大きな不安につながり QOL を損なう．

b．切除術が可能なてんかん(表 13-1)

外科治療の適応にあたっては，外科治療が可能なてんかんを認識しておくことが重要である．外科治療の有効性が高いてんかんには，海馬硬化(hippocampal sclerosis)を伴う内側側頭葉てんかん，限局する器質病変によるてんかん，半球性の

表 13-1 切除術が可能なてんかん

海馬硬化に伴う内側側頭葉てんかん
限局する器質病変によるてんかん
- 限局性皮質形成異常，脳腫瘍，海綿状血管腫，脳動静脈奇形，瘢痕回など

半球性の広範な病変によるてんかん
- 片側巨脳症，Sturge-Weber 症候群，Rasmussen 脳症，孔脳症など

MRI で明らかな病変を認めない部分てんかん
- FDG-PET で限局性皮質形成異常が疑われるてんかん
- FDG-PET で側頭葉先端部に代謝低下を認める側頭葉てんかん

視床下部過誤腫によるてんかん

広範な病変によるてんかんが挙げられる．海馬硬化に伴う内側側頭葉てんかんは側頭葉前半部切除術(anterior temporal lobectomy)あるいは選択的海馬切除術によって約 60～80% の例で長期の発作コントロールが得られる[25,26]．限局する器質病変によるてんかんの原因には，海綿状血管腫や脳腫瘍，皮質形成異常(focal cortical dysplasia)などが挙げられる．これらは，病変の完全切除によって約 60～70% に長期の発作コントロールが見込める[27]．半球性の広範な病変によるてんかんは，機能的半球切除あるいは半球離断術の適応によって，約 70% 以上の患者に長期の発作コントロールが見込める[28-30]．片側巨脳症(hemimegalencephaly)，Sturge-Weber 症候群，孔脳症，Ramussen 脳症などが半球性てんかんの原因となる．

MRI で明らかな病変を認めない新皮質てんかん(non-lesional epilepsy)も外科適応がある．MRI 病変の有無は外科治療の発作予後に強く関連し，MRI 病変が明らかでない例の発作消失率は平均 50% 未満と相対的に低い[27]．このため，十分な術前精査と慎重な手術適応が必要である．なお，皮質形成異常の検出には FDG-PET が有用であり，PET の代謝低下域の切除が良好な予後に関連する[31,32]．また，MRI 異常を伴わない側頭葉てんかんのうち，FDG-PET にて側頭葉先端部に代謝低下が認められる例は，定型的な側頭葉前半部切除術によって良好な発作予後が期待できる[33,34]．

視床下部過誤腫(hypothalamic hamartoma)によるてんかんは基本的に薬剤抵抗性である．過誤腫自体にてんかん原性があり，腫瘍の切除あるいは離断によって発作コントロールが見込める．笑い発作(gelastic seizure)を伴い，内視鏡的手術や定位的手術など一定の侵襲下で治療が可能なものは積極的に外科適応を検討する[35-37]．

c．緩和的外科治療

切除術が適応にならない薬剤抵抗性てんかんを対象に，迷走神経刺激療法(vagus nerve stimulation；VNS)と脳梁離断術(corpus callosotomy)が行われる．いずれも効果は限定的であり，発作の軽減によって患者の QOL が改善すると見込まれるときに適応する．脳梁離断は小児期発症の症候性全般てんかんに伴う転倒発作や全身強直間代けいれんに効果が高い[38,39]．

d．薬剤抵抗性てんかんに伴うリスク

薬剤抵抗性てんかんは，長期的に脳機能の悪化につながる．特に側頭葉てんかんでは学習や記銘力が進行性に低下することが知られている[40]．長期の罹病期間は認知機能の低下に関係すると考えられており，2～10 年の経過において薬物治療群は外科治療群に比べて記銘力が有意に低下したとする報告がある[41,42]．発作コントロールは認知機能の改善に重要である．

薬剤抵抗性てんかんは若年死のリスクであり，その死亡率は健常人の約 5 倍とされる[43]．外科治療によって発作コントロールが得られた患者では，その相対リスクは 2.4 倍に減少する[43,44]．

薬剤抵抗性てんかんに伴う QOL 低下は，外科治療後の発作コントロールによって有意に改善することが複数の研究によって示されている[45]．外科治療は，雇用や自動車運転，対人関係，生活の自立といった社会的機能の改善にもつながる[46]．

e．外科治療のリスク

手術に関連した死亡はまれであり，周術期の死亡率は側頭葉手術で 0.4%，側頭葉外手術で 1.2%

と報告されている[47]．水頭症や頭蓋内感染など医学的介入を要する合併症は約 1.5%，永続する神経学的合併症は約 5% の発生率である．後者のおよそ半分は，側頭葉切除に伴う上四分盲であり生活に与える影響は少ない[47]．

f．年齢と罹病期間

てんかんの罹患期間は必ずしも外科治療の発作予後に影響しないが[48]，二次的なてんかん原性獲得のリスクなどから早期の外科治療が望ましいと考えられる[49, 50]．発症 1 年以内の手術が高い発作消失率に関係するという観察研究がある一方[49]，過去の多くの報告は平均 10 年以上の罹患ののちに外科治療を適応している点に注意が必要である[51]．海馬硬化症など薬剤抵抗性てんかんが予想される場合は，発症 2 年以内の外科適応が考慮される[52]．なお，乳幼児や小児は発達の観点から，2 年以内の早期に外科治療を検討することが薦められる．

てんかんの外科治療はおおむね 50 歳以下の患者が対象となるが，海馬硬化による内側側頭葉てんかんを対象にした研究から，50 歳以上においても外科治療の発作予後および治療リスクは若年者と変わらないと報告されている[53]．高齢者であっても，年齢によって手術適応は制限されず，身体合併症に伴う手術リスクと発作消失によって期待される QOL への影響を考慮して適応する．

文献

1）Annegers JF, et al: Remission of seizures and relapse in patients with epilepsy. Epilepsia 20: 729-737, 1979
2）Shafer SQ, et al: EEG and other early predictors of epilepsy remission: a community study. Epilepsia 29: 590-600, 1988
3）Cockerell OC, et al: Remission of epilepsy: results from the National General Practice Study of Epilepsy. Lancet 346: 140-144, 1995
4）Cockerell OC, et al: Prognosis of epilepsy: a review and further analysis of the first nine years of the British National General Practice Study of Epilepsy, a prospective population-based study. Epilepsia 38: 31-46, 1997
5）Lindsten H, et al: Remission of seizures in a population-based adult cohort with a newly diagnosed unprovoked epileptic seizure. Epilepsia 42: 1025-1030, 2001
6）Sillanpää M, et al: Long-term prognosis of seizures with onset in childhood. N Engl J Med 338: 1715-1722, 1998
7）Hauser W: The Natural History of Seizures. In: Wyllie E, ed: The Treatment of Epilepsy: Principles and Practice. pp165-170, Wolters Kluwer, Philadelphia, 1993
8）Juul-Jensen P, et al: Natural history of epileptic seizures. Epilepsia 24: 297-312, 1983
9）Kwan P, et al: Definition of drug resistant epilepsy: consensus proposal by the ad hoc Task Force of the ILAE Commission on Therapeutic Strategies. Epilepsia 51: 1069-1077, 2010
10）Kwan P, et al: Early identification of refractory epilepsy. N Engl J Med 342: 314-319, 2000
11）Huttenlocher PR, et al: A follow-up study of intractable seizures in childhood. Ann Neurol 28: 699-705, 1990
12）Berg AT, et al: How long does it take for epilepsy to become intractable? A prospective investigation. Ann Neurol 60: 73-79, 2006
13）Callaghan BC, et al: Likelihood of seizure remission in an adult population with refractory epilepsy. Ann Neurol 62: 382-389, 2007
14）Luciano AL, et al: Results of treatment changes in patients with apparently drug-resistant chronic epilepsy. Ann Neurol 62: 375-381, 2007
15）Schiller Y, et al: Quantifying the response to antiepileptic drugs: Effect of past treatment history. Neurology 70: 54-65, 2008
16）Hanley JA, et al: If nothing goes wrong, is everything all right? Interpreting zero numerators. JAMA 249: 1743-1745, 1983
17）Westover MB, et al: Revising the "Rule of Three" for inferring seizure freedom. Epilepsia 53: 368-376, 2012
18）Sillanpää M, et al: Obtaining a driver's license and seizure relapse in patients with childhood-onset epilepsy. Neurology 64: 680-686, 2005
19）Jacoby A, et al: Quality of life outcomes of immediate or delayed treatment of early epilepsy and single seizures. Neurology 68: 1188-1196, 2007
20）Markand ON, et al: Health-related quality of life outcome in medically refractory epilepsy treated with anterior temporal lobectomy. Epilepsia 41: 749-759, 2000
21）Spencer SS, et al: Health-related quality of life over time since resective epilepsy surgery. Ann Neurol 62: 327-334, 2007
22）Fisher RS, et al: Epilepsy and driving: an international perspective. Joint Commission on Drivers' Licensing of the International Bureau for Epilepsy and the International League Against Epilepsy. Epilepsia 35: 675-684, 1994

23) Berg AT, et al: Restricted driving for people with epilepsy. Neurology 52: 1306-1307, 1999
24) Jacoby A, et al: The clinical course of epilepsy and its psychosocial correlates: Findings from a U.K. community study. Epilepsia 37: 148-161, 1996
25) Wiebe S, et al: A randomized, controlled trial of surgery for temporal-lobe epilepsy. N Engl J Med 345: 311-318, 2001
26) Josephson CB, et al: Systematic review and meta-analysis of standard vs selective temporal lobe epilepsy surgery. Neurology 80: 1669-1676, 2013
27) Téllez-Zenteno JF, et al: Surgical outcomes in lesional and non-lesional epilepsy: a systematic review and meta-analysis. Epilepsy Res 89: 310-318, 2010
28) Delalande O, et al: Vertical parasagittal hemispherotomy: surgical procedures and clinical long-term outcomes in a population of 83 children. Neurosurgery 60(2 Suppl 1): ONS19-32, 2007
29) Dorfer C, et al: Vertical perithalamic hemispherotomy: a single-center experience in 40 pediatric patients with epilepsy. Epilepsia 54: 1905-1912, 2013
30) Schramm J, et al: Pediatric functional hemispherectomy: Outcome in 92 patients. Acta Neurochir (Wien) 154: 2017-2028, 2012
31) Salamon N, et al: FDG-PET/MRI coregistration improves detection of cortical dysplasia in patients with epilepsy. Neurology 71: 1594-1601, 2008
32) Chassoux F, et al: FDG-PET improves surgical outcome in negative MRI Taylor-type focal cortical dysplasias. Neurology 75: 2168-2175, 2010
33) LoPinto-Khoury C, et al: Surgical outcome in PET-positive, MRI-negative patients with temporal lobe epilepsy. Epilepsia 53: 342-348, 2012
34) Kuba R, et al: "MRI-negative PET-positive" temporal lobe epilepsy: invasive EEG findings, histopathology, and postoperative outcomes. Epilepsy Behav 22: 537-541, 2011
35) Parvizi J, et al: Gelastic epilepsy and hypothalamic hamartomas: neuroanatomical analysis of brain lesions in 100 patients. Brain 134(Pt 10): 2960-2968, 2011
36) Roth J, et al: Combined open microsurgical and endoscopic resection of hypothalamic hamartomas. J Neurosurg Pediatr 11: 491-494, 2013
37) Kameyama S, et al: Minimally invasive magnetic resonance imaging-guided stereotactic radiofrequency thermocoagulation for epileptogenic hypothalamic hamartomas. Neurosurgery 65: 438-449, 2009
38) Iwasaki M, et al: Complete remission of seizures after corpus callosotomy. J Neurosurg Pediatr 10: 7-13, 2012
39) Malmgren K, et al: Reappraisal of corpus callosotomy. Curr Opin Neurol 28: 175-181, 2015
40) Jokeit H, et al: Cognitive impairment in temporal-lobe epilepsy. Lancet 355: 1018-1019, 2000
41) Helmstaedter C, et al: Chronic epilepsy and cognition: a longitudinal study in temporal lobe epilepsy. Ann Neurol 54: 425-432, 2003
42) Hendriks MPH, et al: Memory Complaints in Medically Refractory Epilepsy: Relationship to Epilepsy-Related Factors. Epilepsy Behav 3: 165-172, 2002
43) Bell GS, et al: Premature mortality in refractory partial epilepsy: does surgical treatment make a difference? J Neurol Neurosurg Psychiatry 81: 716-718, 2010
44) Choi H, et al: Epilepsy Surgery for Pharmacoresistant Temporal Lobe Epilepsy. JAMA 300: 2497-2505, 2008
45) Seiam A-HR, et al: Determinants of quality of life after epilepsy surgery: Systematic review and evidence summary. Epilepsy Behav 21: 441-445, 2011
46) Hamiwka L, et al: Social outcomes after temporal or extratemporal epilepsy surgery: A systematic review. Epilepsia 52: 870-879, 2011
47) Hader WJ, et al: Complications of epilepsy surgery - A systematic review of focal surgical resections and invasive EEG monitoring. Epilepsia 54: 840-847, 2013
48) Lowe NM, et al: The duration of temporal lobe epilepsy and seizure outcome after epilepsy surgery. Seizure 19: 261-263, 2010
49) Englot DJ, et al: Factors associated with seizure freedom in the surgical resection of glioneuronal tumors. Epilepsia 53: 51-57, 2012
50) Englot DJ, et al: Predictors of seizure freedom after resection of supratentorial low-grade gliomas. A review. J Neurosurg 115: 240-244, 2011
51) Jobst BC, et al: Resective epilepsy surgery for drug-resistant focal epilepsy: a review. JAMA 313: 285-293, 2015
52) Engel J, et al: Early surgical therapy for drug-resistant temporal lobe epilepsy: a randomized trial. JAMA 307: 922-930, 2012
53) Murphy M, et al: Surgery for temporal lobe epilepsy associated with mesial temporal sclerosis in the older patient: a long-term follow-up. Epilepsia 51: 1024-1029, 2010

（岩崎真樹・中里信和）

B 術前検査とインフォームド・コンセント

(1) 術前検査

てんかん手術の適応は，さまざまな術前検査を行い決定される[1]．まずてんかん焦点診断のための検査を行い，さらに脳機能検査の結果とあわせて手術で得られる可能性のある利益と不利益について本人，家族と相談し適応を決める．

術前検査は，正確で安全なてんかん手術を目標として行う．**表13-2**に主な術前検査のチェックリストを示す．

a．てんかん焦点診断

てんかん発作消失(根治術)を目的とした切除可能な焦点を検索する．最も基本的な内容は発作型の解析，電気生理学的検査，神経画像検査の3つで，それぞれの検査で診断された焦点部位が一致するかを検討する．

●発作型の解析

てんかん発作は，通常同じタイプの発作を繰り返し起こし，特定の部位から起始した発作は共通の発作型を呈することが多い．問診で発作型を聞き出すことが診断の第一歩だが，家族，本人の記憶はあいまいなことも多い．動画で記録した発作ビデオがあれば重要な情報となる．

●電気生理学的検査

電気生理学的検査の代表は脳波である．脳磁図はより高い信号源推定精度を有しているが費用や検査可能な施設が少ないという欠点もある．一般的に脳波は頭皮に垂直な成分の検出に優れていて，脳磁図は頭皮に水平な成分の描出に優れている．両者とも主に発作間欠期のてんかん性異常をみつける検査であるが，発作が記録された場合には重要な情報を提供してくれる．

「頭皮ビデオ脳波撮影」：発作型の解析，電気生理学的異常の両者の情報が得られるため，術前検査としては必ず行うべきである．発作型のビデオ解析，発作時の脳波所見，長時間の間欠期脳波異常所見の3種類の所見が得られる．

●神経画像検査

神経画像検査ではMRIが基本となる．MRIで形態学的異常が検出された症例の手術成績は良好なことが知られている．最近では3T MRI撮影が可能となり，DTI(diffusion tensor image：拡散テンソル画像)，MRS(magnetic resonance spectroscopy：磁気共鳴スペクトロスコピー)，ASL(arterial spin labeling) MRIなどを用いて機能的情報を比較的容易に得られるようになった．PET(positron emission tomography：ポジトロンエミッション断層撮影法)，SPECT(single photon emission computed tomography：単一光子放射型コンピュータ断層撮影法)などの核医学検査は補助的画像診断として重要である．FDG(フルオロデオキシグルコース)-PETや中枢性ベンゾジアゼピン受容体拮抗薬を用いたIMZ(イオマニゼル)-SPECT，脳血流SPECTがてんかん焦点診断のための検査として保険適用を受けている．核医学検査結果はstatistical parametric mappings(SPM)，3D stereotactic surface projection(3D-SSP)などの統計学的解析を行うことで，視覚的判定よりも客観的な診断が可能となる．またMRIに重ねあわせることで，高い空間解像力を有した診断を行うことができる．

SISCOM(Subtraction ictal SPECT coregistered to MRI)：発作間欠期の焦点部位の脳血流は低下しているものの発作時には増加することから，発作時と間欠期の脳血流SPECTから発作焦点を診断する検査である．発作と画像所見を組み合わせたユニークな検査であるが，放射線管理区域で施行しなければならない欠点がある．使用薬剤としては，^{99m}Tc-HMPAOが注入時の脳血流の状態を最も忠実に反映する核種であるが，安定して使える時間はわずかであり，より安定性の高い^{99m}Tc-ECDが実際の検査として有用である．

表 13-2　主な術前検査のチェックリスト

術前検査チェックリスト　名前(　　　　　) ID:					
A)焦点診断	必須検査	選択検査	選択検査	選択検査	その他
○発作型	□発作型の問診	□発作ビデオ			□
○電気生理学的検査	□脳波	□脳磁図			□
	□頭皮ビデオ脳波	(○発作時脳波)			□
○神経画像検査	□ MRI	(○ DTI)	(○ MRS)	(○ ASL)	□
		□ FDG-PET	□ SPECT	□ SISCOM	□
B)脳機能					
脳機能部位		□機能的 MRI	□ Wada テスト	□ NIRS	□
神経心理，その他		□神経心理検査	(○ WAIS)	(○ WMS)	□
		□精神科面接			□
C)特殊検査		□			

b．脳機能検査

脳機能検査には，脳機能を抑制して脳機能が障害される部位を調べる方法と脳機能を賦活して調べる方法の2つがある．焦点を切除するということは脳の一部を切除することにほかならない．切除後も機能障害が出現しないことを確かめるためには，脳機能を抑制した状態での検査が望ましいが，脳機能抑制検査は賦活検査よりも侵襲性が高い[1, 2]．

●アミタールテスト(Wada テスト)

左右の内頸動脈に別々にアミタールを注入して，左大脳半球，右大脳半球の機能を調べる検査である．現在ではアミタールは販売中止であるため，プロポフォールやイソミタールで代用されている．言語優位側診断の信頼性は高く，記憶優位側診断にもある程度の信頼性を有している．脳血管撮影が必要な比較的侵襲の高い検査で，小児や精神発達遅滞のある患者では困難である．

●機能的 MRI

MRI 撮影中に運動機能や言語機能タスクを行い，増加する微量の脳血流を繰り返し測定して加算し，タスクによって脳機能が賦活される部位を計測する方法である．非侵襲的な脳機能検査として最も汎用されている検査である．

●神経心理検査

術前神経心理検査を，術後検査結果と比較することで安全な手術が行えたかを判定することができる．また焦点の局在診断にも一定の有用性がある．基本は WAIS-R による知能検査で，記銘力障害の可能性のある疾患では WMS-R などを行う．前頭葉てんかんでは WCST などの前頭葉機能検査を行い，焦点部位に応じて失語検査なども行う．小児では，WAIS-R の代わりに WISC-R を行い，さらに低年齢の患児には遠城寺式や新版 K 式などの発達検査を行う．

●精神科面接

てんかん患者，特に側頭葉てんかん患者ではうつなどの精神症状を高率に合併することが知られている．さらに術後に術前精神症状の悪化や，新たな精神症状の出現も報告されている．術前に精神科面接を行うことは，精神症状出現の危険性を予測すると同時に，症状出現時の迅速な精神科治療に役立つ．

c．検査結果による診断

検査結果は以下の4つに大別される．安全な手術が可能かを脳機能検査の結果から判断して，患者，家族に手術の方法と効果，施行の有無について説明する．

①すべての検査で，焦点が限局した部位に一致した場合：非侵襲的な焦点切除術の候補患者となる．

②検査結果が一致しないが，切除可能な焦点の候補部位が存在する場合：頭蓋内電極留置術を行い，その結果に基づき焦点切除術の可能性を判定する．

③切除可能な焦点がない場合：発作を軽減する緩和療法の適応を検討する．

④上記の①〜③に当てはまらない場合：外科治療の適応は困難なことを説明する．

(2) インフォームド・コンセント

インフォームド・コンセントとは患者が治療法について正しい説明を受け，それを理解したうえで，自主的に同意，選択，拒否できる原則のことである[3]．具体的には，①病状に関する情報の提供，②治療法と術式の説明，③予定している治療法以外の治療，④治療を受けなかった場合に予想される結果，などの説明が必要となる．

インフォームド・コンセントは，20 歳以上の成人の場合は患者本人に行うのが原則であるが，小児や自己決定能力が欠如または不十分な患者の場合には，親権者または監護権者に行う必要がある．脳外科手術の場合には患者単独ではなく，親族などの同意者も同席のうえ説明することが原則である．

ⅰ）病状に関する説明では術前検査に基づいて，病名とその原因，重症度について説明する．一般的に外科治療は抗てんかん薬に抵抗性の難治てんかん患者が対象となる．

ⅱ）治療法と術式の説明では，どのような方法で手術を行うのか，手術によって，どのような効果が期待できるか，どのような手術合併症が生じる可能性があるかを説明する．手術成績については，一般的な手術成績に加え，その施設での治療成績を示すのが望ましい．手術合併症では，脳神経外科開頭術一般で起こる合併症に加え，選択した手術によって起こる可能性のある特殊な危険性についても説明する必要がある．発現する率がきわめて小さいものでも結果が重篤な後遺症ないし，死亡につながるものについては説明をする必要がある．

ⅲ）予定していた手術法以外の手術法や，手術以外の治療法についても説明する．例えば，脱力転倒発作に対する緩和療法の代表的手術である脳梁離断術では，より侵襲性の低い迷走神経刺激療法と比較した長所と短所を説明する必要がある．さらにセカンドオピニオンについても説明し，患者，家族の希望があれば紹介も行う必要がある．

ⅳ）以上の説明を受けたあと，外科治療を受けるかどうかは患者，家族が自主的に同意，選択，拒否することができる．ただし手術を受けなかった場合の病気の好ましくない結果や発生の危険性の有無，程度についても説明が必要である．

その他，受け持ち医，指導体制に対する情報，治療に要する期間および費用，患者の医療経過や診療録を医学教育，研究の資料に使用することの可能性，説明方法についての情報，看護内容についての情報も提供する必要がある．

(3) 手術成績と合併症

手術成績：側頭葉切除術では，側頭葉前部切除でも扁桃核海馬切除術でも 70% の患者で発作が消失している[4]．また病巣切除，大脳半球切除術でも同様の成績が得られている．一方，新皮質切除術や多脳葉切除術の発作消失率は 45% 程度だが，著効もあわせると 80% の患者で手術は発作抑制に有効である．

合併症：脳外科開頭術に固有の合併症としては頭蓋内感染と術後血腫が挙げられる．それぞれ，2〜5% と 1〜2% の危険性が報告されている[5]．

また術式に応じて固有の合併症が起こりうる．以下に，代表的な術式の概略と合併症について簡単に説明する[6]．

●頭蓋内電極留置術

概略：脳内に刺入する深部電極，脳表に設置する帯状電極と格子状電極がある．留置術後に病棟で長時間ビデオ脳波モニタリングを行い，その結果に基づき焦点切除術を行う．

合併症：電極という異物を留置することによる感染症の増加，深部電極による脳内血腫，格子状電極による急性硬膜下血腫，圧迫による脳浮腫の危険性を説明する[7]．

手術のインフォームド・コンセント

西暦：　　年　月　日

説明者＿＿＿＿＿＿＿（署名）＿＿＿＿＿＿＿（署名）　は，

患者さん＿＿＿＿＿＿＿（署名）（代理）　　（続柄　　）署名）

に対して，以下の事項について，わかりやすく十分に説明しました．

1)病状に関する説明
- 病名：側頭葉てんかん　（済，未）
- 原因：左海馬硬化症　（済，未）
- 頻度：週に 1〜2 回の複雑部分発作，月に 1〜2 回の二次性全般化発作　（済，未）

2)治療法と術式の説明
- 術式名：左(優位側)前内側側頭葉切除術　（済，未）
- 術式の説明：手術は全身麻酔で行います．　（済，未）
  左の耳介前方から，正中部に至る皮切を髪の毛の中におき，開頭します．
  最初に側頭葉先端から 3.5 cm で中側頭回と下側頭回の切除を行います(a)．
  次に下角に到達して扁桃体と海馬を確認します．扁桃体の一部を切除した後，海馬采を離断して海馬頭を一塊にして切除します(b)．最後に海馬体部を切除します．

a

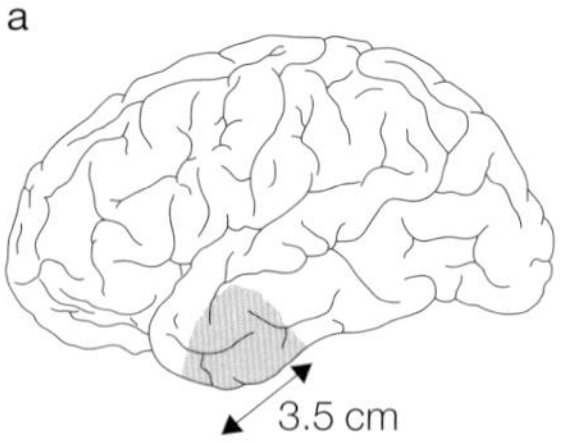

3.5 cm

- 手術で期待される効果：　（済，未）
  この手術によって 70% の患者で発作が消失し，20% の患者で発作がまれになると報告されています．当院での手術成績でも 80% の患者で発作が消失し，30% の患者では抗てんかん薬も中止できています．
- 手術で起こりうる合併症：　（済，未）
  脳外科開頭術に固有の合併症として，頭蓋内感染(2〜5%)と術後血腫(1〜2%)が報告されています．頻度は少ないですが前脈絡叢動脈の損傷による片麻痺が重篤な障害として報告されています．記銘力の低下や失語症状出現の可能性もあります．対側上 1/4 盲，動眼神経や滑車神経の障害による複視の出現，術後精神症状の出現，悪化も報告されています．

b

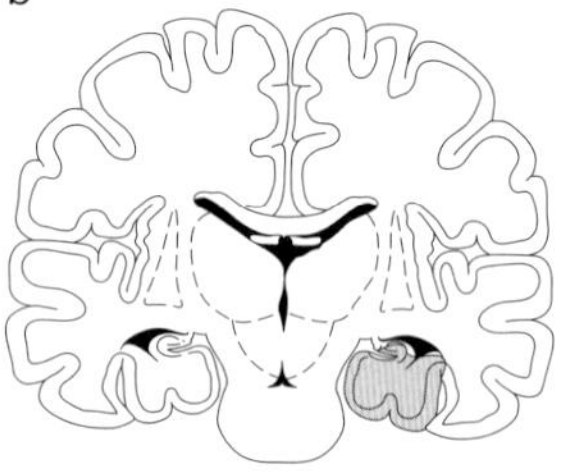

3)予定している治療法以外の治療法に関する情報
- 予定している治療行為以外の治療法について：　（済，未）
  過去 10 年以上，複数の抗てんかん薬の治療を受けてきましたが発作の抑制は不十分でした．また切除で治療可能な焦点があるため，迷走神経刺激療法などの緩和術は選択すべきではないと考えています．
- セカンドオピニオンについての指導：　（済，未）
  今回，我々がお勧めする治療法について他の専門家の意見をお聞きになりたい場合は，検査結果を含めた紹介状をお書きしますのでいつでもお申しでください．

4)予定している治療法を受けない場合に予想される結果の情報　（済，未）
治療の基本は，抗てんかん薬の服用です．今後，新たな抗てんかん薬の服用により発作の軽減が図られる可能性はありますが，発作消失の可能性は非常に低いと考えられます．

5)受け持ち医，指導体制に対する情報　（済，未）
6)治療に要する期間および費用　（済，未）
7)患者の医療経過や診療録を医学教育，研究の資料に使用する可能性　（済，未）
8)説明方法についての情報　（済，未）
9)看護内容についての情報　（済，未）

西暦：　　年　月　日
病院脳神経外科

＿＿＿＿医師　（署名）＿＿＿＿医師　（署名）＿＿＿＿看護師　（署名）

手術インフォームド・コンセントの同意書

私は，主治医から，以上の項目について十分な説明を受け，理解いたしましたので，チェック済みの項目の実施に承諾します．

西暦：　　年　月　日

患者氏名　（署名）＿＿＿＿＿＿＿＿

住所＿＿＿＿＿＿＿＿

同意者氏名　（署名）＿＿＿＿＿＿＿＿患者との続柄＿＿＿＿

住所＿＿＿＿＿＿＿＿

図 13-1　インフォームド・コンセントの 1 例

●側頭葉切除術

概略：前内側側頭葉切除術，選択的海馬扁桃核切除術が代表的な術式で，最近では海馬の軟膜下皮質多切術(multiple subpial transection；MST)が記銘力保持に有効な術式として提唱されている．

合併症：重篤なものには，前脈絡叢動脈の損傷による片麻痺がある．ほかに対側上1/4盲，動眼神経や滑車神経の障害による複視，優位側の手術の際には記銘力障害や失語症状が出現することもある．また術後の精神症状の悪化や新規の精神病出現の可能性を説明する[5)]．

図 13-1 に左(優位側)海馬硬化を有する難治性側頭葉てんかん患者(仮想の患者)に対する前内側側頭葉切除術のインフォームド・コンセントの1例を示す．

●皮質焦点切除術，病巣切除術

概略：てんかん発作の原因となっている大脳皮質や，腫瘍，血管障害などを切除する手術である．てんかん焦点としてどの範囲を同定したかが重要である．

合併症：術後の出血，梗塞による機能障害の出現や，脳機能部位に対する手術侵襲の可能性を説明する．

●半球離断術

概略：片側巨脳症，半側大脳半球広範囲に及ぶ皮質形成異常，Sturge-Weber 症候群をはじめとした一側大脳半球の広範囲の障害を有する難治てんかん患者が対象となる．乳幼児では発作の抑制のみならず精神運動発達の改善が期待される．最近では，低侵襲の半球離断術(水平式と垂直式がある)が施行されるようになっている．

合併症：乳幼児では，術中の大量出血，術後の感染や脳浮腫が生命にかかわる危険性や重篤な障害を生じる可能性を説明する．また術後の水頭症の可能性も説明する．

●脳梁離断術

概略：外傷を伴うような激しい転倒発作を反復する症例が，最もよい手術適応となる．また全身けいれん，特に強直性要素の強い発作に対しての効果が期待できる．

合併症：通常，手術直後には1週間ぐらい反応の乏しい急性離断症候群を伴う．この間の肺炎の危険性を説明する．左右の動作がうまくいかない慢性期離断症候群の報告もあるが脱落症状は非常に軽微である．

●迷走神経刺激療法

概略：開頭術が奏効しない難治てんかんに対する緩和療法として用いられる．一般的に50％以上の発作減少が50％の患者に期待される．

合併症：術中のテスト刺激時の徐脈，心停止や迷走神経の障害による一過性の嗄声や喉の痛みが起こる可能性を説明する．

文献

1) 前原健寿：術前検査の画像化による焦点診断とてんかん手術．脳神経外科 35：1053-1065，2007
2) 鎌田恭輔，他：脳神経外科手術支援のためのマルチモダリティ融合画像/モニタリング．脳神経外科 34：1191-1205，2006
3) 加藤良夫：インフォームドコンセントと法律―自己決定とその支援，脳神経外科学大系 15．pp400-415，中山書店，2006
4) McIntosh AM, et al: Temporal lobectomy: long-term seizure outcome, late recurrence and risks for seizure recurrence. Brain 127: 2018-2030, 2004
5) Sasaki-Adams D, et al: Temporal lobe epilepsy surgery: surgical complications. In: Lüders HO, ed: Textbook of Epilepsy Surgery. pp1288-1299, Informa healthcare, Oxford, 2008
6) 清水弘之：図説てんかんの診断と手術．朝倉書店，1997
7) Hamer HM, et al: Complications of invasive video-EEG monitoring with subdural grid electrodes. Neurology 58: 97-103, 2002

(前原健寿)

C 主要な術式

(1) てんかん外科術式の基本的概念

a．てんかん焦点やてんかん原性に対するアプローチ

てんかん治療をてんかん焦点やてんかん原性に対するアプローチで分類したものが**表 13-3**である．第1のアプローチは，てんかん焦点やてんかん原性における発作閾値を上昇させ，発作への移行を防止または抑制するもので，抗てんかん薬がその代表である．迷走神経刺激療法(VNS)やその他の電気刺激療法，局所脳冷却などがこのカテゴリーに入る．第2のアプローチはてんかん焦点の破壊・除去である．根治的な焦点切除術のほか，定位的放射線治療もこのアプローチである．第3のアプローチは発作伝搬の遮断で，てんかん焦点組織は残したまま，発作の表出を抑止する．大脳半球離断術やてんかん焦点離断術などの離断手術のほか，バルプロ酸など二次性全般化発作を抑制する抗てんかん薬はこのカテゴリーにも入る．なお，脳梁離断術や軟膜下皮質多切術(multiple subpial transection；MST)は第1の発作閾値上昇と第3の伝搬遮断の性質を併せもつ可能性がある．

表 13-3　てんかん治療の分類

発作閾値の上昇	抗てんかん薬	根治的または緩和的
	迷走神経刺激療法	緩和的
	その他の電気刺激療法	緩和的
	軟膜下皮質多切術	緩和的
	脳梁離断術	緩和的
	局所脳冷却	臨床未導入
てんかん焦点の破壊・除去	てんかん焦点切除術	根治的
	定位的放射線治療	根治的
発作伝搬の遮断	てんかん焦点離断術	根治的
	大脳半球離断術	根治的
	脳梁離断術	緩和的
	軟膜下皮質多切術	緩和的
	抗てんかん薬	緩和的

b．根治的手術と緩和的手術

てんかんに対する根治的手術(curative surgery)とは，てんかん焦点を破壊・除去・離断して発作の完全消失を目指す手術であり，基本的に開頭手術である．一方，緩和的手術(palliative surgery)は発作閾値を上昇させ，発作頻度の減少や発作症状の軽減を目的とするものである(**図 13-2**)．

開頭手術では脳梁離断術と MST が緩和的手術

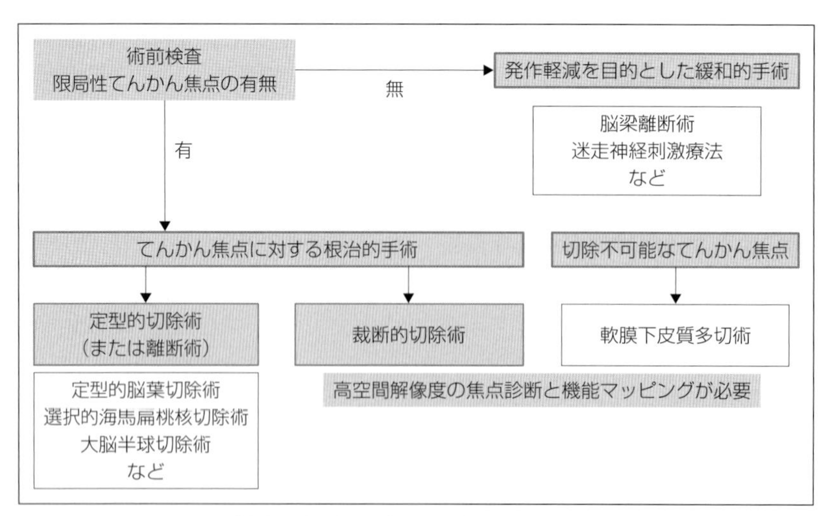

図 13-2　てんかんに対する根治的手術と緩和的手術，定型的切除術と裁断的切除術

といわれる．転倒発作に対する全脳梁離断術ではほぼ根治的な効果が得られるが，それ以外の発作に対する効果や部分脳梁離断術の効果は根治的ではなく，そのため緩和的手術に分類される．また，MST は，てんかん焦点を除去せずに残し，発作消失率も切除術よりは劣るので[1]，緩和的手術に分類されることが多い．

c．定型的切除と裁断的手術

焦点切除術には，定型的切除(standard resection)と裁断的切除(tailored resection)がある(**図 13-2**)．定型的切除は，側頭葉切除や前頭葉切除など，発作抑制効果と正常脳機能に対する安全性が年次を経て確立された切除術式である．比較的大きな切除範囲を設定し，その切除範囲にてんかん焦点を含めるという考え方で，必ずしも精細なてんかん焦点診断を必要としない．

一方，裁断的切除は，少しでも良好な機能温存を目的に個々の患者で必要十分な切除を目指す術式である．そのためには脳磁図や頭蓋内脳波など空間解像度の高いてんかん焦点診断が必要である．てんかん焦点と機能領域のマッピングに基づいて，機能温存を図りつつ最大限のてんかん焦点切除を行う．

(2) 頭蓋内脳波記録

a．頭蓋内電極留置術

てんかん焦点や機能領域を精細にマッピングするために開頭または穿頭を行い，頭蓋内電極を留置する．留置した頭蓋内電極の抜去は通常，治療手術と同時に行うが，電極抜去術のあと，日を改めて治療手術を行うこともある．

適応は，MRI 無病変例，MRI 有病変でも複数焦点が疑われる例，機能領域近傍で高解像度の焦点局在や機能マッピングが必要な例などである．

頭蓋内電極には，脳表に留置する硬膜下電極と脳内に刺入する脳深部電極がある(**図 13-3**)．硬膜下電極には，グリッド状，帯状，熊手状などの形状があり，直視下の脳表に留置するだけでなく，視野外の硬膜下腔に滑り込ませて留置することができる．脳深部電極は，定位手術フレームやナビゲーションを用いてターゲットに留置する．

A

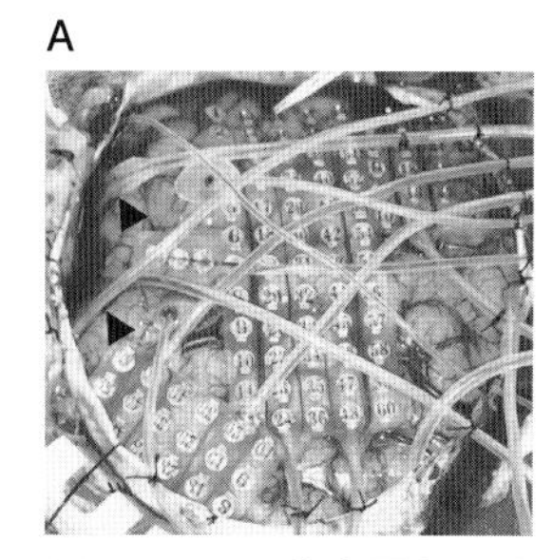

B

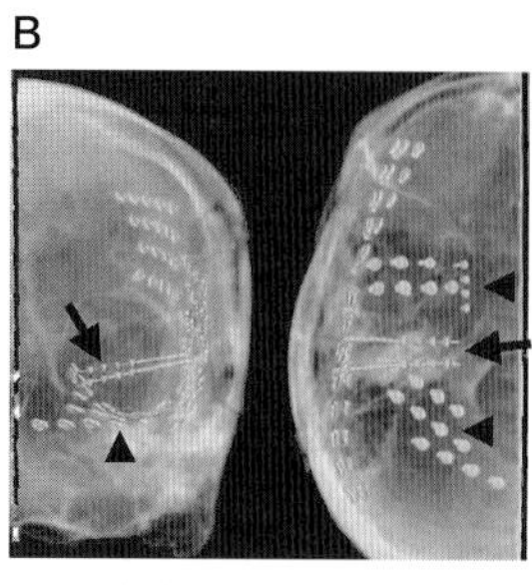

図 13-3　頭蓋内電極の術中写真(A)と 3D-CT 再構成画像(B)

脳表に留置するグリッド状の硬膜下電極，側頭葉下面に滑り込ませる帯状電極や熊手状電極(▲)，脳内に刺入する深部電極(矢印)．

頭蓋内電極留置術の合併症は，創部感染，髄膜炎，硬膜下血腫，脳内出血，硬膜下電極の圧迫による静脈性脳梗塞，脳腫脹などで，小児では合併症発生率が成人よりも高い[2]．また，電極留置期間が長いほど創部や頭蓋内の感染のリスクが高い．

b．術中脳波記録

てんかん焦点に対する焦点切除術や MST の手術中に頭蓋内脳波記録を行い，治療範囲の決定や段階的な治療効果の判定の指標とする．術中脳波記録に用いる電極は留置用と共通だが，術野に応じて自由な配置で脳波記録できる．ガス麻酔やプロポフォール麻酔は深度に応じててんかん性発射を抑制するが，セボフルレンにはてんかん性発射誘発作用があり，セボフルレン麻酔下の術中脳波に基づいて裁断的切除や MST を段階的に進める方法の有用性が提唱されている．

(3) 術式

a．てんかん焦点切除術

てんかん焦点切除術には，側頭葉切除術や前頭葉切除術などの脳葉切除術，選択的海馬扁桃核切除術や脳回切除術など，てんかん焦点の部位と拡がりに応じて，さまざまな術式がある．各術式の詳細は次項に譲る．

外科治療の対象となることが最も多い側頭葉内側焦点に対しては，古典的な標準的前側頭葉切除

表 13-4　てんかん焦点切除術の術後発作転帰

	日常生活の支障となる発作が消失した患者の割合(%，1 年以上の追跡)	
MRI または術後病理による病変の有無	有病変	無病変
小児すべて	74	45
小児側頭葉てんかん	81	45
小児側頭葉外てんかん	73	46
成人すべて	72	36
成人側頭葉てんかん	72	45
成人側頭葉外てんかん	53	26

のほか，側頭葉内側へのアプローチによってさまざまな術式が提唱されている(**図 13-4**)．側頭葉外側の切除をできる限り減らす選択的扁桃核海馬切除術に比べて，標準的前側頭葉切除では術後認知機能がやや劣るので，言語優位側では選択的扁桃核海馬切除術が多用される．さまざまな選択的切除の間では，基本的に転帰の差はない．側頭葉てんかん全体でおよそ 70%[3](**表 13-4**)，海馬硬化症に伴う内側側頭葉てんかんでは，術後に 80〜90% で発作が消失するので，薬剤抵抗性の側頭葉てんかんでは早期から手術治療の検討が奨められる[4]．

新皮質のてんかん焦点に対する切除術では，てんかん焦点が限局している場合は脳回単位で切除し，広範囲に及ぶ場合は脳葉切除または脳葉部分切除を行う．最近では，血管やくも膜の連続を残したまま，周辺組織から切り離すてんかん焦点離断術を用いて，出血量や手術時間の減少を図ることが多い(**図 13-5A**)．新皮質，特に側頭葉外てんかんの術後成績は，側頭葉てんかんに比べると不良である(**表 13-4**)．

また，MRI や病理で限局性病変がある場合は，約 70% で生活の支障となる発作が消失する．限局性病変とは，脳腫瘍，大脳皮質形成障害，瘢痕などであり，原則的に病変とてんかん原性大脳皮質のすべてを切除することが発作消失につながる．限局性病変を欠くてんかんの発作消失率は 50% 弱であり，特に成人側頭葉外てんかんの発

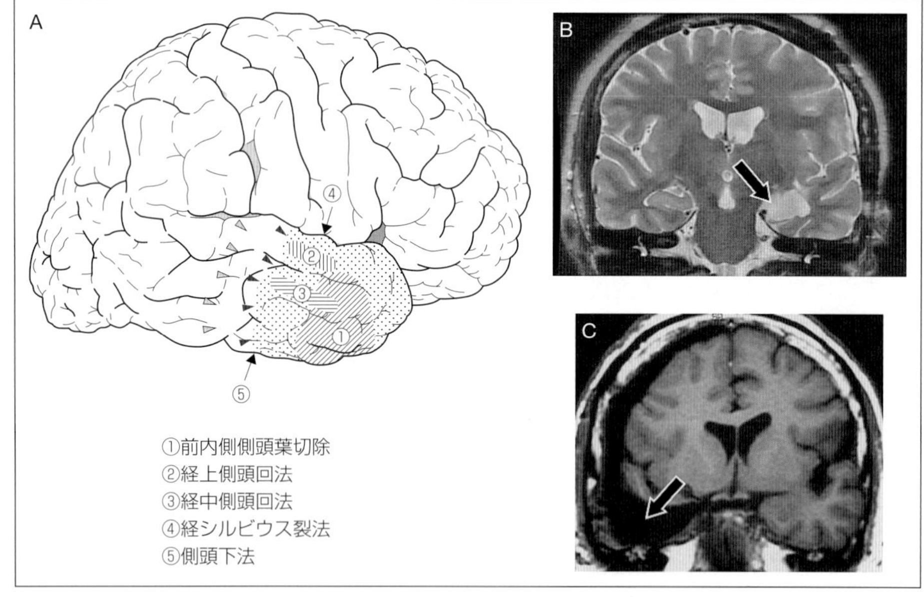

図 13-4　標準的前側頭葉切除術とさまざまな選択的扁桃核海馬切除術

A：さまざまな術式の側頭葉外側切除範囲．青矢頭は言語優位側，緑矢頭は言語非優位側の標準的前側頭葉切除術の切除後端．**B**，**C**：選択的扁桃核海馬切除術の術後 MRI．言語優位側に施行した経シルビウス裂法(**B**)と，非優位側に施行した前内側側頭葉切除(**C**)．矢印が切除腔を示す．

〔**A** は，川合謙介：側頭葉てんかんに対する側頭葉切除術の術後 MRI．斉藤延人(編)：ビジュアル脳神経外科 2 側頭葉・後頭葉．pp128-143，メジカルビュー社，2010 より〕

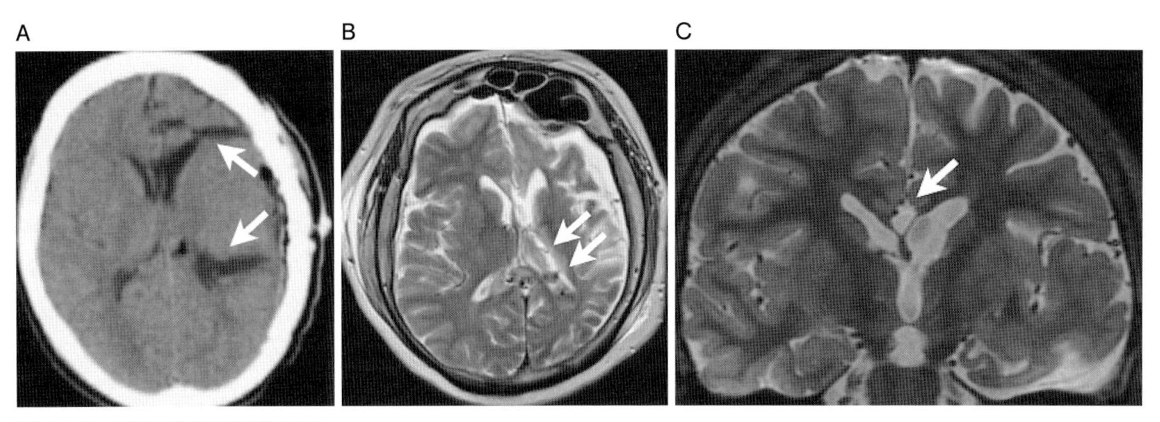

図 13-5　離断手術の術後 MRI
A：前前頭葉離断術・側頭葉後頭葉離断術(後方離断術)の術後 CT，B：大脳半球離断術の術後 MRI，C：脳梁離断術の術後 MRI．矢印が離断部位．

作消失率は低い(**表 13-4**)．

合併症は切除部位と広さによるが，一般に言語機能などの連合野皮質は，運動・体性感覚・視覚などの一次皮質に比べて症状が出にくく，回復も良好である．補足運動野皮質の障害による片麻痺は良好な回復が期待できる．3 か月以上遷延する神経学的合併症の発生率はおよそ 5% である[2)]．

b．MST および海馬多切術

MST は大脳皮質に 5 mm 間隔で切開を加え，大脳皮質の機能単位とその連絡である皮質下白質線維を温存しつつ，発作症状発現に必要なてんかん焦点の異常同期性を抑止しようという手技である．一次運動野や言語野など切除後の自然回復が見込めない機能領域のてんかん焦点が対象である．術後の発作転帰と合併症発生率は，治療範囲の決定法や使用する麻酔薬などにより差異が大きいが，セボフルレン麻酔下の術中脳波の採用や，脳溝に沿った皮質への処置，単一のエントリーポイントから複数の多切を加える工夫などにより，その成績が向上する[1)]．

また，優位側で無病変の側頭葉内側を切除すれば術後記銘力が大きく低下する危険が大きい．これに対して，軟膜下皮質多切術を海馬・海馬傍回に応用し，入出力系を維持したまま，海馬長軸方向のてんかん性同期を遮断するのが海馬多切術である[5, 6)]．記憶指標の温存効果と，切除とほぼ同等の短期発作抑制効果が報告されている．

どちらの手技も，症例の蓄積と長期成績の評価が今後の課題である．

c．大脳半球切除術と大脳半球離断術

一側大脳半球の広汎なてんかん焦点に対して，大脳半球全体を切除するか，対側大脳や脳幹から離断する．手術側の残存機能，健側の代償機能，放置した場合の機能予後などを考慮して適応を判断する．今日，文字どおりの大脳半球切除が行われることはまれで，脳実質切除を少なくした機能的大脳半球切除や白質線維離断を主とした大脳半球離断が主に行われる[7)](**図 13-5B**)．

術後発作転帰は，血管障害・外傷・感染後の瘢痕性病変など後天的病因が最もよく 80% で発作消失する．片側巨脳症では対側の不顕性形成異常やてんかん焦点，脳深部形成異常の残存などのため，発作消失率は 50〜70% である．小児では健側大脳半球の機能に応じて，知的発達の改善が得られる．

d．脳梁離断術

両側大脳半球間の交連線維を遮断して，失立発作，てんかん性スパズム，ミオクロニー発作，強直発作，全般性強直発作など全般発作を緩和させる手術である．特に失立発作やてんかん性スパズムによる急激な転倒発作(drop attack)に有効で，

これらの発作に対する全脳梁離断術の効果はほぼ根治的である．部分脳梁離断術では発作の再発率が高い[8)]．

前頭部の比較的小さな開頭から，大脳縦裂を経由して脳梁白質を数ミリの幅で吸引除去して脳梁を離断する（**図13-5C**）．一期的な全脳梁離断は最深部の術野が狭く，習熟を要する．前頭葉や後頭葉の広範囲焦点に対する離断術や大脳半球離断術の一要素としても重要な手技である．

全般性脳波異常を呈する片側性病変に対して根治的切除術の適応を判断するために，段階的手術の第1ステップとして行うことや，前頭葉や後頭葉と併用して行われることがある．

著しい知能障害のない成人患者では，一期的な全脳梁離断により失行や運動失調，構音障害などの永続的な離断症状が出現する．脳梁膨大部を残した部分脳梁離断では出現しないか，出現しても数か月で回復する．術後約2週間は，一過性の無言無動状態や自発性低下などの急性離断症状が出現する．思春期以前の患児では一期的全離断後にも離断症状は出現しない．

e．刺激療法

●迷走神経刺激療法（VNS）

VNSは，体内植込型の電気刺激装置で左頸部迷走神経を慢性的・間欠的に刺激して，延髄孤束核からの複数の上行性経路を介して大脳皮質を安定化させ，てんかん発作を緩和する．てんかん分類，発作分類，年齢の制限はなく，薬剤抵抗性てんかん発作に対して幅広い適応を有する．発作減少率は約50%，レスポンダー率は約50%，発作消失率は約5%で，治療効果は経時的に漸増する．発作減少とは独立したQOL改善効果がある．刺激に伴う副作用は，咳・嗄声・咽頭部違和感などで，刺激条件の調整によって予防可能である[9)]．

●その他の植込型電気刺激療法

日本では未承認だが，欧米では頭蓋内の植込型電極で検知した発作に対して自動的に電気刺激を加えて薬剤抵抗性発作を緩和する治療法や両側視床前核への脳深部刺激療法が行われている[10,11)]．どちらの治療法も現時点での発作減少率やレスポンダー率はVNSと大差ないが，今後発展が期待される治療法である．

●定位的放射線治療

てんかん焦点を切除する代わりに，定位的放射線照射によっててんかん原性を抑制しようという治療法である．成人の内側側頭葉てんかんに壊死線量を照射すれば，切除に近い発作抑制が得られる[12)]．しかし，非壊死性の低線量は無効で，壊死性線量では効果発現に数か月～1年を要すること，晩発性放射線障害のリスクがあることなどから評価が定まっていない[13)]．米国では現在も治験が続けられている．

文献

1）Ntsambi-Eba G, et al: Patients with refractory epilepsy treated using a modified multiple subpial transection technique. Neurosurgery 72: 890-897, 2013
2）Hader WJ, et al: Complications of epilepsy surgery: a systematic review of focal surgical resections and invasive EEG monitoring. Epilepsia 54: 840-847, 2013
3）Tellez-Zenteno JF, et al: Surgical outcomes in lesional and non-lesional epilepsy: a systematic review and meta-analysis. Epilepsy Res 89: 310-318, 2010
4）Engel J, Jr, et al: Early surgical therapy for drug-resistant temporal lobe epilepsy: a randomized trial. JAMA 307: 922-930, 2012
5）Patil AA, et al: Long term follow-up after multiple hippocampal transection (MHT). Seizure 22: 731-734, 2013
6）Shimizu H, et al: Hippocampal transection for treatment of left temporal lobe epilepsy with preservation of verbal memory. J Clin Neurosci 13: 322-328, 2006
7）Kawai K, et al: Modification of vertical hemispherotomy for refractory epilepsy. Brain Dev 36: 124-129, 2014
8）Maehara T, et al: Surgical outcome of corpus callosotomy in patients with drop attacks. Epilepsia 42: 67-71, 2001
9）Morris GL, 3rd, et al: Evidence-based guideline update: vagus nerve stimulation for the treatment of epilepsy: report of the Guideline Development Subcommittee of the American Academy of Neurology. Neurology 81: 1453-1459, 2013
10）Fisher R, et al: Electrical stimulation of the anterior nucleus of thalamus for treatment of refractory epilepsy. Epilepsia 51: 899-908, 2010
11）Morrell MJ: Responsive cortical stimulation for the treatment of medically intractable partial epilepsy.

Neurology 77: 1295-1304, 2011
12) Barbaro NM, et al: A multicenter, prospective pilot study of gamma knife radiosurgery for mesial temporal lobe epilepsy: seizure response, adverse events, and verbal memory. Ann Neurol 65: 167-175, 2009
13) Usami K, et al: Delayed complication after Gamma Knife surgery for mesial temporal lobe epilepsy. J Neurosurg 116: 1221-1225, 2012

（川合謙介）

D 病態ごとに適した手術術式と手術予後

1 海馬硬化を伴う側頭葉てんかんの手術法

海馬硬化を原因とする側頭葉てんかんは外科治療による発作抑制率が70〜80%と高く，その手術法には最も標準的に行われている前側頭葉切除による海馬扁桃核摘出術(anterior temporal lobectomy；ATL)と側頭葉内側構造のみを摘出する選択的海馬扁桃核摘出術(selective amygdalohippocampectomy；SAH)がある．ATLでは側頭葉外側皮質の切除範囲が問題になるが，一般的に言語優位側でも側頭葉先端部から後方45 mmまでの切除であれば，言語障害は出現しないとされている．ただし，言語優位側で側頭葉先端部や側頭葉底部に言語中枢が存在する例があり，この場合は術後に思わぬ言語障害が出現する可能性がある．記銘力については，特に言語優位側では術後の言語性記銘力の低下が問題になり，術後の視野障害については自覚症状を認めないが，側頭葉内の視放線が一部損傷することで対側の上1/4盲をきたす．これらのATLの合併症を回避するためにSAHが開発されたが，海馬扁桃核を中心とする側頭葉内側部への到達経路により，種々の手術法が報告されている．SAHの最初の報告は1958年のNiemeyer[1]の中側頭回経由の経皮質到達法である．その後，Wieser and Yaşargil[2]が経シルビウス裂到達法による選択的海馬扁桃核摘出術(trans sylvian selective amygdalohippocampectomy；TSSAH)を発表した．SAHで側頭葉内側構造物への到達経路の点から，①側頭葉外側皮質からの経皮質到達法(中側頭回[1]経由，上側頭溝[3]あるいは下側頭溝[4]経由の経皮質到達法)，②側頭葉底部からの到達法(側頭葉下窩到達法：subtemporal selective amygdalohippocampecto-

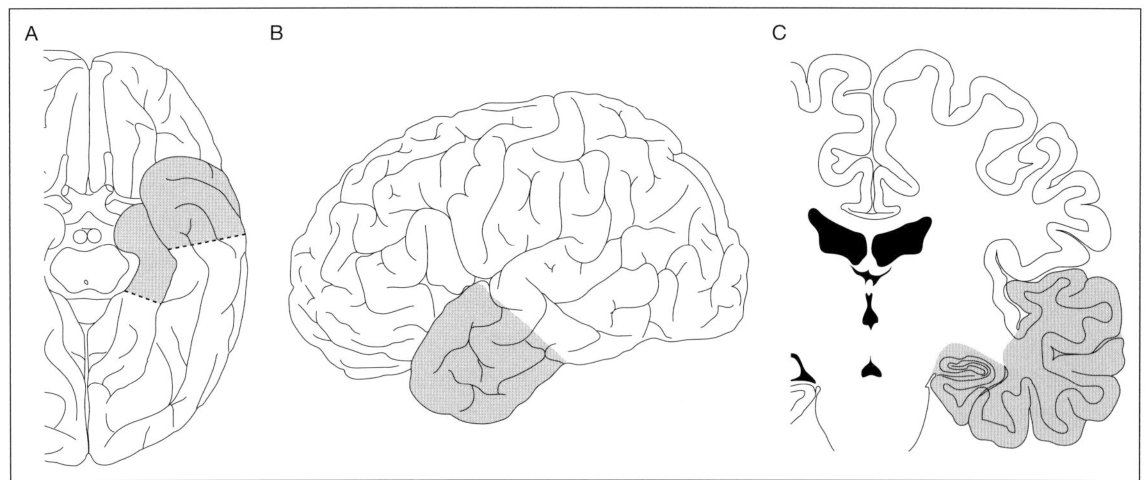

図 13-6 ATLの手術シェーマ
灰色で塗られた部分がATLの摘出範囲である．

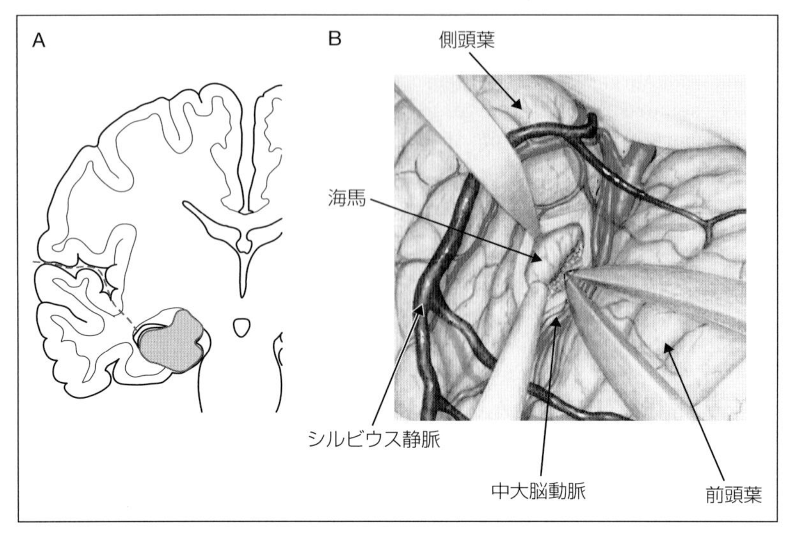

図 13-7　TSSAH の手術イラストとシェーマ
A：破線部が手術到達経路を示し，灰色の部分が側頭葉内側部の摘出範囲を示す．
B：海馬はイラストのように観察される．

my；STSAH)[5]，③シルビウス裂を開放して側頭幹を経由する到達法[2,6]の 3 法に大きく分けられる．いずれの手術法も ATL に比べると狭い術野で側頭葉内側構造物を切除するため，術者に高度の手術技術と経験が要求される[7]．経皮質到達法では皮質切開線を大きく設けたり，脳表静脈の損傷をきたすと皮質損傷につながり，ATL と同様に優位半球では失語などの合併症が出現する可能性が高くなるので注意が必要である．本項では ATL と選択的海馬扁桃核摘出術のなかで代表的な 2 法の TSSAH，STSAH について，それぞれの手術法を述べながら術式の特徴を比較する[8]．

(1) 前側頭葉切除による海馬扁桃核摘出術(ATL)(図 13-6)

体位は仰臥位で健側に頸部を 10° 回旋し，頬骨部が最上となるように頸部を伸展して三点固定器で固定する．皮膚切開線は脳動脈瘤クリッピング術のものと同様で hair line 内で半弧状切開を設け，前頭側頭開頭術を行う．側頭葉を露出して側頭葉先端部から後方へ言語優位側では 45 mm まで，言語非優位側では 60 mm までの側頭葉外側皮質(上，中，下側頭回)を切除する．側頭葉外側皮質の切除後，白質を超音波吸引器(CUSA)で吸引除去しながら側脳室下角へ到達する．海馬，海馬傍回および扁桃体の摘出は TSSAH と同様の手術操作にて摘出する(次項 TSSAH を参照)．ATL では紡錘状回も切除する．

長所としては TSSAH と比較すると術野が広いので海馬摘出にかかる脳幹部周辺の手術操作が経験の浅い術者にも安全に行えることである．短所は術後合併症として患者に自覚症状は認めないが，上 1/4 の同名半盲が出現することが多く，また言語優位側の側頭葉を手術するときは側頭葉先端部や底部に存在する言語中枢の損傷により，言語機能障害が出現する可能性がある．

本項内では省略したが経皮質到達法による選択的海馬扁桃核摘出術は到達経路である皮質切除の部位(上側頭回，中側頭回および下側頭回)により若干の違いはあるが，基本的に側頭葉外側皮質の切除範囲を最小限にして側脳室下角内に進入し，紡錘状回を温存して海馬扁桃体および海馬傍回を切除するものである．側頭葉外側皮質上で発達した静脈を損傷すると大きな皮質損傷をきたすので皮質切開を設けるときに血管損傷に注意が必要である．

(2) 経シルビウス裂到達法による選択的海馬扁桃体摘出術(TSSAH)(図 13-7)

ATL と同様の前頭側頭開頭を行い，シルビウス裂を開放し，limen insula を確認する．その後，insula の最後下方部に存在する inferior periinsular sulcus に約 10〜15 mm の皮質切開を設け，側頭幹を一部吸引除去して側脳室下角に到達する．側脳室下角内で海馬と扁桃体を確認し，まず扁桃体の下 3/4 の部分切除を行う．さらに扁桃体と連続する鉤回を吸引除去し，前脈絡叢動脈が側脳室下角内に進入する部である inferior choroidal point までの海馬頭部を軟膜下に剝離して，その直下を走行する前脈絡叢動脈を確認する．次いで海馬采を剝離して海馬裂を開放し，海馬からの導出静脈である下脳室静脈の凝固切断を行い，海馬傍回を軟膜下に剝離しておく．そして海馬および海馬傍回の間を走行する海馬への導入動脈である後大脳動脈の分枝である middle hippocampal artery を凝固切断する．最後に海馬および海馬傍回を一塊として摘出するためにできるだけ海馬尾の後方部で切断する．さらに CUSA を用いて四丘体の外側部が軟膜越しに確認できるまで残存した海馬尾および海馬傍回を吸引除去する．海馬および海馬傍回を一塊にして全長約 30 mm を摘出する．TSSAH はシルビウス裂を脳に損傷を与えることなく，丁寧に開放できれば，切除範囲が小さく非常に低侵襲的手術法で記銘力の温存にも有効である[6]．ただし，シルビウス裂を大きく開放する必要があるので高い手術技術が要求されることと中大脳動脈への手術操作によるスパズムをきたす危険性がある．

(3) 側頭下窩到達法による選択的海馬扁桃体摘出術(STSAH)(図 13-8)

体位は患側を上にした lateral park bench position で側頭開頭を行い，硬膜は開頭部の側頭骨下縁を茎にした半円状に設ける．側頭葉底部で海馬傍回の外側に存在する側副溝を確認する．この側副溝を注意深く剝離して溝内を進入していくと側脳室下角内に到達できる．側副溝経由で側脳室下角に進入することは TSSAH の項で述べた海馬背側部の離断が行われたことになる．この海馬の背側離断を後方へ伸ばすと海馬傍回が翻転され，脳室内部の観察がより容易になる．海馬と扁桃体が確認でき，TSSAH で側脳室下角に到達したときとほぼ同様の術野が得られる．くも膜越しに前脈絡叢動脈が確認され，それを遠位側にたどりながら海馬頭部の切断，つまり海馬の前方離断を進め，前脈絡叢動脈が脳室内に進入する inferior choroidal point を開放する．その後の海馬切除についての方法は TSSAH と同様である．STSAH は側頭葉底部から海馬切除が行え，TSSAH のように中大脳動脈へ手術操作が及ぶことがないので，より手術法が容易であるが，側頭葉底部にしばしばみられる発達した大きな静脈が存在すると術野が制限される．また脳牽引を最小限にするために髄液排出により脳をリラックスさせる必要があり，腰椎ドレナージを挿入して術中に髄液排出を行う必要がある．

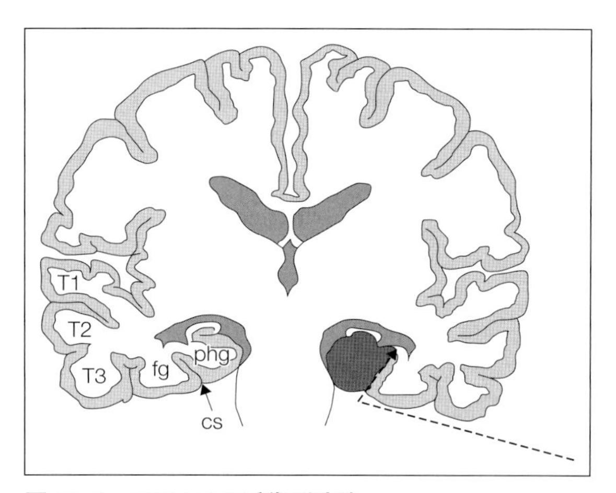

図 13-8　STSAH の手術到達路
STSAH の手術到達路(破線)と側頭葉内側部の摘出範囲(黒く塗られた部位)を示す．
T1：上側頭回，T2：中側頭回，T3：下側頭回，fg：紡錘状回，phg：海馬傍回，cs：側副溝

13 てんかん外科手術

文献

1) Niemeyer P: The transventricular amygdala-hippocampectomy in temporal lobe epilepsy. In: Baldwin M, et al, eds: Temporal Lobe Epilepsy. pp461-482, Charles C Thomas, Springfield, 1958
2) Wieser HG, et al: Selective amygdalohippocampectomy as a surgical treatment of mesiobasal limbic epi-

lepsy. Surg Neurol 17: 445-457, 1982

3）Olivier A: Transcortical selective amygdalohippocampectomy in temporal lobe epilepsy. Can J Neurol Sci: 27 (Suppl 1): S68-S76, 2000

4）Miyagi Y, et al: Inferior temporal sulcus approach for amygdalohippocampectomy guided by a laser beam of stereotactic navigator. Neurosurgery 52: 1117-1124, 2003

5）Hori T, et al: Subtemporal amygdalohippocampectomy for treating medically intractable temporal lobe epilepsy. Neurosurgery 33: 50-56, 1993

6）Morino M, et al: Memory outcome following transsylvian selective amygdalohippocampectomy in 62 patients with hippocampal sclerosis. J Neurosurg 110: 1164-1169, 2009

7）Morino M, et al: Comparison of neuropsychological outcomes after selective amygdalohippocampectomy versus anterior temporal lobectomy. Epilepsy Behav 9: 95-100, 2006

8）森野道晴：てんかんの手術-難治性てんかんに対する手術の極意を伝授. pp16-36, pp46-52, メジカルビュー社, 2013

（森野道晴）

表 13-5　脳腫瘍に伴うてんかんの発生頻度

	WHO grade	てんかんの頻度(%)
DNT	1	100
神経節膠腫	1	80〜90
低分化型(びまん性)星細胞腫	2	75
髄膜腫	1	29〜60
乏突起膠細胞腫	2	53
退形成星細胞腫	3	43
神経膠芽腫	4	29〜49
上衣腫	2	25
転移性脳腫瘍		20〜35
Leptomeningeal tumor		10〜15
原発性中枢性リンパ腫		10

（Shamji MF, et al: Brain tumors and epilepsy: pathophysiology of peritumoral changes. Neurosurg Rev 32: 275-284, 2009 より）

A

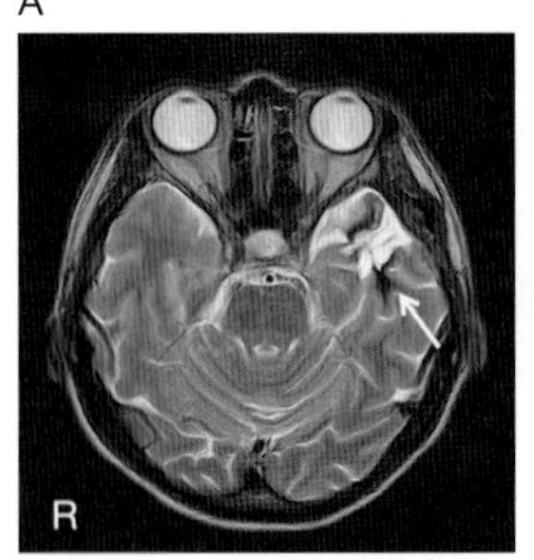

B

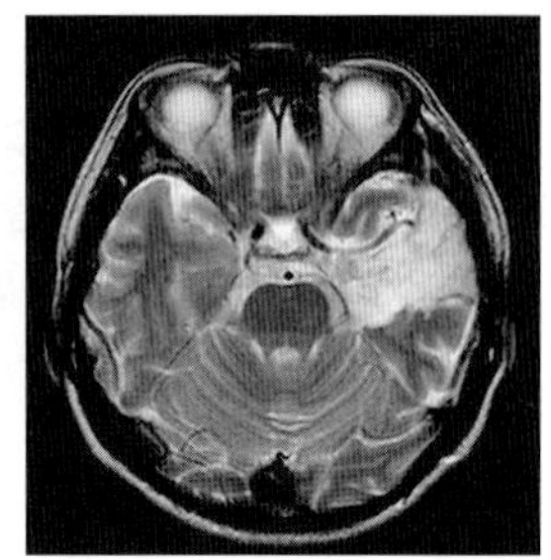

図 13-9　海綿状血管腫摘出後に難治性てんかんをきたした症例

難治性となり当院を紹介受診となった．てんかん外科的評価を行い，左前部側頭葉切除を行うことで発作は消失した．**A**：術前 MRI T2 強調画像．摘出腔周囲にヘモジデリンの沈着が広範にみられる（矢印）．**B**：術後 MRI T2 画像．ヘモジデリン沈着部位を含む前部側頭葉切除を行った．

2　脳内腫瘤を伴う焦点性てんかん

頭蓋内に存在する病変はしばしばてんかん原性領域と関連しており，頭蓋内病変の存在はてんかん外科治療を考えるにあたり，大きな動機づけとなる[1]．原因となる頭蓋内腫瘤として，脳腫瘍[2]，海綿状血管腫[3]や脳動静脈奇形[4]などの血管障害，さらに結節性硬化症に伴う皮質結節[5]，脳膿瘍[6]や寄生虫感染[7]などが挙げられる．このなかで，外科治療の適応が検討されることの多い，脳腫瘍，脳血管障害，結節性硬化症について言及する．

(1) 脳腫瘍に伴うてんかん

発作型としては，約半数が部分発作の二次性全般化，約 1/4 が単純部分発作を呈すると報告されている[8]．また，てんかん発作を起こす率は頭頂葉の腫瘍が最も多く，側頭葉の腫瘍とともに 70% を超える．前頭葉では 60% 程度に発作を伴うが，後頭葉の腫瘍では 5% に満たない[9]．腫瘍の種類によって，てんかん発作が生じる頻度は大きく異なる（**表 13-5**）．頭蓋内脳実質外病変，特に髄膜腫ではてんかんを伴うことが多いものの，発作の多くは病変の切除や抗てんかん薬により消失するため，てんかん外科の手法を用いた外科治療の対象となることは少ない．また，脳内腫瘍のなかでも，進行の速い悪性神経膠腫や転移性脳腫瘍などの場合には，生命予後に主眼が置かれ，同じくてんかん治療を目的とした手術対象とはなりにくい．そのため，てんかん外科の適応となる頭蓋内腫瘤としては，WHO grade 1，2 の脳実質内腫瘍が中心となる[10]．なかでも WHO grade 1 の脳腫瘍である胚芽異形成性神経上衣腫瘍（dysembryoplastic neuroepithelial tumor；DNT）や神経節膠腫（ganglioglioma）では高率にてんかんを伴い，しばしば小児難治性てんかんの原因としてて

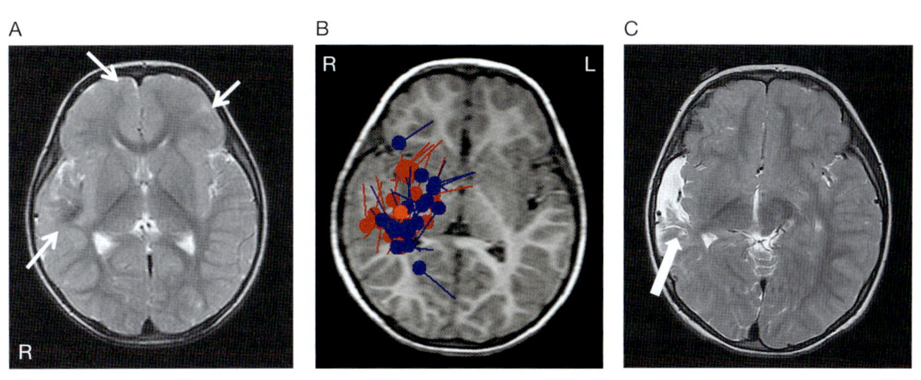

図 13-10　多発結節における脳磁図によるてんかん原性結節の同定

A：右側頭葉をはじめとした複数結節がみられる(矢印)．B：脳磁図では右側頭葉結節部に双極子の集積を認める．C：右側頭葉の結節の切除(矢印)により発作は消失した．

んかん外科治療の対象となる．

(2) 血管障害に伴うてんかん

脳出血や脳梗塞では発症後 3〜5% でけいれんを伴い，その 54〜66% でてんかんを合併する[11]．難治性てんかんの原因として切除手術の対象になるのは，海綿状血管腫や動静脈奇形などの占拠性病変である．また，出血や血管腫の増大のために海綿状血管腫の摘出を行い，後日てんかんが発症して難治化するといった例もみられる(**図 13-9**)．これは，海綿状血管腫からの微小出血に伴いヘモジデリンが沈着した領域が，てんかん原性を獲得するというふうに考えられている[3]．また，脳動静脈奇形も約 35% でてんかんを合併するが，多くの場合には脳動静脈奇形の摘出がてんかんの治療につながる[12]．ガンマナイフ治療後などに瘢痕化した部位がてんかん原性をもち，難治化することがあり[13]，この場合はてんかん焦点切除手術の対象となる．

(3) 結節性硬化症に伴う皮質下結節

結節性硬化症は常染色体優性遺伝を呈し，顔面血管線維腫など種々の過誤腫が多様性をもって出現する疾患である．約半数は孤発例である[14]．結節性硬化症患者の 60〜80% がてんかんを有し，幼児期から小児期にかけて，点頭てんかんや複雑部分発作を伴うことが多い[14]．てんかんの原因となる皮質下結節はほとんどの例で多発しているが，てんかん原性を有する結節が同定できれば，焦点切除術のよい適応となる[5](**図 13-10**)．ただし，心臓横紋筋肉腫，肺リンパ脈管筋腫症，腎臓血管筋脂肪腫，上衣下巨大細胞星状膠腫を合併することがあり，てんかんの手術に際しては留意が必要である．

(4) 脳内腫瘤を伴うてんかんに対する手術

てんかんの難治性診断，てんかん原性領域の推定については，ほかの焦点切除術と同じ手順となる．対象となる脳腫瘍の発育は緩徐であり，一般に著明な脳浮腫を伴うことも少ないために，必要に応じて頭蓋内電極も適応可能である．手術は病巣切除と脳葉切除が基本となる．てんかん原性領域はしばしば腫瘤に近接して存在しているために，十分な病巣切除により，てんかん原性領域が切除されることも多い[15,16]．しかし，特に DNT や gangliocytoma などの脳腫瘍では皮質形成異常を伴うこともあり，てんかん原性領域や irritative zone が腫瘍性病巣を超えて存在する[17]．その際には irritative zone を含む脳葉切除や多葉切除の対象となり[1]，eloquent area を含む場合にはその部位の軟膜下多切術(multiple subpial transection)も検討される．そのため，切除に際しては正確なてんかん原性領域の推定が必要である．

頭蓋内病変を伴うてんかんに対する外科治療による発作消失率は 68〜79% で，病変を伴わない場合の2〜3倍と報告されている[18]．内側側頭葉てんかんと同等の発作消失率が得られており，頭蓋内腫瘤を伴う難治性てんかんでは早期に外科治療の適応が検討されることが望ましい．

文献

1) Cascino GD: Surgical treatment for epilepsy. Epilepsy Res 60: 179-186, 2004
2) Guerrini R, et al: The medical and surgical treatment of tumoral seizures: current and future perspectives. Epilepsia 54 (Suppl 9): 84-90, 2013
3) Rosenow F, et al: Cavernoma-related epilepsy: review and recommendations for management-report of the Surgical Task Force of the ILAE Commission on Therapeutic Strategies. Epilepsia 54: 2025-2035, 2013
4) Kwon OK, et al: Postoperative seizure outcome in patients with cerebral arteriovenous malformations. J Clin Neurosci 9 (Supple 1): 1-2, 2002
5) Pascual-Castroviejo I: Neurosurgical treatment of tuberous sclerosis complex lesions. Childs Nerv Syst 27: 1211-1219, 2011
6) Sáez-Llorens X, et al: Brain abscess. Handb Clin Neurol 112: 1127-1134, 2013
7) Finsterer J, et al: Parasitoses of the human central nervous system. J Helminthol 87: 257-270, 2013
8) Shamji MF, et al: Brain tumors and epilepsy: pathophysiology of peritumoral changes. Neurosurg Rev 32: 275-284, 2009
9) Lynam LM, et al: Frequency of seizures in patients with newly diagnosed brain tumors: a retrospective review. Clin Neurol Neurosurg 109: 634-638, 2007
10) Luyken C: The spectrum of long-term epilepsy-associated tumors: long-term seizure and tumor outcome and neurosurgical aspects. Epilepsia 44: 822-830, 2003
11) Ryvlin P, et al: Optimizing therapy of seizures in stroke patients. Neurology 67 (Suppl 4): S3-9, 2006
12) Chang EF, et al: Seizure characteristics and control after microsurgical resection of supratentorial cerebral cavernous malformations. Neurosurgery 65: 31-37, 2009
13) Husain AM, et al: Intractable epilepsy following radiosurgery for arteriovenous malformation. J Neurosurg 95: 888-892, 2001
14) Curatolo P, et al: Tuberous sclerosis. Handb Clin Neurol 111: 323-331, 2013
15) Englot DJ, et al: Predictors of seizure freedom in the surgical treatment of supratentorial cavernous malformations. J Neurosurg 115: 1169-1174, 2011
16) Rosenow F, et al: Invasive EEG studies in tumor-related epilepsy: when are they indicated and with what kind of electrodes? Epilepsia 54 (Suppl 9): 61-65, 2013
17) Palmini A, et al: Developmental tumors and adjacent cortical dysplasia: single or dual pathology? Epilepsia 54 (Suppl 9): 18-24, 2013
18) Téllez-Zenteno JF, et al: Surgical outcomes in lesional and non-lesional epilepsy: a systematic review and meta-analysis. Epilepsy Res 89: 310-318, 2010

（花谷亮典・有田和徳）

3 大脳異形成を伴う焦点性てんかん

大脳異形成は，難治な新皮質てんかんの重要な病因であり，画像診断の進歩とともに，てんかん外科症例の多くを占めるようになってきている．本項では，限局性皮質異形成(focal cortical dysplasia；FCD)について述べる．FCDは，病変自体がてんかん原性を有する[1]．術後の発作転帰は近年改善しつつあるが，いまだ良好とはいえない．FCDの特性を考慮した十分な術前評価が肝要である．

(1) 非侵襲的な術前評価

ほかの病因における場合と同様，FCDによるてんかんにおいても，てんかん原性の局在と拡がりを見極めることが重要であるが，発作症候，脳波，MRI，FDG-PET，SPECT，脳磁図，慢性頭蓋内脳波など種々の検索手段をもってしても，これを正確に見極めることは時に困難である．機能野との関係を明らかにすることも重要である．

FCDによるてんかんでは，海馬硬化や腫瘍などによるてんかんと比べ，発症年齢は早く，発作頻度は多い傾向がある．日単位の発作を有するものも多い．また，約3割の症例ではFCDが複数の脳葉にまたがって存在する．

発作症候はFCDに特異的なものはなく，頭皮脳波所見もFCDに特異的なものはない．当初，術中皮質脳波におけるcontinuous epileptiform discharges (CEDs)がFCDの特徴的所見とされ[1]，同様の所見は頭皮脳波でも報告された．しかし，このような所見はFCDに特徴的ではあるものの，特異的ではないとされる．

MRIは診断上重要であるが，明らかな異常を

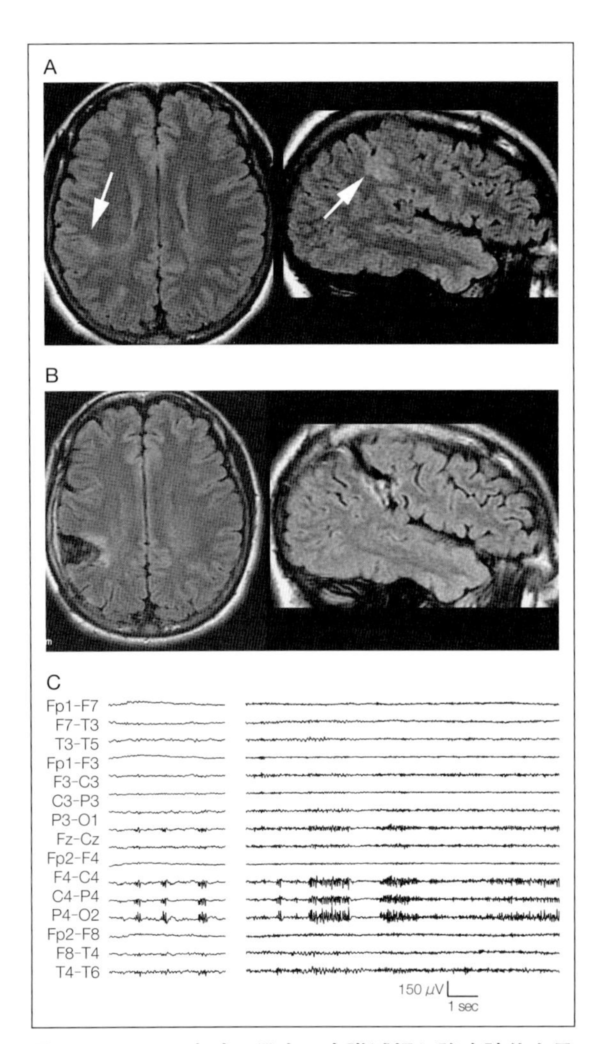

図 13-11　10歳時に発症，意識減損し強直肢位を呈する発作が日単位で認められた女性．手術時年齢は25歳

A：術前 MRI：右の頭頂葉に FLAIR 高信号の病変を認める(矢印)．

B：術後 MRI：病変を含む限局した皮質切除を行った．病理は FCD タイプⅡa．術後4年以上が経過するが，発作は消失している(Engel class Ⅰa)．

C：術後の脳波：右頭頂部に多棘波を認め，同部位から臨床症状を伴わない発作発射もみられた．臨床発作は生じていないが，切除部位周辺のてんかん原性の残存が示唆される．

認めないことも多い．特徴的な MRI 所見として，異常な脳回パターンを伴う灰白質の肥厚，灰白質と白質の境界不鮮明，FLAIR，T2 での白質，灰白質の高信号，脳室に向かって伸びる高信号域(transmantle dysplasia)などが報告されている[2]．

A

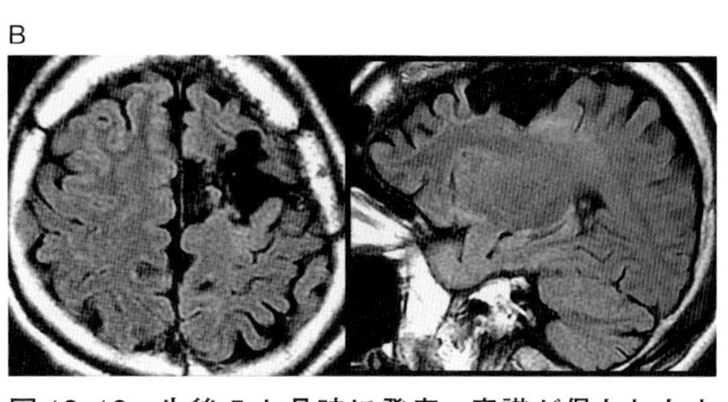

B

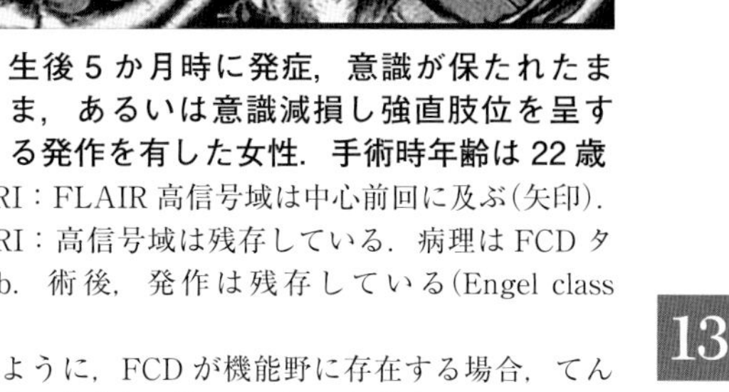

図 13-12　生後5か月時に発症，意識が保たれたまま，あるいは意識減損し強直肢位を呈する発作を有した女性．手術時年齢は22歳

A：術前 MRI：FLAIR 高信号域は中心前回に及ぶ(矢印)．

B：術後 MRI：高信号域は残存している．病理は FCD タイプⅡb．術後，発作は残存している(Engel class Ⅲa)．

本症例のように，FCD が機能野に存在する場合，てんかん原性領域の完全な切除はしばしば困難となる．

このような所見は，主に FCD タイプⅡの MRI 所見であり，タイプⅡでは 80～100% が MRI で検出されるといわれている．タイプⅠでは MRI で明らかな異常を認めないことが多い．軽微な形成異常(タイプⅠや小さなタイプⅡの病変)は，MRI で異常を認めない部分てんかんの主要な病因と考えられる．

MRI で FCD を見逃さないためには，発作症候，脳波，機能画像などから推定される領域を特に注意して読影することである．また MRI 病変の拡がりが，てんかん原性の拡がりと必ずしも合致しないことに留意すべきである．

発作時 SPECT は，特に MRI で異常を認めない症例などでは，局在性所見を得るためにしばしば試みられる．また，FDG-PET では 80～90% の症例で発作間欠期に局在性の低代謝域を呈する．脳磁図は FCD 自体から生じる頻回な発作間欠期のてんかん性放電を捉えるのに有用である．

MRIで異常を認めない症例ではもちろん，MRIで異常が検出された症例においても，発作時SPECT，FDG-PET，脳磁図などを行い，より緻密にてんかん原性の局在と拡がりを評価することがのぞましい．

(2) 慢性頭蓋内脳波記録

MRI病変の拡がりは必ずしもてんかん原性の拡がりと一致しない．てんかん原性の拡がりを明確にする目的で，慢性頭蓋内脳波が行われることが多い．また，MRIで異常を認めない症例では頭蓋内脳波は必須である．しかし，広範な領域に発作が起始する症例も少なからず認められ，頭蓋内脳波による発作起始域の同定は必ずしも容易ではない．

FCDが感覚・運動野などの機能野に近接していることは少なくないため，脳機能マッピングのために頭蓋内電極留置が必要な場合も多い．

(3) 切除術と発作転帰

病変を含む皮質切除，脳葉切除，あるいは多脳葉切除が行われる．皮質切除の際は，脳回単位で軟膜下切除を行う．この方法は，術野を通過する皮質動静脈の温存に適している．最近の報告では，平均して62％の症例で術後に発作が消失している[3]．完全な切除が予後と最も相関する．完全な切除とは，MRI病変と発作起始域の切除を意味する．

不完全な切除となる大きな要因は，FCDが機能野と重なっていることである．タイプⅡbのFCDには機能がないとされるが，その他のタイプのFCDが機能野に存在する場合は，機能を有すると考えるべきである[4]．FCDにおける軟膜下多切術の有効性は明らかではない[5]．タイプⅡの発作転帰はよく，病変切除に近い術式でも良好な予後が得られるが，タイプⅠの発作転帰は一般に不良とされる．術後に予期しない神経学的脱落症状をきたす可能性はきわめて低い．

筆者らの施設で皮質切除を行った症例を2例呈示する(**図13-11，12**)．

文献

1）Palmini A, et al: Intrinsic epileptogenicity of human dysplastic cortex as suggested by corticography and surgical results. Ann Neurol 37: 476-487, 1995
2）Matsuda K, et al: Neuroradiologic findings in focal cortical dysplasia: histologic correlation with surgically resected specimens. Epilepsia 42 (suppl. 6): 29-36, 2001
3）Hauptman JS, et al: Surgical treatment of epilepsy associated with cortical dysplasia: 2012 update. Epilepsia 53 (suppl. 4): 98-104, 2012
4）Marusic P, et al: Focal cortical dysplasias in eloquent cortex: functional characteristics and correlation with MRI and histopathologic changes. Epilepsia 43: 27-32, 2002
5）Hader WJ, et al: Cortical dysplastic lesions in children with intractable epilepsy: role of complete resection. J Neurosurg (2 suppl Pediatrics) 100: 110-117, 2004

（臼井直敬・馬場好一）

4 MRIで病巣を確認できない焦点性てんかん

MRIで病巣を確認できない焦点性てんかんに対する治療戦略は，頭蓋内電極によるてんかん領域の同定ののちに治癒的焦点切除を行う2期的手術となる．発作症候と頭皮脳波所見を基本に，考え得る領域を網羅すべく頭蓋内電極を留置する(**図13-13**)．この電極留置を行う前に重要なことは，非侵襲的検査を駆使し可能な限りてんかん領域を絞り込むことにある．

(1) 頭蓋内電極留置による焦点診断

3T MRIが一般的になり，皮質のわずかな肥厚や信号強度の変化を見分けられるようになってきた．従来から用いられているFLAIR法のほかにdouble inversion recovery法やT2値解析などが追加され，さらにはvoxelごとの統計解析を行うことによって診断率が上げられている[1]．分子画像による推定も重要であり，特に発作時のてんかん領域における脳血流の増加から非発作時の血流を差し引いたSISCOM(Substraction ictal SPECT coregistered to MRI)解析は，画像上で発作時変化を捉えられるもので，術前検査として大きな意味をもつ．

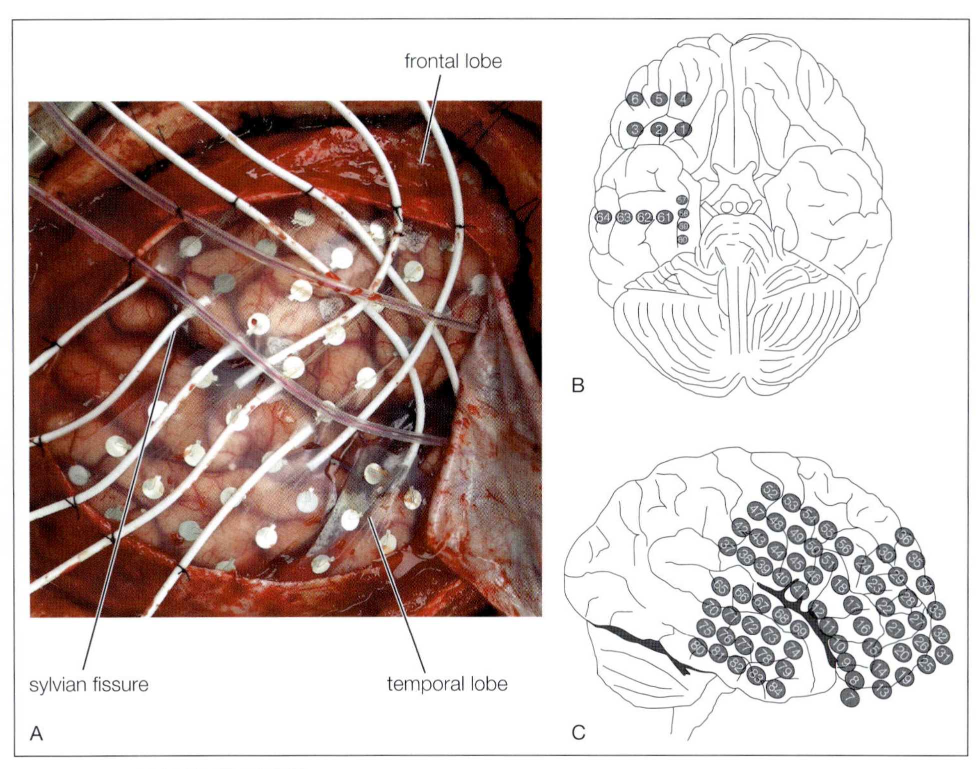

図 13-13　広範囲頭蓋内電極
非侵襲的検査より右前頭葉および側頭葉にてんかん領域が推定され，グリッド電極が留置された.

頭蓋内電極は，大きく硬膜下電極と深部電極に分けられる．硬膜下グリッド電極は広く面で皮質脳波を記録する一方，深部電極は点または線で脳波を捉える．術者は各々の電極の特徴を理解し，電極を選択する必要がある．頭蓋内留置電極を用いて，発作間欠期および発作期脳波を検討するが，重要なのは発作期脳波解析である．振幅が低下し周波数が増加した発作波が記録される部位が発作起始部位である．近年，注目をされるのが80～500 Hz といった高周波振動や，よりゆっくりとした電位の変化である ictal slow shift の解析である[2]．これらが発作発生に関与していることを示唆する報告が数多くなされており，焦点切除術の候補として考えられる．

頭蓋内電極留置による合併症は約 1～10% で報告されており，髄液漏，細菌感染，硬膜内外の血腫に注意が必要である．また，広範囲電極留置の際には脳腫脹を呈することもある[3]．

(2) 焦点切除術（皮質切除術）

皮質切除術は，脳表皮質の切除のみでなく，垂直方向の脳皮質を含んだ脳回単位の切除が行われる．脳回中央の軟膜を切離したあとに周囲軟膜を温存し皮質のみを吸引除去する subpial resection と，脳溝を開放し脳回を一塊として摘出する trans sulcus resection という方法がある（**図 13-14**）．いずれにおいても脳溝を走行する血管を温存する必要がある．

MRI 陰性のてんかんに対する焦点切除の場合には，摘出範囲が広範囲に及ぶことも多い．近年は，広範囲開頭による侵襲の軽減と，広い摘出腔による superficial hemosiderosis の予防を考慮し，離断手術が選択されることもある[4]．離断手術においては，皮質のみでなく白質を含め，正常機能部位との完全な遮断が必要であり，わずかな非離断部位の残存でも発作は消失しない．

この群の焦点切除術による発作消失率は約 30～50% とされる[5]．

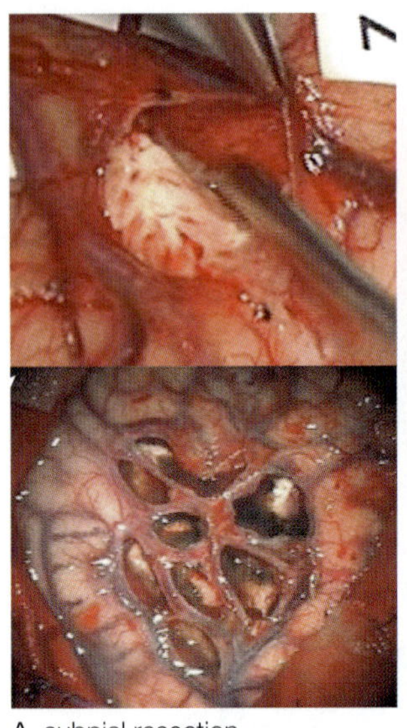
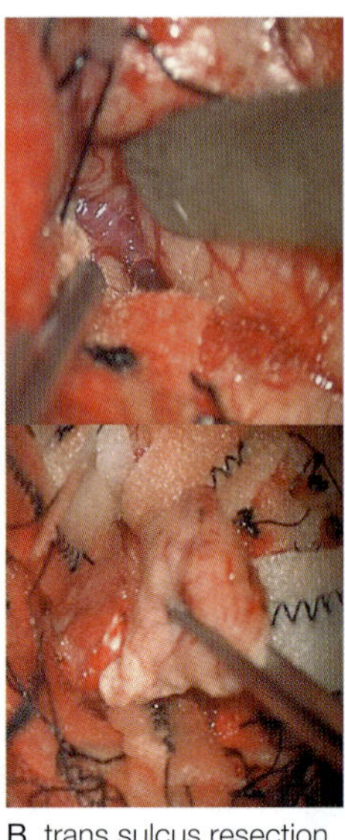
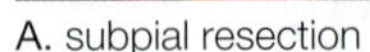

A. subpial resection　　B. trans sulcus resection

図 13-14　皮質切除術

A は subpial resection，B は trans sulcus resection を示す．subpial resection では軟膜をつかむようにして皮質を吸引除去していく．本症例では皮質切除の周囲に軟膜下多切を追加している．trans sulcus resection では脳溝の剝離を行い，脳回を一塊として摘出する．

(3) 軟膜下多切術

てんかん焦点が運動野，言語野，視覚野などの eloquent area に同定された際には，軟膜下多切術が用いられることがある．てんかん焦点と診断された脳回に 5 mm 間隔で皮質切開をおいていく方法であり，脳機能を温存しつつ，発作を抑制するものとされる．軟膜下多切術単独，または皮質切除との組み合わせで用いられる(**図 13-14**)．

文献

1) Bernasconi A, et al: Texture analysis and morphological processing of magnetic resonance imaging assist detection of focal cortical dysplasia in extra-temporal partial epilepsy. Ann Neurol 49: 770-775, 2001
2) Kerber K, et al: Differentiation of specific ripple patterns helps to identify epileptogenic areas for surgical procedures. Clin Neurophysiol 125: 1339-1345, 2013
3) Fountas KN: Implanted subdural electrodes: safety issues and complication avoidance. Neurosurg Clin N Am 22: 519-531, 2011
4) Daniel RT, et al: Posterior quadrantic epilepsy surgery: technical variants, surgical anatomy, and case series. Epilepsia 48: 1429-1437, 2007
5) Téllez-Zenteno JF, et al: Surgical outcomes in lesional and non-lesional epilepsy: a systematic review and meta-analysis. Epilepsy Res 89: 310-318, 2010

(菅野秀宣)

5 認知機能に影響が及ぶ部位に発作起源が予測される焦点性てんかん

(1) 脳機能局在と切除後の機能障害

古典的神経心理学の立場から，損傷される脳部位と認知障害の対応が知られている．前頭葉は遂行機能障害に，頭頂葉は右側で半側空間無視，左側で書字・計算障害に，言語優位半球の前方および後方言語野は失語に，言語優位半球の側頭葉先端部は意味記憶障害に，海馬はエピソード記憶障害に関係する．てんかんの発作起源がそれらの部位に予測される場合，切除は対応する認知障害のリスクを伴う．

(2) 切除術の適応における考え方

切除術後の機能低下は，①残された脳の代償能と②切除された脳の機能性の 2 つに依存する[1]．すなわち，切除領域に機能があっても残存脳によってその機能が代償されれば術後の機能低下は少ない．一方，切除領域の機能がすでに著しく低下している場合には，やはり術後の機能低下は少ない．一般的に，前者を術前検査で予測するのは難しく，神経心理検査やその他の機能検査は切除が予想される部位の機能性を評価する目的に行われる．

前頭葉てんかんに対する一側の前頭葉切除は，有意な遂行機能障害を呈さない場合が多く，術後の遂行機能障害に関連する因子は明らかではない[2-4]．頭頂葉てんかんに対する切除術は報告が限られるが，非優位側の頭頂葉下部切除後で身体イメージ障害を，優位側手術で不全 Gerstmann 症候群を生じうる．Binder らの報告では，20 例の優位半球手術を含む 40 例の頭頂葉てんかんに対する切除術後，7 例で Gerstmann 症候群を呈したが，6 例は一過性であった[5]．また，半側失認は見られなかった．

言語優位半球の海馬切除は言語性記銘力悪化の

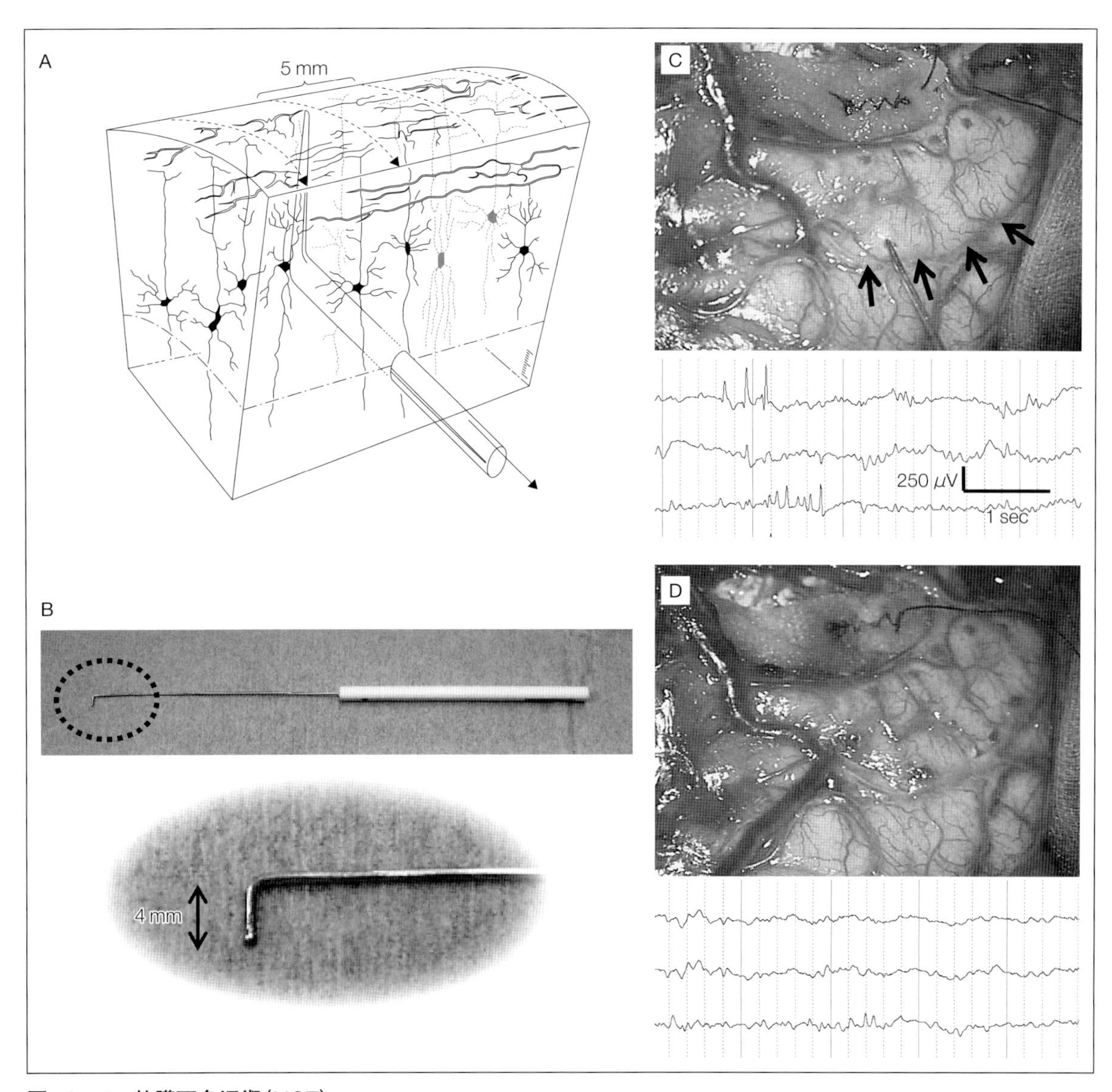

図 13-15　軟膜下多切術（MST）

A：MST の模式図．皮質内の水平線維を 5 mm 間隔で切断することにより，機能温存を図りながらてんかん活動を抑制する（Morrell F, et al: Multiple subpial transection: a new approach to the surgical treatment of focal epilepsy. J Neurosurg 70: 231-239, 1989 より）．**B**：MST 用のフック．先端が 4 mm 長となっており，皮質の厚さで鈍的に脳実質を裁断する．**C**：左側頭後頭葉てんかんにおける MST の 1 例．頭蓋内電極留置後のビデオ脳波モニタリングと脳表電気刺激による機能マッピングの結果，上側頭回（矢印）には発作時脳波変化とともに言語反応も認めた．周辺皮質の切除後も術中脳波でてんかん性異常波を認めたため，MST を追加する方針とした．**D**：脳回の長軸方向に垂直に 5 mm 間隔で MST を施行．軟膜下の薄い出血痕として MST の形跡が認められる．MST 施行後は脳波上のスパイクが消失した．術後に明らかな失語症状は認めなかった．

リスクを伴う[6]．海馬切除後の機能は，切除対象である海馬の機能性に大きく依存する[1]．言語優位側の手術，萎縮を認めない海馬，平均以上の記銘力は，切除後の記銘力悪化のリスクとされる[6]．海馬の機能性は一般的に記銘力検査によって評価される．

言語優位半球の下前頭回，縁上回・角回・上側頭回切除は失語症のリスクである．内頸動脈

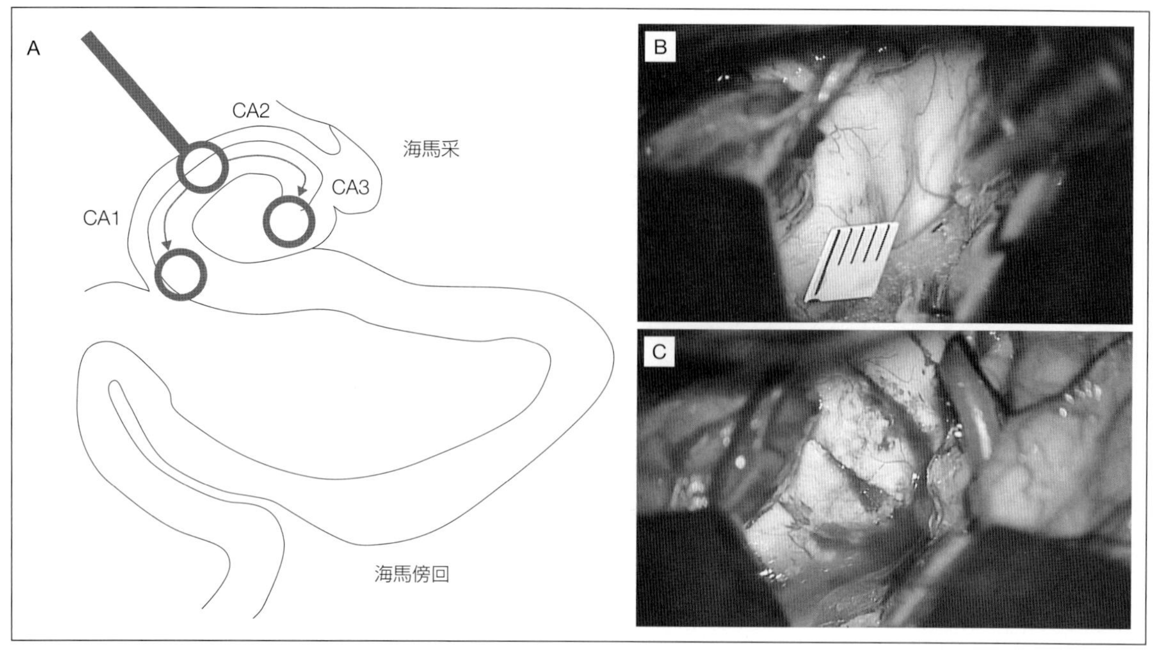

図 13-16　海馬多切術(MHT)

A：MHT の模式図．側脳室側からリング上のスリッターを用いて錐体細胞層(CA)の厚さで海馬を裁断する．B：MRI 異常を伴わない左内側側頭葉てんかんにおける MHT の 1 例．術前の神経心理検査で記銘力が保たれており，選択的後大脳動脈 Wada テストで，左海馬切除による言語性記銘力低下のリスクが高いと判断された．頭蓋内電極留置によるビデオ脳波モニタリングの結果，発作時脳波の起始は海馬を含む内側側頭葉に同定された．経シルビウス裂的に側脳室に到達し，海馬を露出したところ．C：海馬の長軸方向に垂直に MHT を 5 mm 間隔に施した．術後，発作は消失し，明らかな記銘力障害を自覚していない．

Wada テストは切除に伴う失語のリスクを評価するうえで重要である[7]．

機能的な海馬および言語野に発作起源が疑われる場合，あるいは前頭葉や頭頂葉などの広範な皮質領域にてんかん原性が疑われ切除による機能低下リスクが高いと判断される場合に，機能温存をめざした手術手技が用いられる．

(3) 機能温存を目指した手術手技

a．軟膜下多切術 multiple subpial transection (MST)

軟膜下多切術(以下 MST)は，1969 年に Morrell らによって考案され[8]，1989 年にその臨床的成果が報告された[9]．大脳皮質におけるてんかん性異常活動の発生には水平方向の線維連絡が重要であり，一方で正常機能の発現には皮質に垂直な円柱構造を単位とした線維連絡が重要であるという背景から考案された手技である[8,10]．実験てんかんモデルによると，脳波の同期性活動が持続するには最低 12.5 mm^2 の皮質領域が必要であり，少なくとも 5 mm 幅以上の水平線維連絡が必要であると示されている[11,12]．このことから，MST では 5 mm 間隔で皮質の水平線維を裁断する．

MST は脳回の長軸に対して垂直に 5 mm 間隔に施す(**図 13-15**)．脳回の一端の軟膜に小孔をあけ，先端に丸みのついた 4 mm 長の専用フックを軟膜下に挿入する．4 mm は皮質の厚さを想定しており，先端部で軟膜下をなぞりながら脳回の他端に進め，4 mm の深さで鈍的に皮質を切断する．

MST は多くの場合，切除術と併用される．MST を併用した外科治療例の発作転帰は，発作消失率が 31～56% である[13-15]．Spencer らのメタアナリシスによると[16]，95% 以上の発作頻度減少が得られた症例は，MST と切除の併用で 68～87%，MST 単独では 62～71% であった．

MST単独で治療した例のまとまった報告は少ないが，発作消失率は約10%とされる[17,18]．Schrammらの報告では，MSTのみで治療した20例のうち発作消失は2例，改善(Engel分類class Ⅲ以上)は9例(45%)であった[17]．

Landau-Kleffner症候群に見られるてんかん性失語に対してMSTの有効性が知られている[19]．言語野のてんかん原性領域にMSTを適応することで，Morrellらは14例中11例(79%)に著明な言語機能の改善が得られ，7例では年齢相応の言語機能に回復したと報告している[20]．

MST後はしばしば一過性に神経症状が出現するが，3〜6か月以内に改善し，MSTそれ自体による永続的な神経脱落症状はまれとされる[13,15,16]．なお，広範なMSTに際してはまれに急性脳浮腫および脳出血の報告がある[17]．

b．海馬多切術 multiple hippocampal transection(MHT)

海馬多切術(以下，MHT)は，清水らによって考案され2006年に報告された手技で[21]，MSTと同じ概念に基づき海馬を5 mm間隔に裁断する．海馬はその冠状断に平行に多シナプス回路による機能単位を形成しているが，てんかん発作の伝播には長軸方向の線維連絡が重要であることが示唆されている[22,23]．MHTはこの長軸方向の線維連絡を切断することでてんかんの抑制を図る．

MHTは原則として海馬萎縮を認めない内側側頭葉てんかんに適応される．経皮質的あるいは経シルビウス裂的に側脳室下角にアプローチし，海馬の長軸に対して垂直に5 mm間隔で離断を行う(**図13-16**)．リング型の専用フックを用いて，錐体細胞層および歯状回を鈍的に裁断する[21,24]．なお，高い発作抑制効果を目指して，CA1領域から海馬傍回に向けてフックを挿入し，海馬傍回のMSTを追加する手技も報告されている[24]．

発作転帰の報告は限られるが，発作消失率が67.6〜94.7%と切除術に遜色のない効果がある[21,24,25]．ただし，実際には術中脳波所見などによって側頭葉先端部切除や側頭葉新皮質のMSTが併用されることが多い．言語優位半球の手術においても，言語性その他の記銘力に術前後で有意な差は見られなかったと報告されている[24,25]．

文献

1) Chelune GJ: Hippocampal adequacy versus functional reserve: predicting memory functions following temporal lobectomy. Arch Clin Neuropsychol 10: 413-432, 1995
2) Ljunggren S, et al: Cognitive outcome two years after frontal lobe resection for epilepsy - A prospective longitudinal study. Seizure 30: 50-56, 2015
3) Helmstaedter C, et al: Neuropsychological consequences of epilepsy surgery in frontal lobe epilepsy. Neuropsychologia 36: 681-689, 1998
4) Dulay MF, et al: Executive functioning and depressed mood before and after unilateral frontal lobe resection for intractable epilepsy. Neuropsychologia 51: 1370-1376, 2013
5) Binder DK, et al: Surgical treatment of parietal lobe epilepsy. J Neurosurg 110: 1170-1178, 2009
6) Helmstaedter C: Cognitive outcomes of different surgical approaches in temporal lobe epilepsy. Epileptic Disord 15: 221-239, 2013
7) Baxendale S: The Wada test. Curr Opin Neurol 22: 185-189, 2009
8) Morrell F, et al: A new surgical technique for the treatment of focal cortical epilepsy. Electroencephalogr Clin Neurophysiol 26: 120, 1969
9) Morrell F, et al: Multiple subpial transection: a new approach to the surgical treatment of focal epilepsy. J Neurosurg 70: 231-239, 1989
10) Sugiyama S, et al: The electrophysiological effects of multiple subpial transection(MST) in an experimental model of epilepsy induced by cortical stimulation. Epilepsy Res 21: 1-9, 1995
11) Lueders H, et al: The independence of closely spaced discrete experimental spike foci. Neurology 31: 846-851, 1981
12) Tharp BR: The penicillin focus: a study of field characteristics using cross-correlation analysis. Electroencephalogr Clin Neurophysiol 31: 45-55, 1971
13) Devinsky O, et al: Surgical treatment of multifocal epilepsy involving eloquent cortex. Epilepsia 44: 718-723, 2003
14) Hufnagel A, et al: Multiple subpial transection for control of epileptic seizures: effectiveness and safety. Epilepsia 38: 678-688, 1997
15) Benifla M, et al: Multiple subpial transections in pediatric epilepsy: indications and outcomes. Childs Nerv Syst 22: 992-998, 2006
16) Spencer SS, et al: Multiple subpial transection for intractable partial epilepsy: an international meta-analysis. Epilepsia 43: 141-145, 2002
17) Schramm J, et al: Multiple subpial transections: out-

come and complications in 20 patients who did not undergo resection. J Neurosurg 97: 39-47, 2002
18）Rougier A, et al: Multiple subpial transection: Report of 7 cases. Epilepsy Res 24: 57-63, 1996
19）Grote CL, et al: Language outcome following multiple subpial transection for Landau- Kleffner syndrome. Brain 122: 561-566, 1999
20）Morrell F, et al: Landau-Kleffner syndrome. Treatment with subpial intracortical transection. Brain 118(Pt 6): 1529-1546, 1995
21）Shimizu H, et al: Hippocampal transection for treatment of left temporal lobe epilepsy with preservation of verbal memory. J Clin Neurosci 13: 322-328, 2006
22）Osawa S, et al: Optogenetically induced seizure and the longitudinal hippocampal network dynamics. PLoS One 8: e60928, 2013
23）Umeoka SC, et al: Requirement of longitudinal synchrony of epileptiform discharges in the hippocampus for seizure generation: a pilot study. J Neurosurg 116: 513-524, 2012
24）Uda T, et al: Transsylvian hippocampal transection for mesial temporal lobe epilepsy: surgical indications, procedure, and postoperative seizure and memory outcomes. J Neurosurg 119: 1098-1104, 2013
25）Patil AA, et al: Long term follow-up after multiple hippocampal transection(MHT). Seizure 22: 731-734, 2013

（岩崎真樹）

6　乳幼児の片側巨脳症

片側巨脳症は一側大脳半球の形成異常に伴う容積の増大と，精神運動発達遅滞，対側運動障害，てんかんを主徴とするまれな大脳皮質形成障害であり，成因は明らかになっていない[1]．性差はわずかに男児に多い傾向がみられる．正確な発生率は不明だが，てんかん患児 1,000 人に 1〜3 例，うち大脳皮質形成障害を伴うもの 1〜14% という数字が報告されている[2]．皮膚の異常(脂腺母斑，線状母斑，白斑，脱色素斑)，顔面脂肪腫，片側肥大，大頭を伴うことが多い．

臨床的には以下の 3 つの亜型がある．

①isolated form：最も一般的で，孤発，皮膚や全身の異常を伴わない

②systemic form：神経皮膚症候群や片側肥大を伴う

③total hemimegalencephaly：患側の脳幹や小脳の容積増大を伴う

てんかん発作は 90% 以上の患者にみられ，その多くが乳児期早期に発症，6 か月以降の発症はまれである．発作型は多彩で，部分運動発作や強直発作，脱力発作，ミオクロニー発作，てんかん性スパズムなど，複数の発作型が病期に応じて出現する．発作は早期より薬剤抵抗性を示し，乳幼児てんかん性脳症を呈することが多い[1,2]．まれに，薬剤で発作が抑制され正常発達する症例も報告されているが[3]，てんかん性脳症の合併症による死亡率は高く，生存例も重篤な発達障害を呈し，破局的な経過をたどるため，早期の外科的介入が推奨される[4]．

(1) 術式

手術の目的は発作の制御とともに，健側の発達過程にある大脳半球を頻回のてんかん発作による興奮性の高い異常な神経回路形成，不可逆性の神経障害から守ることにある．したがって，脳の可塑性が著しい乳児期に行うことが患児の発達の可能性を最大にし，術後の神経学的欠落症状の発生を最低にすることになる[5]．

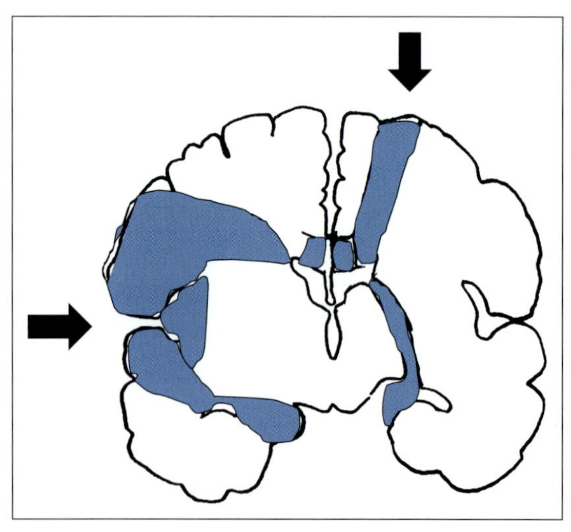

図 13-17　半球離断術：水平法と垂直法
それぞれの術式を 1 つの脳冠状断画像上で模式的に示したもの．横の矢印が水平法，縦の矢印が垂直法のアプローチ方向を示す．青く塗りつぶした部分が切除する範囲を表している．弁蓋や島の切除や離断にはこの他にいくつかの変法がある．

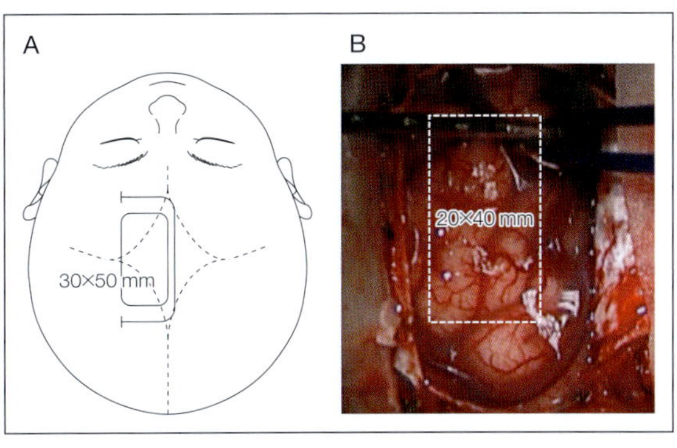

図 13-18　半球離断術（垂直法，A）の頭皮切開，開頭，cortical window の作成

A：皮膚切開線と開頭．大泉門の位置を点線で示している．

B：cortical window を作成する位置を点線で示している．

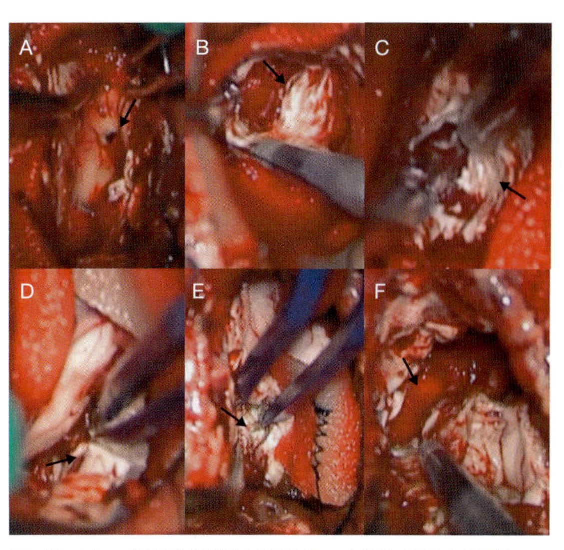

図 13-19　半球離断術（垂直法，左側）の術中写真

A：cortical window より側脳室体部に達したところ．矢印はモンロー孔を示す．

B：脳室内より脳梁膝部（矢印）を離断．脳梁の前下方に前大脳動脈がみえる．

C：脳梁膨大部を離断し，迂回槽が確認できる（矢印）．

D：脳弓（矢印）の離断．

E：視床外側部の白質を下角の先端に向かって垂直方向に離断（矢印）．

F：前交通動脈-側脳室前角-下角を結んだ面で前頭葉離断（矢印）．

a．半球離断術（hemispherotomy）

半球離断術とは，一側大脳皮質を，小開頭から，同側の大脳基底核，視床および対側半球から完全に離断する手術である．従来の解剖学的に半球を切除してしまう半球切除術から，術中出血などの手術侵襲を減ずる目的で 1990 年代に開発され，乳児期早期に行うことが可能になった[6]．術式は頭頂部から側脳室に達し垂直方向から大脳基底核，視床周囲を切離する垂直法と，側方から島に達し島周囲を切離する水平法に大別されるが（図 13-17），多くの変法が報告されている[7]．片側巨脳症のような大脳の過形成や脳室の変形，血管系の異常を伴う病変に対し，どちらのアプローチを選択するかは，議論の多いところであるが，①切除しなくてはならない脳容積が少ない．②中大脳動脈やシルビウス静脈を温存しやすい．③てんかん原性をもつ島回を確実に離断できる．④脳梁周辺の形成異常への対応が容易などの点で垂直法が水平法より優れていると考えられている[8]．ここでは，筆者らの施設で行っている半球離断術（垂直法）を紹介する．

b．手術手技

・体位：やや頭部を前屈した仰臥位．

・開頭：正中より 10～20 mm 外側，冠状縫合をはさんで前後比 1：2 の 30×50 mm 前頭頭頂開頭（図 13-18A）．

・硬膜内操作：横 20× 縦 40 mm の皮質切開，cortical window の作成（図 13-18B）．側脳室体部に至る（図 13-19A）．側脳室の上内側壁を吸引し，軟膜下に傍脳梁動脈を確認，これを追うようにして脳室内より全脳梁離断（図 13-19B, C）．前方-梁下野，直回を吸引，軟膜下に前交通動脈，A1 を確認（図 13-19B）．後方-ガレン大静脈を確認，視床枕後方，側脳室三角部で脳弓を切断（図 13-19D）．脈絡叢を追って側脳室下角を確認し，正中より約 2 cm で視床外側部の白質を海馬表面を確認しながら下角の先端に向かって垂直方向に離断（図 13-19E）．海馬頭部，扁桃体を切除．前交通動脈-側脳室前角-下角を結んだ面で前頭葉離断，olfactory trigone, M1 を軟膜下に確認（図 13-19F）．図 13-20 は全離断線を脳模型上に模式的に描画したものである．図 13-21 は離断前の MRI 画像（A, B）と離断後の MRI 画像（C, D）を示す．

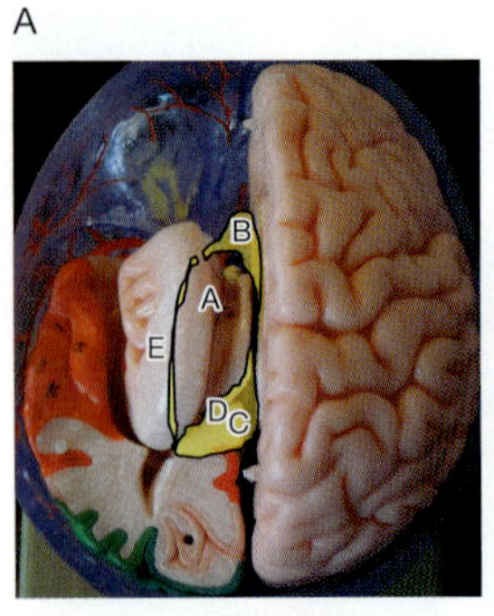

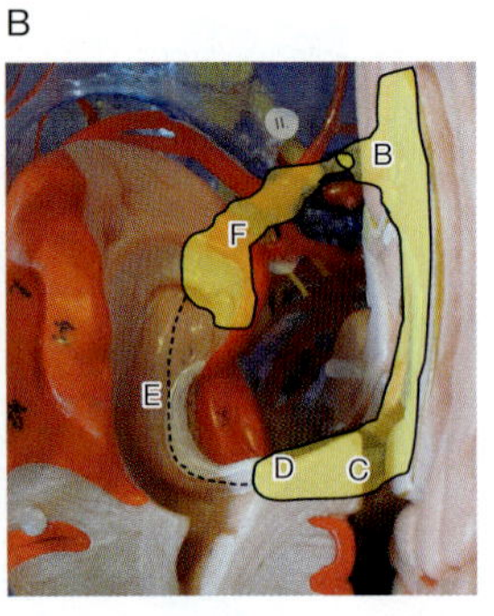

図 13-20　脳模型上に示した半球離断における離断線

A は前頭葉，頭頂葉を，B は基底核，視床，脳幹などの中心深部構造を除いてある．黄色で塗りつぶした部分が離断部．

図中の A～F は図 13-19 でそれぞれ術中写真で示した部位と対応している．

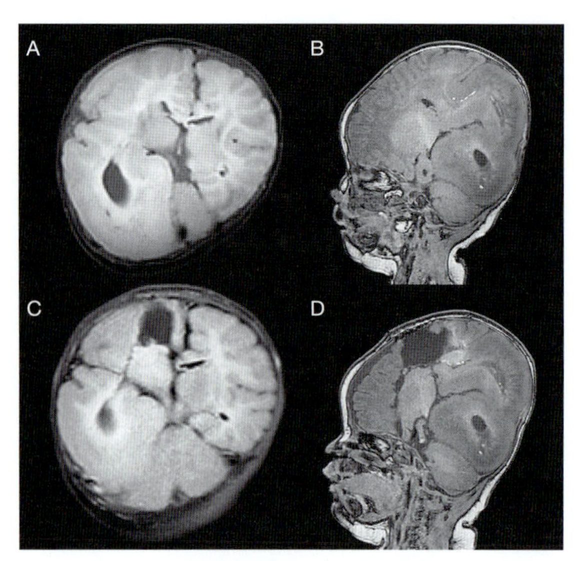

図 13-21　半球離断を行った片側巨脳症の 3 か月女児の MRI 画像

A：術前軸位断画像，B：術前矢状断画像，C：術後軸位断画像，D：術後矢状断画像．

c．手術成績

半球離断術の手術成績について，発作転帰は，片側巨脳症などの大脳皮質形成障害はほかの半球性病変によるてんかん(Rasmussen 脳炎，Sturge-Weber 症候群，周産期脳血管障害など)に比べ劣るという．Ribaupierre らによれば Engel class Ⅰは前者で80%，後者では63%であり，ほかの報告もほぼ同様である[6]．この原因は対側の大脳半球にも形成異常がみられ，てんかん発作が生じる可能性や，術側についても，脳の解剖学的異常が著しいため不完全な離断になってしまったり，基底核や視床にも形成異常が及んでいる可能性が推定されている[8]．発達予後については，発症から手術までの期間が短いほど，良好な発達が期待できるとの報告がみられる．Honda らはてんかん性脳症を呈した 12 例の乳児期手術例の発達予後を解析，術後発作が良好に抑制された症例では，術後の総合発達指数と術前の発作期間の長さが逆相関し，これらの患児の半数が自立歩行や家族との会話が可能なレベルまで発達していることを報告している[9]．

d．手術合併症

脳室腹腔シャント術などの CSF diversion を要する水頭症の発生が 2～20% にみられる[1,2,6,8]．原因として，術中の血液や組織片による髄液汚染が推定されており，予防策として，術後脳室ドレナージを行ったり，離断終了時に術野を人工髄液を用いて徹底的に灌流するなどの方法が報告されている[7]．

文献

1）Di Rocco C, et al: Hemimegalencephaly: clinical implications and surgical treatment. Childs Nerv Syst 22: 852-866, 2006
2）須貝研司：片側巨脳症．大槻泰介，他(編)：難治性てんかんの外科治療　プラクティカル・ガイドブック．pp73-77，診断と治療社，2007
3）Fusco L, et al: Hemimegalencephaly and normal intellectual development. J Neurol Neurosurg Psychiatry 55: 720-722, 1992
4）Bulteau C, et al: Epilepsy surgery for hemispheric syndromes in infants: Hemimegalencephaly and hemispheric cortical dysplasia. Brain Dev 35: 742-747, 2013
5）Moosa ANV, et al: Epilepsy surgery for congenital or early lesions. In: Cataltepe O, et al, eds: Pediatric epilepsy surgery. pp14-23, Thieme, New York, 2010
6）Ribaupierre S, et al: Hemispherotomy and other disconnective techniques. Neurosurg Focus 25: 1-10, 2008
7）Marras CE, et al: Hemispherotomy and functional hemispherectomy: indication and outcome. Epilepsy Res 89: 104-112, 2010

8）Dorfer C, et al: Vertical perithalamic hemispherotomy: a single-center experience in 40 pediatric patients with epilepsy. Epilepsia 54: 1905-1912, 2013
9）Honda R, et al: Long-term developmental outcome after hemispherotomy for hemimegalencephaly in infants with epileptic encephalopathy. Epilepsy Behav 29: 30-35, 2013

（高橋章夫・大槻泰介）

7　てんかん性脳症に伴う脱力・転倒

(1) 病態

てんかん性脳症は，大脳皮質形成異常などに起因して乳幼児期に発症する頻回のてんかん発作によって重篤な脳機能障害を生じ，その結果認知機能や行動の発達の停止，退行をきたす疾患の総称である．臨床的には大田原症候群，早期ミオクロニー脳症，West症候群，Lennox-Gastaut症候群，Dravet症候群，Doose症候群などの年齢依存性てんかん症候群が該当するが，それらの原因や病態は不明な点が多い．臨床症状はてんかん性スパズムを主体としたてんかん発作が頻回にみられる．このほか病型によってはミオクロニー発作や強直間代発作，失立発作，非定型欠神発作などの全般発作がみられる．これらは症例ごとに特異な脳波所見を示し，さまざまな治療法が実施されている．しかし多くの症例が難治性に経過するため，重度の精神運動発達遅滞をきたすと推測されている．ただし早期のてんかん外科治療で発作の消失や症状の改善が得られると良好な発達予後を示すこともあり，早期の診断と治療の達成が求められている[1)].

(2) 手術適応

てんかん性脳症の頭部MRI所見はてんかん発症初期には明らかな異常を指摘できなくても，年齢とともに全般性脳萎縮を示すことが多い．その一方で大脳皮質形成異常や片側巨脳症，結節性硬化症などMRI上病変が明らかな症例も含まれる．MRIおよび脳波ビデオモニタリング所見で切除可能な焦点が明らかな場合は焦点切除術を検討する．

一方，局在性病変を伴わない例や両側性広汎性病変など切除可能な病変が明らかではない例では脳梁離断術の適応について検討してみる必要がある．

(3) 術式

a．切除外科

小児のてんかん焦点切除の手技は成人と大きな相違はない．画像上病変が明らかな症例では病変切除のみでよいのか，術前の頭皮上脳波または頭蓋内電極法によるモニタリングの所見に基づいた判断が求められる．切除する範囲が決定したら脳表のくも膜・軟膜を切開し，軟膜下に皮質を切除する．この際に白質を温存するように心がける．乳幼児では成人と比較して灰白質が軟らかく，軟膜下の剝離が困難なことも多い．軟膜下切除を行うことにより皮質の血管を温存することが可能であり，術後の皮質梗塞の発生を予防することができる．

b．脳梁離断術

脳梁離断術は，大脳半球間の連絡を担う交連線維である脳梁を離断することにより，両側同期性全般性発作を抑制し，発作症状の消失，緩和を期待する手術である．発作が完全に消失する率は焦点切除術に比べて少ないが，発作頻度の減少，症状の軽減，重積発作の消失が得られることが多く，日常生活動作(activities of daily living；ADL)の改善につながる．手術適応は発作型で決定すべきであるとの提言が，国際抗てんかん連盟(International League Against Epilepsy；ILAE)

表 13-6　脳梁離断術の適応

●発作型
　転倒発作(drop attack)
　　脱力発作，強直発作，ミオクローヌス発作
　非定型欠神発作
　全般性強直間代発作
　二次性全般化発作
●てんかん分類
　潜因性あるいは症候性全般てんかん
　前頭葉てんかん
●その他
　大脳半球切除術の適応例

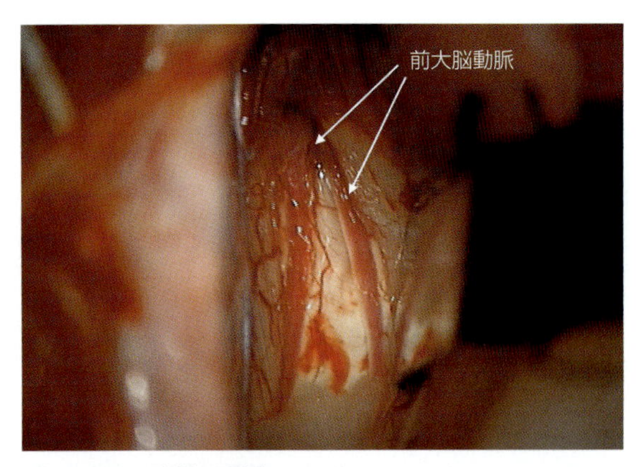

図 13-22　脳梁の露出
両側前大脳動脈直下に脳梁が確認できる.

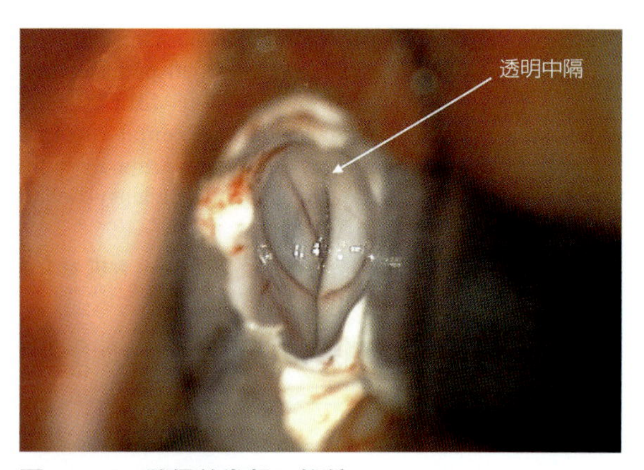

図 13-23　脳梁前半部の離断
透明中隔をメルクマールに脳梁を離断する.

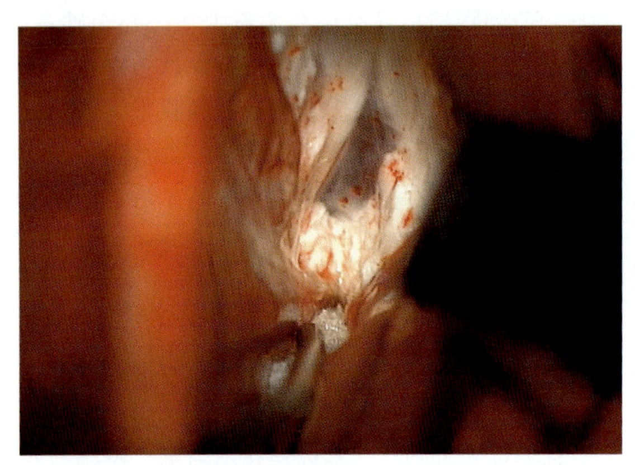

図 13-24　脳梁後半部の離断
脳梁膨大部に向けて離断を進める.

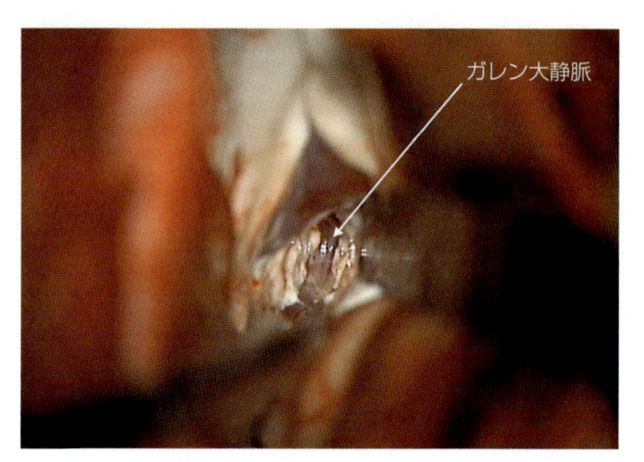

図 13-25　脳梁膨大部の離断
くも膜を介してガレン大静脈が確認できる.

よりなされた[2]. しかし近年は脳梁離断術が脱力発作や強直発作による転倒に対して有効であることが認められ, 外傷をもたらすような小児の転倒発作に対して早期の実施が勧められるようになってきた[3]. このほか全般性強直間代発作, 欠神発作, ミオクローヌス発作に対しても効果があったとの報告がある[4,5]. また乳幼児のてんかん性スパズムにも効果を示す可能性がある. 脳梁離断術の適応を示す(**表 13-6**).

手術方法は全身麻酔下に頭部を軽度挙上し, 頭髪線より後方で頭皮を冠状切開する. 冠状縫合より前方で, 正中を超える右優位の前頭開頭を行う. 大脳半球間裂よりアプローチする際に皮質橋静脈が術野の中心にこないように開頭位置を調節する. 顕微鏡下に大脳鎌に沿って剝離を進め, 帯状回に到達する. しばしば半球間に癒着を認めるが, 丁寧に剝離を進めると, 両側の前大脳動脈が確認できその直下に脳梁が露出される(**図 13-22**). 脳梁膝部先端より 2〜3 cm 尾側より脳梁の離断を開始する. 脳梁の正中部で離断を行うと両側の透明中隔が認められる(**図 13-23**). 脳室を開放しないように透明中隔内より脳梁膝部先端に向けて脳梁を吸引していく. 次いで脳梁膨大部に向けて離断を進めると脳梁がやや陥凹し薄くなる脳梁峡部到達する. この部位で脳梁前半部 2/3 が離断されたことになる. 一期的全離断時には, さらに後方の膨大部に向けて離断を進める(**図 13-24**). 脳梁の下方にはくも膜を介して内大脳静脈が透見されることがあるが, 静脈の損傷を防止するためこのくも膜を破らないように注意する. 膨大部後端まで離断が完了すると, くも膜を介してガレン大静脈が確認できる(**図 13-25**).

(4) 転帰

近年，脳梁離断術は小児の転倒発作に対して有効であるとの報告が増えてきており，特にてんかん発症早期での手術がより良い発作コントロールにつながるとの報告がある[6]．また段階的な脳梁全離断よりも一期的な全離断のほうが，治療成績が良い[5]．術後に発作が残存しても転倒することはなくなり，外傷の危険性が減少する．また脳梁離断術後に発作症状と脳波所見が部分発作に変容し，二次的に焦点切除手術が可能となることがある[7]．脳梁離断術は発作頻度の減少，症状の緩和，発作時間の短縮をもたらすことから，脳梁神経系は発作発現の閾値の調節に関与していることが示唆される．

(5) 合併症

脳梁離断術による永続的な神経学的後遺症は認めていない．脳梁離断術の合併症については Spencer が脳梁離断症候群(corpus syndrome)と永続性の神経学的合併症に分類している[8]．一過性の脳梁離断症候群は術直後より出現する自発言語の減少，失禁，左下肢の麻痺であり，前半部離断では出現しても軽症であり数日で回復する．一期的全離断では数か月間無言状態になることがあるが，二期的全離断ではこれを防止できる．筆者らは大多数の小児で一期的に脳梁全離断を実施したが，成人例でみられる脳梁離断症候群は15歳までの小児においては不顕化するか，発達に伴い代償されると考えている．

てんかん性脳症に伴う脱力，転倒する発作に対しては脳梁離断術が有効である．術後に発作頻度の減少や症状の改善が得られると発達や ADL の改善，両親の安心や満足などを得られることが多い．たとえその後に発作が再発しても，短期間でもてんかん発作から解放されることは脳可塑性の高い乳幼児の成長にとって有意義なことと思われる．

文献

1) Jonas R, et al: Surgery for symptomatic infant-onset epileptic encephalopathy with and without infantile spasms. Neurology 64: 746-750, 2005
2) Cross JH, et al: Proposed criteria for referral and evaluation of children for epilepsy surgery: recommendations of the Subcommission for Pediatric Epilepsy Surgery. Epilepsia 47: 952-959, 2006
3) Stigsdotter-Broman L, et al: Long-term follow-up after callosotomy-a prospective, population based, observational study. Epilepsia 55: 316-321, 2014
4) Jenssen S, et al: Corpus callosotomy in refractory idiopathic generalized epilepsy. Seizure 15: 621-629, 2006
5) Kasasbeh A, et al: Outcomes after anterior or complete corpus callosotomy in children. Neurosurgery 74: 17-28, 2014
6) Bower R, et al: Seizure outcomes after corpus callosotomy for drop attacks. Neurosurgery 73: 993-1000, 2013
7) Ono T, et al: Callosotomy and subsequent surgery for children with refractory epilepsy. Epilepsy Res 93: 185-191, 2011
8) Spencer SS: Corpus callosum section and other disconnection procedures for medically intractable epilepsy. Epilepsia 29 (suppl 2): S85-S99, 1988

(戸田啓介)

8　視床下部過誤腫

(1) 視床下部過誤腫とてんかん

視床下部過誤腫は視床下部の発生とともに生じ，視床下部腹側，灰白隆起，乳頭体に付着するさまざまな大きさの異所性の神経組織である．発生頻度は5万～10万人に1人といわれている．過誤腫自体がてんかん原性をもち，笑い発作を特徴とする難治てんかんをきたす．てんかんを合併するのは20万人に1人程度とされ，笑い発作のほか，しばしば複雑部分発作，二次性全般化発作，強直発作などのほかの発作型を合併し(二次性てんかん原性)，精神遅滞や行動異常の合併も約半数にみられる(てんかん性脳症)[1-4]．多くは視床下部との境界部近くに発作起始領域が存在し，てんかん活動は付着している視床下部を経由して同側の視床背内側核に伝搬し，笑い発作の症候やてんかん性脳症を発現する[5-7]．笑い発作はきわめて難治で，薬物療法が奏効することはまれである．てんかん以外では，思春期早発症を約

表 13-7　視床下部過誤腫に対するさまざまな外科的治療の発作転帰と永続的合併症の比較

手術手技	報告者	症例数	Engel class I	永続的合併症	
				%	詳細
直達手術					
Pterional approach	Palmini ら，2002	13	15%	31%	脳梗塞（軽度の運動麻痺残存）
Transcallosal approach	Harvey ら，2003	29	52%	48%	記銘力低下，体重増加，ホルモン分泌不全
Transcallosal approach	Ng ら，2006	26	54%	16%	記銘力低下，ホルモン分泌不全
内視鏡手術（切除術または離断術）	Rekate ら，2006	44	30%	7%	記銘力低下，体重増加
	Procaccini ら，2006	33	49%	15%	汎下垂体機能低下，体重増加
	Ng ら，2008	37	49%	8%/5%	短期記憶障害，視床下部梗塞
放射線治療					
ガンマナイフ	Regis ら，2006	27	37%	0%	
組織内照射	Schulze-Bonhage ら，2008	24	28%	17%	体重増加，記銘力低下
定位温熱凝固術±内視鏡	Kuzniecky & Guthrie, 2003	12	25%	8%	脳幹梗塞による死亡
定位温熱凝固術	Kameyama ら	100	74%	2%	汎下垂体機能低下

（Kameyama S, et al: Minimally invasive magnetic resonance imaging-guided stereotactic radiofrequency thermocoagulation for epileptogenic hypothalamic hamartomas. Neurosurgery 65: 438-49, 2009 より一部改変）

1/3 で合併する[6]．

(2) 視床下部過誤腫に対する外科治療

視床下部過誤腫は，視床下部，乳頭体などの機能的に重要な組織に付着し，さらに周囲を視索，大脳脚や脳神経などに囲まれていることと，視床下部との境界近くに発作起始領域をもっていることが多いことから，直達手術で摘出し発作を抑制することは容易ではなく，合併症が多い割に発作の抑制率は低い．近年内視鏡技術の進歩により，内視鏡下の摘出術や離断術の報告もみられるようになっているが，適応となる過誤腫の大きさや形状に制限があり，また発作の抑制率も決して良好とはいえない．ガンマナイフ治療の報告も多く，合併症率こそ低いが，効果発現に 2～3 年を要し発作の抑制率も決して良好ではない[1,4]（**表13-7**）．

定位温熱凝固術は，定位脳手術の手法を用い，視床下部側からアプローチして視床下部と過誤腫の境界部分を凝固し，離断をはかる手術で，発作の抑制率が高いうえに合併症がきわめて少ないという理想的な手術法である．

(3) 定位温熱凝固術 Stereotactic RF Thermocoagulation（SRT）

a．方法

筆者の施設では，定位脳手術装置 Leksell G-frame（Elekta 社，ストックホルム，スウェーデン）を使用，術前に MRI を撮影し，SurgiPlan™（Elekta 社）で治療計画を立てる．治療計画は，過誤腫と視床下部の境界部を離断するように凝固位置を決定することが重要である．事前に卵白を使った試験凝固を行い，直径約 5 mm の凝固巣が作成されることを確認しているので，凝固巣が視索，乳頭体，大脳脚などに近づきすぎないように注意して，径 5 mm の仮想凝固巣を境界部に並べて凝固位置（ターゲット）を決定し，そこに安全にアプローチできる穿刺ルート（トラック）を選択する．MRI では過誤腫と視床下部の境界は

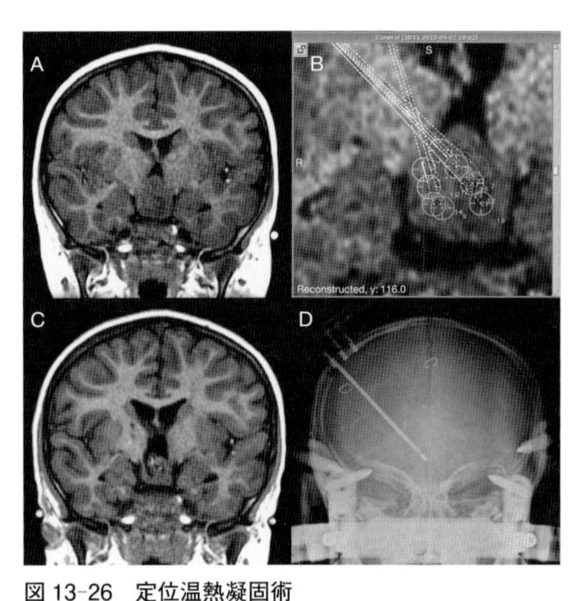

図 13-26 定位温熱凝固術
A：術前の MRI，**B**：SurgiPlan による凝固計画，**C**：術後1年の MRI，**D**：術中 X 線画像.

比較的明瞭である．必要に応じて同一トラック上で過誤腫内部の凝固を 1〜4 か所追加するが，内部をすべて凝固する必要はない(**図 13-26**)．

手術当日，全身麻酔下に G-frame を装着し MRI を撮影，治療計画と co-registration して，ターゲットの座標を算出し，穿刺位置を決定する．X 線撮影を行って，フィルム上にターゲットの座標を記入しておき，術中の電極位置確認に備える．皮膚切開し穿刺位置に穿頭を行ったら，まずターゲットの 1 つを目標として準微小電極記録を行う．通常，視床下部から過誤腫内に入ると背景活動が低下するため，境界部を同定することができる．時に，境界部付近で激しい神経細胞の発火を記録することがあり，てんかん原性を示していると考えられる．これにより治療計画の正確性を電気生理学的に確認して凝固位置の微調整を行うことがある．次に直径 2 mm の凝固用プローブに交換して X 線撮影を行い，先端位置がターゲットに合っていることを確認してから凝固を開始する．まず，60℃ 30 秒の試験凝固を行って，バイタルサインの変動がないことを確認してから 74℃ 60 秒の本凝固を行う．これを設定したターゲットに従って繰り返し行う．すべての凝固を終了したら閉創して，術後 CT 撮影を行って凝固された位置や出血の有無を確認する．

b．合併症

視床下部を経由して過誤腫内の凝固を行うため，術後トラック周囲に生じた浮腫と凝固した過誤腫からの浮腫により，中枢性過高熱，過食，Horner 症候群，低ナトリウム血症などの視床下部症状がみられるが一過性である[6,8]．その他，一過性の記銘力障害，無症候性の頭蓋内血腫がみられている．また，両側の視床下部との接続を有し二期的に両側の手術を行った例のうち汎下垂体機能低下をきたした 2 例があるほかは，永続的な合併症はみられていない．

c．発作転帰

この手術は，低侵襲で再手術が容易であり，残存発作があれば再手術を行うこととして，視索や大脳脚などの重要構造へ熱破壊が及ばないように無理のない治療計画を立てることが重要である．笑い発作の残存，再燃例では，手術側で過誤腫が残存する場合と，両側に接続をもつ過誤腫で，術後対側へ発作が拡がるようになる場合があるため，発作残存，再燃時は，同側か対側かを判定する必要がある．対側への発作伝搬例では，再手術時に対側からアプローチしていたが，両側の視床下部のダメージを避けるため，最近では一側から第 3 脳室経由で対側の接続部にアプローチする方法をとっている．

術後 1 年以上経過した 65 症例では，笑い発作の消失率は 92.3%，すべての発作の消失率は 73.8% である[6]．手術時年齢が 20 歳以上で笑い発作以外の発作の残存が多くなり，二次性てんかん原性の形成が考えられるため，可及的早期の定位温熱凝固術による治療が望ましい．ただし，定位脳手術フレームを装着する必要性があるため，原則として頭蓋骨縫合が完成する 2 歳以上で行うこととしているが，思春期早発症を合併している場合は，縫合の完成が早まるため 2 歳未満でも治療が可能である．

文献

1）亀山茂樹：視床下部過誤腫．大槻泰介，他(編)：難治性てんかんの外科治療プラクティカル・ガイドブック．pp88-91，診断と治療社，2007
2）亀山茂樹：視床下部過誤腫に対する定位温熱凝固術．Epilepsy 3：45-49，2009
3）亀山茂樹：視床下部過誤腫による笑い発作に対する定位温熱凝固術．医学のあゆみ 232：991-997，2010
4）Kameyama S, et al: Minimally invasive magnetic resonance imaging-guided stereotactic radiofrequency thermocoagulation for epileptogenic hypothalamic hamartomas. Neurosurgery 65: 438-49, 2009
5）Kameyama S, et al: Ictogenesis and symptomatogenesis of gelastic seizures in hypothalamic hamartomas: an ictal SPECT study. Epilepsia 51: 2270-2279, 2010
6）増田浩，他：難治てんかんを合併した視床下部過誤腫に対する定位温熱凝固術．てんかん治療研究振興財団研究年報 24：21-27，2013
7）白水洋史：皮質下起源のてんかん(視床下部過誤腫など)．日本てんかん学会(編)：てんかん専門医ガイドブック．pp271-272，診断と治療社，2014
8）増田浩：特殊な手術．日本てんかん学会(編)：てんかん専門医ガイドブック．pp289-290，診断と治療社，2014

（増田　浩）

E　外科手術後のQOL

てんかん外科手術の目的は単に発作のコントロールにとどまらず，患者のQOLの改善も含んでいることはいうまでもない[1-8]．術後のQOL変化に関しては，側頭葉てんかんの術後に関する論文が多く，本項ではこれらを中心に述べる．

まず，良好な発作転帰に伴って術後のQOL改善が得られやすいということに関しては，ほぼ一致した見解が得られている[6,9-12]．とりわけ，術後のQOL改善に関して発作の完全消失が重要とする報告が多く[1-3,5,13]，またMcLachlanらは発作頻度が術後90％未満の減少では逆にQOLが悪化したとまで述べている[4]．しかし，必ずしも発作が完全に消失しなくともQOLは改善するという報告も少なくはない[4,6,7,13-16]．Cunhaらも同様の報告をしているが，発作が完全に消失した群ではそうでない群と比較してさらに有意なQOLの改善が得られており[17]，やはり発作の完全消失を目指すことが重要である．

QOL改善に影響を及ぼす可能性のある因子として，罹病期間が短い[10]，手術のタイミングが早い[12,18]，そして術前のQOLレベルが高い[19]などがある．一方で，てんかん発症の時期や手術年齢は関係ないという報告もある[17]．また，術後に生じた記憶障害の影響に関してLangfittらは，発作消失例では記憶障害の有無にかかわらず術後のQOLは改善もしくは不変だったが，発作残存例において記憶力が低下した場合(double looser)はQOLが悪化したとしている[11]．これに関連して手術側も重要で，術後のQOLが低下した患者は優位側手術例あるいはMRI所見が正常例の傾向にある[11]．また，Cunhaらは左側頭葉切除の患者と比較して，右切除の患者ではQOLが有意に良かったことを報告している[17]．その他，腫瘍関連のてんかんや，術前もしくは術後の精神疾患がある患者に関してはQOLの改善が悪い傾向がある[9,17,20-23]．

QOL改善の評価に関する具体的な事柄として，就業・就学，運転，独立した社会生活，良好な家族関係，抗てんかん薬終了などが挙げられているが[24-27]，なかでも就業・就学は最も頻繁に取り上げられる大きなテーマである．当然のことながら，術後の発作消失が就業・就学に関する重要な因子であるという報告は多い[10,13,26,28,29]．特に良好な発作転帰が長期間に得られると，就業率の向上がみられる[29-31]．

Andersson-Roswallらは，側頭葉切除後10年以上発作がなかった患者では正規職員としての就業率が高かったことを報告している[28]．

術前の職種，そして術後に希望する職種の違いも就業状況に影響を与える重要な因子である．発作がコントロールされれば，主婦業は問題なく仕事をこなせることが多いが，ほかの職種においては教育・就業経験や職業訓練の欠如が就職の大きな障壁となる[18, 26, 31]．ほかに，就業に関する重要な因子として，発作転帰そのものよりも運転免許の有無が重要であったとするものもあるが[26]，これに関しては，10 年以上発作がなかった患者のうち 71％ が運転免許を取得しているとの報告もある[28]．

一方で，発作転帰と就業状況との間に有意な関連は認めなかったという報告もあり[31]，この関係は必ずしも単純なものでない．すなわち，発作転帰よりも，低い自己評価，社会的孤立，雇用見通しに関する情報提供の不足，経営者や職場の偏見などが就業率の低さと関係している[26, 32-34]．さらに，術前もしくは術後の記憶・感情障害の合併や術前の精神疾患の既往は，就業率を低下させる[17, 31]．したがって，発作転帰以外にも併発するほかの疾患(殊に精神疾患)，知的機能，記憶機能，資格，職業経験に加え，経済状況などの社会的要因が複雑に絡み合っており，長期間発作に悩まされていた患者において，発作の消失は就業に向けた必要条件となるが，十分条件となるわけではない．

さらに，発作が術後に突然消失することで，特に就業に必要な能力や技術が欠けている患者においては，新たな心理社会的な重荷を生じることがあり，これは「正常化の重荷 “burden of normality”」と称される[35]．患者は，以前は病気のためにさまざまな制限を感じていたが，発作がなくなることで自分自身を正常とみなさなければならなくなり，心理社会的に逃げ場を失う．発作消失群とそうでない群との間に心理社会学的な有意差がなかったとする報告については，この正常化の重荷で説明されている[6]．

このように，術後発作のコントロールが良好になることがそのまま直ちに QOL の改善に結びつくわけではなく，これらを左右する因子は複雑である[3, 4, 7, 16, 36, 37]．勿論，てんかん患者の学習能力，就業能力，家族の柔軟性が失われる前に手術を行うことで，心理社会的な回復，就業可能な状況への復帰が促される．しかし，術前にその能力的な可能性と限界について評価を受け，さらに実現可能な目標を策定できるように，カウンセリングを受けることが望ましい．また，術後には職業訓練，求職，職業維持のための継続的な支援が必要である[31]．

文献

1）Birbeck GL, et al: Seizure reduction and quality of life improvements in people with epilepsy. Epilepsia 43: 535-538, 2002
2）Dodrill CB, et al: Psychosocial changes after surgery for epilepsy. In: Luders H, ed: Epilepsy Surgery. pp661-667, Raven Press, New York, 1991
3）Markand ON, et al: Health-related quality of life outcome in medically refractory epilepsy treated with anterior temporal lobectomy. Epilepsia 41: 749-759, 2000
4）McLachlan RS, et al: Health-related quality of life and seizure control in temporal lobe epilepsy. Ann Neurol 41: 482-489, 1997
5）Rausch R, et al: Psychological status related to surgical control of temporal lobe seizures. Epilepsia 23: 191-202, 1982
6）Tanriverdi T, et al: Life 12 years after temporal lobe epilepsy surgery: a long-term, prospective clinical study. Seizure 17: 339-349, 2008
7）von Lehe M, et al: Correlation of health-related quality of life after surgery for mesial temporal lobe epilepsy with two seizure outcome scales. Epilepsy Behav 9: 73-82, 2006
8）日本神経学会(監修)：てんかん外科治療．てんかん治療ガイドライン 2010．pp86-97，医学書院，2010
9）Aydemir N, et al: Changes in quality of life and self-perspective related to surgery in patients with temporal lobe epilepsy. Epilepsy Behav 5: 735-742, 2004
10）Kellett MW, et al: Quality of life after epilepsy surgery. J Neurol Neurosurg Psychiatry 63: 52-58, 1997
11）Langfitt JT, et al: Worsening of quality of life after epilepsy surgery: effect of seizures and memory decline. Neurology 68: 1988-1994, 2007
12）Mihara T, et al: Recommendation of early surgery from the viewpoint of daily quality of life. Epilepsia 37 (Suppl 3): 33-36, 1996
13）Reid K, et al: Epilepsy surgery: patient-perceived long-term costs and benefits. Epilepsy Behav 5: 81-87, 2004
14）Dupont, S, et al: Long-term prognosis and psychosocial outcomes after surgery for MTLE. Epilepsia 47: 2115-2124, 2006
15）Jones JE, et al: Long-term psychosocial outcomes of anterior temporal lobectomy. Epilepsia 43: 896-903, 2002
16）Wilson SJ, et al: Paradoxical results in the cure of chronic illness: The “burden of normality” as exem-

plified following seizure surgery. Epilepsy Behav 5: 13-21, 2004
17) Cunha I, et al: Quality of life after surgery for temporal lobe epilepsy: a 5-year follow-up. Epilepsy Behav 17: 506-510, 2010
18) Lendt M, et al: Pre-and postoperative socioeconomic development of 151 patients with focal epilepsies. Epilepsia 38: 1330-1337, 1997
19) Rose KJ, et al: Determinants of health-related quality of life after temporal lobe epilepsy surgery. Qual Life Res 5: 392-402, 1996
20) Bladin PF: Psychosocial difficulties and outcome after temporal lobectomy. Epilepsia 33: 898-907, 1992
21) Kanner AM, et al: Psychiatric and neurologic predictors of postsurgical psychiatric complications following a temporal lobectomy. Neurology 64 (Suppl 1): A358, 2005
22) Loring DW, et al: Determinants of quality of life in epilepsy. Epilepsy Behav 5: 976-980, 2004
23) Nees H, et al: Psychosocial and neurobehavioral factors related to surgical treatment for partial epilepsy: a multivariate analysis. Epilepsy Behav 2: 135-139, 2001
24) Eliashiv SD, et al: Long-term follow-up after temporal lobe resection for lesions associated with chronic seizures. Neurology 48: 621-626, 1997
25) Mihara T, et al: Improvement in quality-of-life following resective surgery for temporal lobe epilepsy: results of patient and family assessments. Jpn J Psychiatry Neurol 48: 221-229, 1994
26) Reeves AL, et al: Factors associated with work outcome after anterior temporal lobectomy for intractable epilepsy. Epilepsia 38: 689-695, 1997
27) Taylor DC, et al: Patients' aims for epilepsy surgery: desires beyond seizure freedom. Epilepsia 42: 629-633, 2001
28) Andersson-Roswall L, et al: Psychosocial status 10 years after temporal lobe resection for epilepsy, a longitudinal controlled study. Epilepsy Behav 28: 127-131, 2013
29) Sperling MR, et al: Occupational outcome after temporal lobectomy for refractory epilepsy. Neurology 45: 970-977, 1995
30) Benifla M, et al: Long-term seizure and social outcomes following temporal lobe surgery for intractable epilepsy during childhood. Epilepsy Res 82: 133-138, 2008
31) George L, et al: Employment outcome and satisfaction after anterior temporal lobectomy for refractory epilepsy: a developing country's perspective. Epilepsy Behav 16: 495-500, 2009
32) Bishop ML, et al: Employment concerns of people with epilepsy and the question of disclosure: report of a survey of the Epilepsy Foundation. Epilepsy Behav 2: 490-495, 2001
33) Jacoby A, et al: Employers' attitudes to employment of people with epilepsy: still the same old story? Epilepsia 46: 1978-1987, 2005
34) Smeets VM, et al: Epilepsy and employment: literature review. Epilepsy Behav 10: 354-362, 2007
35) Wilson S, et al: The "burden of normality": concepts of adjustment after surgery for seizures. J Neurol Neurosurg Psychiatry 70: 649-656, 2001
36) Altshuler L, et al: Temporal lobe epilepsy, temporal lobectomy, and major depression. J Neuropsychiatry Clin Neurosci 11: 436-443, 1999
37) Dasheiff RM: Epilepsy surgery: Is it an effective treatment? Ann Neurol 25: 506-510, 1989

（橋口公章・森岡隆人）

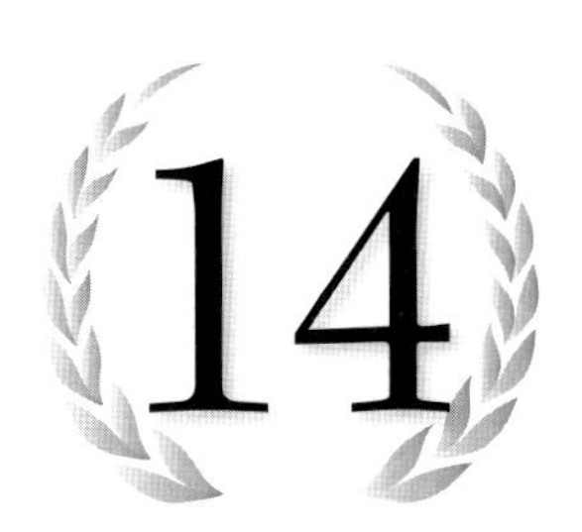

その他の治療法

A ケトン食

(1) ケトン食とは

ケトン食とは脂質を多く含み炭水化物を制限した献立によって体内でケトン体を産生させてんかん発作を抑制する食事療法である．脂質：非脂質(炭水化物＋蛋白質)の重量比をケトン比とよび，ケトン比が2：1以上であれば体内にケトン体が産生されやすい[1]．摂取水分，カロリーを制限しケトン比を3：1～4：1に設定する古典的ケトン食以外にも，後述するように中鎖中性脂肪(medium-chain triglycerides；MCT)ケトン食，修正アトキンズ食，低グリセミック指数食などの変法が開発され，これらを総称してケトン食とよんでいる．

(2) ケトン食の作用機序

ケトン食の抗けいれん作用については**図14-1**に示すように，ケトン体自身による作用，糖質制限による血糖安定化に伴う作用，遊離脂肪酸による作用などが推定されている[2]．ケトン体自身が小胞グルタミン酸輸送体からのグルタミン酸の放出を競合的に阻害する作用や，エネルギー代謝の変化を介し間接的にGABA産生を亢進させる作用など，興奮系・抑制系両面で神経伝達に影響を及ぼしている．

(3) ケトン食の適応と禁忌

a．適応

薬剤抵抗性の難治てんかん患者で，外科的治療の適応がない，または外科的治療を希望しない場合，非侵襲的治療として有用なのがケトン食である．あらゆる型のてんかんに有効とされるが，いくつかのてんかん症候群，基礎疾患で特に有効性が高い．点頭発作 infantile spasms はケトン食がきわめて有効なてんかん症候群として知られており，米国の infantile spasms working group によるガイドラインでは第一選択薬(ACTH，vigabatrin)が無効または施行できない場合の第二の選択肢の1つとしてのコンセンサスを得ている．Doose 症候群，Dravet 症候群，結節性硬化症に伴うてんかんにも有効である[3]．近年，麻酔薬から離脱できない難治てんかん重積に対し経管栄養で特殊ミルクを用いたケトン食の効果が評価されている[4]．glucose transporter type 1 異常症やピルビン酸脱水素酵素複合体 pyruvate dehydrogenase complex 欠損症ではケトン体が糖質の代替エネルギーとして利用され，てんかん以外の神経

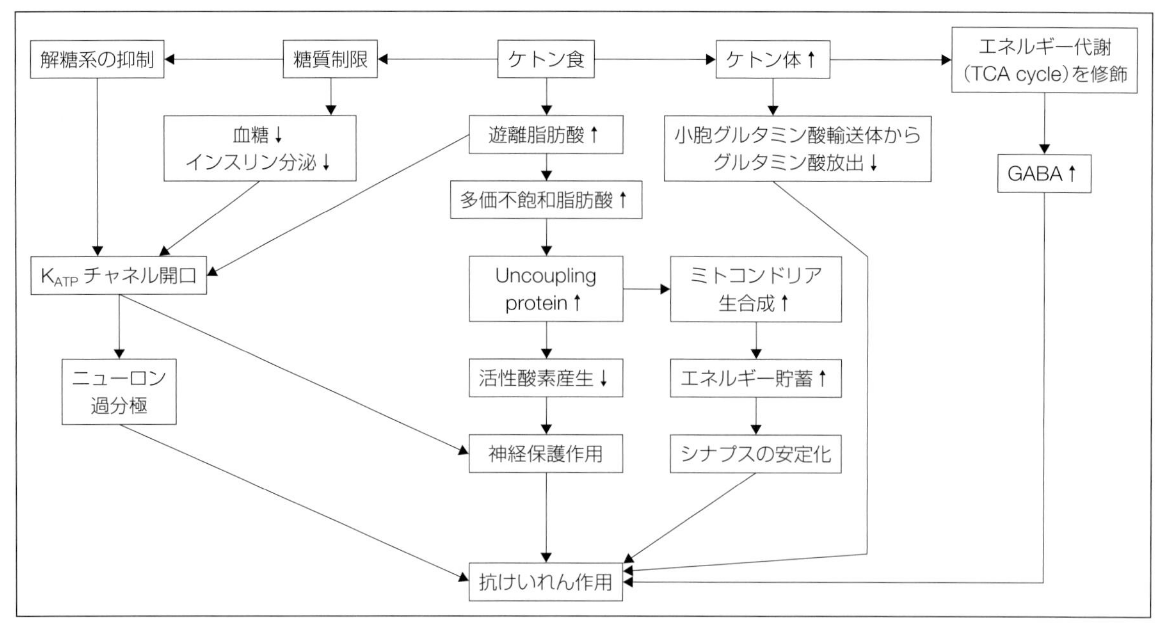

図 14-1　ケトン食の作用機序
(Bough KJ, et al: Anticonvulsant mechanisms of the ketogenic diet. Epilepsia 48: 43-58, 2007 より一部改変)

症状にも有効である[3].

b．禁忌

ケトン食が絶対的禁忌である疾患の多くは原発性カルニチン欠損症などの脂肪酸代謝異常症である．ピルビン酸カルボキシラーゼ(Pyruvate carboxylase)欠損症やポルフィリン症も禁忌である．家族の理解やコンプライアンスが悪い場合は行いにくい(相対的禁忌)[3].

(4) ケトン食の効果

本項では古典的ケトン食に関するデータを述べる．2012 年の Cochrane database では「手術適応がなく薬物抵抗性の小児のてんかんではケトン食は短期または中期的にはけいれん抑制効果を認める」としている．Neal らは無作為化比較対照試験(RCT)で 3 か月時点の 50% 以上発作頻度減少患者割合は古典的ケトン食群が通常食群より有意に高い(38% vs 6%，$p<0.0001$)と報告している[5]．メタアナリシス研究では 1998〜2008 年に出版された 20 症例以上を対象とした論文 20 編 1,335 症例で 6 か月後の 50% 以上発作頻度減少患者割合は 56%，90% 以上発作頻度減少患者割合は 24% である[6].

(5) ケトン食の副作用と対策

●**消化器症状**

悪心，嘔吐，便秘，下痢などの症状を半数以上に認める．便秘の頻度が高く，水分摂取，下剤，浣腸などで対応する．

●**代謝性アシドーシス**

重度になると嘔吐，全身倦怠感のため食事療法が継続しにくくなる．アシドーシスを増悪させる抗てんかん薬(炭酸脱水酵素阻害薬)の併用は注意する．

●**低血糖**

導入期に起こりやすい．症候性の低血糖はケトン食を中断し糖質を補充する．

●**脂質異常症**

導入早期に起こりやすいが，徐々に改善することが多い．持続する場合は脂質摂取量を減らすなど調整する．

●**腎結石**

酸性尿，高尿酸血症に伴って尿酸結石が多い．クエン酸で尿をアルカリ化する．

表 14-1　各ケトン食の特徴の比較

	古典的ケトン食	修正アトキンズ食	低グリセミック指数食
概念	ケトン比を3：1〜4：1に設定	炭水化物のみ制限	炭水化物の量と質の制限
絶食期間	あり(or なし)	なし	なし
カロリー制限	あり(or なし)	なし	なし
水分制限	あり(or なし)	なし	なし
摂取カロリー決定	必要	不要	必要
炭水化物制限	摂取カロリー，ケトン比から計算する．	初期：10g/日(12歳未満) 15g/日(12歳以上) 20g/日(成人) 維持：30g/日	40〜60g/日 GI値が50未満のもの
三大栄養素の組成例 (F：P：Cのカロリー比)	90：6：4(4：1) 87：7：6(3：1)	65〜70：20〜30：4〜6	60〜65：20〜30：10〜15
ケトン比	3：1〜4：1	1：1〜2：1	1：1
有効性のエビデンス	高い(RCT 5編)	高い(RCT 2編)	低い(RCTなし)
対象	・哺乳児，経管栄養児 ・緊急を要する発作(重積など) ・家族が厳格な食事管理を希望している人 ・修正アトキンズ食で効果不十分な人	・年長児〜成人 ・古典的ケトン食が継続できなかった人	・年長児〜成人 ・修正アトキンズ食が継続できなかった人 ・ごはんなどの主食を食べたい人
メリット	効果が高い	長期継続しやすい	長期継続しやすい
デメリット	長期継続しにくい	効果は古典的ケトン食より劣る？(RCTなし)	情報が少ない

F：fat(脂質)，P：protein(蛋白質)，C：carbohydrate(炭水化物)，RCT：randomized controlled trial

●骨粗鬆症

カルシウム，リンなどの金属元素の摂取低下などにより骨密度減少，易骨折性をきたす．金属元素やビタミンDを補充する．

●その他の微量元素欠乏

セレン欠乏による拡張型心筋症やQT延長症候群の報告がある．バルプロ酸併用時は低カルニチン血症のリスクがある．水溶性ビタミン欠乏にも留意する．

(6) 古典的ケトン食療法の実際

米国Johns Hopkins病院で行われている古典的ケトン食では36〜48時間の絶食期間を設け，その後に3：1〜4：1のケトン食を目標摂取カロリーの1/3の量から開始し翌日には2/3に，その翌日には全量摂取する[7]．目標摂取カロリーは必要カロリー量の75〜90%に制限する．

また絶食期間を設けず，開始日から目標カロリー量を摂取しケトン比を1：1から2：1，3：1，4：1と徐々に上げていく方法もある．どちらの方法でも有効性は変わらず，絶食期間を設けないほうが低血糖，脱水，代謝性アシドーシスなどの副作用が少ない[3]．絶食期間の有無にかかわらず，導入時はこれらの副作用に留意し入院管理が必要である．ケトン比は4：1のほうが3：1より効果は高いが胃腸症状などの副作用出現率も高く，忍容性は低い[3]．

長期継続にあたってはケトン体のモニタリング以外に副作用のチェックと不足する微量元素の補充が必要である．併用薬はできるだけ糖質を含まない剤形を選ぶ．可能なら3か月間は食事療法を継続し，効果判定を行うのが望ましい．

有効例のうち約75％が治療開始後2週間以内，約90％が3週間以内に，残りの症例も3か月以内には効果が明らかになる[3]．効果があれば2～3年継続し徐々に中止する．

(7) その他のケトン食

古典的ケトン食の厳格な食事制限を，有効性を維持しながら少しでも緩和し長期継続しやすくするさまざまな試みが行われてきた．MCTケトン食は1970年代に考案された，効率的にケトン体を産生しやすいMCTを用いることで脂質摂取量を減らし，摂取しやすくした食事療法である．下痢などの消化器症状が問題であったが，近年MCTの量を減らした修正法が4：1の古典的ケトン食に対し有効性，忍容性ともに同等であることがRCTで示された[8]．

以下，21世紀に入り考案された，いわゆる「緩和」ケトン食を紹介する．

a．修正アトキンズ食 modified Atkins diet

Johns Hopkins病院でKossoffらが2003年に報告した．炭水化物を制限する以外，水分，摂取カロリーの制限を必要としない．治療開始時に絶食期間を必要としない．開始時は炭水化物を12歳未満は1日10 g，12歳以上の小児は15 g，成人は1日20 g制限で開始する．

継続する場合，1か月後から5 gずつ，1日30 gまで増量可としている．

栄養組成はケトン比約1：1～2：1のケトン食に相当する．有効性はSharmaらがRCTを行い，3か月時で50％以上発作頻度減少患者割合は修正アトキンズ食群が通常食群より有意に高かった(52％ vs. 11.5％，$p<0.001$)と報告している[9]．メタアナリシス研究では3～6か月時で434人中50％以上発作頻度減少は48％，うち発作消失は13％で認めている[10]．修正アトキンズ食と古典的ケトン食の比較では，修正アトキンズ食のほうがやや有効性に劣る(有意差なし)とする報告もある[11]．

b．低グリセミック指数食 low glycemic index treatment

グリセミック指数(glycemic index；GI)とはある食品の血糖上昇傾向を表す指標で，GI値の低い食品は摂取後の血糖値の変動が小さい．低グリセミック指数食は2005年に米国マサチューセッツ総合病院のPfeiferらが報告した方法で，ポイントは炭水化物の質と量の制限である．炭水化物をGI値が約50以下のものに限定し，摂取量を1日40～60 gに設定する．栄養組成はケトン比約1：1のケトン食に相当する．使用可能な低GI食品には低GI米，とろろ飯，そば，パスタなどが含まれ，これら日本人の主食が少量でも摂取できるメリットがある．有効性に関しては数編の前方視的研究が報告されているが[12]，ほかのケトン食との比較は行われていない．

(8) どのタイプのケトン食を選ぶか

古典的ケトン食，修正アトキンズ食，低グリセミック指数食の比較を**表14-1**に示す．患者年齢，摂食方法，発作型によって，適切なタイプのケトン食を選択する．例えば哺乳児や経管栄養児はケトン食用特殊ミルクを用いた古典的ケトン食が便利である．日本では明治乳業からケトンフォーミュラという粉ミルク(溶解すると3：1のケトン食になる)が特殊ミルク事務局を介して無償で提供される．また，けいれん重積や新規発症のinfantile spasmsのように治療に一刻を争うような場合は古典的ケトン食がすすめられる．年長児では古典的ケトン食より修正アトキンズ食のほうが長期継続しやすい．さらにご飯などの主食を食べたい場合や修正アトキンズ食さえも継続しにくい場合は低グリセミック指数食を選択する．

(9) 今後の展望

ケトン食療法は「あらゆる治療を試みたあとに残された最後の希望」と捉えられる傾向が強かったが，近年欧米や韓国では早期に試みることをすすめる議論も増え，日本でも再評価されつつある[13]．しかし日本ではケトン食に詳しい栄養士が少ないことが課題である．

文献

1）藤井達哉，他：ケトン食の基礎から実践まで．pp2-16，診断と治療社，2011
2）Bough KJ, et al: Anticonvulsant mechanisms of the ketogenic diet. Epilepsia 48: 43-58, 2007
3）Kossoff EH, et al: Optimal clinical management of children receiving the ketogenic diet: Recommendations of the International Ketogenic Diet Study Group. Epilepsia 50: 304-317, 2009
4）Kossoff EH, et al: Use of dietary therapy for status epilepticus. J Child Neurol 28: 1049-1051, 2013
5）Neal EG, et al: The ketogenic diet for the treatment of childhood epilepsy: a randomized controlled trial. Lancet Neurol 7: 500-506, 2008
6）Kossoff EH, et al: Ketogenic diets: Evidence for short- and long-term efficacy. Neurotherapeutics 6: 406-414, 2009
7）Kossoff EH, et al: Ketogenic diets. Treatment for epilepsy and other disorders. 5 th. pp59-75, demos HEALTH, New York, 2011
8）Neal EG, et al: A randomized trial of classical and medium-chain triglyceride ketogenic diets in the treatment of childhood epilepsy. Epilepsia 50: 1109-1117, 2009
9）Sharma S, et al: Use of the modified Atkins diet for treatment of refractory childhood epilepsy: a randomized controlled trial. Epilepsia 54: 481-486, 2013
10）Kossoff EH, et al: A decade of the modified Atkins diet (2003-2013): Results, insights, and future directions. Epilepsy Behav 29: 437-442, 2013
11）Miranda MJ, et al: Danish study of a modified Atkins diet for medically intractable epilepsy in children: can we achieve the same results as with the classical ketogenic diet? Seizure 20: 151-155, 2011
12）Muzykewicz DA, et al: Efficacy, safety, and tolerability of the low glycemic index treatment in pediatric epilepsy. Epilepsia 50: 1118-1126, 2009
13）小国美也子，他：小児難治性てんかんに対するケトン食治療の再検討．脳と発達 41：339-342，2009

（熊田知浩）

B 迷走神経刺激療法(VNS)

vagus nerve stimulation(VNS)は1997年米国FDAにより，12歳以上の部分発作を有する難治てんかん患者に対し発作頻度を減少させる補助治療として承認された．日本の薬事承認はかなり遅れ，2010年である．埋め込み型刺激装置はCyberonics社(Houston, Texas, USA，国内代理：日本光電)によって供給され，開頭手術治療の適応にならない薬剤難治てんかん患者の発作頻度を軽減する補助療法として保険が承認されている．なお，日本では，FDA承認後の臨床研究結果を反映し，年齢や発作型を限定していない．

(1) VNSの開発

末梢神経である迷走神経の刺激が，てんかん，すなわち，中枢神経である大脳の疾患に対して治療効果があることが発見された過程は興味深い．迷走神経刺激が大脳を賦活し脳波に影響を与えることは20世紀中頃から知られていた．すなわち，孤束核などを介し，低周波刺激では脳波の同期化を促進し，高周波刺激が脳波の脱同期を引き起こすことなどである．1985年には，迷走神経刺激が動物てんかんモデルで発作を抑制することが報告され[1]，程なくして1988年には，部分発作や複雑部分発作を持つ難治てんかん患者へ刺激装置の埋め込み試験が行われた[2]．

これまで，欧米を中心に，2013年までにのべ約7万件を超える埋め込み手術が実施され，日本では，承認以来4年間(2014年8月まで)で1～70歳台にわたる幅広い年齢層の患者に対し，800件以上の埋め込み手術が実施されている．

(2) VNSの臨床効果

a．12歳以上の部分発作に対する有効性(表14-2)

E03とE05は，迷走神経の刺激強度に強弱を付けた，2重盲検無作為化並行研究である．

●治療効果の刺激強度依存性

E03試験[3]では114患者を強刺激群と弱刺激群(active control)とに無作為に振分けた．さらに規模を拡大したE05試験[4]では196患者を強刺激群と弱刺激群とに無作為に振分けた．3～6週の

表 14-2　VNS の FDA 承認前有効性試験

試験（期間）	デザイン	発作型	解析患者数	発作頻度減少率*（平均値）	50% 以上発作減少した患者の割合*	文献
E01/E02（1988〜1990）	一重盲検・パイロット試験	部分発作	14	47%		Uthman BM et al: Neurology, 1993 など
E03（1990〜1992）	無作為化並行研究 HIGH 群/LOW 群	部分発作	114	24% HIGH 6% LOW	30% HIGH 14% LOW	The Vagus Nerve Stimulation Study Group: Neurology, 1995
E04（1991〜1995）	オープンスタディ（特例使用試験）	発作型不問	116	7% 22%（中央値）	29%	Tecoma E et al: Neurology, 1995
E05（1995〜1996）	無作為化並行研究 HIGH 群/LOW 群	部分発作	196	28% HIGH 15% LOW	23% HIGH 16% LOW	Handforth A et al: Neurology, 1998

*治療開始〜3 か月後.
（The Vagus Nerve Stimulation Study Group: A randomized controlled trial of chronic vagus nerve stimulation for treatment of medically intractable seizures. The Vagus Nerve Stimulation Study Group. Neurology 45: 224-230, 1995, Handforth A, et al: Vagus nerve stimulation therapy for partial-onset seizures. A randomized active-control trial. Neurology 51: 48-55, 1998 より）

観察期間で，発作発生回数の平均減少率は，強刺激群で 28%，弱刺激群で 15% であった．また，50% 以上の発作減少を示した患者の割合は，強刺激群で 23%，弱刺激群で 16%，75% 以上の発作減少を示した患者の割合は，強刺激群で 11%，弱刺激群で 2% であり（$p<0.01$），迷走神経刺激治療効果の用量依存性が実証された．

● 経時的治療効果

E01-E05 の臨床試験に参加した患者すべての治療効果の経時変化を検討すると，50% 以上の発作減少を示した患者の割合は，3 か月で 23%，1 年で 37%，2 年で 43%，3 年で 43% となり，治療効果は約 2 年でほぼプラトーに達することが判明した（**図 14-2**）[5]．したがって，VNS の効果判定は，2 年を区切りにすればよいことが示唆された．

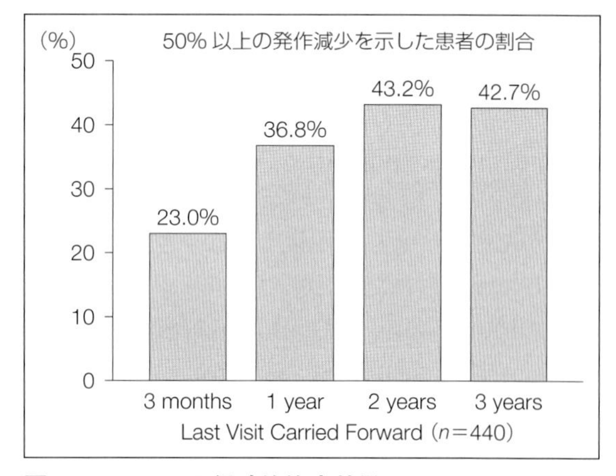

図 14-2　VNS の経時的治療効果
E01-E05 の臨床試験に参加した患者すべての治療効果の経時変化．治療効果は約 2 年でほぼプラトーに達した．
（Morris GL, et al: Long-term treatment with vagus nerve stimulation in patients with refractory epilepsy. The Vagus Nerve Stimulation Study Group E01-E05. Neurology 53: 1731-1735, 1999 より）

● 長期成績

さらに，E05 試験終了後，弱刺激群に割り当てられた患者にも強刺激が適用され，計 195 患者が強刺激群として長期前向き試験に参加した．1 年後，発作頻度減少率（中央値）は 45% で，50% 以上の発作減少患者は 35%，75% 以上の発作減少患者は 20% であり，VNS の治療効果の経年的な増強が認められた．さらに，これらの患者の 12 年間にわたる後視的研究においても長期間の治療効果増強があり，観察期間 1 年で発作頻度の減少率は，26%（$n=47$），5 年で 30%（$n=30$），12 年で 52%（$n=12$）であったという[6]．複雑部分発作や二次性全般化の発作頻度は治療期間に応じて着実に減少するが，単純部分発作ではそのような相関が見られなかった．

b．小児難治てんかん（全般発作を含む）に対する有効性

2015年時点で，小児難治てんかんに対しては，1つの無作為化試験と20の前視的研究がある．世界のさまざまなセンターで行われたそれらの試験のメタアナリシスでは，全体で38%の発作頻度減少効果が示された（$n=326$）．しかし，上記E03ならびにE05と同様に強刺激群と弱刺激群とに無作為に振分けた無作為化試験では，発作頻度の減少はそれぞれ20%と14%であり，発作頻度減少効果において有意差を示すことができなかった．しかし，弱刺激群と比較し，強刺激群では，発作の強度の有意な減弱が確認された[7]．また，多くの試験で，認知・行動・QOLにおいて改善効果が示されている[8]．

c．VNSのQOL改善への有効性

多くの臨床研究において，VNSは発作頻度減少以外に，発作程度の軽減，発作持続時間の短縮，覚醒度や記憶の改善，気分安定作用など副次的な効果が指摘されている．これらを総合し，VNSの健康関連QOL改善への有効性が検討されてきた．このなかに，抗てんかん薬最適治療（best medical practice；BMP）と，BMPに加え，VNSを追加したVNS＋BMPの2群を比較した無作為化試験がある[9]．すなわち，QOLIE-89をQOL指標とし，最長12か月のフォローでは，発作頻度の減少とともに，有意な健康関連QOLの改善が確認された（**図14-3**）．一方，うつの指標（CES-D，NDDI-E）には有意差はなかったという．

(3) VNSの作用機序

VNSがてんかん発作軽減になぜ有効か，はっきりしたメカニズムは明かでない．精力的な動物実験，臨床研究の結果，現在は，単一のメカニズムではなく，即時的から慢性期にかけ，中枢神経に対し，さまざまなニューロモデュレーション機序が働いているものと推測されている[10]．

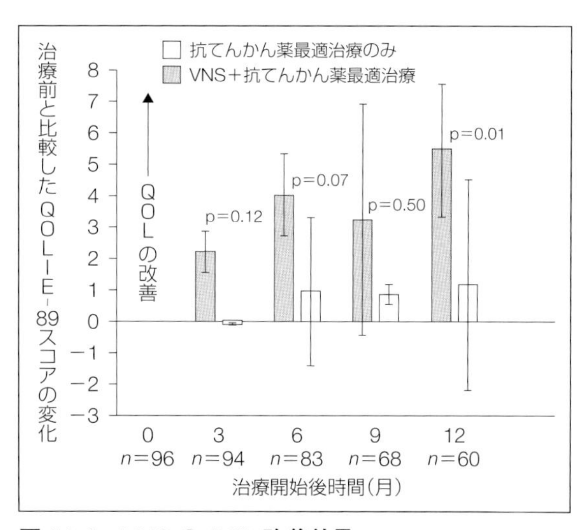

図14-3　VNSのQOL改善効果
治療前のQOLスコア（QOLIE-89）を基準として，治療療法開始後の変化を計測したもの．抗てんかん薬最適治療のみの群と，VNS追加＋抗てんかん薬最適治療群との無作為化試験であり，12か月後にはVNS追加群で有意なQOLの改善が得られた．
〔Ryvlin P, et al: The long-term effect of vagus nerve stimulation on quality of life in patients with pharmacoresistant focal epilepsy: the PuLsE (Open Prospective Randomized Long-term Effectiveness) trial. Epilepsia 55: 893-900, 2014より〕

頸部の迷走神経刺激によって，主に孤束核，次いで視床が賦活され，視床皮質路を介して，大脳皮質の興奮性を変化させる経路や，青斑核から視床下部，視床中継核，扁桃体，皮質などへノルアドレナリン線維を介して投射する神経回路の関与が想定されている．実際，青斑核の破壊によってVNSの効果が減弱するとの実験結果があり，青斑核の自閉症やうつへの関与とVNSの抗うつ効果との関係も興味深い．

また，刺激により，両側視床，辺縁系に素早い血流増加が起こり，これが発作軽減と相関することから，これらにおける経シナプス活動による抗てんかん作用が示唆されている．

迷走神経の高周波刺激（≧70 Hz）は皮質の脱同期を促進し，これが，てんかん発作時の同期的異常興奮を抑制するのであろうとも言われている．VNSによるヒトでの脳波の改善は明かではないとされているが，長期刺激によって，棘波や棘徐

波の同期的クラスター化とこれらクラスター間隔の増加が観察されている．VNSは同期・脱同期双方の作用があり，経時的刺激により，脱同期が優ってくると推察される．臨床では早期の脳波変化が認められる患者に効果が優れている傾向があり，刺激パラメータの調整や，適応患者選別のためのバイオマーカーとして応用が模索されている．

(4) VNSの目的と対象

VNSの目的は薬剤難治てんかんで，開頭手術治療の適応にならない場合，もしくは外科治療の効果がなかった患者を対象とするてんかん発作の緩和である．VNSの無作為化臨床研究では，12歳以上の難治てんかん患者の部分発作に対して，刺激強度依存的な発作頻度の減少が確認されている．

しかし，小児，ならびに全般発作を対象とした無作為化臨床研究は乏しく，十分な科学的根拠はない．小児を対象としたある無作為化臨床研究では，刺激強度依存的な発作強度の減弱は認められたが，発作頻度の減少は認めらなかった．したがって，12歳未満の小児への適用，全般てんかん患者への適用は，リスクと有益性を勘案し慎重に判断すべきである．また，認知機能障害・情動障害などの随伴症状，さらにQOLに対する有効性が報告されているが，これらの軽減を主目的とする治療適応も十分な科学的根拠はない．

VNSの有効性を予測できるようなバイオマーカーは現在のところ発見されていない．しかし，発作型では二次性全般化や複雑部分発作，あるいは，Lennox-Gastaut症候群のようなてんかん脳症，それらに伴う失立発作には一定の効果があるようである．また，精神症状の存在は，自傷行為を除き，VNSの適応を妨げるものではない．

VNSの適応判断には，開頭手術の術前精査に準じた検査を行い，焦点切除など根治治療が期待できる場合は，それを検討するべきである．基本的な術前検査を省略したため，適応外の患者にVNSが行われたという報告がある．

VNSは副作用のほか，高価なパルスジェネレータが必要であること，人工物を体内に植込むことによる生活への支障や，感染など合併症のデメリットも勘案する必要がある．

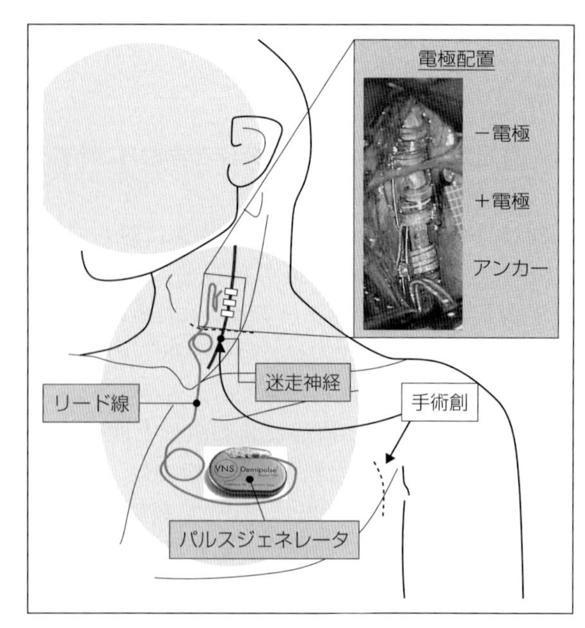

図 14-4　VNS刺激装置の植込み手術（模式図）

(5) パルスジェネレータの植込み手術

パルスジェネレータの植込みを行う術者は日本てんかん学会，日本てんかん外科学会，日本脳外科学会合同の迷走刺激療法認定委員会によるガイドラインに沿う資格認定が条件である．原則的に全身麻酔下で行い，左頸部と左胸部に小さな皮膚切開を設け，パルスジェネレータを左前胸部皮下脂肪層に，らせん電極を上頸心臓枝ならびに下頸心臓枝を分岐後の左頸部迷走神経に留置する（**図14-4**）．電極は頭側に陰極，約1cmの間隔で尾側に陽極を配置する．活動電位は陰極部から生じ，頭側，尾側，双方向に伝播するが，陽極によって抑制され，加えられた電気刺激の80%は上行性で脳側へ伝わる（**図14-5**）．本法で用いる範囲の刺激では，肺や心臓などの呼吸循環系や腹部の消化器系に対する下行性刺激による悪影響は，きわめてまれで後遺障害の報告はない．

術中，テスト刺激によって心停止・徐脈・不整脈の可能性がある．ごくまれな現象で治験では6患者/7,000手術と言われている．刺激を中止すれ

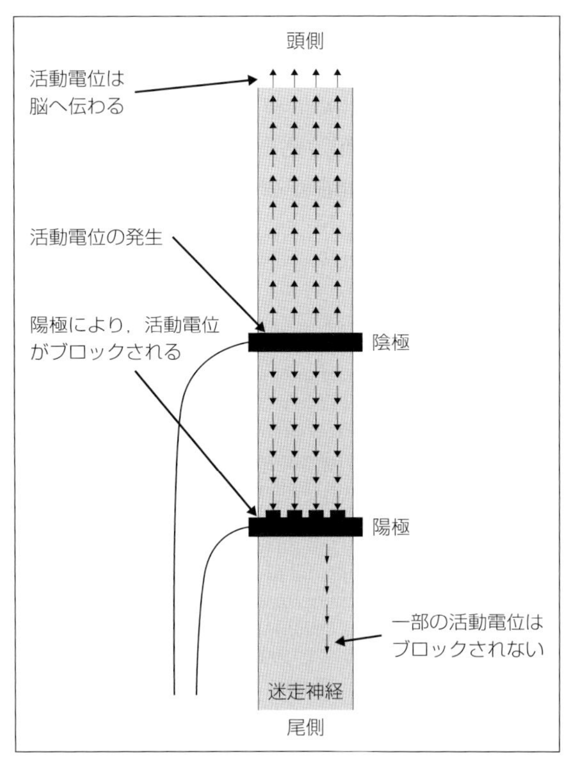

図 14-5　迷走神経刺激時の活動電位

活動電位は陰極部から生じ，頭側，尾側，双方向に伝播するが，陽極によって抑制され，加えられた電気刺激の 80% は上行性で脳側へ伝わる．
〔日本光電(株)：VNS 講習会テキストから〕

ばすぐ回復するが，複数回試しても症状が起こる場合は，植込み中止の判断となる．心臓枝に電流が流れたり，電極の正負を逆位にとりつけた場合はリスクとなる．手術時にペーシング機能付き除細動器は用意すべきであり，使用説明書にも記載されている．日本では心臓マッサージで蘇生させるようなケースは発生していないが除細動器を使用したケースがある．

手術による合併症は，手術部の出血，血腫，嚢胞形成，感染など(3% 以下)，迷走神経損傷による変声，声帯障害(1% 程度)，顔面神経麻痺・顔面感覚異常(1% 以下)と言われている．

パルスジェネレータの電池寿命はおおむね 6 年であるが，最近 140% 容量の大型パルスジェネレータも利用可能となっている．

(6) パルスジェネレータ植込み術後のフォローアップ

刺激開始はジェネレータの植込み 2 週以降に開始し，弱い刺激から，時間をかけて徐々に刺激強度を上げていく．おおむね，2〜3 か月で標準の刺激強度に達する．皮下パルスジェネレータの制御は，皮膚あるいは薄い衣服の上から電磁的にプログラミングワンドで非侵襲的に施行する．その後，てんかんの発作状況に応じて電気刺激の強度や頻度の調整が必要であり，少なくとも 4 か月ごとの定期的フォローが推奨される．至適刺激条件は患者によって異なる．

a．VNS 刺激強度の調整

刺激強度が標準の 1.5 mA に達するまでに効くことが多いが，至適刺激条件は患者によってさまざまである．最近の研究によると，duty cycle も加味して時間当たりの刺激エネルギー量が大きいほど効果が高い傾向があるという[8]．

刺激開始後の副作用は多くは一時的であり，刺激を続けることで緩和される．多くは中等度の症状で，変声(30〜60%)，咳(45%)，のどの炎症・痛み(咽頭炎)(30%)，嚥下障害・誤嚥(むせ)(25%)，呼吸困難(息切れ)(25%)などである．心拍の変化が生じることもある．臨床用は最大 3.5 mA までの設定だが，動物実験での VNS 刺激による不整脈はおおむね，より強い刺激で引き起こされている．

刺激開始時の副作用が忍容できないときには刺激強度を下げることで対応する．小児では重篤な閉塞性睡眠時無呼吸症状の悪化(不明)も報告されているが，症例報告レベルである．時間経過とともに，電池の消耗のみならず，装置の皮下での移動，リード線の断線，装置による皮膚壊死など重大な合併症も生じうるので，定期的なフォローは必須である．

抗てんかん薬と異なり，VNS は，眠気，ふらつき，不穏，認知障害，うつ症状，肝障害，体重増加，ホルモン障害などを引き起こさない．

パルスジェネレータの電池切れによって，発作の再発や悪化があり得るので，定期的なデバイス診断により残存容量を確認し，装置停止前にパルスジェネレータを交換する．

b．患者によるオンデマンド刺激開始(マグネットモード)

また，VNSにはマグネットモードが用意されている．これは付属の強力磁石をジェネレータ上にかざして，次いで離すことによって起動し，患者あるいは介護者が任意のタイミングで刺激を開始するモードである．発作の前兆の段階，あるいは発作が始まっても，刺激を開始することにより，発作が止まったり，軽減することがある．

c．抗てんかん薬の調整

VNSは緩和治療であり，臨床上の効能は身体への副作用が少ない抗てんかん薬と似通っている．しかし，VNSによって発作が抑制され，抗てんかん薬が減量できるケースは多くない[5]．抗てんかん薬の調整はbest medical practiceの原則で行うのがよい[9]．効果を見極めるため，変更を加える際はVNSか抗てんかん薬かどちらか一方にすべきである．

d．VNSと医療機器・電気電子機器との相互作用

ほとんどの家電製品は装置に近接しない限り，VNSに影響しない．しかし，主に理学療法領域で使用するマイクロ波治療器や超音波治療器は禁忌である．MRI撮像は原則禁忌とされているが，VNS装置を停止させれば，1.5 Tあるいは3 TのMRIにおいて，撮像範囲と撮像法の制限のもと撮像可能である．撮像範囲は頭部・足首・膝・手首のいずれかのみとされている．

e．VNSが無効と判断した場合の対処

忍容範囲で刺激条件を最大まで上げ，または，2年以上の継続治療を行ったうえで無効と判断された場合，刺激を停止し，てんかん発作の経過を観察することが推奨される．刺激の減弱により，てんかん発作が悪化しないか経過観察を行う．治療を中止する場合は，原則として電気刺激を止め，患者または家族の希望により手術で装置を除去する．ただし，刺激電極部分は神経に癒着し，迷走神経損傷の可能性が高いので除去できない場合が多い．

文献

1）Zabara J: Time course of seizure control to brief repetitive stimuli. Epilepsia 28: 604-610, 1987
2）Penry JK, et al: Prevention of intractable partial seizures by intermittent vagal stimulation in humans: preliminary results. Epilepsia 31(Supple S2): S40-S43, 1990
3）The Vagus Nerve Stimulation Study Group: A randomized controlled trial of chronic vagus nerve stimulation for treatment of medically intractable seizures. The Vagus Nerve Stimulation Study Group. Neurology 45: 224-230, 1995
4）Handforth A, et al: Vagus nerve stimulation therapy for partial-onset seizures. A randomized active-control trial. Neurology 51: 48-55, 1998
5）Morris GL, et al: Long-term treatment with vagus nerve stimulation in patients with refractory epilepsy. The Vagus Nerve Stimulation Study Group E01-E05. Neurology 53: 1731-1735, 1999
6）Uthman BM, et al: Effectiveness of vagus nerve stimulation in epilepsy patients A 12-year observation. Neurology 63: 1124-1126, 2004
7）Klinkenberg S, et al: Vagus nerve stimulation in children with intractable epilepsy: a randomized controlled trial. Dev Med Child Neurol 54: 855-861, 2012
8）Orosz I, et al: Vagus nerve stimulation for drug-resistant epilepsy: A European long-term study up to 24 months in 347 children. Epilepsia 55: 1576-1584, 2014
9）Ryvlin P, et al: The long-term effect of vagus nerve stimulation on quality of life in patients with pharmacoresistant focal epilepsy: the PuLsE(Open Prospective Randomized Long-term Effectiveness) trial. Epilepsia 55: 893-900, 2014
10）Groves DA: Vagal nerve stimulation: a review of its applications and potential mechanisms that mediate its clinical effects. Neurosci Biobehav Rev 29: 493-500, 2005

(加藤天美・中野直樹)

C 脳電気刺激療法と三叉神経刺激療法

近年，視床刺激をはじめ，難治てんかんに対する脳刺激療法が注目されている．これらは，パーキンソン病に対する脳深部刺激(deep brain stimulation；DBS)の成功を受けて，脳内のてんかん性異常興奮の伝達神経回路を電気刺激によって抑制すれば，てんかんの臨床発作や全般化を防止できるのではないか？という理論的仮説に基づいている．

これまで，視床前核，視床正中中心核，尾状核，視床下核，小脳，海馬などさまざまな部位が刺激電極のターゲットとして試みられてきた[1]（**表 14-3**）．短期のパイロット研究では，VNSと同程度の発作頻度減少効果が得られている．そのなかで，両側の視床前核刺激療法は，二重盲検無作為化試験が行われている[2]（SANTE study）．3か月後の発作頻度減少が，コントロール群で15％に対し，刺激群で40％であり，有意差をもって発作頻度減少効果が確認された($p=0.002$)．さらに，長期観察試験移行2年後の発作頻度減少が56％で，50％以上発作が減少した患者の割合が54％であり，VNSと同等の有効性が確認された．有害事象として自覚的なうつ症状や記憶障害が挙げられている．また，関連性は不明であるが，SUDEP(突然死)の数がやや高かった．

表 14-3　てんかんに対する頭蓋内刺激療法：臨床研究のまとめ

刺激部位	臨床研究	患者数	研究方式	評価した発作型	結果（発作頻度減少または有効な患者割合）
視床前核（Anterior thalamic nucleus）	SANTE (Fisher, 2008)	110	Double blind	Partial onset	Stimulation better than placebo, details in preparation
	Osorio et al. (2007)	4	Open label	Mesiotemporal epilepsy	75% reduction
	Andrade et al. (2006)	6	Open label	Heterogenous	2 of 6 patients with significant reduction
視床正中中心核（Centromedian nucleus of thalamus）	Fisher et al. (1992)	7	Double blind	Generalized onset	Significant reduction only for tonic-clonic seizure activity
	Chkhenkeli et al. (2004)	15	Open label	Mesiotemporal epilepsy	40～80% reduction
	Velasco et al. (2006)	13	Open label	Lennox-Gastaut	80% reduction
視床下核	Chabardes et al. (2002)	5	Open label	Heterogenous	0 to 80% reduction
	Handforth et al. (2006)	2	Open label	Heterogenous	33～54% reduction
小脳	Cooper et al. (1976)	15	Open label	Heterogenous	10/15 patients with clinically significant improvement
	Wright et al. (1984)	12	Double blind	Heterogenous	No significant reduction
	Davis and Emmonds (1992)	27	Open label	Heterogenous	23/27 patients demonstrated seizure reduction
	Velasco et al. (2005)	5	Double blind	Generalized onset	0 to 33% seizure reduction
海馬	Velasco et al. (2001)	9	Open label	Bilateral temporal onset	85% reduction
	Boon et al. (2007)	10	Open label	Unilateral temporal lobe onset	30～90% reduction
	Tellez-Zenteno et al. (2006)	4	Double blind	Mesia temporal epilepsy	15% reduction

（Lega BC, et al: Deep brain stimulation in the treatment of refractory epilepsy: Update on current data and future directions. Neurobiol Dis 38: 354-360, 2010 より）

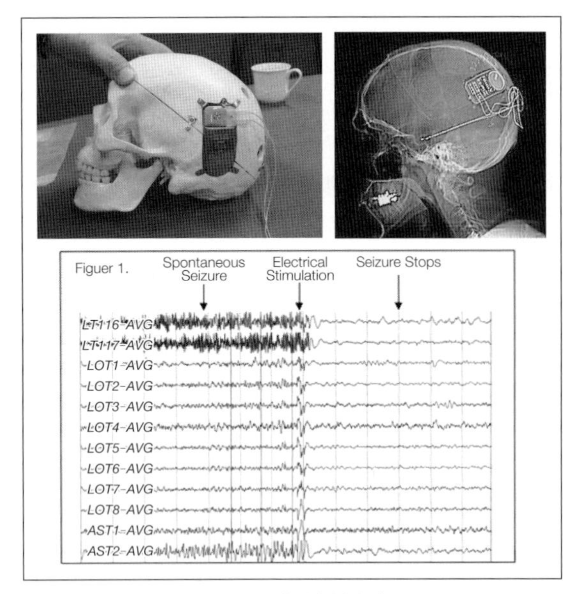

図 14-6　反応性発作起始領域刺激(Responsive Cortical Stimulation)装置(NeuroPace® 企業展示)
頭蓋内脳波をモニターして発作波が出現したとき，電気刺激により，発作を停止させる．

一方，直接てんかん発作起始領域を刺激して，発作の発生そのものを抑制すべく，反応性発作起始領域刺激(responsive ictal onset zone stimulation)用の植込型装置が開発された(**図 14-6**)．この装置は2本の電極が備わっており，1〜2か所のてんかん発作焦点に深部または硬膜下電極を挿入し，発作起始を内蔵マイクロコンピュータで検知して自動的に刺激を加える．側頭葉てんかんあるいは皮質の焦点性てんかんが対象である．試験は内側側頭葉てんかんが約半数を占める191名を対象とした．効果は，2年後に発作頻度減少が53%で，50%以上発作が減少した患者の割合が55%であった．内側側頭葉てんかんとそれ以外のてんかんとは効果に差がなかった[3]．

ごく最近，これらの脳電気刺激療法の統一的統計解析がコクラン・ライブラリーから発表され[4]，視床前核 DBS，海馬 DBS，発作起始領域刺激において，発作頻度の減少効果が確認された

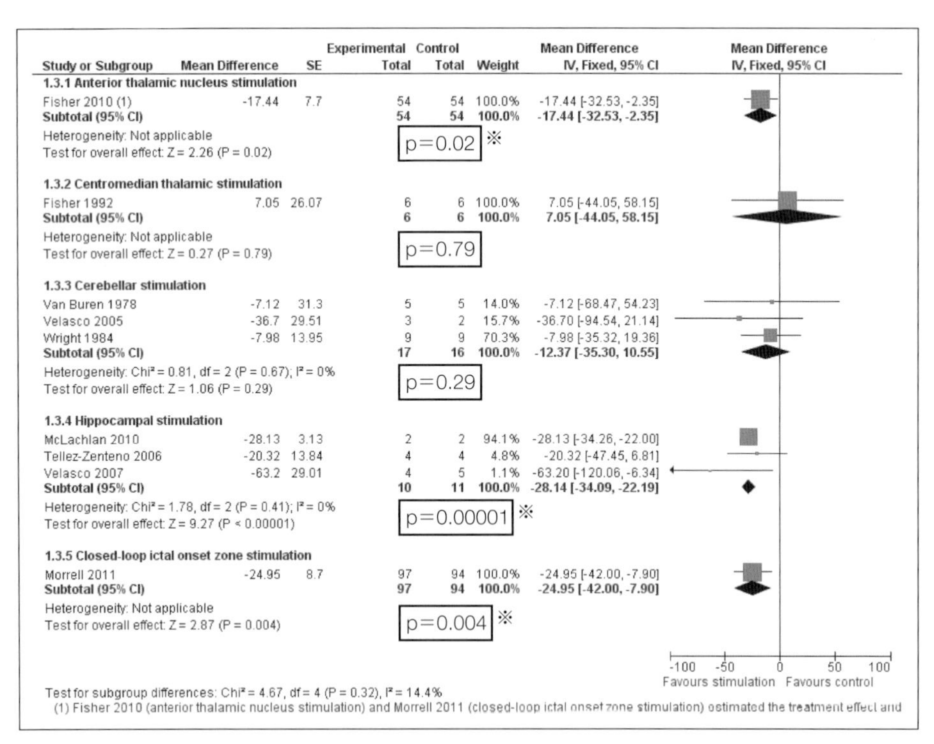

図 14-7　発作頻度減少に対する，各脳刺激療法の統計的有意性
コクラン・ライブラリーにおける解析：視床前核 DBS，海馬 DBS，発作起始領域刺激において，発作頻度の減少効果が確認された(※)．
〔Sprengers M, et al: Deep brain and cortical stimulation for epilepsy. Cochrane Database of Systematic Reviews, Issue 6. Art. No.: CD008497.(http://dx.doi.org/10.1002/14651858.CD008497.pub2.)より〕

(図 14-7). ただし, これらの臨床試験は小規模に留まっており, 今後の検証が必要なことがコメントされている.

また, 三叉神経刺激療法も開発されている. 臨床試験では, 部分発作に対し, VNSと同様の発作抑制効果が示唆されている. 本療法はVNSのように体内埋め込み装置のほかに, 皮膚上から刺激する非侵襲的装置も開発されている.

これら, 新規の刺激療法は, 現在の所, 臨床根拠が不十分であり, 日本では承認もされていないが, 今後の研究が期待される.

文献

1) Lega BC, et al: Deep brain stimulation in the treatment of refractory epilepsy: Update on current data and future directions. Neurobiol Dis 38: 354-360, 2010
2) Fisher R, et al: Electrical stimulation of the anterior nucleus of thalamus for treatment of refractory epilepsy. Epilepsia 51: 899-908, 2010
3) Heck CN, et al: Two-year seizure reduction in adults with medically intractable partial onset epilepsy treated with responsive neurostimulation: final results of the RNS System Pivotal trial. Epilepsia 55: 432-441, 2014
4) Sprengers M, et al: Deep brain and cortical stimulation for epilepsy. Cochrane Database of Systematic Reviews, Issue 6. Art. No.: CD008497. (http://dx.doi.org/10.1002/14651858.CD008497.pub2.)

(加藤天美・中野直樹)

D バイオフィードバック療法

バイオフィードバックは近年, 研究と臨床応用において急速な進歩を見せている. また長い間, 行動療法の1つとして, さまざまな身体的, 精神的な疾患に用いられてきた. その目的は, 生体的シグナルのコントロールであり, コンピュータを用いた, シグナルの視覚的, 聴覚的表示により, 患者は数回の訓練により, 生体シグナルをコントロールできるようになる.

この方法の利点は, 疾患により, さまざまなシグナル, 例えば脳波, 心拍, 皮膚抵抗などを調節してその効用をみることができ, 脳疾患においては, 脳のシグナル(脳波, 脳画像シグナル blood oxygen level dependent ; BOLD)を直接変化させることができることから近年注目を集めている.

ここでは, バイオフィードバックのてんかん応用について紹介していきたい.

(1) てんかん治療への応用

てんかんのバイオフィードバック療法は1970年代に始まり, 中枢神経に作用するニューロフィードバックと末梢神経をフィードバックの指標に用いる2つのタイプに分けられる. ニューロフィードバックのてんかん治療では12～14 HZの感覚運動領野にみられる sensory motor rhythm (SMR)を利用するSMRバイオフィードバック[1]と, 直流電位(direct current ; DC)の変動をコントロールする slow cortical potential (SCP)バイオフィードバック[2]が主流である. 末梢神経を利用したものには皮膚抵抗バイオフィードバック[3]がある(図 14-8).

a. SMRバイオフィードバック

SMRバイオフィードバックはてんかん治療において最も応用年数が長く, その報告数も最多である. 意志的なSMRのコントロールが, てんかん発作を鎮めることは, 最初, 動物実験により確認された. SMRは視床(ventrobasal nuclei)と大脳皮質間の神経活動により形成され, 特に体性感覚情報と筋緊張の抑制がSMRに独特な12～14 HZの増加に関与すると考えられている. 近年SMRバイオフィードバックのパイオニア, Sterman の行ったメタアナリシス(24の研究報告)では82% の患者がSMRバイオフィードバックにより50% 以上の発作減少をみせ[4], また他者に

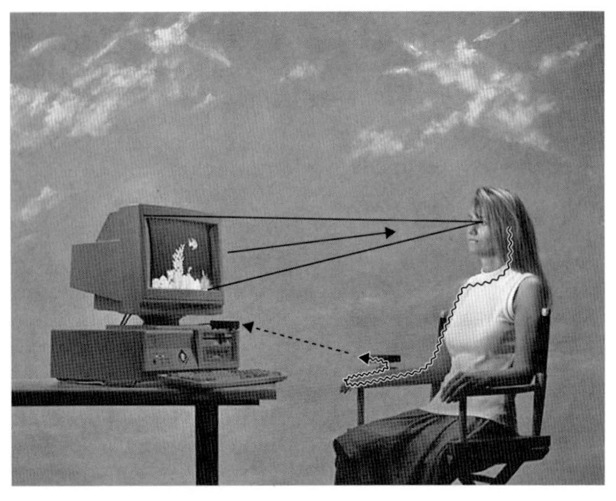

図 14-8　皮膚抵抗バイオフィードバック例

皮膚抵抗シグナルの変化はコンピューターに送られ，アニメーションの動画として表示される(フィードバック)．患者はアニメーションを変化させることによって，皮膚抵抗のコントロールを学ぶことができる．

(Nagai Y, et al: Influence of sympathetic autonomic arousal on contingent negative variation: implications for a therapeutic behavioural intervention in epilepsy. Epilepsy Research 58: 185-193, 2004b より)

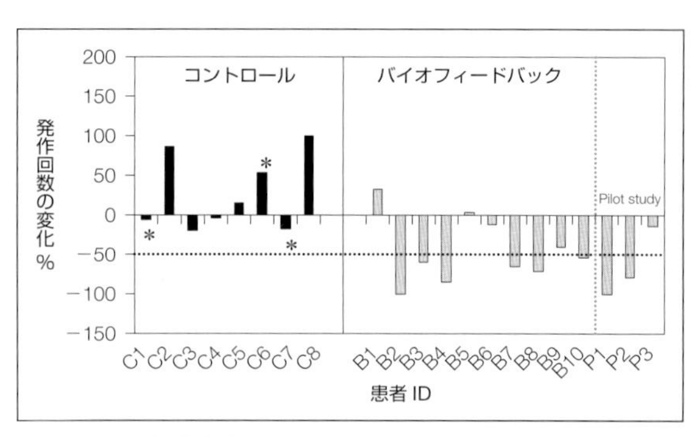

図 14-9　皮膚抵抗バイオフィードバックによる発作変化

(Nagai Y, et al: Influence of sympathetic autonomic arousal on contingent negative variation: implications for a therapeutic behavioural intervention in epilepsy. Epilepsy Res 58: 185-193, 2004b より改変)

よるメタアナリシス(63 の研究報告)では 79% の患者が発作減少をみせたと報告されている[5]．

b．SCP バイオフィードバック

SCP を用いたバイオフィードバックは，ここ 20 年ほど研究が行われている．SCP は非常に緩徐な脳波であり，300 ms から数秒の周波数をもつ．皮質の興奮によるこのような直流電位の変動は動物，ヒトで確認されており，てんかんにおいては化学物質を用いた局所的な発作誘発時，またヒトにおいては発作の直前などに観察される．SCP は皮質錐体細胞の先端樹状突起の脱分極により起こり，局所的な神経細胞グループの興奮が DC の陰性シフトと関連する．

したがって，SCP のコントロール，特に DC のポジティブシフトの訓練が発作抑制につながるとされている．Rockstroh (1993) らによる SCP バイオフィードバックを用いた臨床実験では 1/3 (18 人中)の患者で完全な発作停止が報告されている[2]．また，その後の臨床研究でも有意な発作減少が観察されている．

c．皮膚抵抗バイオフィードバック

皮膚抵抗バイオフィードバックは比較的新しく，ここ 10 年ほど研究が進んでいるが，上記のニューロフィードバックに比べて適用が簡易であり，また臨床効果が即時にみられることから，これからの利用が期待される．皮膚抵抗は交感神経機能を反映し，交感神経機能の上昇により，皮膚抵抗は減少する．皮膚抵抗バイオフィードバックは皮膚抵抗の減少が，SCP の振幅の低下と関係するという，Nagai ら (2004a)[6] の基礎研究に基づき，てんかん治療においてはバイオフィードバックを用いて交感神経を上昇させるように訓練を行う．18 人の難治てんかん患者によるランダム化比較試験(RCT) (Nagai, et al., 2004b)[3] ではバイオフィードバック群の 10 人の患者のうち，6 人の患者で有意な発作減少がみられた(**図 14-9**)．皮膚抵抗バイオフィードバックの神経メカニズムはその後，脳波と画像研究を用いて解明が進んでいる[7,8]．1 か月の皮膚抵抗バイオフィードバックはベースラインの SCP 振幅を低下させること，また実験的に誘発された SCP の形成には視床，前帯状皮質，補足運動野の活性が関与することから，バイオフィードバックを用いた長期的な皮膚抵抗のコントロールは視床-大脳間の情報調節に作用すると考えられる．また複雑部分発作においては，バイオフィードバックが皮膚抵抗の中枢，脳幹の活性を介して，発作による大脳皮質の活動

低下を起こしにくくしていることも考えられる．皮膚抵抗バイオフィードバックに関しては，現在詳細なメカニズムの解明が進展中である．

バイオフィードバックは近年まで，末端的な補完代替医療の一部であった．しかしながら，この方法の技巧は非侵襲的に身体のシグナルをコントロールできることであり，特にBOLDシグナルを用いたニューロフィードバックにおいては脳の特定の部分を直接活性化または非活性化することができるため，これから脳深部刺激療法(deep brain stimulation；DBS)や経頭蓋磁気刺激(transcranial magnetic stimulation；TMS)などの代替として利用されていく可能性がある．てんかんの研究においても治療だけではなく，研究手段としてバイオフィードバックの利用が期待できる．

文献

1）Sterman MB, et al: Biofeedback training of the sensorimotor electroencephalogram rhythm in man: Effects on epilepsy. Epilepsia 15: 395-416, 1974
2）Rockstroh B, et al: Cortical self-regulation in patients with epilepsies. Epilepsy Res 14: 63-72, 1993
3）Nagai Y, et al: Influence of sympathetic autonomic arousal on contingent negative variation: implications for a therapeutic behavioural intervention in epilepsy. Epilepsy Res 58: 185-193, 2004b
4）Sterman MB: Biofeedback in the treatment of epilepsy. Cleve Clin J Med 7 (Suppl 3): S60-67, 2010
5）Tan G, et al: Meta-analysis of EEG biofeedback in treating epilepsy. Clin EEG Neurosci 40: 173-179, 2009
6）Nagai Y, et al: Clinical efficacy of galvanic skin response biofeedback training in reducing seizures in adult epilepsy: a preliminary randomized controlled study. Epilepsy Behav 5: 216-223, 2004a
7）Nagai Y, et al: Changes in cortical potential associated with modulation of peripheral sympathetic activity in patients with epilepsy. Psychosom Med 71: 84-92, 2009
8）Nagai Y, et al: Brain activity relating to the Contingent Negative Variation: an fMRI investigation. Neuroimage 21: 1232-1241, 2004c

（永井洋子）

E　局所脳冷却法と定位的レーザー焼灼法

てんかんの外科治療としては切除手術，離断手術および迷走神経刺激療法(vagus nerve stimulation；VNS)や脳深部刺激療法(deep brain stimulation；DBS)などの脳神経電気刺激療法が用いられている．しかしそれ以外に最近の新たな外科治療の取り組みとして，局所脳冷却法と定位的レーザー焼灼法が挙げられる．本項ではこの2つの治療法について個別に解説する．

(1) 局所脳冷却療法

最近の興味深い非破壊的な外科治療として，まだ研究段階ではあるが，局所脳冷却法が挙げられる．脳冷却によるてんかんの治療は1950年代に頭蓋内冷水灌流を用いて行われた経緯がある[1)]．しかし当時は冷却装置の技術的問題および感染症や心機能低下などの合併により広く臨床に応用されることはなかった．その後全身低体温療法がてんかん重積治療にも応用されたが，満足のいく結果は得られなかった．しかし21世紀に入りYangら[2,3)]が小型の熱電素子を用いた大脳の局所冷却により優れたてんかん放電抑制効果を認めたと報告して以来，局所脳冷却をてんかん治療に応用しようとする試みが再燃した．その後，局所脳冷却を用いた新たなてんかん治療法の確立を目指し，いくつかの研究グループにより基礎および臨床研究が進められている[4-6)]．

a．冷却温度とてんかん放電

YangとRothmanらの研究では20〜25℃の皮質冷却により4-aminopyridine(4-AP)で誘発されたてんかん放電が抑制されたと報告している[2,3)]．さらにKidaらはペニシリンGを用いた

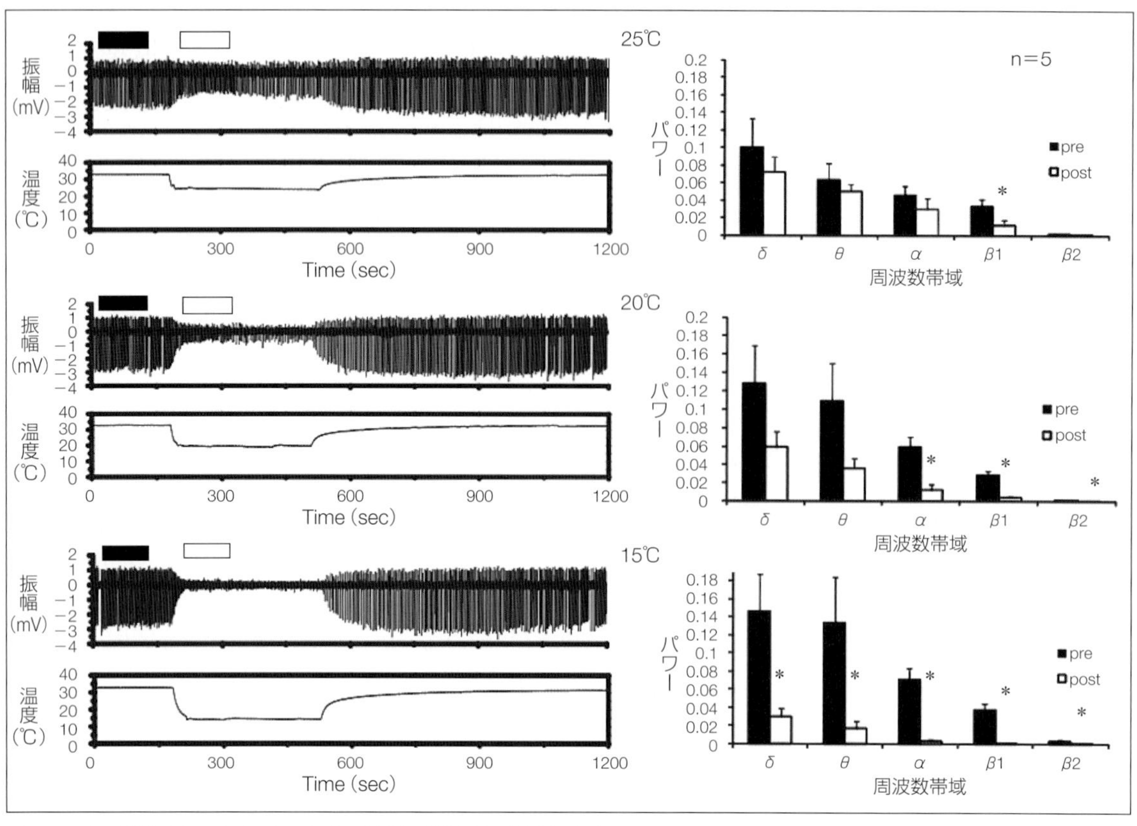

図 14-10　脳冷却温度とてんかん放電抑制効果(周波数解析)

(Kida H, et al: Focal brain cooling terminates the faster frequency components of epileptic discharges induced by penicillin G in anesthetized rats. Clin Neurophysiol 123: 1708-1713, 2012 より一部改変)

皮質てんかんモデルにおいて詳細な周波数解析を行い，大脳皮質を 25℃，20℃ に冷却すると，てんかん放電を含む高周波成分に抑制効果が強く認められ，15℃ では全周波数帯域において脳波の抑制効果が認められたと報告している(**図 14-10**)[7]．また *in vitro* 研究においても，Motamedi らは海馬のスライスモデルを用いて 4-AP によりてんかん放電を誘発し 24℃ 以下の冷却でてんかん放電抑制効果があり，21～22℃ の冷却で 90% の放電が抑制，14～15℃ で完全に放電が抑制され，さらに急速な冷却のほうがより抑制効果が強いと報告している[6]．これらの研究から局所脳冷却には温度依存性にてんかん放電抑制効果があることが明らかとなった．

b．正常脳機能や脳組織に及ぼす影響

Fujii らのラットを用いた研究では 20℃ までの皮質冷却であれば正常な運動感覚機能が維持され，15℃ において軽度低下，10℃ 以下の低温では著明な低下を起こすことが示された[8]．組織学的変化に関しては，皮質および海馬を 5℃ の温度で 30 秒間，2 分ごとに 2 時間冷却しても不可逆的神経損傷をきたさなかったという報告がある[9]．*In vitro* の研究でも Motamedi らは，8℃ 2 時間の冷却を行って海馬スライスには悪影響がなかったと報告している[6,10]．これらの研究から 15～25℃ の局所脳冷却は正常脳機能や脳組織に悪影響なく，てんかん性放電およびてんかん発作を抑制することが明らかになった．また Nomura らはてんかん手術において切除前の皮質または海馬を 15℃ で 30 分冷却し，神経伝達物質および糖代謝物質の変化をみたところ，冷却によりグルタミン酸，グリセロール，乳酸が低下，グルコースピルビン酸に変化がないことを報告し，局所脳冷

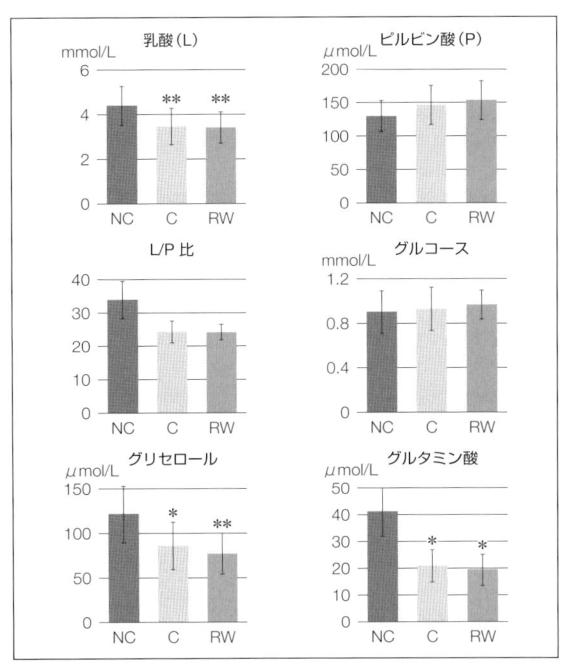

図 14-11　脳冷却前，中，復温時の糖代謝物質とグルタミン酸の変化

NC：冷却前，C：冷却中，RW：復温時，*：$p<0.05$，**$p<0.01$

(Nomura S, et al: Changes in glutamate concentration, glucose metabolism, and cerebral blood flow during focal brain cooling of the epileptogenic cortex in humans. Epilepsia 55: 770-776, 2014 より一部改変)

却には神経保護作用があることを示した(**図 14-11**)[11].

c．至適冷却温度

これまでの動物実験から25℃以下の冷却によりてんかん放電抑制効果が認められるようになり，15～25℃の冷却は正常脳機能の著しい低下を招くことなく，てんかん放電およびてんかん発作を抑制し，それ以下の冷却温ではてんかん放電の抑制効果は強いが，正常機能にも著しい低下をきたし，さらに0℃よりさらに温度を下げると細胞障害をきたすことが明らかとなった[12].

d．局所脳冷却がてんかん放電を抑制するメカニズム

脳冷却がてんかん性放電を抑制するメカニズムに関しては，プレシナプスにおける神経伝達物質(特にグルタミン酸)の放出抑制[13]や神経細胞膜におけるNa-Kイオンチャネルの安定化[10]および神経ネットワークの脱同期化[14,15]などが報告されている．おそらくこれらのメカニズムが複雑に絡み合っているものと推測される．

また20℃の脳冷却ではてんかん放電は抑制されたが，運動機能に著しい影響を及ぼさなかった．その乖離現象は，以下のように考えられる．*in vitro* 研究においてシナプス伝達は20℃以下の脳温で抑制されるという報告[16]と脳表が20℃に冷却されても，冷却効果は皮質深部まで及ばないという報告がある[4]．皮質の構造から，てんかん放電は皮質浅層(Ⅱ/Ⅲ層)にある水平性線維連絡を介して同側および対側へ伝播される．一方，運動感覚機能に関与する脳深部や脊髄への垂直性線維連絡は皮質深層(Ⅴ層)より起始する．したがって冷却により，皮質浅層のみの機能変化が起きるためてんかん放電が抑制され，さらに皮質深層まで影響が及ばないため運動機能が維持されるものと推察される．

e．今後の展望

最近の *in vitro* および *in vivo* 研究により，局所脳冷却には強力なてんかん放電抑制作用があり，至適冷却温度やメカニズムに関しても，その詳細が明らかになってきた．これらの基礎研究から，局所脳冷却が難治性てんかんの新たな治療法になりうる可能性が示唆された．そして現在，医工連携によりてんかん放電を検知し，直ちに自動的に局所脳の冷却を行う体内埋込み型冷却装置の開発が進められている．

今後は長期冷却による有効性や安全性の評価，埋込み型冷却装置の改良，臨床試験の実施など，いっそうの研究推進が求められている．そしてさらなるデータの蓄積と，医工学技術の進歩により，脳局所低温療法が実用化され，難治性てんかんの新しいニューロモデュレーション治療法として確立されることが期待される．

(2) 定位的レーザー焼灼法

内側側頭葉てんかんに対しては開頭手術による

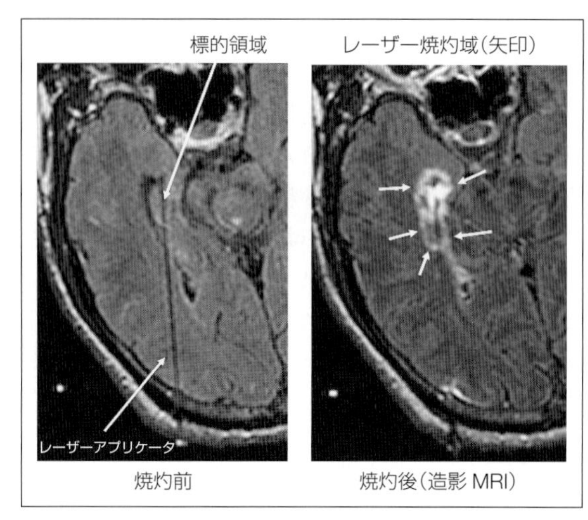

図 14-12　定位的レーザー焼灼法：焼灼前後の MRI 画像(Visualase 社より提供)

扁桃核海馬切除術が外科治療法として確立されている．しかし近年，レーザー焼灼法を用い，定位的に扁桃核海馬を破壊する方法が臨床応用され，難治性てんかんに対する侵襲の少ない治療法として注目を集めている．実際の手技は，全身麻酔下に後頭部に短皮膚切開と小孔を設け，後頭葉経由でレーザーアプリケータを海馬に縦方向に刺入する．その後 MRI 室に移動し，MRI ガイド下に，破壊範囲を決定し，レーザーを用い焼灼する方法である(**図 14-12**)．Willie らは海馬扁桃体複合体の 60% を焼灼破壊することにより，67% の症例で発作が消失したと，開頭手術と遜色ない結果を報告している[17]．またレーザー焼灼法は視床下部過誤腫や脳室周囲結節性異所性灰白質 periventricular nodular heterotopia にも有用とする報告もある[18]．本法は開頭手術によらない低侵襲なてんかん手術法として将来普及することが期待される．

文献

1）Fay T: Early experiences with local and generalized refrigeration of the human brain. J Neurosurg 16: 239-260, 1959
2）Yang XF, et al: Focal cooling rapidly terminates experimental neocortical seizures. Ann Neurol 49: 721-726, 2001
3）Yang XF, et al: Long-lasting anticonvulsant effect of focal cooling on experimental neocortical seizures. Epilepsia 44: 1500-1505, 2003
4）Imoto H, et al: Use of a Peltier chip with a newly devised local brain-cooling system for neocortical seizures in the rat. Technical note. J Neurosurg 104: 150-156, 2006
5）Tanaka N, et al: Effective suppression of hippocampal seizures in rats by direct hippocampal cooling with a Peltier chip. J Neurosurg 108: 791-797, 2008
6）Motamedi GK, et al: Termination of epileptiform activity by cooling in rat hippocampal slice epilepsy models. Epilepsy Res 70: 200-210, 2006
7）Kida H, et al: Focal brain cooling terminates the faster frequency components of epileptic discharges induced by penicillin G in anesthetized rats. Clin Neurophysiol 123: 1708-1713, 2012
8）Fujii M, et al: Cooling of the epileptic focus suppresses seizures with minimal influence on neurologic functions. Epilepsia 53: 485-493, 2012
9）Yang XF, et al: Cooling produces minimal neuropathology in neocortex and hippocampus. Neurobiol Dis 23: 637-643, 2006
10）Motamedi GK, et al: Therapeutic brain hypothermia, its mechanisms of action, and its prospects as a treatment for epilepsy. Epilepsia 54: 959-970, 2013
11）Nomura S, et al: Changes in glutamate concentration, glucose metabolism, and cerebral blood flow during focal brain cooling of the epileptogenic cortex in humans. Epilepsia 55: 770-776, 2014
12）Oku T, et al: The influence of focal brain cooling on neurophysiopathology: validation for clinical application. J Neurosurg 110: 1209-1217, 2009
13）Boucher J, et al: Realistic modelling of receptor activation in hippocampal excitatory synapses: analysis of multivesicular release, release location, temperature and synaptic cross-talk. Brain Struct Funct 215: 49-65, 2010
14）Javedan SP, et al: Cooling abolishes neuronal network synchronization in rat hippocampal slices. Epilepsia 43: 574-580, 2002
15）Motamedi GK, et al: Cellular mechanisms of desynchronizing effects of hypothermia in an in vitro epilepsy model. Neurotherapeutics 9: 199-209, 2012
16）Volgushev M, et al: Synaptic transmission in the neocortex during reversible cooling. Neuroscience 98: 9-22, 2000
17）Willie JT, et al: Real-time magnetic resonance-guided stereotactic laser amygdalohippocampotomy for mesial temporal lobe epilepsy. Neurosurgery 74: 569-585, 2014
18）Gonzalez-Martinez J, et al: Robot-assisted stereotactic laser ablation in medically intractable epilepsy: operative technique. Neurosurgery 10 (Suppl 2): 167-173, 2012

(藤井正美)

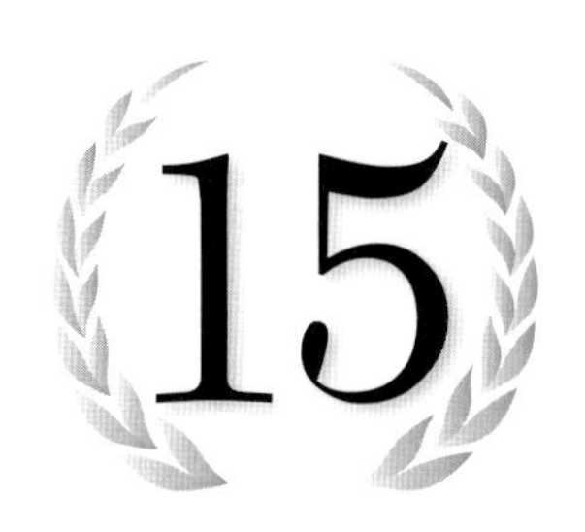

ライフステージによる課題とその対処法

A 乳幼児期

1 典型的臨床像

(1) 成因からくる行動障害

胎内で受精・着床し，成熟していく過程，特に胎生期に上皮下母細胞層から神経細胞遊走が行われているが，その時期に染色体や遺伝子の問題，あるいは薬物や感染症，低酸素状態などにより，母体にストレスやアクシデントが発生した場合，脳の器質的・機能的障害が生じる．特に判断・思考・創造・計画・注意・抑制・コミュニケーションなどに関与する前頭連合野や，怒り・恐怖・攻撃性・記憶・食行動・性行動などに関与している帯状回，海馬，扁桃体，乳頭体，側坐核などの大脳辺縁系に機能異常を起こした場合，注意力障害や多動，衝動性，興奮などの行動の問題を引き起こす．

行動の異常(発達障害)との関連が報告されている病態として，①自閉スペクトラム症[1](autism spectrum disorder；ASD)では，脆弱X症候群，Down症候群などの染色体異常，結節性硬化症，フェニールケトン尿症，先天性風疹症候群，ヘルペス性脳炎などがある．いずれも中等度～重度の知的障害を伴うことが多く，自傷行為や咬みつくなど他害行為，周囲に影響を与えるような問題行動が認められやすい傾向がある．

②注意欠如多動症[1](attention deficit hyperactivity disorder；ADHD)との関連では，低出生体重児やてんかんが挙げられる．低出生体重児では多動や不注意が認められることが少なくないが，脳の構造上の異常がない場合は成長とともに行動が落ち着いてくることもしばしば認められる．てんかん発作のために注意力障害が生じていたり，ごく軽度の意識障害が生じるなどの場合，あるいはフェノバルビタール(PB)など抗けいれん薬の副作用で多動や興奮，あるいは過度の鎮静などが生じる場合もある．特に脳波検査で全般性異常波の出現が高頻度であったり，思考や記憶に関与する部位がてんかん病巣である場合は，行動の異常について鑑別を慎重に行うことが求められる(**表15-1**)．

(2) 発作や抗てんかん薬から生じる行動障害の概説

てんかん発作は大脳神経細胞の異常興奮に由来する病態である．すなわち大脳神経細胞の統合が

表 15-1　てんかんに関連した精神症状

意識障害	意識が変わる（意識変容），もうろうとする
感情障害	不機嫌になる，怒りっぽくなる
性格変化	まわりくどくなる，しつこくなる
精神病様状態	幻覚がみえる，妄想
行動異常	無意味な動作を繰り返す，奇異な行動，攻撃的，犯罪行為

表 15-2　抗てんかん薬の認知・行動機能への影響

薬物名	主な認知・行動への影響
フェノバルビタール	学習の遅れ，多動，注意力低下
カルバマゼピン	記憶障害，視覚探索への影響
バルプロ酸	高用量で迷路障害，聴覚・視覚の統合への影響
ゾニサミド	精神症状
クロナゼパム	傾眠
クロバザム	用量依存的に記憶障害
ガバペンチン	多動，過敏性，興奮，攻撃性
トピラマート	情緒不安，注意障害，倦怠
ラモトリギン	攻撃性，興奮，チック
レベチラセタム	傾眠，情動不安，多動，攻撃性

（Lording DW, et al: Cognitive side effects of antiepileptic drugs in children. Neurology 62: 872-877, 2004）

とれていない状態であり，複雑部分発作など意識低下や昏迷，消失を伴う発作では，意識混濁のまま歩き回ったり，わめいたり，興奮したりする症状はしばしば認められ，あたかも多動，衝動的に動いているように見えることがある．また ADHD や ASD など行動の問題を呈する小児の場合，ドパミン神経系，ノルアドレナリン神経系，およびセロトニン神経系などの機能不全が実証されるようになり，中枢神経の興奮と抑制が行動の問題に関与していることが明らかとなってきた．

脳障害が存在すれば，その病巣からてんかん発作が起こり，前頭葉などその局在によって知能や行動の問題が生じうる．一方，てんかん治療に用いられる抗てんかん薬は神経細胞の膜電位の異常興奮やシナプスに作用することからも，その多くの副反応として，眠気や倦怠感，集中力の低下など，一見すると ADHD 症状である不注意，多動，衝動性などと見間違えられる可能性も否定できない．特に PB を幼小児期から服用していると認知障害の誘因となる可能性が挙げられており，諸外国では幼児には PB を使用しない傾向にある（**表 15-2**）[2]．

文献

1）American Psychiatric Association: Diagnostic and Statistical Manual of Mental Disorders 5. American Psychiatric Association, Washington DC, 2013
＊和訳：（日本語版用語監修；日本精神神経学会，監修；高橋三郎，他）DSM-5　精神疾患の分類と診断の手引．医学書院，2014
2）Lording DW, et al: Cognitive side effects of antiepileptic drugs in children. Neurology 62: 872-877, 2004

（宮島　祐）

2　高次脳機能障害の見通しと療育

(1) 認知や行動障害の特徴

前頭連合野の器質的あるいは機能的障害により，意欲の低下，注意障害，脱抑制，易怒性などの高次脳機能障害が生じる．前頭連合野にてんかん性異常興奮の主病巣があったり，影響が波及する場合，高次脳機能障害が起こりえる．またてんかん発作に対する不安など心理社会的問題を抱えていることは少なくない．

小児でも 9 歳前後になると，てんかん発作があることにより周囲と違う自分を意識するようになり，発作が起こる不安や毎日服薬していること，病院に定期的に通院することなどにより，不安，消極的，孤立，過敏，絶望感など，気分が沈み，うつ的な症状を呈する可能性がある．

また小児期のてんかん治療の特徴として，保護者が発作再発の不安や恐れが高じて，学校での水泳を全くさせなかったり，日常生活でも医療者が想定する以上に過度の生活制限を保護者が実行していることがある．特に知的能力が低かったり，ASD や多動傾向が強いてんかん小児の保護者は，いつまでも介護しなくてはならない不安，必要以上に過剰な責任感を有する傾向がある．

医療者は診察室での患児のみならず保護者の表情や言動に留意し，心理状態に配慮した対応が必要となる．また，保護者が孤立しないよう療育関連施設や親・当事者の会〔日本てんかん協会(波の会)など〕を活用することで，保護者の不安の軽減に役立つことが少なくない．患者家族に寄り添うためにもチーム医療・療育体制は重要となる．

(2) 予後，対処法

発達障害自体は知的障害が重くなければ，その子の発達レベルに応じて，抽象的でない具体的でわかりやすい提示をしていく．応用行動分析(applied behavior analysis；ABA)など認知行動療法的対応は発達障害児のみならず，定型発達児を含め，子育て全般に有用である．

子どもの行動の問題で，かんしゃくや他人への迷惑行為などがみられる場合，年少者では要求行動や注目行動が潜んでいることが多く，年長児になるほど逃避行動や防衛行動としての問題を呈することになる．児にとって効果のあった方法(問題行動)は繰り返され，結果として保護者は問題行動に振り回され，操られることになり，親子の信頼関係が崩壊しかねない．問題行動の背景を意識したうえで，先行刺激となる場面や人との関係性を意識し，問題行動が起こる前に対応できるようにすることが望ましい．

しかし，好ましくない言動や行為で，他人を傷つけたり，不快にさせるような絶対やってはいけないことをしてしまった場合は毅然とした態度で抑制し，叱るなど，制限を加えることは負の強化子として重要であるが，その際も体罰は「怒るときは相手を叩いてよい」と間違ったモデルを子どもに提示していることになることを大人は気づき，叩くべきではない．

一方，望ましい行動は褒め，認め，受容することで正の強化子として良い行動を増やす促進的効果が得られることになる．また，わめく，ぐずるなど周囲に大きな迷惑をかけない言動に対しては無視するなど反応しないことがコツである．

行動の問題を起こしている子どもは，相手の心情を理解することが苦手であることを理解し，わかりやすく，何回でも反復することが重要である．「言って聞かせる」のではなく，子どもの理解できるレベルに応じて，前もって冷静なときに子どもと一緒に約束事を作り，覚えていることを確認し，実行できたことを褒める．これは親子の間に愛着関係が存在する幼小児期など早期であるほど効果的であり，個々の子どもの発達スピードを理解し，スモール・ステップを念頭に子どもの成長を見守る心の余裕が保護者に生じたとき，子どもにとって適切な環境が構築されたこととなる．

(宮島　祐)

3　多動・自閉

(1) てんかんと多動・自閉

発達障害には脳の器質的あるいは機能的問題が基盤に存在し，てんかんおよび脳波異常の合併が多いことは，1960年の大脳機能障害症候群(Denhoff & Robinault)の時代から知られている．

ASDは発達早期に発症し，複数の状況で社会的コミュニケーションおよび対人的相互反応における持続的な欠陥があり，そのため情緒的な関係の欠落，非言語的コミュニケーション行動を用いることの欠落，人間関係を発展させ，維持し，それを理解することの欠陥などが認められる．また行動，興味，活動の限定された反復的な様式で，常同的または反復的な身体の運動，物の使用，会話であったり，同一性への固執，習慣への頑ななこだわり，儀式的行動様式がみられたり，きわめて限定された興味に執着したり，感覚刺激に対する過敏さあるいは鈍感さなどがみられる．これらの特性があるために社会的に不利益や問題が生じている場合に，「障害」として認識される．

典型的なカナー型自閉症を診断することは容易であるが，現実的には部分的にその症状を有する例も少なからず認められ，1994年に刊行されたDSM-Ⅳでは広汎性発達障害(pervasive developmental disorders；PDD)として，特定不能の広汎性発達障害(PDD-NOS)やアスペルガー障害が含まれていた．広く包括する診断名でもあり，てんかんの併存率は13〜46%，脳波異常は10.3〜72.4%と報告により差が認められていた．

2013年5月に改訂発行されたDSM-5[1]でPDDはASDと変更された．一般的にてんかん発作の発症は幼児期に多いが，ASDに合併するてんかんは幼児期とともに15〜18歳でもけいれん発作の発生率が増加する特徴があり，ASDの症状が重く，重度の知的障害を併存するほどてんかんの合併が高率と報告されている．

ADHDの6〜15%にてんかん性異常波を認める．特にローランド発作波の合併は高率とされている．一方，てんかん小児にADHDを併存するのは，多動・衝動性優勢型または混合型が14〜48%，不注意優勢型が24〜42%との報告がある．発達期に行動の問題を呈する場合，てんかん合併の有無は常に配慮し，詳細な病歴を聴取するとともに，可能な限り覚醒から睡眠に至る脳波検査を実施することが望ましい．

(2) 多動・自閉傾向をもつ乳幼児期のてんかん症例の課題

乳幼児期は身体のみならず中枢神経系も成長・発達している時期であり，薬物に対する耐性も低く，副反応が出やすいこと，低年齢ほど周囲の安全やルールを理解した行動はとりにくいこと，などに留意し，安全で健やかな生活環境になるよう保護者に指導することは不可欠である．また，子育てに慣れておらず，自信のない保護者に過度の心配を与えることのないよう配慮することも必要である．子育てに不安を感じたとき，すぐに相談できるよう子ども家庭支援センターや発達センターなどの療育機関との連携を密にし，医療機関での投薬のみの診療ではなく，保護者の心のケアを常に念頭に置くことは，てんかん発作誘発因子(**表15-3**)となるような，不安定な睡眠サイクルや不適切な生活習慣の改善につながり，子どもの健全な成長を促進することとなる．

特に多動・自閉傾向をもつ乳幼児の場合，寝つきが悪い，夜泣きが激しい，抱っこしていないと寝ない，途中覚醒するといつまでも起きているなどさまざまな睡眠障害を呈することが少なくない．このため保護者が疲弊していることをしばしば認める．入眠をスムーズにするためには，日中の運動，特に午前8時から10時ころの汗をかくような有酸素運動は12〜14時間後のメラトニン分泌を促進することが実証されており，ASDの子どもたちには積極的に進められる．幼児に用いる薬物としては抑肝散(0.1 g/kg目安)を夕食後に服用することで効果のある例が認められる．また本邦では市販されていないMelatoninは米国ではサプリメントを含む食品として販売され，錠剤，スプレー，液剤など剤形も各種あり，ASD児の睡眠障害に有効性が報告[2]されている．今後，早期の小児適応承認が望まれている．

表15-3　てんかん発作誘発因子

1．知覚性の誘因
1）感覚性：①光，格子，②音，③身体接触，入浴
2）運動性：①眼瞼開閉，②手足の運動
3）精神活動：①読書・書字・読書，②過度の緊張，③特定の食事・遊び
2．知覚性以外の誘因
1）睡眠不足，リズム乱れ
2）体温上昇
3）ストレス過度
4）疲労・急激な運動
5）水分過飲・香辛料
6）薬の急な変更・中断
7）向精神薬
8）その他(便秘，低血糖など)

文献

1）American Psychiatric Association: Diagnostic and Statistical Manual of Mentai Disorders 5. American Psychiatric Association, Washington DC, 2013
＊和訳：(日本語版用語監修：日本精神神経学会，監修；高橋三郎，他)DSM-5　精神疾患の分類と診断の手引．医学書院，2014
2）福水道郎，他：Melatonin，Ramelteon小児使用例に関する全国調査．脳と発達47：23-27，2015

(宮島　祐)

4 てんかん小児の予防接種実施における注意点

てんかん発作が抑制されていて最終発作から2〜3か月程度経過している場合には，いずれの予防接種も基本的に実施可能である．しかし発作が抑制されていない場合や，Dravet症候群のように発熱によって発作が誘発され重積しやすい場合には注意が必要であり，発熱する頻度が高い麻疹の予防接種は特に注意が必要である．

予防接種により感染を防ぐことが児にとってより有利であると判断される場合は，むしろ積極的に接種することが望まれる．その場合は発作予防策(副作用の体温上昇時にジアゼパム坐薬など使用)を併用して施行する．伊与田ら[1]によれば，予防接種後にてんかん発作回数が増加したのは，麻疹ワクチン6%，インフルエンザワクチン2%で，接種に伴う発熱時に多く，いずれも一過性の発作回数増加のみで，入院治療などを要する例はなかったと報告している．また自然感染の場合にけいれん重積をきたした症例は，麻疹25%，インフルエンザ27%と，明らかに自然に罹患した際のほうが発作への影響は大きいことが報告されており，本邦ではてんかん症例に対する予防接種はおおむね安全に施行されている，と結論している．

予防接種に副反応，特に発熱することがあることを念頭に置き，患者家族にも不必要に恐れず，健康状態を確認したうえで，副反応としての体温上昇時のけいれん予防策を，よく説明することで，本来予防しなくてはいけない自然罹患から子どもを守ることができると考える．また接種後30分は必ず待合室など診療できる体制下で観察することを怠ってはならない．

文献

1）伊予田邦昭，他：てんかん接種基準案による前方視的アンケート調査(最終報告)．脳と発達 39：456-458，2007

（宮島　祐）

B 学童期

1 典型的臨床像

(1) 学童期に出合う典型的なてんかん症候群

学童期に発作が発症することが多い特発性てんかんには，小児欠神てんかん，覚醒時大発作てんかん，中心・側頭部に棘波をもつ良性小児てんかん，後頭部に突発波をもつ小児てんかんがある[1]．

発作が発症するのは乳幼児期であるが，学童期まで発作が持続することが多い症候性/潜因性てんかんには，Lennox-Gastaut症候群，West症候群(点頭てんかん)，乳児重症ミオクロニーてんかん，徐波睡眠時に持続性棘徐波を示すてんかんがある．

(2) 代表的な問題とそれに対する対処法

特発性てんかんは病気として，以下の問題がある．

①診断の告知
②長期治療計画の説明
③周囲の人への説明，開示

これらのてんかんがある学童期の子ども，小学生は学年が進行するとともに周囲への理解が深まり，自分のことは知っておきたい，みんなと違うことに敏感となる．

①本人への診断の告知は具体的な症状を伝え，ほかの病気と同じく説明をして，治療すればよくなることをわかりやすく教える．てんかんという病名より症状に重きをおいた説明をする．

②長期の治療が必要であるが，順調にいけば薬

もいらなくなる日が来る，5年前後の目安を示すと安心する．

③周囲の人への説明は，発作が多く発作時の手助けが必要な場合はするが，通常は発作回数が少ないので，あえて説明しない．子どもから質問があれば一緒に考える．

症候性/潜因性てんかんの場合は病気であるとともに，障害として以下の特別な配慮，支援が必要である．

①診断・治療の説明の本人の理解困難
②発作抑制の困難
③事故予防行動の自己コントロール困難
④周囲の人々の発作の理解・対応

①症候性/潜因性てんかんのある子どもは学童期には知的障害を合併していることが多い．したがって，診断や治療について説明をする場合は具体的に，治療の必要性を伝える．

②これらのてんかんは治療に抵抗性のものが多く，発作の完全抑制は困難なことが少なくない．したがって，生活のなかで危険な活動，場所などを点検して，安全確保に努めなければならない．

③てんかんがある児童に知的障害などの合併があって理解度が低い場合は，自分で事故予防の対応ができない．支援者がついても安全確保ができない場合は，制限が必要である．

④倒れる発作が2年以内に起こったことがある学童は，周囲の人に発作の理解と対応の仕方を知っておいてもらう必要がある．

(3) 関連する社会資源

てんかんがある学童がいる場合，日常的にその子がいる家庭，学校，その他の場所の責任者(保護者，教員など)は，てんかん発作への正しい理解と対応が求められる．

通常は，発作がたまに起こる症候性/潜因性てんかんでは，発作時の連絡網を作っておく．そして，保護者と主治医(かかりつけ医)は連絡を密にとる．場合によっては，てんかん専門病院とも連携して，情報交換をする．また，てんかんがある子どもや保護者が参加している患者・家族の会へも可能な限り参加して，病気の理解に加え患者・家族の気持ちを理解する．もし，関係者の連携がうまくいかない場合は，第三者としての病院，学校・福祉関係機関の相談窓口を紹介する．

(4) その他臨床上で留意する点

特発性てんかんは通常の病気として考えることができ，長期の治療を必要とすることだけがほかの病気と異なる．

しかし，症候性/潜因性てんかんの場合は，認知・知的機能の障害，不注意・多動・衝動性の合併，場にふさわしくない言動，対人関係の困難，情緒不安定，気分が変わりやすいことなどが問題となる．心理的ストレスも，発作があるとき，発作がなくなってから，それぞれに長期の治療で問題が生じることがある．薬の副作用について，歯肉増殖，多毛，眠気，便秘，皮疹などがよくある症状で，重篤なものはまれである．早期発見のためには定期検査を受ける．

文献

1）久保田裕子：てんかんおよびてんかん症候群の分類．藤原建樹，他(編)：小児てんかん診療マニュアル．pp21-27，診断と治療社，2006

（長尾秀夫）

2　学校とのかかわり

(1) 学校健診

てんかん発作を繰り返すために特別な配慮を必要とする子どもが，通常の学校，学級に在籍することはまれで，多くは知的障害や運動障害などの合併があり，特別支援学校に在籍する．特別支援学校に在籍する子どもを中心に学校とのかかわりで配慮すべきことを述べる．

筆者がかかわっている特別支援学校は，入学時健診の事前資料として詳しい健康調査票を保護者に提出してもらい，それを見ながら保護者同伴で健診を行う．そのため必要に応じて病歴の聴取ができる．学校生活に特別な配慮が必要な子どもは，生活指導表などの書式で主治医から意見をいただき，その指示の範囲で安全に配慮しつつ最大限の活動を行う．

(2) てんかん児の生活指導表

てんかんがある子どもの場合は，発作に伴う事故が問題で，心疾患などと違い運動量はあまり問題とならない．したがって，筆者らは事故の調査をして，事故の危険度で生活場面を区分した「てんかん児の生活指導表」[1]を作成し，活用している．この生活指導表はてんかんがある子どもが普通に集団活動に参加する場合を仮定している．事故予防のためには，1対1で付き添えばすべての活動に参加できる．通常の集団活動から1対1に付き添っての活動まで，子どものてんかんの実態に合わせて支援量を調整し，子どもの満足度を高める．てんかんの重症度は事故の実態調査をもとに発作型と発作頻度で区分をしている．また，活動内容は通常の学校の活動をもとに分類しているので，活動制限が必要な子どもの場合は，実際に行う具体的な活動を絵や文面で書き加えて，さらには養護教諭が同伴して説明をして参加の可否を主治医が記入する．

生活指導表を1人ひとりの子どもに合わせて活用するため，子どもの動線を校内地図に書き込み，それぞれの場所の支援量を色分けした「生活安全地図」[2]も発作が多い場合は作成する．これは支援担当者が急に代わったときに有用である．また，安全な場所まで監視をしてしまう過剰支援を避けることにもつながる．

(3) 発作への対応

発作による緊急時の処置として，抗てんかん薬の坐薬の挿入を学校にお願いすることがある．これはてんかん発作の繰り返しや重積がある子どもには発作の再発や短縮に有効な可能性がある．しかし，1年以上も発作がなく，重積も起こったことがない子どもにもかかわらず，保護者の安心のために保健室や担任に薬を預けている場合がある．これは万一の薬の取り違えをなくすためにも避けるべきである．保護者や主治医が，学校に坐薬を預けておく必要性を再認識するように，主治医からの指示書「与薬・坐薬の挿入に関する同意書・依頼書」[3]を毎年提出していただき，子どもにかかわる保護者・主治医・教員の連携を確実なものとする．

学校などで発作が多い子どもの場合は，発作時にどのように対処するか，子どもの状態に合った緊急対応マニュアルを作る．その際も生活指導表を参考とし，子どもの学校生活全般における対策を立てる．スクールバス，遠足，宿泊を伴う野外活動などを含め，必要な支援が落ちないように日頃からマニュアルを点検しておくこと，気になれば主治医にも確認をする．

(4) QOL 向上へ

てんかんの発作がある子どもの場合，担任と保護者との連絡は発作の有無が中心となり，保護者と主治医との連絡も発作の回数だけになりがちである．本来はてんかんがある子どももみんなと同じく活動し，学校を楽しむことが願いであり，保護者も教員も主治医もそれに賛同している．そのためには子どもの学校生活全般がわかる記録を用いて，お互いの情報交換をすることが必要である．筆者らは，子どもの健康状態，楽しい活動，学習など学校生活のいくつかの場面を選んで，同じ時間帯で良い状態から悪い状態まで5段階分類して点数評価を行い，毎日連絡帳に書くことを勧めている．これを一見すれば1日，1週間，1か月の子どもの様子がわかる．これは子どもの生活の QOL を高め，薬の調整などの包括的医療の向上にもつながる．

文献

1）長尾秀夫，他：てんかん児の生活指導表の作成―事故調査に基づく指導区分の導入―．日児誌 100：766-773，1996
2）長尾秀夫：てんかん児の生活支援．特殊教育学研究 40：527-533，2003
3）伊藤正利，他：学校や施設での非医療者による抗てんかん薬等の与薬と坐薬挿入について．てんかん研究 20：201-204，2002

（長尾秀夫）

3 子どもや周囲の人にてんかんをどう告知するか？

(1) 子どもに病気「てんかん」の告知をどうするか？

てんかんがある子どもに対するてんかんの告知は学童の場合は理解力を考慮して行うのが前提である．もちろん，知的障害その他の合併がある場合を考えればすべての人に通じる考え方でもある．

通常に発達している学童，小学生であれば，ほかの子どもと比べて自分だけ薬を飲むこと，定期的に病院へ行って検査することなどについて疑問をもつ．保護者は子どもにわかる範囲で説明する．もちろん詳しくは，保護者の依頼により子どもと保護者が同席のもとで主治医が説明する．診察中に子どもが主治医に突然「自分の病気は何？」と質問することがある．この場合は，子どもの心理状態がわからないので，保護者の同意を得て必要な内容を話す．

子どもの立場からすれば，発作で意識がなかったので自分の病気を自覚できないまま病院へ行って診察，痛い注射，脳波やMRIなどの大きな機械を使っての検査を受け，毎日の服薬が始まった不可解な経過である．薬を飲むにあたって症状や病気の説明があっても，自分は発作中のことを記憶していないので理解できない．それに加え，発作を見た人から恐怖を聞かされると，より大きな不安となる．これは自分の症状を自覚できる感冒や気管支喘息，心疾患などの病気と大きく異なる点である[1]．

学童期に病気の説明が理解できる子どもは，特発性てんかんや薬で発作が止まるてんかんのことが多い．初めに子どもに起こった発作の症状を具体的に説明する．その後，「発作は頭の中で嵐が起こっている状態なので本人は覚えていない，数分間で過ぎ去る，薬で治せる普通の病気である，治療は約5年と長いが一緒にやっていこう，何でも気になることがあれば相談してね」と説明する．

小学校も低学年であったり，知的障害の合併がある場合は，子どもが理解できることを上記内容から抜粋して説明する．もちろん子どもの理解力が高まれば日本てんかん協会から出ている子ども向け冊子などを渡して読ませ，質問に答える．医学的に詳しいことは主治医から，ほかのてんかんがある人から話が聞きたいなら小児科外来で知り合った友達から，また日本てんかん協会の集会に出かけて参加者から聞いたりするのもよい．

(2) 周囲の人へ病気「てんかん」の告知をどうするか？

通常の学校，学級にいる子どもは，てんかんの発作が1年以上，ほとんど起こっていない．この場合は，周囲の子どもや教員に手助けをお願いすることはないので，あえて説明をする必要はない．しかし，学校で発作が起これば教員は適切に対応し，周囲の子どもに不安を与えず，対応の仕方の手本を子どもに示す必要がある．そして，緊急時の対応の仕方の1例として，教員は子どもたちに発作への対応，発作があったあとの本人の気持ちを説明して，やさしく，かつ今までどおり普通にかかわることが大切であると話す．もちろん，発作に出合った教員は保護者に連絡をして，保護者から詳しい事情を聞き，学校での今後の対応について話し合う．そして，生活上の配慮について主治医から意見書の提出を求めることもある．

通常の学校にいる子どもで1年以内に発作があった場合，2〜3年以内にけいれん重積があった場合，知的障害などの合併症がある場合などは，学校，担任教員にてんかんについて話をして，対応の仕方をあらかじめ決めておく必要がある．もちろん，この場合も伝えるべきことは子どもに起こった発作，それへの対応について具体的に話すことである．そして，病気の治療歴，主治医についても話して，連携して取り組む．話す相手は担任教員には発作とその対応について，病気の詳しいことは養護教諭なども同席で守秘義務を前提で話す．ほかの教員のなかで子どもにかかわる機会がある教員には発作とその対応について話す．ともに学習する子どもたちのなかで手助けできる子どもには対応の仕方を教える．

告知に関する文献[2]には，子どもの気持ちを受けとめて，子どもの理解力に合わせて本人に病気「てんかん」を説明すること，周囲の人には必要な人にだけ，必要な内容を伝えて，ともに生活しながらお互いに理解し合うことであると書かれている．

文献

1）原仁：てんかんと教育．pp33-37，日本てんかん協会，1996
2）Hills M：教育とてんかん．Epilepsy 1：131-132，2007

（長尾秀夫）

C 思春期・青年期

1 典型的臨床像

(1) 思春期・青年期に出合う典型的てんかん症候群

小児てんかんの疫学調査[1]のてんかん症候群別の区分は，部分(局在関連性)てんかん 58.6%，全般てんかん 29.0%，未決定てんかん 12.4% といわれている．したがって，思春期・青年期に出合うてんかん症候群は部分てんかんが多いと考えて，患者・家族を支援しながら診断と治療にあたることが大切である．

a．全般てんかん

●若年欠神てんかん症候群

中学生頃に初発する．男女の出現率に差はない．発作は抑制されるものが多い．

●若年ミオクロニーてんかん症候群

中学生から高校生の女子に出現しやすい．薬物を中止すると発作が出現する例も多い．

●覚醒時大発作てんかん症候群

中学生から高校生頃の男子に出現しやすい．薬物により発作は抑制されやすいが，薬物を中断すると発作が再出現する例もある．

b．部分てんかん

●BECCT(benign epilepsy of childhood with centro-temporal foci)

小児期に出現した発作が抑制されやすいこの症候群は，思春期には断薬して，外来でフォローアップされている．

●部分てんかん(局在関連性てんかん)

部分てんかんは幼児期から老年期まで発症するが，思春期・青年期には発作が抑制されるものから抑制されないものまである．

(2) 代表的な問題とそれに対する対処法

●医師による診断と治療

大発作で初発し救急外来や医療機関に搬送されるてんかんは，緊急医などによって全般てんかんと診断されてバルプロ酸の治療がなされがちである．てんかんは2回目以上からの治療が原則である．思春期・青年期においては，患者・家族に対しても，医師は十分なてんかんの知識をもって診断と治療を開始することが大切である．家族などによる携帯電話の発作時の画像は医師の診断と治療に役に立つ．

●病名告知と障害受容

てんかんにおける誤解や偏見は今でも強い．思春期・青年期には，服薬の自己管理のためにも患者への病名告知は大切であるが，医師も十分の配慮をすることが必要である．発作の発生機序，服薬管理，進路などの生物・心理・社会的側面を，診察時に「心理教育的アプローチ」で説明していくことが必要である．

●発作誘発因子と服薬管理

疲れ，睡眠不足，怠薬などが誘発因子である．中・高校生はクラブ活動や塾などで疲れやすい．家族が患者に指示的にならないように服薬管理や生活支援をさせる．

●進路と就労

思春期・青年期は部分てんかんが多い．発作が抑制されたてんかんでも，発作が抑制されず服薬を継続する例でも，患者は進路や就職は深刻に感じており，患者・家族に説明が重要である．

●結婚と出産

女子のてんかん患者では，「将来は結婚しない」「子どもは産まない」と決めて生活を送っている例がある．十分な説明をして，エンパワーメントする必要がある．投薬に際しては，催奇形性を考えて投与量を考慮する必要性があり，ラモトリギンなどの投薬治療も推奨される．多剤療法はできるだけ控えるべきである．

●脳外科手術

青年期までに発作が抑制されない例でも，内側側頭葉てんかんでは脳外科治療は薬物療法より有意に優れているので，外科適応を患者・家族へすすめる．

(3) 関連する社会資源

●インターネット

てんかんに関する情報を，インターネットを活用して服薬や予後などを知識や理解が得られるように支援していくことにより治療を円滑化する．

●波の会

てんかん協会の月例会，キャンプ，講演会などが，てんかんの患者・家族の有用な社会資源となっている．

(4) その他臨床上で留意する点

一般的には運転免許取得は18歳の青年期に開始される．運転免許証は日常生活では保険証以上に身分証明証として活用されているので，運転免許取得とてんかん治療との十分な配慮が必要である．家族関係では，服薬管理などを通して過度に生活支配をしないよう[2]に，円滑な家族関係の構築を促すようにする．

文献

1）Berg AT, et al: Classification of childhood epilepsy syndromes in newly diagnosed epilepsy: interrater agreement and reasons for disagreement. Epilepsia 40: 439-444, 1999
2）Lechtenberg R: Epilepsy and Family. pp91-125, Harvard University Press, Cambridge, 1984

（緒方　明）

2-1　病気とどう向き合うか　モーゼス

思春期は，自立した生活のための助走を始める時期で，病気の自己管理もその一部である．小児期に発病し思春期まで治療を持ち越した患者は，受動的だった治療に主体的性を求められるのは重荷かもしれない．思春期に発病した患者にとりてんかんは，行く手を妨げる邪魔な存在であろう．病気に振り回されることも，病気を無視することも好ましくない．発病する年齢により問題のありかは同じではないが，病気と向き合うことの重要性に違いはない．

モーゼスは数少ない構造化された心理社会的治療プログラムである[1]．

(1) モーゼスとは

モーゼス（Modulares Schulungsprogramm Epilepsie；MOSES）とは，モジュール化されたてんかん学習プログラムで，2010年に日本語訳が出版された[2]．モーゼスの構成を**表 15-4** に示した．

(2) モーゼスの特徴

モーゼスは，一方向性の知識の伝達ではないところに特徴がある．対象は16歳以上の患者で，トレーナー（1～2人）を中心に小グループ（7～10人，最大12人）で，テーマごとに他の患者やトレーナーと経験や意見を交換しながら病気の理解を深めてゆく．

医学情報だけでなく，日常生活，職業，社会（福祉）制度など，てんかん患者が必要としている実践的情報が包括的に網羅されている．

最初のセッションで，てんかんが引き起こす感情について話し合うのも大きな特徴である．病気に伴う感情を意識化し，整理し，感情をかけがえのないものと受け止め，表現することを通して自

表 15-4　MOSES の構成

第 1 章　てんかんとともに生きる	45 分×4 回
第 2 章　疫学	30 分
第 3 章　基礎知識	60 分
第 4 章　診断	60～90 分
第 5 章　治療	45 分×2～3 回
第 6 章　自己コントロール	45 分×1～2 回
第 7 章　予後	45 分
第 8 章　心理社会的側面	45 分×3 回＋自己学習
第 9 章　てんかんネットワーク	自己学習
合計　14～16 回	10 時間 45 分～12 時間 45 分

（MOSES 企画委員会：MOSES ワークブック．クリエイツかもがわ，2010 引用）

分自身を知るとともに，他の人の感情を共有することで，学習意欲につなげる．

心理社会的側面について学ぶのも特徴の 1 つである．自己価値感や社会性を高めるための方法や，病気が日常生活や職業，スポーツなどに及ぼす影響とそのための援助を知ることを通して，自立した生活のための実践的知識を得る．

(3) モーゼスの目標

病気とその影響を理解し，病気に積極的に取り組み，自主性を高め，自分の病気を他の人に正しく伝える力を身に着けることを通し，できるだけ制限の少ない生活を送ることである．

(4) モーゼスの効果

May らによりモーゼスの効果が証明されており[3]，以下の 4 点で改善が見られた．①てんかんに関する知識の増加，②てんかんの対処法の改善（積極的性，情報収集能力，コミュニケーション能力の向上），③発作の減少，④副作用の減少．

モーゼスのトレーナーになるためには，てんかんの臨床経験のある人で，専用の講習を受ける必要があり，現在，国立病院機構静岡てんかん・神経医療センターで年に 1 回開催されている．

文献

1）Mittan RJ: Psychosocial treatment programs in epilepsy: a review. Epilepsy Behav 16: 371-380, 2009
2）MOSES 企画委員会：MOSES ワークブック．クリエイツかもがわ，2010
3）May TW: The Efficacy of an Educational Treatment Program for Patients with Epilepsy(MOSES): Results of a Controlled, Randomized Study. Epilepsia 43: 539-549, 2002

（久保田英幹）

2-2　病気とどう向き合うか　ピア・カウンセリング

(1) ピア・カウンセリングとは

ピア・カウンセリングとは，「ピア」すなわち同世代や同様の境遇にある「仲間・同志」による相談支援をさす．一般的なカウンセリングが専門的に教育を受けた者によってなされるのに対して，同じ目線に立ったピアによる相談活動は，思春期・青年期には特に効果的といわれている．ピア・カウンセリングの概念は，欧米に原点があり，1990 年代から日本にも浸透し福祉・教育・医療の領域で広く認知されるようになった．日本てんかん協会では創立当初の 1980 年代から当事者らによるピア・カウンセリングを提唱し，研修会やマニュアルで当事者の当事者による支援の普及を行ってきた[1]．

(2) ピアの重要性

思春期・青年期において，てんかんをもつことは患者自身の人生の自己実現に向けて大きく影響する．親からの自立が始まり自我の確立が始まる思春期ではその過程での不安や葛藤があり，仲間との交流のなかで安心感を得て少しずつ自立していく．社会とのかかわりがさらに拡大する青年期は，学校・地域・職場という多様な集団のなかで自身の人生のゴールを見つけ歩む能力を習得する時期である．これらの重要な時期に心理社会的に最も影響を及ぼすのが仲間(ピア)である．ピアは最も身近で信頼できる存在であり，同じ世代や境遇に生きる価値観を共有することができるキーパーソンでもある．

(3) てんかん患者が直面する問題

てんかん患者に起こりうる心理社会面の問題は複雑かつ多岐にわたる．情動面の抑うつ，不安，神経過敏が，自尊心や意欲の低下の要因に挙げられ，悪化すると自傷行為や自殺企図に至るケースもある．認知面では，てんかん発作や薬剤の副作用によって起こりうる眠気，集中力や学習機能の低下が挙げられる．また就学，就職，運転，結婚，妊娠，老後などのライフイベントにも，病気と向き合いともに生きることは影響を及ぼす．この「病気と向き合う」という点においては，治療に携わる医療者が必ずしも当事者の視点や経験を有しているとは限らず，当事者による支援が有効である．

(4) ピア・カウンセリングのしくみ

ピア・カウンセリングは個別でもグループでも行うことができ営利目的ではない．その主な目的は，自分や仲間を大切にし相談者の自尊心や自己効力感，自己決定能力を磨くことにある[2]．ピア・カウンセラーは相談者が安心して心を開いてくれるよう批判せずに傾聴し気持ちを受け止める．そしてその悩みを共有し具体的な問題解決行動を見出す支援をする．ピア・カウンセラーになるためには，まず相談活動を行うための理論やスキルを習得する．組織によっては研修会や資格証を発行している団体もある．

てんかんをもつ当事者によるピア・カウンセリングでは，てんかんやそれを取り巻く生活に関する正しい知識とスキルを仲間に伝える．同時に，いろいろな悩みや不安の相談を受け相手に寄り添って共感し一緒に考えることで，相談者が自主的に問題解決していく過程を支える．てんかんをもつ他の人との接触は，互いの経験や情報が交換され連帯感を生み出すとされている[3]．このカウンセリングの場は，自己の問題に向き合うことができる空間であり，治療や社会復帰を目指すプロセスに重要な機会である．

文献

1）日本てんかん協会：ピアサポーターのためのピアカウンセリング入門．日本てんかん協会，2005
2）Vincent JD, et al: Peer Counseling: Skills, Ethics, and Perspectives. Science and Behavior Books, California, 1996
3）井上有史，他：MOSES ワークブック．てんかん学習プログラム．クリエイツかもがわ，京都，2010

（藤川真由）

 3 就労

働くことはてんかんのある人の重要な治療目標で，収入を得るための手段としてだけでなく，尊厳にかかわる問題である[1,2]．てんかん患者の雇用の可能性は科学的に評価される必要があると同時に，雇用支援も推進する必要がある．

(1) てんかん患者の雇用の実態

国や地域により失業率は大きく異なるので直接的な比較はできないが，英国のてんかん患者の失業率は，一般国民と比較して 1.5〜2 倍程度高い[3,4]．わが国のてんかん患者の失業率は 42〜55％と，同年の国民の失業率を大きく上回っていた[5]．

反面，就職している人の職業分布は一般国民と変わりない[5,6]．てんかん患者が単純労働に就くと考えるのは誤りである．

(2) てんかん患者の雇用の可能性

雇用に影響を与える要因を**表 15-5** にまとめた[7-10]．発作は重要な要因ではあるが，スティグ

表 15-5 雇用の可能性

促進因子	阻害因子	対策
発作が抑制あるいは少ない 発作が軽い	発作が多い(>1 回/年) 発作が重症 多剤(副作用) 全身けいれん	良質な医療
良好な職場環境や同僚の経験	スティグマや職場での差別体験	事業主の病気の理解 普通クラスや雇用専門職の教育
てんかんが問題にならない業務 職歴がある	小児期に発病 職業訓練の場がない	適切な情報提供 個別の就労支援 精神的支え てんかんに特化した職業訓練と就労支援
高学歴	低い自尊心 てんかんへの対処能力が低い 低い自己効力感	対処能力や自己効力を高めるための介入
良好な社会経済的状況		

〔Chaplin J: Vocational Assessment and Intervention for People with Epilepsy. Eplepsia 46(supple. 1): 55-56, 2005; Collings JA: Correlates of employment history and employability in a British epilepsy sample. Seizure 3: 255-262, 1994; Smeets VM, et al: Epilepsy and employment: Literature review. Epilepsy Behav 10: 354-362, 2007; Marinas A: Socio-occupational and employment profile of patients with epilepsy. Epilepsy Behav 21: 223-227, 2011 より〕

マや自尊心など心理社会的問題や抗てんかん薬の副作用など発作以外の要因もてんかん患者の雇用に影響を与えることに注意を要す.

- 治療：発作の重症度と頻度が関連する．副作用や全身けいれんのある人の雇用率は低い[11].
- 就労経験と職場環境：良好な経験を有する人は雇用率が高い.
- 職業訓練や就労支援：適切な職業訓練や職業紹介，就労後の支援などが重要.
- 心理社会的問題：スティグマや低い自尊心と自己効力感，不安や対人関係能力の不足など．事業主の病気の理解を高めることはスティグマの軽減につながる[12].

(3) 雇用支援

てんかん患者の雇用対策は，障害者雇用促進法に基づき就労支援や職業リハビリテーションなどが行われる．旧厚生省の就労政策である精神障害者社会適応訓練(窓口は保健所)も実施されている.

事業主に対しては，雇用義務制度(全従業員に対し一定の割合の障害者の雇用を義務化する制度で，現在の法定雇用率は，民間 2.0%，国，地方公共団体 2.3%)と納付金制度(納付金・調整金：雇用率を満たさない事業主は一定の納付金を支払い，達成事業主には超過一定額が支給される)や各種助成金が支払われる．平成 30 年から精神障害者の雇用が義務化される.

てんかんのある人のもつ課題は複合的であり，就労においても自己効力感や対処能力の向上などを含んだてんかんに特異的な訓練が必要である[9]．昨今の道路交通法や刑法の厳罰化により，事業主は従来以上にてんかん発作を危険と受け止め，就職や職場の健康管理に過敏になっており，総合的な対策の必要性はいっそう高まっている.

文献

1) Gilliam F, et al: Patient-validated content of epilepsy-specific quality-of-life measurement. Epilepsia 38: 233-236, 1997
2) Taylor DC, et al: Patients' aim for epilepsy surgery:

desires beyond seizure freedom. Epilepsia 42: 629-633, 2001
3) Jacoby A, et al: Uptake and Costs of Care for Epilepsy: Findings from a U. K. Regional Study. Epilepsia 39: 776-786, 1998
4) Collings JA: International differences in psychosocial well-being: a comparative study of adults with epilepsy in three countries. Seizure 3: 183-190, 1994
5) 青柳智夫：この調査を活動の力に！会員実情調査⑤. 月刊波 27：62-63, 2003
6) Majkowska-Zwolińska B, et al: Employment in people with epilepsy from the perspectives of patients, neurologists, and the general population. Epilepsy Behav 25: 489-494, 2012
7) Chaplin J: Vocational Assessment and Intervention for People with Epilepsy. Eplepsia 46(supple. 1): 55-56, 2005
8) Collings JA: Correlates of employment history and employability in a British epilepsy sample. Seizure 3: 255-262, 1994
9) Smeets VM, et al: Epilepsy and employment: Literature review. Epilepsy Behav 10: 354-362, 2007
10) Marinas A: Socio-occupational and employment profile of patients with epilepsy. Epilepsy Behav 21: 223-227, 2011
11) Jacoby A: Impact of epilepsy on employment status: findings from a UK study of people with well-controlled people with epilepsy. Epilepsy Res 21: 125-132, 1995
12) Jacoby A, et al: The clinical course of epilepsy and its psychosocial correlates: findings from a U.K. community study: Epilepsia 37: 148-161, 1996

（久保田英幹）

4　結婚

結婚は人生の一大イベントである．結婚に対する考えは時代や文化により大きく異なるが，てんかん患者の結婚率は一般と比較して低く，なかでも小児期発病の男性患者の結婚率が低い[1-3]．

(1) 結婚の実態

Wadaらの調査(1996年)によると，てんかん患者の結婚率は男性54%(76/142)，女性62%(84/136)，初婚年齢は男性27.9歳，女性24.6歳，初婚時の結婚形態は，恋愛結婚が男性47%(36)，女性42%(35)，見合い結婚が男性53%(40)，女性58%(49)で，男性13，女性16，計29人に32回の離婚経験があった．結婚前に病気を伝えた人は男性46%(35)，女性58%(49)で，てんかんが直接の離婚理由になったのは，病気を伝えてあった人17%(1/6)であったのに対し，伝えてなかった人では29%(6/21)であった(**表15-6**)．見方を変えるとてんかんが直接離婚の理由になった7人中6人は結婚前に病気を伝えていなかった[3]．

表15-6　離婚経験者の結婚前の告知率

	男性	女性	合計
あり	3	3(1)	6(1)
別の病名	0	3	3
なし	10(2)	11(4)	21(6)
結婚後発病	1	1	2

( )はてんかんが直接の離婚の原因になった人数
〔Wada K, et al: Marital status of patients with epilepsy with special reference to the influence of epileptic seizure on the patient's married life. Epilepsia 45(suppl. 8): 33-36, 2004より改変〕

なお，1995年の国民の結婚率：男性69%，女性77%[4]，初婚年齢：男性28.5歳，女性26.3歳[5]，初婚時の結婚形態：見合い結婚1992年15.2%，1997年9.7%，恋愛結婚82.7%，87.2%[6]，離婚率0.16[7]である．

てんかん患者は男女差なく結婚率が低く，見合い結婚の割合が高く，てんかんを理由とした離婚の分だけ離婚率が高かったといえる．

(2) 結婚を妨げるもの

a．心理社会的要因

スティグマの体験(実行されたスティグマ：enacted stigma，知覚されるスティグマ：perceived or felt stigmaともに)，低い自尊心，自信のなさ，依存心，社会的孤立，周囲の期待の低さ，無職などは患者から積極性を奪い，異性への関心や積極的行動を阻害する[8,9]．

b．セクシュアリティ(性的関心あるいは性行為)の障害

原因にはてんかん病態の関与と抗てんかん薬(AED)の性ホルモンへの関与が推定されている．

てんかん患者のセクシュアリティあるいはlibidoが低いことは古くから知られており，結婚率

の低さの一因とされてきた[10]．側頭葉てんかん患者は特に低いが，海馬あるいは扁桃核からの発作時および発作間欠期のてんかん性発作放電が視床下部に至り，性腺刺激ホルモンの産生と放出を抑制するからとされており，動物実験でも確認された．複雑部分発作と全般性強直間代発作のあとプロラクチンが上昇するが，プロラクチンは性ホルモン作用を阻害する[11]．

カルバマゼピンなどの酵素誘導型AEDは，肝での性ホルモン結合グロブリン(sexhormone binding globuline；SHBG)の産生亢進や性ホルモンの代謝異常亢進をもたらしlibidoの低い原因の1つとなる[12]．

(3) 結婚に向けて

重要なのは発作を止めることと，心理社会的問題の発生を予防することである．特に小児期発病の男性患者には注意を要する．患者自身が病気を乗り越えるための教育や家族の理解と同時に就労支援も重要である．酵素誘導型AEDから誘導作用のないAEDに変更することも選択肢になろう．

患者本人・配偶者ともに遺伝と抗てんかん薬の妊娠・育児への影響には大きな関心と不安をもっている．結婚前に配偶者と直接面接し説明をするとともに，一般的な生活の注意，副作用，発作の介助法，治療の見通し，誘因(ある場合)などを説明することで，配偶者の協力を得て結婚生活が豊かなものになるための手助けをする．

文献

1) Dansky LV, et al: Marriage and fertility in epileptic patients. Epilepsia 21: 261-271, 1980
2) Carran MA, et al: Marital status after epilepsy surgery. Epilepsia 40: 1755-1760, 1999
3) Wada K, et al: Marital status of patients with epilepsy with special reference to the influence of epileptic seizure on the patient's married life. Epilepsia 45 (suppl. 8): 33-36, 2004
4) 総務庁統計局：平成7年国勢調査．http://www.stat.go.jp/data/kokusei/1995/20.htm#h
5) 厚生労働省：人口動態統計年報　主要統計表．http://www.mhlw.go.jp/toukei/saikin/hw/jinkou/suii09/index.html
6) 国立社会保障・人口問題研究所：第14回出生動向基本調査．http://www.ipss.go.jp/ps-doukou/j/doukou14/doukou14.pdf
7) 厚生労働省：平成21年度「離婚に関する統計」の概況．http://www.mhlw.go.jp/toukei/saikin/hw/jinkou/tokusyu/rikon10/dl/gaikyo.pdf
8) Riasi H, et al: The stigma of epilepsy and its effects on marital status. Springerplus 3: 762, 2015
9) Kim MK, et al: Marital status of people with epilepsy in Korea. Seizure 19: 573-579, 2010
10) Luef GJ: Epilepsy and sexuality. Seizure 17: 127-130, 2008
11) Feeney DM, et al: Hyposexuality Produced by Temporal Lobe Epilepsy in the Cat. Epilepsia 39: 140-149, 1998
12) Crawford P: Gender issues. Chapter44. In: Stefan H, et al, eds: Handbook of Clinical Neurology, 108(3rd series) Epilepsy, Part II. pp759-781, Elsevier, London, 2012

(久保田英幹)

5 運転免許

道路交通法では，政令で定める一定の病気については免許を制限できるとされている．てんかんもそのなかに含まれ，**表15-7**の運用基準を満たした場合にのみ運転適性があるとみなされる．てんかんのある人は，初回の運転免許申請時には医師の診断書を提出して病状質問票を記載し，更新時にも質問票を記載する必要がある．医師の診断書は重要な参考資料であるが，運転免許の許可・保留・拒否などの行政判断はあくまで各都道府県の公安委員会が行う．自らに運転適性があるかどうかわからない人は免許センターの相談窓口に行くことが勧められている．

(1) てんかんによる交通事故のリスク

てんかんのある人の交通事故のリスク比については，欧州連合の報告書[1]によると最大に見積もって1.8であり，健常者が17〜19時間の覚醒を維持したのちに運転した際の2.0や，70〜74歳の高齢者の2.0に相当するという．75歳以上の高齢者の3.1や，25歳以下の女性の3.2よりも低く，最もリスクが高いのは25歳以下の男性の7.0であったという．

表 15-7　てんかんで運転適性があるとみなされる運用基準

1. 発作が過去5年以内に起こったことがなく，医師が「今後，発作が起こるおそれがない」旨の診断を行った場合
2. 発作が過去2年以内に起こったことがなく，医師が「今後，X年程度であれば，発作が起こるおそれがない」旨の診断を行った場合
3. 医師が，1年間の経過観察の後「発作が意識障害及び運動障害を伴わない単純部分発作に限られ，今後，症状の悪化のおそれがない」旨の診断を行った場合
4. 医師が，2年間の経過観察の後「発作が睡眠中に限って起こり，今後，症状の悪化のおそれがない」旨の診断を行った場合

一般に，てんかんのある人による事故はすべての交通事故の0.25%で決して多くない．てんかん患者の交通事故のうち発作による事故は11%で，さらに発作による事故のうちの15%は最初の発作，すなわち避けられない発作による[1)]．

(2) 法律による厳罰化の流れ

2013年6月に成立した改正道路交通法では，「病状申告書への虚偽記載への罰則として，1年以下の懲役又は30万円以下の罰金を科す」「交通事故を起こす危険性が高いと認められる患者を診察し，免許を受けていることを知った医師は，診断結果を公安委員会に届け出ることができる」などが新設され，2014年6月に施行された．今後は科学的な調査研究を推進する，運用基準を見直す，本法を5年後に見直すなどの国会での付帯決議がきちんと実行されるかどうかを見守る必要がある．

2013年11月に新たに成立した自動車運転死傷行為処罰法は，「病気の症状や薬物の影響で，正常な運転ができなくなるおそれを認識していながら運転し，人を死傷させた場合に，死亡事故で最高懲役15年，負傷事故で最高懲役12年」の刑罰が科せられる．この法律は基本法である刑法とは異なり，医療や技術の進歩を反映するなどの柔軟性がある特別法であるという．悲惨な交通死傷事故のたびに厳罰化が重ねられてきているが，これが無謀運転の抑止につながるかどうかは今後の経過をみないとわからない．2014年5月に施行されたが，最新の医学的知見が反映されるよう必要に応じ見直すなどの国会での付帯決議が行われるかどうかを見守る必要がある．

(3) 今後の提案

てんかんの病態は多様であり，運転適性について問題となるのは病名ではなく，病気のその時点の状態および今後の見通しである．運転免許は生活権にかかわり，運転を禁止することは，普通の生活を送り，職を探そうとする人の権利を大きく制限する．規制と罰則の強化のみで事故リスクが減るとは考えにくく，むしろ適性を欠く運転者が潜行してリスクが増大するおそれすらある．

日本てんかん学会は2012年10月に国際基準に準拠した新しい運用基準を提案した[2)]．すべての人が道理にかなっていると感じる明確で寛容な運用基準にすることで，運転者は責任感をもち，規則を守ろうとし，自己申告が促進されると考える．これにより事故リスクの低い多くの患者の生活を守りつつ，ごく一部のリスクの高い患者の不適正運転の潜在化を防ぐことができると思われ，今後の導入が期待される．

文献

1）An advisory board to the Driving Licence Committee of the European Union: Epilepsy and driving in Europe. Final Report, 2005
2）「てんかんと運転に関する提言 2012」（平成24年10月11日）
http://square.umin.ac.jp/jes/images/jes-image/driveteigen2.pdf

（松浦雅人）

6　妊娠，出産

妊娠・出産に関連する課題は，女性はもちろんのこと，配偶者や家族など身近な者にとってさまざまな局面が浮かび上がるプロセスでもあり，決して医学的な側面だけに限定された課題と捉えてはならない．本章では，そうしたスタンスから，

表 15-8 てんかんをもつ女性に対して配慮すべき課題

生物学的要因
月経に関連する障害
AED による催奇形性
母体の妊娠中・出産時などの発作(主として全般性強直間代発作)
遺伝的要因
妊孕性，性機能不全
母体の神経学的・精神医学的併存障害(広義のメンタルヘルスを含む)
心理学的要因
AED による胎児の奇形など発生への不安や恐怖
子どももてんかんになるのではないかという不安(遺伝性への不安)
妊娠中の発作の増悪への不安
社会的孤独，家族への罪悪感や自責感
気分障害，不安障害などの併存
経済的な問題
患者自身の自立性(あるいは依存)の程度

てんかんをもつ女性の妊娠・出産を巡る対応について概説する.

(1) 妊娠・出産を巡る多面的なカウンセリングの重要性

多くの場合,「てんかん」という病名の告知を受けた女性(および家族)の脳裏によぎるのは自分の子どもをつくることへのさまざまな不安であろう. したがって,「てんかん」についての知識はもちろんのこと，比較的早い時期(思春期など)から妊娠などに関する多面的な心理教育(あるいはカウンセリング)を行っていくことが望ましい[1,2]. その際には，漠然とした不安を少しでも払拭できるように，明確に提示できる内容はできるだけ丁寧かつ具体的に伝え，あやふやな印象のままにせず，理解しにくい点については常に患者や家族からの相談を受けやすくする工夫が必要である.

表 15-8 に妊娠・出産に関する対応についてのいくつかのポイントを示した.

(2) 女性患者における抗てんかん薬(AED)療法の留意点

妊娠・出産に関する医学的な側面では，適切なAEDの選択・調整が最も重要なポイントである. **表 15-9** に妊娠に関連する各時期における AED 療法の留意点を示した. 女性患者における AED 療法は，患者の発作抑制効果を考慮しつつ，年齢如何にかかわらず治療開始の時点から妊娠・出産へのリスクの少ない AED を選択し，可能な限り単剤での治療を行うことが基本である(**表 15-9** 参照). 個々の AED の妊娠や胎児への影響および出産後の留意点などの詳細については，別章および文末の文献などを参照されたい[2,3]. 現時点では，併用薬による影響やデータが不十分な場合もあり，AED 療法の絶対的な安全の保障には限界がある[4,5]. しかし同時に，必要以上の不安感を与えないような説明も重要である.

また，妊娠期間中，出産時，さらに育児の期間においても関連臨床科と十分な連携が必要である

表 15-9 妊娠・出産における AED 療法の留意点

妊娠前
・基本的に計画的な妊娠を目指す
・経口避妊薬と AED の相互作用などに留意
・可能なら AED の中止，服用を続ける場合は可能な限り単剤治療
・適当な時期に葉酸製剤の服用を開始する
・初期治療の段階から胎児への影響が少ない AED を選択する(レベチラセタム，ラモトリギンなど)〔可能な限りバルプロ酸(VPA)の使用は避ける. VPA のみが効果がある場合は服用量に注意〕
・発作が抑制される最小服用量に調整する
・発作抑制が得られる AED 血中濃度を確定する
・AED 以外の他の薬剤の服用はやむを得ないもののみとする
妊娠中
・発作の抑制が維持されるように必要に応じて AED 服用量を調整(この際，妊娠前の血中濃度をベースラインとして参照する)
・服薬コンプライアンスに留意する
・出産前 1〜2 週よりビタミン K の補充を検討
出産後
・妊娠中などに，AED 服用量を変更した場合の服用量の再調整(妊娠以前の発作抑制に必要であった AED 血中濃度をベースラインとして参考にする)
・授乳は原則的には可能であるが，母乳中への AED 移行については個々に検討する

ことは言うまでもない．

(3) 妊娠・出産にかかわる心理面への対応

妊娠・出産は女性にとって，単に医学的・身体的な側面のみでなく，多くの心理的・社会的な側面でも変化を伴う課題である[6,7]．AEDの調整や胎児への影響についての万全の対策を講じることはもちろんであるが，その反面，女性の心理面への対応についても十分留意する必要がある．女性が少しでもリスクが少ない時期に妊娠・出産を迎えられるのは，人生において限られた時期であり，出産をする/しないといった選択において，時に，望み通りにはいかない現実と直面しなくてはならない．仮に，妊娠・出産が望ましくないという事実は受け入れがたく，強い精神的ショックとともに，自責や羞恥心，罪悪感，やり場のない怒り，絶望感を生じることがある．自分が無価値な存在に思え，そのための焦燥感や悲哀や喪失の痛みを拭いさろうとして，慢性的な抑うつが続き，十分な自己実現が阻害される場合もある．それは女性の生涯全般にかかわる大きな課題にさえ繋がる[8)]．

こうした心理的な次元でのマネジメントは狭義の臨床精神医学的視点にとらわれることなく，随時適切なレベルでの臨床心理学や精神医学的な対応を考慮する必要がある．

(4) 女性患者への包括的な支援の実践のために

女性の人生にとって妊娠・出産は複雑でデリケートな課題を含んでいる[9)]．自分が親になることに自信がもてなかったり，仕事上の困難を抱えていたりもする．女性として，また母親として，てんかんに限らず何らかのハンディキャップを抱えながらの子育てを続けることは，心身両面において多くの悩みや不安や葛藤を伴うことは想像に難くない．それは患者個人だけではなく，家族にとっても同様である．したがって，てんかんをもつ女性の妊娠・出産を巡る支援には患者のみでなく家族の多面的な課題に対して，柔軟かつ継続性のある適切なレベルでのカウンセリングが必要となる場合が少なくない[7,10)]．

てんかん患者の半数近くが女性であるという現実にもかかわらず，現時点では，ジェンダーという側面からの包括的なケアの体制が整っているとは言い難い．今後，心身両面における細やかな支援を実現するために，女性スタッフの積極的な関与を念頭に置いた，さまざまな専門家の柔軟な連携の実現が切に望まれる所以である．そのうえで，可能な限り本人および家族の希望を実現できるような方策を講じていくことが重要である．

文献

1）Noe KH, et al: Women's issues and epilepsy. Continuum Lifelong Learning Neurol 16: 159-178, 2010
2）てんかん治療ガイドライン作成委員会(編)，日本神経学会(監修)：第13章てんかんと女性(妊娠)．てんかん治療ガイドライン 2010．pp114-125，医学書院，2010
3）Wlodarczyk BJ, et al: Antiepileptic Drugs and Pregnancy Outcomes. Am J Med Genet A 158 A: 2071-2090, 2012
4）兼子直，他：てんかんを持つ妊娠可能年齢の女性に対する治療ガイドライン．てんかん研究 25：27-31，2007
5）Perucca E, et al: Gender issues in antiepileptic drug treatment. Neurobiol Dis 72: 217-223, 2014
6）Luef G, et al: Pregnancy-related knowledge and information needs of women with epilepsy: a systematic review. Epilepsy Behav 31: 246-255, 2014
7）Røste LS, et al: Women and epilepsy: review and practical recommendations. Expert Rev Neurother 7: 289-300, 2007
8）岩佐博人：難治性てんかん　その2〜何が治療の目標なのか？　Modern Physician 34: 1373-1378, 2014
9）Kampman MT, et al: Management of women with epilepsy: Are guidelines being followed? Results from case-note reviews and a patient questionnaire. Epilepsia 46: 1286-1292, 2005
10）Shafer PO: Counseling women with epilepsy. Epilepsia 39(Suppl 8): S38-44, 1998

（岩佐博人・工藤智子）

7　公的助成制度

日本の公的な障害者支援(以下，福祉サービスという)を利用するためには，障害者手帳や障害支援区分認定が必要である．それらの等級ないし区分に従って利用できる福祉サービスが決定される．

(1) 手帳制度

まず，手帳制度について述べる．手帳制度はそれぞれが異なる法や通知に基づき，身体障害の場合は身体障害者手帳*1)，知的障害の場合は療育手帳*2)，精神障害の場合は精神障害者保健福祉手帳*3)が制度化されている．てんかんの場合は精神保健福祉手帳が該当し，初診から6か月以降に申請，一定の症状を呈する場合に取得することができる(**表 15-10**)．

障害者手帳は認定医の診断書をもとに都道府県(一部市町村)が決定するものであり，その等級は障害の重度さを示すものである．手帳に基づいて利用できるサービス，すなわち，国による税制上の優遇や交通運賃の減免など，都道府県や市町村独自の施設利用料や交通運賃の減免，医療費補助などが定められている．根拠法と成立時期の違いにより，障害種別や年齢によるサービス内容や利用料などの格差が課題として指摘されてきた．特に格差が大きい精神保健福祉手帳の場合，交通運賃の減免は一部都道府県や市町村の公営交通レベルにとどまり，ほかの手帳では制度化されているJRや私鉄各社の運賃減免がいまだに実現していない．

表 15-10 精神保健福祉手帳等級の判定基準(厚生省医療保険局長通知)(1995)

等級	精神疾患(機能障害)の状態	発作のタイプ
1級	てんかんによるものにあっては，ひんぱんに繰り返す発作又は知能障害その他の精神神経症状が高度であるもの	ハ，ニの発作が月に1回以上ある場合
2級	てんかんによるものにあっては，ひんぱんに繰り返す発作又は知能障害その他の精神神経症状が高度であるもの	イ，ロの発作が月に1回以上ある場合 ハ，ニの発作が年に2回以上ある場合
3級	てんかんによるものにあっては，発作又は知能障害その他の精神神経症状があるもの	イ，ロの発作が月に1回未満の場合 ハ，ニの発作が年に2回未満の場合

てんかんにおける障害の程度を判定する観点から，てんかんの発作を次のように分類する．

イ 意識障害はないが，随意運動が失われる発作
ロ 意識を失い，行為が途絶するが，倒れない発作
ハ 意識障害の有無を問わず，転倒する発作
ニ 意識障害を呈し，状況にそぐわない行為を示す発作

ひんぱんに繰り返す発作とは，2年以上にわたって，月に1回以上主として覚醒時に反復する発作をいう．

(2) 障害支援区分認定

次に障害者総合支援法*4)に基づく障害支援区分認定について述べる．

障害支援区分認定は市町村が実施する福祉サービスをどれだけ必要とするのかを示すものであり，障害の重度さを示す手帳の等級とは異なる指標であり連動しない．区分認定は調査項目のチェックを一次コンピュータ判定ののち，市町村審査会において主治医意見書を勘案して最終決定される．旧障害者自立支援法に基づく障害程度区分認定は障害者総合支援法のもとで障害支援認定に変わり，知的障害や精神障害の特性も反映されるようになった．てんかんに関しては医師意見書の発作頻度が第一次判定調査項目に移行した．

(3) 障害年金

障害年金には基礎年金，厚生年金，共済年金があり，初診から1年6か月経った日(これを障害認定日という)以降に3つの要件*5)が満たされた場合，等級に応じた障害年金を受給することができる(**表 15-11**)．てんかんのみの障害でも年金受給が可能であることは意外に知られていない．一方，最近では日常生活能力が重視される傾向が強

*1) 身体障害者福祉法第15条(1949)
*2) 厚生省児童家庭局長通知「療育手帳制度の実施について」(1973)
*3) 精神保健及び精神障害者福祉に関する法律第45条(1995)
*4) 障害者自立支援法(2006)を改正改題(2014)．手帳制度ごとに異なる福祉サービスの格差を解消することを目的の1つとし，障害者自立支援法をより弾力的に運用することをめざしている．
*5) (1)初診日に基礎年金，厚生年金，共済年金の公的年金に加入していること．(2)初診日の前々月までに加入すべき期間の3分の2以上が保険料納付または免除期間で満たされていること．(3)障害認定日またはこの日以降65歳前までに，障害の状態が「障害認定基準」に該当していること．てんかんの障害認定基準については表15-11を参照．

表 15-11　年金受給障害認定基準改正(厚生労働省年金保険局長通知)(2010)

等級	精神疾患(機能障害)の状態
1級	十分な治療にかかわらず，てんかん性発作のA又はBが月に1回以上あり，かつ，常時の介護が必要なもの
2級	十分な治療にかかわらず，てんかん性発作のA又はBが年に2回以上，もしくは，C又はDが月に1回以上あり，かつ，日常生活が著しい制限を受けるもの
3級	十分な治療にかかわらず，てんかん性発作のA又はBが年に2回未満，もしくは，C又はDが月に1回未満あり，かつ，労働が制限を受けるもの

A：意識障害を呈し，状況にそぐわない行為を示す発作
B：意識障害の有無を問わず，転倒する発作
C：意識を失い，行為が途絶するが，倒れない発作
D：意識障害はないが，随意運動が失われる発作
てんかんの認定に当たっては，その発作の重症度(意識障害の有無，声明の危険性や社会生活での危険性の有無など)や発作頻度に加え，発作間欠期の精神神経症状や認知障害の結果，日常生活動作がどの程度損なわれるのか，そのためにどのような社会的不利を被っているのかという社会活動能力の尊厳を重視した観点から認定する．

くなり，受給者が非該当に転じるケースが少なからずあり，いつ発作が起こるかわからないてんかんの障害特性が適正に反映されるべきであると考える．

(4) 通院費

旧精神保健法には精神障害の通院費公費負担制度があったが，現行法でも自立支援医療として制度化され，てんかんの通院医療費を自己負担割合10% に抑えるものである．主治医の診断書に基づき，てんかんと診断され通院治療を受けている人が利用できる．てんかん通院治療を受けていることだけが申請要件であり，てんかんの重度さは問わない．

(5) 保険

最後にてんかんであっても加入できる保険について述べる．近年は一定の要件を満たせば引受基準緩和型のものが発売され，てんかん患者も加入できる．医療保険の場合はてんかんによる入院費用が日額で支給され，生命保険の場合はてんかんによる死亡も保険金が支払われる．権利擁護費用や個人賠償保険金も網羅されている保険もあるから，病状とニーズに合ったタイプのものを選んで加入することが推奨される．

てんかんのある人が利用できる障害者支援(福祉サービス)については，公益社団法人日本てんかん協会のホームページ*6)に詳しいので参照されたい．

(平野慶治)

D　高齢者

1　典型的臨床像

高齢者はてんかんの好発年齢である[1)]．日本では老年人口の急激な増加に伴い，高齢者のてんかん患者数が増加している．高齢者では，てんかん発作が身体的および精神的に患者に与える影響が大きいが，一方，適切に診断・治療すれば，抗てんかん薬による治療効果がよいことも知られている．

(1) 高齢者てんかんの疫学

65 歳以上での有病率は一般人口の 1～2% と推定されるが，本邦での正確な疫学データはない．発病率 incidence でみると英国では，65～70 歳では年間 10 万人に 90 人，80 歳以上では 10 万人当たり 150 人とされている．

(2) 初発発作とてんかん

高齢者では一度発作を生じた場合，若年者より

*6)　http://www.jea-net.jp/tenkan/seido.html

も再発のリスクが高いとされている．最初の発作では抗てんかん薬を必ずしも開始しないこともあるが，脳波でてんかん波がある，もしくは原因となる脳病変がある場合は再発のリスクが高いと判断して，初発発作後から治療を始めることも多い．

(3) 高齢者てんかんの発作型

高齢初発てんかんは症候性部分てんかんが大部分を占めるので，焦点発作が最も多く，ミオクロニー発作や一次性の強直間代発作もまれにみられる．田中らの調査によれば，高齢初発てんかん発作の約半数がけいれんのない複雑部分発作，約4割が全身けいれん発作(二次性全般化発作)，ミオクロニー発作などの全般発作は1割以下の頻度であった[2)]．複雑部分発作は側頭葉焦点が最も多く，1～3分間の意識減損および自動症を特徴とする．約半数には前兆がみられる．前兆の代表的な症状は，上腹部不快感 epigastric aura，既視感 déjà vuなどである．発作中は意識減損をきたし，呼びかけに反応がなくなり，発作中にあったことを覚えていない．周りの物を意味もなく触る，口をクチャクチャとさせるといった，口部および手の自動症が特徴的である．本人は発作時に意識減損をきたしているので，発作の病歴は目撃者から聴取することが肝要である．全身けいれん発作で発症する場合も多い．高齢者のてんかんでは，全身けいれん発作は二次性全般化とまずは考えて検査・治療を行う．

複雑部分発作重積状態は，非けいれん性てんかん重積状態の1つである．高齢者で原因がよくわからない意識障害の患者の場合，鑑別診断に複雑部分発作重積状態を思い浮かべることが必要である．意識障害以外の特徴的な臨床徴候がないため，脳波を検査しないと診断は困難である．一度全身けいれん発作を生じた後に意識が回復しない場合も，発作後朦朧状態との鑑別のために脳波検査を行うべきである．脳波は，複雑部分発作重積状態では持続性のてんかん発作パターンを示す．

(4) 高齢者てんかんの診断

高齢初発発作の複雑部分発作は半数以上でけいれんをきたさないことを認識すべきである．意識減損発作が認知症と見誤られることも珍しくない．てんかん発作との鑑別が必要な疾患は多い．身体診察は，心血管系の診察と神経学的検査が重要である．血液検査を行い，貧血，電解質異常，低血糖，肝機能障害，腎不全などの評価をする．脳波検査はてんかんの診断に重要であることは言うまでもない．高齢者てんかんにおいては脳波でのてんかん波捕捉の感度は約70％であった．脳画像検査では，加齢によってしばしば認められる脳萎縮，ラクナ梗塞，白質信号変化などとてんかん発作は必ずしも直接関連がない．てんかんの原因となる病変かどうかは慎重に判断する．

(5) 治療

抗てんかん薬は少量投与から始めて漸増するのが基本である．高齢者の治療で考慮すべき重要な点に，忍容性 tolerability(副作用の少なさ)がある．高齢者てんかんではどの薬剤でも発作抑制効果が十分あるので，治療薬選択においてはその患者の個別条件を考えて副作用が少ない薬剤を選択の際に考慮すべきである．新規抗てんかん薬で，ラモトリギン，レベチラセタム，ガバペンチンは忍容性で有利な薬剤とされている．

文献

1) Brodie MJ, et al: Epilepsy in elderly people. BMJ 331: 1317-1322, 2005
2) Tanaka A, et al: Clinical characteristics and treatment responses in new-onset epilepsy in the elderly. Seizure 772-775, 2013

(赤松直樹)

2 記銘力低下と偽(仮性)認知症

(1) 一過性てんかん性健忘 transient epileptic amnesia, amnesic seizure(TEA)

高齢者の側頭葉てんかんの発作症状が，健忘のみであることがまれにある[1, 2)]．発作が健忘のみで意識減損発作の部分症状ではないことは，発作中に声掛けなどで反応性が保たれていることを確かめる必要がある．しかし実臨床の場では，一過性健忘が発作中のみの症状なのか発作後の症状なのかを確実に鑑別するのは容易ではない．意識が保たれ短期記憶のみが障害されるという解剖学的基盤を考えると，辺縁系特にPapezの回路もしくはその一部のみがてんかん発作活動に巻き込まれているというようなことが考えられる．側頭葉の内側のみでてんかん活動を生じているのを，頭皮上脳波で証明するのも困難である．もちろん海馬の深部電極を用いた検査で，健忘のみのてんかん発作があることは知られており，TEAが存在するのは間違いないのであるが，実際の頻度はよくわかっていない．

(2) 複雑部分発作後の記憶障害

複雑部分発作を頻発している場合も，発作間欠期の症状として記憶障害を認めることがある[3]．運動野のてんかん発作で生じるTodd麻痺のアナロジーで考えるとわかりやすい．繰り返すてんかん放電により，神経組織が疲労・疲弊するために可逆性の記憶の障害が出現すると考えられる．

(3) てんかん発作重積状態後の海馬萎縮

小児の複雑型熱性けいれん後がその後の海馬硬化症の危険因子であることはよく知られている．成人においても，てんかん発作重積状態特にけいれん性てんかん発作重積状態後にまれに海馬硬化症をきたすことがある[4]．高齢者では両側海馬萎縮例もあり，著明な記憶障害をきたす．記憶障害が強いため認知症と診断されることもある．

(4) 偽(仮性)認知症 pseudodementia

偽(仮性)認知症という用語は，認知症のような症状を示すけれども原因が認知症ではない状態を指す．偽(仮性)認知症として最も頻度が高いとされているのが，うつ病(抑うつ状態)である．偽(仮性)認知症が，うつによる認知症様の症状とほぼ同義に用いられることもある．高齢者の側頭葉てんかんが認知症と間違われることがあり，偽(仮性)認知症の1つに側頭葉てんかんも含まれる．脳波のてんかん性放電はてんかん診断に特異度が高い検査であるので，偽(仮性)認知症が鑑別に挙がる場合は脳波検査が重要である．認知症か否かの診断には脳波は重要ではないかもしれないが，鑑別診断においては重要な検査となる．てんかん診断が正しく行われれば，高齢者てんかんでは抗てんかん薬治療効果が高いので著明な改善をみることもまれではない．

文献

1) Asadi-Pooya AA: Transient epileptic amnesia: a concise review. Epilepsy Behav 31: 243-245, 2014
2) Bilo L, et al: Transient epileptic amnesia: an emerging late-onset epileptic syndrome. Epilepsia 50: 58-61, 2009
3) Theodore WH: The postictal state: effects of age and underlying brain dysfunction. Epilepsy Behav 19: 118-120, 2010
4) Wieshmann UC, et al: Development of hippocampal atrophy: a serial magnetic resonance imaging study in a patient who developed epilepsy after generalized status epilepticus. Epilepsia 38: 1238-1241, 1997

（赤松直樹）

3 高齢者に特徴的な薬剤相互作用と副作用

(1) 薬物相互作用とは

薬物相互作用は，以下の2つに分類される．

● 薬物動態学的相互作用

抗てんかん薬では代謝の過程が特に重要である．肝代謝の第1相反応は主にチトクロムP450(CYP)に依存し，薬物を水溶性にする．抗てんかん薬ではCYP3A4，CYP2C9，CYP2C19が重要であり(**表15-12**)[1]，誘導・阻害を受ける(**表15-13**)[2]．CYP2C19は日本人の約2割で遺伝子多型がある．第2相反応はグルクロン酸抱合など親水性を増す反応で，ラモトリギン(LTG)の主たる代謝経路である．

● 薬力学的相互作用

一般に同効薬の併用により作用が増強することである．

表 15-12 抗てんかん薬の薬物動態への影響

薬剤	腎機能障害時の用量調整	肝代謝酵素の基質		肝酵素の誘導		肝酵素の阻害		活性代謝物
		第1相反応	第2相反応	第1相反応	第2相反応	第1相反応	第2相反応	
DZP	不要	2C19, 3A4						あり
CZP	不要	3A4		ごくわずかのみ		ごくわずかのみ		なし
CLB	不要	3A4		ごくわずかのみ		ごくわずかのみ		あり(N-desmethyl-CLB)
LTG	不要	なし	UGT1A4	なし	UGT1A4	なし	なし	なし
CBZ	不要	3A4, 2C8, 1A2	UGT(15%)	2B6, 2C9, 2C19, 3A4, 1A2	UGT1A4			あり(Carbamazepine-10, 11-Epoxide)
PHT	不要	2C9(90%), 2C19, 3A4	UGT1A4(75~95%)	2B6, 2C9, 2C19, 3A4, 1A4	UGT	あり	なし	なし
VPA	不要	2C9, 2C19, 2B6	UGT1A4		なし	2C9	UGT1A4	ほぼなし
PB	必要	2C9, 2C19, 2E1, 3A4	UGT1A4	2B6, 2C9, 2C19, 3A4	UGT1A4	あり	なし	なし
PRM	必要	2C9, 2C19	UGT	2B6, 2C, 3A	UGT	あり	なし	あり(PB)
ZNS	必要	3A4	UGT	なし	なし	なし	なし	なし
TPM	必要	代謝程度は少ない		3A4	なし	2C19(高用量で軽度阻害)	なし	なし
GBP	必要	なし	なし	なし	なし	なし	なし	なし
LEV	必要	なし	なし	なし	なし	なし	なし	なし
MDZ	必要	3A4, 3A5	UGT1A4			3A4		あり

(注)空欄：十分なデータがない，UGT：アイソザイムが判明していない

表 15-13　薬剤(抗てんかん薬以外)の肝代謝酵素への影響

機能	P450 アイソザイム			グルクロン酸抱合 UGT1A4
	CYP2C19	CYP 2C9	CYP3A4	
アイソザイムの基質	アミトリプチリン イミプラミン オメプラゾール クロピドグレル クロミプラミン シクロホスファミド シロスタゾール ニトルソウリア(?) ネルフィナビル ピオグリタゾン ランソプラゾール ワルファリン	アミトリプチリン イブプロフェン カンデサルタン ジクロフェナック スルファメトキサゾール セレコキシブ トルブタミド ナプロキセン バルサルタン ピオグリタゾン ピタバスタチン ピロキシカム フルルビプロフェン ロサルタン ワルファリン	アトルバスタチン アルプラゾラム イホソファミド イリノテカン エトポシド エリスロマイシン カルシウムチャネル拮抗薬 キニジン クロピドグレル シクロスポリン シクロホスファミド シロスタゾール シンバスタチン タクロリムス タモキシフェン チオテパ デキサメタゾン ドキソルビシン ドセタキセル トポテカン トリアゾラム ニトロソウレア(?) パクリタキセル ピオグリタゾン ヒドロコルチゾン ピモジド ビンクリスチン ビンデシン ビンブラスチン フェンタニル ブスピロン プレドニゾロン プロカルバジン ベタメタゾン ミダゾラム メチルプレドニゾロン メトトレキサート(?) リバーロキサバン ロバスタチン ワルファリン HIV 蛋白分解酵素阻害薬	
アイソザイムを阻害する薬剤	オメプラゾール ケトコナゾール シメチジン チクロピジン パロキセチン フルボキサミン ランソプラゾール	アミオダロン イソニアジド チクロピジン テニポシド パロキセチン 5- フルオロウラシル フルコナゾール フルバスタチン メトロニダゾール ST 合剤	アミオダロン イトラコナゾール イホスファミド エトポシド オメプラゾール キニジン グレープフルーツジュース ケトコナゾール シクロスポリン シクロホスファミド シスプラチン(?) シメチジン ジルチアゼム ダナゾール デキサメタゾン テニポシド ドキソルビシン ドセタキセル パクリタキセル ビンデシン ビンブラスチン フルコナゾール(高用量) ベラパミル マクロライド系抗菌薬(アジスロマイシンを除く) ミコナゾール リトナビル HIV 蛋白分解酵素阻害薬	エファビレンツ(参考)
アイソザイムを誘導する薬剤		セコバルビタール リファンピシン	シクロホスファミド タモキシフェン デキサメタゾン テニポシド ドセタキセル パクリタキセル リトナビル リファブチン リファンピシン	リファンピシン

(2) 高齢者での薬理学

高齢者では，胃酸分泌・血流・消化管運動の低下により吸収は低下するが，筋肉量の低下や蛋白・アルブミン低下に伴う分布容積の変化，および代謝・クリアランスの低下による影響が大きいため，作用は増強する．

高齢者ではアルブミン減少により遊離型の薬物血中濃度が増加し，作用も副作用も増強する．CYP 活性は 40 歳以降徐々に低下する（ただし肝逸脱酵素やアルブミンは薬剤代謝能の直接指標ではない）．腎クリアランスも年齢とともに低下する．腎排泄の薬剤は用量調整が比較的容易で使用しやすい．

(3) 高齢者への抗てんかん薬投与

高齢者では副作用による脱落が多く常用量の半量を目標とし，増量にも 2 倍の時間をかけることが推奨される[3]．蛋白結合率が高い薬剤（バルプロ酸ナトリウム：VPA，フェニトイン：PHT，カルバマゼピン：CBZ）は多剤併用にて遊離型がいっそう高くなる．認知機能低下や骨粗鬆症にも注意を要する[4]．従来薬では VPA が比較的安全とされるが，錐体外路症状の報告がある[5]．新規抗てんかん薬は比較的使用しやすい．抗菌薬や抗凝固薬との相互作用も重要である．担癌患者では CYP 誘導薬を極力避けることが望ましい[2]．

文献

1）Shorvon S: Handbook of Epilepsy Treatment. 3rd Edition, Wiley-Blackwell, London, 2010
2）Vecht CJ, et al: Interactions between antiepileptic and chemotherapeutic drugs. Lancet Neurol 2: 404-409, 2003
3）Leppik IE, et al: Epilepsy in the elderly. Semin Neurol 22: 309-320, 2002
4）Read CL, et al: Cognitive effects of anticonvulsant monotherapy in elderly patients: a placebo-controlled study. Seizure 7: 159-162, 1998
5）Ristic AJ, et al: The frequency of reversible parkinsonism and cognitive decline associated with valproate treatment: a study of 364 patients with different types of epilepsy. Epilepsia 47: 2183-2185, 2006

（小畑　馨・木下真幸子）

4 親亡き後の介護

乳幼児期に発症するてんかんのうち，難治性の発作や精神運動発達の遅れがみられるものでは，長期にわたり生活のさまざまな面での介助・介護が必要となる．成人発症の患者でも，脳炎後遺症や脳血管障害などの器質的疾患を伴ったてんかん患者では，同様に生涯介護を要する例がある．また，一見てんかん発作が軽微に思えても，種々の併存症によって社会性や生活スキルに困難を抱える例は少なくない．

このようなてんかん患者が成人し「大人」とみなされるとき，介護者の高齢化が大きな問題となる．小規模事業所への通所が必要な在宅の障害者を対象とした調査[1]によると，主たる介護者は親（89.6%）であり，半数が 60 歳を超える．主介護者である親は「親亡き後」への不安を抱え続け，「親に何かあったときが心配」「親亡き後の生活を考えると不安でたまらない」といった記載が 40 歳代以上の介護者では年代の差なく一定数みられたと報告されている．「親亡き後」は，親の病気や死亡による患者自身の動揺はもちろんのこと，主介護者が欠けることによる患者の生活上の困難，生活の場や介護者の変更などの問題が時を待たず生じてくる．

(1) サポートの現状と課題

日本の医療・福祉制度は申請主義をとるため，患者側がサポートの必要性を認識し，かつ実際の手続きを行わなければならない．制度は自立支援医療，精神障害者福祉手帳，障害年金が代表的なものである．患者の状態や年齢により利用可能な制度もある．支援内容は主に経済面（医療費，生活費）と生活面（訪問・日中活動・居住などの生活基盤，就労）とに大別される[2]．

では，親あるときに，来るべき「親亡き後」に向けてできることは何か．

第 1 に，社会からの孤立を防ぐこと．介護・ケアの担い手を複数の介護者に分散する必要がある．しかし前述の調査において，介護への強い負担感をもちながら，居宅支援サービスを利用している介護者は約半数にとどまる[1)]．わが国では家族介助の存在を社会が前提としてきたため，障害者は家族ごと社会から孤立し，家族内でその面倒を見続けることを心理的に強要されてきたといえるかもしれない．しかしまた，ケアの与え手である親が，受け手である患者のケア調達ルートを独占することにより，患者は親に支配され主体性がいっそう脆弱となり，親の側は子を生かしているのはこの私であるという万能感を得ているという分析もできる[3)]ことに注意が必要である．

第2に，子の自立を目指すこと．障害者の自立には，まず日常生活の段階では「日常生活動作」の自立，自己決定権の行使を意味する自立があり，自己決定のスキルを高めるための教育や，自己決定を「見守る」支援の継続が求められる．さらに職業を通じた社会的自立の段階では，就労意欲を保ち，社会適応や実務の訓練，職業カウンセリングなどにより勤務を継続していくための支援も必要である．こうした「自立」は，「親亡き後」の不安払拭のためにのみ目指すものではなく，患者自身が「大人になる」当然のプロセスである．

(2) 医療者の役割

医療者にも果たすべき役割がある．てんかん発作のコントロール状況のみならず，日常生活の遂行機能，自己決定スキル，社会適応性を見極め，親の介護負担が重すぎないか，他者の介入があるか，適切にサービスが利用されているかを把握する．親の過干渉が患者の自己決定を妨げる要因となっている場合には，医療者は親の負担や心情に十分な理解を示しつつも厳しくその点を指摘し，共依存的な親子関係を修正する必要があろう．親が過剰に役割を果たそうとすることにより，他者に子の支援を求めることができない状況は，「親亡き後」の介護をいっそう困難にする可能性をはらむ．多職種による継続的な介入を促すべきである．

文献

1）きょうされん：家族の介護状況と負担についての緊急調査の結果．2010
2）久保田英幹：行政支援．宇川義一，他(編)：てんかんテキスト New Version．pp302-308，中山書店，2012
3）信田さよ子：共依存．朝日新聞出版，2012

（林　紀子・木下真幸子）

E QOLを決定しているものは何か

てんかん患者は，種々の併発症や，心理社会的問題など解決すべき問題は多彩で，発作を抑制しただけでは必ずしも患者の生活が改善しない[1)]．発作抑制率などてんかん診療の客観的アウトカムの指標に対し，患者自身によるアウトカムを評価するための指標は，Patient-Reported Outcome (PRO)として概念を拡大してきた．慢性疾患などでは客観的指標だけでは医療のアウトカムを評価しきれなくなってきたからである．てんかんに特異的なPROの評価尺度には，発作体験(重症度)，治療関連事項(効果や副作用)，生活の評価(心理社会的尺度やスティグマなど)，クオリティ・オブ・ライフ(quality of life；QOL)などがある[2)]．てんかん診療ではQOLが一般的に用いられている．

(1) QOLの研究

QOLを評価するための尺度の開発はQOLに影響を与える要因の研究でもある．てんかん診療の重要な目標がQOLの向上であるなら，改善すべき因子の抽出は，医療の課題を明らかにすることであり，てんかん診療の質の向上に寄与する．

(2) QOLに影響を与える要因

多数の研究が存在するが，結果は必ずしも一致していない．文化的背景の違い，採用した評価尺

表 15-14　てんかん患者の QOL に影響を与える因子

	影響あり	影響なし	不確定	評価困難
患者属性		年齢 性別 婚姻状況	学歴 就労状況	社会経済的状況 収入
臨床指標	発作頻度 発作重症度 併発症(身体/精神)	発作型 発病年齢 罹病期間	発作抑制期間 認知機能	
治療	外科治療		薬剤数 副作用	
心理	抑うつ 不安障害			

(Taylor RS: Predictors of health-related quality of life and costs in adults with epilepsy: A systematic review. Epilepsia 52: 2168-2180, 2011 より)

度の違い，要因の定義の違いなどが理由として挙げられる．対象を小児や高齢者に限った研究も，年齢に特有な因子を検討するために重要である．以下に一般的に取り上げられる要因を挙げた[3-7]．

- 患者属性：年齢，性別，婚姻状況，学歴，就労状況，社会経済的状況，収入などがある．
- 臨床指標：発作頻度，発作型，発作重症度，併発症(身体的，精神医学的)，発病年齢，罹病期間，発作抑制期間などに加えて，小児ではADL，認知機能，高次脳機能，仲間の支えなども検討されている．なかでも強い相関を認めるのは発作頻度，発作の重症度で，発作が抑制されなくても頻度の減少に応じた QOL の向上を認め，発作が重症なほど QOL は低下する．
- 治療：薬物(薬剤数，副作用，新規抗てんかん薬)外科治療など．
- 心理社会的：スティグマ，抑うつ，不安障害は負の影響を与える．

Taylor らは QOL に影響を与える因子を 1950〜2010 年 7 月までに発表された文献から，影響を与える因子と与えない因子，評価が一定しない因子，研究が少なく評価困難な因子に分けた[8)](表 15-14)．

文献

1）Jehi L: Quality of life in 1931 adult patients with epilepsy: seizures do not tell the whole story. Epilepsy Behav 22: 723-727, 2011
2）Nixon A: Patient Reported Outcome (PRO) assessment in epilepsy: a review of epilepsy-specific PROs according to the Food and Drug Administration (FDA) regulatory requirements. Health Qual Life Outcomes 11: 38, 2013
3）Kubota H: Assessment of health-related quality of life and influencing factors using QOLIE-31 in Japanese patients with epilepsy. Epilepsy Behav 18: 381-387, 2010
4）Baker GA: Quality of life of people with epilepsy: a European study. Epilepsia 38: 353-362, 1997
5）Lee SJ: Predictors of quality of life and their interrelations in Korean people with epilepsy: a MEPSY study. Seizure 23: 762-768, 2014
6）Fayed N: Children's perspective of quality of life in epilepsy. Neurology 84: 1830-1837, 2015
7）May TW: Epilepsy in the elderly: restrictions, fears, and quality of life. Acta Neurol Scand 131: 176-186, 2015
8）Taylor RS: Predictors of health-related quality of life and costs in adults with epilepsy: A systematic review. Epilepsia 52: 2168-2180, 2011

(久保田英幹)

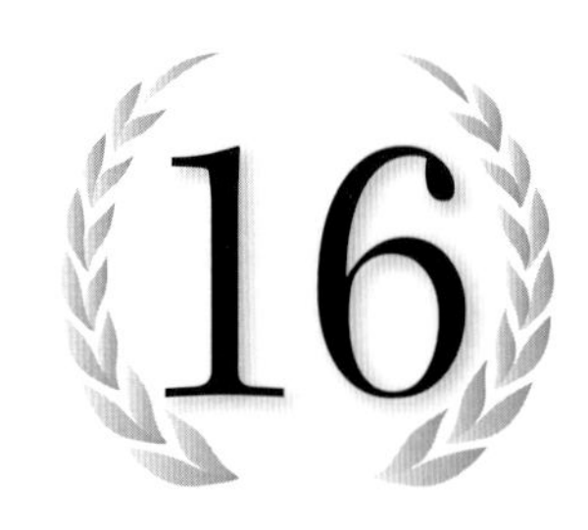

医療連携

A てんかんネットワーク

(1) はじめに

てんかんは乳幼児から高齢者にいたる幅広い年齢層でみられるcommon diseaseであり，日本では60万～100万人が罹患していると推定されている．治療技術の進歩により発作のない生活を送れる患者が増加する一方，十分な治療にもかかわらず発作が消失しない難治例の存在や，再発への不安，長期間の服薬が身体・心理に及ぼす影響，自動車運転や水泳など日常生活における制限，就学や就労への障害，経済的負担や妊娠・出産への影響など，てんかんに罹患することによって生じうる問題は身体・心理・社会的と多岐にわたる．その支援には患者一人ひとりに合わせた，さまざまな専門性をもつ職種による包括的で長期・安定的なサービスが望まれる．

現在わが国の医療では小児科，神経内科，脳神経外科，精神科などの診療科がてんかん診療を担っている．各科がそれぞれの専門性を生かしながら日々の診療を行っているものの，担当領域の境界はあいまいであり，どのような状態のときにどの病院のどの科を受診していいのか，利用者にとっても必ずしも明確ではない．

またてんかんは併存障害の多い疾患である．精神疾患の合併は20～40%，中等度以下の知的障害の合併が20%，頭痛の併存が20%とされ，睡眠障害も一般人口の2倍の割合で認められるという．発作による外傷，脳血管障害・変性疾患をはじめとする神経疾患，歯科疾患，婦人科的問題，抗てんかん薬の副作用などのため，複数の医療機関や科にまたがって診療することがしばしばあり，その際には各医療機関，各科の間でスムーズな連携が必要となる．

(2) てんかん医療システム[1)]

上記のようなてんかんの疾病特性やわが国の医療状況を踏まえ，地域におけるてんかん医療を有効に機能させるため，一次，二次，三次からなるてんかん診療モデルが提唱されている．

a．一次診療

てんかん患者が最初に受診する窓口であり，プライマリケアを担う「かかりつけ医」である．小児科，神経内科，脳神経外科，精神科など診療科は多岐にわたり，担当医は必ずしもてんかんを専門としていなくてもよい．てんかんの救急医療に直接的，間接的にかかわることが多く，また二次，三次診療機関や併存障害治療のための他科との橋渡し役を担う．初期診断や治療方針に基づいて診療を行い，発作の増悪や再発など経過中に診断・治療方針に再考を要するとき，併存障害のため，より高度な治療が必要なときには，二次診療機関に紹介し，状態が安定して二次診療機関より紹介された患者を長期にフォローする．

b．二次診療

神経学を専門とする医師が想定される．一次診療機関より紹介を受け，初期診断や治療方針の確定を行う．そのために脳波，MRI などの検査を行い，詳細な評価に基づく薬剤調整を行い，状態が安定した患者は一次診療機関に再度紹介する．適切な種類の抗てんかん薬を 2 種類，適切な量で 1 年以上用いても発作消失に至らない場合，局在病変を有する場合，併存障害のためより包括的なケアが必要な場合には，三次診療機関に紹介する．

c．三次診療

てんかん専門の複数の診療科による集学的グループから成り立ち，ビデオ脳波モニタリングによる発作診断をはじめ，MRI や脳機能画像(SPECT や PET)による精密な診断，薬物調整および外科治療を行える設備をもつ．さらに，侵襲的検査(頭蓋内脳波検査など)を伴う複雑なてんかん外科治療や，リハビリテーションを含むより包括的なケアを提供する機関として，包括的てんかんセンターが位置付けられる．

(3) てんかん診療ネットワークについて[2)]

図 16-1[3)]のようなてんかん診療システムが有効に機能するためには，地域のどの医療機関，科がどのようなてんかん診療サービスを提供しているか，どのようなときにどこに相談をすればいいか(アクセスポイント)についての情報が共有されている必要がある．

全国規模のてんかん診療ネットワークを形成し，わかりにくかったてんかん医療へのアクセスポイントを明らかにするとともに，より効果的に

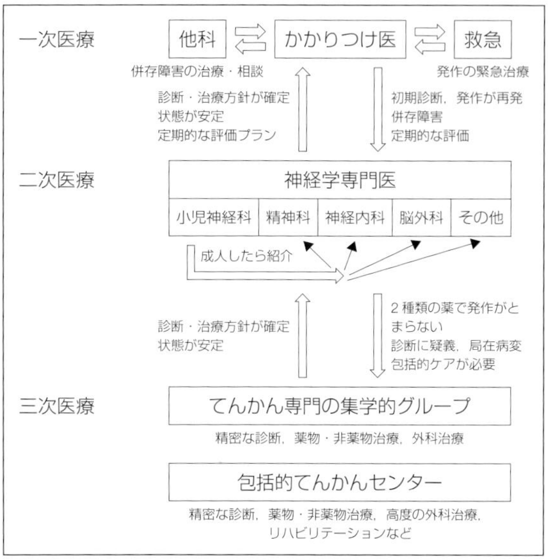

一次医療　他科 ⇄ かかりつけ医 ⇄ 救急
併存障害の治療・相談　発作の緊急治療
↑ 診断・治療方針が確定 状態が安定 定期的な評価プラン
↓ 初期診断，発作が再発 併存障害 定期的な評価
二次医療　神経学専門医
小児神経科｜精神科｜神経内科｜脳外科｜その他
成人したら紹介
↑ 診断・治療方針が確定 状態が安定
↓ 2 種類の薬で発作がとまらない 診断に疑義，局在病変 包括的ケアが必要
三次医療　てんかん専門の集学的グループ
精密な診断，薬物・非薬物治療，外科治療
包括的てんかんセンター
精密な診断，薬物・非薬物治療，高度の外科治療，リハビリテーションなど

図 16-1　てんかん医療のシステム
〔日本てんかん学会(編)：てんかん専門医ガイドブック．pp184-186，診断と治療社，2014 より〕

診療連携を推進するためのシステムとして，てんかん診療ネットワーク〔ECN(epilepsy care network)-Japan〕が日本医師会および日本てんかん学会の支援のもと，厚生労働省の研究班により運営されている．一次診療を担う医療機関がてんかん診療で困ったときに紹介できるよう，その地域でてんかんを診ている主に二次，三次医療機関の名簿をホームページ上に掲載している．

さらに各地域で，二次，三次医療機関を中心としたてんかん連携ネットワークを構築する動きがある．てんかんセンターについては，全国てんかんセンター協議会が設立され，てんかんセンター間の連携を深めるとともに，てんかん医療構造全体にわたるてんかんケアを視野に活動している．

(4) 今後の課題

よりよいてんかん診療サービスを提供するために，現在上記のようなネットワークが形成されている途上であるが，課題も多い．

てんかん診療ネットワークについては，登録が自己申告に基づいているため質が担保されているわけではなく，また知名度がまだ高くないため，該当する医療機関のすべてが掲載されているわけ

ではないことが問題として挙げられる．またてんかん医療システムが機能するため各システムをつなぐコーディネーターの養成や，システムやネットワークが浸透するための診療報酬を含む政策的な関与など国の積極的な支援も必要であろう．

今後，全国各地で地域の特性を活かしたてんかん診療連携ネットワークが構築され，どこに住んでいても，一人ひとりに合った切れ目のないてんかん医療サービスが地域で受けられるようになるとともに，教育や福祉，行政なども含む包括的なサポート体制が形成され，てんかんに罹患することで生じる困難を積極的に緩和できる社会が望まれる．

文献

1）井上有史：てんかん診療における医療連携と社会的医療資源．治療 94：1697-1702，2012
2）てんかん診療ネットワークホームページ．http://www.ecn-japan.com
3）日本てんかん学会(編)：てんかん専門医ガイドブック．pp184-186，診断と治療社，2014

（井上有史・中岡健太郎）

B キャリーオーバーの連携

一般に小児期に発症し，成人後も小児専門の診療科で治療を続けている患者を日本では「キャリーオーバー」と呼んでいる[1]．治療の進歩により成人期以後の生存率が向上したが，新たな課題としてキャリーオーバーが近年医療界では話題となっている[2]．てんかん患者が小児期にかかえる問題と，成人期にかかえる問題とは異なるため，長期的な視点に立つサポートが必要であることは明らかである．ここではこれまでに実施された調査結果に基づき，キャリーオーバーの実態と問題点を整理し，その対応法について説明する．

(1) キャリーオーバーの実態

小児科医がキャリーオーバーの成人患者をみる人数の割合は2～3割であるとの報告がある(**表16-1**)[1,3,4]．また日本てんかん学会の調査[5]では，約半数の小児科医が診療中の患者の3割以上が成人患者だった．

キャリーオーバー患者の年齢分布については，20歳代から30歳代が最も多いが，患者最高齢の分布は80歳まで分布していた(**表16-1**)[1]．今後キャリーオーバー患者が徐々に累積していくことや，それに伴い高年齢化が進むことが予想され，長期間のケアのためのサポート体制の確立が急務であろう．

(2) キャリーオーバーの課題と対応策

谷口ら[1]によると32%の小児科医が生涯同じ診療科でみるべきだと回答した．成人科への転科が困難だとの回答は90%で，その理由として「近くに成人てんかんの専門医がいない(73%)」，「患者や家族が転科を嫌がる(68%)」の2つが突出していた．また成人のてんかん患者の診療にどのような困難を感じるかとの設問に対しては，「精神・心理的合併症(42%)」，「内科的合併症(38%)」，「近くに入院施設がない(37%)」という回答が多かった．成人のてんかん患者の診療に困難を感じると回答した非専門医の割合(67%)と専門医の割合(77%)とには統計的な有意差はみられなかった．1か月の診療人数から比較すると，診療人数が40人以下の医師では診療に困難を感じるものの割合は68%だったが，診療人数が40人を超えるものは80%で，統計的な有意差($p<0.05$)がみられた．すなわちてんかんについての専門性よりも，診療人数が多いと成人患者の診療の困難さに直面することが多くなることが示され，キャリーオーバーの解消は小児科医の診療の負担軽減という点からも重要であることがうかがわれた．

日本てんかん学会の調査[5]では，小児科医が成人の患者の診療に困難を感じるのは「精神・心理

表16-1 キャリーオーバーについての調査報告

著者名	調査の対象・対象施設	キャリーオーバーの人数，割合，その他
伊藤(2005)[3]	滋賀県立小児保健医療センター	・18歳以上をキャリーオーバーとした ・810人中18歳以上186人(23%)，うち継続受診162人(男性52%，女性48%) ・年齢分布 18〜19歳：48人(30%) 20〜24歳：52人(32%) 25〜29歳：45人(28%) 30歳以上：17人(10%)
大塚，他(2010)[4]	岡山大学病院小児神経科	・20歳以上をキャリーオーバーとした ・キャリーオーバー患者は445人(男性235人，女性210人)で，小児神経科の約1/3に相当 ・年齢分布 20歳代：256人(58%) 30歳代：135人(30%) 40歳代：44人(10%) 50歳代以上：10人(2%)
日本てんかん学会(2010)[5]	小児科医師72人にアンケート調査．47人が回答(回収率65.3%)	・16歳以上をキャリーオーバーとした ・53.2%の医師は，診療中の患者の3割以上がキャリーオーバー患者だった ・キャリーオーバー患者の診察で，小児科単独で診療する患者の比率が90%以上と回答した医師は76.6%だった
谷口，他(2012)[1]	小児神経専門医1,023人にアンケート調査．578人が回答(回収率56.5%)	・20歳以上をキャリーオーバーとした ・キャリーオーバー患者は518人(27%)だった ・患者最高齢者の分布は30歳代が最も多かったが，80歳代まで分布していた

的症状(78.7%)」，「入院の問題(55.3%)」，「身体症状(34.0%)」，「成人の生活上の問題(27.7%)」だと報告した．一方，転科を勧めない理由として「患者・家族が転科を嫌がる(78.7%)」，「適当な紹介先がない(72%)」ことが挙げられていた．

2つの調査結果はおおむね同じ結果だった．キャリーオーバーには患者の長年の経過を知り尽くしている，医師患者関係を新しく築く必要がないという利点がある．しかしてんかん診療は長期に及ぶため，さまざまな問題が生じる．調査では小児科から成人科への転科が必要だと考える理由として，入院施設の問題，内科的合併症，精神・心理的合併症が挙げられた．また転科を勧めることができない理由として「近くに成人てんかんの専門医がいないこと」や「患者や家族が転科を嫌がる」ことが挙げられていた．紹介先の小児科医から成人科へのスムースな転科を進めるためには，入院施設の確保，近隣に成人てんかんの専門医がいること，診療科間で情報共有を図ることにより，患者・家族が安心して転科することが保証されることが必要であることが示された．

受け入れる側の成人科について調べるために，渡辺ら[6]は神経学会会員7,500人を対象にアンケートを実施し，1,270人から回答を得た(回収率16.9%)．神経内科医は，てんかん診療全体の困難として「脳波判読」，「法律・制度」，「てんかん発作治療」，「精神・心理的合併症」，「てんかん診断」などを挙げた．またてんかんを専門としない医師は「てんかん診断」と「脳波判読」に困難を感じるとの回答が多く，てんかんを専門とする医師は「精神・心理学的合併症(43%)」に困難を感じるとの回答が突出していた．勤務先が病院の神経内科医で20歳以上のてんかん患者を引き受けたことがある医師の68%が引き受け時に困難を感じたと回答した．その理由として「小児期からの経過が把握しにくい」，「小児期特有のてんかん症候群に不慣れ」の2つが多かった．以上の結果から，紹介元の小児科医からのわかりやすい情報提供が重要であること，成人科の医師が小児期特有のてんかんへの理解を深めるなど，てんかん学の知識の共有も重要であることが示された．

精神・心理学的合併症については，小児科医は成人科への転科を勧めたい理由に挙げており，成人科の医師はてんかん診療を行うにあたっての困難を感じる理由として挙げていた．てんかん患者は高率に精神症状を合併することが知られており[7]，精神・心理学的合併症があるときには，精神科医が協力して治療を行うことが重要である[8]．

てんかん診療は長期に及ぶため，①就職，運転，避妊，結婚，出産，育児のサポート，②身体合併症への対応，③成人で発生する精神・心理的合併症や行動異常への対応，④引っ越した場合新たな受け入れ先の確保[6]の問題が生じる可能性がある．これらのニーズに対応し，キャリーオーバーを解消するためには，診療科の連携，医療機関の連携はいうに及ばず，多職種間の連携，福祉・教育・行政機関との連携を可能にするサポート体制の構築が必要である．

文献

1）谷口豪，他：てんかんのキャリーオーバーについての研究報告―小児神経科医師へのアンケート結果．脳と発達 44：311-314，2012
2）久保田雅也：医療連携について小児科医の立場から．日本臨床 68：145-150，2010
3）伊藤正利：てんかんをもつ子どものキャリーオーバー診療．脳と発達 37：219-224，2005
4）大塚頌子，他：てんかん診療におけるキャリーオーバー患者の問題．日本臨床 68：77-81，2010
5）日本てんかん学会 てんかん実態調査委員会(大塚頌子，他)：日本におけるてんかんの実態・キャリーオーバー患者の問題．てんかん研究 27：402-407，2010
6）渡辺雅子，他：てんかんの，小児から成人へのよりよいトランシションをめざして：報告と提言．てんかん研究 31：30-39，2013
7）Tellez-Zenteno JF, et al: Psychiatric comorbidity in epilepsy: a population-based analysis. Epilepsia 48: 2336-2344, 2007
8）渡辺裕貴：これからのてんかん診療における精神科医の役割．てんかん研究 31：74-78，2013

（廣實真弓・渡辺裕貴）

C　社会資源の活用

てんかん患者の中には，発作が抑制されごく普通に社会生活を送っている人がいる一方，発作が難治性に経過する人がいれば，種々の程度の精神・神経学的合併症や併発症を有する人もおり，病態は複雑で病状に応じた社会的支援を必要としている．

てんかん患者が利用できる主な制度を紹介する．最近の制度上の大きな変化は，2015(平成27)年7月に医療費助成制度に関して，小児慢性特定疾患と指定難病の対象疾患がそれぞれ，514疾病から704疾病，56疾病から306疾病に拡大されたことである．福祉制度の利用は自己申告制なので，診療を担当する医師は以下に取り上げた制度について理解し必要に応じて患者に紹介する．

(1) 手帳制度(表16-2)

日本では障害は身体，知的，精神の3つに分けて対策が講じられており，手帳も3種類存在する．てんかんは精神保健福祉手帳の対象で，所得税，住民税の控除などのメリットがある．等級の判定は「発作」と「発作間欠期の精神神経症状・能力障害」のいずれか重度のほうで判定するか，両者を勘案することになっている[1]．発作に関する判定基準は15章「公的助成制度」**表15-10**を参照のこと．

表 16-2 手帳制度(てんかんへの支援制度)

手帳	対象者	内容	申請窓口	備考
精神保健福祉手帳	てんかん，統合失調症，躁うつ病などの気分障害など	所得税，住民税，相続税の級に応じた額の控除 利子などの非課税制度(マル優，特別マル優) NHK 受信料の減免，NTT 電話番号無料案内 各社携帯電話料金の割引など 自立支援医療申請簡略化 交通運賃の割引など自治体独自の各種サービス 自動車税・軽自動車税，自動車取得税の減免(1 級のみ)	市区町村	初診から 6 か月以上経過している 主治医であれば診療科を問わず作成可能 有効期間 2 年 等級は 1～3 級(付：判定基準表参照) 障害基礎年金受給者は，年金証書をもって診断書に代えることができる
療育手帳	発達期において，知的機能が一定の状態にあると認定された人	税金の控除や減免 各種手当て支給(医療費助成，日常生活用具給付など) 公共交通機関の割引など 自治体独自の各種サービス	市区町村	児童相談所(18 歳未満)，更正相談所(18 歳以上)の判定医が必要
身体障害者手帳	法に定める程度の身体障害にあると認められた人	税金の控除や減免 各種手当て支給(医療費助成，補装具，日常生活用具給付など) 公共交通機関の割引など 自治体独自の各種サービス	市区町村	指定医が判定

てんかんは法的には精神障害に分類されている．そのため医療，福祉，就労などにおけるてんかん患者への公的支援はすべて精神障害者施策に基づく．

身体障害，知的障害が一定の要件を満たせばその他の手帳の重複取得が可能である．

(2) 医療費(表 16-3)

成人で最も多くの人が利用するのが，自立支援医療であろう．障害者総合支援法の中の施策の 1 つで，てんかんと診断されていれば発作抑制の有無にかかわらず利用可能．外来診療における検査，治療費の自己負担が 10% に減額され，所得(市町村税)に応じた負担上限も設けられている．従来の抗てんかん薬は安価だったが，新規抗てんかん薬は高額になる傾向があるので，必要な患者には勧めたい[2]．

小児でよく利用されるのは 乳幼児医療費助成制度である．対象年齢は年々拡大傾向にあり，2013 年時点で 1,742 市区町村のうち 0 歳から就学前までが 396(21.1%)，12 歳年度未満が 240(13.8%)，15 歳年度末までが 831(47.7%)となっている．19 市区町村が 2 歳までとなる[3]．

高額医療費も適用さえあれば誰でも受けることのできる制度である．

患者の状態(重度心身障害者，West 症候群など特定の病気)や，年齢により利用可能な制度もある．代表的なものは，小児慢性特定疾患治療研究事業，難病医療費助成制度，重度心身障害者医療費助成制度などである．前 2 者のてんかんに関連する対象疾患を表 16-4 に示した[4-7]．

(3) 生活費(表 16-5)

生活費への援助は給付と減免に分けられる．精神用の障害基礎年金の診断書は，精神科標榜医以外に小児科，脳神経外科，神経内科，リハビリテーション科，老年科などを標榜し，継続的に診療を行っている医師であれば記載できる．

また，2010(平成 22)年 11 月 1 日からは，認定基準が改正され，精神保健福祉手帳と同じ基準になった．等級の判定は，精神障害者保健福祉手帳同様，発作と発作間欠期の双方を勘案する．

表 16-3　医療費

制度	助成の内容	対象者	申請窓口	備考
自立支援医療 (精神通院費医療) (有効期限 1 年)	健康保険適用の外来医療費の自己負担が原則 10% に軽減 年収に応じた負担上限がある 独自に補助を上乗せしている市町村あり	てんかんの診断で通院治療している人	市区町村	当該疾患に関して登録した医療機関に限り利用可能(原則 1 つ) 診断書は主治医が記載(診療科は問わない) 手続きは毎年だが，診断書は 2 年に 1 回提出でよい 精神保健福祉手帳の診断書を本制度の診断書として兼ねることができる
乳幼児医療費助成制度	乳幼児の健康保険適用の医療費の自己負担分の全額あるいは一部を助成	一定年齢以下の乳幼児(市町村により対象年齢が異なる)	市区町村	助成内容は通院，入院医療費別に，市区町村ごと異なる 対象年齢(3 歳未満，未就学児，小卒まで，中卒までなど)は市区町村ごと異なる
高額医療費	1 か月の健康保険適用の医療費の自己負担分が一定額を超えたら払い戻される 入院の場合は"限度額認定証"の申請をすることで，自己負担限度額までの支払いとなる	健康保険加入者	保険証発行元	自己負担上限は所得により異なる(平成 18 年 10 月からは下記) 低所得者：35,400 円 標準所得者：80,100 円＋医療費の 267,000 円を超えた分の 1% 上位所得者：150,000 円＋医療費の 50 万円を超えた分の 1%
小児慢性特定疾患治療研究事業 (有効期限 1 年)	健康保険適用の医療費(入院・外来ともに)の自己負担の一部 年収に応じた自己負担限度額がある 入院時食事療養費の標準負担額	West 症候群，結節性硬化症，Lennox 症候群，乳児重症ミオクロニーてんかん，Lett 症候群，亜急性硬化性全脳炎，ミトコンドリア脳筋症など(申請時 18 歳未満)	保健所 健康福祉センターなど	重症度認定者は自己負担なし 18 歳時点で利用している人で，希望者は 20 歳まで延長可能
難病医療費助成制度	健康保険適用の医療費(入院・外来ともに)の自己負担が 2 割に減額 年収に応じた負担上限がある 高額かつ長期に医療を継続している人の負担上限はより低い 人工呼吸器装着者の負担は 1,000 円/月	別表参照	保健所 健康福祉センターなど	所定の診断基準を満たす必要がある 指定医療機関で利用可能 難病指定医が診断する
重度心身障害者医療費助成制度	健康保険適用の医療費の自己負担分の助成	身体障害者手帳，療育手帳取得者	市区町村	市区町村ごとに対象となる手帳の等級，所得制限の内容，自己負担額は異なる 精神保健福祉手帳取得者が利用可能な市区町村もある

(4) 生活支援(表 16-6)

2013(平成 25)年より障害者総合支援法のもと対策が講じられている．障害者を対象としたサービスは，自立支援給付と地域生活支援事業がある．前者は①生活支援を目的とした介護給付，②生活の自立や就労のための訓練を目的とした訓練等給付，③自立支援医療，④補装具の 4 つのサービスに分けられる．

日中活動の場と住まいの場は必ずしも同じ場所でなくてもよくなり，利用者は日中活動と居住支援をニードに応じて，さまざまな組み合わせで利用することが可能になった．日中活動には，①療養介護，②生活介護，③自立訓練(機能，生活)，④就労移行支援，⑤就労継続支援，⑥地域活動支

表 16-4　対象疾病(てんかん関係)

指定難病	小児慢性特定疾患
亜急性硬化性全脳炎	小児亜急性硬化性全脳炎(SSPE)
脊髄小脳変性症	
Huntington 病	
ミトコンドリア病	ミトコンドリア脳筋症
Dravet 症候群	乳児重症ミオクロニーてんかん
海馬硬化を伴う内側側頭葉てんかん	
ミオクロニー欠神てんかん	
ミオクロニー脱力発作を伴うてんかん	
Lennox-Gastaut 症候群	Lennox-Gastaut 症候群
West 症候群	点頭てんかん(West 症候群)
大田原症候群	
早期ミオクロニー脳症	
遊走性焦点発作を伴う乳児てんかん	
片側けいれん・片麻痺・てんかん症候群	
環状 20 番染色体症候群	
Rasmussen 脳炎	Rasmussen 脳炎
PCDH19 関連症候群	
難治頻回部分発作重積型急性脳炎	難治頻回部分発作重積型急性脳炎
徐波睡眠期持続性棘徐波を示すてんかん性脳症	
Landau-Kleffner 症候群	
Lett 症候群	Lett 症候群
Starge-Weber 症候群	
結節性硬化症	結節性硬化症
	Leigh 脳症
	福山型先天性筋ジストロフィー
	進行性ミオクローヌスてんかん
	Unverricht-Lundbolg 病
	Lafora 病

援センターの 6 つがあり，住まいの場には，①障害者支援施設の入所支援または，②入居住支援(グループホーム，福祉ホーム)がある[8]．

(5) 就労支援(表 16-7)

a．就労支援

日本の障害者雇用は，障害者雇用促進法のもとで対策が講じられてきたが，精神障害(てんかんを含む)は長らくその対象とならなかった．2006(平成 18)年に障害者雇用率の算定対象になったものの，すでに雇用されている精神障害者を雇用率に組み入れることを可能としたものである(みなし雇用)．2013(平成 25)年に法定雇用率が引き上げられ(民間 1.8% から 2.0%)，2018(平成 30)年 4 月からは精神障害者の雇用が義務化される．また 2014(平成 26)年に障害者の権利に関する条約を批准したことを受け，2016(平成 28)年より障害者に対する差別禁止対策の 1 つとして合理的配慮の提供が義務化される[9]．就労に関する相談窓口はハローワークである．

b．日本てんかん協会

日本てんかん協会は，国際てんかん協会の日本支部として，正しい知識の普及，てんかん患者およびその家族に生活や医療，教育などについてのアドバイスやピアサポートの実施，転換に関する調査，研究を実施することにより，てんかんの患者およびその家族の福祉の増進に寄与することを目的としている．

会員は患者本人 20%，家族 60%，医師，専門

表 16-5　生活費

制度	助成の内容	対象者	申請窓口	備考
障害年金	障害基礎年金，障害厚生年金，障害共済年金の3種がある 障害基礎年金の年額は下記 1級：990,100円(年額)＋子の加算 2級：792,100円(年額)＋子の加算	20歳以上65歳未満 初診日に年金加入中であった者(20歳以前発病の人はその限りではない) 初診日より1年6か月以上を経過している 一定以上の障害程度である 一定期間保険料を納付している	市区町村 社会保険事務所	等級は障害基礎年金は1-2級，障害厚生年金，障害共済年金は1-3級 障害厚生年金，障害共済年金は人により支給額が異なる 子の加算：第1子・第2子　各227,900円，第3子以降　各75,900円
傷病手当金	支給額は，病気やけがで休んだ期間，一日につき，標準報酬日額の6割に相当する額	被保険者が病気やけがのために働くことができず，連続して3日以上勤めを休んでいるときに，4日目から支給される	社会保険事務所 市区町村	事業所などから給与などの形で給付額以上が支払われている場合には，給付されない
特別児童扶養手当	特別児童扶養手当月額は下記 1級：50,750円 2級：33,800円 (等級は手帳の等級とは異なる)	政令で定める障害(中程度以上の障害)があると認定された20歳未満の児童を在宅で扶養している扶養者 身体障害者手帳：1-3級(目安) 療育手帳：A-B，1-3度など(目安)	市区町村	養育者の所得制限あり 都道府県独自の支給制度あり
障害児福祉手当	手当月額：14,380円	精神や身体に重度の障害のある20歳未満の在宅児童で，常時介護を必要とする本人	市区町村	養育者の所得制限あり
日常生活用具の給付	頭部保護帽などの生活用具の給付・貸与	身体障害者手帳，療育手帳取得者	市区町村	平成18年10月から日常生活用具は地域生活支援事業に再編された結果，給付決定および利用者負担は市区町村の裁量に任されるようになった
補装具の交付・修理	車椅子などの交付・修理	身体障害者手帳取得者	市区町村	所得による自己負担あり 手帳の等級による制限あり
税の免除，控除	所得税，住民税，自動車税，軽自動車税，相続税などの控除や減免 例：所得税 ・特別障害者控除：年額40万円(精神障害者保健福祉手帳1級，身体障害者手帳1，2級，療育手帳A) ・障害者控除：年額27万円(精神障害者保健福祉手帳2.3級，身体障害者手帳3〜6級，療育手帳B1, B2)	精神保健福祉手帳，身体障害者手帳，療育手帳取得者とその家族	各税金窓口	生活保護受給者は障害者加算の認定が受けられる 自動車関連は1級の人が受けられる
公共料金等割引など	NHKの放送受信料，携帯電話基本料金(50%)，非課税貯蓄(マル優，特別マル優)の利用，タクシー利用料金助成事業，自動車改造費用補助，自動車運転免許取得費助成	精神保健福祉手帳，身体障害者手帳，療育手帳取得者	各税金窓口	精神保健福祉手帳で利用可能なものは携帯電話の割引のみだが，左記以外に自治体独自の割引制度があるので，確認する必要がある
交通運賃割引	JR・私鉄の運賃割引(最高5割引)，バス運賃割引(最高5割引)，航空運賃割引(国内線のみ最高25%引)，通行料金が5割引き，タクシー利用料金助成など	身体障害者手帳，療育手帳取得者とその介助者	各窓口	精神保健福祉手帳は写真が添付されていないことから対象にならないが，対象としている自治体もある

表 16-6　障害者総合支援法

給付の種類	サービスの名称	サービスの内容
介護給付（居宅）	居宅介護（ホームヘルプ）	自宅で入浴，食事などの介助
	重度訪問介護	重度障害者の入浴，食事などの介助，外出時の補助
	同行援護	視覚障害者の外出時の補助
	行動援護	知的障害者，精神障害者の行動介護や外出時の補助
	重度障害者等包括支援	重度障害者でも特に介護の程度が高い障害者に対する包括的サービスを提供
	短期入所（ショートステイ）	短期間の施設入所
介護給付（入所）	療養介護	医療の必要な障害者に対する医療機関での訓練や介護
	生活介護	常時要介護者に対する施設内での生活や活動の提供
	障害者支援施設での夜間ケアなど	
訓練等給付	自立訓練	自立のために必要な日常生活能力，社会能力向上のための訓練
	就労移行支援	就労を希望する障害者への生産活動などの機会を提供し，知識や能力の向上のための訓練
	就労継続支援	通常の事業所での就労が困難な障害者の働く場と訓練の場 A 型（雇用型）：雇用契約に基づく B 型（非雇用型）
	共同生活援助（グループホーム）	食事や入浴，排せつの世話が一体となり提供される 日常生活の支援は行うが，介護サービスは個々の必要に応じて外部委託 アパートなどに単身で居住し，巡回支援を受けるとともに，食事や余暇活動は本体住居を利用する
地域生活支援	移動支援	円滑に外出できるよう移動を支援
	地域活動支援センター	創作的活動，社会との交流
	福祉ホーム	低額な料金で居室を提供，日常生活に必要な支援を行う

職その他 20% からなる市民団体で，日本てんかん学会とも緊密な協力関係にある．

全国 47 都道府県に支部があり，医療講演会，相談活動，本人活動など地域に根ざした活動を行っており，患者家族向けの図書，ビデオなども豊富にそろえている．

連絡先：〒170-0005　東京都豊島区南大塚 3-43-11　福祉財団ビル 7F

TEL 03-3202-5661／FAX 03-3202-7235

URL http://www.jea-net.jp/

文献

1）精神障害者保健福祉手帳障害等級判定基準について．厚生省保健医療局通知：平成 7 年 9 月 12 日．健医発第 1133 号
http://maroon.typepad.com/files/seishin_techou_kijun_01.pdf

2）自立支援医療制度の概要．厚生労働省ホームページ：
http://www.mhlw.go.jp/stf/seisakunitsuite/bunya/hukushi_kaigo/shougaishahukushi/jiritsu/index.html

3）乳幼児医療費助成制度　市町村制度の状況・変遷（対象年齢等）．乳幼児医療全国ネット：
http://babynet.doc-net.or.jp/8.html

4）小児慢性特定疾病の医療費助成について．小児慢性特定疾病情報センター：
http://www.shouman.jp/pdf/contents/disease_list.pdf

5）平成 27 年 1 月 1 日施行の指定難病（新規）．厚生労働省ホームページ：
http://www.mhlw.go.jp/stf/seisakunitsuite/bunya/0000062437.html

6）平成 27 年 7 月 1 日施行の指定難病（新規）．厚生労働省ホームページ：
http://www.mhlw.go.jp/stf/seisakunitsuite/bunya/0000085261.html

表 16-7　就労支援

機関	主な業務
公共職業安定所（ハローワーク） 全国 477 か所 （支所を含むと 601 か所）	障害者職業相談員が配置され，医療，福祉と連携しつつ職業相談，職業紹介などを行う．その他の主な業務は以下 ・職場適応訓練：訓練終了後にそのまま就職できる見込みのある事業所をハローワークが開拓し事業主に委託して行う職業訓練 ・精神障害者ジョブガイダンス事業：医療機関などの利用者で，就職意識は高いものの就職するための準備が十分に整っていない精神障害者のため，医療機関などに出向き就職活動に関する知識や方法を実践的に示す ・障害者の集団面接会 ・トライアル雇用：3 か月の試行により求職者と求人者の相互理解を促進し就労を促す．80% の本雇用移行率
障害者職業センター 全国都道府県に 47 か所	障害者の就労，職場定着をハローワーク，医療，福祉，教育の関係機関と連携して行う ・職業カウンセリング：仕事に就くための相談，職業に関する能力および適正などの評価 ・職業準備支援：センター内での職業リハビリテーション計画に基づいて作業体験，通勤，集団参加などの基礎的能力の向上と，事業所見学，事業所での作業体験 ・ジョブコーチ：事業所にジョブコーチを派遣し，障害者及び事業主に対して，雇用の前後を通じて障害特性を踏まえた直接的，専門的な援助を行う ・職業能力開発，OA 講習など
障害者雇就業・生活支援センター 全国 45 か所	地域に生活するすべての障害者の就業面と生活面の一体的支援を提供する．就業（就業支援担当者）のみならず，それに伴う生活上の支援や相談のための支援担当者（生活支援担当者）が配置されている
精神障害者社会適応訓練事業 登録事業所 7,367 か所	一定期間協力事業所（職親）で実際の仕事をしながら，働く力を試したり，職場でよい人間関係を養う訓練を行う．訓練期間は 6 か月で，最長 3 年まで延長可能．

てんかん患者の就労は一向に進まないが，大きな動きとして，平成 17 年には精神障害（てんかんを含む）が，障害者雇用率の算定対象になった．企業での雇用の推進を期待したい．

7）暮らしのお役立ち情報　難病と小児慢性特定疾病にかかる医療費助成が変わりました！．政府広報オンライン：
http://www.gov-online.go.jp/useful/article/201412/3.html
8）障害者総合支援法．全国社会福祉協議会：
http://www.shakyo.or.jp/business/pdf/pamphlet_h2604.pdf
9）障害者の雇用の促進等に関する法律の一部を改正する法律の概要：
http://www.mhlw.go.jp/bunya/koyou/shougaisha_h25/dl/kaisei02.pdf

（久保田英幹）

D 包括的治療

てんかんの包括的治療が提唱され，その重要性が認識されたのは，1978 年バンクーバーで開催された第 10 回国際てんかんシンポジウムにおいてであった[1]．てんかんの病態は多彩である．容易に発作が抑制され合併症もなく，ごく普通の生活を送っている人がいる反面，難治な発作に加え種々の精神，神経学的合併症を有し生活に大変な困難を抱えている人もいる．他科を紹介するだけでは問題が解決できない患者や，紹介するより集学的な取り組みが患者の問題をより鮮明にし，効果的な介入につながる患者が包括的治療の対象となる．

包括的治療は発作が難治性な患者や，合併症や心理社会的問題を解決するために，患者を中心とした学際的チーム医療をさす．「医師，心理士，看護婦，ソーシャルワーカーや専門的な技術者が有機的に協力しあい，てんかんをもつ人の複雑多岐な問題を解決するための多面的，学際的チーム医療」としたGumnitの定義が適切である[2]．難治てんかん患者には，包括的医療チームにより，薬物療法，外科療法，教育，心理，社会，地域問題，リハビリテーションなどに関する治療的アプローチがなされる．

包括医療の担い手はてんかんセンターである．1つの機関ですべての機能を満たさない場合には，複数の機関で分担することもある．

包括的治療の中身は時代とともに変化している．患者・家族や介護者の教育は，ケアの質の向上，つまりは患者のQOLの向上に直接つながることから重視されるようになった[3]．また，一，二次医療機関の教育や社会啓発を包括的治療の範疇に含むこともある[4]．

包括的治療のあり方は，てんかんセンターのあり方に関する議論の中にある．ガイドラインが提唱されている場合には，ガイドラインに包括的治療が凝集されている．

欧米およびわが国のてんかんセンターのあり方をまとめる．

(1) ヨーロッパの包括的治療

ヨーロッパの包括的治療のルーツは，19世紀後半から20世紀初頭にかけ欧米各国に誕生したてんかんコロニーにある．その後コロニーは医療とリハビリテーションを充実させ，てんかんセンターとしてヨーロッパにおける包括的治療を担ってきた．

歴史的特徴からヨーロッパのてんかんセンターは，難治性な発作と合併症を有し独立した生活を送るのが困難な患者のための長期入所施設を併設している．またほとんどのてんかんセンターには

表 16-8　ヨーロッパのてんかんセンター

施設名	外来/年	急性期	外科	リハビリテーション	長期入所	アパート	保護工場作業所
Bethel(ドイツ)	4,000	104	14	17	500	多数	2,000
Dianalund(デンマーク)	2,077	50	(+)*		54	12	あり
Heemstede(オランダ)	787	180	0		470		
Kempenhaeghe	3,500	128	0	4	276	36	あり
Kork(ドイツ)	6,000	102	4*		337		395
Charfont(英国)	2,000	52		109	170		>>70
Sandvika(ノルウェー)	900	91	(30～40)*	0	0	0	0
La Teppe(フランス)	500	21		110	151	>50	3
Swiss(スイス)	2,000	44	0	0	146	31	あり

数字はすべて人数，＊術前評価のみ．

〔Pfäfflin M: Bethel, Bielefeld, Germany: Epilepsiezentrum Bethel. Epilepsy Centre, Bethel. Seizure 12(supple 1): S4-S8, 2003; Schubart H, et al: Dianalund, Denmark: Kolonien Filadelfia: Dianalund Epilepsy Centre. Seizure 12(supple 1): S9-S15, 2003; De Boer HM, et al: Heemstede, The Netherlands: Stichting Epilepsie Instellingen Nederland: Foundation of Epilepsy Centres in the Netherlands. Seizure 12(supple 1): S16-S22, 2003; Bomer Ir N, et al: Heeze, The Netherlands: Epilepsiecentrum Kempenhaeghe: Kempenhaeghe Epilepsy Centre. Seizure 12(supple 1): S23-S26, 2003; Steinhoff BJ, et al: Kork, Germany: Diakonie Kork Epilepsiezentrum: Epilepsy Centre, Kork. Seizure 12(supple 1): S27-S31, 2003; Duncan JS, et al: London, UK: The Chalfont Centre for Epilepsy. Seizure 12(supple 1): S32-S36, 2003; Lien BM: Sandvika, Norway: Spesialsykehuset for Epilepsi HF: The National Centre for Epilepsy at Sandvika, Norway. Seizure 12(supple 1): S37-S40, 2003; Omay O, et al: TainL' Hermitage, France: Etablissement Médical de La Teppe: La Teppe Medical Center. Seizure 12(supple 1): S41-S46, 2003; Pachlatko O, et al: Zürich, Switzerland: Schweizerisches Epilepsie-Zentrum: Swiss Epilepsy Centre. Seizure 12(supple 1): S47-S51, 2003 より〕

職業や作業を提供するための保護工場や作業所が併設されており，医療のみならず自立生活訓練や職業訓練も積極的に実施している．

ヨーロッパのてんかんセンターは，国や歴史により多彩である．**表 16-8** に主なてんかんセンターの機能をまとめた[5-13]．

(2) 米国の包括医療

米国には長期入院治療や居住の場を提供する形のてんかんセンターは存在しない[2]．てんかんをもつ人が長期的ケアを必要とする場合には，重度脳障害，重度精神障害，発達遅滞など一次障害のために用意されたケアセンターを利用する．米国の包括的治療は 1960 年代初頭の米国公衆衛生サービスプログラムの一環である包括的てんかんプログラム(comprehensive epilepsy program)に始まる．その後 NIH が 1975 年に(a)てんかんの診断，治療，予後，予防の研究，(b)てんかん研究の最新の成果を医師および関係する専門職に紹介すると同時に，一般市民の教育方法を確立す

表 16-9　第三，四次てんかんセンターの機能(National Association of Epilepsy Centers；NAEC)

	三次	四次
脳波	24 時間ビデオ脳波同時記録 (年間 50 例以上) Wada テスト 術中皮質脳波記録	24 時間ビデオ脳波同時記録 (年間 100 例以上) 24 時間頭蓋内ビデオ脳波同時記録 (術中脳波を含めて年間 6 例以上) Wada テスト Functional mapping 誘発電位(頭蓋内電極でも可能) 皮質脳波
外科	緊急手術，生検，VNS (直接的)病変切除 標準的前側頭葉切除(海馬硬化を伴う) 外科手術を行っていない場合，四次センターへの紹介手順を用意	緊急手術，生検，VNS 焦点切除(病変の有無にかかわらず) 標準的前側頭葉切除(海馬硬化の有無にかかわらず) 頭蓋内電極留置 脳梁離断，半球離断術を実施していない場合，四次センターへの依頼手順を用意
画像	MRI(1.5 T)，CT，脳血管撮影	MRI(1.5 T)，CT，脳血管撮影 以下の検査が必要な場合の紹介手順を用意 PET，発作時 SPECT，fMRI，MEG
薬理	血中濃度(新規抗てんかん薬，遊離型の測定も可能) 24 時間測定可能 薬物動態の専門知識	同左
神経心理 臨床心理	就労・リハビリテーションのための評価 術前評価(高次脳機能障害) 心理学的合併症 気分障害の診断と治療 社会的，職業的ニーズの評価 心因性発作の場合の紹介手順	就労・リハビリテーションのための評価 術前評価(高次脳機能障害) 心理学的合併症 心因性発作の場合の紹介手順 気分障害の診断と治療(入院，外来) 社会的，職業的ニーズの評価 心因反応の包括的治療
リハビリテーション (入院，外来)	PT，OT，ST の基本的評価と治療 術後合併症の評価と治療	同左
専門医療の紹介	精神科，内科，小児科，一般外科，産婦人科，神経病理，神経放射線科	同左

る，(c)てんかんをもつ人々が必要とする，完全で最新の予防，医学，リハビリテーション，心理，職業，教育，福祉サービスに関する業務を確立することをめざした．1977年には「てんかんおよび関連障害の制圧に関する委員会」の報告書が大統領に提出された[14]．

1986年にNational Association of Epilepsy Centers(NAEC)が設立され，1990年にてんかんセンターのもつべき機能のガイドラインを作成した．ガイドラインは2001年，2010年に改訂された．2010年のガイドラインでは，内科系，内科・外科系に分かれていた第三次てんかんセンターを統一し，第四次てんかんセンターは外科治療ができることが前提となった．外科の機能を有しない場合には紹介の手順を整えておくことが要請されている．

2010年のガイドラインに基づく第三，四次てんかんセンターの機能を**表16-9**にまとめた．ガイドラインは施設基準以外にスタッフが保持すべき資格や経験まで詳細に規定している．

(3) 日本の包括的治療

日本の包括的治療を推進するために2013年2月に全国てんかんセンター協議会が設立され，包括的治療のあり方が検討されている．**表16-10**に必要な機能を，**表16-11**に必要な人材をまとめたが，米国のガイドラインに近いもので，ヨーロッパのような時間をかけたリハビリテーションの実施は，医療行政の方向性からも困難である．

たとえば精神科の就労支援サービスが，てんか

表16-10　てんかんセンターに必要な機能

	機能	必須	推奨
1.	急性期医療機関としての機能		
	院内各科連携の確保	院内症例検討会の開催	二次救急医療
			休日・夜間の救急・急性期患者の受け入れ
2.	専門医療機関としての機能		
	1）専門相談室の設置	専門医療相談窓口の整備(MSW, PSW)	
	2）検査体制	脳波室	SPECT
		TDMと薬剤指導	MEG
		CT/MRI	PET
			神経心理検査
			Wadaテスト
			てんかん(専門)外来
	4）入院医療体制	EMU(安全マニュアル)	特殊治療(ACTH/ケトン食)
		外科治療	術前検討会
	5）症例検討会		症例/EEG検討会
	6）てんかんリハビリテーション体制		てんかんリハビリテーション計画作成
	7）医療スタッフ教育		医療スタッフ教育
	8）治験・臨床研究体制		治験・臨床研究体制
3.	地域連携の機能		
	1）連携協議会(かかりつけ医)	紹介・逆紹介	
	2）各種研修会		各種研修会
	3）市民公開講座		市民公開講座

表 16-11　てんかんセンターに必要な人材

必須	てんかん専門医もしく同等の医師（神経内科，小児神経，脳外科，精神科など）
	てんかんに熟達した看護師，脳波検査技師，薬剤師
推奨	精神科的ケアへのアクセス
	神経心理士
	ソーシャルワーカー
	リハビリテーションスタッフ
	栄養士
	教育や福祉の専門職への適切なアクセス

ん患者に対して他の精神疾患と同様に有効であることが明らかとなった[15]が，てんかん患者で精神科を利用している患者は少なく，一方で精神科医のてんかん離れが進んでいる．精神科との協力のもと社会的リハビリテーションや職業リハビリテーションを推進することは意味があると思われる．精神科の協力を得ててんかんセンターの機能を補完することは検討の価値があると思われる．

包括的治療のすそ野は広い．教育，福祉，職業などの分野とも密接な連携とかかわりのための工夫が常に求められる．

文献

1）大沼悌一：てんかんの包括治療．秋元波留夫，他（編）：てんかん学．pp362-370，岩崎学術出版社，1984
2）Gumnit R J: Comprehensive Epilepsy Programs - United States. In: Engel J Jr, et al, eds: Epilepsy: A Comprehensive Textbook. pp2865-2867, Lippincott-Raven, Philadelphia, 1997
3）Labiner DM, et al: Essential services, personnel, and facilities in specialized epilepsy centers-Revised 2010 guidelines. Epilepsia 51: 2322-2333, 2010
4）全国てんかんセンター協議会：会則・細則．http://epilepsycenter.jp/aisatsu/kaisoku/
5）Pfäfflin M: Bethel, Bielefeld, Germany: Epilepsiezentrum Bethel. Epilepsy Centre, Bethel. Seizure 12 (supple 1): S4-S8, 2003
6）Schubart H, et al: Dianalund, Denmark: Kolonien Filadelfia: Dianalund Epilepsy Centre. Seizure 12(supple 1): S9-S15, 2003
7）De Boer HM, et al: Heemstede, The Netherlands: Stichting Epilepsie Instellingen Nederland: Foundation of Epilepsy Centres in the Netherlands. Seizure 12(supple 1): S16-S22, 2003
8）Bomer Ir N, et al: Heeze, The Netherlands: Epilepsiecentrum Kempenhaeghe: Kempenhaeghe Epilepsy Centre. Seizure 12(supple 1): S23-S26, 2003
9）Steinhoff BJ, et al: Kork, Germany: Diakonie Kork Epilepsiezentrum: Epilepsy Centre, Kork. Seizure 12 (supple 1): S27-S31, 2003
10）Duncan JS, et al: London, UK: The Chalfont Centre for Epilepsy. Seizure 12(supple 1): S32-S36, 2003
11）Lien BM: Sandvika, Norway: Spesialsykehuset for Epilepsi HF: The National Centre for Epilepsy at Sandvika, Norway. Seizure 12(supple 1): S37-S40, 2003
12）Omay O, et al: TainL' Hermitage, France: Etablissement Médical de La Teppe: La Teppe Medical Center. Seizure 12(supple 1): S41-S46, 2003
13）Pachlatko O, et al: Zürich, Switzerland: Schweizerisches Epilepsie-Zentrum: Swiss Epilepsy Centre. Seizure 12(supple 1): S47-S51, 2003
14）久保田英幹：てんかんの包括医療．鈴木二郎，他（編）：臨床精神医学講座第9巻「てんかん」．pp531-546，中山書店，1989
15）春名由一郎，他：医療機関における精神障害者の主瘻支援の実態についての研究．独立行政法人高齢・障害者・求職者雇用支援機構障害者職業総合センター，2012
http://www.nivr.jeed.or.jp/download/shiryou/shiryou71.pdf

（久保田英幹）

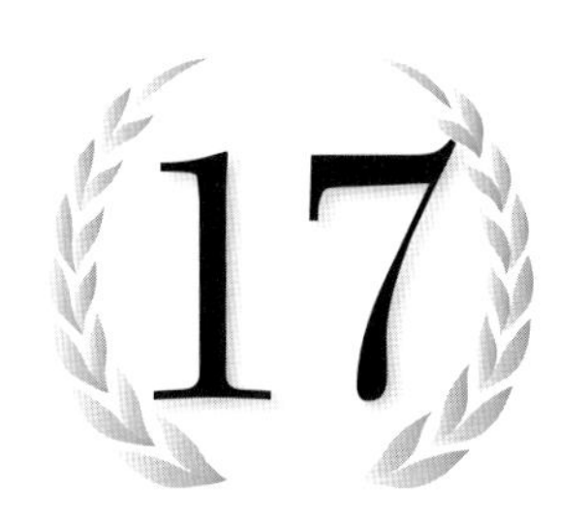

ガイドラインの特徴と使い方

A 日本てんかん学会

日本てんかん学会ガイドライン作成委員会は，2005年以来，計18の診療ガイドラインを作成してきた(2014年4月現在)．筆者はガイドライン作成委員長として当初からこれらの診療ガイドラインの作成にかかわってきた．てんかん学会ガイドラインはテーマごとの個別のガイドラインから構成されている．個々のガイドラインの素案は年次のてんかん学会ワークショップで検討され，パブリックコメントを経たあと，『てんかん研究』に掲載されてきた．すべてのてんかん学会ガイドラインは学会ホームページに公開されており，だれでも閲覧・ダウンロードできる(http://square.umin.ac.jp/jes/)．各種のてんかん学会ガイドラインは日本神経学会てんかんの診療ガイドラインに随所に引用されており，両者は相補的な関係にある[1]．最初のガイドラインが作成されてすでに9年が経つ．新薬の導入・適応拡大などてんかん診療を取り巻く環境は当時と大きく変わってきた．順次，改訂を重ね，臨床現場の需要に応えられるガイドラインになることを期待したい．本項ではてんかん学会ガイドランの現状と課題，とりわけ改訂が急がれるガイドラインを中心に私見を述べる．紙幅の関係で個々のガイドラインの紹介は割愛する．

(1) 適切なてんかん診療とガイドライン

てんかん患者に対して行った意識調査の結果が報道され，不適切な診療の実態が明らかにされている[2]．正確な診断につながる検査を受けた患者は少なく，「長時間ビデオ脳波同時記録」検査を受けたのは，難治例に限っても14.8%に過ぎなかった．初診時の診察時間が20分以下のことがあるなど，医師とのコミュニケーション不足も指摘されている．

各種のてんかん診療ガイドライン(本項でのガイドラインは特別の説明のない限り日本てんかん学会ガイドラインを指す)が臨床現場に十分に浸透・活用されていればもっと違った結果になっていたと思われる．てんかんの診断ガイドラインでは詳細な病歴聴取が最も重要であると強調されている[3]．初診時にこそ時間をかけるべきである．

難治に経過している場合には，「見せかけの難治例」が混在している場合が少なくない．治療ガイドラインの定石を踏んでいれば「見せかけの難治例」は少なくなる[4]．心因性非てんかん性発作(psychogenic non-epileptic seizure；PNES)は診断・治療ともに難しい[5]．「ビデオ脳波同時記録は，多くの場合，てんかんか非てんかんかの診断の決め手となるが，いくつかの例外もある．」ある発作が確実にPNESであったとしても，同一の患者の別のタイプの発作がPNESであると決めつけてはいけない．

1997年に起こったアニメ“ポケモン”事件で健常者のなかに潜在的光感受性者がかなり存在することが示唆された．「光感受性てんかんの診断・治療に関するガイドライン」は全国調査による日本人の疫学データに基づいて作成されたガイドラインである[6]．光感受性症例を，光感受性てんかん，純粋光感受性てんかん，体質性光感受性に分類したのち，ガイドラインに沿って治療を進めることを提案した．本ガイドラインは光感受性発作の予防に役立っている．

超高齢社会に突入した今日，高齢者のてんかんも急増していると見なされるがその実態はよくわかっていない．高齢者のてんかんの問題の1つは診断の難しさにある．ガイドラインでは発作症状の特徴を下記のように解説し，見落としに注意を促している[7]．

「高齢者のてんかんでは，非けいれん発作が少なくないため，診断が時に困難である場合が多い．複雑部分発作では自動症は余り目立たず，単純部分発作が先行することも少ない．発作後のもうろう状態も遷延することが多く，数時間から数日単位に至ることがある．これは，脳血管障害が内側側頭葉よりも側頭葉外(特に前頭葉)にはるかに出現しやすいために，非高齢者で最も多い内側側頭葉由来の複雑部分発作とは異なる臨床症状を呈してくる．このような，むしろ軽微なあるいは若年者と異なる発作症状が診断を困難にしている」．

(2) 新薬導入の潮流

近年，新規抗てんかん薬の導入が著しく加速されている．最近のreviewによると米国では6種類の標準薬に加え15種類の新薬が発売されている[8]．これだけの数の薬物を使いこなすことは専門医でも容易でない．20種類の抗てんかん薬を用いた処方の組み合わせは際限なく広い．2剤の組み合わせは200パターン，3剤の組み合わせに至っては1,000パターンになるという．1人の患者が生涯かけても服薬できない処方の種類である．合理的多剤併用治療(rational polytherapy)が強調される所以である．作用機序の異なる薬剤同士の組み合わせがどのガイドラインでも推奨されているがエビデンスに乏しい．薬物の作用機序は複雑でまだよくわかっていない．合理的多剤併用治療の第一歩はベースラインの薬物を十分に使用することである．ベースラインに新薬を上乗せする場合はきめ細かい用量調整を推奨している[9]．

新規抗てんかん薬は2006年以降，逐次発売されているが，いずれも併用療法に限られていた．成人てんかん患者の部分発作および強直間代発作に対するLTG単剤療法(2014年)，成人ならびに小児てんかん患者のてんかん部分発作に対するレベチラセタム(LEV)単剤療法(2015年)がそれぞれ承認されている．早期からの新薬単剤での薬物治療が可能になり，「新規抗てんかん薬の治療ガイドライン」の需要が高まるものと思われる[10]．本ガイドライン作成後，国内外から多数の臨床試験が報告されている．承認申請中の新薬(oxcarbazepineなど)もある．遠からず改訂されることを期待したい．

新薬は従来薬に比べ使いやすさの面で優れているが，短所もある．厚生労働省医薬食品局は2013年6月4日，LEV添付文書の重大な副作用の項に「攻撃性，自殺企図」を明記したうえで，「易刺激性，錯乱，焦燥，興奮，攻撃性等の精神症状があらわれ，自殺企図に至ることもあるので，患者の状態に十分注意し，これらの症状があらわれた場合には，徐々に減量し中止するなど適切な処置を行うこと」と記載することを求めた．これを受けて，日本てんかん学会，日本小児神経学会は同日，連名で医師向けに声明を発表し，「LEVがとりわけ危険な薬剤であるとの誤解が生じることがないよう，患者やその家族に対し，適切な説明を行うなど注意が必要」と呼びかけた．成人てんかんの精神医学的合併症に関する診断・

治療ガイドラインには，「治療のために用いた抗てんかん薬が，精神病性障害や気分(感情)障害などの精神医学的合併症の原因となり，見過ごされていることがある」と書かれている[11]．ガイドラインが有効に活用された好個の例と思われる．

(3) West 症候群の診断・治療ガイドライン

日本てんかん学会ウエスト症候群の診断・治療ガイドラインでは，「本症候群の治療に最も有効なのは，ACTH である」と推奨している[12]．副腎皮質刺激ホルモン(adrenocorticotropic hormone；ACTH)の最適投与量，投与方法，期間については十分なエビデンスがないが，副作用を軽減するために，可能な限り少量，短期間の投与を推奨している．

米国神経学会と小児神経学会合同の点頭てんかん(infantile spasms；IS)，West 症候群とほぼ同義，に対する治療ガイドラインが 2012 年に改訂されたが，第一次選択薬として少量の ACTH 療法を推奨している[13]．潜因性 IS の場合は vigabatrin(VGB)より ACTH 療法を勧めている．VPA を含む各種の薬物については推奨に値する根拠が不十分としている．日本てんかん学会ウエスト症候群の診断・治療ガイドラインと軌を一にしている．

欧米の小児てんかん expert consensus guideline によれば，症候性 West 症候群に対する最適薬として，欧州では新薬 VGB が，米国では ACTH が挙げられている[14]．しかし精神・神経疾患委託費研究班が作成した小児てんかんの expert consensus guideline では，VPA を最適薬に挙げている[15]．VPA の有効性については確かな根拠を欠いており，改訂の際にはさらなる検証が求められる．

結節硬化症に伴う West 症候群に対しては米国，欧州ともに VGB が第一次選択薬であった．本剤は視野狭窄という深刻な副作用があるが，期間を区切って使用することでリスクを減らすことが可能である．国内での臨床試験が再開，進展することを期待したい．

Dravet 症候群に対する併用治療薬としてスティリペントールが発売され(2012)，Lennox-Gastaut 症候群における強直発作および脱力発作に対する併用療法としてルフィナミドが発売された(2013)．将来 VGB が承認されれば，主たるてんかん性脳症に対する薬物治療の選択肢が世界レベルに広がる．

(4) 妊娠と抗てんかん薬治療

抗てんかん薬の催奇形性について確かなエビデンスを確立するためには膨大な登録患者数と共通のプロトコールを用いた前向き調査が不可欠である．抗てんかん薬の催奇形性に対するヨーロッパ連合行動(European Register of Antiepileptic Drugs and Pregnancy；EURAP)は世界規模で研究を進め，日本てんかん学会もこれに協力してきた．カルバマゼピン(CBZ)，VPA，LTG およびフェノバルビタール(PB)など 4 剤の抗てんかん薬を妊娠初期に単剤で服用していた 4,000 人弱の母親から生まれた子どもの転帰が公表された[16]．用量依存性の催奇形性がすべての薬物で確かめられた．最も安全な薬物とその用量は，LTG 300 mg 未満/日(催奇性 2.0%)，CBZ 400 mg 未満/日(催奇性 3.4%)であった．VPA ならびに PB はどの用量設定でも LTG，CBZ よりも催奇形性リスクは高かった．VPA 高用量群(1,500 mg 以上/日)の催奇形性リスクは著しく高く(23.2%)，低用量群(700 mg 未満/日)であっても LTG 高用量群(300 mg 以上/日)と同等であった(4.2% vs 3.6%)．てんかん学会ガイドラインでは挙子希望の女性には VPA 高用量投与(1,000 mg 以上/日)を避けるように勧告しているが，安全域(厳密には存在しないと思われるが)についてはさらに厳しくする必要がある[17]．EURAP のデータを取り込んだ改訂が急がれる．

近年，母親が高用量の VPA を服用していると子どもの認知機能が有意に低下することが報告されている[18]．VPA 服用と子どもの自閉症との関係も注目されている．

VPA が治療上不可欠な女性患者，とりわけ若年ミオクロニーてんかん(JME)をもつ挙子希望患者の推奨薬に関しては確かな根拠がない[19]．新薬の効果は総じてVPAには及ばない．すでにVPAで発作が寛解している場合，VPAの急激な減量・中止あるいはほかの薬物への変更は発作再発のリスクを伴う．ガイドラインで言及すべき課題は多い．

(5) 外科治療のガイドライン

難治てんかんの手術適応を考慮する際には，薬剤抵抗性の見極めが大切になる[20]．てんかん外科のガイドラインでは，「2ないし3種類の抗てんかん薬による単剤療法または併用療法がなされている．2年以上の薬物治療歴を原則としている」．新薬が増えたからといって外科治療適応のある患者を徒に薬物治療で引き延ばすことは得策とはいえない．

てんかんの外科治療で発作の寛解が期待できるてんかん症候群は自ずと決まっている．内側側頭葉てんかんと器質病変をもつ新皮質てんかんはその代表格である．ガイドラインでこの2つのてんかん症候群をとり上げたことは意義がある[21, 22]．迷走神経刺激による緩和外科治療が行われているが，改訂の際には長期転帰についての検証が求められる[23]．

(6) 治療開始と治療終結

a．治療開始のガイドライン

全般強直間代発作が初発した場合，直ちに治療を開始するか否かについては統一的な見解がない．小児てんかんの包括的治療ガイドラインでは次のように推奨している[24]．「初回発作への対応は，両親，患児との十分なインフォームドコンセントのうえで，了解が得られれば初回発作の場合，2回目の発作がきた時点で治療を開始することが推奨される」．成人初発発作のガイドラインでは「1. 第2回目以降の発作で治療を開始することが望ましいが，患者，家族，担当医で納得のいくまで話し合い，治療開始あるいは延期の決定することが重要である[推奨度B]2. 再発危険の高いてんかん症候群など，個々の患者を評価して早期治療が望まれる[推奨度A]」とされている[25]．

b．治療終結のガイドライン

断薬はてんかん治療のゴールであるが，最も難しい臨床判断の1つである．小児では良性てんかんが一定の割合を占めており，積極的に断薬を考慮する姿勢が望ましい．断薬による最大のリスクは発作の再発であるが，発作の寛解期間が長いほど安全に断薬できると考えられている．小児てんかんの薬物治療終結のガイドラインでは，「なるべく再発を少なくするためには『断薬前の発作抑制期間3年』を推奨している．ただし，良性てんかんでは2年でよい．良性てんかんでは脳波異常の改善を待つ必要はない」[26]．

断薬の決定には患者・家族の意向が最も重要である．「成人てんかんの治療終結に関するガイドライン」では提供すべき情報を下記のように列挙しているが，小児てんかんにおいても当てはまる[27]．

①断薬すれば再発のリスクが高まること．
②再発にかかわる危険因子が明らかになっていること．
③再発の可能性が最も高いのは減量中と断薬後の1年間であること．
④脳波検査は薬物減量の影響をモニタするのに役立つ場合があること．
⑤再発しても服薬を再開すれば再び寛解状態に復すると考えてよい．ただし，直ちに復するとは限らず，その間に発作を繰り返す場合があること．

文献

1）日本神経学会(編)：てんかん治療ガイドライン 2010. 医学書院，2010
2）東北大中里氏，てんかん患者の意識調査を監修．日経メディカル online2014 年 4 月 4 日 http://medical.nikkeibp.co.jp/leaf/mem/pub/hotnews/int/20140404/535802.html
3）飯沼一宇，他：てんかんの診断ガイドライン．てんかん研究 26：110-113，2008
4）井上有史，他：成人てんかんにおける薬物治療ガイドライン．てんかん研究 23：249-253，2005
5）兼本浩祐，他：心因性非てんかん性発作(いわゆる偽発作)に関する診断・治療ガイドライン．てんかん研究 26：478-482，2009
6）高橋幸利，他：光感受性てんかんの診断・治療ガイド

ライン．てんかん研究 23：171-175，2005
7）池田昭夫，他：高齢者のてんかんに対する診断・治療ガイドライン．てんかん研究 28：509-514，2011
8）Ben-Menachem E: Medical management of refractory epilepsy-practical treatment with novel antiepileptic drugs. Epilepsia 55 Suppl 1: 3-8, 2014
9）Brodie MJ, et al: Combining antiepileptic drugs-rational polytherapy? Seizure 20: 369-375, 2011
10）藤原建樹，他：新規抗てんかん薬を用いたてんかんの薬物治療ガイドライン．てんかん研究 28：48-65，2010
11）松浦雅人，他：成人てんかんの精神医学的合併症に関する診断・治療ガイドライン．てんかん研究 24：74-77，2006
12）伊藤正利，他：ウエスト症候群の診断・治療ガイドライン．てんかん研究 24：68-73，2006
13）Go CY, et al: Evidence-based guideline update: medical treatment of infantile spasms. Report of the Guideline Development Subcommittee of the American Academy of Neurology and the Practice Committee of the Child Neurology Society. Neurology 78: 1974-1980, 2012
14）Pellock JM, et al: Infantile spasms: a U.S. consensus report. Epilepsia 51: 2175-2189, 2010
15）小国弘量，他：小児てんかんの治療-Expert Consensus 研究結果の日米欧比較．脳と発達 42：262-266，2010
16）Tomson T, et al: Dose-dependent risk of malformations with antiepileptic drugs: an analysis of data from the EURAP epilepsy and pregnancy registry. Lancet Neurol 10: 609-617, 2011
17）兼子直，他：てんかんをもつ妊娠可能年齢の女性に対する治療ガイドライン．てんかん研究 25：27-31，2007
18）Meador KJ, et al: Fetal antiepileptic drug exposure and cognitive outcomes at age 6 years (NEAD study): a prospective observational study. Lancet Neurol 12: 244-252, 2013
19）Montouris G, et al: The first line of therapy in a girl with juvenile myoclonic epilepsy: should it be valproate or a new agent? Epilepsia 50 Suppl 8: 16-20, 2009
20）三原忠紘，他：てんかん外科の適応に関するガイドライン．てんかん研究 26：114-118，2008
21）渡辺英寿，他：内側側頭葉てんかんの診断と手術適応に関するガイドライン．てんかん研究 27：412-416，2010
22）亀山茂樹，他：新皮質てんかんの外科治療ガイドライン．てんかん研究 23：167-170，2005
23）川合謙介，他：てんかんに対する迷走神経刺激療法の実施ガイドライン．てんかん研究 30：68-72，2012
24）満留昭久，他：小児てんかんの包括的治療ガイドライン．てんかん研究 23：244-248，2005
25）笹川睦夫，他：成人の初発けいれん発作に対するガイドライン．てんかん研究 29：72-74，2011
26）須貝研司，他：小児てんかんの薬物治療終結のガイドライン．てんかん研究 28：40-47，2010
27）日吉俊雄，他：成人てんかんの薬物治療終結のガイドライン．てんかん研究 27：417-422，2010

（藤原建樹）

B　日本神経学会

てんかん診療に携わる日本神経学会の会員・専門医，さらには一般医師の診療指針として，日本てんかん学会，日本神経治療学会および日本小児神経学会の協力を得て，日本神経学会監修のもとにてんかん治療ガイドライン作成委員会(辻貞俊委員長)は「てんかん治療ガイドライン 2010」[1]を作成した．内容は，診断・分類，鑑別，検査，治療および予後について，Clinical Question (CQ)，推奨，解説・エビデンス，文献および検索式の順で簡潔にまとめられている．

てんかん診療で知っておくべき最近のトピックスは，てんかんの国際分類，新規抗てんかん薬を含む薬物療法，てんかん患者の予期せぬ突然死，女性てんかん患者の抗てんかん薬治療による出生児の催奇形性，てんかん外科治療，迷走神経刺激療法などであり，ガイドラインでもとり上げられている．

てんかんをもつ人の自動車運転に関しては特に重要であり，道路交通法および処罰法の改正案が2013年に国会で成立し，2014年6月から施行された．医師は道路交通法に基づいた患者への指導と啓発が必要となり，患者には道路交通法の遵守が求められる．

(1) 日本神経学会監修てんかん治療ガイドライン作成の経緯

日本神経学会てんかん治療ガイドライン作成小委員会(廣瀬源二郎委員長)は，日本の学会としては初めて「てんかん治療ガイドライン 2002」[2]を2002年に公表した．医師の臨床経験に基づいた抗てんかん薬治療がなされていたので，ガイドライン2002は治療エビデンスに基づいた治療指針を提示し，妥当なてんかん治療を選択できるようにするという趣旨であった．

日本てんかん学会は，2005年以降，臨床てんかん学を広く網羅する17のガイドラインを学会誌『てんかん研究』[3]や学会ホームページに公表している．日本神経学会のてんかんガイドラインとは相補的な役割となっている．

2002年のガイドライン刊行以降，てんかん発症機序に関する新知見，遺伝研究の進展，6種類の新規抗てんかん薬のわが国での承認，てんかん外科治療の進展および脳・神経刺激療法など，てんかん診療には大きな変化がみられたため，「てんかん治療ガイドライン 2002」の改訂版として，「てんかん治療ガイドライン 2010」が2010年10月に出版された．

(2) てんかん治療ガイドライン 2010(GL 2010)の特徴と問題点

日本神経学会監修のほかの神経疾患診療ガイドラインと同じくCQ形式であり，「読者がもつ質問(CQ)に，簡潔かつ明確に回答する」という作成コンセプトがある．読者はてんかん診療にあたる医師およびてんかん専門以外の医師が多く含まれることを想定し，さらには，医学生，患者や家族も対象となる可能性も考えて作成されている．

ガイドラインの内容を18項目に分類し，各項目中に1～9個のCQを設けて，86のてんかん診療に関するCQをとり上げている．内容は成人てんかんを主体とし，小児てんかんについては代表的なてんかん症候群にとどめている．

GL 2010はMinds診療ガイドライン作成の手引き2007[4]に基づき作成されている．エビデンスレベルⅠは，無作為化比較対照試験(randomized controlled trial；RCT)もしくはRCTのメタアナリシスの研究とし，欧米のガイドラインの判定基準と同様である．一方，国際抗てんかん連盟(International League Against Epilepsy；ILAE)は独自の厳しい基準[5]を設けているので，推奨される第1選択薬が非常に少なくなっている．作成委員会ではMindsに基づいた推奨度や文献のエビデンスレベルを判定したが，わが国のガイドラインはエビデンスレベルの判定が不十分との批判もある．

わが国の新規抗てんかん薬は，2014年4月現在で5種類の内服薬(クロバザム，ガバペンチン，トピラマート，ラモトリギン，レベチラセタム)と1種類の注射薬(ホスフェニトインナトリウム)が承認されているが，内服薬は併用療法としての保険適用であり，海外の治療ガイドラインでみられ単剤投与はできない．しかし，ラモトリギンは2014年8月，レベチラセタムは2015年2月に単剤投与が承認された．

最適なてんかん治療は患者ごとに異なり，医師の臨床経験や考え方によっても異なるので，GL 2010は画一的なてんかん治療を示したものではなく，また医師の裁量を拘束するものでもない．医師が治療法を選択する際の参考となるように，個々の治療薬や非薬物的治療の評価をRCTなどによる医学的知見(エビデンス)に基づいた根拠を基に示している．したがって，2008年11月までに公表されたエビデンスに基づいてガイドラインは作成されていることを理解していただきたい．

なお，わが国ではRCTなどによるエビデンスのある研究論文が非常に少ない現況であるため，わが国の独自のデータを用いたガイドラインの発信はできなかった．

2010年時点で遺伝研究の進展はあったが，個々のてんかん症候群について具体的に述べるにはエビデンスが不十分であり，問題が生じると判断し，てんかんの遺伝と遺伝子診断の概略を簡潔に述べるにとどめた．現在進行中の改訂ではこの項目に対する内容を充実させる必要がある．

(3) ガイドラインで使用したてんかん国際分類とほかの国際分類について

GL 2010を刊行するまでに，ILAEは新てんかん国際分類を次々に公表(2001，2006，2010年)したが，定着せずに，さらに改訂版を出す状況であった．

GL 2010の作成には治療に関するエビデンスのある文献が必要であり，研究論文で広く使用されている分類はILAEの1981年版てんかん発作型国際分類および1989年版てんかん，てんかん症候群および関連発作性疾患国際分類であった．したがって，GL 2010でもこの分類を用いたが，海外のガイドラインもこのてんかん分類を用いている．

なお，2006年版発作型国際分類は1981年版と対比した表をGL 2010に掲載し，2010年版国際分類に関しては日本神経学会てんかん治療ガイドライン2010追補版[6]として公表し，周知しているが，2006年版，2010年版国際分類も普及していない現状にある．

(4) てんかん治療ガイドライン2010によるてんかん薬物治療の問題点

てんかん治療は，てんかん発作型分類に基づいた抗てんかん薬の選択がなされるが，わが国で承認されている5種の新規抗てんかん薬は付加的治療薬としての承認であり，ラモトリギン，レベチラセタム以外は保険適用上は単剤投与ができない．また，クロバザム，ラモトリギン以外の新規抗てんかん薬は成人の部分発作のみの保険適用である点で海外のガイドラインと相違がある．海外では，新規抗てんかん薬も第1選択薬として推奨され，全般および部分てんかんへの適用となっている．

新規発症てんかん治療での第1選択薬は，てんかん治療ガイドライン2002[2]および日本てんかん学会ガイドライン(2005)[3]を踏襲した既存薬となっている．すなわち，全般発作はバルプロ酸，部分発作はカルバマゼピンを第1選択薬として推奨している[1]．

ILAE[5]，米国[7,8]，スコットランド[9]，英国[10]のてんかんガイドラインの選択薬や推奨度はわが国でも参考にされているが，エビデンスレベルの判定基準がそれぞれ少しずつ異なるため，選択薬も異なることがある．

(5) GL 2010に改訂・追加を必要とするもの

a．てんかん治療ガイドライン2010追補版について

GL 2010の発刊後に改訂，修正ないし追加が必要となった項目があり，てんかん治療ガイドライン2010追補版として，日本神経学会のホームページ[6]に掲載されている．

追補版の目次は，第1章てんかんの診断・分類，鑑別(REM睡眠行動異常症を含む)CQ1-3てんかん発作およびてんかんの分類のグローバルスタンダードはなにか，第8章てんかん重積状態CQ8-2てんかん重積状態に使う薬剤はなにか，③てんかん重積状態にフェニトイン(あるいはホスフェニトイン)の静注は有効か，第13章てんかんと女性(妊娠)CQ13-1患者教育③新規抗てんかん薬は妊娠時に使用が推奨されるか，第18章てんかん患者へのアドバイスと情報提供CQ18-2自動車運転免許についてアドバイスする点はなにか，で構成されている．

GL 2010刊行後の注目すべきトピックスは，抗てんかん薬の子宮内曝露後に産まれた3歳児の知能指数IQに及ぼす影響の研究である．バルプロ酸を毎日1,000 mg以上内服している妊婦から産まれた3歳児，さらに6歳児のIQがほかの抗てんかん薬内服と比較して有意に低い研究[11]やバルプロ酸子宮内曝露後の出生児の認知機能障害リスクに関する米国Food and Drug Administrationからの安全性通知[12]もあり，注意を要する．さらに，女性てんかん患者の出生児における初期認知発達の前向き研究では，バルプロ酸に曝露された児の初期発達遅延リスクが有意に高いとの報告[13]もある．

b．高齢者てんかんについての知見

てんかんは，幼児・小児期発症の神経疾患と考えがちであるが，全年齢層で発症するcommon diseaseである．特に60～65歳以降の高齢発症てんかんが注目され，欧米では患者数も多い[14]．わが国でも高齢者人口の1.1％の時点有病率と推定されるので，30万人以上の高齢者てんかん患者数が推測される．

高齢者てんかんの約半数は側頭葉てんかんといわれ，非特異的な複雑部分発作症状を呈する特徴[15]があり，認知症と誤診されるなど注意を要する．

c．道路交通法および刑法の改正について

2014年に施行された道路交通法および刑法の一部を改正する法律について述べるが，医療の現場では知っておくべき重要な法律である．

警察庁の「道路交通法の一部を改正する法律案」は，2013年6月7日に国会で成立し，2014年6月14日から施行された．この法律の主要な点は，「運転免許申請・更新時に提出する一定の症状を呈する病気等に該当するかの判断に必要な質問票に虚偽の報告をした者に対する罰則」と「医師による任意の届出に関する規定」の新たな整備である．しかし，患者団体や関連学会から，病気で苦しんでいる患者に新たな罰則を制定することに多くの批判があったため，国会では附帯決議がなされ，「病気を理由とした差別が生じないよう十分配慮すること，及び医療，福祉，保健，教育，雇用などの総合的な支援策の充実」が求められた．

対象となる「一定の症状を呈する病気等」はてんかん，認知症，統合失調症，双極性障害，失神などを含んでおり，多彩である．

GL 2010に示しているてんかん患者の自動車運転免許取得要件[1]に変更はない．運用基準(改正道路交通法百三条，令第三十三条2002年6月施行)の要件(2年以上てんかん発作がない等)を満たせばてんかん患者は免許を取得でき，病気を対象とする自動車運転死傷行為処罰法は適応されない．

運転免許更新や取得時の病気の症状などの虚偽報告に対する新たな罰則は，自動車の運転に死傷を及ぼす病気の虚偽申告に「1年以下の懲役または30万円以下の罰金」となった．

任意の通知制度に関する法律は，「医師は，その診療を受けた者が一定の病気等のいずれかに該当すると認めた場合において，そのものが免許を受けた者等であることを知ったときは，当該診療の結果を公安委員会に届け出ることができることとする」となった．届出は医師の任意によるものである．一方，医師の守秘義務などに関しては，「刑法の秘密漏示罪の規定その他の守秘義務に関する法律の規定は，医師の届出をすることを妨げるものと解釈してはならないこととする」(道路交通法第百一条の六第三項)とされた．

医師による届出を義務でなく任意の規定とした場合には，その実効性を担保するとともに，医師の届出に一定の基準を設けることで医師と患者との信頼関係を確保できるようにするため，学会や医師団体などによるガイドラインを策定し，その症状に照らして運転適性がないと認められる者に関する届出にあたっての自主的な基準が必要とされ，警察庁から関連学会，日本医師会に作成依頼がなされている．認知症については，日本神経学会，日本認知症学会などの6関連学会から「わが国における運転免許証に係る認知症等の診断の届出ガイドライン」が公表されているので，参考にしてもらいたい．

法務省の「自動車の運転により人を死傷させる行為等の処罰に関する法律案」が2013年11月20日に国会で成立し，2014年5月20日から施行された．特定の病気などの影響で正常な運転に支障をきたし，交通死傷事故を起こした場合の罰則が強化された．飲酒や薬物摂取，特定の病気などにより「正常な運転に支障が生じる恐れがある状態で運転し，人を死傷させた」ことが適用要件となり，死亡事故で15年以下(従来は7年以下)の懲役となる．自動車の運転に支障を及ぼすおそれがある病気とは，政令で定められ，認知症は対象外とされた．てんかんでは，「意識障害又は運動障害をもたらす発作が再発するおそれがあるてんかん」とされた．

以上の法律は刑事裁判に関するものであり，もし被害者が訴える民事裁判となれば，賠償などの別の問題が生じる可能性がある．

GL 2010と海外のガイドラインを比較すると，わが国では一部の新規抗てんかん薬の単剤投与が保険適用上できない点を除くと，大差はない．

GL 2010は海外のGLも参考にして作成しているが，国際的な治療標準を知るためには，欧米のてんかん診療の動向を知ることも大切となる．

GL 2010のもとになっているエビデンスのある研究成果は，2008年11月までに公表された文献であり，刊行の時点でエビデンスが古くなっているというガイドラインの宿命がある．日本神経学会は，追補版を公表して，エビデンスなどの遅れを補うことにしている．また，ガイドラインは年月を経ると当然古くなっていくので，数年を目途に改訂が必要となる．現在，改訂作業が行われている．

文献

1）日本神経学会治療ガイドラインてんかん治療ガイドライン作成委員(編)：てんかん治療ガイドライン2010. pp1-149，医学書院，2010
2）日本神経学会治療ガイドラインてんかん治療ガイドライン作成小委員会：てんかん治療ガイドライン2002. 臨床神経学42：549-597，2002
3）井上有史，他：成人てんかんにおける薬物治療ガイドライン．てんかん研究23：249-253，2005
4）Minds診療ガイドライン選定部会，福井次矢，他(編)：Minds診療ガイドライン作成の手引き2007. pp1-56，医学書院，2007
5）Glauser T, et al: ILAE treatment guidelines: evidence-based analysis of antiepileptic drug efficacy and effectiveness as initial monotherapy for epileptic seizures and syndromes. Epilepsia 47: 1094-1120, 2006
6）日本神経学会てんかん治療ガイドライン2010追補版 http://neurology-jp.org/guidelinem/tenkan_tuiho.html
7）American Academy of Neurology, AAN Practice Guidelines, Epilepsy, 1997-2009, http://www.aan.com/go/practice/guidelines
8）French JA, et al: Efficacy and tolerability of the new antiepileptic drugs I: treatment of new onset epilepsy: report of the Therapeutics and Technology Assessment Subcommittee and Quality Standards Subcommittee of the American Academy of Neurology and the American Epilepsy Society. Neurology 62: 1252-1260, 2004
9）Scottish Intercollegiate Guidelines Network, 70: Diagnosis and management of epilepsy in adults: a national clinical guideline, pp1-49, 2003 http://www.sign.ac.uk/guidelines/fulltext/70/index.html
10）National Institute for Health and Clinical Excellence, clinical guideline 20: The diagnosis and Management of the epilepsies in adults and children in primary and secondary care: full guideline, pp1-525, 2004, http://www.nice.org.uk/guidance/CG20
11）Meador KJ, et al: Cognitive function at 3 years of age after fetal exposure to antiepileptic drugs. N Engl J Med 360: 1597-1605, 2009
12）U.S. Food and Drug Administration: Valproate products: Drug Safety Communication-Risk of impaired cognitive development in children exposed in utero (during pregnancy).
13）Bromley RL, et al: Early cognitive development in children born to women with epilepsy: a prospective report. Epilepsia 51: 2058-2065, 2010
14）Olafsson E, et al: Incidence of unprovoked seizures and epilepsy in Iceland and assessment of the epilepsy syndrome classification: a prospective study. Lancet Neurol 4: 627-634, 2005
15）赤松直樹，他：高齢者のてんかん：病態，診断，その特殊性．医学のあゆみ232：973-977，2010

（辻　貞俊）

索引

数字・欧文索引

数字・記号

A

B

Q

R

S

T

U

V

W・X

和文索引

き

く

け

こ

さ

し

す

せ

そ

た

ち・つ

て

と

な

ま

み

む

め

も

や